护理教育理论与实践系列丛书

护理教师必读——实用教学指导

Teaching in Nursing: A Guide for Faculty

（第 7 版）

原　著　Diane M. Billings · Judith A. Halstead

主　译　孙宏玉

副主译　安力彬　唐四元　赵　岳　张立力　周　芳　杨晔琴

译　者　（按姓名汉语拼音排序）

安力彬（大连大学）
毕怀梅（云南中医药大学）
董超群（温州医科大学）
嵇　艳（南京医科大学）
蒋玉宇（江南大学）
刘民辉（宁夏医科大学）
罗如珍（天津医科大学）
罗尧岳（湖南中医药大学）
马　腾（内蒙古医科大学）
孙宏玉（北京大学）
孙瑞芬（云南中医药大学）
孙　颖（北京中医药大学）
唐四元（中南大学）
王桂云（山东协和学院）
颜　萍（新疆医科大学）
杨晔琴（浙江中医药大学）
岳　彤（大连大学）
张立力（南方医科大学）
赵　岳（天津医科大学）
周　芳（徐州医科大学）

秘　书　岳　彤　孙　颖　吴俊慧

北京大学医学出版社

HULI JIAOSHI BIDU——SHIYONG JIAOXUE ZHIDAO（DI 7 BAN）

图书在版编目（CIP）数据

护理教师必读 ： 实用教学指导 ： 第7版 / （美） 戴安娜·M.比林斯 （Diane M. Billings），（美） 朱迪思·A.哈尔斯特德 （Judith A. Halstead） 原著； 孙宏玉主译. -- 北京： 北京大学医学出版社， 2025.8. -- ISBN 978-7-5659-3457-5

Ⅰ. R47

中国国家版本馆CIP数据核字第2025LS0506号

北京市版权局著作权合同登记号：图字：01-2025-1511

Elsevier (Singapore) Pte Ltd.
3 Killiney Road, #08-01 Winsland House I, Singapore 239519
Tel: (65) 6349-0200; Fax: (65) 6733-1817

Teaching in Nursing: A Guide for Faculty, 7/E

ISBN: 978-0-323-84668-4

This translation of Teaching in Nursing：A Guide for Faculty，7th ed by Diane M. Billings and Judith A. Halstead was undertaken by Peking University Medical Press and is published by arrangement with Elsevier (Singapore) Pte Ltd.
Teaching in Nursing：A Guide for Faculty，7th ed by Diane M. Billings and Judith A. Halstead 由北京大学医学出版社进行翻译，并根据北京大学医学出版社与爱思唯尔（新加坡）私人有限公司的协议约定出版。
《护理教师必读——实用教学指导（第 7 版）》（孙宏玉　主译）
ISBN: 978-7-5659-3457-5

护理教师必读——实用教学指导（第 7 版）

主　　译：孙宏玉
出版发行：北京大学医学出版社
地　　址：（100191）北京市海淀区学院路 38 号　北京大学医学部院内
电　　话：发行部 010-82802230；图书邮购 010-82802495
网　　址：http：//www.pumpress.com.cn
E-mail：booksale@bjmu.edu.cn
印　　刷：中煤（北京）印务有限公司
经　　销：新华书店
责任编辑：赵　欣　**责任校对**：靳新强　**责任印制**：李　啸
开　　本：850 mm × 1168 mm　1/16　**印张**：31.5　**字数**：970 千字
版　　次：2025 年 8 月第 1 版　2025 年 8 月第 1 次印刷
书　　号：ISBN 978-7-5659-3457-5
定　　价：180.00 元

主译前言

随着全球医疗健康事业的快速发展，护理学科作为医疗体系的重要支柱，其角色与价值日益凸显。近年来，我国护理教育体系持续完善，形成了涵盖中职、高职、本科、硕士及博士研究生的多层次培养模式，护理人才的专业化、国际化水平不断提升。与此同时，人口老龄化加剧、慢性病管理需求增长以及全民健康意识的提升，对护理服务的质量与内涵提出了更高的要求。在此背景下，护理教育必须紧跟时代步伐，吸收国际先进理念，推动学科创新发展。

尽管我国护理教育已取得显著进步，但在教育模式创新、科研能力提升、跨学科融合等方面，仍与世界领先水平存在差距。为了进一步推动我国护理教育的高质量发展，需要持续借鉴国际先进经验，深入探索护理教育的前沿理论与实践方法。《护理教师必读——实用教学指导》作为一部具有全球视野的经典著作，为护理教育工作者提供了丰富的教学策略、教学学术方法和学科建设指导，是连接中国护理教育与世界先进护理理念的重要桥梁。

本书第 7 版结合全球护理教育的最新趋势，对内容进行了全面更新与优化。与本书第 5 版中译本相比，第 7 版中译本邀请了更多国内顶尖护理院校的专家参与翻译与审校，力求更符合我国护理教育的发展实际。我们期待本书能继续助力护理教师提升教学能力、拓宽科研视野，并为我国护理教育的国际化进程贡献力量。

本次翻译工作得到了北京大学医学出版社的大力支持，在此致以诚挚的谢意。第 7 版中译本的顺利出版离不开以下院校及专家的倾力合作（按学校名称汉语拼音排序）：北京大学、北京中医药大学、大连大学、湖南中医药大学、江南大学、南方医科大学、南京医科大学、内蒙古医科大学、宁夏医科大学、山东协和学院、天津医科大学、温州医科大学、新疆医科大学、徐州医科大学、云南中医药大学、浙江中医药大学、中南大学。各位译者在繁忙的教学与临床工作之余，以严谨的态度投入翻译与校审，确保了本书的科学性与可读性。在此，向所有参与院校及团队成员表示衷心的感谢！

尽管我们在翻译过程中力求精准，但受限于学识与时间，书中难免存在疏漏或不足之处，恳请广大读者批评指正，以便未来进一步完善。愿本书能成为护理教育工作者的得力助手，共同推动中国护理教育事业迈向更高水平！

孙宏玉

我们将这本《护理教师必读——实用教学指导》25 周年纪念版献给我们的众多贡献者，他们慷慨地与我们的读者分享了他们的专业知识和智慧，以帮助他们为担任护理教育者的角色做好准备。

原著贡献者

Diane M. Billings, EdD, RN, ANEF, FAAN
Chancellor's Professor Emeritus
Indiana University School of Nursing
Indianapolis, Indiana
Chapters 14 and 24

Sarah M. Billings-Berg, DC, DNP, RN, CNE
Dean of Nursing and Health Science
Vermont State University
Randolph Center, Vermont
Chapter 8

Wanda Bonnel, PhD, RN, APRN, ANEF
Associate Professor Emerita
School of Nursing
University of Kansas
Kansas City, Kansas
Chapter 25

Sandy L. Carollo, PhD, MSN, ARNP
Executive Vice President and Provost
Helene Fuld College of Nursing
New York, New York
Chapter 9

Linda S. Christensen, EdD, JD, RN, CNE, FAAN
Chief Legal Officer
Legal Services
National League for Nursing
Washington, District of Columbia
Chapter 3

Jeanne R. Conner, DNP, APRN, FNP
Assistant Clinical Professor
College of Nursing
Montana State University
Bozeman, Montana
Chapter 15

Diann DeWitt, PhD, RN, CNE
Associate Professor
Nursing
Ottawa University
Phoenix, Arizona
Chapter 23

Jewel K. Diller, DNP, MSEd, RN
Assistant Vice President for Nursing (Retired)
Ivy Tech Community College
Fort Wayne, Indiana
Chapter 2

Peggy Ellis, PhD, RN
Program Director (Retired)
Nursing
Lindenwood University
St. Charles, Missouri
Chapter 26

Susan Gross Forneris, PhD, RN, CNE, CHSE-A
Associate Dean for Academic Programs
School of Nursing
University of Minnesota
Minneapolis, Minnesota
Chapter 19

Betsy Frank, PhD, RN, ANEF
Professor Emerita
School of Nursing
Indiana State University
Terre Haute, Indiana
Chapter 4

Barbara Manz Friesth, PhD, RN
Clinical Professor and Assistant Dean of Learning Resources
Community and Health Systems
Indiana University
School of Nursing
Indianapolis, Indiana
Chapter 21

Karen H. Frith, PhD, RN, NEA-BC, CNE
Dean and Professor
College of Nursing
The University of Alabama in Huntsville
Huntsville, Alabama
Chapter 20

Elizabeth A. Gazza, PhD, RN, LCCE, FACCE, ANEF
Professor and Associate Director for Faculty ar Staff Development
School of Nursing
University of North Carolina Wilmington
Wilmington, North Carolina
Chapter 1

Nelda Godfrey, PhD, ACNS-BC, RN, FAAN, ANEF
Associate Dean
University of Kansas School of Nursing
Kansas City, Kansas
Chapter 6

Paula Gubrud-Howe, EdD, RN, CHSE, ANEF, FAAN
Professor Emeritus
School of Nursing
Oregon Health & Science University
Portland, Oregon
Chapter 18

Judith A. Halstead, PhD, RN, CNE, ANEF, FA
Professor Emeritus
School of Nursing
Indiana University
Indianapolis, Indiana
Chapter 22

Christine L. Hober, PhD, RN-BC, CNE
Professor of Nursing
Fort Hays State University
WaKeeney, Kansas
Chapter 25

Carolina G. Huerta, EdD, RN, FAAN
Professor
School of Nursing
University of Texas Rio Grande Valley
Edinburg, Texas
Chapter 17

Jane M. Kirkpatrick, PhD, RN, ANEF
Professor Emerita
School of Nursing
Purdue University
West Lafayette, Indiana
Chapter 23

Caitlin Krouse, DNP, FNP-BC, RN
Associate Professor
Division of Nursing
University of Saint Francis
Fort Wayne, Indiana
Chapter 12

Susan Luparell, PhD, RN, CNE, ANEF
Professor
Mark and Robyn Jones College of Nursing
Montana State University
Bozeman, Montana
Chapter 15

Laurie Peters, PhD, RN
Director of Regulatory Affairs
Synergis Education
Mesa, Arizona
Chapter 27

Monique Ridosh, PhD, RN
Associate Professor
Marcella Niehoff School of Nursing
Family and Community Health Nursing Department
Loyola University Chicago
Maywood, Illinois
Chapter 5

Mary E. Riner, PhD, RN, CNE, FAAN
Professor Emeritus
Community and Health Systems
Associate Dean for Global Affairs
Indiana University School of Nursing
Indianapolis, Indiana
Chapter 13

Gayle M. Roux, PhD, RN, NP-C, CNS, FAAN
Nursing Education Consultant
2ED LLC
Flower Mound, Texas
Chapter 5

Martha Scheckel, PhD, RN
Associate Dean for Administration and Associate Professor
Conway School of Nursing
The Catholic University of America
Washington, District of Columbia
Chapter 10

Elizabeth Speakman, EdD, RN, FNAP, ANEF, FAAN
Senior Associate Dean/Chief Academic Nursing Officer/Professor
School of Nursing
University of Delaware
Newark, Delaware
Chapter 11

Ann M. Stalter, PhD, RN, MEd
Professor
College of Nursing and Health
Wright State University
Dayton, Ohio
Chapter 16

Theresa M. "Terry" Valiga, EdD, RN, ANEF, FAAN
Professor Emerita
Duke University School of Nursing
Durham, North Carolina
Chapter 7

原著前 6 版贡献者

Marsha Howell Adams, PhD, RN, ANEF, FAAN
Margaret Applegate, EdD, RN, FAAN
Halina Barber, PhD, MS, RN
Donna Boland, PhD, RN
Mary P. Bourke, PhD, MSN, RN
Carole Brigham, EdD, RN
Nancy Burruss, PhD, RN, CNE
Charlene Clark, MEd, RN, FAAN
John Clochesy, PhD, RN, FCCM, FAAN
Pamela Cole, MA, RN, CS
Judie Csokasy, PhD, RN
Nancy Dillard, DNS, RN
Linda M. Finke, PhD, RN
Mary L. Fisher, PhD, RN
Natasha Flowers, PhD
Joan Frey, EdD, RN, ANEF
Nancy Gillispie, PhD
Dorothy Gomez, PhD, RN
Karen Grigsby, PhD, RN
Susan M. Hendricks, EdD, RN, CNE
Kay Hodson-Carlton, EdD, RN, FAAN
Betty J. Horton, PhD, CRNA, FAAN
Marcella Hovancsek, MSN, RN
Barbara A. Ihrke, PhD, RN
David Johnson, DNS, RN
Elizabeth Johnson, DSN, RN
Amy Knepp, MSN, RN
Gail Kost, MSN, RN
Michael Kremer, PhD, CRNA, CHESE, FNAP, FAAN
Juanita Laidig, EdD, RN
Stacy Lobozinski, MSN, RN
Julie McAfooes, MS, RN-BC, CNE, ANEF, FAAN
Terry Misener, PhD, RN, FAAN
Alexander Muehlenkord, MBA
Carla Mueller, PhD, RN
Barbara Norton, RN, MPH
Janet M. Phillips, PhD, RN, ANEF
Ann Popkess, PhD, RN, CNE
Joanne Rains, DNS, RN
Roy Ramsey, EdD
Lori Rasmussen, MSN, RN
Virginia Richardson, DNS, RN
Barbara Russo, MSN, RN
Connie Rowles, DSN, RN
Marcia Sauter, DNS, RN
Linda Siktberg, PhD, RN
Diana Speck, MSN, RN
Lillian Gatlin Stokes, PhD, RN
Dori Taylor Sullivan, PhD, RN, NE-BC, CPHQ, FAAN
Brent Thompson, PhD, RN
Prudence Twigg, MSN, RN
Melissa Vandeveer, PhD, RN
Linda Veltri, PhD, RN
Debra Wellman, MSN, RN
Pamela Worrell-Carlisle, PhD, CHPN, MA, RN
Cora Hartwell West, MSN, RN
Karen M. Whitney, PhD
Lillian Yeager, EdD, RN
Enid Zwirn, PhD, RN, MPH

原著审稿人和审题人

REVIEWERS

Rebecca J. Bartlett Ellis, PhD, RN, ACNS-BC, FAAN
Associate Professor
Executive Associate Dean for Academic Affairs
Indiana University School of Nursing – Indianapolis, Bloomington, Fort Wayne
Indianapolis, Indiana

Beth L. Rodgers, PhD, RN
Professor Emerita
College of Nursing
University of Wisconsin Milwaukee
Milwaukee, Wisconsin

REVIEW QUESTION WRITER

Deborah A. DeMeester, PhD, RN, CNE
Clinical Associate Professor Emerita
Indiana University School of Nursing
Indianapolis, Indiana

原著前言

回溯 *Teaching in Nursing: A Guide for Faculty* 初版面世以来的25年历程，我们惊叹于护理教育科学的演进及其与教师实践的深度融合。尽管诸多教学方法仍植根于教育学、社会科学与信息科学理论，但当前护理教育工作者已构建出专属的理论模型与框架，用以指导模拟教学的设计与应用、解析护士从新手至专家的成长阶段，并塑造学生的关怀意识与道德发展。更值得瞩目的是，护理教育工作者已全面实现从“教学主导”向“以学习者为中心”的范式转换，致力于营造促进理性对话、强调包容性、尊重多元化学习需求的教育环境，同时培养学生提供具有文化能力的护理、承担社会责任以及基于健康的社会决定因素实施照护的能力。作为远程教育与高保真虚拟学习体验的先驱，护理教育工作者通过此类创新手段强化学生的临床决策能力。此外，他们与实践领域护士协同设计临床选修课程、高级实践及过渡性职业培训项目，有效弥合教育与实践的鸿沟，助力学生融入跨专业团队。护理教育研究者持续积累教学实践的科学证据，并将其成果从课堂延伸至国家层面的学术舞台。

在此25年间，护理教育者构建的实践知识体系为定义其角色演变及相关核心能力奠定了基础。当前，护理教育工作者已被视为一种高级实践角色，其学术价值体现在基于卓越教学成就的职业发展路径，而公众认可则通过不同层级的护理教育者认证得以彰显。

面对自然灾害与COVID-19疫情等挑战，护理教育工作者再次展现了卓越的韧性与创新能力。当校园课堂关闭、临床学习机会受限时，他们创造性地设计了替代性学习方案，确保学生持续达成预期学习目标。依托深厚的教学积淀，他们迅速转向在线教学、虚拟仿真及远程课程传授，既保障学生安全，亦维护患者福祉。相关实践经验的研究成果正在陆续发表，这些证据必将对未来教学模式与场景产生深远的影响。

本书25周年纪念版延续了支持护理教育工作者终身发展的使命。本书旨在服务以下群体：以成为教师为职业目标的学生、新任教师或亟需实践指导的专业发展教育工作者、寻求应对日常教学挑战的资深教育工作者，以及身兼临床实践与教学职责的临床导师、兼职或客座教师。此外，本书亦为有志于从事全职教学的研究生、助教群体提供参考，并为备考护理教育工作者资格认证考试的教师提供支持。

本版内容涵盖：

- 所有章节根据循证教学实践更新
- 针对多元化学生群体的实用教学策略
- 新兴临床实践环境（如家庭护理、远程医疗及城乡社区）的教学指南
- 重构了课程开发章节，聚焦各类学术项目的成果与能力界定
- 应对学生多样性、保障课堂与临床环境中公平和包容性的策略

为助力读者将章节理论融入自身教学实践，本版新增：

- 引导反思证据并整合至课程设计的启发性问题
- 每章嵌入案例研究，促进对核心概念的综合理解

作为本书的共同主编，借此25周年之际持续为护理教育领域贡献力量，我们对此深感荣幸。我们诚挚祈愿，本书能为您的专业成长提供灵感与指引。

Diane M. Billings
Judith A. Halstead
2023年5月

原著致谢

我们诚挚感谢参与本版编撰的全体贡献者，其学识与经验为本书注入了活力；感谢审稿人以专业反馈提升章节质量；感谢读者长期以来的支持，激励我们坚守主编职责。同时，谨向过去25年间使用本书的师生致以谢忱。

特别鸣谢 Elsevier 公司出版团队：执行内容策划师 Lee Henderson、内容开发专家 Laura Fisher 及项目经理 Thoufiq Mohammed。其专业支持贯穿出版全程。

我们亦对家人、同事与学生的无私支持深表感激，他们的鼓励始终是本书多版迭代的动力源泉。

Diane M. Billings
Judith A. Halstead

目　录

第 1 篇

教师与学生

第1章

护理教学：教师的角色

Elizabeth A. Gazza，PhD，RN，LCCE，FACCE，ANEF
翻译：罗如珍　审校：孙　颖

护理教师，或称学术型护理教育工作者（academic nurse educator，ANE），通过设计、实施和评估培养提供安全、优质护理的护士的护理教育项目而影响健康结局。学术型护理教育工作者在社会团体、专业技术学院、高等职业院校和大学的护理课程中使用各种教学方法和教学方式培养初级护士、护士教育工作者、临床护士专家、执业护士、注册护士麻醉师和注册护士助产士，促进其在临床环境、模拟实验室、课堂和虚拟空间中的学习。

学术型护理教育工作者的角色随着时间的推移变得越来越专业化和复杂化。社会、医疗保健、高等教育的重大事件和发展趋势，以及护理科学的进步，都影响着护理和护理教育。教师必须能够在现有的环境中灵活使用基于证据的教学实践以应对影响教育、护理和医疗保健的突然变化，如自然灾害、公共卫生危机、健康的社会决定因素、结构性种族主义、文化种族主义和歧视（National Academies of Sciences，Engineering，and Medicine，2021）。跨专业合作和基于证据实践的推进、医疗保健和教育技术的快速进步、对学生学习成果的强调以及医疗保健和教育中财政资源的限制都会影响学术型护理教育工作者的工作角色及动态环境。

本章将概述学术型护理教育工作者的特征、实践范围，对教师角色演变的历史回顾、角色和责任，以及在当前高等教育背景下教师任职、晋升和获得终身职位的过程。此外，本章还讨论了教学作为学术工作、教师发展，以及为满足当前和未来的期望和需求而对教师角色进行变革的影响。

学术型护理教育工作者的特征

学术型护理教育工作者的人口统计学特征对护理教育有着重要的影响。充足的学术护理教育工作者对满足注册护士和高等学历护士的预期需求至关重要。然而，在过去十多年里，合格的学术型护理教育工作者数量一直未能满足需求。由美国护理学院协会（American Association of Colleges of Nursing，AACN）、美国护士协会（American Nurses Association，ANA）、美国护士行政组织（American Organization of Nurse Executives，AONE）和美国国家护理联盟（National League for Nursing，NLN）组成的三方委员会（2017）报告了合格护理教师的短缺情况。实际上，由于缺乏可用的教师和临床资源，29% 的合格申请者被拒绝了学士学位，4% 被拒绝了 RN-BSN，9% 被拒绝了硕士学位，15% 被拒绝了护理博士学位（NLN，2019）。

对学术型护理教育工作者年龄的回顾显示，这是一个正在老龄化的劳动力群体。在 2019—2020 年，学术型护理教育工作者的年龄分布在 23 ~ 85 岁（平均年龄为 51.9 ± 11.2 岁；中位数为 53.0 岁；众数为 59 岁）（AACN，2020a）。在不同职称中，持有博士学位的护理教师，担任教授、副教授和助理教授的平均年龄分别为 62.6 岁、56.9 岁和 50.9 岁。持有硕士学位的教授、副教授和助理教授的平均年龄分别为 57.1 岁、56.0 岁和 49.6 岁（AACN，2020b，para. 3）。

根据 Fang 和 Kesten（2017）的预测，到 2025 年，将近 1/3 的护理教师将会退休。护理教师的老龄化和即将到来的退休潮将对教学、研究、指导和学术领导力产生影响，同时也为新一代学术型护理教育工作者提供了就业机会。

根据美国护理学院协会（AACN）2020 年的报告，在 2019 年，将近 80% 的全职护理教师是非西班牙裔白种人，而 18.5% 是代表性不足的少数族裔。这些教师教授的学生群体中，35.3% 的本科生、35.4% 的硕士生、33.6% 的研究型博士生以及 36% 的护理实践博士生是少数种族和族裔。在 AACN 2021 年的报告中，11% 的学士学位毕业生是非裔美国人 / 黑种人。此外，12.7% 的学士学位毕业生和 7.1%（1455 人）的全职护理教师是男性。这些数据表明，目前，学术型护理教育工作者主要是女性（92.5%；19060 人），并且在多样性上有限。《护理的未来：2020—2030》报告呼吁护理教育项目招募更多来自不同背景的个体进入护理和学术型护理教育工作者职位（National Academies of Sciences，Engineering，and Medicine，2021）。

职业发展路径

护士通过多种途径进入教师岗位（Halstead & Frank，2018）。拥有教学的欲望以及通过教学在学生中产生"顿悟时刻"的体验，激励护士追求教师职位（Evans，2018）。护士通常在临床实践中担任导师和（或）患者教育工作者期间发现自己对教学的兴趣（Bond et al.，2020）。

获得最高学位，比如以研究为重点的哲学博士（doctor of philosophy，PhD）或以临床为重点的护理实践博士（doctor of nursing practice，DNP），通常能够满足大学护理课程教学的资格要求。2019 年，57.6% 的在本科及更高学位护理项目中受雇的学术型护理教育工作者获得了最高学位，其中哲学博士学位占 27.6%，护理实践博士学位占 22.7%，非护理博士学位占 7.3%，非博士学位占 42.4%（AACN，2020a）。

然而，大多数哲学博士学位（PhD）和护理实践博士（DNP）项目并没有准备让护士从事教学工作。对教师工作感兴趣的护士应该继续学习与教学相关的课程（McNelis et al.，2019）。完成课程开发、教学策略与设计、评估与评价等研究生水平的课程，并在实习期间应用新学到的知识和技能以培养护理教育工作者的能力（Garner & Bedford，2021），这对于提高护理教育的质量（Halstead，2019）和改善护理及健康结局具有重要意义（World Health Organization，2016）。

全国护理教育工作者护理能力联盟

护理教学是一门集艺术、护理科学和临床实践于教与学过程的复杂活动。具体地说，教学包含一系列技能或能力，对于促进学生学习成果至关重要。2005 年，美国国家护理联盟（NLN）发布了学术型护理教育工作者的 8 项核心能力，并在 2012 年进行了审查和重新验证（Halstead，2019；NLN，2005，2012，2018），这些能力构成了学术型护理教育工作者的实践范围（Christensen & Simmons，2020）。请参阅框 1.1 了解《学术型护理教育工作者的核心能力 ©》。

在 2020 年，美国国家护理联盟使用学术型护理教育工作者核心能力为经验不足 2 年的学术型护理教育工作者确定了任务陈述（NLN，2021）。《新手学术护理教育工作者的能力》包括适合新手教育工作者的任务陈述。此外，认识到临床护理教育工作者在临床环境中促进学习的专科实践，美国国家护理联盟确定了基于证据的临床护理教育工作者能力（Shellenbarger，2019）。请参阅框 1.2 了解《学术型临床护理教育工作者的核心能力 ©》。学术型护理教育工作者和学术型临床护理教育工作者通过教育准备、教师入职培训项目、实践和教师发展机会发展核心能力。

护理教育工作者资格认证

参与持续质量改进促进了护士教师角色的不断发展（Garner & Bedford，2021；Halstead，2019）。护理教师保持着精湛的临床技能，并经常在临床专业中获得资格。此外，学术型护理教育工作者可以通过美国国家护理联盟（NLN）的注册学术型护理教育工作者认证计划获得学术型护理教育工作者证书（CNE®）、学术临床护理教育工作者证书（CNE®cl）或新手学术护理教育工作者证书（CNE®n）资格（NLN，n.d.）。截至 2021 年 10 月，有 8448 名护理教育工作者获得了 CNE® 证书，402 名获得了学术临床护理教育工作者证书（S. Pyle，个人沟通，October 18，2021）。这些证书验证了教学所需的专业知识，确认了学术型护理教育工作者为高级实践角色，并可用于建立学术型护理教育工作者角色的正式途径（Daw et al.，2021；Gazza，2019）。

历史视角：高等教育教师角色

随着美国高等教育角色的演进，教师在学术界的角色也在不断发展。美国高等教育史可以分为三个重叠的发展阶段（Boyer，1990）。

第一个发展阶段是殖民时代。受到英国传统的深厚影响，教师在殖民时代的角色相对单一，那就是教学生。教育系统的目标是"教育并提升下一代人的道德"（Boyer，1990，p.4）。教师被认

框 1.1　美国国家护理联盟规定学术型护理教育工作者的护理核心能力

能力 1：促进学习

护理教育工作者负责在课堂、实验室和临床环境中创造能促进学生学习和实践所需的认知、情感和精神成果的环境。为了有效地促进学习，护理教育工作者应：

- 实施多种教学策略，以满足学习者的需要、期望的学习成果、内容、环境等
- 以教育理论和循证教学实践制订教学策略
- 承认多元文化、性别和经历对教学的影响
- 致力于自我反思和持续学习，以完善教学实践、促进学习
- 巧用信息技术支持教学过程
- 锻炼口头、书面和电子交流能力，反映对自我和他人的认识，以及在各种情况下表达想法的能力
- 构建评判性思维与反思性思维
- 为学习者发展评判性思维和评判性推理技能创造机会
- 展示出激励学生的教学、学习和护理热情
- 表现出对学习者的兴趣和尊重
- 利用个人特质（如关怀、信心、耐心、诚实和灵活性）促进学习
- 与学生、教师同事和临床机构人员建立良好的工作关系，促进积极的学习环境
- 维护所需的专业实践知识库，帮助学习者做好现代护理实践
- 作为专业护理的典范

能力 2：促进学习者的发展和社会化

护理教育工作者认识到有责任帮助学生发展成为护士，并整合履行这一角色的人所期望的价值观和行为。为了有效地促进学习者的发展和社会化，护理教育工作者应：

- 确定个人学习风格和独特的学习需求，即国际化、成人化、多元文化、有学习障碍者、有残疾者、弱势群体、第二学位的学习者
- 为不同的学习者提供资源，有助于满足个性化的学习需求
- 为学习者提供有效的指导和咨询策略，帮助他们达到自己的专业目标
- 营造关注护士融入专业角色、促进学习者的自我反思和个人目标设定的学习环境
- 培养学习者的认知、精神运动和情感发展
- 认识到教学风格和人际互动对学习结果的影响
- 协助学员发展思辨性和建设性的自我评价及同伴评价的能力
- 专业学习行为模式包括但不限于参与专业组织，参与终生学习活动，通过发表、展示和宣传来传播信息

能力 3：使用评估和评价策略

护理教育工作者使用各种策略来评估和评价学生在课堂、实验室和临床环境以及所有学习领域的学习。为了有效地使用评估和评价策略，护理教育工作者应：

- 利用现存文献发展循证评估和评价实践
- 使用多种策略评估和评价认知、精神运动和情感领域的学习
- 实施适合学习者和学习目标的循证评估和评价策略
- 使用评估和评价数据来加强教学过程
- 给学习者提供及时的、建设性的和周全思考的反馈
- 演示设计和使用评估临床实践工具的技巧

能力 4：参与课程设计和项目成果评估

护理教育工作者负责制定课程成果，设计反映当代医疗保健趋势的课程，并为毕业生在医疗保健环境中有效发挥作用做好准备。为了有效地参与课程设计和项目成果评估，护理教育工作者应：

- 确保课程反映系统哲学、使命、当前的护理和健康照护趋势，以及社区和社会的需要，为毕业生在复杂的、动态的、多元文化的健康照护环境中从事实践做好准备
- 了解课程开发的知识，包括确定项目成果、专业发展说明、撰写学习目标、选择适当的学习活动和评估策略
- 基于健全教育原则、理论与研究的课程设计与实施决策
- 根据课程成果、学习者需求以及社会和健康照护趋势对课程进行修订
- 运用适当的变革理论和策略对课程实施修订的能力
- 创建和维护社区和临床合作关系以支持教育目标的实现

框 1.1　美国国家护理联盟规定学术型护理教育工作者的护理核心能力（续）

- 在课程修订的过程中与外部合作
- 设计并实施项目评估模型，以促进项目各方面的持续质量改进

能力 5：作为变革的推动者和领导者职能

护理教育工作者作为变革的推动者和领导者，为护理教育和护理实践创造一个理想的未来。为了有效地发挥变革推动者和领导者的作用，护理教育工作者应：

- 当倡导变革时创立文化敏感性的榜样
- 将长效、创新和创造性的观点融入护理教育工作者的角色中
- 参与跨领域的活动，以解决地区、国家或国际上的健康照护和教育需要
- 评估护理教育的组织效能
- 实施组织变革策略
- 在附属机构和护理计划中起领导作用，以增加护理的公众可见度和对学术界的贡献
- 促进教育环境中的创新实践
- 发展领导技能以形成和实施变革

能力 6：在护理教育工作者的角色中追求持续的质量改进

护理教育工作者认识到，他们的角色是多方面的，持续致力于培养和保持这一角色的能力至关重要。为了有效地发挥教育工作者的作用，护理教育工作者应：

- 承诺终身学习
- 认识到职业提升的需要和活动会随着经验的增加而改变
- 参与可增加角色效能的专业发展机会
- 平衡教育工作者、学术机构成员内在的教学、学术和服务需求
- 利用自我、同行、学生和管理者评价获得的反馈来提高角色效能
- 从事促进融入专业角色的活动
- 利用与高等教育和护理教育有关的法律和伦理问题的知识，作为影响、设计和实施与学生、教师和教育环境相关的政策和程序的基础
- 指导和支持教师同事

能力 7：从事学术研究

护理教育工作者承认，学术研究是教师角色不可或缺的组成部分，而教学本身就是一种学术活动。为了有效地从事学术研究，护理教育工作者应：

- 借鉴现存文献设计循证教学和评价实践
- 表现出对教学和学习、学生发展、评价方法以及其他方面的探究精神
- 在既定的专业领域设计和实施学术活动
- 通过多种途径向各种受众传播护理、教学知识
- 展示项目申请的写作技巧，包括但不限于研究、资源获取、项目开发和政策制定
- 展现出一个学者的品质——正直、勇敢、毅力、活力和创造力

能力 8：教育环境的功能

护理教育工作者了解他们实践的教育环境，并认识到政治、制度、社会和经济力量如何影响他们的角色。作为一名优秀的“学院公民”，护士教育工作者应：

- 用高等教育中的历史和当前趋势及问题，作为对教育问题提出建议和决定的基础
- 确定社会、经济、政治和组织力量是如何在总体上对高等教育，特别是护理教育产生影响的
- 发展网络、合作和伙伴关系，以增强护理在学术界的影响力
- 在护理学术机构、附属机构和护理项目的工作范围内确定自己的专业目标
- 将尊重、合作、敬业的价值观和关怀融合在一起，形成促进学生和教师发展的组织氛围
- 当提出变革或管理问题时，将其与护理计划的目标和附属机构的任务相结合
- 在各级机构管理中担任领导角色
- 在政治舞台上倡导护理和护理教育

来源：Christensen，L. S.，& Simmons，L. E.（2020）. *The scope of practice for academic nurse educators and academic clinical nurse educators*（3rd ed.）. National League for Nursing. Included with the permission of the National League for Nursing，Washington，DC.

框 1.2 学术型临床护理教育工作者的核心能力与任务陈述

能力Ⅰ：在教育和医疗环境中的作用

A. 临床教育工作者的作用

- 通过帮助学习者将课堂学习应用于临床环境，弥合理论与实践之间的差距
- 促进学习者的专业成长
- 利用技术加强临床教学
- 重视他人在实现学习成果方面的贡献
- 在临床学习环境中充当专业护理的榜样
- 展示包容性卓越

B. 将课程付诸实践

- 评估临床机构与课程、核心目标和学习者需求的一致性
- 计划有意义和相关的临床学习任务和活动
- 确定学习者的目标和结果
- 让学习者为临床经历做好准备
- 在学习环境中构建学习者的体验，以促进最佳学习
- 实施临床学习活动，帮助学习者培养跨专业协作和团队合作技能
- 为学习者提供机会，培养与学习成果相关的解决问题和临床推理技能
- 实施指定的临床学习模型
- 参与理论教学
- 投入于护理课程开发和审查

C. 遵守法律要求、道德准则、机构政策和指导框架

- 应用伦理和法律原则，创造一个安全的临床学习环境
- 在临床学习体验之前评估学习者的能力和需求
- 促进支持学术机构和临床机构使命、目标和价值观的学习活动
- 告知他人项目和临床机构的政策、程序和做法
- 在实施临床经验时，遵守项目和临床机构的政策、程序和做法
- 促进学习者遵守法规和实践标准
- 展示道德行为

能力Ⅱ：促进医疗环境中的学习

- 实施与学习者需求、期望的学习成果、内容和背景相一致的各种临床教学策略
- 教育理论和循证教学实践中的基础教学策略
- 熟练地使用技术来支持教学过程
- 为学习者创造机会，培养评判性思维和临床推理技能
- 在医疗环境中促进安全和质量文化
- 营造积极和关爱的学习环境
- 与学习者、教职员工和临床机构人员建立合作关系
- 表现出对教学、学习和护理的热情，以激励学习者

能力Ⅲ：展示有效的人际沟通和跨专业协作

- 重视护理的协作和协调
- 建立一个共享的学习共同体，并与医疗团队的其他成员合作
- 支持与医疗团队的所有成员进行频繁、尊重、文明和开放的沟通
- 以身作则，尊重医疗团队的所有成员、专业同事、客户、家庭成员和学习者
- 在所有互动中使用清晰有效的沟通
- 以不具威胁性的方式倾听学习者的担忧、需求或问题
- 在所有沟通中表现出冷静、同情和支持的态度
- 在具有挑战性的情况下进行沟通时，有效地管理情绪
- 有效管理冲突
- 保持平易近人、不评判、易接触的态度
- 认识到自我和学习者的局限性，为发展提供机会

框 1.2　学术型临床护理教育工作者的核心能力与任务陈述（续）

- 在临床学习环境中与不同的同事、服务对象、文化、医疗保健专业人员和学习者进行有效的沟通
- 向学习者和机构工作人员传达表现期望

能力Ⅳ：在医疗环境中应用临床专业知识

- 保持与专业领域、实践环境和临床学习环境相关的最新专业能力
- 通过应用经验知识和临床推理，并采用以服务对象为中心的临床指导方法，将理论转化为临床实践
- 使用最佳证据来解决与服务对象相关的问题
- 在临床学习环境中展示有效的领导力
- 展示合理的临床推理
- 通过整合最佳实践扩展知识和技能
- 在安全文化中平衡服务对象关怀需求和学生学习需求
- 展示临床学习环境中可用的一系列技术的能力

能力Ⅴ：促进学习者的发展和社会化

- 指导学习者制定专业护理行为、标准和道德规范
- 促进尊重所有人的学习氛围
- 促进职业诚信和问责制
- 保持职业界限
- 通过形式和非正式场所鼓励持续的学习者专业发展
- 协助学习者有效利用自我评估和职业目标设定，以实现持续的自我提升
- 营造注重护士角色社会化的学习环境
- 帮助学习者培养参与建设性同伴反馈的能力
- 激发创造力和信心
- 鼓励学习者使用各种技巧来培养参与建设性同伴反馈的能力
- 鼓励学习者使用各种技巧来管理压力
- 成为自我反思、自我照顾和应对技能的榜样
- 使学习者能够成功实现专业和教育目标
- 让学习者参与应用最佳实践和质量改进过程

能力Ⅵ：实施有效的临床评价策略

- 使用各种策略确定学习成果的实现情况
- 实施适合学习者和学习成果的形成性和终结性评价
- 与课程教师就学习者的临床表现进行及时沟通
- 保持学习者评估和评价的完整性
- 为学习者提供及时、客观、建设性和公平的反馈
- 使用学习者数据来增强临床学习环境中的教学过程
- 展示在评估和评价临床表现时使用最佳实践的技能
- 评估和评价学习者对临床表现期望的实现情况
- 使用表现标准来确定学习者在临床学习环境中的优势和劣势
- 记录学习者的临床表现、反馈和进展
- 评估临床学习体验和环境的质量

来源：Christensen，L. S.，& Simmons，L. E.（2020）. *The scope of practice for academic nurse educators and academic clinical nurse educators*（3rd ed.）. National League for Nursing. Included with the permission of the National League for Nursing, Washington，DC.

为是崇高的职业，是为了培养学生个性发展，并帮助培养其在国民和宗教方面具有领导力。直到19世纪，大学仍然以教为主要任务。

教育的重心逐渐从个人发展转移到了国家层面，标志着进入高等教育发展的第二个阶段。如1862年的《莫里尔法案》和1887年的《哈奇法案》等立法帮助树立了公众对教育的期望，在传统教师角色（教学生）中增加了一些服务职责。根据这些立法，向每个州提供资金和土地，支持对农业和工业领导者的教育。大学和学院接受了为公共利益教育的使命（Boyer，1990），教育系统被期望为美国商业和工业提供服务。

19世纪70年代，第一批正式护士学校在美国建立。为了满足医院的服务需求，在医院开设了护理专业学历证书教育。护理教师在医院一边从业，一边教新护士独立工作的方法。护理学生则是在医院边做助手边学习。

19世纪中叶，美国东海岸的许多大学掀起了投入科学发展的浪潮（Boyer，1990），这也标志着高等教育第三个阶段的开始。高校教师的预期角色增加了通过研究成为学者的内容。随后，对科研的重视由于联邦政府对学术研究的大力支持得到了提高，并且从二战开始一直延续到战后时期。

随着教师获取研究经费并进行研究在全国各大院校中逐渐推广开来，教学和服务不再是评价教育机构学术荣誉和成果的重要指标。教师发现，即便在教学和临床服务方面有很高的造诣和成就，但如果没有获基金资助的研究项目和论文发表，获得终身职位也变得越来越困难。自从护理教育被纳入大学体系，护理学科和其他传统以学术为基础的学科一样，对教师设置了相同的研究成果评价标准。值得注意的是，虽然对研究的强调仍在继续，各院校在其宗旨和战略规划方面有很大差异。希望成为教师的人应当在那些宗旨与其兴趣和资质相符的教育机构中寻求供职的机会。

高等教育中学术型护理教育工作者角色的未来

快速变化的政治环境和医疗改革对护理教师的角色产生了显著影响。由于《患者保护与平价医疗法案》和随后对医疗组织和资金方式进行的政治改革，护理课程需要进行更新以确保护理毕业生能够获得未来所需的能力。教师的教学角色和教育过程结果的评估越来越受到重视。许多机构正在重新审视护理教师教学、研究/学术活动以及服务之间的平衡，以确保它们与机构的使命相符。

教学策略的改革持续进行，因为大学和高等职业院校正在将重点从“教”转移到“学”上。单纯依赖讲授法已不再是被接受的教学方法。教师们正在设计和实施创新的教学方法，以使用基于能力的课程有效地促进学习。他们将技术的使用融入教学，并优先选择“翻转课堂”的教学方法，促进学生在学习过程中的积极参与（Özbay & Çınar，2020）。随着教学和学习从结构化的课堂环境转移到家庭、社区、临床环境和虚拟空间等更大的学习环境，远程教育和模拟技术的使用变得普遍，尤其在2020年3月COVID-19大流行开始后迅速加速。学习分析技术、人工智能，特别是机器学习，为教师提供了根据学生学习需求进行个性化和适应性学习的新尝试。此外，护理服务继续向以社区为基础、以消费者为导向的模式转变。从急性护理转向加强初级保健的重心转变，对本科和研究生护理课程产生了影响，教师也必须继续应对这一转变。

在护理教育项目中，少数群体的代表性持续不足。需要增加来自少数群体的护理毕业生数量和能够培养多样化合格护理人员的学术型护理教育工作者数量，以为所有个体提供优质护理。教育一个代表所有群体和性别的多样化学生群体，可以培养出更能适应多样化人口需求的护理队伍。一个多样化的学术型护理教育工作者队伍有助于增加对服务不足人群的理解，并协助机构更好地支持和招募多样化的学生群体。所有护士都必须提高他们的文化能力，以满足美国日益增长的服务不足群体的服务需求。此外，美国国家科学、工程和医学院（2021）建议增加拥有博士学位的护士数量，更好地培养护士以确保健康公平。持有护理实践博士学位的高级实践护士的临床趋势对拥有博士学位的护士产生了巨大的需求。

教师在学术界的权利和责任

学术教师的权利和责任与教师角色的“传统三元组”相一致，后者包括教学、开展研究和（或）学术活动，以及通过服务分享专业知识。教师还承担着与持续改进相关联的责任，这些责任旨在不断推进自我、同事和学生的角色发展。案例研究1.1涉及教师角色的职责。

案例研究 1.1　教师角色职责

一位特殊的教师以全职护士的身份开始了他的护理职业生涯，并担任社区学院众多护理专科学位学生的导师。这位教师觉得培养下一代护士很有成就感，因此报名参加了护理实践博士项目，并在一所大学接受了全职的临床助理教授职位。在过去的 2 年里，这位教师一直在护理学学士学位项目中进行课堂教学并教授临床基础课程，且花费了很多时间参与各种委员会的工作。

在一个学期初，一场自然灾害摧毁了大学校园。教职员工和学生不得进入校园或护理项目中的任一临床机构。在 3 天内，所有教师都必须使用大学批准的学习管理系统进行远程教学。这位教师感到恐慌，因为他们从未在线教学或完成过在线课程。这位教师完成的护理实践博士项目没有包括任何关于教学的课程，他们也从未参加过任何关于在线教学的专业发展会议。这位教师说："我再也不想像这次一样，感到没有做好准备就去教护理。"

1．这位教师准备以何种方式应对这种情况，他们如何更好地准备在高等教育和世界上不断变革的动态环境中教授护理？

2．该教师教授护理学本科学位项目，并在各种委员会任职。作为临床助理教授，他还可能承担哪些其他职责？

3．当教师申请晋升为临床副教授时，他应如何证明教学角色的持续进步？

在美国，教授阶层一直享有诸多权利，包括有权自主管理大学。此外，美国大学教授协会（AAUP）、美国教育委员会（ACE）以及大学与学院董事会协会（1966）在《学院与大学治理声明》中讨论了董事会成员、管理人员、教师和学生之间的共同责任及合作行动，这是共同治理的一种形式。教师通过参与系和大学委员会的工作，关注学术和工作场所问题，例如教师事务、学生事务、课程和项目评估，并向行政人员提供咨询，从而参与治理。教师和行政人员共同承担解决大学及其服务社区面临问题的责任。护理教师还有责任将服务扩展到大学和本地社区之外，包括在地方、区域和国家层面的专业护理组织中发挥积极的领导作用，这通常对国家公共政策议程产生影响。随着教师在晋升和终身教职体系中逐步晋级，服务责任也随之增加，并且在国家和国际层面上被期望展现出领导力。

教师的核心责任是在机构内进行教学活动。董事会和行政人员将关于教学 - 学习过程的大多数方面的决策权下放给教师。例如，这一职责不仅包括内容的教授，还包括课程开发与评估、学生评价方法的制定以及毕业要求的设定。在履行这些职责时，教师通常会创造新的资源，并利用教师、学生和其他人开发的资源。知识产权、版权和合理使用法则规定了使用方式，大多数学术机构都有政策指导"委托作品"的开发，这可能包括课程内容、书面作品和产品。现在许多大学签订所有权协议，并对教师开发作品产生的所有利润进行财务分配。明智的教师应该充分了解这些机构政策，以避免对课程材料和其他由教师开发的工作所有权产生误解。图书馆员和图书馆资源可以帮助教师获取充分的信息。

教学是一种学术工作

围绕全体教职员工角色的各个方面，Boyer（1990）首次对学术提出新的范式，重新强调了教学是一种学术工作。在学术上，应重新考虑教授优先权，Boyer 呼吁衡量教师在学术方面的成功时，应寻求科研和教学的平衡。他描述教师从事的 4 种学术类型：学术发现、学术整合、学术应用和教学学术。这 4 种类型的学术中，他极大地扩展了之前只有通过研究发现新知识才是学术生产力的狭隘观念。Boyer 的模型支持护理实践模式，该模式呼吁不仅仅是知识的发现，更应该运用知识，并将知识整合到专业实践中。正如 Boyer 所指出的：

> 我们相信，是时候超越陈旧的"教学与研究相对立"的争论了，赋予"学术"这一熟悉而又受尊敬的术语更宽泛、更广阔的意义，使所有领域的学术工作都具有合法性。当然，学术意味着从事原创性研究。但学者的工作也意味着从他的研究中后退一步，在理论和实践之间寻找关联，建立桥梁，有效地向学生传播知识。具体而言，我们总结出教授可能有 4 个既相互独立又相互重叠的功能，即学术发现、学术整合、学术应用和教学学术。（p.16）

学术发现

学术发现的传统定义是原创研究或发现新知识（Boyer，1990）。学术发现被视为学术其他 3 个方面的基础，因为有了新知识的产生，其才能被应用和融合到学科和教学中去。

通过学术发现，用科学的方法形成一个学科强大的知识库。护理循证实践就是基于学术发现产生的。已建立的大多数国家层面的基金资助用于学术发现，直到最近，许多大学教师的终身职称主要基于其在新知识产生中的贡献。学术发现仍然是包括护理教师在内的许多教师角色的一个重要方面。在联邦级别中，护理方面的研究工作由国家护理协会和特定机构，如美国国立卫生研究院、国立心理卫生研究院和私人慈善基金会资助。

学术整合

学术整合包括学科范围内以及跨学科知识的解释和综合，以丰富知识的内涵和形成新见解的方式进行（Boyer，1990）。学术整合需要不同学科专业人员之间的交流，一起对共同关注的问题形成更全面的看法。综合所有参与专家的意见，对所关注的问题有更全面的了解，并为该问题的解决提出更全面的建议。

长期以来，护理教师把各个学科的知识整合到实践中，使他们具有多种能力以成为研究各种健康问题的跨学科团队中的高产成员。随着当今世界对协同发展、团队建设和跨学科知识共享的强调，学术整合对那些必须站在信息时代最前沿的教师来说，具有越来越重要的意义。护理内容往往建立在学生从其他学科学到的知识基础上，如生物学和社会科学。学术整合包括设计学习模式，引导学生将以前学到的知识应用到临床情境中，如高保真模拟病人和虚拟仿真的使用。正有大量的有关模拟病人的学术整合研究成果被发表。

学术应用

学术应用也是护理教师应该擅长的一个学术方面，它是理论和实践的连接。在学术应用方面，教师必须自问："如何负责任地将知识应用于相应的问题？"（Boyer，1990，p. 21）。与教师的专业领域相关联的服务活动应该被视为学术应用。实践和理论相互作用表现在服务活动中，从而引起新知识的潜在发展。

例如，在护理中，临床实践和专业知识会引起护理干预的发展和患者照护的积极结局。鼓励学生评判性决策、自我反思和自我评价的活动是学术应用在教学领域的一个范例。教师在护理中心实践是另一个范例。教师应该联合实践和服务活动，以在专业期刊上发表的方式传播知识。

学术应用包括为当地、区域、国家、国际各级护理专业服务，也包括为护理和健康照护提供政策。护理教师通常在专业组织和社区或国家团体组织中发挥领导作用。

教学学术

护理教师的核心角色能够在教学学术中得以体现。任何学者的重要特质都是探索新知识、传播和整合证据，并把最佳可用的科学证据应用于实践中。对于学术型护理教育工作者，"实践"涵盖了教学的学术性及教与学的学术性（scholarship of teaching and learning，SoTL）。

Boyer（1990）提出的对教学学术的定义，为被认可的特殊能力和技能作为教学学术的组成部分提供了一个模型。开发创新课程过程中使用各种促进学生积极参与到学习过程中去的教学方法，在课程学习中与学生合作，探索满足不同学生群体的学习需求的最有效方法等，都是教学学术的示例。系统地研究与实施基于证据的教学方法相关的学习成果，与教学的学术性及教与学的学术性相一致。为了产出这些学术工作，学术型护理教育工作者应遵循6个标准：清晰的目标、充分的准备、适当的方法、显著的结果、有效的呈现和反思性评判（Glassick et al.，1997）。教师有责任通过教学学术推动护理科学和护理教育的进步，并通过发表和展示他们的创新教学方法以及他们与学生的工作成果，与同事分享他们的教学专业知识。

教学学术基于学术发现、整合和实践，为护理教师在课堂和临床中带来许多令人振奋的机会。在医疗保健领域迅速变化的时代，课程模式的设计要适应全社会的需要。技术在教育中的应用正在增加，教学和学习的观念正在改变。教学学术不仅为护理教师提供了展示其创新力和创造力的机会，它还为认可教师为培养学生成为未来合格的健康照护工作者所作的努力提供了途径。

虽然教师的角色复杂，但Boyer（1990）对学术的描述为教师各方面作用的合法化提供了模型。教师角色的范围超越了新知识的创造，包括通过研究为大学、社区和专业提供教学和服务。据Boyer的描述，作为一种学术工作，教学是各种学术类型的综合。教师可以将研究者的角色整合、应用和传播知识相结合。Boyer提出了一个让护理教师将发展专业教学作为学术工作的模型。护理教育已经脱离了只有一种方法可以做某事的观念，转为每位学生的创造性和独特性的更广泛视角。教师不再是唯一的专家，而是在教学过程中与学生互动、以学术的方式评估教学过程效果的人。

教师任职、晋升及终身职位

教师由学院或大学的理事机构任命，与学院的管理部门合作，负责教学、科研和服务。教师通过履行各种职责来达到高校和护理学院的宗旨和目标，高校会根据他们的学位和工作经历，在达到特定成果标准的基础上给予晋升及终身教职。教师可在学院的多个部门，包括其他学术部门或服务部门任职。高校机构基于其总体发展宗旨制订晋升及终身教职评定标准，不同机构有所差异。除了在晋升和（或）终身教职时考虑教学、学术研究和服务成就外，越来越多的机构还将工作场所中的团队精神或文明礼貌考虑在内。这一趋势与护理三方委员会的声明相符，该声明强调了工作场所中的文明礼貌对于保障质量和安全至关重要（Tri-Council for Nursing，2017）。

大多数高校机构要求终身任职候选人确定一个卓越领域，并在任职期间集中钻研该领域，因此教师尽早精心选择一个领域非常重要。通过精心计划和活动筛选，护理教师可以将其临床兴趣融入教学、科研和服务中，从而以最有效的方式达到对其角色的期望。在任职初期，应为教师逐步制订一个 5 ~ 6 年的职业发展规划，提供服务，以确保候选人能够达到教师角色各方面的标准。

有些教师在有工会代表的环境中工作。美国大学教授协会（American Association of University Professors，AAUP）可能是最有名的教师工会。教师也可以成为 AAUP 这样一个专业组织的成员，而不属于工会。在有工会的环境中，教师的权利和责任会受谈判合同内容的影响。

任职路径

教师可能被任命为各种教职路径中的全职或兼职职位。在聘用时，一名全职教师在一个路径中被任命，并根据他们的教育和经验分配学术等级。每个护理学院都定义了自己的任命标准，这些标准明确了与教学、学术研究和服务相关的职责。主要有两个轨道：终身教职和非终身教职。职称选项按级别从低到高包括：讲师 / 助教、访问教授和研究助理；助理教授；副教授；教授以及杰出教授。任命到不同路径和职称的标准与机构的卡内基分类体系®相一致，这个分类体系反映了基于研究活动、课程设置和授予学位类型的机构差异。

终身教职是为那些以教学（占工作量的 60%）、研究（20% ~ 30%）和服务（10% ~ 20%）为主要责任的教师而设立的。在大多数护理学院，要获得终身教职的任命，则需要取得或即将取得博士学位。终身教职的任命在获得终身教职之前被视为试用期，通常在任命后的第 5 ~ 7 年经过严格的评审程序结束。要获得终身教职的任命，需要展现出卓越的和晋升至高级职称（副教授和教授）的潜力。工作量会根据不同的机构以及是否处于试用期或已获得终身教职而有所不同。请参考表 1.1 了解每个终身教职的一般资质和描述。案例研究 1.2 讨论了终身教职的申请过程。

非终身教职路径不提供终身教职的保障，包括临床或实践以及研究科学家任职路径。临床 / 实践任职路径在许多机构中发展为教育工作者路径、临床教育工作者路径或教育工作者—实践者路径，这取决于分配职责的主要焦点。在这一路径中，工作量主要集中在教学（占工作量的 80%）、学术研究（10%）和服务（10%），通过临床实践或临

表1.1　终身教职资格及职位描述

职称	学历	说明
讲师	最低硕士学位	主要表现为教师的有效性
助理教授	取得或即将取得博士学位	展示对教学、研究和部门服务的承诺
副教授	博士学位	展示教学能力、作为学者的国家声誉以及对部门以外服务的承诺（机构、公共、专业）
教授	博士学位	表现出卓越的教学记录、作为学者的国际声誉以及系外服务（机构、公共、专业）
杰出教授	博士学位	在职业生涯中表现出非凡的学者声誉

案例研究 1.2 申请终身教职

4年前，一位教师作为助理教授被授予一所中等规模大学的终身教职职位。该教师在新教师入职培训期间了解了终身教职评审过程，并经常参考这些标准来确定年度绩效目标。该教师的导师——一位终身教授——帮助他完善了学术议程，重点是护理教育。该教师获得了多个小型内部资助，用以资助各种教学学术倡议，并且非常有兴趣设计应用学习活动并评估其对学生学习的影响。

当这位教师准备他的终身教职申请时，他在描述自己的学术议程以及学术工作如何影响护理教育，以及如何展示教学效果方面遇到了困难。该教师的导师建议他回顾Boyer的《学术再考虑：教授职责的优先事项》(1990)，并尽可能使用数据支撑。

1. 导师的建议如何帮助教师撰写终身教职申请中关于他学术议程的叙述？

2. 在终身教职申请中，该教师可以使用哪些数据来证明教学效果和参与教学学术的情况？

3. 年度绩效评估如何帮助学术护理教育工作者为晋升或终身教职评审等人事行动做好准备？

床联合任命来完成。联合任命是在大学和医疗中心等多个部门之间共享的。工作量的分配会根据职位职责的不同而有所变化。由于这一路径允许通过讲师、临床助理教授、临床副教授和临床教授等级别晋升，通常需要博士学位才能被任命到临床任职路径。尽管研究不是临床任职路径的重点，但为了在这一路径内晋升，需要对临床或教育方面的贡献或成果进行学术传播。随着大学和学院减少对终身教职的依赖，临床任职路径教师的使用呈上升趋势。请参考表1.2了解每个临床任职路径职称的通用资格和描述。

研究员路径为那些主要职责是通过获得研究资助、公开发表或演讲以传播研究成果的教师设立。尽管研究员也有职责和学生一起工作，在学位论文委员会任职，在专长领域中教学，向学院、学校与专业提供服务，但他们的时间会受到外部研究资助机构的保障。他们的任命以研究计划资助为基准，任命此职位的先决条件是取得博士学位或至少之前有初步的研究经历。许多研究型大学的顶尖学校在这些职位上只聘请具有博士后研究背景的人员。

护理教育中有一些临时职位可以由学术型护理教育工作者担任。这些职位是非终身教职，可能是工作时间少于全职的职位，或者是有固定期限的全职职位。

客座职位可以在任何级别被任命，并且任用人员有任职限期（1年或2年），任职者可能是在其他机构休假的人员或者临时聘用人员或是正在考虑学校永久职位的人员。

讲师（有时也被称为教员）被认为是一个职前职位，用于未达到必需资质（通常是最高学位证书）教师的职位任命。一些机构在讲师职位上还有额外的级别（如高级讲师），这样至少允许在这一路径上有小的晋升途径。在讲师职位上，教师的首要职责是教学。

兼职教师这个术语可能有两种含义：在某些机构中，是对那些主要受雇于护理教育项目之外个人的一种礼貌性任命，但这些人可能作为临床导师或参与学生的科研项目。在其他机构中，兼职教师指的是兼职工作性质的教师。许多机构不为兼职教师提供学术职称。兼职教师的主要职责是教学，他们通常按学期被聘用来教授特定课程，并根据教授的课程数量获得报酬。

荣誉退休是授予在某个机构做出过重要贡献的退休教师的荣誉称号。拥有荣誉退休头衔的教师有特定的权利，如使用图书馆、计算机服务或得到办公室和秘书处的支持。

研究生可能被聘用担任一些有限的教学职位，例如助教和助理讲师，这些职位通常是临时性的，并且多为兼职。学生仅负责教学或帮助教师进行

表1.2 临床任职路径资格和分级描述

职称	学历	说明
临床讲师/讲师	最低硕士学位和临床实践专业知识	展示作为教师临床实践的专业知识和有效性
临床助理教授	临床专业博士学位和国家证书	展示临床专业知识，致力于教学、学术和部门服务
临床副教授	临床专业博士学位和国家证书	表现出全州公认的临床专业专家、教学水平，从事学术和服务
临床教授	临床专业博士学位和国家证书	在临床实践、教学掌握度、学术和服务方面表现出国家认可的专家地位

教学工作。他们的责任级别不同于全职或兼职教师。教学助理必须和一名教师一起工作，以确保工作质量。承担教学任务的学生通常获得一定程度的学费减免作为报酬的一部分。

此外，还有一些职位经常被作为成本较低的选项来实施，以向教学教师提供支持。学术教练、教学助理和学术专家等职位就是其中的几个例子。担任这些职位的人员可能是由教育机构直接聘用，或者由与教育机构合作提供教学支持的外部服务提供者聘用。

任职程序

高校的聘用程序与护理服务岗位有一定区别，在护理学院申请教学职位的护士应了解其差异。由院长或大学其他管理人员指定的招聘和筛选委员会负责面试过程。有意向的申请人提交申请表和简历，由委员会筛选。入围的候选人会在适当的时候被邀请参加招聘委员会、护理学院的教师和管理人员以及学院或大学的其他人员的面试。根据申请职位的要求，申请人需介绍他们的研究或展示他们的教学技能。在任命时，申请人档案由晋级与终身教职评定委员会或其他合适的委员会审查，以此向院长建议聘请的职位。

终身职位和晋升

终身职位

终身职位是教师和大学双方相互约定的责任。教职员工被期望保持工作能力和成果产出，如维持高水准的教学、研究、服务和专业行为。在终身职位任职期间，教师也可以晋升职位，通常情况下，在终身任期上也同时晋升到下一个级别。在任期内，教师的学术自由会受到保护。自 1940 年以来，有 200 余所高等院校确立了对学术自由的保障，这保证了教师在教学中自由表达或自由发展研究兴趣，免受政府、学校管理方、学生甚至大众舆论的限制（AAUP，2018）。

另外，学术自由不是给教师无限制的权利。例如，教师个人无权修改课程计划、课程顺序、既定课程的内容，或让学生参加与所学课程无关的讨论。由于大学资金紧张和教师不称职的行为，终身职位可以被撤回。此外，终身职位并不能免去教师的绩效考核审查。对此，许多机构都设立了终身职位后的审查程序。终身教职后的评审政策在各个机构中差异很大，因此教师应该熟悉自己所在机构的相关政策。

终身职位的聘任是按照公开的标准严格评审教师提交的佐证材料（如简历和档案）而产生的。终身职位或晋升评审通常在教师工作的 第 5 年或第 6 年进行，在第 6 年或第 7 年成功通过评审的候选人将获得终身任期。落选的候选人通常被给予 1 年不续聘的提醒。大多数院校通过机构外部的同行评审来确认需终身聘任的教师具有优秀资质。在初次聘任时，有重大成就档案记录的教师会被授予可算入终身教职的特定年限，从而缩短任期评审的时间。已在同等级别的院校获得终身教职的教师可受聘为终身任职。

每一所高校的护理学院和机构都有特定的聘任程序，被任命为终身任期的教师应在任职前熟知程序和标准。虽然任期和晋升程序看起来有些神秘，但却有明确的标准和规定。终身教职的授予意味着无限期的职位任命，只有在有正当理由或在特殊情况，例如财务紧急情况下，才能被终止（AAUP，2018）。对于终身教职职位的续聘和持续任命的评审是基于对教师角色在教学、研究 / 学术和服务方面的评估，这被称为终身教职后的评审。而非终身教职轨道的职位则需要在特定的时间间隔内（例如，每年或每 3 ～ 5 年）进行续聘。

目前的趋势是雇佣那些有很大潜力获得终身教职和晋升的教师，并提供支持和指导，帮助他们发展成为学术界成功且完全有能力的成员。尽管终身教职曾经是教师不容置疑的权利，但现在有批评者开始质疑它的真正益处，一些高等教育机构已经完全放弃了这个概念。在许多公立大学、社区学院和营利性大学中，并未设置终身教职。那些重视终身教职的教师应该在那些坚持将终身教职作为学术自由理想的机构寻找工作机会。

晋升

晋升指职称的进阶。正如终身教职过程，教师必须提交优秀教学、学术和（或）服务证明，以及符合学校和同行委员会、外部评审人员、学院及学校管理者和理事机构的委员会制订的标准的证据。如同终身职位的标准，晋升的标准和程序是由教师委员会制订并公布的。

教师在任职期间应熟悉晋升标准和流程，并与负责向教师通告政策和常规程序的主要晋级委员会和终身教职评定委员会及其部门负责人建立联系。如前所述，高年资教师的职责之一是指导初级教师通过任期和晋升程序。一些护理学院会在任用新教师时分配导师；如果没有被分配导师，新任教师应当寻找一位导师。

教师发展

教师发展指有计划地培养全体教师，而不仅仅针对当前新任职的教师和未来的教职人员。随着教师准备在新的和经过改革的医疗保健环境及以社区为基础的环境中以新的方式进行教学，并使用新的教学和学习技术，教师发展便有了新的重要意义。

教师发展是教师个人、系主任和其他学术管理人员以及学院或学校的共同责任。它可能包括学校提供正式和非正式的工作坊和会议、学分课程和非正式的“便当”课（在非正式的时间内进行非正式的培训或传达信息），鼓励教师参加与教学有关的地区和国家级别的会议并提供资金支持。由于有效的教学也需要临床能力，鼓励教师通过实践保持临床专业知识的更新，并通过文献回顾和参加与实践领域相关的专业会议了解该领域的变化。

任职培训项目

在高等教育、医疗保健和信息技术迅速变化的背景下，新任命教师对教学角色的熟悉和所有教师的持续发展，以及这些变化为教学环境和教师角色带来的变革正在获得新的重视。大多数护理学院已经在机构、学院、课程和（或）项目层面建立了迎新项目，并实施了持续的教师发展和更新机制。

综合性任职培训项目对于帮助新教师掌握教学技能、促进其适应教学角色以及支持其成长为充分参与教学成员的发展至关重要。任职培训项目应涵盖有关教师和机构的权利和责任、学校和系特定的政策和程序、包括学校使用的教学技术和计算机辅助教学介绍在内的课程概览，以及对教学任务和临床设施的介绍。对于兼职教师来说，任职培训尤其重要，因为他们与学校和教师同事的接触机会较少。随着时间的推移，任职培训项目最有效，并提供持续的支持。综合课程包括机构、学校、部门、项目、课程和教授方法导论课程。

指导

考虑到教师角色的多样性，教师（特别是新进入这一角色的教师）发现拥有一位或多位导师对于确立和在学术职业中取得成功非常有帮助。导师对于资深教师和新教师（Halstead & Frank，2018）以及学生的职业发展都具有积极的促进作用。许多护理学院设有正式的导师计划，每位新教师都会被分配一位资深教师，由后者指导新教师。除此之外，还可以通过与同事、课程负责人、系主任以及在特定领域具有专业知识且愿意与新教师分享的教师的互动，建立非正式的指导关系。教师应该认真思考自己的职业发展需求，并寻找能够帮助他们实现职业目标的导师。同时，他们也有责任指导学生，包括提供正式的学术咨询和辅导、支持和引导学生通过学术体系步入他们的专业生涯。

为新教师提供指导是资深和终身教职教师特别重要的职责，因为护士通常并未在研究生护理课程中为学术角色做好充分准备。辅导是帮助新教师学会平衡他们新角色的所有方面所需的，这涉及在他们作为教师角色发展过程中的辅导、支持和指导。幸运的是，随着护理临床轨道教师数量的持续增长，学术型护理教育工作者已经通过开发专注于学术发展和学术晋升的辅导计划来做出响应（Shieh & Cullen，2019）。无论任命路径如何，在开始新的机构工作时，即使是经验丰富的教师也需要接受针对特定机构规范和流程的指导。

教学绩效评估

为了确保可以胜任教学，教师本人、管理人员、同行、同事和学生应定期评估教师的教学表现。这是对非终身教师进行任职审查和续聘的重要组成部分（Halstead & Frank，2018）。评估的结果也可作为决定是否续聘、绩效加薪和表彰在教学上获得卓越荣誉的奖励的依据。

对教学效果评估的证据可以由多个来源提供，包括学生评教、同行和同事的教学听课观察以及对教学产品（例如教学大纲、案例研究、出版物、录像、计算机辅助课程、网络课程、学习指导）的审阅、以往的学生来信、毕业生的成功就业、学生出版物、教学奖励、行政评议和自我评价。

同行评审是教师发展的关键环节，并且通常是晋升和终身教职决策过程中加以考虑的文档数据的一部分。例如，学术型护理教育工作者可以利用同行对教学的观察，包括对教学的客观评估，以指导教学能力持续发展并提升教学品质（Fletcher，2018）。学生通过标准化评估工具为教师的教学提供反馈。教师参与制定公平和公正的评估标准，以便基于标准做出判断，评估教学成果，并利用这些数据识别提高教学效果的途径。

学术休假

学术休假为终身教职和研究路径的教师提供了专注于职业成长和学术产出的机会。休假的批准是基于提交一个在学术休假期间进行研究或发表的可接受的项目计划。当所提出的项目既符合个人目标，也符合机构目标时，大学便会支持学术休假。学术休假要求有具体的成果交付。

本章重点总结

- 学术型护理教育工作者运用随着时间积累而发展起来的专业知识和技能，通过设计、执行和评估护理教育计划来影响健康成果，这些计划旨在培养初入职场的护士和高级实践护士，使他们能够提供安全、高质量的护理服务。他们在充满活力的教育环境中采用多样化的教学方法和教学手段进行教学。
- 完成关于课程设计、教学策略、评估与评价的课程学习，并参与持续改进过程，有助于培养学术型护理教育工作者的专业能力，这可能进一步获得专业资格认证，例如临床护理教育工作者认证。获得此类认证证明了学术型护理教育工作者在高级实践角色中的专业性。
- 教学是一项学术活动，涵盖了将知识发现、应用和整合到专业实践中。有效的教学通常会导致“顿悟”时刻，在这样的时刻里，学术型护理教育工作者感受到做出改变的成就感。
- 在聘用时，全职教师会根据他们的教育和经验被分配到一个路径（终身教职或非终身教职）并赋予一个学术职称（讲师 / 助教、助理教授、副教授、教授）。
- 参与入职培训、指导、继续教育以及包括同行对教学的评审和学生对教学评分的年度评估，这些都促进了学术型护理教育工作者角色的持续发展。

对证据的反思

- 反思你对护理教育中教学的兴趣以及你对培养下一代入门级和高级实践护士的感受。
- 访谈一位拥有终身教职轨道职位的学术型护理教育工作者和一位拥有临床路径职位的学术型护理教育工作者，识别这两种任命类型之间的相似之处和差异。确定哪一种可能最适合你，并解释原因。
- 比较在以研究为主要使命的学院或大学中终身教职的教师角色期望，以及在以教学为主要使命的学院或大学中的期望；考虑与你兴趣相符的机构类型和使命。
- 描述一个符合 Boyer 模型的学术项目，作为教学学术的例子。
- 创建一个信息图表，反映学术工作、基于证据的教学、教学学术、教学与学习学术，以及构建护理教育科学之间的关系。
- 反思你作为学术型护理教育工作者的教师发展需求，以及支持你作为学术型护理教育工作者成长而可能需要的导师类型。使用美国国家护理联盟、护理教育工作者的核心能力，为自己创建个性化的教师发展计划。

参考文献

American Association of Colleges of Nursing. (2020a). *2019–2020 salaries of instructional and administrative nursing faculty in baccalaureate and grade programs in nursing*. American Association of Colleges of Nursing.

American Association of Colleges of Nursing. (2020b). *Nursing faculty shortage*. https://www.aacnnursing.org/News-Information/Fact-Sheets/Nursing-Faculty-Shortage

American Association of Colleges of Nursing. (2021). *Data spotlight: Trends in Black/African American nursing graduates and faculty*. https://www.aacnnursing.org/News-Information/News/View/

ArticleId/25003/Data-Spotlight-Black-African-American-Nursing-Grads-and-Faculty

American Association of University Professors. (2018). *Recommended institutional regulations on academic freedom and tenure (1957, Updated 2018)*. https://www.aaup.org/report/recommended-institutional-regulations-academic-freedom-and-tenure

American Association of University Professors, American Council on Education, & the Association of Governing Boards of Universities and Colleges, (1966). Statement on government of colleges and universities. *AAUP Bulletin, 52*(4), 375–379.

Bond, D. K., Peery, A. I., VanRiel, Y. M., Gazza, E. A., Phillips, B. C., Winters-Thornburg, C. E., & Swanson, M. S. (2020). RN to BSN students' intent to become faculty—A multisite study. *Nurse Educator, 45*(4), E31–E35. https://doi.org/10.1097/NNE.0000000000000732.

Boyer, E. (1990). *Scholarship reconsidered: Priorities of the professorate*. The Carnegie Foundation for the Advancement of Teaching.

Christensen, L. S., & Simmons, L. E. (2020). *The scope of practice for academic nurse educators and academic clinical nurse educators* (3rd ed.). National League for Nursing.

Daw, P. E., Seldomridge, L., Mills, M. E., & D'Aoust, R. F. (2021). The Maryland Graduate Nurse Faculty Scholarship: Program evaluation of a nurse faculty workforce initiative. *Nursing Economic$, 39*(4), 189–195. Advanced online publication.

Evans, J. D. (2018). Why we became nurse educators: Findings from a nationwide survey of current nurse educators. *Nursing Education Perspectives, 30*(2), 61–65. https://doi.org/10.1097/01.NEP.0000000000000278.

Fang, D., & Kesten, K. (2017). Retirements and succession of nursing faculty in 2016–2025. *Nursing Outlook, 65*(3), 1–10. https://doi.org/10.1016/j.outlook.2017.03.003.

Fletcher, J. A. (2018). Peer observation of teaching: A practical tool in higher education. *The Journal of Faculty Development, 23*(1), 51–64.

Garner, A., & Bedford, L. (2021). Reflecting on educational preparedness and professional development for early career nurse faculty: A phenomenological study. *Nurse Education in Practice, 53*, 1–6. https://doi.org/10.1016/j.nepr.2021.103052.

Gazza, E. A. (2019). Alleviating the nurse faculty shortage: Recognizing and preparing the academic nurse educator as an advanced practice registered nurse. *Nursing Forum, 54*(2), 144–148. https://doi.org/10.1111/nuf.12307.

Glassick, C. E., Huber, M. T., & Maeroff, G. I. (1997). *Scholarship assessed: Evaluation of the professoriate*. Wiley.

Halstead, J. A. (2019). *NLN core competencies for nurse educators: A decade of influence*. National League for Nursing.

Halstead, J. A., & Frank, B. (2018). *Pathways to a nursing education career: Transitioning from practice to academia* (2nd ed.). Springer.

McNelis, A. M., Dreifuerst, K. T., & Schwindt, R. (2019). Doctoral education and preparation for nursing faculty roles. *Nurse Educator, 44*(4), 202–206. https://doi.org/10.1097/NNE.0000000000000597.

National Academies of Sciences, Engineering, and Medicine, (2021). *The future of nursing 2020–2030: Charting a path to achieve health equity*. The National Academies Press. https://doi.org/10.17226/25982.

National League for Nursing. (2005, 2012, 2018, 2021). *Competencies for nurse educators*. http://www.nln.org/professional-development-programs/competencies-for-nursing-education/nurse-educator-core-competency

National League for Nursing. (2019). *NLN biennial survey of schools of nursing academic year 2017–2018: Executive summary*. http://www.nln.org/docs/default-source/default-document-library/executive-summary-(pdf)86d9c-95c78366c709642ff00005f0421.pdf

National League for Nursing. (n.d.). *Certification for nurse educators*. http://www.nln.org/Certification-for-Nurse-Educators

Özbay, Ö., & Çınar, S. (2020). Effectiveness of the flipped classroom teaching models in nursing education: A systematic review. *Nurse Education Today, 102*(2021), 104922. https://doi.org/10.1016/j.nedt.2021.104922.

Shellenbarger, T. S. (2019). *Clinical nurse educator competencies: Creating an evidence-based practice of academic clinical nurse educators*. National League for Nursing.

Shieh, D., & Cullen, D. L. (2019). Mentoring nurse faculty: Outcomes of a three-year clinical track faculty initiative. *Journal of Professional Nursing, 35*, 162–169. https://doi.org/10.1016/j.profnurs.2018.11.005.

Tri-Council for Nursing. (2017). *Civility considered key to promoting healthy, inclusive work environments and safeguarding patient safety*. http://tricouncilfornursing.org/documents/Tri-Council-Nursing-Civility-9-26-17.pdf

World Health Organization. (2016). *Nurse educator core competencies*. https://www.who.int/hrh/nursing_midwifery/nurse_educator050416.pdf

第2章

支持学生多样化学习需求的策略

Jewel K. Diller，DNP，MSEd，RN
翻译：罗如珍 审校：孙 颖

对大多数学生而言，选择攻读护理学位意味着投入更多的努力、时间和金钱。他们在开始护理项目学习时，既有对成功的期望和期待，也有一定程度上对实现成功的焦虑。学生有广泛的多样化学习需求、生活体验以及多重时间需求。教师有责任创造促进学生参与学习过程和促进学生成功的学习环境。

学生留存率是许多护理项目所关注的问题，特别是来自代表性不足群体的学生（Everett，2022）。教师必须考虑可能影响学生学业成功的众多因素，创造性地设计互动学习环境以促进学生成功。本章简要介绍了当今护理学生的基本情况、独特的人口统计学特征、护理项目中影响学生成功的因素，以及学生学业获得最大限度成功的策略。探讨了学生学习风格偏好如何帮助教师评估学生的课程需求和设计各种有意义、引人入胜学习体验的教学方法，提出了与学生多样化需求相关的具体教学和学习策略，使教师能够为所有学生创造有效的学习环境，为其过渡到实践做好准备。其他有关学生学习信息参见第16章，课堂和临床教学策略参见第18章，护理多元文化教育参见第17章。

国家卫生保健需求与护理工作人员多样性

美国老年人口及种族和族裔多样性的增长预计将持续到2060年（U.S. Census Bureau，2020）。尽管实际增长率只能基于对国际净移民的估计，但人口普查趋势显示，该国许多地区的这种多样性日益增加。随着美国多样化人口的不断增加，迫切需要解决如何有效满足公民多样化医疗保健需求的问题，然而，护理和卫生保健人员多样性的持续短缺阻碍了这一问题的解决（AACN，2019）。

增加卫生专业人员队伍多样性并不是新提出的。医学研究所报告的《国家的重要利益：确保卫生保健工作人员的多样性》（2004）及《护理的未来：引领变革，促进健康》（2011），广泛、有力地阐述了提高卫生专业人员多样性的益处及在所有卫生专业增加多样性战略的必要性。在美国，尽管卫生保健专业已经做出了努力，但并未跟上美国人口种族和族裔多样性变化的步伐。卫生保健教育中的差异更大程度上是由卫生保健教育工作者多样性差异造成的［National Academy of Medicine（NAM），2021；Wilbur et al.，2020］。最近，美国国家医学科学院的报告《护理的未来2020—2030：绘制实现健康公平之路》（2021）也强调了护士在促进健康公平方面的作用。报告进一步称“工作人员的多样化反映了国家人口在社会经济地位、宗教、性取向、性别、种族、族裔和地理区域等特征上的差异”（NAM，2021，p. 217）。

为实现人人健康公平的目标，《护理的未来2020—2030》报告特别强调了护理专业需要招募和支持多样化的护理学生群体并培养其未来成为护士。尽管自2011年《护理的未来》报告发布以来，注册护理项目的学生群体多样性有所增长，但护理人员仍然以白人和女性为主（NAM，2021）。通过增加护理学生群体的多样化，最终实现护理人员多样性的增长。然而，为实现这一目标，护理学院必须营造一个强调包容性的环境。为了留住不同群体的学生并成功完成护理课程以加入护士队伍，必须消除学业成功的障碍，并建立支持系统。除学业支持外，还需要建立解决社会、经济、情感和学业进步需求的系统（NAM，2021）。专业护理组织同样采用并发布了使命、愿景和（或）立场声明，致力于将多样性，尤其是促进护理教育的多样性作为组织和成员支持的价值观（AACN，2019；ANA，2019；National League for Nursing，2021a）。

为了设计满足学生多样化学习需求的学习环境并选择适当的教学策略，护理教育工作者需要理解和承认美国日益增长的族裔多样性所带来的影响。必须进一步了解多样性讨论中隐含的一系列问题，并与种族和族裔、性别、护理专业，特别是护理教育保持一致。

护士的种族和族裔多样性

尽管来自少数种族和民族背景的注册护士数量增长较慢，但总体呈上升趋势。国家护理委员会（NCSBN）和国家护理劳动力中心论坛每2年对持证执业/持证职业护士和注册护士进行一次全国护理人员调查，2020年的报告显示，来自多样化种族或族裔背景的注册护士和执业护士的数量有所增加。2020年国家护理人力资源调查发现，来自多样化种族或族裔背景的注册护士比例为19.4%，而接受调查的执业/职业护士中有30.5%自认为是种族或族裔多样化（Smiley et al.，2021）。随着婴儿潮一代因退休而退出劳动力市场，更多族裔多样化的年轻一代护士进入劳动力市场，护理人员的族裔构成将会发生变化。

注册护士群体与普通人群多样性比较显示，两组之间存在差异，特别是护理领域中非洲裔美国人和西班牙裔民族群体的代表性不足（Smiley et al.，2021）。请参阅表2.1，以了解专业护理多样性与普通人口多样性的对比。实现医疗保健和医疗保健专业多样性的重要性（NAM，2021），再加上描绘护理专业明确差异的鲜明数据（Smiley et al.，2021），应该让护理教育管理者和教师领导者明确关注如何提高护理教育和专业的多样性和包容性。

护士的性别多样性

护理人员仍然以女性为主，护理学生群体也是如此，女性占85%～90%（NAM，2021）。根据2020年国家护理人力资源调查（2021），在美国注册护士中，男性占9.4%，比2017年增加了0.3%。美国所有执业护士或职业护士中男性占8.1%（Smiley et al.，2021）。男性学生的比例因护理项目类型而异，分别为ADN（14.4%）、BSN（13.6%）、MSN（15.2%）、PhD（9.9%） 和DNP（13.1%）（NAM，2021）。仍然需要更好地了解基于性别的护理观念和护理学校男生的体验。

表 2.1 护理多样性与普通人群的比较

种族或性别群体	注册护士人口	普通人群
非裔美国人	6.7%	12.7%
美洲印第安人/阿拉斯加原住民	0.5%	0.8%
亚洲人	7.2%	5.6%
高加索人	80.6%	72.3%
西班牙裔	5.6%	18.1%
夏威夷原住民/太平洋岛民	0.4%	0.2%
女性	90.5%	50.8%
男性	9.4%	49.2%

来源：National Council of State Boards of Nursing.（n.d.）. *National nursing workforce study*. https：//www.ncsbn. org/workforce.htm；and United States Census Bureau.（2020）. https：//data.census.gov/cedsci/table？ q=United%20 States&g=0100000US&tid=ACSDP1Y2017. DP05&vintage=2017&layer=state&cid=DP05_0001E

当代护理学生的基本情况

当代护理学生基本情况显示，护理学生变得越来越能够代表日益多样化和全球化的社会。他们有独特的学习需求和对学习体验的期望。这些差异是多方面的，包括在进行高阶学习方面的中等教育准备度的差异、学生人口统计学差异、性别角色的转变、生活经验和代际差异，以及种族和族裔多样性的增加。

同时，学生和教师之间的年龄差异正在扩大，教师组成在更广泛的人口统计学和寻求护理教育的学生中代表性不足。为了充分满足多样化学生群体的需求，需要一批多样化的护理教师队伍。全职护理教育工作者按种族和族裔特征显示，教师、注册护士和普通人口之间存在巨大差距，其中，只有17.3%的全职护理教育教师来自少数族裔背景（NAM，2021）。护理教育工作者的种族和族裔背景在图2.1中进行了展示（NLN，2021b）。规划有效的学习经历以满足学生的多样化学习需求，需要教师接受学生之间存在的多样性，并了解如何最好地支持他们的学业成功。

在校学生人口统计学特征

美国劳工统计局（2021）报告称，2019—2029年，注册护士的就业机会预计将比所有职业

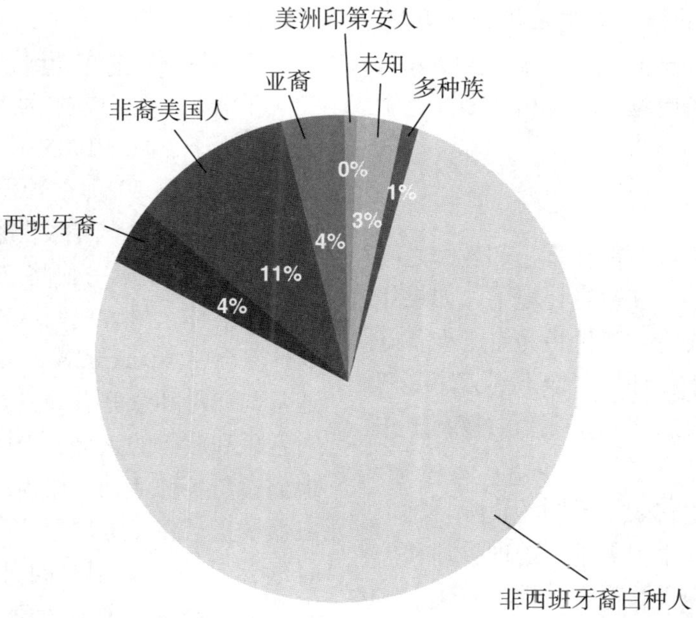

图 2.1　2020—2021 年按种族分列的全职护士教育工作者分布情况

来 源：National League for Nursing.［2021］. Faculty census survey 2020-2021. https：//www.nln.org/nln-faculty-census-survey-2020-2021

的平均增长率快 7%。护理仍然是一个受欢迎的职业，即使是作为第二职业或晚年职业选择。护理教育项目通过招收多样化的学生群体，为增加职业多样性提供了渠道（NLN，2021c）。注册护理项目的少数族裔占 30.9%，虽然比 2018 年报告的 32.4% 有所下降（NLN，2021c），但数据显示了持续的种族 / 族裔差异。学生一旦注册，护理教育工作者就有责任促进所有学生的招募、入学、完成学业和过渡到实践（Maykut et al.，2021；Van Der Wege & Keil，2019）。正如美国护理学院协会颁布的《学术护理中的多样性、平等和包容》所认可的，“学术领导者和教师应该检查可能破坏增强多样性、包容性和平等的任何无意识和有意识的偏见，包括使用日常的口头、非口头、有意或无意贬低了个人或群体的观点、经历和（或）感受的信息。这些偏见可能限制护理吸引和保留更多样化的学生群体的能力。此外，还应招募和提升多样化的领导者、教师和学业支持人员”（AACN，2021，p. 2）。

根据所有类型护理项目的注册信息推断（NLN，2021c），31 岁以上学生的比例如下：实践 / 职业护理（PN/VN）为 22%，文凭课程为 18.3%，护理副学位项目（ADN）为 23.7%，护理学士学位项目（BSN）为 8.4%，注册护士至护理学士学位项目（RN to BSN）为 20.3%，护理学硕士项目（MSN）为 27.4%，博士学位课程为 32.6%。除了 PN、文凭和 ADN 课程外，31 岁以上学生的比例有所下降，这表明更多年轻一代群体参与了 BSN、RN 至 BSN、MSN 和博士护理项目。此外，护理学院每 2 年一次的调查结果表明（NLN，2021c），先前反映护理博士项目晚入学的数据趋势正在包括更年轻的年龄组。当护生在课堂上混在一起时，护生之间的年龄差异给护士教育工作者带来了独特的挑战。

护理学院在学士学位、副学士学位和硕士学位的录取过程中仍然充满竞争，这也改变了护理学生的人口统计学特征。在美国，每年大量合格的申请者被拒绝进入预许可护理项目。据护理学院报告，拒绝合格申请者的主要原因包括合格教师短缺、合格申请者缺乏、实习职位被认为比教师职位更有吸引力，以及缺乏教师职位资金（NLN，2021b）。护理项目领导者提到，34.4% 因为无法提供有竞争力的薪酬，成为拒绝合格申请者最普遍的阻碍（NLN，2021b）。

为了解决临床场所不足和招收更多学生的问题，许多护理项目利用模拟技术来补充学生在临床实践机会有限情况下的临床学习（Lewis-Pierre，2019；Tolarba，2021）。除了面对面的临床经历外，使用临床模拟使护理项目能够增加学生注册人数（Padiha et al.，2019）。然而，合格教师缺乏作为拒绝合格申请者的第二大主要障碍（NLN，2021b），仍然是项目增长的绊脚石。与此同时，教师和管理人员面临着继续招募合格、多样化学生群体的挑战。

代际差异

年龄和代际群体差异可能在学生和教师之间造成隐性和显性的脱节。在教育环境中，如果代际多样性得到接受和支持，学生将为自己准备好创造更好的医疗保健工作环境。以下部分简要概述了当前课堂中学习者的代际特征和对教育工作者的启示。

护理课堂中的学生代表了不同的代际，每个代际都有独特的观点和学习需求。护理教师和护理领导者致力于创造积极和协作的教育文化，这种文化重视包容性和多样性，将有助于创建支持所有学生学业成功的学习和工作环境（Coventry & Hays，2021；Shepherd，2020）。

X 世代

X 一代代表了出生于 1965—1979 年的 6520 万人（Fry，2020）。与前一代相比，X 一代在种族和族裔上更为多样化，但多样化程度低于千禧一代。尽管 X 一代是婴儿潮一代（出生于 1945—1964 年）的孩子，但他们的职业道德和忠诚度与其父母不同。其特征可以通过时代的历史、政治和社会影响来更好地界定。因此，他们中的许多人是离异父母或工薪族的子女，通常被称为“自带家门钥匙的孩子”。X 一代重视包容和与他人的联系，以此激励其学习，尽管他们可以在团队或独立工作中同样出色。他们还表现出对即时反馈和对关切问题答案的需求。他们学会了如何管理时间承诺；发展为自我指导、灵活、技术熟练和个人主义；并重视工作与生活的平衡（Shepherd，2020）。

对护理教育工作者的启示。为了更好地应对代际差异带来的学习挑战，护理教育工作者需要加强对学习风格偏好的了解，并参与多种教学方法和策略，以提高学生成功的机会。对 X 一代的评估揭示了此群体倾向于独立自主，更倾向于阅读作业和使用技术指导讲座来扩大知识获取。X 一代重视师生关系，其中规则很重要，他们期望通过个性化的学习和测试来实现学业成功，这种期望限制了互动教学技术的使用，这些教学实践得到了教师长期坚持的教学方法的支持（Shepherd，2020）。

千禧一代或 Y 世代

千禧一代，或称为 Y 世代，共有 7210 万人，出生于 1980—1995 年，目前是美国最大的生活人群（Fry，2020）。千禧一代通常被描述为乐观、有团队精神、高标准遵守规则的人（Keener，2020）。他们是第一代将 Facebook 作为社交媒体形式的群体，尽管他们后来转向了使用其他社交媒体平台（Auxier & Anderson，2021）。千禧一代通常与父母和家庭有着良好的关系，并分享他们对音乐和旅行的兴趣。千禧一代的父母从小就让他们参与各种活动以便为成功打基础。千禧一代习惯了生活在父母规划的高度结构化生活中，小时候几乎没有空闲时间。由于这些经历，千禧一代在从高中过渡到大学时往往感到更加焦虑，并且在过渡期间需要更多的支持（Greene et al.，2019）。Keener（2020）研究了归因于千禧一代特权观念的代际差异，并发现这个年龄段的一些学生可能会向教育工作者提出有关他们特权观念的问题，尽管其他代际的学生也可能表现出特权意识。虽然千禧一代的护士对传统做法表现出较少的兴趣，但在参与工作场所活动时，会在社交上参与并努力实现工作与生活的平衡（Coventry & Hayes，2021）。

对护理教育工作者的启示。在教授这一代人时，护理教育工作者需要提供即时反馈和课堂结构，并为其提供回馈社区的服务机会。千禧一代学习者对技术非常熟练，并且能够轻松地处理多项任务（Coventry & Hayes，2021；Stultzer，2019）。Shepherd（2020）指出，通过开发教学策略以更好地满足千禧一代的学习需求，这些策略能够让学生有意义地参与，以维持他们对学习过程的参与和投入。Shepherd 建议教师使用允许互动和多样化学习活动的教学 - 学习策略。

Z 世代

Z 世代，或称为网络/互联网一代（iGeneration），是指在千禧一代之后出生的人，是从 20 世纪 90 年代中后期到目前出生的人群。这一代人受到了技术发展，包括战争、暴力和经济衰退在内的众多社会事件的影响（Chunta et al.，2021）。Z 世代大约有 7300 万庞大的规模（U.S. Census Bureau，2019），由于其长期上网，被认为是一群前所未有的市场营销目标和数字技术的消费者（Ford & Mosley，2020）。Z 世代学生是真正的数字原生代，在技术进步的爆炸时期成长起来，并且习惯于通过技术和社交媒体进行互动（Chunta et al.，2021）。由于他们在日常生活中不断地使用技术，这些学生更倾向于通过观看视频而不是阅读文本来获取信息。Z 世代学习者还表现出对独立学习的偏好，允许他们按照自己的节奏学习（Medina et al.，2021）。

Z 世代学生富有创新精神，并且具有创业倾向。他们往往有目标导向，并且有动力解决社会问题。他们可能容易焦虑，需要频繁的一对一反馈（DiMattio & Hudacek，2020）。他们期望学习环境是动态的，并且喜欢将所学知识应用于现实生活情境（Medina et al.，2021）。

对护理教育工作者的启示。Z 世代群体代表了另一批以技术为中心的学生，他们的学习环境与教育工作者所受的教育方式不同（Ford & Mosley，2020；Schlee et al.，2020）。Z 世代学习者更喜欢在小组工作和与同伴合作之前进行个人预习和反思性思考活动（Ford & Mosley，2020）。这些学习者还期望在课堂上更多地使用数字媒体。鉴于他们倾向于将所学应用于现实生活情境，提供“上手”学习机会并及时反馈学习体验对他们具有吸引力。

满足不同代际群体的学习需求

认识到每个学生群体都代表了一代人的学习差异，护理教育工作者应该主动设计学习体验，采用能够吸引并让不同代际护理学生认同的、觉得有意义和有参与感的积极教学策略（Schlee et al.，2020）。仅仅使用演示软件和大班授课不足以吸引习惯于通过互动技术学习的学生的注意力。在代际群体中找到共性，可以为教师提供激动人心和令人兴奋的机会，通过使用技术来增强课堂和在线学习解决方案。当今的学生是狂热的技术用户，可以利用现代社交媒体平台和新兴学习技术来促进学习，弥合代际差异。

学习者的代际人口统计学特征对教育工作者和教学 - 学习过程有着重大的影响。除了评估学生特点和协作能力外，成功吸引 X 世代、Y 世代（千禧一代）和 Z 世代（iGeneration）学习者的教学策略应是互动的、以小组为重点的、验式的，并允许在支持性环境中进行独立学（Blevins，2021；Ford & Mosley，2020；Shep 2020；Vizcaya-Moreno & Pérez-Cañaveras，2 此外，多代际课堂模仿了毕业生将要进入际劳动力环境和即将照顾的患者群体。培养学生对不同观点的尊重和在不同团队中工作的技能，将有助于他们在不同的工作环境中成为有效的护理团队成员。

教师可以从课堂上不同代际的学生中受益，并利用他们多样化的视角促进学习过程的参与度。教师必须关注学生群体中表现出的不同学习需求，确保对所有学习者都提供充分的学生支持服务，并且课程能够展示灵活性，以支持学生学习成果的实现（Blevins，2021；Shepherd，2020；Dolinger et al.，2020）。承担多重角色责任的学生可能需要诸如日间照护和兼职学习机会等支持资源。纳入包括互动和基于网络的媒体在内的多种教学 - 学习策略，将吸引那些精通移动技术和自我指导学习的多代际学生（Dolinger et al.，2020）。无论他们属于哪一代，当课堂环境具有包容性和协作性，每个人都得到平等和公正的对待，教师真诚关心每个学生的成功时，学生都将达成最佳的学习结果（Coleman，2020）。

种族和族裔多样性

正如 Smiley 等（2021）所报告的，护理职业中种族和族裔多样性的缺乏也反映在护理项目入学数据中。入学数据显示，尽管专业内部对招募种族和族裔多样化的学生一致重视，但这些学生在护理项目中仍然代表性不足。NLN（2021c）报告称，在所有注册护理项目的护理学生中，有 11.2% 自认为是非裔美国人，11% 自认为是西班牙裔，4.7% 自认为是亚裔，0.5% 自认为是美洲印第安人，3.5% 自认为是其他 / 未知，这意味着大约 30% 的注册护理项目学生代表了种族和族裔的多样性。研究生护理项目揭示了类似的数据，大约 60% 注册 MSN、PhD 或 D 生自认为是白种人（NAM， 临着招募和保留代表 挑战。

对护

男护生

正如先前所指出的，国家护理统计数据显示，护理专业男生入学人数比例根据护理项目类型的不同，从9.9%到15.2%不等（NAM，2021）。尽管护理职业在招募更多男性从事护理职业方面做出了努力，但男护生在护理项目中仍然面临挑战，从而导致其从护理职业中流失（Powers et al.，2018；Younas et al.，2019），并且在女性占主导地位的职业中经常经历与性别歧视相关的学业挑战。各种研究表明，男护生在护理项目中存在障碍时，会使其感到被边缘化，在某些情况下，甚至在毕业前就放弃了其职业选择（Cho & Jang，2021；Guy & van der Krogt，2021）。

需要注意的是，新毕业的男护士具有较强的职业承诺，尽管许多在3～4年内离开护理行业（Yu et al.，2021）。Yu等指出，职业承诺的程度、社会支持和韧性是保留新获得执照男护士的因素。考虑到男护士强烈的职业承诺，需要努力为男护士在其职业生涯开始时和护生阶段提供社会支持并增强韧性。男护生报告了他们在护理项目中经历的看法。其中一些看法表明，课堂、教科书和临床区域中使用性别歧视语言创造了一个对男护生不太友好的环境，包括护理项目课程是为女性学习者设计的判断（Christensen et al.，2021；Cottingham，2019）。在某些情况下，男护生被拒绝参与某些临床体验，如产科护理（Powers et al.，2018）。这种偏见可能尤其存在于测试、大班授课和讨论以及课程架构方面。护理项目中缺乏男性榜样可能会在男护生中造成自我怀疑和社会孤立，可能导致辍学率增加（Kolawole et al.，2019）。

对选择注册并计划从事护理职业的男性的常见误解包括对同性恋生活方式的不准确描述、对护理实践和一般患者护理的性别不适宜性、错……将男性标记为较不富有同情心或关怀，以……不真实的意见（Christensen et al.，2021；……2019）。

……作者的启示。使用不友好的行……乏榜样和有偏见的课程是……留男护生的因素，因……个对男性从事护……项目中的男……一步研究，以及促进护理学校和工作场所的导师机会，以创造一个包容男性进入护理职业的学习环境。鼓励在专业环境内外对护士形象采取性别中立的方法（Kavuran & Kasikci，2018）。避免在教科书、考试和授课中使用性别歧视语言至关重要。教师还需要意识到他们可能拥有的将男护生排除在特定临床体验之外的倾向，采取措施确保他们获得平等的学习机会（Powers et al.，2018）。男护生可以从同伴支持小组和接触男性护士榜样中受益（Younas et al.，2019）。需要对男性在护理领域的学习进行进一步研究，以突出和解决影响男性护理学生学业成功的问题。这样的研究还应该包括考虑性别角色刻板印象和文化影响对男护生满意度及其在护理项目中学业成功的影响（Cho & Jang，2021）。

LGBTQ+ 的学生

自认为是女同性恋、男同性恋、双性恋、跨性别、酷儿或有疑问（LGBTQ+）的学生也表示在教育环境中遇到了一系列独特的挑战，这些挑战可能对其学业成功产生负面影响，导致退学（Holloway et al.，2019）。护理专业认识到并解决所有护理学生的多样化背景非常重要，包括那些属于LGBTQ+群体的个体。专注于高等教育中LGBTQ+学生的研究已经表明，这些学生可能会感到孤立，并经历骚扰和歧视。由于其性取向，这些学生也可能经历较少的社会支持，包括家庭支持。这些经历可能成为学业成功的障碍，并导致这一学习者群体中的学生流失率更高（Holloway et al.，2019）。

对护理教育工作者的启示。教师必须意识到LGBTQ+学习者所面临的独特挑战和需求，阻止对性取向多样化个体的公开和隐蔽歧视。自认为是LGBTQ+的健康科学学生报告，他们经历了教师的隐蔽歧视性互动（Holloway et al.，2019）。在这种情况下，隐性（无意识）偏见可能是一个因素。隐性偏见被定义为对他人无意或无意识的态度或观点。隐性偏见可能导致一个人不喜欢某些个体或群体，并可能导致其以不公平或负面的方式对待他人（Crandlemire，2020）。基于LGBTQ+学生需求的准确和相关信息，改变教育工作者的行为和态度是创造一个支持这些学生包容性环境的重要步骤。教师应该参与自我反思和意识提升活动，以更好地理解自己对所有社会群体（包括

LGBTQ+）的隐性偏见（Crandlemire，2020）。

护理课程可以进行有关不同性取向内容的修订，以提高护生的认识，支持学生同伴群体的接受和对患者的平等关怀。在护理课程中纳入隐性偏见信息和讨论可以帮助学生理解隐性偏见的构成，并且有助于减少隐性偏见。还可以指导学生采取策略，减少隐性偏见在其人际关系和患者护理中可能产生的影响。

学生支持小组可以帮助学生应对压力、提高应对技巧，并在大学环境中建立联系（McNaughton-Cassill et al.，2021）。教师应该了解校园内专门为 LGBTQ+ 社区服务的学生支持服务（案例研究 2.1）。需要进一步研究基于性别和性别取向的信息，以及在护理和医疗保健中对性别认同和性取向敏感的干预措施（Merry et al.，2021；Morris et al.，2019）。

退伍军人进入护理行业

许多退伍军人在从军事服务中退役后表现出选择护理作为职业的兴趣。那些在军队服役的男性和女性面临潜在问题，教师需要表现出对他们特殊需求的认识。这些退伍军人中的许多人在军事角色中接受了广泛的医学训练，并担任过军事领导人（McNeal et al.，2019）。他们也经常被称为目标导向、自我指导、适应性强，并且种族/族裔多样化（Sikes et al.，2021）。退伍军人希望在完成军事服务后继续应用其军事专业技能，但其在将之前的知识和技能转移到专业护理职业方面遇到了困难。近年来，联邦政府通过退伍军人管理局和健康资源与服务管理局（HRSA）以及护理学校的联合努力，启动了帮助从军事服务到护理的平稳及有意义的过渡（HRSA，2021）。

随着越来越多的伊拉克和阿富汗战争退伍军人被录取进入高等教育机构和项目，人们越来越关注退伍军人作为学生进入护理项目的特殊辅导需求，并对退伍军人的特殊需求和服务有所了解（McNeal et al.，2019）。随着 2018 年对 GI 法案的改进，更多的退伍军人及其家庭成员有资格获得退伍军人事务部（VA）的福利。自 2009 年实施 GI 法案以来，已有 773000 名军人、退伍军人及其家庭成员利用了教育援助，累计福利超过 200 亿美元（U.S. Veterans Administration，2021）。

尽管福利和专注于缓解过渡困境的项目有所改进，但许多退伍军人在从严格的军事文化过渡到结构松散的校园环境时，仍会经历文化冲击（Dyar，2019；Sikes et al.，2021）。与学术学分转移相关的行政障碍、缺乏针对退伍军人的校园支持服务、财务问题以及由于缺乏正规教育经验而产生学业挑战（Dyar，2019）。他们还可能面临从服役到平民生活的困难情况，包括焦虑和抑郁、过度警觉、创伤后应激障碍、其他心理和身体伤害，以及家庭和社区的重新适应问题（Chopin et al.，2020；Dyar，2019；Sikes et al.，2021）。以往的心理和身体创伤经历常常要求退伍军人在进入大学、与同学和教师建立新关系，以及重新适应平民生活的过程中，在平民世界中重塑自我，而这个世界对他们所面临的挑战了解甚少。

对护理教育工作者的启示。教师应该熟悉退伍学生所面临的特殊挑战，并努力培养一种包容退伍学生及其学习需求的项目文化。教师可以通过提供可用性和指导、愿意倾听、在不熟悉的学业系统中提供帮助，以及引导其为退伍学生设计的支持服务和旨在促进学业成功的学生支持服务，以最好地帮助退伍学生（Hurlbut & Revuelto，2018；McNeal et al.，2019；Sikes et al.，2021）。教师还可以检查课程和招生政策，为具有军事医疗经验的退伍学生设计学业路径，考虑授予军事经历学术学分的教育过渡模型（Hurlbut &

案例研究 2.1 解决 LGBTQ+ 学生的需求

一位护理教师被一名护理学生私下约谈。当他们见面时，学生告诉教师他是跨性别者，并且在应对护理课程的要求以及被同龄人所迎接的“冷漠”环境方面遇到了问题。学生分享说他们没有家庭支持，感觉自己与同龄人“格格不入”。学生进一步表示，由于他们的性别认同，他们正在遭受同龄人的欺凌和骚扰。与护理学生交谈后，护理教师向管理部门报告了谈话内容，并根据学院的程序启动了对报告的欺凌事件的调查过程。教师意识到他们需要更好地了解校园内 LGBTQ+ 学生的经历，以及这些经历如何影响他们的学业成功。当护理教师思考学生的担忧时，他们开始探索有关教授来自不同背景的学生，如 LGBTQ+ 学生的可用信息。

1. 有哪些研究可以为想要更多了解护理教育中 LGBTQ+ 个体的护理教师提供背景信息？

2. 骚扰和欺凌对个人可能产生什么影响？在大学或学院环境中，应该为这名学生提供哪些校园支持？

3. 为了提高学生在护理教育项目中体验人生蓬勃发展的机会，护理教师应如何努力在 LGBTQ+ 学生的学习环境中增强公平性、归属感和包容性？

Revuelto，2018）。

第一代大学生

大学学习的第一年对许多学生来说都是充满压力的。对于第一代大学生来说尤其如此，他们没有父母大学经历的帮助来引导其适应大学生活（Fry，2021；McDonald et al.，2021；Roksa & Kinsley，2019）。有些人被大学环境所击垮，需要支持服务来帮助其顺利过渡到大学生活，并坚持学习（McDonald et al.，2021）。第一代大学生有更高水平的压力、较低的入学率，并报告感到被边缘化（Phillips et al.，2020）。

在大学的第一年，学生需要建立学习习惯，培养时间管理和考试技巧，并适应大学学习的作业量。所有这些挑战对于年轻成年人来说都很难实现高等教育成果，对于家庭中第一个寻求大学学位的学生来说尤其如此（Farruggia et al.，2020）。然而，对学生来说最重大的转变是他们的学习方式的改变，从二元论（学生仅从教师那里吸收信息）转变为相对主义（思维需要通过证据和推理进行转变）（见第14章对学习理论的讨论）。

设想一下家庭中第一个上大学的学生所经历的挑战。他们可能比许多同学年龄大，面临财务挑战，兼职或全职工作，或者在上高等学府时感知到社会阶层差距（McDonald et al.，2021）。他们可能没有家庭成员或榜样来指导或建议他们应对这些不同和困难的情况，因为他们没有家庭成员发展出在大学经历中导航的自信，并将这种自信传递给他们。

对护理教育工作者的启示。护理教师可以通过创建以学生为中心的环境来很好地帮助第一代大学生，这样的环境不仅能识别这些学生，还致力于提供资源和人员帮助他们成功完成课程（Bui & Rush，2016；NCES，2017；Yee，2016）。指导关系是一个以学生为中心的环境的例子，可以支持第一代大学生适应护理教育的期望（Fruiht & Chan，2018）。第一代学生需要的其他学生支持还包括有爱心的教师和随时可及的顾问（Ricks & Warren，2021）。

第二学位学生

已经拥有非护理学士学位再返回大学攻读护理第二学位的学生通常会注册一个加速课程，该课程通过授予转学分或评估已完成的非护理课程的先前学习来认可之前的学习。第二学位护理完成课程通常为12～24个月，并可能包括远程学习模式（El-Banna et al.，2017；Sinacori & Williams-Gregory，2021）。

第二学位护理学生所拥有的人生经历，使其能够在获得执照后成功地投身于护理工作队伍（Sinacori & Williams-Gregory，2021）。他们也有自己的独特学习需求，这些需求部分是由之前的教育和生活经历所驱动的。第二学位学生通常报告由于加速护理课程的快节奏以及在返回学校攻读护理学位时应对工作和家庭责任而产生高度压力，这可能影响其成功（El-Banna et al.，2017）。尽管拥有之前的大学学位，但他们可能还没有准备好应对完成护理学位所需的严格学习（Cantwell et al.，2020）。

对护理教育工作者的启示。为成人学习者提供灵活的课程安排、在常规工作时间之外提供咨询服务等支持服务，以及技术支持对于寻求第二学位的学习者的成功至关重要（Sun，2019）。Bernard等（2021）研究了激励第二学位学生为上课做好准备的因素。研究结果表明，一贯使用吸引人的活动，如课前准备作业和课堂上突出有价值概念的工作是有益的。推荐使用完成课前准备的激励措施作为课堂准备的动机。第二学位学生也可能需要微调学习技巧，并以新的方式对待课程，以取得成功。如果他们之前的学位更多基于可以记忆的事实知识，学生可能在应用复杂的护理概念上遇到困难（El-Banna et al.，2017）。El-Banna等（2017）研究了第二学位护理学生的学习动机，并建议教师通过在课堂上使用多样化和积极的学习策略以及及时反馈表现来支持学生的学习动机。

影响不同背景学生成功的因素

来自不同背景的学生在大学中可能会遇到成功障碍。学生与教师群体内部和之间的文化差异、前述的性别和代际差异，以及对严格学业环境的不熟悉，都可能导致多样化学生群体经历困难（Farruggia et al.，2020；Kilburn et al.，2019；Phillips et al.，2020）。影响不同学习者学业成功的最常见因素主要与财务资源、学业准备、社会阶层差距、英语语言技能，以及接触到多样化教师榜样的机会有关。

财政资源

财务问题对许多学生来说都是主要的压力源。学费和其他费用的上涨，加上政府对高等教育支持的减少，影响了所有学生。对于种族和族裔多样化的学生以及第一代大学生来说，财务问题尤其困难。他们通常来自低收入家庭，因此他们的家庭可能缺乏必要的财务资源来支持他们的教育。以贷款或奖学金形式提供的经济援助正变得越来越有竞争性，尽管可用的助学金开始增加，而学生贷款的金额却在减少（NCES，2021）。因此，护理项目提供富有同情心和响应迅速的经济援助顾问非常重要，他们需要熟悉资格标准，并能够帮助学生应对通常令人生畏和复杂的经济援助流程（NCES，2021）。

学生经济援助可能并不是学生面临的唯一财务挑战。他们还可能缺乏基本生活需求的获取途径，比如食物、医疗保健、负担得起的住房和儿童照护。教师应该意识到学院和社区内可用的社会支持服务，以及如何根据需要将学生引导至其他社会服务支持。

学业准备

学业准备不足和缺乏支持可能导致学生从护理项目中流失。纵向研究表明，家长的参与和学生在大学之前的准备对于第一代大学生的成功具有统计学意义，特别是在家庭环境中父母持续稳定的鼓励资源为未来的成功提供了动力（Bui & Rush，2016）。许多种族和族裔多样化的学生可能曾就读于学术和物质资源有限的中小学，因此他们没有为护理项目的学业严谨做好准备。学院通常提供特殊的丰富计划来帮助学生获得基本的学业技能并适应大学学习环境。护理项目可能提供特别为护理学生设计的机会，帮助其适应护理专业期望。通过学业咨询、技能评估以及帮助发展学习和测试技能，教师可以帮助学生取得更好的学业成绩。

社会阶层背景

对于许多学生来说，融入校园环境是取得学业成功的先决条件。拥有社交网络，包括家庭支持，可以促进学生过渡到大学生活，并鼓励其在学业学习中坚持下去（Reynolds & Parrish，2018；Roksa & Kinsley，2019）。学生归属感可以促进其适应学业环境，并带来整体表现上的成功（Roksa & Kinsley，2019）。

Phillips 等（2020）描述了社会阶层差距对第一代学生学习成果的影响，其中，高等教育环境可能会维持社会阶层差距，允许这一差距持续到毕业，影响学生的学业成功。第一代大学生在适应大学环境时所采用的相互依赖的文化规范，不如中产阶级学生所使用的更独立和互动的策略成功。结果，与拥有一个或两个拥有四年制大学学位的父母的学生相比，第一代大学生被发现不太可能有归属感、表达个人需求或提出问题。这些类型的行为使第一代大学生在大学环境中处于不利地位。作者的研究发现，社会阶层形式的文化塑造了本科生的学业挑战，以实现成功，并因此导致学业成果的差异。Phillips 等还指出，中产阶级和上层阶级学生通常通过使用更广泛的学业参与策略来区分自己，这些策略包括自我表达和向教师沟通个人偏好。

因此，仅仅假定所有学生都理解主动联系教师的重要性以及采用流程来增进对课程材料和作业的理解是不够的。建议教师和学业支持人员提供机会让学生参与协作学习，这可以帮助所有学生培养肯定感和归属感（Hadden et al.，2020）。

英语作为附加语言

对于许多学生来说，英语不是他们的第一语言，他们使用英语作为附加语言（EAL）。他们可能在家说一种语言，在学校说英语。一些研究发现，EAL 学生经历着几种障碍，例如缺乏自信、阅读 / 写作和学习困难、孤立、偏见、感觉自卑和刻板印象（Guler，2022；Murray，2020；Soriano & Alonso，2020）。

是否缺乏英语语言技能通常被认为是在护理项目学习中种族多样化学生成功与否的主要决定因素（Merry et al.，2021）。同样，即使那些英语水平相当熟练的学生可能也需要得到帮助，来理解特定学科的语言（Guler，2022）。

来自教师的理解和肯定性支持是建立将英语作为附加语言的种族多样化学生自信心和学业表现的关键（Everett，2022）。Choi（2019）研究了学生支持小组为护理项目中 EAL 学生提供支持的效果。基于这些研究的发现，Choi 推荐发展特定学科的学生支持小组，提供学业和心理社会支持。这种支持可能是有益的，因为仅仅解决学生的学业需求是不够的。EAL 学生还在学业上从拥有社交网络和共同体感受中受益，这可以减少他们的孤立感。Guler（2022）还指出，许多教师报告说没有准备好教授文化和语言多样化的学生，并且需要支持才能有效做到这一点。教师需要接受培训，并能够接触到那些在支持EAL学生方面具有专业知识的人，以便满足学生的学习需求。

多样化的教师角色榜样

护理教师中缺乏种族、族裔和性别多样性，影响该专业在本科和研究生项目中招募和保留多样化学生群体的能力。此外，缺乏多样化的教师可能会持续一种对不同学生学习需求不敏感和缺乏认识的文化。教师需要接受学生的文化差异，并利用可用资源，为所有学生营造成功的学习环境。教师还需要接受培训和支持，学习如何更好地评估和满足他们课堂中不同学生的学习需求（Guler，2022）。与校园种族学生协会和支持LGBTQ+学生的组织合作，可以帮助教师促进文化多样性学生群体中的学习。此外，教师可以通过提供榜样接触、同伴支持和鼓励、辅导和指导机会，以及针对种族、族裔和性别多样性学生的沟通策略，来促进学生成功（Coleman et al.，2022；Holloway et al.，2019；Powers et al.，2018；Younas et al.，2019）。

促进不同背景学生成功的策略

许多护理项目已经创建了学业成功计划，包括针对课程学习和学习者动机的特定策略，以及保留和进展策略。尽管最近的报告［AACN，2019；National Academy of Medicine（NAM），2021；NLN，2021a］继续强调需要增加护理劳动力的多样性，但对护理教育工作者来说，设计课程和使用促进不同学生成功的教学-学习策略非常重要。如前所述，有不同学习需求的学生已经确定了在护理教育经历中遇到的特定障碍，包括来自教师、同伴、护理人员和患者的歧视、孤立感，以及可能的教师在评分中出现的偏见。除非学术领导者和教师努力创建支持所有学生平等机会的政策、环境和实践，否则鼓励和增加护理学生项目注册多样性的努力无法达到预期的留存率和完成目标。优质项目应该考虑并理解不同学生如何体验护理教育，以便这些项目能够确定克服歧视性做法和学习不平等的策略（Graham et al.，2016）。

许多护理项目积极招募具有文化多样性的学生，为那些致力于护理事业的人提供机会。这样做的同时，这些项目也承担了为这些学生提供支持服务的责任，比如辅导、指导和校园生活项目，包括混合团体组织，这些组织结合了不同代际和（或）种族群体，以帮助注册学生应对学业课程和具有挑战性的校园环境。然而，当这些服务没有被需要帮助的学生所利用时，良好的意图可能并不有效。由于工作安排和家庭责任，不同的学生面临多重需求，这为其创造了优先级抉择问题（McDonald et al.，2021）。

无论如何，为了增强学生的成功，最需要的三个主要支持领域与学业、社交和财务干预相一致。明确的期望沟通、及时反馈、辅导、计划和定期复习会议、更多的作业时间、医学术语和英语预备课程、建立网络协助机会、学业咨询、技术支持，以及财务援助信息和预算会议，都属于机构对个体学生的承诺（Ferrell & DeCrane，2016；McNaughton-Cassill et al.，2021）。

除了机构对支持多样化和高风险学生的重要承诺外，护理教师认为学生对情感和道德支持需求的看法同样重要（van der Zanden et al.，2019）。教师对学生需求的看法可能与学生自己对需求的看法大相径庭。即使学生达到了教育目标并在表面上取得了适当的成果，学生对所发生事情的看法也可能截然不同，有必要探讨这些看法。显然，教师的支持和为支持学生学习而创建的策略是学生保留和成功的关键。由同伴导师领导的支持小组（McNaughton-Cassill et al.，2021）和来自不同背景学生的安全空间对于促进多样性和包容性、学生支持和保留至关重要（Cordes，2021）。为了招收多样化的、有风险的学生，必须积极支持全面的教育实践，并且真诚地努力建立和促进有意义的、持续的教学-学习关系，以增强成效。支持不同学生成功的策略可以针对招生流程、榜样和指导计划、对EAL学生的特定学科语言支持，以及创造包容性文化。

招生流程

在护理专业中招募多样化的学生群体是一个重要的问题，许多护理项目投入大量资源来招募和接纳多样化的学生。然而，必须投入同等甚至更多的努力来帮助这些学生取得学业成功，以便他们能够被保留并成功毕业（Lee et al.，2019；

van der Zanden et al.，2019）。重要的是要承认，许多护理项目继续依赖标准化考试和平均绩点作为入学标准。这些类型的招募策略没有考虑到许多少数族裔学生的教育经历，并且在为寻求进入护理学校的不同学生群体的学业成功制定策略时构成了不完整的努力。对于那些在社会或经济上处于不利地位的潜在申请者来说，这一点是明显痛苦的——特别是当可用的入学名额有限时——当录取仅由平均绩点决定时，他们可能会被排除在外。这种选拔过程可能导致只有少数多样性学生被录取的结果（Kilburn et al.，2019）。

2017 年，美国护理学院协会（AACN）表示，必须扩大传统护理学生申请者的范围，以提高教育质量，解决持续存在的医疗保健不平等，增强护理学生成为未来领导者的潜力，并引入了护理教育项目中的全面招生概念。建议护理项目减少对定量数据的单一依赖，考虑额外的定性标准。动机、领导技能、职业素养、团队合作能力、跨文化敏感性和组织能力等非学业因素通常通过全面招生来评估（Hossler et al.，2019）。其他可能考虑的定性标准包括克服困难的能力、生活经历，以及申请人如何能够为学术机构和护理专业做出贡献（AACN，2017）。对申请人进行全面招生审查的做法正得到主流学术组织和小型学院的支持。例如，美国医学院校协会（AAMC，2021）采用一种综合的全面招生流程，在候选人选拔过程中结合了经验、特质和学业指标（experiences，attributes，and academic metrics，EAM）的平衡。AACN（2020）已经发布了一份白皮书，概述了可以帮助教师实施全面招生审查的有希望的做法。

高等教育机构采用全面审查流程已经带来了与增加多样化注册和提高毕业率相关的积极结果。例如，健康科学统一服务大学（USU）在 2016 年修订了招生实践，包括全面招生审查，其结果是招收了一个与以往明显不同的群体，这个群体在人口统计学方面更能代表整个军事卫生服务（Dong et al.，2020）。全面审查是考虑采取其他成功举措的第一步工具，例如第一年体验项目、学业预警干预和其他学业支持项目（案例研究 2.2）。

案例研究 2.2　促进不同背景学生取得学业成功

一个护理注册前课程最近实施了全面招生策略，以增加护理学生群体的多样性。在第一学期的中期，教授基础护理的教师发现有几名学生没有通过课程。经过更深入的调查，教师发现课程中的大多数学生是非传统学生，许多人拥有不同的背景。当教师在教师会议上分享他们的发现时，他们表示不认为全面招生策略在按计划进行。其他教师指出，来自不同背景的学生可能需要额外的学业支持。当护理教师努力确定他们在促进学生成功方面的角色时，他们检索了护理文献，以确定他们在促进来自不同背景学生的学业成功方面的角色。

1．全面审查在增加护理课程中学生群体多样性方面扮演什么角色？

2．来自不同背景的学生在学习护理时可能面临哪些常见障碍？有哪些支持策略可用于解决这些问题？

3．教师可以做些什么来更好地理解在学业上挣扎的学生的需求？教师如何促进他们的学业成功？

角色榜样和导师

支持不同学生并增加留存率的一种方式是确定可以作为榜样和导师的人物，帮助学生在学业上取得成功，并为自己设想专业的护理职业。可以鼓励代表种族、族裔和性别多样性的执业护士担任榜样和导师。许多护理学生计划毕业后在医院或社区环境中工作，将他们与执业护士配对是培养他们成功信心的一种方式。护理学院的教师可以与学校的校友会以及多样化的护理团体合作，为学生提供榜样。

除了实践榜样之外，多样化的学生还可以从与不负责给他们打分的教师建立积极的学生 - 教师关系中受益。使用教师导师是成功帮助保留学生的最重要策略之一（Farruggia et al.，2020；Holloway et al.，2019；Mireles-Rios & Garcia，2019）。其他非常有效的以学生 - 教师为中心的策略包括教师的可用性、教师辅导以及对临床表现和测试表现的及时反馈（King et al.，2020；McNaughton-Cassill et al.，2021；Merry et al.，2021）。

教师还可以通过树立发展文化能力的承诺来帮助招募和保留种族和族裔多样化的学生。评估教师的文化能力是获得对与种族和民族多样化的学生和同事合作价值的承诺和支持的重要步骤。文化能力是角色榜样和指导中需要考虑的重要概念。请参见第 17 章，以进一步讨论在多元文化教育中文化意识和能力的重要性。

教师还可以倡导政策、流程和支持服务，以

帮助学生，并支持多样化的机构教师“组合”。教师需要记住，许多不同背景的学生在他们的教育经历中都感到孤立，因此教师可能需要更加坚定地建立和维护与这些学生的开放沟通渠道。帮助学生获取校园支持服务有助于学生与机构建立更加密切的联系。

学业支持项目

致力于开发特别支持项目并鼓励积极参与可以增加不同学习者学业成功的可能性。教师越多地分享关于教授和学习多样化学生群体的最佳实践和经验教训，教师就越能在创造促进学生保留和毕业的学习环境方面取得成功，使他们能够过渡到积极的护理实践中（Freeman & All，2017；Gubrud et al.，2017；Pritchard et al.，2020）。

开发成功策略和项目的意义在护理项目支持其注册学生成功的职责中是不言自明的。Pritchard 等（2020）描述了一个多层面的资源计划，以支持招募和保留种族和族裔多样化、代表性不足和弱势学生。Freeman 和 All（2017）对关注风险学生支持的研究文献进行了全面回顾。他们的回顾中包括的支持示例有学业辅导、一对一和小组辅导、指导和角色榜样、内容专家的复习会议、学习技巧、考试策略、时间管理、心理社会支持、关键课程里程碑的补救干预、强制性出席政策以及结构化学习辅助活动。

教师还可以考虑其他支持策略，包括早期课程发展评判性思维技能、学业支持项目、制定非歧视政策以识别和辅导有风险的学生，并采用补充材料，如教程和复习模块。通过评估和直接对话收集学生的意见也很重要，以确定他们认为最有帮助的是什么（Ford & Mosley，2020；Freeman & All，2017）。

特定学科语言支持

可以通过语言评估、学术网络、教师干预和社会活动的形式为提高英语语言能力提供支持，以提高学生在护理学校的成功率（Merry et al.，2021）。在评估护理教科书中使用的专业语言和临床实践中的应用时，关于阅读理解与护理学生成功之间联系的看法正受到越来越多的关注。

学科素养（disciplinary literacy）是描述和认可护理课程专业语言的术语，在护理课程中，早期干预措施被用来增进教师对学科素养原则的理解。这些原则包括发展教学适应性以提高学生的语言理解能力，为护理和科学教师采用共同教学模式，将学科素养原则纳入其课程阅读作业中，并使用学业教练来支持学生对阅读材料的理解和考试技能。提高护理学生的语言技能需要超越阅读理解的传统和基本应用，对普通教育研究进行评估，如学科素养，这在护理教育科学中有更具体的应用（Elleman & Compton，2017；Price & Fulmer，2017）。

创建包容性学习环境

尽管教师可能认为他们的教室拥抱文化和社会中立性，但考虑到所有针对不同学习者需求的讨论和研究，护士教育工作者都需要对包容性教学的机构支持和参与包容性教学的个人课堂策略进行诚实的评估，包括对其文化能力的个人评估（Gibbs & Culleiton，2016；Gillson & Cherian，2019）。

包容性课堂是学生和教育工作者共同努力创造和维持的环境，在这个环境中，学生可以感到安全地表达观点，课程内容从多个角度来看待，以促进所有相关人员更深入的理解，并且所有人的生活经历（学生和教师）都可以被平等地分享和珍视（Gibbs & Culleiton，2016）。

为了创造包容性的学习环境，以促进学生和教师之间的互动，护理教育工作者首先必须认识到自己对学生的刻板印象或持有偏见的倾向，并参与活动以增加对不同学生学习需求的理解。在进行了初步的自我反思之后，教师可以考虑其他有助于建立包容性课堂的因素。这些考虑因素包括了解课堂互动在多大程度上可能受到课程内容的影响，对课堂环境中潜在文化问题的先入为主的看法和认识，对不同学生背景的了解，以及在课堂可能出现的不断发展的问题、评论和互动（Gibbs & Culleiton，2016）。第 17 章进一步讨论了多元文化教育以及在课堂上促进包容性的问题。

学生个人特征对学业成功的影响

大学成功对学生来说很重要，因为它表明他们正在实现自己的长期个人和职业目标。有几个学生成果与衡量大学学业成功有关，包括平均绩点（GPA）、留存率和学位完成度、与学位准备相关的领域就业，以及生活技能的获得。一个需要回答的重要问题是，哪些特征最有可能对学生朝着实现这些学业成果的进展产生影响？哪些特征增加了学生在大学成功的可能性？影响学业成功的学生特征可以分为三组变量：学业成就、环境和个人。

学业成就变量

能够影响学生在护理课程中成功的学业成就变量是那些提供学习成就历史证据的变量，这些证据展示了以前的学业成功。这些变量包括高中平均绩点（GPA）以及像美国大学入学考试（ACT）和美国学业能力评估测验（SAT）这样的通用能力测试的分数。成功完成先修科学课程的记录是另一个被认为是学生在护理学业成功中的潜在预测因素的学术变量。

环境变量

环境变量包括社会经济地位、地理位置、种族以及其他情境因素，例如作为第一代大学生。学生在机构环境的中参与程度或被感知为与机构环境的良好契合程度是环境变量。重要的是要注意，学生对环境变量的影响是有限的。

个人变量

个人变量与学生成果显著相关。影响学生成功的个人变量包括动机、自信心、自我效能感、学习习惯以及解决问题的能力（评判性思维和决策制定）。最近，对毅力和自我调节学习的概念及其与学业成就的关系进行了研究，结果各异（Hagger & Hamilton，2019）。

过去十年，关于自我控制、毅力和其他非认知成功特质的研究表明，这些特质在不同年龄和成就类型中的表现往往超越了天赋和机会——尽管这种超越并不一致。重要的是要认识到，自我控制、毅力和自我调节策略是可以教授的（目标设定、计划制定），并且情境策略可以使诱惑不那么明显，随着时间的推移，这些策略可以变成习惯（Duckworth & Seligman，2017）。

这些习惯随后可以促进学生作为学习者的参与度和成功。

毅力

毅力被定义为在面对长期挫折时对主导性高级目标的坚韧追求，包括坚持不懈和兴趣的一致性（Credé et al.，2017；Duckworth & Gross，2014）。因此，毅力的本质是在一段时间内朝着目标工作时的热情和决心（Calo et al.，2019）。毅力似乎代表了一种个人特质，可能与学生在某些学术环境中成功的趋势有关。毅力涉及利用自律来面对逆境或挫折，持续追求更高层次的目标（Hagger & Hamilton，2019）。毅力可以通过多种方式进行测量，有几种问卷用于量化毅力、韧性和思维模式（Calo et al.，2019）。一项对中学生的研究表明，毅力、努力和自律与更好的成绩之间存在关联（Hagger & Hamilton，2019）。Lam 和 Zhou（2021）也研究了毅力与学业成就之间的关系，并发现了混合结果，这可能归因于文化因素。

自我调节学习

自我调节学习是学生可能积极参与管理自己的动机、参与度以及使用不同认知学习策略的另一个相关过程。自我控制是在诱惑面前调节注意力、情绪和行为的能力。与毅力不同，自我控制是解决两个行动冲动之间的冲突，一个是更即时价值的目标，另一个是更持久价值的目标（Hagger & Hamilton，2019）。前瞻性纵向研究表明，生活中早期的更高自我控制水平预示着后来的学业成就和收获。还有一些迹象表明，高中女生可能比高中男生表现出更高的自我控制水平（Kuo et al.，2021；Meindl et al.，2019）。

积极教育

积极心理学是一种基于证据的方法，旨在理解并发展人的品格优势，使人们能够更好地应对逆境，进而茁壮成长。积极教育是将积极心理学应用于所有教育层次，并可被教育工作者用来重新聚焦于他们传统的品格建设和智力发展任务。积极教育关注学生的学业成功和福祉（Halliday et al.，2019）。

学习风格偏好

另一个可能影响学习的个人学生特征是学习风格。学习风格可以被定义为学习者收集、组织、分析和解释信息，然后为将来使用而存储知识的方式（Chick，2010）。学生有多样化的学习风格偏好。人们普遍接受的观点是，学习者倾向于以特定的方式学习新知识。个人学习风格偏好的例子包括视觉、听觉和动觉策略。

美国国家护理联盟的《学术护理教育工作者核心能力》中的第二项能力“促进学习者发展和社会化”（NLN，2021d）指出，教育工作者有责任促进学生的发展和社会化。实现这一目标的方法是识别学生的个人学习风格偏好，并利用偏好来满足学生独特的学习需求。然而，尝试将使用学习风格偏好与提高学习成果联系起来的研究并没有提供强有力的相关性证据（Chick，2010；Childs-Kean et al.，2020）。相反，研究人员建议，教师应该努力将教学方法与所教授的内容和期望的学习成果相匹配。

尽管没有一致的证据表明使用学习风格偏好可以增加学习结果，但护理教育工作者需要理解学生可能有偏好的学习方式，并且每个课堂都包含了具有混合学习风格偏好的学生。护理教育工作者面临的挑战是开发适当的学习经历，以匹配内容，满足他们学生的多样化学习需求（McMillan et al.，2020）。学生也可能发现了解自己的偏好学习风格很有帮助。学习风格应该在护理课程的早期阶段被识别出来，目的是赋予个别学生理解他们偏好的学习方式，并利用他们的知识和能力，实现积极的学习成果和在执照考试中的成功（Dozier et al.，2021）。

文献中已经包含了许多学习风格框架和模型，以及可以用来评估个人学习风格偏好的工具。尽管学习风格模型的支持者认为学生以不同的方式学习，但缺乏证据支持学生仅以这些偏好的方式学习的观点，或者学习风格基于性别、种族或族裔而不同。因此，使用学习风格清单应该有所节制，被视为更好地理解学生学习需求的指南之一。研究支持了这种观点，即无论学习风格如何，使用多模式学习方法可能有助于学生（Lee，2019；Payaprom & Payaprom，2020）。学习风格偏好可能随时间变化，并根据正在进行的学习性质而有所不同。合格的教师将帮助学生识别他们的学习风格偏好，设计吸引学生并迎合各种学习偏好的学习经历。

学习风格框架和模型

目前已有许多理论框架、模型和工具来描述和测量学习风格。各种模型根据感官/获取信息的方式进行分类，如视觉、听觉、读写、动觉（VARK，2021）；个性，如迈尔斯-布里格斯类型指标（The Myers and Briggs Foundation，2023）；信息处理和体验，如科尔布体验学习档案（KELP，2021）；或环境特征，如 TruTalent 学习与生产力评估，前称生产力环境偏好调查（PEPS）（Human eSources，2022）。在护理教育文献中，最常用的学习风格偏好评估方法将在以下段落中进一步讨论。其他学习理论的进一步解释见第 14 章，这里不再描述。

视觉、听觉、读写、动觉学习风格模型

视觉、听觉、读写、动觉（visual，aural，read-write，kinesthetic，VARK）学习风格模型是由尼尔·弗莱明（Neil Fleming）在 20 世纪 80 年代观察了新西兰教育系统中的 9000 多个课堂后开发的。此工具旨在评估个体在学习时偏好接收和传递信息的不同方式。具有强烈视觉偏好的人最善于利用图表、图解、图表和地图中的信息，具有强烈听觉偏好的人使用听、说策略，偏好读/写的人重视讲义和笔记，而具有强烈动觉偏好的人则最善于通过模拟、模型和虚拟现实的体验和实践来学习。VARK 问卷包含 16 项条目，可在线完成，仅需几分钟。它会提供有关学生偏好的交流风格的反馈，以及根据学生偏好得出的策略（http：//vark-learn.com）。框 2.1 描述了与 VARK 学习偏好相对应的最佳学习策略。

Myer-Brigges 类型指标

Myer-Brigges 类型指标（Myers-Briggs type indicator，MBTI）自 1962 年以来一直在使用，它基于荣格定义的心理类型理论，并使用 4 个因素来定义 16 种不同的人格类型。MBTI 所描述的因素表明了个体接收或感知和解释信息方式的偏好。这些因素包括外向/内向、感觉/直觉、思考/情感，以及判断/感知。这个 93 项条目的工具可以在线付费使用，并且结果直接提供给个人。

Kolb 体验式学习模型

Kolb 的体验式学习模型（Kolb，1984）是一个信息处理模型，描述了 Kolb 的学习循环。根据 Kolb 的定义，学习圈包括 4 个学习要素或模式，学习者通过这些模式处理和学习信息：主动

框 2.1 与 VARK 相对应的学习策略

视觉	听觉	读/写	动觉
图表和图形	辩论	书籍和文本	案例
图案设计	讨论	读	试错
地图和图表	故事	记笔记	体验式学习
	特邀演讲嘉宾	所有形式（电子或纸质）	示例
	聊天		

实验或被动观察以及具体经验或抽象概念化。个人偏好的学习方式（学习风格）是通过这些要素的不同组合而显现出来的。主要的 4 种学习风格被定义为发散型、同化型、聚合型和适应型（Dantas & Cunha，2020；Kolb & Kolb，2021）。

个人的学习能力可以通过 Kolb 的学习风格清单（learning style inventory，LSI）来评估。Kolb LSI 4.0 版本是护理教育中最常使用的 LSI 之一。2011 年，Kolb 的 LSI 4.0 版本进行了修订，包括 9 种风格类型学，这些类型更好地定义了个人学习风格的独有模式。这 9 种新风格被描述为启动、体验、想象、反思、分析、思考、决策、行动和平衡。这些风格被描述为动态状态，可以根据不同的学习情境需求进行调整。最近，Kolb LSI 4.0 工具已被 Kolb 体验式学习档案（Kolb experiential learning profile，KELP）所取代（Kolb & Kolb，2021）。KELP 是原始 LSI 的最新版本，旨在成为一种自我反思工具，帮助学生更好地理解他们自己偏好的学习方式。图 2.2 代表了 KELP 的 9 种学习风格，这些风格对应体验、反思、思考和行动这 4 种学习模式。

TruTalent 学习与生产力评估

Dunn 等（1984，1991，2000）的生产力环境偏好调查（PEPS）现在被称为 TruTalent 学习与生产力评估，提供了有关学习发生模式的信息。TruTalent 学习与生产力评估背后的理论是，学生拥有基于生物学的身体和环境学习偏好，这些偏好与情感和社会偏好等已经确立的特征相结合，形成了个人的学习能力风格档案。

TruTalent 学习与生产力评估在 2018 年进行了重塑，包括 16 个评估因素，这些因素被分为 3 个偏好领域：环境、感官和思维模式（Human eSources，2021）。请参阅框 2.2，了解 TruTalent 学习与生产力评估中评估的偏好列表。

<table>
<tr><td rowspan="5">行动</td><td colspan="3">体验</td><td rowspan="5">反思</td></tr>
<tr><td>启动</td><td>体验</td><td>想象</td></tr>
<tr><td>行动</td><td>体验</td><td>反思</td></tr>
<tr><td>决策</td><td>思考</td><td>分析</td></tr>
<tr><td colspan="3">思考</td></tr>
</table>

图 2.2　Kolb 体验式学习清单（KELP）

来源：Institute of Experiential Learning.［2022］. Learning styles. https：//experientiallearninginstitute.org/ resources/ learning-styles/

促进具有不同学习风格学生的学习

鼓励有兴趣了解更多关于研究生和本科护理学生学习风格偏好的教师利用多种工具评估学生的学习风格偏好，以帮助学生了解他们喜欢的学习风格（Hampton et al.，2017）。使用这些结果还可以提高教师选择和设计吸引广泛学习者偏好的学习活动的能力。

学生在经历、文化背景、学习风格偏好和需求上是多样化的。如果一刀切的教育适应措施没有认识到并在教学上响应其独特性，就很可能会对学生造成压力和不适。由于这种多样性，任何单一的教学风格都不太可能对班级中的所有或大多数学生有效。在缺乏个人认可的大型班级中，学生可能会经历因失去个性而造成的过渡困难。为了提高教学效果，教师应该采用各种创造性和积极的教学 - 学习方法，以促进大型班级中学习者的多样性。

教师帮助个别学生识别学习风格偏好，改善学习习惯，并协助选择与其学习风格相容的课程或工作环境，是非常重要的（Hampton et al.，2017；Piza et al.，2019）。在课堂、模拟和临床环境中，教师可以利用学习风格偏好来创建一个学习环境，不同类型的学习者偏好可以在其中得到重视和适应，并通过使用循证教学策略来激发高阶思维（Piza et al.，2019）。

框 2.2　TruTalent 学习与生产力偏好

环境	感官	思维模式
摄入	听觉	聚焦点
日间时间	动觉	结构
移动	触觉	协作或独立
声音	视觉学习	权威激励
温度		自我激励
亮度		
物理环境		

来源：Human eSources.（2021）. *TruTalent learning & productivity statistical analysis*. https：//assets.humanesources.com/materials/TT-LearningProductivity-Statistical-Analysis.pdf.

评估不同学生的学习结果

护理教育工作者有责任为学生成功达到课程成果而做好准备，并从护理课程毕业，准备好承担他们所受教育的护理实践角色。为此，教师需要熟练地评估学生的学习成果，以确定课程作业和选择的教学 - 学习策略是否有效地满足了多样化学生群体的学习需求。

教师可以使用多种方法来评估学习成果，例如思维导图、模拟事件和演示、基于问题的学习与案例研究、论文和反思性写作以及演讲。在本科护理课程中，最常用于衡量学生在实现预期学习成果方面进展的评估技术是客观和标准化测试。在某些情况下，整个课程成绩、进步和毕业完全基于客观或标准化考试的结果，本质上创造了高利害的测试环境。美国教育研究协会（2014）将这些高利害测试定义为对考生、课程或机构具有重大影响的测试；其使用影响在第25章中进一步讨论。评估学习成果的策略在第24章中介绍。

学习成果的评估还包括使用高影响力教育实践（high-impact educational practice），这些实践被描述为“精心构建的教育实践，促进了众多学生的学习成果”（Fassett & BrckaLorenz，2021，p. 2）。美国大学协会的高影响力实践与学生成功研究所确定了11种基于证据的高影响力实践（high-impact practice，HIP），这些实践已被证明对学习成果有积极影响，特别是对历史上在高等教育中服务不足的学生群体［American Association of Colleges and Universities（AAC&U），2022］。这些实践呈现在框2.3中。每一种实践都为学生提供了与教师和同伴互动的机会，同时沉浸在体验式学习活动中。

在一项关于高影响力教育实践对学生参与度的影响以及在不同背景学生中结果是否有差异的研究中，Zilvinskis（2019）指出，服务不足的学生可能会从高影响力教育实践中受益，但由于学生体验HIP的方式存在不平等，结果并不一致，导致作者声明需要进一步研究。这对选择实施旨在满足多样化学生群体学习需求的HIP的教师和管理人员产生了影响。为卫生专业学生发展学习共同体、协作或团队任务、探索文化体验或留学 / 海外服务课程、课外或课程内的服务性学习，以及综合应用所学知识的顶石项目，是护理教育工作者可以为多样化学习者设计和评估的HIP的例子，以促进所有学生的学业成功。

框 2.3 积极的学习实践

- 第一年研讨会或体验
- 常见智力体验
- 学习共同体
- 写作强化课程
- 合作任务和项目
- 本科生研究
- 多样性 / 整体学习
- 服务性学习 / 基于社区的学习
- 电子档案袋
- 顶石课程和项目
- 见习

来源：American Association of Colleges & Universities.（2022）. *High-impact educational practices*. https：//www. aacu. org/trending-topics/high-impact

为不同背景学习者过渡到实践做好准备的过程

从教育到实践的过渡对于新毕业生来说是一个充满压力的时期。新毕业生需要将他们对新角色的期望与融入实践以及适应实践环境中陌生的组织文化这一现实相结合。新毕业生报告说，由于感到无能和焦虑，他们在工作中的压力增加了（Hampton et al.，2020；Wildermuth et al.，2020）。美国医学研究所（IOM，2011）建议，卫生保健机构通过使用护士实习项目（nurse residency program，NRP）来支持新毕业护士的实践过渡。自那时以来，人们越来越认识到需要将NRP作为一种提高工作满意度并减少新护士流失的策略（Shinners et al.，2021）。

根据Meleis（2010）的过渡理论，任何类型的成功过渡都可能受到包括个人、社会和社区特征在内的多种因素的支持或阻碍。个人特征可能包括社会经济地位和文化信仰；社会特征可能包括刻板印象和污名化；社区特征包括来自家庭、朋友和其他有影响力的个体的支持（Wildermuth et al.，2020）。这些各种特征的影响可能潜在地适用于过渡到护理实践，但目前缺乏研究识别最有可能促使NRP成功的变量，特别是那些具有不同背景的NRP。NRP可以在新护士过渡到护士角色期间通过指导和支持来促进新手护士的健康和福祉。令人惊讶的是，关于不同背景的新毕业生过渡到实践经历的文献很少。来自不同背景的新毕业生的过渡需求，包括种族、族裔和性别的多样性，是一个可以从进一步研究中受益的领域。当前文献确实表明，如 NRP、实习和导师制等过渡计划可以积极影响新护士的过渡经历，应该追求学术实践过渡模型以支持这些计划的发展（Hampton et al.，2020；Roush et al.，2021）。

也有证据表明，那些在毕业前开始并在毕业后继续的过渡计划可以有效支持新护士（Roush et al.，2021）。然而，目前众多不同的过渡到实践计划之间存在很少的一致性，鼓励进一步研究以识别哪些因素促使过渡到实践计划的成功（Hampton et al.，2020）。护理教育工作者确保不同学习者学业成功的责任扩展到促进他们毕业后进入第一个实践职位的成功。第 6 章将进一步讨论新毕业生的实习项目。

本章重点总结

- 普通人口的多样性与护理学生及其教师的多样性之间存在差异。
- 通过采用全面招生实践，可以增加护理学院录取具有种族、族裔、世代和性别多样性的学生的数量，从而提高护理学生群体的多样性。
- 随着护理学生多样性的增加，护理教育领导者也面临着招募和保留更多样化护理教师团队的挑战。
- 通过审视他们有意识和无意识的偏见以及提高对多样性问题的认识，护理教师可以更好地准备招募、支持和保留来自不同背景的护理学生。
- 了解各种偏好的学习风格可以使护理教育工作者采用一系列教学 - 学习策略来应对他们学生的不同学习风格，并促进他们的学术成功。
- 学生有责任识别并表达能帮助他们学习的环境，以便满足他们个性化的学习需求。
- 通过使用涉及对 LGBTQ+ 个体护理的课程，以及在护理教育中增强健康公平性，可以提高对自认为是 LGBTQ+ 学生群体的包容性。
- 了解学生多样化的学习需求将使教师和学生能够发展协作伙伴关系，这种关系促进他们获得必要的专业态度、知识和技能，以顺利过渡到他们正在准备的护理角色。

对证据的反思

- 与你的同事和学术领导者就隐性偏见及其对护理课程的影响进行讨论，因为他们努力在课程和护理职业中实现更大的包容性。
- 评估可用的学习风格工具，以确定哪些工具最适合学生的需求。如何鼓励学生识别他们的学习风格偏好？如何帮助学生利用他们对偏好学习风格的了解，将其与学习策略相结合，以支持他们的学业成功？
- 护理学院开始采用全面招生流程，以努力提高其课程的多样性。研究表明，采用全面招生流程在学生群体的多样性、学习环境和学生参与度方面取得了积极的成果。护理学院的教师和管理人员如何减少使用全面护理招生流程的障碍？

参考文献

American Association of Colleges of Nursing. (2017). *Diversity, equity and inclusion in academic nursing.* https://www.aacnnursing.org/Portals/42/News/Position-Statements/Diversity-Inclusion.pdf

American Association of Colleges of Nursing. (AACN). (2019). Enhancing diversity in the nursing workforce. https://www.aacnnursing.org/Portals/42/News/Factsheets/Enhancing-Diversity-Factsheet.pdf

American Association of Colleges of Nursing. (2020). *Promising practices in holistic admissions review: Implementation in academic nursing.* https://www.aacnnursing.org/Portals/42/News/White-Papers/AACN-White-Paper-Promising-Practices-in-Holistic-Admissions-Review-December-2020.pdf

American Association of Medical Colleges. (2021). *Holistic admissions.* Retrieved from https://www.aamc.org/services/member-capacity-building/

holistic-review
American Education Research Association. (2014). *Standards for educational and psychological testing*. American Education Research Association.
American Nurses Association. (2019). ANA position statement: The Nurse's role in addressing discrimination: Protecting and promoting inclusive strategies in practice settings, policy, and advocacy. *OJIN: The Online Journal of Issues in Nursing, 24*(3). https://doi.org/10.3912/OJIN.Vol24No03PoSCol01.
American Association of Colleges and Universities (AAC&U). (2022). *High-impact educational practices*. https://www.aacu.org/trending-topics/high-impact
Auxier, B., & Anderson, M. (2021). *Social media use in 2021*. Pew Research Center. Retrieved from https://www.pewresearch.org/internet/2021/04/07/social-media-use-in-2021/
Bernard, R., Rosales, M., & Zurcher, N. (2021). Exploring nursing students' motivation to prepare for class. *Nursing Education Perspectives, 43*(2). https://doi.org/10.1097/01.NEP.0000000000000833.
Blevins, S. (2021). Learning styles: The impact on education. *MEDSURG Nursing, 20*(4), 285–286.
Bui, K., & Rush, R. (2016). Parental involvement in middle school: Predicting college attendance for first-generation students. *Education, 136*(4), 473–489.
Bureau of Labor Statistics, U.S. Department of Labor. (2021). Occupational outlook handbook. In Registered nurses. Retrieved from http://www.bls.gov/ooh/healthcare/registered-nurses.htm
Calo, M., Peiris, C., Chipchase, L., Blackstock, F., & Judd, B. (2019). Grit, resilience and mindset in health students. *Clinical Teacher, 16*(4), 317–322.
Cantwell, E. R., Avallone, M., & Bowler, G. (2020). Using new careers in nursing research findings to develop an evidence-based pre-entry immersion program. *Journal of Professional Nursing, 36*(6), 490–496.
Chaudhry, N. A., Ashar, A., & Ahmad, S. A. (2020). Association of visual, aural, read/write, and kinesthetic (VARK) learning styles and academic performances of dental students. *Pakistan Armed Forces Medical Journal, 70*, S58–S63.
Chick, N. (2010). *Learning styles*. Vanderbilt University Center for Teaching. https://cft.vanderbilt.edu/guides-sub-pages/learning-styles-preferences/
Childs-Kean, L., Edwards, M., & Smith, M. D. (2020). Use of learning style frameworks in health science education. *American Journal of Pharmaceutical Education, 84*(7), 919–927.
Cho, S., & Jang, W. (2021). Do gender role stereotypes and patriarchal culture affect nursing students' major satisfaction? *International Journal of Environmental Research and Public Health, 18*(5), 1–9.
Choi, L. (2019). Continued influence of an English-as-an additional language nursing student support group. *Journal of Nursing Education, 58*(11), 647–652. https://doi.org/10.3928/01484834-20191021-06.
Chopin, S. M., Sheerin, C. M., & Meyer, B. L. (2020). Yoga for warriors: An intervention for veterans with comorbid chronic pain and PTSD. *Consulting Psychology Journal: Practice & Research, 72*(4), 888–896. https://doi.org/10.1037/tra0000649.
Christensen, M., Purkis, N., Morgan, R., & Allen, C. (2021). Does the nursing curriculum influence feelings of gender-role conflict in a cohort of nursing degree male students. *British Journal of Nursing, 30*(17), 1024–1030. https://doi.org/10.12968/bjon.2021.30.17.1024.
Chunta, K., Shellenbarger, T., & Chicca, J. (2021). Generation Z students in the online environment: Strategies for nurse educators. *Nurse Educator, 46*(2), 87–91. https://doi.org/10.1097/NNE.0000000000000872.
Coleman, C. (2020). Learnings through explorations of the teaching space: Creating climates of collaboration. *Teachers and Curriculum, 20*(1), 9–12.
Coleman, J., Harvey, N. R., & Pritchet, T. (2022). Factors contributing to success in nursing school: Experiences of African American BSN students. *Nursing Education Perspectives, 43*(2), 123–125. https://doi.org/10.1097/01.NEP.0000000000000854.
Cordes, C. C. (2021). Developing antiracist integrated health professionals. *Families, Systems, & Health, 39*(2), 404–407. https://doi.org/10.1037/fsh0000625.
Cottingham, M. D. (2019). The missing and needed male nurse: Discursive hybridization in professional nursing texts. *Gender, Work & Organization, 26*(2), 197–213. https://doi.org/10.1111/gwao.12333.
Coventry, T., & Hays, A. -M. (2021). Nurse manager's perceptions of mentoring in the multigenerational workplace: A qualitative descriptive study. *Australian Journal of Advanced Nursing, 38*(2), 34–43. https://doi.org/10.37464/2020.382.230.
Crandlemire, L. A. (2020). Unconscious bias and the impacts on caring: The role of the clinical nursing instructor. *International Journal for Human Caring, 24*(2), 84–91. https://doi.org/10.20467/HumanCaring-D-19-00048.
Credé, M., Tynan, M. C., & Harms, P. D. (2017). Much ado about grit: A meta-analytic synthesis of the grit literature. *Journal of Personality and Social Psychology, 113*(3), 492–511.
Dantas, L., & Cunha, A. (2020). An integrative debate on learning styles and the learning process. *Social Sciences and Humanities Open, 2*, 100017. https://doi.org/10.1016/j.ssaho.2020.100017.
DiMattio, M. J., & Hudacek, S. (2020). Educating generation Z: Psychosocial dimensions of the clinical learning environment that predict student satisfaction. *Nurse Education in Practice, 49*, 1–6. https://doi.org/10.1016/j.nepr.2020.102901.
Dong, T., Hutchinson, J., Torre, D., Durning, S. J., Artino, A. R., Schreiber-Gregory, D., Landoll, J., Pflipsen, M., Anderson, D., & Saguil, A. (2020). What influences the decision to interview a candidate for medical school? *Military Medicine, 185*(11/12), e1999–e2003. https://doi.org/10.1093/milmed/usaa237.
Dozier, A. L., Gilbert, B. G., Hughes, V. W., Mathis, D. P., & Jenkins, L. J. (2021). The use of active learning strategies during the COVID-19 pandemic to pro-

mote critical thinking. *ABNF Journal*, *32*(1), 12–16.

Duckworth, A., & Gross, J. (2014). Self-control and grit: A related but separable determinants of success. *Current Directions in Psychological Science*, *23*(5), 319–325.

Duckworth, A. L., & Seligman, M. E. P. (2017). The science and practice of self-control. *Perspectives on Psychological Science*, *12*(5), 715–718. https://doi.org/10.1177/1745691617690880.

Dunn, R., Dunn, K., & Price, G. (1984, 1991, 2000). Productivity environmental preference survey. Price Systems.

Dyar, K. (2019). Veterans as students in higher education: A scoping review. *Nursing Education Perspectives*, *40*(6), 333–337. https://doi.org/10.1097/01.

El-Banna, M., Tebbenhoff, B., Whitlow, M., & Wyche, K. F. (2017). Motivated strategies for learning in accelerated second-degree nursing students. *Nurse Educator*, *42*(6), 308–312. https://doi.org/10.1097/NNE.0000000000000391.

Elleman, A., & Compton, D. (2017). Beyond comprehension strategy instruction. What's next? *Language, Speech & Services in Schools*, *48*(2), 84–91.

Everett, M. C. (2022). Factors that affect the success of ethnically diverse nursing students: An integrative review of the literature. *Nursing Education Perspectives*, *43*(2), 91–95.

Farruggia, S. P., Solomon, B., Back, L., & Coupet, J. (2020). Partnerships between universities and nonprofit transition coaching organizations to increase student success. *Journal of Community Psychology*, *48*(6), 1898–1912. https://doi.org/10.1002/jcop.22388.

Fassett, K., & BrckaLorenz, A. (2021). *Linking faculty involvement in high-impact practices to first-year student participation*. National Research Center for the First-Year Experience and Students in Transition, University of South Carolina. https://sc.edu/nrc/system/pub_files/1614103370_0.pdf

Ferrell, D., & DeCrane, S. (2016). S.O.S. (student/s optimal success). A model for institutional action to support minority nursing students. *Journal of Cultural Diversity*, *23*(2), 39–45.

Fleming, N. (2022). *VARK: A guide to learning styles*. http://www.vark-learn.com

Ford, C., & Mosley, L. (2020). Challenges to health professions education and strategies for moving forward. *New Directions for Teaching & Learning*, *2020*(122), 199–201. https://doi.org/10.1002/tl.20404.

Freeman, L., & All, A. (2017). Academic support programs utilized for nursing students at risk of academic failure: A review of the literature. *Nursing Education Perspective*, *38*(2), 69–74. https://doi.org/10.1097/01.NEP0000000000000089.

Fruiht, V., & Chan, T. (2018). Naturally occurring mentorship in a national sample of first-generation college goers: A promising portal for academic and developmental success. *American Journal of Community Psychology*, *61*(3/4), 386–397. https://doi.org/10.1002/ajcp.12233.

Fry, R. (2020). *Millennials overtake Baby Boomers as America's largest generation*. https://www.pewresearch.org/fact-tank/2020/04/28/millennials-overtake-baby-boomers-as-americas-largest-generation/.

Fry, R. (2021). *First-generation college graduates lag behind their peers on key economic outcomes*. https://www.pewresearch.org/social-trends/2021/05/18/first-generation-college-graduates-lag-behind-their-peers-on-key-economic-outcomes/

Graham, C., Phillips, S., Newman, S., & Atz, T. (2016). Baccalaureate minority nursing students perceived barriers and facilitators to clinical education practices: An integrative review. *Nursing Education Perspectives*, *37*(3), 130–137.

Gibbs, D., & Culleiton, A. (2016). A project to increase educator cultural competence in mentoring at-risk nursing students. *Teaching and Learning in Nursing*, *11*, 118–125.

Gillson, S., & Cherian, N. (2019). The importance of teaching cultural diversity in baccalaureate nursing education. *Journal of Cultural Diversity*, *26*(3), 85–88.

Greene, N. R., Jewell, D. E., Fuentes, J. D., & Smith, C. V. (2019). Basic need satisfaction in the parental relationship offsets millennials' worries about the transition to college. *Journal of Social Psychology*, *159*(2), 125–137. https://doi.org/10.1080/00224545.2019.1570905.

Gubrud, P., Spencer, A., & Wagner, L. (2017). From start-up to sustainability: A decade of collaboration to shape the future of nursing. *Nursing Education Perspectives*, *38*(5), 225–232. https://doi.org/10.1097/01.NEP.0000000000000212.

Guler, N. (2022). Teaching culturally and linguistically diverse students: Exploring the challenges and perceptions of nursing faculty. *Nursing Education Perspectives*, *43*(1), 11–13. https://doi.org/10.1097/01.NEP.0000000000000861.

Guy, M., & van der Krogt, S. (2021). Supporting male nursing students—What works best? *Kai Tiaki Nursing New Zealand*, *27*(2), 22–24.

Hadden, I. R., Easterbrook, M. J., Nieuwenhuis, M., Fox, K. J., & Dolan, P. (2020). Self-affirmation reduces the socioeconomic attainment gap in schools in England. *The British Journal of Educational Psychology*, *90*(2), 517–536. https://doi.org/10.1111/bjep.12291.

Hagger, M. S., & Hamilton, K. (2019). Grit and self-discipline as predictors of effort and academic attainment. *British Journal of Educational Psychology*, *89*(2), 324–342. https://doi.org/10.1111/bjep.12241.

Halliday, A., Kern, M., Garrett, D., & Turnbull, D. (2019). The student voice in well-being: A case study of participatory action research in positive education. *Educational Action Research*, *27*(2), 173–196. https://doi.org/10.1080/09650792.2018.1436079.

Hampton, D., Pearce, P. F., & Moser, D. K. (2017). Preferred methods of learning for nursing students in an on-line degree program. *Journal of Professional Nursing*, *33*(1), 27–37.

Hampton, K., Smeltzer, S., & Ross, J. (2020). Evaluating the transition from nursing student to practicing nurse: An integrative review. *Journal of Professional*

Nursing, 36(6), 551–559. https://doi.org/10.1016/j.profnurs.2020.08.002.

Health Resources and Services Administration. (2021). *Veterans.* https://www.hrsa.gov/veterans/index.html

Holloway, I. W., Ochoa, A. M., Wu, E. S. C., Himmelstein, R., Wong, J. O., Wilson, B. D. M., & Miyashita Ochoa, A. (2019). Perspectives on academic mentorship from sexual and gender minority students pursuing careers in the health sciences. *American Journal of Orthopsychiatry, 89*(3), 343–353.

Hossler, D., Chung, E., Kwon, J., Lucido, J., Bowman, N., & Bastedo, M. (2019). A study of the use of nonacademic factors in holistic undergraduate admissions reviews. *Journal of Higher Education, 90*(6), 833–859. https://doi.org/10.1080/00221546.2019.1574694.

Human eSources. (2021). *Productivity Environmental Preferences Survey (PEPS) areas.* https://www.humanesources.com/research/peps-areas/

Human eSources. (2022). *TruTalent Learning & Productivity.* https://www.humanesources.com/ttlp/

Hurlbut, J., & Revuelto, I. (2018). Transitioning veterans into a BSN pathway: Building the program from the ground up to promote diversity and inclusion. *Med-Surg Nursing, 27*(4), 266–269.

Institute of Experiential Learning. (2022). *Kolb Experiential Learning Profile (KELP).* https://experientiallearninginstitute.org/programs/assessments/kolb-experiential-learning-profile/

Jamieson, I., Harding, T., Withington, J., & Hudson, D. (2019). Men entering nursing: Has anything changed. *Nursing Praxis in New Zealand, 35*(2), 18–29. https://doi.org/10.36951/ngpxnz.2019.007.

Kavuran, E., & Kasikci, M. (2018). Determination of nursing students' perspectives at Ataturk University Health Sciences Faculty on gender equality. *International Journal of Caring Sciences, 11*(1), 108–117.

Keener, A. (2020). An examination of psychological characteristics and their relationship to academic entitlement among millennial and nonmillenial college students. *Psychology in the Schools, 57*(4), 572–582. https://doi.org/10.1002/pits.22338.

Kilburn, F., Hill, L., Porter, M. D., & Pell, C. (2019). Inclusive recruitment and admissions strategies increase diversity in CRNA educational programs. *AANA Journal, 87*(5), 379–389.

King, R., Ryan, T., Wood, E., Tod, A., & Robertson, S. (2020). Motivations, experiences and aspirations of trainee nursing associates in England: A qualitative study. *BMC Health Services Research, 20*(1), 1–12.

Kolawole, I. O., Andrew, A., & Evelyn Olorunda, M. O. (2019). Knowledge and attitude of registered and student nurses on mentor-mentee relationship in specialist hospital, Yola. *International Journal of Caring Sciences, 12*(3), 1734–1743.

Kolb, D. (1984). *Experiential learning: Experience as the source of learning and development*. Prentice Hall.

Kolb, A., & Kolb, D. (2021). *The Kolb experiential learning profile: A guide to experiential learning theory, KELP psychometrics and research on validity*. Experience Based Learning Systems, LLC. https://learningfromexperience.com/downloads/research-library/kelp-2021-technical-specifications.pdf

Kuo, Y. -L., Casillas, A., Allen, J., & Robbins, S. (2021). The moderating effects of psychosocial factors on achievement gains: A longitudinal study. *Journal of Educational Psychology, 113*(1), 138–156. https://doi.org/10.1037/edu0000471.

Lam, K. K. L., & Zhou, M. (2021). Grit and academic achievement: A comparative cross-cultural meta-analysis. *Journal of Educational Psychology* https://doi.org/10.1037/edu0000699.supp. (Supplemental).

Lee, J., Kim, N., & Wu, Y. (2019). College readiness and engagement gaps between domestic and international students: Re-envisioning educational diversity and equity for global campus. *Higher Education, 77*(3), 505–523. https://doi.org/10.1007/s10734-018-0284-8. (00181560).

Lee, Y. (2019). Integrating multimodal technologies with VARK strategies for learning and teaching EFL presentation: Am investigation into learner' achievements and perceptions of the learning process. *Australian Journal of Applied Linguistics, 2*(1), 17–31. https://doi.org/10.29140/ajal.v2n1.118.

Lewis-Pierre, L. (2019). Preparing for the next generation of educators and nurses: Implications for recruitment and educational innovations. *ABNF Journal, 30*(2), 35–36.

Maykut, C. A., Dressler, M., & Newell-Killeen, H. (2021). Fostering successful transitioning to practice: Responding to the covid crisis. *International Journal of Caring Sciences, 14*(1), 760–766. http://www.internationaljournalofcaringsciences.org/docs/81_colleen_special_14_1-2.pdf.

McDonald, D., Baker, S., & Shulsky, D. (2021). Against the professorial odds: Barriers as building blocks for educational advancement. *Journal of Advanced Academics, 32*(1), 92–131. https://doi.org/10.1177/1932202X20966569.

McMillan, L., Johnson, T., Parker, F., Hunt, C., & Boyd, D. (2020). Improving student learning outcomes through a collaborative higher education partnership. *International Journal of Teaching and Learning in Higher Education, 32*(1), 117–124.

McNaughton-Cassill, M. E., Lopez, S., Knight, C., Perrotte, J., Mireles, N., Cassill, C. K., Silva, S., & Cassill, A. (2021). Social support, coping, life satisfaction, and academic success among college students. *Psi Chi Journal of Psychological Research, 26*(2), 150–156.

McNeal, G. J., Tontz, P. A., Smith, T. C., Reyes, J., & Parsons, A. (2019). A pilot intervention using professional nursing mentoring to engage prior corpsman and medic nursing students in academic success. *ABNF Journal, 30*(3), 74–80.

Medina, M., Pettinger, T., Niemczyk, M., & Burnworth, M. (2021). Teaching A to Z for a new generation of pharmacy learners. *American Journal of Health-System Pharmacy, 78*(14), 1273–1276. https://doi.org/10.1093/ajhp/zxab174.

Meindl, P., Yu, A., Galla, B. M., Quirk, A., Haeck, C., Goyer, J. P., Lejuez, C. W., D'Mello, S. K., &

Duckworth, A. L. (2019). A brief behavioral measure of frustration tolerance predicts academic achievement immediately and two years later. *Emotion (Washington, D.C.)*, *19*(6), 1081–1092.

Meleis, A. I. (2010). *Transitions theory: Middle range and situation specific theories in nursing research and practice*. Springer.

Merry, L., Vissandjée, B., & Verville-Provencher, K. (2021). Challenges, coping responses and supportive interventions for international and migrant students in academic nursing programs in major host countries: A scoping review with a gender lens. *BMC Nursing*, *20*(1), 1–37. https://doi.org/10.1186/s12912-021-00678-0.

Mireles-Rios, R., & Garcia, N. M. (2019). What would your ideal graduate mentoring program look like?: Latina/o student success in higher education. *Journal of Latinos & Education*, *18*(4), 376–386. https://doi.org/10.1080/15348431.2018.1447937.

Morris, M., Cooper, R. L., Ramesh, A., Tabatabai, M., Arcury, T. A., Shinn, M., Im, W., Juarez, P., & Matthews-Juarez, P. (2019). Training to reduce LGBTQ-related bias among medical, nursing, and dental students and providers: A systematic review. *BMC Medical Education*, *19*(1), 325. https://doi.org/10.1186/s12909-019-1727-3.

Murray, B. P. (2020). Language and adjustment anxieties of first-year college student English language learners. *Journal of Behavioral & Social Sciences*, *7*(2), 119–136.

The Myers and Briggs Foundation. (2023). Myers-Briggs Type Indicator. Retrieved from https://www.myersbriggs.org/my-mbti-personality-type/mbti-basics/

National Academy of Medicine. (2021). *The future of nursing 2020–2030: Charting a path to achieve health equity*. https://www.nationalacademies.org/our-work/the-future-of-nursing-2020-2030

National League for Nursing. (2021a). National league for nursing public policy agenda 2021–2022. https://www.nln.org/docs/default-source/uploadedfiles/advocacy-public-policy/nln-public-policy-agenda-final.pdf

National League for Nursing. (2021b). NLN faculty census survey 2020–2021. https://www.nln.org/nln-faculty-census-suvey-2020-2021

National League for Nursing (2021c). Biennial survey of schools of nursing, academic year, 2019–2020: Percentage of students in nursing program by gender and type, 2020. https://www.nln.org/news/research-statistics/newsroomnursing-education-statistics/nln-biennial-survey-of-schools-of-nursing-2019-2020-5383cd5c-7836-6c70-9642-ff00005f0421

National League for Nursing. (2021d). *NLN core competencies for academic nurse educators*. Retrieved from https://www.nln.org/education/nursing-education-competencies/core-competencies-for-academic-nurse-educators

National League for Nursing, (2020). *The scope of practice for academic nurse educators and academic clinical nurse educators* (3rd ed.). Wolters Kluwer.

National Center for Education Statistics. (2018, February 8). *Stats in brief*. First-generation students: College access, persistence, and post bachelor's outcomes. https://nces.ed.gov/pubsearch/pubsinfo.asp?pubid=2018421

National Center for Education Statistics (NCES). (2021, May). *Loans for undergraduate students*. https://nces.ed.gov/programs/coe/indicator/cub

Padiha, J., Machado, P., Ribeiro, A., Ramos, J., & Costa, P. (2019). Clinical virtual simulation in nursing education: Randomized controlled trial *Journal of Medical Internet Research*, *21*(3). https://doi.org/10.2196/11529.

Payaprom, S., & Payaprom, Y. (2020). Identifying learning styles of language learners: A useful step in moving towards the learner-centred approach. *Journal of Language and Linguistic Studies*, *16*(1), 59–72. https://10.17263/jlls.712646.

Phillips, L. T., Stephens, N. M., Townsend, S. S. M., & Goudeau, S. (2020). Access is not enough: Cultural mismatch persists to limit first-generation students' opportunities for achievement throughout college. *Journal of Personality and Social Psychology*, *119*(5), 1112–1131. https://doi.org/10.1037/pspi0000234.

Piza, F., Kesselheim, J. C., Perzhinsky, J., Drowos, J., Gillis, R., Moscovici, K., Danciu, T. E., Kosowska, A., & Gooding, H. (2019). Awareness and usage of evidence-based learning strategies among health professions students and faculty. *Medical Teacher*, *41*(12), 1411–1418.

Powers, K., Herron, E., Sheeler, C., & Sain, A. (2018). The lived experience of being a male nursing student: Implications for student retention and success. *Journal of Professional Nursing*, *34*(6), 475–482. https://doi.org/10.1016/j.profnurs.2018.04.002.

Price, C., & Fulmer, E. (2017). Implementing a nursing literacy initiative to address the needs of students in a licensed practical nursing program. *Teaching & Learning in Nursing*, *12*(4), 258–262.

Pritchard, T. J., Glazer, G., Bankston, K. D., & McGinnis, K. (2020). Leadership 2.0: Nursing's next generation: Lessons learned on increasing nursing student diversity. *Online Journal of Issues in Nursing*, *25*(2).

Reynolds, J. R., & Parrish, M. (2018). Natural mentors, social class, and college success. *American Journal of Community Psychology*, *61*(1–2), 179–190.

Ricks, J., & Warren, J. (2021). Transitioning to college: Experiences of successful first-generation college students. *Journal of Educational Research and Practice*, *11*(1), 1–15. https://doi.org/10.5590/JERAP.2021.11.1.01.

Roksa, J., & Kinsley, P. (2019). The role of family support in facilitating academic success of low-income students. *Research in Higher Education*, *60*(4), 415–436. https://doi.org/10.1007/s11162-018-9517-z.

Roush, K., Opsahl, A., & Ferren, M. (2021). Developing an internship program to support nursing student transition to clinical setting. *Journal of Professional Nursing*, *37*(4), 696–701. https://doi.org/10.1016/j.profnurs.2021.04.001.

Schlee, R., Eveland, V., & Harich, K. (2020). From Millennials to Gen Z: Changes in student attitudes about group projects. *Journal of Education for*

Business, 95(3), 139–147. https://doi.org/10.1080/08832323.2019.1622501.

Shepherd, J. (2020). Generational differences in learning style preferences among adult learners in the United States. *Journal of Behavioral & Social Sciences, 7*(2), 137–159.

Shinners, J., Africa, L., Mallory, C., & Durham, H. (2021). Versant's nurse residency program: A retrospective review. *Nursing Economics, 39*(5), 239–246.

Sikes, D. L., Patterson, B. J., Chargualaf, K., Elliott, B., Song, H., Boyd, J., & Armstrong, M. (2021). Predictors of student veterans progression and graduation in Veteran to Bachelor of Science in Nursing (VBSN) programs: A multisite study. *Journal of Professional Nursing, 37*(3), 632–639. https://doi.org/10.1016/j.profnurs.2021.03.008.

Sinacori, B., & Williams-Gregory, M. (2021). The effect of distance learning on knowledge acquisition in undergraduate second-degree nursing students: A systematic review. *Nursing Education Perspectives, 42*(3), 136–141.

Smiley, R., Ruttinger, C., Oliveira, C., Hudson, L., Allgeyer, R., Reneay, K., & Silvetre, J. (2021). The 2020 national nursing workforce survey. *Journal of Nursing Regulation, 12*(1), S1–S96. https://doi.org/10.1016/S2155-8256(21)00027-2.

Soriano, F. M., & Alonso, B. E. (2020). Why have I failed? Why have I passed? A comparison of students' causal attributions in second language acquisition (A1–B2 levels). *British Journal of Educational Psychology, 90*(3), 648–662. https://doi.org/10.1111/bjep.12323.

Stultzer, K. (2019). Generational differences and multigenerational teamwork. *Critical Care Nurse, 39*(1), 78–81. https://doi.org/10.4037/ccn2019163.

Sun, Q. (2019). Conspiring to change the learning environment for adult learners in higher education. *Adult Learning, 30*(2), 89–90.

Tolarba, J. (2021). Virtual simulation in nursing education: A systematic review. *International Journal of Nursing Education, 13*(3), 48–54.

U.S. Census Bureau. (2019). *Quickfacts: Population estimates, July 1, 2019.* https://www.census.gov/quickfacts/fact/table/US/PST045219

U.S. Census Bureau. (2020). Demographic turning points for the United States: Population projections for 2020 to 2060. https://www.census.gov/content/dam/Census/library/publications/2020/demo/p25-1144.pdf

U.S. Veterans Administration. (2021). Education and training: Forever GI Bill – Harry W. Colmery Veterans Educational Assistance Act. https://www.benefits.va.gov/gibill/forevergibill.asp

Van Der Wege, M., & Keil, S. (2019). Answering the call of the nursing profession. *Kansas Nurse, 94*(2), 12–14.

van der Zanden, P. J. A. C., Denessen, E., Cillessen, A. H. N., & Meijer, P. C. (2019). Patterns of success: First-year student success in multiple domains. *Studies in Higher Education, 44*(11), 2081–2095.

VARK. (2021). *The VARK questionnaire.* https://vark-learn.com/the-vark-questionnaire/

Vizcaya-Moreno, M. F., & Pérez-Cañaveras, R. M. (2020). Social media used and teaching methods preferred by Generation Z Students in the nursing clinical learning environment: A cross-sectional research study. *International Journal of Environmental Research and Public Health, 17*(21). https://doi.org/10.3390/ijerph17218267.

Wilbur, K., Snyder, C., Essary, A., Swapna, R., Will, K., & Saxon, M. (2020). Developing workforce diversity in the health professions: A social justice perspective. *Science Direct, 6*(2020), 222–229. https://doi.org/10.1016/j.hpe.2020.01.002.

Wildermuth, M. M., Weltin, A., & Simmons, A. (2020). Transition experiences of nurses as students and new graduate nurses in a collaborative nurse residency program. *Journal of Professional Nursing, 36*(1), 69–75. https://doi.org/10.1016/j.profnurs.2019.06.006.

Yee, A. (2016). The unwritten rules of engagement: Social class differences in undergraduates' academic strategies. *The Journal of Higher Education, 87*(6), 831–858.

Younas, A., Sundus, A., Zeb, H., & Sommer, J. (2019). A mixed methods review of male nursing studetns' challenges during nursing education and strategies to tackle these challenges. *Journal of Professional Nursing, 35*(4):260–276. https://doi.org/10.1016/j.profnurs.2019.01.008.

Yu, H., Huang, C., Chin, Y., Shen, Y., Chiang, Y., Chang, C., & Lou, J. (2021). The mediating effects of nursing professional commitment on the relationship between social support, resilience, and intention to stay among newly graduated male nurses: A cross-sectional questionnaire survey. *International Journal of Environmental Research and Public Health, 18*(14). https://doi.org/10.3390/ijerph18147546.

Zilvinskis, J. (2019). Measuring quality in high-impact practices. *Higher Education (00181560), 78*(4), 687–709. https://doi.org/10.1007/s10734-019-00365-9.

学生学业表现：法律和伦理问题

Linda S. Christensen，EdD，JD，RN，CNE，FAAN
翻译：孙　颖　审校：董超群

护理教师在指导学生学习的过程中，有许多方面需要考虑。制订教学大纲、选择教学策略，以及制订学生评价计划是主要的考虑方面。但是，在执行上述工作时，护理教师也应该考虑相关法律和伦理问题，因为这会影响护理教育过程及教育效果。

如同护士在临床实践中需要有法律和伦理指南一样，护理教育工作者同样需要法律和伦理指南。护理教师既有责任知晓适用于各种情景的一般法律和伦理准则，也有责任知晓适用于自己特定工作场合的法律和伦理规范。如果教师缺乏对这些原则的理解，并且不能正确地运用这些原则，就可能出现重大问题。

如果教师能够对学生关注的问题采取主动积极的态度，则可以避免许多潜在问题的发生。那些尊重学生、对学生课程学习目标中取得的进步经常进行诚恳的沟通，以及公平、周全地评价学业表现的教师，很少会遭到学生的质疑。一个支持学生成长和提问的学习环境可以降低问题事件，尤其是诉讼事件的发生率。护理教育工作者必须了解实践中的法律问题和规定，并在其作为学术护理教育工作者的角色中实施这些知识。本章后续将会提供如何避免该类事件发生的建议。

教育的目标在于使学生掌握知识和技能、树立正确的价值观，从而能够提供安全、有效的护理。那些能够应用基本法律和伦理准则的护理教师则可能有效地发挥教师的作用，以达到护理教育的最终目标。

本章概述了护理教育工作者在课堂和临床环境中面临的与学生学业表现相关的最常见的法律和伦理问题。该章包括对学生 - 教师互动重要性的讨论，以及与学业表现相关的法律和伦理问题，包括提供适当程序、学生的申诉过程、协助不及格的学生、学术不端以及影响实践的特殊问题作为护理教育工作者的特别问题。

师生互动

在教和学过程中建立的师生关系非常重要。学生经常将师生关系视为最常影响学习的关系。毫无疑问，积极的师生互动不仅可能减少法律风险，而且还有助于促进学生的成功。

多年来，这种关系的重要性已得到充分注意。相互信任和尊重被认为是师生之间有效关系的基础（Gaberson et al.，2022）。Bastable（2021）指出，多种关系系统会影响学生的学习动机，而师生互动是对学习产生积极或消极影响的重要关系之一。在过去的几年里，美国国家护理联盟（NLN）已经多次确定了建立积极关系的重要性。NLN 长期以来一直认为，教师的重点应该是建立一个“以合作、理解、相互信任、尊重、平等和接受差异为特征”的学习环境（NLN，2005，p. 4）。这样的学习环境促进了护士的专业成长和发展。

美国国家护理联盟（NLN）在《护理教育工作者核心能力》（NLN，2020a）中明确指出了师生关系的重要性。有研究指出了人际互动对学习者成果的重要性（Caputi，2019），特别是在美国国家护理联盟能力Ⅱ中，强调重点在于促进学习发展和社会化。

在课程和临床环境中，教师会遇到背景和学习需求极其多样化的学生。能够从教育角度满足学生的需要，并与来自不同背景的学生建立积极的人际关系的教师，将能积极帮助学生实现期望的学习成果。在帮助学生方面，教师面临的挑战也是找到满足这些不同需求的方法。为了成功地帮助学生，教师必须理解和欣赏文化多样性，并且能够使用多种学习策略来帮助具有不同学习风格和需求的学生。在教育过程中，学生的角色已经改变，必须是积极参与者。当教师将学生视为教育体验中的合作伙伴或同事时，他们也促进了支持学生成长和发展以及实现教育目标的关系的发展。

创建鼓励合作、发展积极师生互动的学习环境的第一步，是要求教师审查和明确自己在教学过程中的观念和价值取向。与学生一起合作意味着教师要采用学生主动参与的教学策略，而不应将自己作为学习效果的唯一责任人。诸如合作性小组作业、辩论赛和讨论、角色扮演和以问题为导向的练习活动等，都是互动教学策略的例子，从而将教学的主角从教师转向学生。这种教学法的改变，也需要教师能够放弃"安全"的顾虑和"以讲授控制课堂"的做法，掌握必需的教学技巧，以成功地将互动教学法融入课堂。第16章将进一步探讨促进主动学习的教学策略。

创建积极学习环境的另一个重要步骤是审视学生的态度和信念。学生可能在学业上对自己的能力缺乏信心，尤其是第一代大学生，他们的生活中缺乏成功接受过高等教育的角色榜样。当教师对学生具有关爱的义务感时，就会给学生赋权的体验，在人际互动中秉持谦逊和尊重的态度。让学生在学习过程中主动承担某种角色也被证明是给学生赋权的一种方式。

护理学院如何成功地将这种赋权和公平的概念融入学生与教师的关系中？教育工作者可以提供各种激励因素，以支持学生满足其特定的学习需求（Bastable，2021）。学习活动的设计可以促进积极的师生互动。例如，使用电子邮件和在线论坛等以计算机为媒介的通信方式，往往会消除通信中的地位和权力因素，从而允许更自由地交换信息。使用学习实验室，将现实主义引入学生学习，以促进为实际患者护理经验做好准备（Oermann，2017）。在整个课程中整合有关授权、协作、团队合作的内容和讨论，也有助于培养积极的师生互动。与学生进行持续、开放的对话，从而清晰地沟通彼此的期望和责任，这是所有成功的师生互动的重要组成部分，也会在本章后面的部分进行阐述。

学业表现的法律思考

教师在护理教育中形成的职责之一，即是评价学生在课堂（理论课）和临床教学环境中的表现。这种职责伴随着责任，因为评价结果会影响学生在该课程中的进展，甚至影响毕业。此外，教师还充当着保护社会大众免受尚无安全实践能力的从业者伤害的守护者角色。在先例中，霍罗威茨法院明确提出，它将不再干涉关于学生课程进展以及课程内容的学术决策（Board of Curators of the University of Missouri *v*. Horowitz，1978）。其他法院也选择遵循霍罗威茨法院设立的标准，反复确认教师具有评价责任——只要提供了法定诉讼程序，且无任何武断或反复无常的证据。然而，为了保证法定诉讼程序，避免被视为武断或反复无常，这个评价过程必须基于不侵犯学生权利的原则。

学生权利

教师必须意识到，学生在参与教育的过程中和教师一样享有权利。数十年前，法律诉讼很少涉及护理学生以及护理教育项目，但近年来，涉及护理教育项目的法律诉讼案件急剧增加。许多涉及护理专业学生诉讼的案例，其法律依据在于法定程序、公平对待、合同法以及保密和隐私等概念。

法定诉讼程序

法定诉讼程序是经常被用于教育领域的术语，可能会被人们误解。法定诉讼程序的概念是基于公正性，并旨在确保某些权利在特定的环境中能受到尊重。法定诉讼程序有两种类型。第一种类型是实质性法定诉讼程序。实质性法定诉讼程序指关于"违反法律"案件"结局"的公正性。换言之，就是罪罚是否相当。因为迟到几分钟而开除学生，这很可能违反了实质性法定诉讼程序的原则。第二种类型是程序性法定诉讼程序。程序性法定诉讼程序指确保被告收到传票，并有机会自辩。明确告知学生被指控的事件，并为他们提供表达自己观点的机会对满足程序性法定诉讼程序的要求至关重要。

广义的学生权利受到美国宪法第五和第十四修正案保护，其对运用于个人的约束条款进行了限制。这两部修正案指出：非经正当法律程序，不得剥夺任何人的生命、自由和财产，并要求联邦政府为所有公民提供法定诉讼程序（U. S. Const. amend. Ⅴ & ⅩⅣ）。

尽管《第十四修正案》提及了国家或政府举措（包括公共机构），但法定诉讼程序的原则由法院面向所有教育机构实施。1961年，教育机构发生了一起在未预先发出传票和未召开公开听证会的情况下开除学生的案例，就是运用了这一原则（Dixon *v*. Alabama State Board of Education）。在 Dixon 案中，阿拉巴马州立大学是一所种族隔离的黑种人学校，有 6 名学生不明原因地被开除，据说是因为他们参与了公民权利示威游行。申诉法院裁定，公立大学不能在没有公开听证的情况下开除学生。法院明确指出 Dixon 的法定诉讼程序保护所有面临被公立学校（小学、初中、高中、大学）开除的学生；在后来的 Goss 诉 Lopez 案（1975）中，司法体系遵循了对 Dixon 案件的审判原则。后来，法定诉讼程序原则的使用范围被扩展到私立学院及大学，即无论是就读于公立学院还是私立学院，学生的法定诉讼权都会得到维护（Kaplin & Lee，2020）。

学生的法定诉讼权基于两种法定诉讼程序：程序性法定诉讼程序和实质性法定诉讼程序。程序性法定诉讼程序指一个循序的过程，包括发传票、自辩及申诉。该程序为学生提供自辩的机会，或在决策过程中为当事人呈现案件。表 3.1 总结了程序性法定诉讼程序的关键要素。

实质性法定诉讼程序涉及决策的依据（或决策的实质），并基于公平、客观和非歧视性原则。对这一原则提出质疑的学生需要证明教师的决定是武断的或是专制的。实质性法定诉讼程序常被概括为询问“是否罪罚相当？”。

基于学业表现的学生担忧或不满与基于纪律情况的学生担忧或不满是不同的。学业问题仅基于成绩或临床表现水平，而纪律违规则基于违反学校或院系的规定或政策。学术诉讼程序包括要求学生被告知学业问题、达到学业标准所需的要求、达到学业要求的时间框架，以及如果不符合学术标准的后果的通知。在考虑纪律行为时，应以更严格的审查适用诉讼程序的概念。在这种情况下，个人必须收到有关正在进行的具体指控以及违反的政策和法规的通知。学生必须有机会针对指控进行辩护，通常是在正式听证会上，但至少要以书面形式。因为纪律处分开除可能对个人产生更严重的影响，适用更复杂的诉讼程序规则。

考虑以下场景中学生的法定诉讼程序权利。Jane Short 是一名大二的护理学生，Jane 刚刚完成了第一门护理课程，并且成绩勉强及格。Jane 在操作基本护理技能时遇到了困难，表示有人在场让她感到紧张。Jane 没有带着很强的学习基础来到大学，一直在努力适应所需的更高阶思维和临床决策水平。然而，尽管处于较低水平，Jane 尚且能够完成这门课程中基础护理部分的要求。随着她进入下一门课程，Jane 遇到了更多的困难。Jane 需要提高自身的学习能力，并且错过了几节课。Jane 在测试中表现不好，在前 3 周的课程中已经迟到 2 次。她的导师要求与她会面，讨论这些问题。导师告知 Jane 应关注的问题，并说明需要做些什么来解决这些问题。导师还提出了一些新的研究策略，并要求 Jane 在实验室练习，以更加适应这些操作和技能。导师还表示，继续缺课将对 Jane 的课堂表现和临床评价产生负面影响。她让 Jane 回顾护理学院的政策和规定，错过 1/3 临床教学内容的学生将自动被开除。导师告诉 Jane，她需要在接下来的 3 周内证明在这些方面有所改进。导师要求 Jane 在包含所有这些信息的文件上添加自我评语并签字，并给了 Jane 一份文件副本，解释需解决的问题，包括改进建议以及

表3.1　程序性法定诉讼程序的关键要素*

关键要素	说明
对学生潜在问题的通知	必须清楚和完整地告知学生潜在的问题
知情权和辩护的机会	从收到指控通知到任何听证会的时间都必须足够让学生有机会调查此事，如果需要，可以获得律师援助，并进行辩护
听证和对质权（证人质证权、律师请求权）	学生有权由律师代表，携带自己的证据和证人，有机会审查学校提供的任何证据，并对学校提供的任何证人进行交叉询问
公正的裁决	在整个过程中，程序的所有步骤都必须是公平和公正的。法庭必须由了解这些程序中的任何重要规则、流程和指导方针的公正人士组成
申诉权；取得听证记录的权利	学生有权取得听证记录，并有权向第二名公正的决策者提出申诉

* 基于程序性诉讼程序指南。

如果没有改正的后果。导师安排时间定期向 Jane 反馈她的进步情况。

在这种情况下，教师是如何维护 Jane 的法定诉讼权的呢？教师让 Jane 意识到现状，以及怎样做才能改善现状。她提供了改进的建议，并将书面改进建议及如果没有改进的后果文件的副本给 Jane。Jane 已经得到正式通知，并且她的法定诉讼权利在师生互动中也得到了维护。

公平对待原则

学生有权期望被公平、一致、客观地对待。公平原则可以从一个学生的待遇与同一课程中的另一个学生的待遇，或者不同课程之间的不一致性，甚至从一个项目到另一个项目的期望来看待。

对课程的期望标准能为评价提供客观的指南，并且必须就此标准尽早、经常地与学生沟通。包括课堂和临床作业在内的课程要求对所有学生都应该一致。学生应该得到相同的作业，即使不是完全一样的，并且能让他们在达到课程目标的过程中取得进步。另外，必须为学生提供合适的机会以及恰当的时间来展示课程的学习结果。不能在学生上课的第一天就决定该生的课程期末成绩，同样的道理，也不能在临床实践的第一天就决定该生的临床考核成绩。在进行评价之前，必须为学生提供时间学习，学生必须清楚地了解临床学习与评价部分的差异。

这是一个违反公平对待的例子：教师允许一名学生得到额外的课程学分，但并没有给予所有学生同等的机会。临床上，对不同学生采用不同的评价标准将被视为违反了公平对待原则。如果教师总是较少给学生布置具有挑战性的作业，但在评价时认为学生不能处理复杂的案例，这也涉及公平对待的问题。

在课程中，必须一致地采用课程政策，或者必须有合理和正当的理由来解释为什么可能会出现例外。例如，如果一个项目有一个普遍应用于所有护理课程的评分标准，教师不能基于自己的偏见而独立决定在其课程中对政策做出例外处理。在某些情况下，例如临床机构的要求可能需要超出护理项目健康与安全政策所包含的额外健康和安全要求，那么在所有课程中一致应用项目政策的例外情况可能是合理的。

在确定适当的公平标准时，法院可以审查类似项目的典型政策和期望。尽管项目政策和实践可能因不同项目而异，但显著的变化可能会表明特殊的政策或措施对学生不公平。例如，如果要求刚进入临床学习的学生达到已经多次完成该操作技能的优秀的高年级学生的技能水平，则可能影响该学生初期的成功完成率。这种类型的预期可能被视为不公平，很可能造成不一致的评价。

合同法与学生权利

影响学生权利的其他法律概念来自合同法原则。学生也可以在对机构采取行动时使用这些概念。对合同法在这种情况下适用的理解是，当学生进入大学或学院时，他们实际上与学校签订了合同。如果学生完成学位要求并遵循所需的各项程序，则将获得学位。学生和学校之间的隐含合同，构成了许多以学生权利为导向的判例法的基础。法院可能将机构文件视为合同，无须考虑是否可能会有书面的免责声明，如声明院校不打算将该文件作为院校与学生之间的合约。

课程教学大纲通常被暗示为最常见的合同文件。课程大纲可能包含一份声明，即它不是机构和学生之间的合同，而是经常被法院视为隐含合同。即使在学生同意对教学大纲进行修改的情况下，原始教学大纲条款也可能在争议中起决定性作用，因为表达同意的学生可能被视为无法反对，而不会因此受到老师的谴责或来自其他学生的骚扰。另外，当教育机构因没有遵循自己的政策和程序而被视为违反了隐含合同时，学生成功地赢得了基于合同理论的反对教育机构的案件（Boehm *v*. U. of PA. School of Vet. Med，1990；Schaer *v*. Brandeis University，2000）。

保密和隐私原则

立法保护患者的健康信息及隐私，提醒了教师应具有保护学生信息的义务。教师角色中对保密性的义务来源于指导所有护士的道德准则。学生有权期望与他们的学习进展、课业成绩和临床表现水平，以及个人问题相关的信息被保密。

在教学过程中，教师经常接触有关学生的私人信息。学生经常向教师吐露影响他们课堂表现的事情，或仅是向值得信任的人寻求建议。这可能会导致教师之间的冲突，因为作为护士，教师可能倾向于以治疗的方式回应（Gaberson et al.，2022）。教师要记住，他们的主要角色是教师，而不是医疗保健服务提供者，这一点很重要。教师分享学生个人信息必须具有令人信服的目的，例如为了学生的安全或遵守机构管理政策。除非需要泄露信息以保护学生，否则教师应尊重学生的隐私。这一结论与加利福尼亚大学塔拉索夫评议会的法律先例一致（1976）。在塔拉索夫案中，法院认为在有正当理由相信透露患者信息对他人可能造成伤害的情况下，医患保密规则不适用。

对具有爱心的教师来说，很容易为了学生的最佳利益而公开学生信息。但如果没有得到学生的同意，或教师没有合理理由，保密则可能带来伤害，教师在未经学生同意的情况下分享保密信息将侵犯学生的隐私权。教师往往急于和下学期的任课老师分享学生的优缺点，该行为被教师视为一种标准的做法。但学生的课堂表现或课堂中遇到的挑战不见得还会出现在下一门课程中。告知其他教师这名学生的优缺点会使该教师产生偏见，可能被解释为不公平，侵犯了学生的隐私权。然而，提醒教师哪些信息会影响患者或学生安全，仍有需要讨论的余地。这对于护理教育工作者来说是一个困难的抉择，因为通常会分享比认为必要的更多的信息，这可能会通过牺牲对学生的偏见来换取。

除了保密，隐私（尤其是学生记录）也至关重要。1974 年的《联邦教育权和隐私法案》（Federal Educational Rights and Privacy Act，FERPA）通常被称为《巴克利修正案》（the Buckley Amendment），为保护学生记录提供了法律依据。颁布本法案是为了确保大于 18 岁的学生能够获得自己的教育记录，也为了确定在没有获得学生同意的情况下能够查看记录的人。修正案还规定，允许学生对记录内容提出质疑：认为某项不准确或他们不认为这样。在实际运用中，最常涉及本法案的情况是家长在没有征得学生同意的情况下，要求查看有关学生的进展或学习成绩的信息。家长经常会惊讶地发现，除非学生授权，否则他们没有“权利”获取学生的记录信息。教师了解并遵守这一立法非常有必要。例如，教师不能在任何公共场合张贴学生成绩、让学生在公共场合取回评分材料，或者传阅带有学生识别码或社保信息的班级名单打印件。所有这些都违反了 FERPA 的规定，并引致教师及其学校被起诉。可以通过美国教育部网站在线获取 FERPA 要求的参考资料。

护理院校必须严格遵守 FERPA 对教育机构规定的相关指南，但同时也要注意保护学生的健康记录。这些健康记录经常储存在一个单独的文件夹里，并且应该遵守 1996 年《医疗保险可携带性和责任法案》（Health Insurance Portability and Accountability Act，HIPAA）的指南。在课程评价过程中，教师保存的学生记录以及评估笔记必须被监管，以保护隐私。

必须严格保护学生隐私。无论是基于普通法律的隐私标准、FERPA 还是 HIPAA，学生均有权利保护他们在教育系统内的信息。

可提供学生法定诉讼程序的指南

学业问题的法定诉讼程序

即使在最好的环境中，诉讼的可能性也始终存在。因此采取行动并制定政策以减少因学业失败或开除而引起诉讼的可能性是谨慎的。以下做法有助于使学生了解教师的期望以及他们在课程中的进展，并为确保学生获得所需信息提供基础。

1. 提供一份明确学生和教师权利与义务的正式文件。在入学时，应向学生提供一份适用于学生和教师的权利、责任、政策和程序的文件。尽管机构有权制定政策，但他们也有责任将这些政策和指导方针传达给学生和教师。机构中对所有学生有效的政策和程序以及特定于某个项目的政策和程序应该是可用的，并且必须是一致的。政策应解决进展、保留、毕业、解雇、分级和行为等问题。学生还应该被告知干扰进展的情况以及会导致计划终止的情况。他们应该学习提交申诉的流程。这些政策应该随时可用，通常发布在教师和学生手册中。策略是确保学生已经阅读并理解这些文件中包含的信息应该是引导过程的一部分。在每门课程中，教师应计划加强这一信息，并包括对课程的具体期望。要求的书面细节应该包含在课程大纲中，并在第一天上课时与学生讨论。

2. 定期审查和更新手册和目录中的政策。提供给学生和教师的出版材料应包含有关学术政策和程序的最新信息，这有助于使学生和教师了解他们需要遵守的政策和程序，并且这是机构和项目认证机构的要求。定期审查政策和程序确保教师知道当前的政策，增加了他们在遵循这些政策时保持一致的可能性。

3. 课程开始时应明确沟通课程要求及课程目标。课程教学大纲应说明课程要求、重点掌握内容及教师所期望的学生结课表现。学校通常为护理课程教学大纲中应包括的内容制订了指南以供参考，教师应遵循这些标准。一份教学大纲至少应包含以下内容：课程简介、课程目标、课程学时数、任课教师责任、课程表、出勤政策、教学策略、内容概要、评估工具和方法、作业提交日期、补交作业制度及课程通过标准。许多学校还要求教学大纲包括一份学生通知教师某残疾学生需特殊照顾的声明。教学大纲应在授课第一天分发给学生，让他们有机会了解和明确课程要求。

4．将所有的测试和书面报告都保留在一个文件夹里，直到学生完成基本的课程要求或教育项目要求。尤其对有学习障碍的学生来说，学生的作业、测试和评价非常重要。学生所有的课堂表现记录都应至少保留至课程结束。教师必须了解并遵循学校有关保存学生档案和记录的政策和标准。至于学生的这些文件要保存多久，尚无统一规定，不同学校的政策也不一致。学生的临床评价通常会成为档案永久的一部分，尽管有些教育项目只保留至学生结业。学生作业和测试文件的保留也有助于减少学生之间剽窃的可能。当学生知道教师会保留作业和测试的副本时，会减少学生将其他学生的作业据为己有的行为。学生作业等文件可作为范例在认证查阅或评价工作期间与评估者分享。同时，学生作业也可以用作其他学生学习的案例，但教师必须获得学生的同意才可与其他人分享其成果。一些学校让学生签署授权（查看和使用）的标准化文件，并将其保存在永久档案中。

5．学生应有机会查看学生文件中所有的评价数据。学生有权查看所有用以确定其评价成绩的文件，同样也有权不同意其评价结果，并有机会回复评价教师的评论。教师应让学生在评价表上签字，并注明日期，表明已经与学生讨论过评价结果，同时也为其提供了在评价表上发表自己的评论的机会。

6．当学生在课程目标上没有取得令人满意的进展，以及有可能学业失败或被开除时，学生必须收到有关学业缺陷的通知或信息。学生应定期收到关于他们在课程及临床目标中取得进展的反馈。如果发现不足，应告知学生哪些行为不理想、怎样做才能有所改善，以及如果不改善的后果。教师应与处于学业危机中的学生开展正式会议，采用书面形式明确不足之处，并与学生一起确定解决方案。所有教师和学生都应签署一份文件，以表明共同参与计划的制订并同意此计划。后续跟进会议应注意在共同商定的目标上是否有进展，并备注修改或增加的策略。所有会议须有书面记录，并且双方当事人应有此记录的副本。之前已用 Jane Short 的例子说明了具体做法。

那些未能准确评估学生表现不佳的教师，无论是由于不愿让学生体验失败，还是害怕潜在的诉讼，都是在误导学生，可能会危及患者护理，使教师同事陷入困境，并且可能会面临教育渎职的指控。护理教师，甚至是大学都有责任培养安全、具有胜任能力的从业人员。当教师未尽责时，他们可能会被追诉失职的责任，因为他们违背了教育工作者的职责。学生的不足最终会被其他教师发现和处理。学生可能会问，他们为什么没有在受教育的早期被通知缺乏学习能力，从而可通过法律途径指控“失败”教师的偏见行为。因此，初次发现学生有不符合要求的学业表现时，就应告诉学生，这样会更加公平。用充满关爱的、建设性的方式告诉学生，可以为他们提供改善学业表现的机会；相反，不告诉他们就是拒绝给他们这个机会和权利。

这些程序能够确保学生在学业失败时获得相关法定诉讼程序，这是法律赋予学生的权利。与未取得学业进展的学生保持开放的交流是解决这类问题以及减少教师责任的关键。如果学生认为他们被公平公正地对待，并在这个过程中得到了足够的信息，他们就不太可能起诉。

纪律问题的法定诉讼程序

因不当行为或纪律原因被开除的学生应得到额外的保证，确保遵循了诉讼程序。纪律处分发生在学生违反规定或法律或参与了不允许的活动时。对学生采取的纪律处分需要包括向学生提供一份被控违规行为的书面文件。信息应包括违反了什么政策或规则的详细信息，并且必须提供足够的信息以确保学生能够针对指控进行辩护。法定诉讼程序应包括公正的决策者、对学生的指控和证据的通知、在决策者面前出庭的机会、推荐证人的机会、保护证人免受制裁，并允许学生自愿接受纪律或决策者的裁决（A *v.* C. College，1994）。如果学生愿意，法律顾问可以为学生提供建议，但不能质疑或采访其他参与者。该机构的法律顾问通常也是可用的。在正式听证会之前，学院或大学不应采取任何行动。根据机构的不同，委员会通常会决定指控的结果。法院更有可能参与纪律处分，因为它们涉及较少的专业判断和评估。

在前面的例子中，如果 Jane Short 继续缺席临床课程，并在错过了足够的天数后被开除，那么作为纪律处分事件的法定程序必须包括更多教师的行动。教师必须提供 Jane 违反学校哪一条政策的书面信息（不过我们希望她在会议初期就这么做），并为 Jane 提供一个机会来回应这些指控。这一过程必须为 Jane 提供为自己的行为辩护的机会，或向那些最终决定她处境的人解释其行为的机会。因为这是一个纪律问题，在这种情况下，教师必须采取额外的步骤来确保法定诉讼权得到保护。

申诉和学生申诉程序

即使按照法定诉讼程序、对相关政策和预期的学业标准进行了清晰的沟通，在面临学业失败或被开除时，学生仍可能希望寻求法律援助。在这种情况下，该学生可能会因为教师任性或随意的行为而向法院申诉。传统上，法院通常不会推翻学术性决策，除非学生能够证明教师不遵循“公认的学术规范，以至于其本人或对其负责的委员会没有真正执行专业判断”（Regents of University of Michigan *v.* Ewing，1985）。有这样一个案例，一名被医学院开除的学生向校方提起诉讼，理由是大学教师因为不合理且反复无常的情况开除了他。法院裁定，大学教师确实有理由开除这名学生，因此学生申诉没有发生“实质性诉讼程序要求”的理由。

还有其他的原因，学生可能会起诉学校。如前所述，未获得法定诉讼程序保护的学生可能会因为违反合同而起诉学校，尤其是在私立学校。法院通常遵循“学生和私立大学之间的关系是合同关系的规则”（Dixon *v.* Alabama State Board of Education，1961）。然而，在法庭的案件中，根据案件的实质，解决合同问题的申诉不一致。学生可能还会指控学校诽谤或侵犯公民权利，包括歧视。法院一般会毫不迟疑地对被起诉的歧视案件（如种族、性别、年龄或残疾）进行分析。避免此类诉讼的最佳方式是严格遵循根据学校或项目政策制订的制度，而这些政策必须符合所有联邦和州的维护公民权利的法律。

学生申诉流程

在寻求法院系统的帮助之前，学生必须首先在学校内使用所有可用的求助资源。教育法的一个既定原则是，法院通常依靠学术机构来处理成绩纠纷，只在有证据证明侵犯学生权利的情况下才会介入。高等教育机构已经制订了针对学生的申诉和申诉的政策。这些纲领的目的是建立共同程序，以确保学生获得法定程序，并且教师权利也得到支持。表 3.2 中包含了一个申诉流程示例，该示例说明了学生在提出正式申诉之前应启动的典型步骤。教师和护理专业管理者应该熟悉这个“指挥链”，以确保学生获得诉讼程序，同时教师权利也得到尊重。

与学生申诉和申诉程序有关的制度和程序政策应以书面形式提供给学生和教师。通常在教师入职介绍时，会在教师手册中告知教师这些信息，并且告知教师这些信息会定期更新。

同样，也应告知学生存在正式的申诉程序，并且学生有责任发起这个程序。通常建议在学生第一次入学时就将这些信息发给学生，并记录学生收到了这样的信息。学生有权利选择不发起申诉程序，但他们应始终知道可以这样做。在有需要的情况下，应与学生一起阅读有关申诉程序的信息。

当发生申诉时，申诉程序即启动了，有两种可能的结果。一种情况是，申诉委员会可能会审查所提供的材料，并发现学生的指控没有充足的理由，而应维护既定的成绩或教师的决定。另一种情况是，学生的指控中证据是有效的，然后提出纠正措施的建议，这可能意味着分数的改变，或给予进一步评价的机会。建议的实施可能会因具体的指控和情况而异。如果学生对于申诉的裁决不满意，其有权向法院系统寻求进一步的帮助。

申诉过程中教师的角色

参与申诉过程可能给相关的教师和学生带来压力。当一名学生对既定的成绩或评价不满，并考虑申诉时，教师应考虑重新评价。如果教师发现学生的证据合理，确实应得到更高的分数，那么教师应更改成绩。如果教师认为在审查后不进行更改是合理的，并且所有的程序和标准均一致、公正，那么教师应维持既定的分数。然而，教师不应仓促做出决定，或因为申诉的威胁而恐惧。在没有正当理由的情况下更改分数是一种危险的先例，应该避免。清晰、一致地使用那些学

表3.2 申诉流程示例

申诉的步骤	注释*
第1步：教师会议	许多问题可以在教师和学生之间非正式地解决，这应该是讨论开始的一级。学生应预约与教师会面讨论问题，并提出支持学生立场的客观证据。教师负责总结会议的内容，向学生提供一份总结文件，并将摘要文件放入学生的档案中
第2步：学术顾问会议	一些护理项目在申请过程中会邀请学术顾问，其他护理项目则不然。学术顾问可以作为一个公正的第三方来倾听申诉，并作为调解人来解决问题。应制作一份会议的书面总结，一份副本交给学生，另一份副本放在学生的档案中
第3步：项目主管会议	下一级通常是项目主管，但根据护理专业的结构，可能是不同的职位。主管可以从更广阔的角度来看待这个问题。学生再次有机会讨论此事并带来支撑证据。应制作一份书面总结，一份副本交给学生，另一份副本放在学生档案中
第4步：护理学院院长会议	一些护理项目可能只有一个项目主管，在这种情况下，下一步可能是正式提交申诉并与申诉委员会举行会议。如果护理学院院长在场，这个人可以作为另一方来促进问题的解决。应制作一份书面总结，一份副本交给学生，另一份副本放在学生档案中。护理学院院长会在适当的范围内选择相关的教师跟进该问题
第5步：申诉委员会	申诉委员会可以仅根据提交的书面材料或在学生提出问题的听证会后审查此事。学生应该总是有充足的准备时间，并为自己的申诉内容提供证据。申诉委员会的书面结果将交给学生，并存入学生档案
第6步：首席学术官会议（学术副总裁或教务长）	该机构的首席学术官通常是申诉过程中的最后一步。首席学术官审查所有材料，并对此事做出最终裁决

* 申诉程序的每一步都应该给学生提供足够的时间为下一级申诉做好充分的准备，同时确保以有效的方式处理问题。由于教育机构的组织结构各不相同，实际步骤也各不相同。例如，并不是所有的护理项目都有护理学院院长。

生已知的评分标准，将有助于有效维持既定的分数。在布置课程作业或活动前制订好计划，并提供明确的评分标准，有助于减少学生的误解。

临床实践与课堂中的学业表现

护理教师的主要职责之一是评价学生学业表现。在许多情况下，教师负责评价学生课堂（理论课）和临床教学环境中的表现。学生评价是各级教师的期望，而且出于多种原因需要慎重考虑。

评价结果对学生具有深远的影响，因此教师必须始终保持对此的充分认识。学生评估是衡量学生学习效果及确定其实践能力的关键环节（Oerman & Gaberson，2019）。然而，在课堂或临床环境中有效评估学生能力的方式可能存在一定局限性。评估结果通常反映学生在课程中的进步情况，而不满意的评估结果可能导致学生需要重修课程、推迟学业完成时间，甚至被课程除名。这些后果将给学生带来经济负担、心理压力以及其他潜在影响。此外，教师也可能面临负面后果，例如情绪困扰、来自管理部门对通过率指标的压力，以及在给出不及格分数时可能产生的个人失败感。鉴于这一过程对所有参与者均构成较大压力，教师需明确了解评估过程中涉及的重要法律概念，并采取适当措施以确保评估过程的公平性和合法性。

临床环境中的学业失败

教授临床护理课程的教师负责指导学生专业护理临床判断、技能和价值观的发展。教师必须确保所选择的学习经验为学生提供发展这些技能的机会，以确保他们将来成为安全、能胜任的从业者。运用理论知识基础，发展精神运动技能，与患者和工作人员使用适当的沟通技巧，表现出决策和组织能力，以专业的方式处事，这些都是期望护理专业学生通过临床经历实现的能力类型的例子。也期望教师对学生的能力做出判断和决策，以满足临床教学的目标。当学生不能令人满意地达到临床经验的目标时，教师有法律和道德责任拒绝学业进展。

开除无法胜任临床学习的学生，是有法律和道德依据的。所有州都有护士实践的法案，以规范特定州内的护理实践和护理教育。能从护理课程顺利毕业应该表明学生已经达到了护理实践所需的最低能力。

在提供临床护理时，护理专业学生将对专业失职行为负责，并要求他们为临床学习情况做好准备，并在需要时寻求帮助。虽然护理实践是由州法律规范的，这导致各州之间的实践标准有所不同，但普遍的观点是，学生是在用自己的“虚拟执照”执业，而不是他们的导师的执照。因此，学生将被要求达到与具有相同教育背景和经验的理性、谨慎的护士相同的实践标准。患者应该期望所提供的护理将是安全的、高质量的，达到所需的水平。此外，即使学生尚未完成学历教育，学生也应在教师的指导下，遵循本专业的专业实践标准和道德准则。

在临床环境中，护理学生需要在临床教师的监督下学习。医院的护理人员对提供的患者护理有最终的控制权，因此工作人员、教师和学生之间必须保持流畅和适当的沟通。允许学校使用临床学习过程的合同，也可能包含一项条款，规定护理学院将对学生进行监督。如果学生和教师的能力水平达不到机构可接受的护理标准，并且可能导致临床机构失去作为未来临床工作场所的地位，那么机构保留要求开除学生和教师的权利也是很常见的。

教师必须承担相应责任，确保学生达到可接受的能力水平并规范实践。卫生保健团队的每位成员均需对其与患者护理相关的潜在失职负责。若学生未能依据临床标准提供护理，则应承担由此引发的任何损害的责任。若护理学院未能合理分配、监督及管理学生，则应对由此产生的损害后果承担责任。若临床工作人员（作为患者护理的最终责任人）未能履行监督职责，则需对由此导致的损害负责。

临床教师承担着多项与指导学生密切相关的重要职责。首先，临床教师需要为学生的表现设定清晰且明确的期望，并在任何学习活动开始之前，将这些期望以正式的方式传达给学生。这些期望应当合理、可达成，并且需以一致和公平的原则适用于所有由教师负责的学生。其次，教师必须确定对学生监督的适当程度。在制定监督计划时，教师应综合考虑患者的病情严重性与稳定性、所需治疗的复杂性，以及学生适应临床环境变化的能力和水平。此外，临床教师还肩负着评估学生将课堂理论知识有效迁移至临床实践环境的能力这一重要责任。

将理论应用于护理实践是确保安全护理的重要组成部分。教师需要积极参与数据收集，以评估学生在这一领域的能力水平。数据收集可以通过多种方式进行。例如，在实施护理之前，可以要求学生制定书面护理计划或护理思维导图，并阐明所选护理干预措施的理论依据。此外，教师还可以通过口头提问的方式，要求学生解释其收集到的患者评估数据的意义，或者让学生每周撰写日记，以展示其临床决策能力的发展过程。第 18 章和第 26 章进一步探讨了临床教学与评估的相关内容。无论采用何种数据收集方法来评估学生的表现，这些方法都必须对所有学生保持一致性和公平性。鉴于教师对学生作业的适当性以及对学生监督负有法律责任，以确保符合相关的护理标准，因此当发现学生存在安全隐患时，教师有责任立即采取措施，停止该学生参与临床护理工作。

由于对法律诉讼的担忧，教师可能在决定是否让临床表现不佳的学生不及格时表现出犹豫。然而，联邦和州法院通常支持教师的责任与权利，即评估学生的临床表现，并解雇那些未能达到满意表现标准的学生。长期以来，法院一致认为，作为专业领域的专家，教师最有资格对学生的学习成果进行评判。在教授临床课程时，教师需明确制定并清晰传达课程目标与临床要求；同时，他们还需记录学生的表现，并通过持续有效的沟通指导学生在临床领域的进步。这些措施将在第 18 章中进一步详细探讨。成功实施这些措施的核心在于，确保对学生的期望进行了明确的沟通。

作为交流的一部分，教师应在课程启动之初明确临床教学目标，并清晰阐述对学生临床能力水平的期望。这些要求需在课程大纲中予以详细说明，同时阐明用于确定课程临床分数等级的标准与依据。临床教学大纲应系统列出所有评估方法及其具体应用方式，以确保临床分数等级的科学性和合理性。第 26 章提供了关于临床评估流程的进一步信息。学生应被告知数据获取的具体途径，并明确了解临床评价的性质（形成性、终结性还是综合性）。此外，学生应通过形成性评价机制获得持续反馈，定期接收有关其进展的信息及改进建议。在临床实习阶段，学生应有机会展示其对课程能力要求的达成情况，且不应在课程结束前对其提出超出当前阶段的能力要求。对于未能达到目标的情况，其可能产生的后果亦需向学生清晰传达。

所有临床经历及师生会议的书面记录应在课程期间为每位学生妥善保存。在临床学习过程中，记录学生的观察结果对于协助教师回忆具体的客观观察具有显著效果（Gaberson et al.，2022）。

学生学习经历的正式书面记录可以证明其具备充分的机会以达成临床学习目标。若未能提供实现临床学习目标的必要机会，则不应针对学生进行相关评估，亦不可因其未达成目标而判定其不合格。

轶事记录应当以客观的方式撰写，全面描述学生的表现，包括积极与消极的方面，并明确与课程目标的关联性。教师应避免对学生个性进行主观评价，而应聚焦于学生在达成课程目标方面的具体表现，包括已完成和未完成的部分。关于学生每日及每周作业的记录需基于事实，杜绝任何形式的偏见。同时，对这两方面表现的详细记录能够确保在最终临床成绩评定时，学生的整体表现得到充分考量。

在整个临床教学过程中，教师应向学生提供持续且具有建设性的反馈。明确指出学生在临床表现中的优势以及需要改进的方面，有助于增强学生作为未来执业护士的职业自尊与信心。反馈应在私下进行，避免同伴、同事或患者在场，以确保学生的隐私和保密性。对于持续存在的临床问题，应在非临床环境中通过正式会议予以解决。每次师生会议均需形成书面记录，详细记载讨论内容，包括教师或学生关注的重点领域，以及为纠正相关缺陷所采取的具体措施。后续进展信息应体现在跟进记录中，明确反映学生在改进临床缺陷及应对不足方面的努力与成效。所有书面记录须由教师和学生共同签字确认。

与表现欠佳的学生进行有效沟通是一项具有挑战性的任务。在向学生反馈不足表现时，教师需明确传达其对学生进步的真诚肯定，并强调教师在临床环境中确保患者安全是重要职责。根据Oermann和Gaberson（2019）的研究，在临床学习过程中提供反馈应具有持续性，同时包含具体的改进建议以帮助学生提升表现。此外，学生应被赋予机会对教师的反馈进行澄清和回应。在某些情况下，引入客观的第三方（如系主任或课程协调员）可为事件提供公正的视角，并作为教师与学生之间沟通的中立见证者。

当通知学生其表现不符合课程要求并可能导致课程不通过时，教师必须严格遵循机构为该情形制定的指导方针。告知学生临床表现未达到预期标准可能会对其造成一定的压力，但这也是保障诉讼程序的重要环节，这是学生在学业表现不足时应享有的权利。此举明确传达了学生的表现未能达到预期标准，并为其提供了改进不足的机会。同时，教师还需将学生的具体表现情况及时通报给负责该课程的其他相关教师。

临床环境中支持学业失败的学生

临床教师如何判断学生的临床表现不佳并足以导致课程不及格？在评价之前，应当给予学生多少学习与改进的机会？这些问题在护理教育领域已争论了数十年，但仍未达成共识。在临床学习阶段，教师需负责对学生认知、精神运动及情感行为进行全面评估。即便存在可靠且有效的评估工具，对学生行为（尤其是情感领域的表现）进行客观评价仍面临较大挑战。

临床评价对护理教育工作者而言具有多重的内在挑战。鉴于临床评价的主观性特征，其标准可能被教师或学生误解，从而影响评价的公正性和一致性。因此，临床教师需制定并实施明确且客观的评价策略，同时为学生提供及时、具体且频繁的反馈，以帮助他们清晰了解自身在达成临床学习目标方面的进展。若学生的临床表现未能达到既定标准，则可能导致课程成绩不达标。在此情形下，教师应采取合理措施，确保遵循法定程序原则，保障学生的合法权益，并为其提供必要的支持与指导，以协助其顺利度过这一高压阶段。

在应对临床表现未达到预期要求的学生时，教师可以依据一系列指导原则采取相应措施。如前文所述，应尽早识别未达标的临床表现，并与学生进行深入且具有建设性的沟通。同时，需对学生的整体表现进行全面评估，详细记录与学生有关的所有会议内容并妥善存档以备后续参考。

与学生合作时，教师应制定一份详细的计划或“学习合同”，明确列出需要改进的具体领域以及相应的补救措施，以确保学生成绩的持续提升。学生需认识到，在个别情境中的优异或不足表现，并不会直接决定其是否通过课程评估。更为关键的是，学生应致力于培养行为的一致性，展现出持续进步的能力，并为患者提供安全可靠的护理服务。此外，学生还需理解，即使成功完成计划中规定的补救任务，也可能不足以保证课程的及格成绩；只有全面达成课程目标，才能确保最终通过评估。在计划形成正式文件后，学生和教师均应在文件上签名并注明日期，以确认双方的责任与承诺。同时，应向学生提供一份计划的副本，供其存档及后续参考使用。

在这段时间内，定期召开反馈会议至关重要，因为学生需要借助这些会议来改进其表现。会议的频率应根据具体需求灵活调整，但建议双方协商确定一个固定的会面周期，例如每周 1 次。教师需对每次会议的内容进行客观、详实的记录，特别是对所采用的干预策略进行清晰描述。此外，学生的自我评价应作为整个过程中的核心组成部分予以重视并纳入其中。

学生亦应认识到，在评价期间，教师可能需要强化监督与观察，以持续保障患者的安全。然而，学生可能会反馈称其遭受了不公平对待或骚扰，并指出教师过多的监督对其造成了心理压力。在此情况下，将学生转介给专业辅导员或其他具备资质的人员以协助其进行压力管理，不失为一种有效的解决策略。值得注意的是，当教师偏离教育工作者的角色，转而承担起照顾者或学生顾问的角色时，便容易引发角色混淆的问题。护理教育工作者应明确限定自身职责范围，专注于履行教育工作者的角色。同样地，当教师试图扮演医疗保健提供者的角色时，若缺乏合理的护患关系，则这种行为也是不恰当的。

在某些情况下，临床指导教师可能会对学生的表现感到担忧，但难以具体明确其不足之处。此时，指导教师可能希望向其他教师征询关于该学生表现的意见。教师有权（但无法律义务）邀请其他教师进行客观评估。若决定采取此措施，该教师必须清晰告知学生观察的目的，并明确说明客观评估的结果可能对最终成绩产生影响。

如果学生已采取改正的干预措施，仍然做出不安全的护理服务，教师有权在学期结束前将学生从课程中除名。可能被移出临床环境的学生包括以下几类：始终未能正确认识自身局限性的学生，明确且反复表现出无法预见其行为后果或未能采取适当行动的学生，以及长期未能与教师保持有效沟通的学生。此外，若学生对教师存在不诚实行为，则会引发严重的法律和道德问题。

所有这些情况都可能对患者的护理构成潜在威胁，并可能导致患者处于不安全的状态。临床教师有权根据学生的表现，决定是否允许其继续在临床环境中提供护理服务。然而，如果学生的临床表现已经达到基本的安全标准，则必须允许学生完成课程的临床要求，即使其尚未完全达成课程目标。此外，在课程结束之前，不应强制要求学生必须完成所有课程目标。

遵循上述程序有助于保障并有效维护学生的法定程序权利。在整个过程中，与学生保持高效且持续的沟通虽然具有挑战性，但却是教师与学生之间达成解决方案的关键因素。当学生能够明确感受到自己受到了公平且客观的对待时，绝大多数情况下他们会接受未能达到课程要求的结果。同时，教师应避免因学生在临床表现上的不足而产生的过度自责情绪。

课堂学习中的学业失败

出于实际需要，护理课程体系的学习非常严格。课堂学业失败导致从护理专业退学，这并不罕见，如何保留住护理学生是护理教育工作者经常遇到的问题。然而，教师有责任维护学业标准，有时必须在课程中认定不合格。

课堂学业失败的原因很多。首先，学生可能在开学时低估了他们投入到课程学习并获得学位所需要的时间和精力。学生可能没有做好准备，缺乏必要的学习和时间管理技能来合理安排他们的学习计划。学生可能因为护理课程的学业需求而突然变得不知所措，其带来的压力会进一步加剧焦虑，使学生更加无法应对课程要求。

其次，当今很多护理学生试图承担各种角色，同时处于对工作、对家庭和对学校的责任的多重压力之下。角色负担过重，学生成绩则会受到负面影响。学生往往被迫做出艰难的决定，而且在面临这些问题时可能无法恰当地确定优先顺序。

最后，一些学生在护理课程所需的认知能力水平上有欠缺。虽然擅长记忆事实和信息，但却无法应用这些概念以发展良好的决策能力。这通常表现在他们不能很好地完成应用性、分析性以及综合性的认知能力测试上。那些以前从未被要求在这些层面进行思考的学生，可能会在花费大量时间记忆信息但仍然在考试中表现不佳时感到沮丧。

一些学生可能会有学习障碍，这会影响他们阅读理解、成功通过测试、记忆信息或保持专注的能力。一些学生有令人满意的临床表现，但在课堂学习中表现不佳。有关学习障碍学生的进一步讨论请参阅第 4 章。英语作为第二语言的学生也可能遇到这些困难。

教师有道德义务在课堂上辨识那些很有可能会学业不合格的学生。Donovan 在 1989 年确定的高风险特征的相同案例在今天仍然适用，包括低平均绩点、低标准化考试成绩、缺乏评判性思维能力，以及上过几所大学但都没有获得学位。此外，其他导致学生学业失败风险增加的因素还包括阅读与理解能力较弱，以及英语作为第二语言所带来的学习挑战。当具备上述特征的学生被录取进入护理专业时，应为其提供系统的学术支持服务，以提升其学业成功的可能性。

教师还肩负着开发并提供学术支持服务的责任，这些服务能够提高学生的成功机会，从而增加护理项目中的学生留存率。有许多服务可以帮助学生实现学业成果，涵盖辅导计划、个性化课程学习指导、学习技巧工作坊、师生指导计划、考试支持、同伴学习研讨会以及时间和压力管理培训等。教师应深入了解校内其他部门的可用资源，并主动将这些资源推荐给有需要的学生，以提供及时且有效的帮助。此外，教师还应积极鼓励和支持学生参与有助于构建支持系统的活动，例如加入学生会或学生组织。目前，许多护理专业已成功实施了同伴指导计划，并取得了显著的积极成果。为学习存在困难的学生设计并提供支持性服务，能够确保他们在最早可能的干预阶段获得所需的帮助，从而提升整体学习体验与成效。

帮助课堂学习学业失败的学生

在设计干预计划以协助护理学生顺利毕业时，教师必须从学生学习体验的角度考虑，因为这可能对学生继续学习护理专业和顺利毕业有重要影响。教师应获得学生对最关心问题的反馈建议，包括学业和非学业方面。例如，如果学生认为大班授课干扰他们的学习能力，那么可以实施为学生提供小班授课的策略。学生焦点小组访谈可以提供很多反馈信息，教师可以利用这些信息设计应对措施。

教师还需要知晓哪些方案或干预措施（例如辅导课程服务、入学介绍项目、同伴互助学习小组等）有效，以便根据学生的成功与否决定是否继续进行该项目。教师需要知道通过哪些资源来解决学生所关心的问题。利用这些信息，教师将能够制订干预计划，最大限度地提高学生的积极学习体验，并增加学业成功率。

更具体地说，教师可以实施多项主动策略，以支持学生的课堂学习。首先，教师应意识到学生群体的变化和学生存在不同的学习风格。护理教育工作者需要制订创新性、灵活性的学习项目，以适应逐渐增多的非传统的成年学生、研究生以及不同文化背景的学生。

灵活的课程安排、利用技术为学生提供更加便捷的学习项目、校园幼儿托管、认可学生的生活经历，以及为英语作为附加语言的学生提供支持，都可以帮助学生实现自己的教育目标。当代大学生的学习期望和策略可能与过去的学生不同。许多文献表明，当代学生有各种不同的学习风格，从这些研究中获得的信息可为学生提供有意义的学习体验。

那些成功地将学术和社会生活融入学习环境中的学生更有可能坚持完成学业。学校必须意识到，学生对教育过程有不同的需求。在协助学生顺利适应学业责任的过程中，教师作为咨询者的角色很关键。教师需要了解影响为学生提供咨询的学术政策，这样他们才能提供准确、及时的信息。

学术护理教育工作者的一个典型角色通常是担任护理学生的学术顾问。了解学生特殊挑战和护理专业特定需求的教师可以促进学生在学率。NLN（2017）确定了创造多元化环境的重要性，这种环境可以使多样性蓬勃发展。护理协会或组织可以成为鼓励学生的来源，并且可以作为将学生引入护理职业的途径。

就个人而言，教师可以采取几个步骤来帮助课堂表现不佳的学生。当学生表现出对课程内容缺乏了解，如测试不合格或没有正确完成作业时，教师应与学生会谈，以便从学生的角度明确问题的根源。学生常常能自己认识到问题，如预习时间不够、对材料缺乏理解或是个人问题。对每种表现不佳的原因都需要采用不同的干预策略，并且学生应参与应对方案的制订。应检查试卷以评价出错的地方，并分析问题的根源，如是否是知识掌握不够、阅读障碍、与考试相关的焦虑、学习技巧欠佳或个人方面存在困难等。一旦确定了潜在原因，就可以设计和实施干预策略来帮助学生纠正这种情况。

教师必须明白，学生有责任学习，学生也有责任利用可用的资源提高学业成绩。学生必须负责执行与教师一起制订的行动计划。教师不能承担确保所有学生在课程中取得成功的责任，但他们必须确保学生积极参与问题的发现，制订解决方案并提高学业成绩。教师应始终愿意倾听学生的顾虑，并能根据需求推荐合适的课程资源。

如果做了各种努力，学生仍不能满意地完成课程要求，教师别无选择，只能给出不合格的成绩。此时，学生需要在评估现有选择方案时获得指导和支持。如果这是学生第一门不合格的护理课程，通常学校政策是允许重修该课程。如果这是学生第二门不合格的护理课程，学生可能会被开除。因此，当学生规划未来的教育计划时，应该接受适当的学业咨询。

与学业表现相关的伦理问题

多数影响师生关系和师生互动的伦理原则，与指导护患互动关系的伦理原则相一致。师生关系和互动关系均以互相尊重和开放沟通为特征。教师有责任以一种示范性、公正和非评判的方式进行行为规范，而且也应成为学生诚实的学业行为的角色榜样。然而，在师生互动中，显然有可能会发生冲突。教师应考虑与学生发展师生关系中存在的伦理问题。本部分讨论了在发展师生关系过程中的伦理问题，包括学术不端以及师生关系的性质，并为避免发生违反伦理的情况提供建议。

学术不端

在考试期间，一名学生抄袭其他同学或使用夹带的“小抄”，另一名学生同意通过提供考试答案来帮助学业较差的同学。有的学生由于撰写期末论文的时间不足，就上交其他同学撰写的论文；另一位学生则抄袭了部分期末论文，心存侥幸，认为教授不会发现被省略掉的参考文献。在一次临床实习时，有学生忘记按时给患者服药，由于害怕承认错误带来的后果，该学生反而将其记录为“已给药”。这些都是学术不端或欺骗的例子，也成为教师在与学生互动中应对最困难的情况之一。

此类事件在现实中并不少见。随着技术的不断进步以及学生对技术应用能力的逐步提升，作弊手段呈现出日益复杂化的趋势（Oermann & Gaberson，2019）。计算机技术的普及促使学生采用更为隐蔽且高科技的作弊方式，例如利用智能手机、相机、短信以及不当使用计算机等工具。此外，一些学生还采取了其他创新性的作弊手段，如通过文身记录信息、在饮料瓶上贴写有答案的标签，甚至通过网络购买论文。许多研究报告揭示了令人担忧的数据，显示各教育阶段的作弊发生率及其被社会接受的程度均呈上升趋势。尽管护理行业一直被视为最受信任的职业之一，但学术不端行为在护理领域的发生率几乎与其他学科无异（Aplin-Snider et al.，2021）。

Oermann 和 Gaberson（2019）指出，在美国大学校园中，低技术含量的作弊行为与高科技作弊现象普遍存在。由于担忧可能引发的负面后果，护理学院在处理学生作弊问题时往往表现出犹豫不决的态度。此外，一旦发现学生的作弊行为，师生之间的信任关系可能会受到影响而发生变化。教师还可能因学生表现出的对抗性和威胁性行为而对自身安全产生担忧。同时，教师也存在另一层顾虑，即如果学生威胁对学校采取法律行动或进行报复，校方管理层可能无法为他们提供充分的支持和保护。

许多因素可能影响学生做出作弊的决定。一些权威人士指出，相当一部分学生并未将他们的行为视为不道德或等同于作弊，而是认为这些行为是可以接受且普遍存在的。此外，学生与教师对哪些行为构成作弊可能存在不同的理解，这种差异通常体现在对不当行为严重程度的不同界定上（Ezarik，2021）。课堂上的不诚实行为引起了护理教育工作者的关注，因为这可能导致学生在临床环境中表现出类似的行为，不仅在其学习阶段，甚至在其未来作为执业专业人士的职业生涯中（Pittman & Barker，2020）。

教师已经制定了多种策略与实践以应对护理教育中的作弊问题。解决学术诚信问题的首要策略应为深入反思教师自身的行为规范。例如，教师在课堂上展示材料时是否明确标注了引用来源？学生对研究和出版物的贡献是否得到了充分认可？教师对学生的时间安排要求是否合理且符合实际？课程中是否系统性地讨论了价值观及其发展的重要性，还是仅在危机发生时才进行相关探讨？关键在于构建一个将伦理融入整个课程体系的学习环境，并通过有效的教学策略培养学生的价值观与行为规范。

2017年，三方护理委员会发布了一项宣言，明确强调了护理文明的重要性，并指出促进健康和文明工作环境的必要性。护士有责任推动建立尊重与文明的文化，并致力于营造安全、包容的工作氛围（Clark et al.，2022）。在学术领域，护理教育工作者应将礼仪和尊重融入其教学角色，并通过师生互动体现对文明行为的支持与维护。然而，在护理教育和实践中，欺凌现象仍然存在。由于教师掌握着学生的成绩评定及课程进展的权力，他们在师生关系中占据主导地位。尽管某些教师可能并未意识到其行为会被视为欺凌，但从权力不平衡的角度来看，一些看似无害甚至有益的行为实际上可能符合学生遭受欺凌的定义。因此，教师必须坚决杜绝护理专业中任何形式的不文明或欺凌行为。

教师可采取多种措施以有效遏制学生在课程中的作弊行为。课堂考试中的作弊是学术不端行为的一种常见表现形式。这种行为可能通过抄袭其他学生的试卷（无论是否得到对方的配合）、携带隐藏的答案进入考场，或从曾经修读过该课程的学生那里获取试题等方式实现。为减少班级内试题共享的可能性，教师可以开发替代性测试版本以供后续学期使用。此外，在同一班级中采用不同的考试形式，能够降低学生通过查看邻座试卷进行作弊的机会。要求学生将书籍及其他个人物品放置于教室前方或课桌下方，并重新安排座位布局，可进一步增加作弊的难度。同时，明确提醒学生专注于自己的试卷，不仅有助于强化其自我约束意识，还能传递出教师对其行为的关注与监督。

另一种常见的学术不端行为是抄袭书面作品，具体表现为直接使用他人已完成的论文内容或未能正确引用参考文献。部分学生可能对抄袭的定义缺乏清晰的认识，因此，教师应在课程开始时明确阐释何为抄袭，并详细说明引用的规范与时机，以及一旦发生抄袭行为将面临的后果。采取积极的预防措施已被证明更为有效，尤其是当这些措施与构建学术诚信环境相结合时，例如引入荣誉准则或荣誉制度。这不仅有助于减少学生以“我不知道这是错误的”为借口的情况，还能从根本上提升学生的学术意识。此外，要求学生在提交书面作业时附上所引用参考文献的完整清单，可便于教师核查资料来源，从而降低故意抄袭的可能性。同时，建立以往学生论文的档案库也能有效防止学生将他人成果冒充为自己的作品。

有时，学生可能迫于压力而协助另一名学生在作业中作弊。这种行为的动机可能是出于一种被误导的同情心或“帮助”他人的意愿，也可能是源于对某种情境的恐惧。因此，教师应定期与班级学生共同回顾学校关于学术不端的政策，特别是在怀疑可能存在相关问题时。许多学生并未充分认识到，学校政策通常明确规定，任何协助他人作弊的行为均属于学术不端，并可能导致纪律处分。此外，大多数学校还设有相关政策，为那些感觉自己受到其他学生口头或其他形式骚扰的学生提供指导和支持。

文献中概述了多种防止作弊的策略（Oermann & Gaberson，2019）。学术荣誉守则可由教师与学生共同制定，以提升其权威性与执行力。护理专业通常包含明确的学术诚信政策，这些政策应作为应对实际或潜在学术不端行为的指导依据。此外，在课程大纲中加入书面说明，提醒学生学校关于学术不端行为的政策以及学术荣誉守则（如适用），有助于增强学生的意识并减少违规行为的发生。课程大纲还应明确规定作弊和违反荣誉守则的后果，例如作业成绩为F、课程成绩为F或其他适当的惩罚措施。相关信息可以纳入教学大纲的评估部分，以确保学生充分了解所有作弊行为都将受到严肃对待。值得注意的是，所有课程政策必须严格遵循学校的政策和程序，并保持一致性。

如果教师掌握了确凿的证据，证明学生存在任何形式的学术不端行为，则应针对该事件与学生进行正式的面对面沟通。

教师在处理作弊事件时，应综合采取多种措施以确保公正性和有效性。与学生就涉嫌作弊问题进行沟通时，教师需严格保护学生的隐私权。此类讨论通常应在第三方见证下进行，例如另一位教师或系主任参与其中，以确保过程的透明性和公正性。教师应当以清晰、客观的方式陈述所观察到的行为，并将其与学校规定的预期行为标准进行对比分析。同时，应对学生行为可能引发的后果进行全面评估。学生需明确知晓学校的政策要求及其遵守职业行为规范的重要性。会议内容应由教师详细记录，并向学生提供一份正式的书面副本以备查证。正如纪律处分与法定程序章节中所述，在采取任何具体行动之前，必须确保学生享有充分的法定程序权利。

网络环境中的学术不端行为

在线教育在护理专业中的应用日益广泛，同时也伴随着监控与预防学生学术不端行为的挑战。

在网络考试中，作弊现象是一种常见的问题，若缺乏有效的预防措施，则极有可能发生。其中一种典型的作弊方式是由非考生代考，尤其是在未配备生物识别或面部识别等身份验证系统的环境中。为应对这一问题，可以采用基于复杂击键分析技术的软件，通过识别独特的用户行为模式，有效防止替考行为的发生。此外，学生可能在考试期间利用远程软件连接网络资源或其他同学进行作弊，这可以通过实施锁定学生浏览器的系统加以阻止。

学生在参与在线考试期间，可能以如厕需求或设备连接不稳定为由提出申请。此类情形可能导致学生在考试过程中接触未经授权的资源材料，甚至引发作弊行为。因此，项目应制定合理的政策以妥善应对在线考试中的突发状况，例如安排后续补考或提前终止当前考试。

在线考试可由实时监考人员监督，监考人员在考试过程中对考生的行为进行严格监控。通常情况下，监考人员会在考试开始时要求考生展示考试环境，例如通过移动摄像头检查考试区域内是否存在任何禁止使用的物品（如便签纸、小抄或未经授权的技术设备）。此外，“录制与回放”方法会在考试期间对学生的行为进行录像记录。该系统通过特定的计算机程序设定监控规则，例如检测学生的眼球运动（以判断是否可能查看小抄）、与他人交谈或在考试过程中出现异常停顿等行为，这些都可能被视为潜在的作弊迹象。如果考生的行为违反了系统预设的参数，考试页面可能会被立即终止。

根据标准化的监考规范实施在线考试监控并不构成对学生隐私权的侵犯。这些规范明确规定，监控仅在测试正式开始时启动，并于测试结束时终止。此外，学生可能需要按照要求在其测试区域内进行摄像头移动操作，但这一过程仅为基础性的环境检查，旨在确保测试环境中不存在任何作弊工具或材料。在测试开始前，监考人员将向学生详细说明整个测试流程及相关要求。

随着 COVID-19 期间网络教育的普及，在线作弊行为可能有所增加这一推测得到了部分研究的支持。一份最新发布的关于 COVID-19 期间在线作弊现象的研究报告显示，学生正在采用新的作弊手段，主要原因在于他们认为当前缺乏有效的监督机制（Subin，2021）。此外，Subin 的研究还指出，许多学生声称其作弊行为仅为应对 COVID-19 特殊时期的短期策略（2021）。

师生关系

正如本章前文所述，学生与教师在课堂及临床环境中所建立的关系性质对学生教育经历的质量具有深远影响。在护理学科中，师生关系可能较其他学科更为密切，这源于师生之间个人接触的显著增加。然而，新手教师往往对如何恰当地发展与学生的关系感到不确定。这种不确定性不仅会对教师在课堂上的教学效果产生重大影响，还可能左右其作为教育工作者的个人满意度。尽管教师可能对其所教授的内容有着深刻的理解，但如果他们无法以积极的态度与学生建立有效的联系，学生可能会难以理解并吸收知识的核心内容。因此，建议新手教师在构建高效人际互动方面寻求专业指导。

本章主要探讨有助于与学生建立有效关系的行为。在整个教育过程中，开展公开且持续的对话至关重要。学生有权期待教师尊重其观点和意见（尽管教师不一定完全认同），提供对学习成绩具有建设性和指导意义的反馈，积极回应学生的问题并解决其可能面临的困难，同时尊重学生的隐私权。此外，适当地展现幽默感和热情也非常重要，这有助于学生感受到教师的人性的一面。

在教学过程中，不恰当或不道德的行为可能包括但不限于：对学生产生讥讽或贬低，以失败威胁学生，在公开场合对学生进行批评，表现出居高临下的态度，未经授权与其他教师讨论学生的机密信息，以及表现出任何不当的性行为。关于性骚扰的标准与指导方针，通常作为机构政策和程序的重要组成部分予以明确。护理人员有责任充分了解这些政策，并严格遵守相关规定。此外，如果学生遭遇来自大学社区其他成员的性骚扰问题并需要支持，教师应积极协助学生获取适当的资源与帮助。

在对待学生或为其评分时存在偏袒行为、拒绝回答学生提出的问题、表现出粗鲁态度或采取专制管理方式，均被视为不道德的教学行为。这些行为基于对权力与控制的不当运用，因此难以构建关怀与合作的师生关系。部分教育机构的相关政策明确规定了师生之间适宜的互动方式。因此，在做出有关学生接触与互动的决策时，必须始终以这些政策为指导原则。

教师可以通过精心设计学习过程，促进师生之间的协作与合作学习的交流，从而推动积极师生关系的构建与发展。同时，教师需要反思自身对教学过程及师生关系的认知，以明确自身的态度与立场。在营造有利于教师和学生共同成长的学习环境中，首要步骤是将师生关系重新概念化为一种合作伙伴关系，而非传统的权威主导型关系。

新兴的法律问题

当今的护理教育正面临诸多新兴的法律挑战，而这些挑战在几年前尚未显现。其中一些最为关键的新议题包括社交媒体使用的规范、高利害考试实施的流程、犯罪背景调查与药物检测的应用范围，以及当前与护理专业相关的诉讼趋势分析。

社交媒体的使用和滥用

鉴于教学创新的潜力，社交媒体已在护理教育领域崭露头角。尽管社交媒体在个人生活中被广泛使用，但将其应用于教育或医疗保健领域时，会引发与保密性和隐私保护相关的特殊法律问题。

美国国家护理委员会全国委员会（NCSBN，2018）为护士制定了关于社交媒体使用的指导原则。该指南明确指出，任何违反保密和隐私规定的护士不仅需要承担民事和刑事隐私侵权责任，还需面对可能引发的多种后果，包括注册护士的纪律处分以及对其职业稳定性的影响。对于护理专业的学生而言，此类隐私侵犯行为除了可能导致民事和刑事处罚外，还可能面临被学校开除的风险。有关教师和学生利用社交媒体支持课堂学习的具体案例请参见案例研究3.1。

案例研究3.1 社交媒体的使用

情境：在COVID-19期间，由于现场授课暂时中断，一门护理理论课程转为远程授课模式。由于缺乏正式的学习管理系统（LMS），教师通过多种视频发布平台和社交媒体平台分享课程材料。尽管护理理论课程已恢复面对面授课，但许多教师仍继续使用流行的社交媒体平台进行课堂讨论、实际患者案例研究以及促进学生间的互动交流。以下是关于使用外部视频平台及社交媒体的相关问题：

1. 在开源视频平台上发布教学视频可能引发哪些问题？

    a. 哪些类型的内容适合发布？哪些类型的内容不适合发布？请结合教育目标与法律法规详细说明理由。

    b. 发布不适当的内容可能导致哪些法律问题？例如侵犯版权或隐私权等，请具体分析潜在的法律风险。

    c. 您所在的护理专业及其所属机构是否有关于使用外部视频媒体的政策？如果有，请具体说明这些政策的要求或限制内容。

    d. 外部视频平台通常会提供哪些类型的政策声明或法律条款？例如用户协议、隐私政策或数据保护条款等，请列举并简要解释其含义。

2. 部分学生未注册社交媒体账户，甚至拒绝创建账户。在此情况下，护理教育工作者应采取何种措施以确保教学公平性？例如提供替代方案或调整教学策略等，请明确说明具体措施及其实施方式。

3. 哪些类型的内容和信息适合在社交媒体上发布？哪些内容和信息不适合发布？请结合教育伦理与法律法规进行分析，并详细说明理由。

4. 如果教师计划在护理课程中引入社交媒体作为教学工具，在采取任何行动之前，需要获得护理课程管理部门及所属机构的哪些许可或审批？请明确指出审批流程及相关要求，并具体描述如何确保合规性。

5. 当前，您的护理项目对学生及教师在使用社交媒体方面有哪些指导方针或规定？请详细描述这些指南的具体内容及其实施方式，并分析其对教学活动的影响。

学生和教师都应当充分认识到使用社交媒体可能引发的问题。例如，发布在社交媒体上的信息难以完全被视为隐私内容，即使用户已对相关信息设置了访问权限限制。此外，还需明确意识到，即便已删除发布的信息，这些内容仍有可能被恢复，或通过其他方式检索到。

护士和学生不得在任何社交媒体平台上发布涉及患者隐私的信息，包括但不限于文字描述、图片内容及其他可能披露患者身份的敏感信息。即便未直接提及患者姓名，相关帖子仍可能因披露其他间接信息而导致患者身份被识别，从而构成对患者隐私权的侵犯。此外，所有社交媒体帖子均应严格遵守专业准则，不得包含侮辱、贬低或骚扰他人的言论。上述原则不仅适用于患者信息的发布，还涵盖学生关于教师或其他学生的讨论，以及教师关于学生或其他教师的言论。发帖者需对其在社交媒体上的行为承担相应的法律责任。

许多教师因对社交媒体的运作机制缺乏深入了解，难以向学生提供关于如何以护理专业人员身份正确使用社交媒体的有效指导。部分学生可能已在社交媒体上形成了公开交流的习惯，但尚未充分考虑与此相关的专业标准。若缺乏教师的适当引导，学生或许难以察觉使用社交媒体所涉及的重要法律及伦理问题。

护理专业学生因违反社交媒体使用规范而引发法律诉讼。在 Byrnes 诉约翰逊县社区学院案（2011）中，3 名护理专业的学生在社交媒体上发布了一张胎盘的照片。尽管临床指导老师同意拍摄该照片，但明确要求照片不得包含任何可识别的标记。此外，指导老师被告知学生计划将照片上传至 Facebook 平台。然而，学院以违反职业操守为由开除了这些学生。Byrnes 提起诉讼，并主张其在因所谓“学术”问题被开除之前未获得适当的法定程序保障，最终胜诉。法院裁定，此事件属于纪律问题而非学术问题，并指出照片并未侵犯患者的隐私权。因此，Byrnes 得以恢复学生身份并继续学业。值得注意的是，法院还强调，学生手册中并未明确规定禁止此类行为或对社交媒体使用设限，学生亦无法预见发布照片可能引发的问题。

另一个案例涉及一名护理专业的学生，该学生因在个人博客中详细描述了一名正在分娩的患者的病情而被护理项目开除（Yoder *v.* University of Louisville, 2013）。法院判定此事件属于“学术”问题（如该项目所主张），而非“纪律”问题（如该学生所主张）。这一区分具有重要意义，因为纪律问题通常伴随着更多的法定程序保障。此外，法院指出，该学生通过与护理项目签署多项维护专业机密的协议，放弃了其依据第一修正案可能享有的权利。此判例法凸显了明确界定在社交媒体上保持专业机密所需行为标准的重要性。

高利害考试

高利害考试是指任何可能对测试参与者产生重大影响的评估形式。在护理领域，高利害考试通常指用于衡量学生在护理专业进展的国家标准化考试，例如当这些考试被用作课程通过或毕业的要求时。近年来，关于是否应在护理教育中使用高利害考试的问题引发了广泛讨论。支持和反对高利害考试的声音均在相关法律案例中有所体现。此外，各州护理委员会也对高利害考试在护理领域的适用性进行了深入评估。一些州护理委员会已明确限制了高利害考试在护理项目中的应用范围。

NLN（2020b）发布了《护理教育公平测试指南》。该指南旨在推动合理且有效的测试与评估方法，为学生的学习进展及课程的有效性提供科学反馈。同时，指南强调在涉及高利害决策时，应综合运用多种评估模式以确保评价的全面性和公正性。

诉讼的焦点仍然集中在护理教育中高利害考试的应用问题上。一个典型案例涉及某护理项目，该项目要求学生参加一项高利害考试，且达到特定分数才能获得毕业资格，而不论其在项目中的过往学业表现如何。为了将标准化测试的使用合理化，护理项目可以采取以下措施：清晰地向学生传达测试的具体要求与标准；为可能无法取得预期测试结果的学生提供支持，协助其应对潜在的不利后果；同时采用多元化的评估方式，综合评定学生的毕业资格。此外，护理项目还需与所在州的监管委员会进行沟通，确保符合关于标准化测试使用的具体州级规定。

使用犯罪记录调查和药物测试

许多护理专业要求学生接受犯罪背景调查和药物测试。这类要求已变得极为普遍，并且通常是临床机构为学生提供学习机会的前提条件。在制定项目要求时，护理学院应与所在州的监管委员会进行沟通，以获取关于犯罪背景调查和药物测试的具体指导，同时明确教育机构政策以及临床机构对学生学习机会的相关要求。

护理教育中诉讼的当前趋势

在过去的十年中，护理教育领域涉及多种诉讼理由的法律案件数量显著增加。其中，部分案件由律师代理提起，而另一些则由学生以“自我代理”的形式自行提交。例如，一名因临床表现问题被解雇的注册护士麻醉师（CRNA）学生曾提起诉讼，指控包括残疾歧视、诽谤、故意造成情绪困扰、疏忽造成情绪困扰以及合同违约等多项罪名（Walsh *v.* University of Pittsburgh，2015）。

对判例法的回顾表明，护理项目曾针对其所在州的护理委员会提起诉讼（ATS Institute of Technology，Associate of Applied Science in Nursing Program *v.* Ohio Board of Nursing，2012；Camtech School of Nursing and Technological Sciences *v.* Delaware Board of Nursing，2014；Ohio American Health Care，Inc. Practical Nursing Program *v.* Ohio Board of Nursing，2014）。此外，医疗保健项目也曾起诉认证机构，声称因“不公正”行为导致失去认证（Professional Massage Training Center，Inc. *v.* Accreditation Alliance of Career Schools and Colleges，2014）。当学生因失去专业认证而受到影响时，他们亦可能对其所属的护理项目提起诉讼（McCabe *v.* Marywood University，2017）。总体而言，护理教育领域的法律诉讼正呈现出多样化与创新性的趋势。因此，护理教育工作者需保持高度警觉，并以法律原则及行业最佳实践为指导开展工作。有关潜在诉讼情形的具体示例请参阅案例研究 3.2。

最近的案例持续聚焦与护理教育相关的基础法律问题。例如，在 Blevins 诉 Eastern Kentucky 案（2020）中，一名前学生因未能达到临床考试的合格标准而被拒绝重新进入护理项目。Blevins 的主张基于实质法定程序、程序法定程序、性别歧视、第一修正案中的报复行为以及故意造成情绪困扰。另一个案例涉及研究生护士麻醉师项目中的一名注册护士，该护士因使用错误药物引发争议，焦点在于该学生是独立行动还是作为接受临床经验的机构代理人（Methodist Hospital *v.* Addison，2019）。此外，在 Rolfe 诉贝克尔学院案（Rolfe *v.* Baker College，2021）中，核心问题在于学生违反行为合同是否足以成为护理项目开除学生的依据。尽管上述案件的最终判决结果可能在撰写本文时尚未明确，但这些案例展示了当前诉诸法院的案件类型及其复杂性。

值得注意的是，COVID-19 对护理专业的法律影响才刚刚开始显现。由于法院案件通常需等到诉讼时效提交期结束时才会正式受理，因此出现了两起具有代表性的案件，这些案件反映了新闻媒体中常见的“与新冠病毒感染相关的投诉”。第一起案件涉及一名学生因基于真诚的宗教信仰而拒绝接种 COVID-19 疫苗，被禁止参加护理副学士课程毕业前的最后一门为期 3 天的临床课程。随后，该学生向法院提起了禁令救济请求（Thoms *v.* Maricopa County Community College District，2021）。此外，另一组学生针对学校在 COVID-19 期间仅取消面对面课程并将课程转移至在线平台的行为，提起了违反合同和不当得利的诉讼（Fedele *v.* Marist College et al.，2021）。

在护理教育领域，一个显著且一致的趋势是诉讼主题的集中性。本章所探讨的主题涵盖了这些诉讼的核心内容。尽管未来可能出现新的案件并提交至法庭，但其主要仍围绕以下几类主题展开：违约、缺乏诉讼程序、残疾索赔、骚扰、故意造成精神困扰，以及基础性的医疗事故问题。

案例研究 3.2 评分问题

情境：在某特定班级中，多数护理专业学生的成绩未能达到及格标准。为协助学生通过，护理专业教师向学生提出以下建议。

我建议通过增加额外的核心写作作业来调整课程要求。这一调整将为成绩不及格的学生提供提升成绩的机会，同时为通过考试的学生提供更多撰写学术论文的经验。然而，此提案需经过全体学生投票表决。若多数人同意该提案，则所有学生均需遵守更新后的课程要求，并完成相应的额外书面作业。

1．如课程要求的修改建议已通过学生投票决议：

a．对于那些目前虽通过课程但没时间完成额外书面作业的学生，将会面临什么后果？

b．对于在投票前已通过课程的学生而言，若其在额外作业中得分较低，从而导致最终未能通过该课程，可能会面临哪些后果？他们是否具备申诉的合理依据？是否存在提起法律诉讼的可能性？

c．如果全班未投票支持增加一项额外作业，这对目前没通过的学生将有什么影响？这些学生是否可能因其他学生阻碍其通过课程而成功申诉？是否存在提起诉讼的充分的法律依据？

2．在课程进行过程中调整课程评分标准，教师应承担什么责任？这一调整是否与学生的意见或教师的决策相关？

3．如果教师要求学生一致投票，且某位学生投出“反对”票，导致提案未通过，则需明确可能出现的潜在问题。

a．学生们是否可对投反对票的学生提出申诉？

b．如果那名投反对票的学生成为其他学生欺凌的目标，学校和教师可能需要承担什么责任？

c．学生们是否会因教师未对课程要求做出调整而对其提出申诉？

本章重点总结

- 应当为师生关系提供一个以学习为核心、充满相互尊重的环境，并严格遵循既定的道德与法律规范。
- 应始终为学生提供完善的诉讼程序，以有效支持学术问题的解决。
- 《联邦教育权利和隐私法案》（FERPA）明确规定了维护学生记录隐私的重要性。
- 课堂及临床环境中出现的学业失败现象，是导致学生对教师或护理项目采取法律行动的主要原因。因此，教师可通过实施一系列最佳实践，确保学生在公平的环境中进行学习与效果评估。
- 应对学术不端行为需采用多种策略，例如明确阐释学术不端行为的定义及其可能引发的后果。
- 当前护理教育领域中涉及的法律与道德问题主要包括社交媒体使用、高利害测试、犯罪背景调查以及药物测试等相关议题。

对证据的反思

1．在怀疑学生缺乏诚信时，护理教育工作者应当采取哪些最佳实践？

2．哪些类型的学生信息适合教师在同事间共享？哪些类型的学生信息不适合与其他教师共享？请阐述原因。

3．为什么诉讼程序对学生至关重要？请阐述原因。为什么诉讼程序对护理教育工作者以及护理计划的实施具有重要意义？

4．高等教育中包含哪些类型的学生权利？

5．《联邦教育权利和隐私法案》（FERPA）如何适用于护理项目？ FERPA 涵盖哪些类型的学生记录？ FERPA 是否存在例外情况？

参考文献

A. v. C. College, 863 F. Supp. 156 (S.D.N.Y. 1994).

Aplin-Snider, C., Buterakos, R., Creech, C., Schapel, S., & Feige, D. (2021). Academic integrity in online examinations in a graduate nurse practitioner program: Student perceptions and lessons for nurse educators. *Nurse Education Today*, *107*. https://doi.org/10.1016/j.nedt.2021.105099.

ATS Institute of Technology. (2012). Associate of Applied Science in Nursing Program v. Ohio Board of Nursing. In *2012 Ohio 6030*. 985 N.E.2d 198, 2012 Ohio App. LEXIS 5242.

Bastable, S. (2021). *Nurse as educator: Principles of teaching and learning for nursing practice* (6th ed.). Jones & Bartlett.

Blevins v. Eastern Kentucky University, No. 5:18-CV-190-REW (E.D. Ky. 2020).

Board of Curators of the University of Missouri v. Horowitz. (1978). *435 U.S. 78*.

Boehm v. U. of PA. School of Vet. Med., 573 A.2d 575 (Pa. Super. Ct. 1990).

Byrnes v. Johnson County Community College, et al. (Civil Action No. 10-2590-EFM-DJW 2011).

Camtech School of Nursing and Technological Sciences v. Delaware Board of Nursing, N2014 Del. Super. LEXIS 40 (Del. Super. Ct. 2014).

Caputi, L. (2019). *Certified nurse educator review book: The official NLN guide to the CNE exam* (2nd ed.). National League for Nursing.

Clark, C. M., Gorton, K. L., & Bentley, A. L. (2022). Civility: A concept analysis revisited. *Nursing Outlook*, *70*(2), 259–270. https://doi.org/10.1016/j.outlook.2021.11.001.

Dixon v. Alabama State Board of Education, 294 F. 2d 150 (5th Cir. 1961).

Donovan, M. (1989). The "high-risk" student: An ethical challenge for faculty. *Journal of Professional Nursing*, *5*(3), 120.

Ezarik, M. (2021, December 7). Shades of gray on student cheating. Inside Higher Education

Fedele, v. Marist College, Nos. 20 CV 3559 (VB), 20 CV 3584 (VB). (S.D. N.Y. 2021).

Federal Educational Rights and Privacy Act (FERPA), 20 U.S.C. § 1232 g; 34 CRF Part 99 (1974).

Gaberson, K., Oermann, M., & Shellenbarger, T. (2022). *Clinical teaching strategies in nursing* (6th ed.). Springer.

Goss v Lopez. (1975). *419 U.S. 565*.

Health Insurance Portability and Accountability Act, Pub.L. 104–191, 110 Stat. 1936 (1996).

Kaplin, W., & Lee, B. (2020). *The law of higher education: Student version* (6th ed.). Jossey-Bass.

McCabe v. Marywood University, No. 1436 MDA 2016 (2017).

Methodist Hosp. v. Addison, No. 14-17-00917-CV (Tex. App. 2019).

National Council of State Boards of Nursing (2018). *A nurse's guide to the use of social media*. Retrieved from http://www.ncsbn.org/NCSBN_SocialMedia.pdf

National League for Nursing. (2005). *Transforming nursing education*. Author.
National League for Nursing. (2017). *NLN diversity and inclusion toolkit*. Author.
National League for Nursing. (2020a). *The scope of practice for academic nurse educators & academic clinical nurse educators* (3rd ed.). Author.
National League for Nursing. (2020b). *Fair testing guidelines for nursing education*. Author.
Oermann, M. (2017). *Teaching in nursing and the role of the educator: The complete guide to best practice in teaching: evaluation, and curriculum development* (2nd ed.). Springer.
Oermann, M., & Gaberson, K. (2019). *Evaluation and testing in nursing education* (6th ed.). Springer.
Ohio American Health Care, Inc. (2014). Practical Nursing Program, v. Ohio Board of Nursing. In *2014 Ohio 2622*. 11 N.E.3d. 1241, 2014 Ohio App. LEXIS 2329.
Pittman, O., & Barker, E. (2020). Academic dishonesty: What impact does it have and what can faculty do? *Journal of the American Association of Nurse Practitioners*, *32*(9), 598–601.
Professional Massage Training Center, Inc. v. (2014). Accreditation Alliance of Career Schools and Colleges. *Civil Action* No. 1-12-cv-911.
Regents of University of Michigan v. Ewing, 474 U.S. 214 (106 S. Ct 507 1985).
Rolfe v. Baker College, No. 352005 (Mich. App. 2021).
Schaer v. Brandeis University. (2000). *432 Mass. 474*.
Subin, S. (2021, March 21). How college students learned new ways to cheat during pandemic remote schooling. *CNBC*.
Tarasoff v. Regents of the University of California, 17 Cal. 3d 425, 551 P.2d 334, 131 Cal. Rptr. 14 (Cal. 1976).
Thoms v. Maricopa County Community College District, No. CV-21-01781-PHX-SPL (D. Ariz. 2021).
Tri-Council for Nursing. (2017). *Civility considered key to promoting healthy, inclusive work environments and safeguarding patient safety*. Retrieved from http://tricouncilfornursing.org/documents/Tri-Council-Nursing-Civility-9-26-17.pdf
U.S. Const. amend. V & XIV.
Walsh v. U. of Pittsburgh, No. 13-00189, 2015 U.S. Dist. LEXIS 2563 (D. Penn. 2015).
Yoder v. Univ. of Louisville, No. 09-6008 (6th Circuit 2013).

第4章

残疾学生的教育

Betsy Frank，PhD，RN，ANEF
翻译：董超群　审校：罗如珍

1973 年，美国国会通过了《康复法案》。该法案规定，任何接受联邦资助的项目或活动都不能拒绝残疾人访问或参与。该法案的第 504 条特别强调了高等教育，禁止接受联邦资助的公立高等教育机构歧视残疾人。此外，在 30 多年前，美国国会颁布了《美国残疾人法案》（ADA，1990）。该法案于 2008 年进一步得到了修订，现在有时也被称为《2008 美国残疾人法案修正案》（ADAAA）。为便于使用该法案的条款，美国平等就业机会委员会（EEOC，2011）已出版该法案的关键条款概要。由于这两部法律的出台，院校各个专业录取的残疾学生越来越多，这其中也包括了护理教育项目。

具有特殊需要的护理学生让护理教师面临来自课堂和临床环境两方面的挑战。这些学生包括有视力、听力或行动障碍等身体残疾，罹患慢性疾病，存在学习障碍、心理健康问题或药物依赖问题的学生。很多护理教育项目在满足这些学生的需求方面颇具经验，其中，学习障碍是所报告残疾中最为常见的类型。大多数学生在录取之前不会透露自己的残疾情况。Neal-Boylan 和 Miller（2017）发现，残疾学生试图通过申请多所学校来增加录取率。

本章阐述残疾学生的教育相关问题，尤其关注大学生和护理专业学生所经历的常见问题，例如学习障碍、身体残疾、心理健康问题以及药物损伤问题等。除此之外，本章也讨论了 1973 年的《康复法案》、2008 年的《2008 美国残疾人法案修正案》（EEOC，2011），以及这些法案对护理教育的意义。

与残疾学生相关的法律问题

教师应注意在教授残疾学生过程中所涉及的法律问题。《美国残疾人法案》保护残疾人士在教育、就业和无障碍环境等方面的权利。高等教育机构必须保障残疾人享有平等的教育机会。《美国残疾人法案》禁止歧视身体和心理残疾的人士。然而，《美国残疾人法案》并不能保证被录取的学生能获得学业上的成功，只是保障了学生拥有实现学业成功的机会。根据法律，所有学生都应该知道如何通过校园相关部门寻求学习住宿帮助（Neal-Boylan et al.，2021）。

随着越来越多的潜在残疾学生寻求入读护理和其他健康教育专业课程，还需继续探讨《美国残疾人法案》对专业教育的整体影响。注重既定的课程成果而非特定技能，使教师能够更好地做出为残疾学生或有其他特殊需要的学生提供合理便利条件的决策。学校和教职员工可能因未能提供合理的便利条件而被起诉。例如，密苏里州上诉法庭曾判决一项因为错误开除需要在临床实践中得到便利条件失聪护生的护理教育失职事件（Wells *v.* Lester E. Cox Medical Centers，2012）。但是，如果学生未主动请求便利条件，大学则无需提供。

对护理教育的意义

尽管许多残疾学生被录取到护理教育项目中，但教师仍然对这些学生是否具备为患者提供安全护理的能力持保留意见。然而，Philion 等（2021）指出，没有证据表明残疾护士就无法提供安全的护理。此外，护理学生大多是由教师或导师监督的。因此，他们实践中的安全问题会被持续监控。众多学生选择护理作为第二职业，因此他们可能存在一些在年轻学生中不常见的残疾问题。此外，随着护理人员队伍的老龄化，我们能对工作环境进行一系列改进，以使环境对所有从业人员和学生都更加包容和便利。通过营造一个更加友善且无障碍的临床环境，可以留住经验丰富的护理人员队伍。

《护理的未来 2020—2030》（National Academy of Sciences，Engineering，and Medicine，2021）表明，教育项目招收残疾的护理专业及其他健康专业学生，有助于促进文化多样性。2016 年，美国国家护理联盟在其愿景声明《实现护理教育的多样性和包容性》中强调了这一点。招收代表人口中不同群体的学生，促成了一个更能反映整体人口特征的劳动力队伍。Sanderson 等（2021）指出，多元化的学生群体促进了教育环境的公平和包容。随着越来越多的残疾学生申请进入护理教育项目，同时考虑到该行业内部人员的年龄增长，将残疾护士留在工作队伍中将变得至关重要。

学生成功面临的障碍可能更多地与教师和临床合作伙伴有关，而非与学生满足基本功能的能力有关（Calloway & Copeland，2021；Elting et al.，2021；Epstein et al.，2020）。L' Ecuyer（2019）的一项研究表明，在临床教师和导师的正确指导下，残疾学生可以在临床工作中取得成功。教师有义务向临床合作伙伴解释有关提供便利条件的法律规定。教师还需在学生的许可下，主动向学生解释将提供哪些便利条件。学生也有义务分享他们的成功策略。对教师进行关于提供便利措施以及理解残疾学生取得成就可能性的教育，是学生学业成功的关键所在。

当学生告知自身存在残疾，并同意将此信息与教师分享时，任课教师就会被告知需要提供便利条件的残疾情况。任课教师必须对这些信息保密，不得向其他教师透露，因为只有学生自己才能决定在何时何地表明自己残疾情况。学生可能会选择在某些课程中隐瞒自己的残疾情况。即使学生同意与教师和临床导师共享信息，残疾具体情况上报的责任仍由学生本人承担。框 4.1 是一个为残疾学生提供服务声明的示例。学生必须在参与学习体验之前表明自己存在残疾，以便获得便利条件。学生一旦已经尝试但未能成功参与体验，便无法事后追溯性地主张便利条件。

教师不得询问学生的残疾性质。事实上，关于是否提供便利条件的决定必须在学生被录取之后做出，除非学校公布了必备的技能要求，并且在录取前询问学生是否具有实现学业成功所需的能力。大多数人对此类要求提出质疑（American Nurses Association，2021）。虽然一些学校公布了学生必须达到的技术能力，但教师需要考虑这些

框 4.1　需要便利条件的学生可利用的校园资源示例

印第安纳州立大学（ISU）的无障碍资源部门负责协调为该校有身体、神经和心理需求的学生提供学业和住宿方面的便利条件。这些安排的目的包括：

- 通过提供服务、便利条件和辅助技术，使残疾学生能够参与大学项目、校园生活和活动，并从中获益
- 确保 ISU 的环境无障碍
- 鼓励获得便利条件的学生尽可能实现独立和自力更生，并帮助学生获得所需服务
- 提供关于便利条件类型以及如何满足各种特定需求的信息和咨询服务

（这些信息由印第安纳州立大学提供：https：//www.indstate.edu/services/student-success/cfss/student-support-services/disability-student-services）

能力是否真的对护理实践至关重要。Neal-Boylan 和 Smith（2016）指出，尽管残疾学生可能在其他方面已经具备资质，但限定的必备技能仍然限制了他们申请护理项目。

在考虑学生应达到的标准时，Ailey 和 Marks（2017，2020）主张将功能性标准和技术性标准区分开来。护理的功能性标准包括获取知识、培养沟通技能、解读数据、做出临床判断以及做出专业行为和表达恰当的态度（Ailey & Marks，2017，2020）。而诸如长时间站立、12 小时轮班工作等技术性标准，旨在适用于工作环境而非教育环境（Davidson，2016）。诸如能够听到的技术性标准则可通过辅助设备予以实现（Argenyi，2016）。并非所有护士都在医疗保健机构工作（Neal-Boylan & Miller，2017），教师有能力通过各种方式和环境（比如模拟实践）来帮助学生实现课程成果。然而，教师也注意到，便利条件的协调工作可能很繁琐，因此需要开展有关如何提供便利的教育（Yarbrough & Welch，2021）。虽然并非所有残疾人都能成功完成护理课程，但技术进步为学生和执业护士提供了更多机会。然而，教师必须谨记，学生不需要在入学前透露自己的残疾情况。当考虑招收残疾学生入学时，护理院校的招生委员会必须考虑以下问题：

- 不考虑残疾的情况，该生是否符合招生入学的资格？
- 学校可以提供哪些合理的便利条件，以使学生能够顺利地成为一名为患者提供安全

护理的护士？

虽然机构不应为了给残疾学生提供便利条件而降低或改变学术或技术方面的标准，但他们应当决定哪些便利条件对残疾学生来说是合理的（Neal-Boylan，2021）。根据 Neal-Boylan 和 Miller（2017）的研究，大多数便利条件是由处理残疾学生事务的校园办公室以及护理专业自主决定的。

合理的便利条件的例子包括调整考试时长或改变考试形式，为考生提供监考人员阅读试卷或代写考试答案服务；允许延长时间完成学业；提供额外的学习辅助工具，如文本的音频版本、提供笔记员帮助记录；或者改变授课方式，如在某些临床实践中使用模拟教学。其他便利条件包括提供字幕（Neal-Boylan & Miller，2017）。对于在就读护理课程期间残疾的学生，也必须给予同样的考虑。需询问的问题如下：

- 在不考虑残疾的情况下，学生是否有资格继续参加护理教育项目？
- 能够提供哪些合理的便利条件来让学生继续完成学业？

使用通用设计的概念，不仅能够满足残疾学生的多样化学习需求，而且适用于所有学生（Harris，2018）。通用设计认为，学习障碍源于环境因素，与个人的医疗诊断无关（Carroll & Eaton，2019）。通用化设计提倡课程设计采用多种方式呈现课程材料，以及通过多种方式让学生展示其学习成果。多数学习管理系统允许教师使用通用设计来展示他们的课程材料。在课程开始之前评估所有学生的知识水平，可以让教师根据学生的个人需求做出调整（Anderson et al.，2019）。因此，教师可以根据实际情况计划使用一系列通用设计策略。

Levey（2018）的综合性文献综述发现，教师缺乏相应知识是通用性课程设计的最大障碍之一。基于这一综合性文献综述结果，Levey（2018）提供了一份详尽的通用设计策略清单。无论是线上教学还是线下教学，教学设计专家都应该参与到可访问远程课程和校园课程的设计团队之中。建议的通用设计策略见框 4.2。

通用性设计不仅仅适用于传统的课堂教学环境，也可以扩展到临床实习等实践环境中。例如，有阅读障碍的护理专业学生可以使用智能笔做清晰的笔记。通用设计原则包括将对学习成果

框 4.2　通用设计策略

1. 确保以音频和视频格式提供课程材料。
2. 设计简洁，而非仅依赖色彩来展现网页。
3. 提供可访问的 Java 脚本。
4. 提供访问网页的途径，实现文本转语音与语音转文本的功能。

进行必要和可选的优先级排序，如调整轮班工作，以照顾因慢性疾病而感到疲劳的学生；在临床实践前向学生提供预期任务，让学生提前练习；在临床实习中使用模拟教学。

虽然许多不同的教学策略是通用设计（有时被称为包容性教学策略）的一部分，但教师和学生对这些策略的态度会促进或阻碍它们的使用。Levey（2018）的文献综述发现，通用性课程设计的最大障碍之一是教师缺乏相应知识。

Levey（2016）使用护理教育中的包容性教学策略（inclusive teaching strategies in nursing education，ITS-NE）工具调查了全国范围内护理教育者对采用包容性教学策略的态度。Levey 的研究结果表明，教学经验年限与采用包容性教学策略的意愿呈负相关。在护理课程中，社会支持是使用通用设计原则意愿的一个积极指标。

所有学生都渴望成功，希望与教师沟通良好，并随时可以获得课程材料。考虑通用设计的课程可以促进所有学生取得良好的成绩。

Gawronski 等（2016）使用 ITSI 和包容性教学策略量表 - 学生版（inclusive teaching strategies inventory-student，ITSI-S）比较了 179 名社区学院教师和 449 名学生对无障碍设计策略的看法。教师和学生都认为提供适应性调整、可访问的课程材料、多种演示方式和包容性的授课策略非常重要。学生认为，课程的调整（例如，为残疾人士提供额外的学分）和包容性的评估（例如，提供替代性的评估方式来展示知识）也很重要，但教师并不这么认为。此外，13% 的学生受访者自认有残疾，但教师并没有识别出他们的残疾状况。

教师应该考虑到，学生虽身患残疾，却未必疾病缠身；所需之扶持，非为疗疾，而是旨在培养对残疾学生积极的态度，激发其成长潜能（Neal-Boylan & Smith，2016）。一个人的缺陷是否被视为残疾，非由其自身能力所定，而是由社会所界定。因此，关于为残疾学生提供何种合理便利条件的决定，是一个复杂的过程，其影响既

源于教师与合作伙伴的态度，亦受学生实际能力的制约。

护理教育工作者必须及时了解与《美国残疾人法案》及修正案相关的法律发展动态，这些法律发展动态与在卫生专业攻读学位的残疾人的教育有关。提高教师对残疾学生需求认识的建议包括定期开设与残疾学生教育法律相关的继续教育课程，以及聘请在残疾学生工作方面有丰富经验的专家顾问。大多数高等教育机构都设有一个专门负责协助和支持在校就读的残疾学生的办公室。该办公室可以为师生提供各种资源和专家建议。另一个信息来源是那些已成功在护理领域建立事业的残疾人士。这些成功的护理人员可以帮助护理教师了解教育残疾学生过程中所涉及的问题，并且他们可以作为正在接受护理教育的残疾学生的指导者。残疾的执业护士可以作为学生的倡导者，倡导帮助护理专业的学生毕业并就业。

护理教师应着手将护理教育真正重要的组成部分从传统的护理课程中分离出来。护理教师也应该对所有学生使用多样化教学策略（Harris，2018；Scheirer，2021）。物理治疗师、职业治疗师以及工程专业的学生可以通过与残疾人一起合作来开发适当的辅助条件（Neal-Boylan & Miller，2020）。此外，护理教师需要考虑这样一些哲学问题，如护理教育是否可以扩展到那些永远不会在急症护理环境中从事床旁护理工作的人。这些护理工作可能包括员工发展、感染控制、病例管理或在社区护理环境中的其他性质的工作。

教师可以利用各种临床环境来实现预设的学习成果。与临床实践中的带教老师合作不仅可以让学生在教育过程中受益，还可以证明残疾学生也能够成功地毕业（Philion et al.，2021）。此外，Philion 等（2021）指出，残疾学生面临的安全问题与非残疾学生没有本质区别。

有学习障碍的护理学生

学习障碍是大学校园中最常见的学生残疾类型［National Center for Education Statistics（NCES），2011］。尽管有学习障碍的大学生不断增加，但并非所有学生都会寻求帮助以获得成功。有学习障碍的确切学生人数尚不明确。美国大学健康协会 2018 年的调查显示，27.5% 的受访大学生患有各种障碍，其中 8.2% 患有注意缺陷多动障碍（attention deficit hyperactivity disorder，ADHD）。美国国家教育统计中心（2019）报告称，19% 的报告有残疾的本科生中，3.6% 有特定的学习障碍，26.4% 有注意缺陷多动障碍——这是学习障碍的形式之一。学习障碍的传统定义是一种不可治愈的神经系统病变，能以不同的方式影响学习。大约 15% 的美国人存在某种形式的学习障碍［LD Resources Foundation（LDRFA），n.d.］。学习障碍包括注意缺陷多动障碍（ADHD）、阅读障碍、数学运算困难和自闭症。

学生经常在进入大学时就已经患有未被发现的学习障碍。在护理教育中，当学生的课堂表现和临床表现之间存在显著差异时，教师通常就会发现学生存在学习障碍的问题。学生在临床实践中可能展现出扎实的知识基础和熟练的技能，但在课堂测试中却无法展现出同等程度的知识水平。尽管在许多情况下，他们的阅读困难并不会因为缺乏自信而阻碍他们完成学业，但这种表现上的差异仍会给学生带来极大的挫败感和压力（Crawford et al.，2022）。鉴于一些学生可能需要一定的帮助才能完成学业，教师应了解学习障碍的特点，以便将学生推荐至大学或学院中专门服务于各类残疾学生的办公室寻求帮助。

学习障碍的特征

学习障碍可以表现为一系列特点，每种特点都会伴随终生且需要不同的治疗和调适。学习障碍包括阅读障碍，可能涉及阅读和拼写困难；数学运算困难；书写障碍、听觉和视觉处理困难；以及诸如直觉和整体加工等非语言加工障碍（LD Basics，2021）。在确诊学习障碍的患者中，80% 的人存在基本阅读技能障碍。有学习障碍的成年学生可能难以总结材料，拼写错误，工作缓慢，还可能对细节过度警觉或很少关注细节。抽象概念也可能给学生带来困难（学习障碍的常见征象，n.d）。患者也可能存在听觉处理缺陷，尽管该诊断并不明确，但可能影响他们的记忆背诵能力（Maggu & Overath，2021）。分清优先级次序对于有学习障碍的人来说往往成问题（Sharfi et al.，2022）反过来，时间管理也可能成为学生的一大难题。

学习障碍学生的需求极具个性化。Crouch（2019）访谈了 12 名有阅读障碍的学生和 22 名辅导员。学生和辅导员分享了他们在应对各种挑战时所采用的多种策略。

确诊学习障碍意味着学生需要调整他们的学习习惯以及获取相应的支持。像其他所有学生一样，为有学习障碍的学生提供个性化的学习支持对于成功达到学术标准至关重要。

许多学生因为担心污名化问题而不愿意透露他们有学习障碍（Crawford et al.，2022）。然而，Crawford 等（2022）对 1152 名护理教育项目学生的研究表明，尽管担心学习障碍会被发现，有学习障碍的学生和没有学习障碍的学生之间的平均绩点和课程完成情况没有差异。Crawford 等（2022）表明，适当的学习调适可以帮助那些有学习障碍的人取得课程成功。

为学习障碍提供便利条件

当教师认为学生可能存在先前未确诊的学习障碍时，首要措施是引导学生前往校园中为有特殊需求的学生提供帮助的办公室。确诊学习障碍后，即可为学生制订障碍调适的计划。咨询服务也可以帮助有学习障碍的学生在学习环境中获得自信。如前所述，如果学生愿意，教师可以了解学生的障碍情况以及需要提供什么样的便利条件。然而未经学生许可，知晓学生障碍的教师不得与其他教师讨论该信息。

可以根据学习障碍的类型，提供适合学生的多种不同的便利条件。一旦确诊，部分学生可能需要一些便利条件（案例研究 4.1）。Zeng 等（2018）对有关促进学习障碍学生学业成功的策略的研究进行了文献综述。确定的策略包括使用语音转文字软件辅助写作、一对一辅导和考试策略教育。主动学习策略同样具有帮助作用（Cox et al.，2019）。Crouch（2019）概述了在临床和课堂环境中均有效的其他策略。课程音频录制有助于理解复杂材料，这可以通过集成到教学管理系统中的课程录制软件轻松实现，制作待办事项清单以及使用彩色笔做笔记也有助于提高学习效率。

帮助学生了解他们的学习风格将有助于他们找到促进成功的策略。框 4.2 罗列了教师教育有学习障碍的学生的全方位无障碍设计策略。此外，应用模拟是另一种可以帮助学生提升对发展临床能力自信的策略（Labrague et al.，2019）。

根据《美国残疾人法案》规定的一项普遍接受的便利条件，学生还可以从课堂笔记员的协助中获益。这可以使学生专注于课堂讨论，而无需分心于记笔记。有些学生很难同时处理多个刺激因素。阅读困难的学生由于阅读速度较慢，往往将此视为影响他们学业成功的最大障碍。教师可以通过提供教科书和其他阅读材料的录音，并在学期初为他们提供所需的阅读作业或帮助他们识别阅读作业的关键部分来帮助学生克服这一困难。

> **案例研究 4.1　为学习障碍的学生提供支持**
>
> 护理教育项目录取了一位在阿富汗当过军医的退伍老兵。当教师与这位学生相处时，他们观察到他在集中注意力和用写作表达自己方面有困难。尽管他使用了单词拼写检查工具，还是会经常出现单词拼写错误的情况。不过这位学生在临床实践中具有出色的技能和人际交往技能，能够口头表达当天的护理计划，并且对提供的护理给出合理的解释。然而，他书写的电子病历杂乱无章，并且课堂测试成绩也不够理想，甚至两次考试都不合格。因此，教师怀疑这位学生存在学习障碍。
>
> 1．如果教师怀疑这位学生目前存在学习障碍，那么他们该如何处理呢？
>
> 2．为了克服这位学生的学习障碍，教师会推荐学生去哪里寻求帮助？
>
> 3．什么样的教学策略能够帮助这位学生和其他存在学习障碍的学生？
>
> 4．教师应该如何应对似乎不愿意接受学习障碍学生的医疗机构？在这种情况下，有哪些法律可以保护专业和学生？

在考试时，可能需要为有学习障碍的学生提供便利条件，因为阅读速度缓慢会影响学生在规定时间内完成测试。语法复杂或含有双重否定的问题尽管对于所有学生来说都较困难，但对有学习障碍的学生来说尤具挑战性，因此应该避免在试题中出现此类问题。延长考试时间和提供没有干扰的安静环境也是必要的便利条件（Birkhead，2018）。此外，提供一位可以朗读试题或记录学生口述答案的监考人员也可能有所帮助。

另一项策略是教师可以结合多媒体方法帮助学习障碍的学生，例如计算机辅助教学。同样，使用全方位无障碍设计策略原则可以帮助有学习障碍的学生和广大学生群体。这些策略包括在课前提供辅助学习材料的副本以及在课堂笔记中设置视觉提示。对所有学生，特别是学习障碍的学生来说，使用带有合适程序的智能手机也可能有所帮助。另一项使所有学生（包括有学习障碍的学生）有益的策略是定期与学生会面交谈，以确保设立合适的学习目标并逐渐实现。

提供便利条件并不意味着降低学业标准，而是为包括学习障碍学生在内的所有学生提供达到学业标准的多种方法。所有的课堂都包含了不同学习风格的学生。通过构建满足不同学习风格的课堂教学，并提供多样化的辅助学习工具，护理教育工作者也可帮助那些诊断为学习障碍的学生去适应这些课程（Harris，2018）。当教师考虑到学生有着不同的学习方式时，他们便会设计出符合这些多样化学习需求的学习情境。

校园支持服务

如前所述，多数高等教育学院都会成立一个为有学习障碍的学生提供支持服务的责任部门。这些服务的使用是自愿的，通常是低收费或免费提供给学生。每个学院提供的服务类型各不相同，但典型的服务包括学习障碍的评估和诊断、为学生确定适当的便利条件、指导咨询服务以及提升学习和考试技能。

更重要的是，为了以最佳方式帮助有学习障碍的学生和毕业生取得成功，任课老师和临床教师都需要接受相关培训（Major & Tetley，2019）。对学习障碍的学生进行教育是这些责任部门通常会提供的另一项服务。校园教学中心可以协助教师根据全方位无障碍原则设计课程。

国家执业证书考试的便利条件

护理教育工作者需要熟悉所在州为学习障碍学生提供国家执业证书考试（National Council Licensure Examination，NCLEX）的便利条件。根据《美国残疾人法案》，便利条件是提供给有学习或其他障碍的学生。每个州根据学生的具体情况制定适当的便利条件。教育者应该调查并确认所在州为学生提供的便利条件，鼓励残疾学生去寻求适合自己的便利条件。最常见的便利条件之一是考试时间分配。然而由于规章制度不断变化，建议学生和教师登录国家护理委员会（NCSBN）官网（https：//www. ncsbn.org）或者各州的护理委员会网站查看更多的详细信息。在到达考场之前，学生必须提供有关其学习期间所获得的便利条件的文件证明。

有身体残疾的学生

将身体残疾视为障碍并认为当前环境是有利于无残疾者的想法可能会限制残疾学生和护士的机会（Epstein et al.，2020）。学校往往以学生需要具备听力、视力和抬举重物的能力为由拒绝残疾学生入学。基础护理教育项目所需的核心胜任力可能与研究生项目有所不同。比如，Elisha 等（2020）开发的一种临床胜任力评估工具证明残疾学生可以通过适当的便利条件来达到胜任力要求。美国护理院校协会在 2021 年发布的“要点：专业护理教育的核心胜任力”概述了主要属于认知领域的胜任力，包括评判性思维和沟通。

美国最高法院 40 多年前曾规定，可以拒绝有听力受损的学生申请护理教育项目以保持教育标准（Southeastern Community College *v.* Davis，442 U.S. 397，1979）。然而《美国残疾人法案》及其修正案则明确指出，此类学生在合理便利条件的支持下，具备学业成功的潜力。事实上，现在许多辅助设备是专门供听力障碍的医务人员使用的，例如可以放大声音的高级听诊器和用于听诊的助听器（Association of Medical Professionals With Hearing Losses，n.d.）。通过使用笔记和录音机，许多听力受损的学生能够毫不费力地参与课堂学习。具有振动功能的无线呼叫器和手机可以帮助学生在临床环境中与其他人保持联系，面对面沟通时与学生保持眼神交流也是有效的沟通策略（Moriña & Orozco，2020）。

许多关于身体残疾的证据都是个案研究证据。然而，Moriña 和 Orozco（2020）对包括护理教育项目教师在内的 19 名教师进行了定性研究，结果表明教师可以与视力和听力受损以及其他残疾的人合作以促进学生的成功（案例研究 4.2）。因为现在有视力受损的护士活跃于工作岗位中，教师可以假设视力受损的学生是可以适应工作的。可选择的学习环境并让学生能够与指导教师合作，都是可以提供的便利条件。比如，一个视力受损的学生可能需要一个放大镜帮助他阅读印刷材料，或需要在电脑上使用更大的字体，或者使用文本转语音设备。通用设计是有视力或听力以及其他身体残疾的人实现成功的关键（Pavlik et al.，2019）。

使用轮椅的学生也可以通过获得便利条件顺利开启护理职业生涯（Neal-Boylan & Smith，

案例研究 4.2 为有听力损伤的学生提供便利条件

一名研究生被录取至 BSN-DNP 项目。过去 10 年间，这位学生一直担任家访护士协会的个案管理员。她的目标是成为一名家庭开业护士并从事安宁疗护。在高级健康评估课程中，教师发现这位学生在模拟环境中使用听诊器时存在困难。在与该学生探讨这一问题时，她透露自己 5 年前出现了听力损伤，但由于担心被该项目开除，不敢告诉老师。教师将学生转介至学生支持办公室，该办公室负责为有学习障碍的学生提供帮助。学生支持办公室表示，该学生在课堂上需要一名笔记记录员、参与在线课程时需要实时字幕辅助以及在临床环境中需要一名听障翻译员。

1. 教师应如何为这位学生提供便利条件?

2. 哪些辅助器具可能对这名学生有帮助？如果学生接受了评估并且其中一个便利条件是让学生携带服务犬，那么教师将如何与临床机构合作以满足这位学生的需求?

2016)。这样的学生在提供护理服务时可能需要调低病床或床边桌的高度。在正式进入临床学习前，在教学实验中心不断练习会帮助学生提前适应环境。失去肢体的护士也能承担包括静脉输液在内的护理工作（Quinn，2018）。同样，Neal-Boylan 等（2021）展示了一个缺失肢体的护理学生的案例研究，详细讲述了在不损害患者安全的前提下，为这类学生提供便利条件的步骤。

抬举限制不应该成为一个障碍，因为现在许多医院和疗养院致力于打造减少抬举的环境。然而，推广患者安全转运的一大障碍可能源于学生在临床实习中所目睹的现状。Lee 和 Lee（2017）对加利福尼亚州的 221 名护士进行了横断面调查，结果表明他们的安全文化包括正确抬举，并且当推广安全抬举做法时，护士报告了更少的肌肉骨骼损伤事件。如果学生在缺乏坚实安全文化的机构中进行实习，他们可能会出现不安全的抬举操作。对于那些患有不易察觉的慢性残疾的学生，他们也需要一些便利条件。Agarwal 和 Kumar（2017）为给那些患有红斑狼疮学生授课的教师提供了指导。他们建议采取笔记记录员、咨询服务和通用设计原则等便利条件，以促进学生成功。尽管这些建议并非专门针对护理和其他健康专业学生量身定制，但它们仍然非常适用。

护理学院可能需要为有服务犬的学生提供适当的便利条件。在入学之前，学生不需要透露他们使用服务犬的情况（Shilling et al.，2020）。有听力损伤的学生可能需要使用服务动物去提醒他们注意声音，如警报声。有癫痫发作史的学生可以使用服务动物来提醒他们癫痫即将发作。同时，教师需要去了解和服务犬相关的法律法规，并与临床合作伙伴合作以适应服务犬。

色盲（或称为色觉缺陷）并不会使学生失去临床实践的资格。Dhaliwal 等（2020）对印度 218 名医生进行的一项研究表明，患有色觉缺陷的医生可以在良好的照明和同伴验证下安全地练习对关键颜色的观察。根据 Webster（2021）的统计，在英国护理和助产委员会注册的人员中，约有 9695 人存在色觉缺陷。这个数字是根据较大人群中色觉缺陷的比率得出的。与 Dhaliwal 等（2020）的观点类似，Webster（2021）指出，患有这种疾病的护士可能需要帮助来识别这种疾病和血尿或便血。

学生在就学期间可能会出现残疾情况，因此对于身体残疾的学生，应当提供合理的学习便利条件，包括延长作业提交期限，以及对未能按时完成的课程给予部分成绩。学生可能还会患有不容易察觉的残疾，比如糖尿病、结肠炎或慢性疲劳综合征。教师可以安排学生分组合作学习，这样需要休息的学生可以获得休息时间。此外，在某些情况下，提供可供选择的临床实践经历，可以让学生在不同的环境中实现临床目标。

当身体残疾的学生毕业时，他们能否顺利就业可能取决于护理管理人员与残疾护士共事的经历。就像教师会询问学生他们需要什么来取得成功（Epstein et al，2020），招聘机构也是如此。另外，残疾患者可能会对残疾卫生专业保健人员做出积极的反应。Jarus 等（2020）访谈了 21 名有视觉和无视觉残疾的患者以及 7 名无残疾的患者，并确认了 2 个主题：第一个主题是积极影响，包括认为残疾医护人员会提供以患者为中心的更好的服务，并成为残疾人的榜样；第二个主题是“只要……就……”，意味着只要残疾卫生专业保健人员有执业资格、能够适应临床环境并了解自身能力，就可以被接受。另一项对 207 名澳大利亚人的调查显示，81.4% 的人认为残疾医生在临床环境中是有优势的，因为他们可能更有同理心（Mogensen & Hu，2019）。

残疾退伍军人

残疾退伍军人是一个特殊的群体，他们可能

需要退伍军人支持部门或残疾学生服务部门的协助。据统计，约26%的在校退伍军人存在不同种类的残疾（NCES，2019）。其中，就读护理专业的在校退伍军人由于存在残疾，导致他们在校园环境中面临着一些挑战，但他们也拥有成为护理教育专业人才的独特优势（Gibbs et al.，2019）。其中一些障碍与他们长期频繁的军事任务有关。然而，促进他们的教育有利于构建多元化的工作团队，因为军人群体在性别、年龄和种族等方面都体现了多元化（Sikes et al.，2021）。不过，部分军人可能面临经济和家庭问题。与专注力不如他们的同龄人合作也可能成为一个难题，加之一些师生对军人存在负面态度，也增加了障碍（Dyar，2016）。另外，大多数军人习惯于等级分明的工作环境，独立学习对他们而言可能较为困难。一些临床情况还可能导致他们出现回忆创伤和创伤后应激障碍（PTSD）症状（Gibbs et al.，2019）。

退伍军人拥有许多能够在护理教育项目中取得成功的优势。如果他们曾担任军医，其临床技能是可以迁移到临床环境中的，尽管作为学生可能会对必须接受监督感到沮丧。领导力技能、团队合作能力和专注能力是他们的优势所在。

对退伍军人来说，重新回归到群众生活可能是一个艰难的过程。因此，在校园内设立退伍军人负责部门可能有助于退伍军人适应大学生活，而不只针对那些患有创伤后应激障碍和身体残障的退伍军人。一些退伍军人可能遭受创伤性脑损伤等隐形伤害（Rattray et al.，2019）。这些退伍军人需要大学工作人员和医疗保健提供者协同合作，共同促进他们在护理教育项目中的成功。

有药物滥用的护理学生

确定因药物或酒精滥用受损伤的护理学生的数量非常困难。大学校园环境为学生提供了易于获取酒精和药物的渠道，包括处方药物如哌醋甲酯（ritalin）等，并可能会让学生产生使用药物和酒精是可接受的想法。2020年全国药物滥用和心理健康指标调查显示，34.5%的18～25岁人群在过去1年内曾使用过大麻（Substance Abuse and Mental Health Services Administration，2021），37%的人承认使用过非法药物。同一调查还发现，在18～22岁人群中，4.1%的人在过去1年内曾滥用过阿片类药物。超过31%的人报告在过去1个月至少有一次狂饮行为，其中，狂饮行为被定义为男性一次喝5杯或更多酒精饮料，女性一次喝4杯或更多酒精饮料。

Arria等（2018）对6962名未患有注意缺陷多动障碍的全日制大学本科生进行了一项全国性研究。他们发现在过去6个月内，有11.2%的学生使用过非处方兴奋剂。在这个群体中，约65%的人认为兴奋剂对学习有益。甚至在未使用兴奋剂的那部分人中，63.7%的人也强烈同意、同意或不确定非处方使用兴奋剂对学习的益处。酒精和大麻的使用与兴奋剂的使用相关。

Kirkpatrick和Boyd（2018）调查了249名护理专业学生，目的是确定过去1年中哌醋甲酯和苯丙胺（阿得拉）等处方兴奋剂的滥用情况。其中，24人（9.3%）接受过治疗多动症的兴奋剂处方，16人仅按处方用药，1.2%的人滥用处方。超过10%的人出于非医疗目的使用了处方药，即使用了为他人开具的处方药。3名学生将药物转手于他人，意味着他们与他人分享或出售自己的药物。使用兴奋剂的主要原因是为了在学习和工作时更专注。除了询问兴奋剂使用情况外，Kirkpatrick和Boyd（2018）还发现，有117名学生表现出2种或更多潜在物质滥用行为的迹象。

Serowoky和Kwasky（2017）探究了一所小型天主教大学本科生药物使用和滥用的情况。在2175名本科生中，有14%的学生参与了此项调查。值得注意的是，46%的调查回复来自护理专业的学生。调查显示，学生的平均酒精使用量为每周2.5杯，低于每周4.4杯的全国平均水平。学生还报告称，他们出于非医疗原因使用的非处方药，包括兴奋剂（4.2%，在过去1年内至少使用过6次）和止痛药（2.8%，在过去1年间）。酗酒和药物滥用与多种负面后果有关，包括性侵犯、身体暴力和种族歧视。在那些滥用药物和酒精的人中，有20%的人学业成绩受到了负面影响。

Tavolacci等（2018）调查了2007年和2014年医护专业学生的健康行为。护理学生占样本的28.3%（738人）。在这两个时间段内，酗酒行为从2007年的14.1%增加到2015年的16.6%。Kritsotakis等（2020）测量了护理和社会工作学生在入学第一年和最后一年中有风险的生活方式行为。对于护理学生，过去30天内的酗酒行为从第一年的56.3%增加到最后一年的64.9%。同样，从第一年到最后一年，大麻使用率也从6.6%增加到 23.9%。

Ponce-Blandón 等（2021）针对西班牙、比利时、法国和巴西的护理学生进行了非法药物滥用情况调查。在 496 名参与者中，大约 36% 的人曾使用过非法药物。男性使用此类药物的比例更高。大麻是最常用的药物。过度使用大麻会损害决策能力，并可能对学业造成不良影响，如某门课程不及格（Tabet et al.，2020）。大麻的管理尤其令人困扰，因为在美国有许多州已经以娱乐用途将其合法化。然而，临床机构的药物筛查可能会排除那些体内含有大麻的学生和员工，教师需要提醒学生注意这种情况的发生。

非法使用药物，尤其是处方兴奋剂，会导致学术不端。Galluci 等（2017）在对 974 名本科生的研究中发现，非医疗目的使用处方兴奋剂的行为与学术不端行为有关，包括抄袭作业、允许他人抄袭自己的作业，以及从互联网剽窃内容。

所有大学本科生都可能经历学业压力导致的药物滥用。但护理学生还会面临额外的压力。通常护理教育项目课程设有留级或开除的规章制度，迫使学生在学习上保持优异成绩。处理患有复杂健康疾病的患者也增加了更多压力。为了缓解压力，一些学生可能滥用非法药物或处方药，从而可能导致护理疏漏和课程不及格。

Boulton 和 O'Connell（2017）对护理学生的物质滥用和压力水平进行了全国性研究。逾 4000 名来自全国各地的学生参与了这项调查；5% 的学生报告使用非法药物，61% 的学生报告在过去 1 年中有 1 ~ 40 次饮酒。使用的药物包括非处方兴奋剂、止痛药和镇静剂。Arria 等（2018）发现，使用兴奋剂主要是为了提高学习成绩。报告显示压力较大的学生药物滥用情况也较严重，即使获得教师的大力支持，也无法改善压力与物质滥用之间的相关性。

化学药品和酒精损伤学生的特征

护理学生显然存在药物滥用的潜在现象。药物滥用的常见征兆包括说话口齿不清、散发酒味、瞳孔缩小、上课打盹、频繁缺勤或迟到。尤其是酗酒可能会导致课堂和临床实践表现不佳。

患有抑郁症的学生更容易滥用药物。Sainz 等（2019）研究了 1176 名墨西哥患有抑郁症的护理学生与药物滥用之间的关系，研究表明，抑郁症与使用镇静剂有关，但与酗酒或使用兴奋剂无关。Kameg 等（2020）探讨了四所大学研究生和本科护理学生的药物滥用情况。与研究生相比，本科生酗酒情况更为严重。由于酗酒在大学生中很常见，本科生酗酒率较高的发现并不令人意外，因为本科生年龄较小，更容易被那些酒精供应过量的场所吸引。

Rattner（2021）采用现象学方法分析了 14 名在读的或刚从护理教育专业毕业的学生的访谈数据。其中 7 名受访者承认自身存在抑郁症、注意缺陷多动障碍（ADHD）和创伤后应激障碍（PTSD）等个人问题，这导致了他们的药物滥用行为。学生们提及了与心理健康问题（包括药物滥用）相关的社会污名化。但是一位学生指出，患者安全至关重要，患者接受状态受损护士的护理会对其构成安全隐患。参与者依赖同伴支持来识别寻求帮助的资源。他们表示需要更多有关处理药物滥用问题的资源信息。

与残障学生相关的教师责任

若教师怀疑学生表现出可能表明化学药物依赖的特征，他们应该承担何种责任？教师对学生及其将来所照护的患者均负有道德责任，因此不应对此类表现出药物滥用迹象的行为视而不见或为其开脱。

教师需要确保学生为患者提供安全的护理，这包括保护患者免受护士因自身不安全行为造成的伤害。教师应了解可能存在化学依赖的学生的特征，并监测所有学生是否出现药物滥用的迹象。教师需要熟知本机构针对化学依赖学生制定的相关政策和程序，并熟悉为这些学生提供的支持服务内容。主动寻求药物滥用治疗受到《美国残疾人法案》保护（The ADA and Opioid Use Disorder：Combating Discrimination Against People in Treatment or Recovery，2022）。

近年来，为了响应临床机构的要求，强制对护理学生进行药物检测的做法变得日益普遍。但目前尚不清楚谁有权知晓学生的药物滥用检测的阳性结果。Nigro 等（2020）指出，应当制定相关政策以保护所有相关人员的权利，包括学生、教师、管理人员和患者。例如，政策需要阐明是否可将药物滥用的学生开除出护理教育专业课程。在学生手册中应明确说明化学药物损伤的书面政策，包括学校对化学物质依赖的定义、护理教师对此的理念观点，以及学生和教师在怀疑存在化学物质依赖时的职责。对于在线学习的学生，检测化学药物损伤可能是导师的责任。无论是在线还是校园学生，一旦怀疑存在药物滥用情况，都需要实施强制性药物和酒精检测的政策（Indiana State University，n.d.）。

例如，如果学生在临床工作中表现出功能障碍，教师可能需要立即采取行动，并让该学生脱离临床环境。对于那些未对患者造成直接伤害但被怀疑存在药物滥用的学生，需要为其预约咨询以便采取相应的措施。除了教师外，还应该有一个第三方（如管理者）在场，以确保学生按照政策得到妥善处理，并确保其合法权益不受侵害。

遵守机构既定的政策有助于确保学生法定诉讼的正当权益不被剥夺，并保护教师免受学生可能采取的法律行动。全国护理学生协会（2020）和急诊护士协会（2017）支持为有药物滥用问题的学生制定替代纪律处分政策，以促进其治疗和康复。此外，国家护理委员会（2021）提出的“替代纪律处分政策”模式也主张对药物滥用问题进行治疗。该模式包括随机药物检测、戒酒会、戒毒会以及同伴支持。然而，并不是所有州都把学生纳入其帮助有药物滥用护士的项目中。无论学校的政策如何，保密和促进学生健康是处理学生事务的关键。学校应该为治疗后的学生制定重新入学政策（Nigro et al.，2020）。

一所学校是否应该制定随机药物检测政策，目前尚存争议。相比随机药物检测只能检测某个时间点的药物滥用情况，识别物质滥用的迹象可能更为有益。教师对学生行为进行持续监测可能是衡量学生物质滥用更准确的方式。虽然运动员必须接受随机药物检测，且大多数机构实施就业前药物筛查，但目前尚不清楚护理学生需要接受随机药物检测的程度。虽然学校可能没有制定药物检测的相关政策，但应告知学生，临床机构可能要求对包括学生在内的疑似化学物质依赖者进行血尿检验，或者将其作为参与该机构临床实习的要求。尽管如此，部分学校由于临床机构的要求而正在制定入学前的药物检测政策，而且如果怀疑学生存在物质依赖，学校会要求进行药物检测。我们需要开展更多研究来确定护理教育项目中药物检测政策的范围和性质。教育可以提高学生对护士物质滥用的认识，这种教育也包括识别药物滥用障碍的迹象和症状。例如，Stewart 和 Mueller（2018）针对 200 名护理本科生及研究生制定了一项课程改进项目，干预形式包括视频、案例研究和指定材料阅读。该研究采用了前后自身对照设计，其结果显示该项目显著提高了护理本科生干预后得分，而研究生的干预后得分增长幅度相对本科生较小。Stewart 和 Mueller（2018）推测这种区别是由于案例研究分析方法的差异造成的。本科生接受了为期 1 周的教师引导的在线讨论，而研究生只进行了 15 ~ 20 分钟的课堂小组讨论。

教师需要在学生申请护士资格证书前确保其上报任何可能导致刑事行为的药物使用情况，例如酒驾（driving while intoxicated，DWI）。若隐瞒药物使用情况，可能导致护士资格证申请被拒。

护理学生的心理健康问题

重大考试、学术政策（例如两门课程不及格即被开除）以及临床学习环境都有可能导致学生极度焦虑。护理学生与其他大多数大学生一样，必须平衡生活中的多个优先事项（Mills et al.，2020）。在繁重的学业安排下，他们可能很难有足够的时间休息、锻炼和保持健康饮食，而这些对心理健康至关重要。心理健康问题包括焦虑、抑郁、饮食失调、强迫行为和自杀倾向。大学生普遍存在心理健康问题。例如，一项全国性的大学生样本调查显示，41% 的大学生患有抑郁症，34% 的大学生患有焦虑症，27% 的大学生被诊断为终生抑郁症（Winter/Spring The Healthy Minds Study，2021）。

一些护理学生入学前可能已存在心理健康问题，这或许成为吸引他们投身助人职业的契机。面临心理健康问题的学生可能需要专业帮助来识别和解决这些问题。童年创伤经历，如虐待，可能会影响学生的整体心理健康。Hedrick 等（2021）对 409 名护理本科生进行了调查，发现那些经历过更多童年虐待的学生表现出更多的抑郁症状。

焦虑症、学习障碍以及其他确诊的精神疾病都有可能影响护理学生的学习能力。Brown 等（2020）对加拿大一年级护理学生进行了 3 次调查，并对二至四年级的学生进行了 2 次学年调查。该横断面研究总共纳入了 1327 人，研究显示，使用学习便利条件的学生在考试和学习方面的焦虑程度更高。值得注意的是，确诊焦虑的学生焦虑症状在第三学年结束时达到顶峰。由此可以推测，随着学术课程的难度增加，焦虑感也会随之增强。

在护理学生的教育历程中，无论是国家执业证书考试（NCLEX）等重大测试，还是临床实践，都给学生们的心理健康带来了诸多挑战。因此，教师需要深刻认识到这些测试和实践对学生心理健康的影响，以便制定并实施有效的策略，减轻学生可能面临的负面心理影响。Wang 等（2019）曾对加拿大 93 名四年级护理学生进行焦虑水平研究。研究发现，学生们最为担忧的两大问题是害怕犯错和害怕受到教师的关注。这种担忧与焦虑在年龄较小的学生中表现得尤为明显。但随着年龄的增长，学生们或许可以通过累积的生活经验逐渐缓解部分焦虑情绪。

Yildirim 和 Dalcali（2020）探讨了问题解决能力对学生在临床实践中焦虑情绪的影响。与 Wang 等（2019）的研究结果类似，害怕犯错和害怕自身表现受到负面评价是学生焦虑的主要原因。此外，研究还表明，动力与焦虑呈负相关，即随着焦虑情绪的增加，学生动力反而减弱。因此，教师应该意识到处于高焦虑状态的学生会缺乏克服焦虑的动力。

近年来，全球范围内暴发的疫情使处于本科和研究生阶段护理教育项目的学生经历了特殊的心理健康挑战。这些挑战主要源于突然转向线上学习、临床实习的调整、工作报酬变化以及家庭责任的增加。澳大利亚的一项研究（Middleton et al.，2021）对比了年轻 Z 时代（又称 i 时代）的年轻学生与年长学生之间的差异。研究结果显示，年长学生对新冠病毒感染疫情的了解更为深入。尽管两个年龄段的学生都认为学校为他们提供了足够的疫情信息，但 Z 时代的学生更多地从社交媒体上获取这些信息。在参与临床实习和课程成绩方面，两者并没有显著差异，但 Z 时代的学生更加担忧他们是否能够完成临床考核。此外，相较于年长学生，Z 时代的学生焦虑水平更高。总体而言，年轻学生面临的心理健康问题较年长学生更为严重。

Kerbage 等（2021）在澳大利亚开展了另一项研究，探讨了某校 121 名本科护理学生的韧性、应对技巧以及所遇到的挑战。研究发现，在医疗保健行业工作的学生相较于未从事该行业的学生心理韧性更强。研究者推测，这些学生能在工作环境获得同事的支持和帮助。与 Middleton 等（2021）的研究结果类似，受访学生普遍存在因隔离导致的心理健康问题。而规律的日常生活作息、与朋友线上交流或与家人相处都给他们应对这些挑战带来了积极的帮助。

在疫情期间，研究生也面临着心理健康方面的诸多挑战。Rosenthal 等（2021）对硕士生和博士生（n=222 人）进行了一项调查，调查结果显示，近 10% 的学生患有重度或极其严重的抑郁症，约 24% 的学生曾经历过可能对心理健康造成影响的创伤。同时，研究显示在医院工作的学生面临心理健康问题的风险更高，这可能与疫情期间的工作条件有关。然而，与家人同住的学生在心理健康方面遇到的问题较少，由此可见家庭支持对学生心理健康至关重要。鉴于学生在疫情期间遇到的挑战，护理院校应警惕学生可能出现的心理健康问题（如抑郁、焦虑），这些问题可能影响学生的学业。如有需要，可推荐学生前往心理咨询中心寻求帮助。

文献研究以及个案报告显示，应提高教师对于学习环境变化可能给学生认识带来的影响的警惕性，尤其是在疫情和其他灾难事件发生时。Pereira 等（2019）指出良好的学习氛围能够激励学生积极面对护理行业的各种挑战，而教师在营造学习氛围方面发挥着关键作用。

对于学生来说至关重要的是教师和临床工作人员必须携手合作，帮助护理学生缓解焦虑情绪，从而最大限度地提升他们的学习效果。许多策略，例如正念治疗，都有助于缓解护理学生的焦虑情绪。一项纳入了针对护理学生的 10 项随机对照试验的荟萃分析表明，正念策略能够缓解学生的抑郁和焦虑情绪，并提高他们的正念水平（Chen et al.，2021）。

Young-Brice 和 Dreifuerst（2019）的研究指出，正念干预旨在减少常规以及刻板的行为方式。此外，正念可以让人意识到自我产生的负面想法。通过意识到这种想法，人们可以采取措施减少负面情绪、缓解焦虑并提高学习成绩。在这项定性研究中，Young-Brice 和 Dreifuerst（2019）采用半结构化访谈的方式，探讨了 20 名少数族裔本科生的正念使用情况。主题分析表明，自我意识有助于学生应对负面情绪和克服挑战。而另一个主题是把握当下，不沉湎于过去。缺乏正念的具体表现则包括自我怀疑、缺乏灵活性和注意力难以集中等。由此，作者得出结论：推广正念的使用能够促进学生学业成功和促进整体健康。

Stinson 等（2020）开展的一项准实验研究，探讨了正念冥想是否能够减少焦虑并提高学生的记忆力。研究采用方便抽样方法，共有 49 名大三本科生参与了作者设计的正念冥想干预，研究设置干预组每次课程持续 60 分钟，每周提供 1 次课程，共计 8 周，49% 的学生至少参加了 1 次课程，65% 的学生参加了 2 ～ 5 次课程，对照组由 117 名大三学生组成。其中，干预组最初有 85 名学生同意参加干预措施，但最终有 36 名学生退出干预。研究结果显示，干预组学生在学期内焦虑程度有所减少，但两组之间的焦虑情绪保持没有显著差异。研究人员认为这可能与学校的其他心理补救策略有关。

研究生也会经历焦虑，这种焦虑可以通过正念冥想得到缓解。Foley 和 Lanzillota-Rangeley（2021）通过智能手机应用程序对麻醉护理专业的研究生进行了为期 10 天的引导冥想试验。参与引导冥想的学生在压力、焦虑和抑郁水平方面均有显著下降。大多数参与者计划继续正念冥想，以改善其整体心理健康。

Cornine（2020）报告了一项关于减轻临床时间学生焦虑的整合性文献综述的结果。Cornine 指出，目前大多数证据质量较低且结果不一致。然而，他表示同伴支持是减轻与临床相关焦虑的有效措施之一。Tambağ（2021）的小型准实验研究（实验组 13 名学生和对照组 13 名学生）证实了 Cornine 的结论。尽管 Stewart 等（2018）的研究指出，在教师评估之前使用同伴支持评估学习实验室的技能表现，虽未能使焦虑水平产生显著的统计学差异，但学生表示同伴支持确实很有帮助。样本量较小以及所评估的技能数量较少可能是统计指标不显著的可能原因，因此需开展大样本研究进一步证实同伴支持是否能减轻学生的焦虑。

尽管大多数研究仅局限于单一地点，但这些研究仍为教师们提供了如何缓解与临床实践以及整体课程学习相关焦虑的额外证据。Heath 等（2021）实施了"培养韧性实践"（cultivating practices for resilience，CPR）项目，该项目提供了供学生进行放松和正念活动的房间、心理健康课程以及任命了一位学生心理健康管理员。研究人员设计了一份在线调查问卷来评估 CPR 项目的有效性，共 131 名学生参与了调查。其中，55% 的学生认为 CPR 项目对他们有所帮助。然而，只有 54% 的学生认为大学为他们的心理健康营造了积极的环境。由此可见，仅提供心理健康资源是远远不够的，学生与教师之间、教师与教师之间以及学生与学生之间的互动都必须在积极的环境中进行。

高保真模拟已被用于减少焦虑和增强自信。Labrague 等（2019）对 2007—2017 年的相关研究进行了系统评价，发现模拟在减少焦虑和增强自信方面是有效的。然而，Labrague 等指出，这些研究样本量较小，并且方法学上存在局限，如缺乏对照组和统计效能不足。尽管模拟在减少学生焦虑方面具有很大的潜力，但需要开展大样本、方法学更严谨的研究来证实其有效性。

其他用于提高学生在临床课程中的自信心和减少焦虑的策略包括临床技能复习课程（Shahsavari et al.，2017）。Shahsavari 的研究纳入了 160 名处于最后一学年的学生。干预组的学生参加了一门为期 3 天的复习课程，在实习前复习了包括静脉输液、伤口护理和注射在内的 10 项技能。对照组的学生没有参加复习课程。实习 2 周后，两组学生均完成了测量自我效能感和焦虑程度的问卷调查。同时，教师还分析了两组学生的临床表现评分。研究结果显示，干预组学生的自我效能感更高，焦虑程度更低，且他们的临床技能得分也高于对照组。因此，与模拟训练相似，短期的复习课程也有助于缓解学生焦虑、增强自我效能感，并提升整体的临床表现潜力。

Peters 等在 2019 年进行了一项小型研究（n = 11），采用混合型研究方法评估一款智能手机应用程序对学生控制临床实践焦虑的有效性。这 11 名学生共使用了 29 次该应用程序，仅有 10.5% 的学生表示没有感到焦虑，而 63.2% 的学生表示感到中等程度的焦虑（Peters et al.，2019）。大约 68% 的学生在临床实践中使用了这款应用程序。进行焦点小组访谈的学生表示，应用程序中建议的干预措施有效地帮助了他们应对临床实践中的焦虑。鉴于现在大多数学生都有智能手机，因此，有必要进一步开发和大规模测试验证缓解压力和焦虑情绪的移动应用程序。

考试焦虑

考试焦虑是护理学生出现的一种特殊形式的焦虑。《美国残疾人法案》强调考试焦虑只有成为严重心理健康问题时，才能达到残疾标准（Burke，2017），但护理教师仍应提供基于循证的干预措施，以减轻学生的考试焦虑，从而促进学生取得学业成功。考试焦虑可能发生在考试前、考试期间和考试后。Poorman 等（2019）回顾了相关文献，以总结教师可以采用的、基于循证的缓解考试焦虑的策略，包括认知重构（例如问自己“我的想法真的合理吗？”，如果消极的想法侵入脑海，就在手腕上弹一下橡皮筋作为思想抑制的一种方式；以及使用耳塞在考试期间隔绝噪声）和渐进式放松技巧。让学生自主出题，有助于焦虑的学生归纳所学内容，而非仅仅死记硬背书本内容。教师还可以将试题融入课堂，以便学生应用所学知识。

在几项小型研究中，已经测试了缓解护理学生考试焦虑的具体策略。Anderson 等（2021）在药物剂量计算考试前采用了宠物辅助疗法来减轻学生的焦虑。通过方便抽样，学生被随机分配到宠物治疗组和对照组。虽然两组在考试成绩上没有显著差异，但干预组在考试后的焦虑得分有所降低。即使学业成绩没有受到影响，宠物疗法也可缓解焦虑。因此，宠物疗法仍是帮助学生应对焦虑的一种潜在策略。

正如 Poorman 等（2019）在文献综述中提到的，放松技巧有助于减轻学生压力和焦虑。Manansingh 等（2019）为大一学生提供了为期 6 周的放松训练课程，在 15 ～ 30 分钟的课程中，提供了各种放松技巧，如引导想象、芳香疗法、倾听音乐以及肌肉放松等，并指导学生在每次考试前使用这些放松技巧。学期开始和结束时，Manansingh 分别测试了他们学业压力和考试焦虑的水平，通过配对 t 检验发现，学生的学业压力和考试焦虑均显著降低。此外，焦点小组访谈也证实，学生认为这些技巧确实有助于减轻他们的考试焦虑。

Farner 等（2019）的试点研究中使用了芳香疗法手部按摩来提高自我效能感和减少考试焦虑。研究结果显示，所有组在考试焦虑方面均有所改善，但在自我效能感方面的测量并未观察到明显差异，研究者将研究结果归因于样本量较小。

以色列一项研究比较了 148 名大一和 92 名大四的犹太学生和阿拉伯学生的社会支持和学业自我效能对他们考试焦虑程度的影响（Warshawski et al.，2019）。结果显示，大一学生比大四学生使用更多的社交媒体寻求支持。大四学生的学术自我效能感更高，这不足为奇，因为他们成功完成了三年的学业。考试焦虑与学术自我效能呈负相关。此外，研究还表明犹太学生的学术自我效能比阿拉伯学生高，但阿拉伯学生在社交媒体上获得了更多的支持。两组学生的焦虑水平无显著差异。逐步回归分析显示，社会支持和学术自我效能与考试焦虑均呈负相关。然而，女性更多地使用社交媒体与较高的考试焦虑有关。换言之，社交媒体的支持固然重要，但过度使用反而会引起更严重的考试焦虑，尤其在女性群体中。

Birkhead（2018）建议延长考试时间以缓解考试焦虑，这具有一定参考价值。护理教育工作者普遍认为，国家执业证书考试（NCLEX）作为一项计时考试，每道选择题分配 1 分钟的时间是明智之举（Birkhead，2018）。实际上，NCLEX 允许考生在 5 小时内完成 145 道选择题（National Council of State Boards of Nursing，personal communication，December 8，2021）。鉴于 NCLEX 题型即将发生变化，延长考试时间，这对学生来说可能是有利的。此外，虽然有研究证实了多种策略有助于缓解考试焦虑，但仍需进一步研究来证明这些策略在提高学习成绩和学生留存率方面的价值。

教师对有心理健康问题学生的相关责任

所有教师都有义务为学生营造一个减缓压力和促进学业成功的教育环境（Alsaqri，2017）。尽早实施干预措施有助于缓解护理学生的压力和焦虑。然而，当学生的表现受到压力、焦虑或其他心理问题的负面影响时，协助疑似存在心理健康问题学生的过程与帮助学业成绩不佳学生的过程类似。首先，《美国残疾人法案》及修正案明确指出禁止歧视患有心理疾病的个体。其次，教师采取的所有行动都必须符合现行的机构政策，并为学生提供他们有权享有的正当程序。

当心理健康问题影响到学生的行为时，教师必须以符合该机构政策的方式帮助学生。目前，许多大学校园都为所有学生提供了免费或低价的心理咨询。如果实施了这些干预措施，学生的行为仍没有改善，不能有效地完成学业，或患者安全受到威胁，那么就有必要采取行政管理上的退学或开除措施了。同样，被行政管理上退学或开除的学生有权在院校机构内提起申诉和上诉程序。

此外，教师应该考虑与课堂测试和高利害

测试相关的现行政策是促进还是阻碍了学生的成功。除了上述策略外，学校还应该提供哪些其他服务（如结构化补救）？正如Heath等（2021）指出的，提供积极的课堂氛围有助于学生的整体心理健康。

犯罪背景调查

除了心理健康问题会危及患者安全以外，有犯罪记录的学生也会危及患者安全。患者安全是州护理事务委员会和卫生保健认证机构最关心的问题。联合委员会（2021/2016）指出："提供护理、治疗和服务的员工、学生和志愿者，应根据法律法规和组织政策的要求进行犯罪背景调查"（para. 1）。因此，护理教育专业通常要求学生在入学前进行犯罪背景调查。此外，几乎所有州都要求初次申请执照时自我报告过去的犯罪记录或进行正式的犯罪背景调查。国家护理委员会（NCSBN）为州护理委员会制定的规则中，包括将犯罪背景调查作为执照申请流程的一部分（NCSBN，2021）。教师需确保学生在申请执照前了解这一要求，无论学校是否要求学生在入学前进行犯罪背景调查，教师都有责任提醒学生，尽管他们可能已顺利完成护理课程，但如果有犯罪背景，仍可能会被拒绝颁发执照。搜索各州护理事务委员会的网页，能够提供给学生关于在取得执照之前进行背景调查的相关信息。

此外，如前所述，临床机构可能要求进行背景调查，即使学生已被护理教育项目录取，临床机构也可能因犯罪记录而取消录用。犯罪背景调查政策的示例见框4.3。

根据犯罪背景调查的结果拒绝录取需要慎重，考虑到全体师生的利益。在做出录取决定时，教师需要考虑犯罪行为的性质和犯罪时间，

框4.3 犯罪记录查询策略示例

在申请护理专业时，学生需要购买并提交一份最新的国家级别犯罪记录检查报告，这是用来确定您是否符合资格的标准之一。犯罪背景信息将保存在您的护理学籍档案中，并被视为机密。如果需要添加任何新的指控或犯罪记录，学生有义务及时通知学生事务副主任。未报告新的指控可能会被取消所参加的护理学士学位项目的录取资格。护理学士学位项目必须与临床机构共享背景资料。临床机构可能要求学生自费进行额外的犯罪记录审查。临床机构有权因背景调查中的条目拒绝学生与患者接触。

（印第安纳州立大学护理学院提供。摘自https://www.indstate.edu/health/program/son-undergrad/campus-bsn-studenthandbook）

并为这些学生提供正当程序。教师必须遵守临床机构的现行政策，并根据具体情况审核犯罪背景调查的结果。同时，学生也需自行承担犯罪背景调查和药物测试的费用支出（Williamson et al., 2018）。一旦学生被录取，教师将很难处理因犯罪背景调查而被拒绝进入临床场所的学生，所以最好在录取前就发现问题。

在录取前要求对国际学生进行犯罪背景检查需要特别考虑。如果学生直接来自美国以外的国家，签证申请过程应该已经包含了犯罪背景调查。

犯罪背景调查和药物检测这两个领域仍在不断发展，护理学院的教师需要了解医疗保健机构政策和各州法律的实时变化。每个临床机构对学生犯罪背景调查的要求可能各不相同。因此，护理课程需要持续了解每个临床机构的不同要求，而教师则需要确保学生满足各临床教育机构所要求的犯罪背景调查和药物检测的标准。

本章重点总结

- 有残疾并不意味着学生就无法在护理专业课程中取得成功。
- 恐惧心理可能会阻碍学生向他人透露自己患有残疾。
- 按照法律规定，残疾学生有责任申请合理便利条件，以实现专业学习目标。
- 教师无权决定什么是适合学生的便利条件。学校指定的责任部门应当与教师和学生进行合作，制定适当的学习便利条件。
- 护理专业的基本职能不同于技术职能。
- 所有学生，包括残疾学生，都必须达到专业要求的学业标准。
- 专业目标可以通过各种方式在不同临床环境中实现，包括模拟实验室。

- 教师必须与临床合作伙伴合作，以便在临床实践中满足便利条件的需求。
- 通用设计原则将促进包容性的学习环境的形成，使所有学生受益，而不仅仅是残疾学生。

对证据的反思

1．为了在工作人员中促进多元化，接纳残疾学生是必要的，目的是培养一支能够反映不同患者群体多样性的劳动力队伍。成为护士的真正必要的技能是什么？如何通过各种方式让使用轮椅的学生、视力受损的学生或听力受损的学生也能展示这些技能？

2．对于那些由于滥用药物而导致执业能力受损的学生，可以制定哪些政策为纪律处分提供替代方案？

3．一个有利于学生成功并能减轻所有学生压力的包容性学习环境的特点是什么？

4．在护理教学和临床实习中可以实施哪些通用设计策略？这些策略如何使残疾和非残疾学生获益？

5．哪些被公认的护理教育项目政策实际上并未创造积极的学习环境，也未促进学生的成功？

6．大多数与特殊需要护理学生相关的研究都是小样本量或案例研究报告。如何加强这一研究领域的护理教育研究？

网络资源

以下网站包含有关如何为残疾学生提供便利的信息：

- 美国护理学院协会（n.d.）为残疾学生提供的便利措施：http：//www.aacnnursing.org/Education-Resources/Tool-Kits/Accommodating-Students-with-Disabilities
- 听力损失医疗专业人员协会：https：//www.amphl.org/about-us
- 就业介绍网站：https：//askjan. org/
- 全国残疾护士组织：http：//nond.org/

参考文献

Agarwal, N., & Kumar, V. (2017). An invisible student population: Accommodating and serving college students with lupus. *Work*, *56*(1), 165–173. https://doi.org/10.3233/WOR-162477.

Alsaqri, S. H. (2017). Stressors and coping strategies of Saudi nursing students in clinical training: A cross-sectional study. *Education Research International*, *2017*, 1–8. https://doi.org/10.1155/2017/4018470.

Ailey, S. H., & Marks, B. (2020). Technical standards for nursing education programs in the 21st century. *Rehabilitation Nursing*, *45*(6), 311–320. https://doi.org/10.1097/rnj.0000000000000297. Original publication 2017.

American Association of Colleges of Nursing. (2021). *The essentials: Core competencies for professional nursing education*. https://www.aacnnursing.org/Portals/42/AcademicNursing/pdf/Essentials-2021.pdf

American Nurses Association. (2021). *Safe patient handling and mobility: Interprofessional national standards across the care continuum* (2nd ed.). Author.

Americans With Disabilities Act, 42 U.S.C. § 12111 et seq. (1990). http//www.ada.gov/pubs/ada.htm

Americans With Disabilities Act, 42 USCA § 12101 note. (2008). http://www.eeoc.gov/laws/statutes/adaaa.cfm

Anderson, D., White, S. H., Ohm, R., Brown, S., & Poggio, J. P. (2021). The effect of animal-assisted therapy on nursing student anxiety: A randomized study. *Nurse Education in Practice*, *52*, 103042. https://doi.org/10.1016/j.nepr.2021.103068.

Anderson, K. M., Davis, D., & McLaughlin, M. K. (2019). Implementing universal design instruction in Doctor of Nursing Practice education. *Nurse Educator*, *44*(5), 245–249. https://doi.org/10.1097/NNE.0000000000000642.

Argenyi, M. (2016). Technical standards and deaf and hard of hearing medical school applicants and students: Interrogating sensory capacity and practice capacity. *AMA Journal of Ethics*, *18*(10), 1050–1059. https://doi.org/10.1001/journalofethics.2016.18.10.sect1-1610.

Arria, A. M., Geisner, I. M., Cimini, M. D., Kilmer, J. R., Caldeira, K. M., Barrall, A. L., Vincent, K. B., Fossos-Wong, N., Yeh, J-C., Rhew, I., Lee, C. M., Subramaniam, G. A., Liu, D., & Larimer, M. E. (2018). Perceived academic benefit is associated with nonmedical prescription stimulant use among college students. *Addictive Behaviors*, *76*, 27–33. https://doi.org/10.1016/j.addbeh.2017.07.013.

Association of Medical Professionals With Hearing

Losses. (n.d.). *Stethoscopes*. https://www.amphl.org/comparison-table/

Birkhead, S. F. (2018). Testing off the clock: Allowing extended time for all students on tests. *Journal of Nursing Education*, *57*(3), 166–169. https://doi.org/10.3928/01484834-20180221-08.

Boulton, M., & O'Connell, K. A. (2017). Nursing students' perceived faculty support, stress, and substance misuse. *Journal of Nursing Education*, *56*(7), 404–411. https://doi.org/10.3928/01484834-20170619-04.

Brown, J., McDonald, M., Beese, , Manson, P., McDonald, R., Rohatinsky, N., & Singh, M. (2020). Anxiety, mental illness, learning disabilities, and learning accommodation use: A cross-sectional study. *Journal of Professional Nursing*, *36*(6), 579–586. https://doi.org/10.1016/j.profnurs.2020.08.007.

Burke, C. (2017). The Americans With Disabilities Act and test anxiety: When accommodations are appropriate. *Journal of Physician Assistant Education*, *28*(3), 156–157. https://doi.org/10.1097/JPA.0000000000000142.

Calloway, K., & Copeland, D. (2021). Acute care nurses' attitudes toward nursing students with disabilities: A focused ethnography. *Nurse Education in Practice*, *51*, Article e102960. https://doi.org/10.1016/j.nepr.2020.102960.

Carroll, S. M., & Eaton, C. (2019). Accessible simulation: A necessity in nursing education. *Journal of Nursing Education*, *58*(11), 619–621. https://doi.org/10.3928/01484834-20191021-01.

Chen, X., Zhang, , Zhang, B., Jin, S. -X., Quan, Y. -X., Zhang, X. -W., & Cui, X. -S. (2021). The effects of mindfulness-based interventions on nursing students: A meta-analysis. *Nurse Education Today*, *98*, e104718. https://doi.org/10.1016/j.nedt.2020.104718.

Common signs of learning disabilities. (n.d.). https://www.ldonline.org/getting-started/ld-basics/common-signs-learning-disabilities

Cornine, A. (2020). Reducing the nursing student anxiety in the clinical setting: An integrative review. *Nursing Education Perspectives*, *41*(4), 229–223. https://doi.org/10.1097/01.NEP.0000000000000633.

Cox, T. D., Ogle, B., & Campbell, L. O. (2019). Investigating challenges and preferred instructional strategies in STEM. *Journal of Postsecondary Education and Disability*, *32*(1), 49–61.

Crawford, C., Black, P., Melby, V., & Fitzpatrick, B. (2022). The academic journey of students with specific learning difficulties undertaking pre-registration nursing programmes in the UK: A retrospective cohort study. *Nurse Education Today*, *111*, 105318. https://doi.org/10.1016/j.nedt.2022.105318.

Crouch, A. T. (2019). Perceptions of the possible impact of dyslexia on nursing and midwifery students and of the coping strategies they develop and/or use to help them cope in clinical practice. *Nurse Education in Practice*, *35*, e90–e97. https://doi.org/10.1016/j.nepr.2018.12.008.

Davidson, P. M., Ruston, C. H., Dotzenrod, J., Godack, C. A., Baker, D., & Nolan, M. N. (2016). Just and realistic expectations for persons with disabilities practicing nursing. *AMA Journal of Ethics*, *18*(10), 1034–1040. https://doi.org/10.1001/journalofethics.2016.18.10.msoc1-1610.

Dhaliwal, U., Singh, S., Nagpal, G., & Kakkar, A. (2020). Perceptions of specialist doctors of the ability of doctors with colour vision deficiency to practise their specialty safely. *Indian Journal of Medical Ethics*, *5*(4), 1–18.

Dyar, K. L. (2016). Veterans in transition: Implications for nurse educators. *Nursing Forum*, *51*(3), 173–179. https://doi.org/10.1111/nuf.12135.

Elisha, S., Bonanno, , Porche, D., Mercante, D. E., & Gerbasi, F. (2020). Development of a common clinical assessment tool for evaluation of nurse anesthesia education. *AANA Journal*, *88*(1), 11–17.

Elting, J., Avit, E., & Gordon, R. (2021). Nursing faculty perceptions regarding students with physical disabilities. *Nurse Educator*, *46*(4), 225–229. https://doi.org/10.1097/NNE.0000000000000940.

Emergency Nurses Association, (2017). Joint position statement: Substance use among nurses and nursing students. *Journal of Emergency Nursing*, *43*(3), 259–263. https://doi.org/10.1016/S0099-1767(17)30168-X.

Epstein, I., Stephens, L., Severino, S. M., Khanlou, N., Mack, T., Barker, D., & Dadashi, N. (2020). "Ask me what I need": A call for shifting responsibility upward and creating inclusive learning environments in clinical placement. *Nurse Education Today*, *92*, 104505. https://doi.org/10.1016/j.nedt.2020.104505.

Equal Employment Opportunity Commission. (2011). *Fact sheet on the EEOC's final regulations implementing the ADAAA*. https://www.eeoc.gov/laws/guidance/fact-sheet-eeocs-final-regulations-implementing-adaaa

Farner, J., Reed, M., Abbas, J., Shmina, K., & Bielawski, D. (2019). Aromatherapy hand massage for test anxiety and self-efficacy in nursing students: A pilot study. *Teaching and Learning in Nursing*, *14*(4), 225–230. https://doi.org/10.1016/j.teln.2019.04.008.

Foley, T., & Lanzillotta-Rangeley, J. (2021). Stress reduction through mindfulness meditation in student registered nurse anesthetists. *AANA Journal*, *89*(4), 284–289.

Galluci, A. R., Martin, R. J., Hackman, C., & Hutcheson, A. (2017). Exploring the relationship between the misuse of stimulant medications and academic dishonesty among a sample of college students. *Journal of Community Health*, *42*(2), 287–294. https://doi.org/10.1007/s10900-016-0254-y.

Gawronski, M., Kuk, L., & Lombardi, A. R. (2016). Inclusive instruction: Perceptions of community college faculty and students pertaining to universal design. *Journal of Post-Secondary Education and Disability*, *29*(4), 331–347.

Gibbs, C. E., Lee, C. J., & Ghanbari, H. (2019). Promoting faculty education on needs and resources for military-active and veteran students. *Journal of Nursing Education*, *68*(6), 347–353. https://doi.org/10.3928/01484834-20190521-05.

Harris, C. (2018). Reasonable adjustments for everyone: Exploring a paradigm change for nurse educators. *Nurse Education in Practice*, *33*, 178–180. https://

doi.org/10.1016/j.nepr.2018.08.009.

Healthy Minds Network. *The Healthy Minds Study 2021 Winter/Spring data report*. https://healthymindsnetwork.org/wp-content/uploads/2021/09/HMS_national_winter_2021.pdf

Heath, J., Walmsley, L. A., Braido, C., Brouwer, K., Wiggins, A. T., & Butler, K. M. (2021). Cultivating Practices for Resilience with baccalaureate nursing students: A pilot study. *Perspectives in Psychiatric Care*. Advance online publication https://doi.org/10.1111/ppc.12960.

Hedrick, J., Bennett, V., Carpenter, J., Dercher, L., Grandstaff, D., Gosch, K., Grier, L., Meek, V., Poskin, M., Shotton, E., & Waterman, J. (2021). A descriptive study of adverse childhood experiences and depression, anxiety, and stress among undergraduate nursing students. *Journal of Professional Nursing*, *37*(2), 291–297. https://doi.org/10.1016/j.profnurs.2021.01.007.

Indiana State University. (n.d.). SON Graduate chemically impaired student nursing policy. indstate.edu

Jarus, T., Bezati, R., Trivett, S., Lee, M., Bulk, L. Y., Battalova, A., Mayer, Y., Murphy, S., Gerber, P., & Drynan, D. (2020). Professionalism and disabled clinicians: The client's perspective. *Disability and Society*, *35*(7), 1085–1102. https://doi.org/10.1080/09687599.2019.1669436.

Joint Commission. (2021, October 25). *Criminal background check requirements*. https://www.jointcommission.org/standards/standard-faqs/laboratory/human-resources-hr/000001355/

Kameg, B. N., Lindsay, D., Lee, , & Mitchell, A. (2020). Substance use and exposure to adverse childhood experiences in undergraduate and graduate nursing students. *Journal of the Psychiatric Nurses Association*, *26*(4), 354–363. https://doi.org/10.1177/1078390320905669.

Kerbage, S. H., Garvey, L., Willetts, G., & Olasoji, M. (2021). Undergraduate nursing students' resilience, challenges, and supports during corona virus pandemic. *International Journal of Mental Health Nursing*, *30*(Suppl. 1), 1407–1416. https://doi.org/10.1111/inm.12896.

Kirkpatrick, Z., & Boyd, C. J. (2018). Stimulant use among undergraduate nursing students. *Journal of Addictions Nursing*, *29*(2), 84–89. https://doi.org/10.1097/JAN.0000000000000219.

Kritsotakis, G., Georgiou, E. D., Karakonstandakis, G., Kaparounakis, N., Pitsouni, V., & Sarafis, P. (2020). A longitudinal study of multiple lifestyle health risk behaviours among nursing students and non-nursing peers. *International Journal of Nursing Practice*, *26*, e12852. https://doi.org/10.1111/ijn.12852.

Labrague, L. J., McEnroe-Petitte, D. M., Bowling, A. M., Nwafor, C. E., & Tsaras, K. (2019). High-fidelity simulation and nursing students' anxiety and self-confidence: A systematic review. *Nursing Forum*, *54*(3), 358–368. https://doi.org/10.1111/nuf.12337.

LDOnline. (2021). http://www.ldonline.org/ldbasics/whatisld

LD Resources Foundation. (n.d.). *Learning disability statistics*. https://www.ldrfa.org/

L'Ecuyer, K. (2019). Perceptions of nurse preceptors of students and new graduates with learning difficulties and their willingness to precept them in clinical practice (Part 2). *Nurse Education in Practice*, *34*, 210–217. https://doi.org/10.1016/j.nepr.2018.12.004.

Lee, S. J., & Lee, J. H. (2017). Safe patient handling behaviors and lift use among hospital nurses: A cross-sectional study. *International Journal of Nursing Studies*, *74*, 53–60. https://doi.org/10.1016/j.ijnurstu.2017.06.002.

Levey, J. A. (2016). Measuring nurse educators' willingness to adopt inclusive teaching strategies. *Nursing Education Perspectives*, *27*(4), 215–220. https://doi.org/10.1097/01.NEP.0000000000000021.

Levey, J. A. (2018). Universal design for instruction in nursing education: An integrative review. *Nursing Education Perspectives*, *39*(3), 156–161. https://doi.org/10.1097/01.NEP.0000000000000249.

Maggu, A. R., & Overath, T. (2021). An objective approach toward understanding auditory processing disorder. *American Journal of Audiology*, *30*(3), 790–795. https://doi.org/10.1044/2021_AJA-21-00007.

Major, R., & Tetley, J. (2019). Recognising, managing and supporting Dyslexia beyond registration: The lived experiences of qualified nurses and nurse academics. *Nurse Education in Practice*, *37*, e146–e152. https://doi.org/10.1016/j.nepr.2019.01.005.

Manansingh, S., Tatum, S. L., & Morote, E.-S. (2019). Effects of relaxation techniques on nursing students' academic stress and test anxiety. *Journal of Nursing Education*, *58*(9), 534–537. https://doi.org/10.3928/01484834-20190819-07.

Middleton, R., Fernandez, R., Moxham, L., & Tapsell, A. (2021). Generational differences in psychological well-being and preventative behaviours among nursing students during COVID-19: A cross-sectional study. *Contemporary Nurse*. Advance online publication https://doi.org/10.1080/10376178.2021.1987941.

Mills, A., Ryden, J., & Knight, A. (2020). Juggling to find balance: Hearing to the voices of undergraduate nursing students. *British Journal of Nursing*, *29*(15), 897–903. https://doi.org/10.12968/bjon.2020.29.15.897.

Mogensen, L., & Hu, W. (2019). "A Doctor who really knows...": A survey of community perspectives on medical students and practitioners with disability. *BMC Education*, *19*(1), e288. https://doi.org/10.1186/s12909-019-1715-7.

Moriña, A., & Orozco, I. (2020). Facilitating the retention and success of students with disabilities in health sciences: Experiences and recommendations by nursing faculty members. *Nurse Education in Practice*, *49*, e102902. https://doi.org/10.1016/j.nepr.2020.102902.

National Academies of Sciences, Engineering, and Medicine, (2021). *The future of nursing 2020–2030: Charting a path to achieve health equity*. The National Academies Press. https://doi.org/10.17226/25982.

National Center for Education Statistics. (2011). *Students with disabilities at degree-granting postsecondary institutions: First look*. http://nces.ed.gov/

pubs2011/2011018.pdf
National Center for Education Statistics. (2019). *Profile of undergraduate students: Attendance, distance and remedial education, degree program and field of study, demographics, financial aid, financial literacy, employment, and military status: 2015–2016.* https://nces.ed.gov/pubsearch/pubsinfo.asp?pubid=2019467
National League for Nursing. (2016). *Achieving diversity and meaningful inclusion in nursing education.* http://www.nln.org/docs/default-source/about/vision-statement-achieving-diversity.pdf?sfvrsn=2
National Student Nurses' Association. (2020). *Code of ethics.* https://www.dropbox.com/s/a229ong58d-5jx4p/Code%20of%20Ethics.pdf?dl=0
Neal-Boylan, L., & Miller, M. (2017). Treat me like everyone else: The experience of nurses who had disabilities in school. *Nurse Educator, 42*(4), 176–180. https://doi.org/10.1097/NNE.0000000000000348.
Neal-Boylan, L., & Miller, M. (2020). How inclusive are we, really. *Teaching and Learning in Nursing, 15*, e237–e240. https://doi.org/10.1016/j.teln.2020.04.006.
Neal-Boylan, L., Lussier-Duynstee, P., & Serrantino-Cox, J. (2021). *The Student physical disability: Sam Stone, a nursing student with a missing limb.* In L. Neal-Boylan, L. Meeks, & L. M. Neal-Boylan (Eds.), *Disability as diversity*. Springer. https://doi.org/10.1007/978-3-030-55886-4_9.
Neal-Boylan, L., Miller, M., & Lussier-Duynstee, P. (2021). Failing to fail when disability is a factor. *Nurse Educator, 46*(4), 230–233. https://doi.org/10.1097/NNE.0000000000000965.
Neal-Boylan, L., & Smith, D. (2016). Nursing students with physical disabilities: Dispelling myths and correcting misconceptions. *Nurse Educator, 41*(1), 13–18. https://doi.org/10.1097/NNE.0000000000000191.
Nigro, T. M., Schwartz, P. S., Roche, B. T., & Tariman, J. D. (2020). Comprehensive reentry policy for student registered nurse anesthetists with substance abuse disorder. *AANA Journal, 88*(4), 319–323.
Pavlik, D. L., Melcher, B. Q., Agnew, D. M., Smith, D. A., & Marciante, K. (2019). The Americans with disabilities act, reasonable accommodations, and medical education. *The Journal of Physician Assistant Education, 30*(4), 214–218. https://doi.org/10.1097/JPA.0000000000000277.
Pereira, F. L. B., Medeiros, S. P., Salgado, R. G. F., Castro, J. N. A. C., & Oliveira, A. M. N. (2019). Anxiety signs experienced by nursing undergraduates. *Revista de Pesquisa Cuidado é Fundamental Online, 11*(4), 880–886. https://doi.org/10.9789/2175-5361.2019.v11i4.880-886.
Philion, R., St-Pierre, I., & Bourassa, M. (2021). Accommodating and supporting students with disability in the context of nursing clinical placements: A collaborative action research. *Nurse Education in Practice, 54*, e10312.
Peters, A. B., Kellogg, M., & Zhang, Y. (2019). Implementation of a smartphone app to measure and manage anxiety in undergraduate clinical nursing students. *Nursing Education Perspectives, 40*(6), 367–369. https://doi.org/10.1097/01.NEP.0000000000000403.
Ponce-Blandón, J. A., Martinez-Montilla, J. M., Pabón-Carrasco, M., Martos-García, R., Castro-Méndez, A., & Romero-Castillo, R. (2021). International multicenter study on drug consumption in nursing students. *International Journal of Environmental Research and Public Health, 18*, e9526.
Poorman, S. G., Mastorovich, M. L., & Gerwick, M. (2019). Interventions for test anxiety: How can faculty help. *Teaching and Learning in Nursing, 14*(3), 186–191. https://doi.org/10.1016/j.teln.2019.02.007.
Quinn, E. (2018, April 26). *Eileen Quinn how to insert an IV with one hand* [Video]. YouTube. https://www.youtube.com/watch?v=2NfmRXtS4xg&t=256s
Rattner, I. (2021). A phenomenological study on substance use and misuse among nursing students. *Journal of Nursing Education, 60*(11), 607–613. https://doi.org/10.3928/01484834-20210913-01.
Rattray, N. A., True, G., Natividad, D. M., Salyers, M. P., Frankel, R. M., & Kukla, M. (2019). The long and winding road to postsecondary education for U.S. veterans with invisible injuries. *Psychiatric Rehabilitation Journal, 4*(3), 284–295. https://doi.org/10.1037/prj0000375.
Rehabilitation Act, 29 U.S.C. 794 § 504 et seq. (1973). https://www.dol.gov/oasam/regs/statutes/sec504.htm
Rosenthal, L., Lee, S., Jenkins, P., Arbet, J., Carrington, S., Hoon, S., Purcell, S. K., & Nodine, P. (2021). A survey of mental health in graduate nursing students during the COVID-19 pandemic. *Nurse Educator, 46*(4), 215–220. https://doi.org/10.1097/NNE.0000000000001013.
Sainz, M. T., Nagy, G., Mohedano, G. R., Vélez, N. M., García, A. C., Cisneros, D. P., & Rey, G. N. (2019). The association between substance use and depressive symptomology in nursing university students in Mexico. *Nurse Education in Practice, 19*, e114–e120. https://doi.org/10.1016/j.nepr.2019.03.005.
Sanderson, C., Hollinger-Smith, L., & Cox, K. (2021). Developing a Social Determinants of Learning™ framework: A case study. *Nursing Education Perspectives, 42*(4), 205–211. https://doi.org/10.1097/01.NEP.0000000000000810.
Scheirer, T. F. (2021). Using universal design principles in a fundamentals course to promote student transition to nursing education. *Nursing Education Perspectives, 42*(6), e111–e113. https://doi.org/10.1097/01.NEP.0000000000000672.
Serowoky, M. L., & Kwasky, A. N. (2017). Health behaviors survey: An examination of undergraduate students' substance use. *Journal of Addictions Nursing, 28*(2), 63–70. https://doi.org/10.1097/JAN.0000000000000165.
Shahsavari, H., Ghiyasvandian, S., Houser, M. L., Zakerimoghadim, M., Kermanshahi, S. S. N., & Torabi, S. (2017). Effect of a clinical skills refresher course on the clinical performance, anxiety and self-efficacy of the final year undergraduate nursing students. *Nurse Education in Practice, 27*, 151–156. https://doi.org/10.1016/j.nepr.2017.08.006.

Sharfi, K., Rosenblum, S., & Meyer, S. (2022). Relationships between executive functions and sensory patterns among adults with specific learning disabilities as reflected in their daily functioning. *PLoS One*, *17*(4), e0266385. https://doi.org/10.1371/journal.pone.0266385.

Shilling, S. D., Lucas, L., Silbert-Flagg, J., & Nolan, M. T. (2020). Federal, state, and institutional regulations regarding a nursing student with a service animal. *Journal of Professional Nursing*, *36*(6), 454–457. https://doi.org/10.1016/j.profnurs.2020.03.004.

Sikes, D. L., Patterson, B. J., Chargualaf, K. A., Elliott, B., Song, H., Boyd, J., & Armstrong, M. L. (2021). Predictors of veterans progression and graduation in Veteran to Bachelor of Science in Nursing (VBSN) programs: A multisite study. *Journal of Professional Nursing*, *37*(3), 632–639. https://doi.org/10.1016/j.profnurs.2021.03.008.

Southeastern Community College v. Davis, 442 U.S. 397. (1979).

Stewart, P., Greene, D., & Coke, S. (2018). Effects of peer evaluation technique on nursing students' anxiety level. *Nurse Educator*, *43*(4), 219–222. https://doi.org/10.1097/NNE.0000000000000474.

Stewart, D. M., & Mueller, C. A. (2018). Substance use disorder among nurses: A curriculum initiative. *Nurse Educator*, *43*(8), 132–185. https://doi.org/10.1097/NNE.0000000000000466.

Stinson, C., Curl, E. D., Hale, G., Knight, S., Pipkins, C., Hall, I., White, K., Thompson, N., & Wright, C. (2020). Mindfulness meditation and anxiety in nursing students. *Nursing Education Perspectives*, *41*(4), 244–245. https://doi.org/10.1097/01.NEP.0000000000000635.

Strobbe, S., & Crowley, M. (2017). Substance use among nurses and nursing students: A joint position statement of the Emergency Nurses Association and the International Nurses Society on Addictions. *Journal of Addictions Nursing*, *28*(2), 104–106. https://doi.org/10.1097/JAN.0000000000000150.

Substance Abuse and Mental Health Services Administration. (2021). *Key substance use and mental health indicators in the United States: Results from the 2020 National Survey on Drug Use and Health* (HHS Publication No. PEP21-07-01-003, NSDUH Series H-56). Center for Behavioral Health Statistics and Quality, Substance Abuse and Mental Health Services Administration. https://www.samhsa.gov/data/

Tabet, A. C., Meyer, D. G., Martinez, J., & Diaz, R. P. (2020). The consequences of cannabis use: A review of self-reported use and experiences among college students. *Journal of Doctoral Nursing Practice*, *13*(3), 229–234. https://doi.org/10.1891/JDNP-D-19-00082.

Tambağ, H. (2021). Examination of nursing students' anxiety levels related to clinical practice with respect to peer support. *Perspectives in Psychiatric Care*, *57*(3), 1114–1119. https://doi.org/10.1111/ppc.12664.

Tavolacci, M. P., Delay, J., Grigioni, S., Déchelotte, , & Ladner, J. (2018). Changes and specificities in health behaviors among healthcare students over an 8-year period. *PLoS One*, *13*(3), e0194188. https://doi.org/10.1371/journal.pone.0194188.

The ADA and Opioid Use Disorder: Combating Discrimination Against People in Treatment or Recovery. (2022). https://www.ada.gov/resources/opioid-use-disorder/

Wang, A. H., Lee, C. T., & Espin, S. (2019). Undergraduate nursing students' experiences of anxiety-producing situations in clinical practicums: A descriptive survey study. *Nurse Education Today*, *76*, e103–e108. https://doi.org/10.1016/j.nedt.2019.01.016

Warshawski, S., Bar-Lev, O., & Barnoy, S. (2019). Role of academic self-efficacy and social support on nursing students' test anxiety. *Nurse Educator*, *44*(1), e6–e10. https://doi.org/10.1097/NNE.0000000000000552.

Webster, B. (2021). Colour vision deficiency: The "unseen" disability. *British Journal of Nursing*, *30*(8), 468–469. https://doi.org/10.12968/bjon.2021.30.8.468.

What is a learning disability. (n.d.). https://www.ldonline.org/getting-started/ld-basics/what-learning-disability

Williamson, T. W., Hughes, S., Flick, J. E., Burnett, K., Bradford, J. L., & Ross, L. L. (2018). Clinical experiences: Navigating the intricacies of student placement requirements. *Journal of Allied Health*, *47*(4), 237–242.

Yarbrough, A. E., & Welch, S. R. (2021). Uncovering the process of reasonable academic accommodations for prelicensure nursing students with learning disabilities. *Nursing Education Perspectives*, *42*(1), 5–10. https://doi.org/10.1097/01.NEP.0000000000000666.

Yildirim, T. A., & Dalcali, B. K. (2020). The effect of nursing students' problems in the clinical practice environment on anxiety level and motivation. *International Journal of Caring Sciences*, *13*(3), 2054–2063.

Young-Brice, A., & Dreifuerst, K. T. (2019). Exploration of mindfulness among ethnic minority undergraduate nursing students. *Nursing Educator*, *44*(6), 316–320. https://doi.org/10.1097/NNE.0000000000000629.

Zeng, W., Ju, S., & Hord, C. (2018). A literature review of academic interventions for college students with learning disabilities. *Learning Disability Quarterly*, *41*(3), 159–169. https://doi.org/10.1177/0731948718760999.

第2篇

课程设置是一个过程

第5章

影响课程设置的推动力和问题

Gayle M. Roux，PhD，RN，NP-C，CNS，FAAN and Monique Ridosh，PhD，RN
翻译：孙宏玉　嵇　艳　审校：董超群

课程设置是一个动态的过程，与医疗保健领域变革的幅度、节奏和模式相一致。理想情况下，课程的设置、实施和评价应在一个周密规划和协作的环境中进行。然而，教师也需要精通课程改革的基本流程，以便在紧急或意外的情况下为学生提供教育和支持。教师必须确保课程内容能够满足在自然灾害或如COVID-19等疫情大流行所需的评判性思维和评估能力。在疫情期间，许多课程迅速过渡到混合式和在线授课模式，改变了授课和临床课程的方式。Carolan等（2020）将此类变化描述为既具有颠覆性又具有变革性。护理教育工作者的总体任务是持续开发和实施相关课程。强调评判性思维和分析技能的课程有助于培养毕业生应对职业生涯中新兴趋势的能力。科学技术进步、国家和国际事件、美国人口的日益多样性和老龄化、医疗系统的整合、认证要求、公共卫生政策的变化以及关于多样性、公平和性别认同的社会正义价值观，都是需要不断修订课程的常见影响因素。

本章目的是首先讨论策略和工具，以识别影响护理课程的推动力和问题。本章将介绍几种策略，协助护理教育工作者识别和选择与其学习环境最相关的内容。在介绍了识别策略后，将着重探讨影响课程开发的主要问题和推动力。某些推动力是独特的，例如使命宣言中的价值观，也有一些推动力在全球范围内普遍存在，如多样性和健康公平性。为了在不断演变的医疗保健环境中提供现代化且有意义的课程，必须了解这些引导变革的共同力量。最后，掌握问题识别策略和开发课程变革及审批系统，可以为改变专业护理教育的方向指明道路。

本章重点讨论当前课程设置的背景，涵盖主要的内部和外部问题以及跨越元范式的推动力。元范式中的概念为护理学科的运作提供了框架。人、环境、健康和护理这四个概念分别涉及患者的整体情况、患者所处的环境、患者的健康和福祉，以及护理专业与责任。由于元范式为护理学的运作提供了整体框架，因此通过反思每个概念中的问题和推动力，可以检查课程设置的重点。本章汇总元范式中四个概念的推动力和问题，以此来构思课程设置的总体结构。这只是将课程设置与护理的艺术性和科学性之间的紧密联系进行概念化的众多方式之一。

教师在课程设置中应确保目标明确且富有意义。教学和临床课程应聚焦特定问题，以确保即将步入职场的护士能够具备最新的知识和能力，可以提供与患者文化相关并以患者为中心的护理。毕业生应成为改善医疗保健服务和减小健康差距的倡导者。课程应提供机会，培养毕业生在临床护理及管理决策中担任领导角色的能力。

确定影响力和问题的策略

本节将介绍有助于护理领导者和教育工作者识别有意义的影响因素的策略。通过初步探讨这些策略，能够为实现深思熟虑的课程改革提供“360° 视角”。当前的知识体系、战略计划方向、健康的社会决定因素的流行病学模式和趋势以及研究结果应该成为课程改革的首要问题。

环境——知识体系和终身学习

在医疗保健领域，知识变革有助于教育工作者、护士和其他医疗保健专业人员了解当前形势。知识体系的深度和广度为塑造医疗保健服务体系和改善国民健康状况提供了方向。进行文献综述和评估科学现状的目的是帮助领导者、管理者和教育工作者了解影响医疗保健、护理以及高等教育的一般趋势和事件。信息的获取途径多样，包括仔细审阅科学和专业期刊，从世界卫生组织和疾病控制与预防中心等国家及国际组织获取最新信息，阅读行业文献和报纸，参加专业会议并建立联系。

美国医院协会每年进行一次审查，以确定影响美国医疗保健的推动力和趋势［American Hospital Association（AHA），2022］。该审查确定了在 2021 年引发变革的力量，指出 COVID-19 导致医疗环境的重塑。2022 年的一些主题与早期的战略计划一致，如可及性和可负担性、卫生公平和行为健康。持续存在的力量和趋势包括：未参保和参保不足的美国人数量居高不下，药品价格飞涨，美国医疗保健支出总额与结果相比偏高，以及医疗保健差距日益扩大。然而，2022 年的审查强调，疫情极大地夸大了塑造医疗保健的力量。COVID-19 大流行带来了严峻的挑战，需要新的解决方案，例如提升数字和信息健康素养的需求。此外，精神健康和药物滥用在大流行期间达到了临界高峰（AHA，2022）。

在学术界，教师持续进行终身学习，致力于探索新知识的诞生并推动知识的传播。这一知识体系构成了影响课程设置推动力的背景。这使得教师在发展各个层级的护理课程时兼具反应性和前瞻性。通过对重大趋势的认识和了解（反应性），教师可以更积极地选择护理教育的未来方向，并开发相关课程（前瞻性）。当前的知识体系提供了多元化信息，评估其与护理课程的相关性是后续其他策略的基础。

战略规划：确定方向

护理领导者、管理者和教育工作者往往专注于“紧急情况”或“应试教学”，以至于忽视了课程结果、项目成果以及国家和全球健康的预期目标。以内容为中心的课程致使护士以任务为导向，忽视职业认同的形成。因此，教师可能会错失做出理想改变的机会。因此，让教师共同参与战略规划和持续质量改进工作是至关重要的。

战略规划和课程改革是一个群体过程，涉及行政部门、教师、学生和利益相关者共同确定所期望的改革方向。在达成共识的过程中，要认真考虑所有相关方的意见。建立共识的目的是让各方通力合作，共同采纳一种能够满足学生、教师、利益相关者及公众需求的课程改革。

开展学生调查以及在战略规划过程中聘请顾问，为机构和教育工作者提供了挖掘与复杂课程问题相关的丰富多样的群体智慧的机会。战略规划可能使用优势、劣势、机会与威胁（strengths，weaknesses，opportunities，and threats，SWOT）分析框架，以帮助组织或教育工作者在决策时充分了解所有相关因素。负责课程设置或重新设计的教育工作者在实施或进行新的更改前，可运用 SWOT 分析来识别关键课程要素的有效性。投入时间进行正式的 SWOT 分析，有助于教育工作者发挥课程优势，提高学生成绩（Schooley，2021）。在远离常规校园氛围的环境中举行教师务虚会是产生创造性和有意义的课程规划想法的另一种策略。

流行病学：与健康模式相关的因素

流行病学是对美国和全球人口中与健康相关的状态和事件的分布、原因或风险因素进行的科学研究［Centers for Disease Control and Prevention，(CDC)，n.d.］。根据 CDC 的说法，流行病学为护理教师提供了系统的方法来了解疾病和损伤的模式、疾病高危人群的特征以及环境因素。利用人群的流行病学数据，护士可以了解并记录对降低风险和促进健康的项目和政策的需求。因此，流行病学可以被视为一种有计划改变的方法。同样，负责开发课程的护理教师也可以利用流行病学数据和方法来了解影响人群健康的因素以及发病率和死亡率的趋势。流行病学分析为教师提供了广泛了解健康模式及社会决定因素对人口健康影响的途径。例如，在讲授美国孕产妇发病率和死亡率上升的情况时，可与其他发达国家的数据进行比较（CDC，2020）。此外，在与妊娠有关的死亡中仍然存在种族和族裔差异，特别是黑种人和印第安人 / 阿拉斯加原住民妇女（CDC，2019）。

研究报告：科学研究现状

国家护理研究所（National Institute of Nursing Research）和世界卫生组织（World Health Organization）等机构确立的优先级研究项目，为在课程中纳入有影响力的问题提供了明确的重点。科学过程使用的建模、强调科学发现的课程以及有效的临床干预措施都有助于学习。因此，毕业生在整个护理生涯中更容易利用和应用研究成果。除了使用基于证据的指南和新的证据来更新临床领域的课程外，研究结果也可以应用于教学环境。

战略整合：一个迭代的过程

探索当前知识体系的环境、进行战略规划以指导变革、更新流行病学健康趋势和健康的社会决定因素的模式，以及利用研究等策略都有助于为课程开发或修订做准备。通过综合运用这四种策略，教师可以更好地开发出符合当前及未来护理和医疗保健需求的课程。提供学生学习成果的测量数据，帮助教师判断课程和教学是否有效，或是否需要进一步改进和改变（参见第 22、23 和 26 章关于评估的内容）。如果测量结果表明需要对课程进行改革，这四种策略将再次成为课程规划的核心。因此，课程设置是一个循环且动态的过程。

该任务和地区所特有的问题和推动力

任务声明对课程的重要性在于其作为价值观的宣言，也是护理专业的哲学驱动力。虽然全国乃至全世界的护理课程都有许多共同的价值观，如关怀、安全和质量，但每门课程都有其独特的任务声明。对每门课程来说，最好的做法是定期评估其任务声明是否需要修改，并检查这些任务与课程的相关性。例如，在人口稀少的州，课程中可能将农村卫生作为任务声明中的重点。而在历史悠久的黑种人学院和大学的课程可能会融入了价值观，致力于纳入历史上多样化和服务不足的人群，并扩大高等教育的机会（见第 7 章）。

各州护理委员会设定了本州具体的规则和条例，明确规定了对护理教育课程的要求。每个护理项目都必须使其课程设置、项目成果以及项目评估与州护理委员会的要求以及特定认证机构的要求保持一致。护理学专业应关注课程和成果与各自学院和大学认证机构标准的一致性。除了认证机构的标准外，还需要从全面的视角来审视课程，考虑各种动态力量和问题（见第 27 章）。

此外，课程设置的一个共同又独特的问题是学生群体本身。课程是根据学生在学习过程中提出的问题进行开发和不断修订的。例如，本科课程的主要力量是来自学生和临床教师对学生已经掌握的能力以及需要在教学和模拟课程中进一步加强的能力的反馈（见第 25 章）。

课程设置中的主要推动力和共同问题

人

不断变化的人口结构

美国人口持续老龄化，种族和族裔更加多样化。预计到 2060 年，65 岁及以上的人口将有 55% 为非西班牙裔白种人，13% 为非西班牙裔黑种人，8% 为非西班牙裔亚裔，21% 为西班牙裔［Federal Interagency Forum on Aging-Related Statistics（FIFARS），2020］。不同性别、种族和族裔的贫困率差异显著，其中，非西班牙裔白种人和 65 岁及以上男性的贫困率最低（FIFARS，2020）。住房成本和水电费仍然是经济负担的主要因素。在疫情大流行期间，全国许多不同种族和族裔背景的人受到失业和经济损失的严重影响。

人口结构的变化使老年人和各类成年人越来越多地患有各种慢性疾病并承担更高的医疗费用，这些都是护士和其他医疗服务提供者所面对的。预计到 2030 年，65 岁及以上人口将占美国总人口的近 21%，85 岁及以上人口中一半以上是女性（FIFARS，2020）。在老年人口中，年龄的增长与较高的贫困率和住房成本负担有关。许多老年人将需要辅助生活或长期护理机构，或由其家庭和社区照顾（FIFARS，2020）。

课程设置的应用。哈特福德老年护理研究所（http：//hign.org）等机构为护理教育工作者提供了一个很好的范例，展示了如何整合最佳实践与其他资源，以提升老年人的生活品质和医疗保健成效。临终问题是美国老年人口和护理行业面临的重大问题。2000 年，罗伯特·伍德·约翰逊基金会最初资助了临终护理教育联盟（ELNEC），该联盟通过美国护理院校协会（AACN）和希望之城国家医疗中心之间的合作延续至今。联盟项目是一个全国性和国际性的教育倡议，致力于培训护士提供优质的姑息护理。迄今为止，来自美国 50 个州和 100 个国家的超过 45280 名护士及其他医护专业人员接受了 ELNEC 培训（elnec.academy.reliaslearning.com），并正在利用这一创新策略为护理人员提供所需的姑息护理相关技能和知识（AACN，2021b）。在不同级别的姑息护理背景和环境中，护理能力仍有待界定（Hökkä et al.，2020），因此需要改变课程设置以匹配护理能力的要求。对国际文献的综合回顾（即不限于英文刊物）报告了姑息治疗护理能力的 6 个主要维度：沟通和文化问题；与患者、家庭和团队的合作；临床；领导力；伦理法律；以及社会心理和精神（Hökkä et al.，2020）。姑息关怀促进中心（capc.org）是跨学科和跨机构培训的核心资源，向成员医疗机构的专业人员（如参与医疗系统的成员）开放。

多样性、公平性和包容性

美国人口构成的变化使这个国家成为世界各民族的一个缩影。有鉴于此，护理专业早已认识到这种日益增长的多样性给提供高质量、符合文化背景的护理服务带来的挑战。文化敏感性和文化谦逊是本科及研究生护理教育课程中的重要组成部分。

多样性涉及广泛的个体、群体和社会特征（例如年龄、性别、性别认同、种族、族裔、性取向、语言、移民和难民、学习能力；AACN，2021a）。包容性指的是一个环境和组织文化，使所有人（如教师、学生）能够蓬勃发展，并尊重多种视角。公平性是指认识到充分参与所需的资源或知识差异的能力（AACN，2021a）。为了解决医疗保健中持续存在的不平等现象，需要有意识地改变课程，解决教学和学习环境中的多样性、公平和包容性（diversity，equity，and inclusion，DEI）。

美国人口的多样化凸显了与有色人种在住房、就业、贫困、死亡率和健康结果等方面的不平等相关的具有挑战性的社会公正问题。在过去几年里，警察暴力、谋杀和对黑种人过度监禁的增加引发了一场社会起义和变革运动。高等教育机构是这些运动发生的场所，校园行动主义由此兴起。在全国范围内，学生和教师群体正在密切关注社会正义问题，包括歧视、包容性、安全的校园环境以及医疗保健系统中缺乏公平等问题。有关护理领域多元文化教育的更多信息，请参见第 17 章。

高等教育的获取（即包容性教育）作为一个具有历史渊源的问题持续至今。无论性别、种族、族裔背景、残疾状况或移民身份如何，重要的是获取高等教育的机会，尤其是在社会从工业经济转型为信息化全球经济的背景下。历史上，女性以及其他族裔和种族群体一直是高等教育机构入学学生中的少数。为了使所有美国人都能享受高等教育带来的多种益处和机会，需要有支持入学的公共政策、政治意愿，以及能够实现这些机会的高等教育机构。由于护理学校的管理者追求招收多样化和有才华的学生，可负担性和可及性是护理专业培养多样化护理人才的关键考虑因素。

多种力量促进了公众监督的加强和更高的期望值。因此，责任成为一种涉及多方利益相关者的多重力量。高等教育机构依靠政府提供资金，因此在学术生产力和财政审慎方面对公众负有高度责任。各国政府基于对公众的责任感，采取行动对高等教育进行监管和改革。护理院校需要对州立法机构、国会以及公众负责，确保培养出足够数量的合格护士。这种责任包括采纳并遵守各州护理委员会、认证机构以及其他为执业前和研究生护理教育设定标准的机构所制定的规章制度。显然，责任是贯穿课程体系和高等教育的一个重要主题。

课程设置的应用。课程应不断修订和评估，以使学生了解并提升他们对世界多元文化的敏感性。课程应针对不同的人群对健康和治疗实践的主观意义。用于开发和修改课程以提高多样性、公平性和包容性的资源和网络工具包非常丰富。表 5.1 提供了来自主要护理认证机构和美国大学和学院协会的资源实例。教师应遵循指导 DEI 课程设置的策略，包括：与大学和社区 DEI 专家建立联系，保持对自身潜在偏见的开放态度，根据代表 DEI 问题的团体的反馈来评估课程。诸如贫困体验和案例研究等互动学习策略为教师和学生提供了在护理真实患者之前探索自身偏见的机会。

社会和校园骚乱在美国各地蔓延，这要求管理人员和教育工作者必须开发促进健康公平的课程，并识别基于种族、族裔、性取向和性别认同的歧视或排斥他人的做法和细微的冒犯行为。此外，高等教育机构有责任对行政人员、教师、教职员工或学生所表现出的种族主义或性别认同及性取向歧视采取零容忍立场。各院校和护理学院必须向学生提供支持服务，并推行促进包容性的政策，为所有人创造安全的校园环境。

护理院校应继续努力制定和启动旨在吸引、招聘、留住更多来自不同背景的学生和教师的战略。这为护理课程提供了不同的视角，有助于建立一支多元化的护理队伍，以服务于文化和种族多样化的患者群体，这对满足国家的医疗需求和减小医疗差距至关重要。护理院校的一项具体任

表5.1　课程与教师发展的多样性、公平性和包容性（DEI）资源

资源	课程和教师发展的策略
美国国家医学科学院（2021）。护理的未来 2020—2030：绘制实现健康公平之路。来自美国国家医学科学院的一项共识研究 https：//nam.edu/publications/the-future-of-nursing-2020-2030/	播客和网络研讨会讨论了促进健康公平的护理策略。包括来自一线护士和健康专家的意见
美国国家护理联盟（2017）。多样性和包容性工具包 http：//www.nln.org/docs/default-source/professional-development-programs/diversity_toolkit.pdf?sfvrsn=6	涵盖领导力、学术使命、招聘、留住多元化学生和教师的全面 DEI 策略。每个主题均包括了丰富的资源 反思性问题有助于审视自身的偏见。对这些问题的诚实回答为提高课程中的 DEI 提供了指导
美国高等大学协会（2022）。使命和战略计划 http：//www.aacu.org/about/strategicplan	DEI 的战略计划在学术和医疗保健系统的行为中得到了解决。建议制定行动计划
美国护理院校协会（2022）。多样性、公平性和包容性 https：//www.aacnnursing.org/diversity	教师可以加入 DEI 领导网络
AACN（2021a）。DEI 教师工具包 https：//www.aacnnursing.org/Portals/42/Diversity/Diversity-Tool-Kit.pdf	工具包展示了护理学校的 DEI 模型

务是阐明护理对改善健康服务和减小健康差距方面的成本 - 效益贡献。

无论人口结构的变化涉及年龄、多样性还是性别认同，都会对健康和所需健康资源产生影响。无论文化多样性和老龄化人口在哪种环境下接受护理，围绕多样性和老年健康的问题都要求教育工作者培养护士促进文化敏感的健康和自我护理，并推动慢性病管理和提升老龄化人口的生活质量。教师应在课程中提供机会，帮助学生发展政治宣传技能，以影响与健康和人类需求资源分配相关的公共政策决策。这种培养未来护士的方式与美国国家医学科学院（National Academy of Medicine）《护理的未来 2020—2030：绘制实现健康公平之路》[National Academies of Sciences，Engineering，and Medicine（NAM），2021] 所阐述的优质医疗保健愿景是一致的，其中包括讨论不同人群的无障碍医疗保健、疾病预防、健康促进以及在全生命周期内提供富有同情心的护理。此外，培养未来的护理从业人员需要关注全球发达地区和发展中地区的所有人口革命，包括增长模式、移民和民族或种族构成的变化。

环境

为了设置相关课程，教师必须了解护士执业的社会背景，以及这一背景如何产生护理以外但又与护理专业密切相关的问题。了解社会背景及其相关问题是教师开发现代且有意义课程所必需的核心能力。暴力、战争、移民和气候变化等外部问题是全球公共卫生领域的关键变量。森林火灾和飓风等自然灾害的日益频繁，为护士的学习和实践提供了环境背景。总体来说，这些问题和其他问题共同涵盖健康和疾病的风险因素，促成复杂的因果关系网，并描述人类和健康的现状。

健康问题与人们生活、工作和娱乐所在区域的社会政治和经济特征的关系日益密切。以下主要的环境趋势反映了社会的重大发展和关切，代表了广泛的社会政治以及护理教育和实践的经济背景，这些趋势包括医疗改革、暴力、自然灾害和灾难性事件，以及日益加剧的环境挑战。

医疗改革

美国的医疗改革努力，如初级保健和按绩效付费举措，以及 2010 年联邦《患者保护与平价医疗法案》（PPACA）的实施，改变了美国的医疗保健体系。在 PPACA 制度下，美国历史上第一次出现所有公民都可以获得负担得起的医疗保险。因此，2016 年美国无保险人数达到了历史最低点。没有保险的非老年美国人从 2010 年的 4800 万下降到 2016 年的 2800 万，但在 2020 年上半年再次上升到 3000 万 [Assistant Secretary for Prevention and Evaluation（ASPE），2021]。尽管这表明美国取得了进展，但医疗保健融资方式仍然对不同的人口群体（例如黑种人或西班牙裔 / 拉

丁裔、年轻人、低收入者、生活在未扩大医疗补助的洲的居民；ASPE）造成了不均衡的影响。在全球范围内，卫生筹资能力建设得到世界卫生组织（WHO，2022）的支持。各阶段学生都必须了解促进公平获取高质量医疗服务的医疗保健筹资模式。

在美国，护理实践和教育因《患者保护与平价医疗法案》（PPACA）的通过而受益匪浅，该法案对护理劳动力发展计划进行了修订，也就是我们所熟知的《公共卫生服务法》第八章［42 U.S.C. 296 et seq.］。每年重新授权的资金对专注于培养服务于农村和医疗服务不足地区的护士培训机构至关重要，这增强了劳动力的多样性，并在各个层面持续为护理教育提供支持。护理教育工作者应密切关注联邦政府对护理教育项目的资助情况，并倡导为维持这些项目提供充足的资金是非常重要的，因为它们直接影响到护理人才的培养，以满足患者的医疗保健需求，减少医疗不公平现象。

课程设置的应用。对医疗保健服务系统最佳流程的评估以及改善医疗保健服务的获取途径一直是人们争论的焦点。联邦和州各级政府都提出了医疗保健提案。护理教育工作者必须考虑课程对培养既了解政治进程又能够有效倡导安全、高质量护理以及具备胜任力且多样化护理队伍的影响。

在面对改革和医疗保健领域的不确定性时，护理教育工作者必须确保提供执业前和研究生阶段的护理课程，这些课程能够培养护士在多样化环境中提供从健康促进到疾病管理的全面照护（例如在门诊或社区环境中护理患者），并具备协调患者照护的技能，以提供高质量和价值为本的护理。课程必须重视护理技术与沟通技巧，有助于护士参与患者保健宣传并作为跨专业团队（尤其是新兴护理模式）的成员发挥作用（见第 11 章）。护理课程应日益关注健康促进、疾病预防、降低风险和改善健康公平，而不仅仅是管理急性护理环境中的急性患者。Dolansky 和 Livsey（2021）指出，课程应扩展到涵盖初级保健的全面实践范围，目前很少有学校在这样做。建议在各级护理课程中整合远程医疗的当前知识和实践（Solari-Twadell et al.，2021）。

将护理服务转移到社区以及越来越受到重视的医疗公平，使得便利、协调、文化一致的以患者为中心的护理需求浮出水面。因此，教育工作者必须塑造护士在社区团队护理中的重要角色，这涉及包括患者、家庭、医疗保健及相关卫生专业人员、公共卫生提供者及其他志愿者在内的各种团队成员。护理课程还应为学生提供机会，使他们能够设想、创造或积极领导和参与新型或创新医疗保健服务模式的重新设计，并倡导政策变革。

灾难和突发事件

距被劫持的飞机袭击纽约世贸中心大楼和华盛顿特区附近的五角大楼，以及第四架飞机在宾夕法尼亚州的农村地区坠毁已有二十余年。全球恐怖主义的威胁、埃博拉病毒病（2014）和 COVID-19（2020）等新型传染病的出现，以及自然灾害如哈维和厄玛飓风（2017）、卡特里娜飓风（2005）、日本海啸（2011）、海地地震（2021）和加州森林火灾（2020—2021）改变了我们的国家和世界。为了应对这些事件和其他事件，国家、医疗保健系统和大学都专注于制定和实施备灾战略、教育和演习，为不可预测和多样化的灾难性事件做好准备。

在卫生人力资源中占最大比例的是护士，他们最适合在灾难发生时迅速做出响应并承担重要的护理工作。无论工作场所环境如何，护士都应了解其所在组织的备灾活动。从历史上看，各层次护理教育都很少花费时间教授灾难相关内容，教师在教授备灾内容方面的准备也不足。尽管世界各地每天都发生灾难，对个人和公众的健康构成严重威胁，但执业护士也面临着类似的学习缺陷（International Council of Nurses，2019）。

在 COVID-19 期间，护理教育工作者面临从本科的面对面学习转向在线和模拟学习的挑战。在美国，国家护理委员会（NCSBN）传达了教育要求的变化，以允许替代临床学习经验（NCSBN，2020）。这种转变带来了理论与实践并行学习的机会，而非传统的循序学习（Carolan et al.，2020）。数字化学习对传授临床技能和知识最为有效；应用结合不同风格和模式的虚拟案例研究，促进了学习的深入（Regmi & Jones，2020），这与以教师为中心的学习（即被动式教师授课）形成对比。Konrad 等（2021）详细介绍了在线临床学习体验的策略，鼓励学生像护士一样思考，有意识地进行交流和沟通实践，并体验技术增强的物理评估 / 虚拟仿真。虽然疫情对高等教育造成了干扰，但它可以成为未来护理教育持续主动学习策略的催化剂（案例研究 5.1）。

课程设置的应用。护理教育工作者必须确保课程及时更新，以反映灾难护理的知识、技能和判断力，使毕业的护理人员具备领导与应对灾难的能力，开展跨专业合作，并作为灾难救援团队的一员发挥作用。教育工作者还必须培养能够充分参与创建应急响应系统的毕业生，使其在以社区协作和沟通为特征的公共卫生基础设施中工作，并在公共政策制定中占据应有的位置。护士还必须具备与生物制剂相关的临床知识和技能，以管理和支持在灾难事件后遭受社会心理影响的幸存者、家庭和社区。

2009 年，国际护士协会提出的灾难护理能力框架针对全科护士在灾难护理各个方面的教育能力进行了规划。这些能力分为减灾 / 预防、准备、应对、恢复与康复 4 个方面。此外，在这 4 个方面中确定了包括风险降低、政策制定、沟通和伦理实践在内的 10 个领域。美国护士协会（ANA，2017）发布的《谁会在那里：伦理、法律与护理人员应对灾难的责任》也指出，护理课程需要关注护理人员应对灾难的伦理与法律责任，以及应如何为灾难做好个人准备。这个网站和美国疾病控制预防中心网站（https：//www.emergency.cdc.gov/）是有关应对灾难以及紧急情况和个人准备的有用资源。

护理教育工作者可以参考 ICN 框架作为课程开发的资源（ICN，2009）。第二版 ICN 灾难护理能力框架是一个宝贵的课程工具，网址：https：//disaster-comp-report_web .pdf（ICN，2019）。

此外，越来越多的护理院校将虚拟现实平台纳入课程。虚拟现实可以真实模拟现实世界中的互动式课堂和临床护理环境，让学生在各种国家灾难中进行评估、干预及分诊。

日益严峻的环境挑战

环境和流行病学危害是一个日益严重的全球性问题。除了全球各地的健康问题外，可持续发展、能源利用率、饮用水、气候变化和全球变暖等环境问题也日益受到关注。美国人逐渐意识到，对公众健康和生命的威胁在于地球的脆弱和人类微妙的相互依存关系。因此，护理人员了解环境如何影响健康显得尤为重要。

课程设置的应用。该课程必须承认健康环境背景的广泛影响，以培养护士面对生物恐怖主义和其他大规模灾难、全球和家庭暴力以及全球变暖等复杂问题时有效干预的能力。护理课程应涉及环境健康内容并涵盖针对环境保护的临床实践。此外，课程应鼓励和培养护士将环境问题纳入居民病因网络，并采取干预措施以改善环境健康。气候变化的影响为学生讨论环境保护的伦理和节约资源的方法提供了一个很好的平台。课程还应探讨医疗机构如何在环保产品中做出明智选择。美国护士协会网站（http：//nursingworld.orgrnnoharm/）和健康环境护士联盟网站（http：//www.envirn.org/）提供了丰富的环境健康资源。护士在应对枪支暴力这一环境公共卫生危机中

案例研究 5.1　在疫情大流行期间转向远程紧急学习

传统的面对面本科护理教育项目的学生在护理研究课程中，从课堂转向在线学习环境（即远程紧急学习），以减少 COVID-19 的传播。学生和教师设置了设备和互联网接入，并创造了新的学习空间。与此同时，许多学生的生活环境也发生了改变［如搬出校内宿舍、旅行、共享生活空间和（或）隔离］。

学生和教师同时面对疾病、社会支持和就业条件的变化。课程设计转变为提供多种授课模式（即基于文本的在线课程材料、录制的讲座、同步和异步在线讨论），以培养学生和教师之间的共同体意识和关系，并提供引人入胜的学习活动。由于从课堂到网络的转变，教师与学生的比例仍然很高。课程内容在学习管理系统中重新设计为基于文本的格式，并在异步反思后提供在线评论的机会，以灵活提供复习课程材料。

通过 Zoom 平台提供每周同步上课时间，让学生参与学习活动（例如学生使用精选的冠状病毒科学资源，在文献支持下提出研究问题和答案，https：//www.ncbi.nlm.nih.gov/research/coronavirus/）。其他活动包括由学生领导的文章展示和讨论（即期刊俱乐部），以及基于文献回顾和评论的小组研究报告（例如，以预先录制的演示和同步讨论为重点的学期项目）。同步会议不做记录。每周的知识检查提供形成性评价，这些是为了让学生掌握学习内容而设计的，学生可以多次完成，记录最高得分。终结性评价转变为在线累积考试。

1. 本案例中有哪些因素会对学习构成障碍？
2. 案例中哪些因素促进了公平的教学和学习？
3. 确保未来远程紧急教学的成功需要哪些资源？

肩负着责任（American Nurses Association，2018；Cox，2018；Keaton，2022）。需要让护理人员参与直接护理的学习体验，通过健康检查预防枪支伤害，并培养支持社区层面政策变化的宣传技能。美国公共卫生协会（APHA）的建议包括应对这些优先问题的资源（American Public Health Association，2021）。

健康

全球化与全球健康

全球化的不断深入形成了“地球村”概念。全球化是用以描述世界文化和经济日益互联互通和相互依赖的术语（National Geographic Society，n.d.）。在国际贸易、投资和信息技术的推动下，这一进程影响着环境、文化、政治制度、经济发展、繁荣、健康和全球人民的福祉。因此，在即时通讯、自由贸易、跨国公司和全球化的时代，国界变得不那么重要。相比之下，全球健康被定义为促进全民健康而开展的跨国合作研究和行动（Beaglehole & Bonita，2010）。英国政府在一份重要的政策文件中明确指出，全球健康是由超越国界的问题、议题和关切决定的（Primarolo et al.，2009）。在过去十年中，全球健康的定义不断演变，以明确其在缩小健康差距方面的作用：“一个致力于应用公开的多学科、多部门和对文化敏感的方法来缩小跨越国界的健康差距的研究和实践领域”（Salm et al.，2021，p.11）。

全球化的影响是巨大的，部分取决于一个国家的发展状况，对全球健康既有积极影响，也有消极影响。从积极意义上说，全球化为国际贸易和投资带来了新的机遇。全球化的支持者认为，全球化可以改善贫穷国家及其公民的经济地位，从而提高他们的生活水平（National Geographic，2022；Ortiz-Ospina，2017）。反对者则认为，全球化更多地惠及跨国公司，而非提高发展中国家人民的生活水平。全球化还创造了一支包括护理和医疗保健领域在内的互联互通的劳动力队伍。

全球化另一个积极且新兴的健康成果与移动技术的空前普及有关，如手机、患者监测设备、个人数字助理以及其他无线设备，这些技术正在被用于加强卫生系统和实现与健康有关的目标。特别是智能手机及其相应的医疗应用程序，展示了移动技术如何改变健康信息和服务的获取、交付与管理方式。这一切得益于移动电话网络的渗透，使众多低收入和中等收入国家也能够受益。全球超过 93% 的人口生活在移动宽带网络覆盖的地区（International Telecommunications Union，2020，https：//www.itu.int/en/ITU-D/Statistics/Documents/facts/FactsFigures2020.pdf）。

然而，全球化进程也对健康造成负面影响。例如，不健康的习惯和生活方式导致肥胖和慢性疾病增加。此外，“在当今相互关联的世界中，疾病可以在短短 36 小时内从一个孤立的乡村传播到任何一个大城市”（Centers for Disease Control and Prevention，2017）。全球化的一个主要缺点是增加了埃博拉病毒病、严重急性呼吸系统综合征（SARS）和 COVID-19 等传染病的传播风险。全球化在 COVID-19 大流行期间尤为明显，带来的全球健康挑战也由此凸显。

全球化积极促进了护理人员在州、省或国家内部和之间的流动性。然而，由于护士所在国的工作或生活条件恶劣导致的流动性增加，可能会减少当地护士的供应，从而对发展中国家或地区的健康产生负面影响。

课程设置的应用。全球化对教育工作者设计和实施课程提出了挑战和道德责任，课程应帮助学生了解全球社会和全球健康的原则，并培养他们在全球社会中成为合格的护理人员。为此，讲授教学和临床教学策略应旨在培养护士所需的知识、技能和态度，以识别和影响全球边缘化人群健康的社会决定因素。全球健康大学联盟（CUGH）下属委员会于 2015 年确定了《跨专业全球健康能力》（interprofessional global health competency），为促进课程开发过程提供了框架（Jogerst et al.，2015）。CUGH 网站上还提供了一个工具包，包含从全球公民培训到高级培训等不同层次的课程内容的具体教学策略和资源（https：//www.cugh.org/online-tools/ competency-toolkit/）。

近年来，在线交流和国际性协作式学习的机会越来越多。伴随跨文化课程的进一步国际化，学生将不分地域界限地相互学习。美国国家护理联盟与护理联盟认证委员会共同设立的国际护理教育服务和认证联合工作组，为参与全球学习体验的美国教师开发了一个重要资源：NLN 教师全球体验准备工具包（https：//www.nln.org/education/teaching-resources/professional-development-program steaching-resources/toolkits）。有关全球健康的更多信息，请参见第 13 章。

社会公正与健康的社会决定因素

在追求社会公正的驱动下，护士有责任促进公平和平等待遇，以促进社会健康与福祉。致力于识别并改善干扰健康轨迹的条件是护理人员行动的一种方式。社会正义是一种道德义务，它推动社会采取行动纠正限制弱势群体发展或福祉的不公平待遇。这一行动在地方、国家和全球层面的实践、研究、教育和政策制定中得以体现。疾病预防控制中心将健康的社会决定因素定义为"人们生活、学习、工作和娱乐场所的环境中影响健康和生活质量风险及结果的一系列条件"（https：//www.cdc.gov/socialdeterminants/index.htm，para. 1）。

健康的社会决定因素（social determinant of health，SDH）分为5个领域：经济稳定、教育机会和质量、医疗保健机会和质量、邻里及建筑环境以及社会和社区环境（https：// health.gov/healthypeople/priority-areas/socialdeterminants-health）。SDH是健康差异和不平等的主要变量。威斯康星大学人口健康研究所主导的"县级健康排名与路线图"项目正致力于解决SDH带来的差距；他们每年都会发布一份报告，并呼吁采取行动（University of Wisconsin Population Health Institute，2022）。物理环境、社会与经济因素、临床护理和健康行为之间都存在联系。例如，那些没有条件去商店或买不起新鲜农产品的人就面临着患心脏病、糖尿病和肥胖等健康问题的风险。

健康的社会决定因素在整个疫情大流行期间表现得尤为明显，低收入人群以及黑种人和西班牙裔种族/族裔的冠状病毒感染率和死亡率较高。为了应对社会决定因素与健康结果之间的相互联系，《健康人民2030》对社会决定因素给予了更为广泛和重点的关注。

课程设置的应用。护理教育工作者可以使用《健康人民2030》（U.S. Department of Health and Human Services，2020）指导学生制定应对美国优先事项的策略。该网站提供对资源和基准数据的访问（https：//health.gov/healthypeople/tools-action/using-healthy-people-2030-your-work）。另一个丰富的数据来源是县级健康排名（https：//www.countyhealthrankings.org/），可为与健康的社会决定因素相关的策略提供信息。在全球范围内，联合国《2030年可持续发展目标议程》是在各国和联合国（包括联合国经济和社会事务部）多年工作的基础上为健康问题的社会决定因素领域制定的全面蓝图。17项可持续发展目标呼吁所有发达国家和发展中国家加入全球变革伙伴关系。可持续发展目标涵盖从良好的健康与福祉到气候行动、性别平等及清洁能源等多个领域。实现可持续发展目标与改善国家和全球健康的战略完全一致（https：//sdgs.un.org/2030agenda）。这些目标和指标指导社会、经济和环境变化方面的可持续发展。表5.2强调了联合国2030年议程中可持续发展目标在改变世界公共卫生组织和社区方面的重要维度。护理教师可以通过在教学课程和临床实践中关注可持续发展目标和健康的社会决定因素，采取行动改善人们的生活环境。有关培养社会责任策略的进一步阅读，请参见第12章。

护理

本章首先从广泛的健康结果以及社会经济、环境和社会政治问题的视角展开。这些力量和问题塑造了世界和美国，并影响着当代生活。因此，这些问题是指导护理课程和学生学习的热点议题。本节将更具体地聚焦于护理学专业，并重点介绍该专业需要考虑的问题。在护理服务提供的背景下，讨论了新兴技术、高级护理实践以及

表5.2 联合国2030年可持续发展目标（SDG）的维度

变化维度	改变世界的可持续发展目标议程
人民	消除贫困和饥饿。所有人都可以在尊重、平等以及健康的环境中发挥其潜力
星球	保护地球免受退化。采取紧急行动应对气候变化，以便能够满足当代人和子孙后代的需求
繁荣	所有人都可以享受繁荣和充实的生活，经济、社会和技术进步应与自然和谐共存
和平	促进和平、公正和包容的社会，使其远离恐惧和暴力。没有和平就没有可持续发展，没有可持续发展就没有和平
伙伴关系	本着加强全球团结的精神，通过重振全球可持续发展伙伴关系来落实这一议程

当代护理实践所需的能力。

护理学专业既影响医疗保健服务体系，也受其影响，医疗保健服务体系为护理服务提供了背景。美国医院协会 2022 年的环境检查对影响医疗保健和专业护士的局部驱动力进行了深入分析。本节重点介绍了影响护理实践的 4 个领域，包括科学与技术，初级和社区护理，质量、安全和可负担性，以及为护士的整个职业生涯做好准备。

科学与技术

随着科学、新兴技术以及信息管理在护理领域和学术界对医疗保健不断进行革新，护理实践方式正在发生变化。美国国家医学科学院共识报告《护理的未来 2020—2030》指出，护理人员将承担更广泛的角色，掌握技术工具和信息系统，并在医疗专业人员之间进行协作和协调。该报告建议，护士在其执业范围内提供服务和实现健康公平是未来 10 年的国家优先事项（NAM，2021）。

有望改变护理实践的新兴技术包括遗传学和基因组学、电子病历、远程医疗、用于症状或疾病管理和健康的应用程序和可穿戴设备，以及在新冠病毒感染等传染病管理方面的持续创新。基因检测目前被用于多种目的，包括识别可能增加患特定疾病风险的基因突变、确定携带者状况以及对新生儿进行筛查（American Cancer Society，2020）。未来，遗传学和基因组学的应用将进一步改变医疗保健系统。

远程医疗提供了诸多益处，包括为那些没有交通工具或生活在农村地区的人提供更多的服务，减少人员接触以减少大流行期间的感染传播，以及为患有糖尿病等慢性疾病的患者提供持续的随访和沟通。除了远程医疗咨询外，远程监控能力还将促进疾病管理，改善对共病老年人的护理，使他们能够在社区中继续居住，实现居家养老。

科技不断进步，以惊人的速度改变着世界，对医疗保健和护理实践产生了深远的影响。例如，在全国范围内推广和使用电子病历（EHR）系统，要求护士、教育工作者和学生使用、浏览并准确记录在 EHR 中。2009 年的《美国复苏与再投资法案》（American Recovery and Reinvestment Act）包含的《医疗信息技术促进经济和临床健康法案》（Health Information Technology for Economic and Clinical Health Act，HITECH）加速了标准化电子病历的采用以及健康信息技术的有效使用，将其作为获取临床信息的一种手段，可用于改善健康结局和降低医疗成本。影响护理实践的其他新兴医疗技术还包括远程监控技术、远程医疗、让患者参与医疗保健的电子健康工具和资源，以及提供患者支持网站的社交媒体网络。请参阅案例研究 5.2，了解与临床决策支持和 EHR 相关的内容。

课程设置的应用。教师和其他护理领导者必须意识到新兴技术和信息学如何影响护理实践，以便他们能够主动创建护理课程。有必要开展领导力项目和继续教育网络研讨会，以确保新护士和执业护士具备在高技术工作环境中安全且合乎伦理的能力。护理作为一门专业，有责任站在最前沿，规划和应对科学技术不断发展所带来的挑战。

护理教育必须将与医疗保健技术相关的技能和能力纳入课程，以跟进当前实践的需求。护理教育工作者必须开发包含健康信息技术能力的课程，使毕业生具备计算机和信息素养，并能够将这些知识应用于患者护理管理。随着护理实践日益高科技化和数字化，护理教育工作者有责任培养护生具备应对新兴技术及其他技术所需的技能

案例研究 5.2　临床决策支持：利用电子病历进行精神健康筛查和转诊

初级卫生保健提供者发现，在初级卫生保健诊所就诊期间，患者及其家属的心理健康和社会需求日益增加，因此制定了实践方案，在每次就诊时对所有患者进行心理健康和社会需求的筛查。为实现这一临床目标，所有护生都需要记录患者在就业、保险、住房、交通及社会支持等方面的评估数据，以确定对心理健康和社会资源的需求。如果 EHR 中的心理健康或社会筛查结果显示需要随访，初级保健实践护士会收到警报，以便通过 EHR 转诊。护士和实习护士进一步与患者讨论感受，并探讨他们的能力或可能影响获取精神卫生保健的各种障碍。患者被转介到初级保健实践附属的心理健康提供者或社会工作者的个人或远程医疗服务。初级保健提供者与精神健康或社会保健提供者通过 EHR 共享患者进展的综合数据，以及护理计划的任何建议变更，从而实现更好的协作。

1. 为了更好地协调精神卫生保健的转诊，实习护士的评估可能遗漏了哪些信息？
2. 在医疗服务中利用技术时有哪些资源可用？

和能力。护理教育工作者必须继续将与健康信息技术相关的概念纳入课程，并制定教学策略，要求学生从电子病历等电子来源访问、记录、收集和检索医疗数据及其他信息。随着技术逐渐融入护理课程，医疗保健系统愈加自动化和数字化，护理教育工作者和从业者必须时刻注意在与患者相处的过程中平衡护理的内在与外在属性。

技术进步也极大地影响了护理教育的实施方式。例如，越来越多的护理项目发现，数字化学习、模拟和移动设备为护理教育提供了巨大的潜力，网络在线课程为在职护士提供了便捷学习的途径。因此，技术促进了教育的流动性，提供了全天候的教育和知识获取途径，增加了教学和学习或职业发展的机会，并有助于培养合格的护理劳动力（NAM，2021）。Barton（2020）强调，有必要对因疫情而被迫开展的现有教学活动进行自我反思和评估，这最终可能长期地改善学生在实地教学中的学习体验。护理教育工作者的一个可用资源是由远程医疗创新、教育与研究中心（C-TIER）开发的国家远程医疗工具包（https：//teleheal-theducation-ctier.com/national-telehealth-tool-kit-for-educators/）。另一个由国际跨专业工作组开发的资源为基于健康信息和技术的课程提供了具体建议，该资源提供了一个以护理为中心的框架（TIGER 国际能力综合项目；https：//www.himss.org/tiger-initiative-interna-tional-competency-synthesis-project）。详情请参阅第 4 篇“技术引领学习”和第 5 篇“评价”。

初级保健和社区护理

护士被公众认为是最受信赖的职业群体。此外，护士在许多社区环境中工作时，有机会与公众建立牢固而稳定的关系。因此，护理行业在倡导公共卫生文化方面具有优势。护士在实现改善初级卫生保健和实现健康公平的国家目标方面发挥着重要作用。

有效管理慢性病和行为健康问题患者的护理能力对于控制美国的医疗保健支出至关重要。预计到 2030 年，将有 5490 万美国人患有糖尿病，相关费用将超过 6220 亿美元。目前，每年有 1/5 的成年人患有精神疾病，严重的精神疾病每年造成的收入损失高达 1932 亿美元（AHA，2022）。此外，阿片类药物的滥用和成瘾——包括处方止痛药、海洛因和芬太尼等合成阿片类药物——是美国历史上最严重的公共卫生危机之一（Volkow & Blanco，2021）。随着患有这些疾病和其他慢性疾病的人数不断增加，以及寻求医疗保健的美国人数的增加，对护士的教育和护理的需求也随之上升。此外，医疗保健也从以医院为基础的急症护理转向以社区为基础的护理模式，进一步加快了对护理人员参与门诊与社区初级保健服务的需求（Josiah Macy Jr. Foundation，2016）。考虑到以社区为基础的家庭健康计划已被证明能够为患有慢性疾病的成年人提供具有成本 - 效益的医疗服务，降低医疗资源利用率并积极改善生活质量，这种新的医疗服务模式的出现显得尤为及时。

课程设置的应用。随着医疗服务场所向以社区为基础的方式转变，护士必须做好准备，协调跨学科合作的社区医疗保健服务，担任初级保健提供者，并充分开展教育和培训工作（NAM，2021）。因此，护理院校必须调整课程结构，从传统的以急症和医院为基础的教学模式转向以团队为中心、以社区为基础的实践。与时俱进的护理教育工作者将通过与“居家养老”的患者和初级卫生诊所建立合作关系，为护理学生提供临床经验，展示健康促进、社区护理、领导力以及社区环境中的患者关怀（NAM，2021）。此外，教育工作者应寻求发展学术界与卫生保健组织、政府部门或基金会之间的伙伴关系。这些跨专业的伙伴关系是重要的服务体系，应在教学和临床课程中加以示范，为护理毕业生的未来做好准备。更多细节请见第 18 章。

四重目标

尽管多年来一直专注于改善医疗保健系统和患者护理，但仍需改善患者安全，并以合理的成本为所有患者提供高质量护理。虽然过去十年中某些质量指标有所改善，但进一步提升仍显不足。患者及其家属现在可以获得公开报告的质量指标（即医院在安全性和患者体验方面的表现）。此外，不断提高的报告要求对卫生保健组织提出了挑战，要求他们尽可能收集最准确的数据，并基于这些数据改善患者护理。医疗保险和医疗补助服务中心（Centers for Medicare and Medicaid Service，CMS）（2022）启动了一些以价值为基础的项目，当医疗机构和提供者为医疗保险患者提供优质护理时，他们将获得奖励。包括美国国家医学科学院、罗伯特·伍德·约翰逊基金会和医疗保健研究与质量机构在内的多个权威机构对护理界发出了行动号召。这些机构认识到护士在保护患者安全和提供高质量、可负担的医疗保健方面所发挥的关键作用。

最近提出了四重目标（Arnetz et al.，2020），作为对先前被接受的三重目标（Berwick et al.，2008）的补充。“四重目标”框架涵盖了降低成本、改善人群健康和患者体验，同时新增了第 4 个领域：医疗团队的福祉。创造积极的工作环境对于留住新护士和有经验的护士至关重要。美国重症护理学会（2016）确定了建立和维持健康工作环境的 6 项基本标准：①熟练的沟通；②真正的合作；③有效的决策；④适当的人员配备；⑤有意义的认可；⑥真正的领导力。研究表明，与其他美国人相比，护士压力大、睡眠少，这一情况因疫情而更加严重（ANA，2021）。强调福祉、自我培养和积极的个人健康活动是与“四重目标”相关的最新且必要的重点。美国护士协会（ANA Enterprise）开创了“健康护士，健康国家”（ANA，2022）计划。该计划旨在从 5 个方面改善护理人员及其组织的健康状况：身体活动、营养、休息、生活质量和安全（https：//www.healthynursehealthynation.org）。

课程设置的应用。有必要让当代护士做好准备，以迎接四重目标所带来的挑战。护理教育工作者可以在护理质量与安全教育（QSEN）网站上找到可用于教授质量和安全能力的教学策略及具体的学习活动示例，网址为 http：// qsen.org/competencies/。此外，教育工作者应协助学生了解护理专业在不断变化的医疗环境中所采取的积极措施，以明确护理实践并向公众宣传其在优质护理中的作用。

教师与医疗机构越来越重视课程中的心理弹性和内在力量训练、持续支持策略和行为健康资源，以维护自身的健康与安全，从而使护理工作服务于改善国民健康。护理教育工作者应将“健康护士，健康国家”的护理理念和“重症护理护士标准”（Ulrich et al.，2019）纳入其课程和临床教学环境中。

职业能力和劳动力需求

护理教育的使命、价值观和伦理要求教育工作者培养学生终身学习的决心。影响课程设置的一个主要因素和问题是课程应包含培养学生毕业后立即满足劳动力需求的技能。然而，课程还应包括可以应用于整个职业生涯的分析和领导力技能。课程应该强调领导力和管理原则、礼仪、谈判技巧以及专业组织的益处。

护理人员有必要了解对医疗机构进行评审和认证的组织，如联合委员会（https：//www.jointcommission.org/）。美国护士资格认证中心（ANCC）最具代表性的两个评估标准和数据改进项目是“通往卓越之路”项目，该项目旨在表彰医疗机构致力于创造积极的护理实践环境的努力，以及“磁性护理项目”。获得磁性护理认证的医疗保健组织已证明并记录了所需的护理实践和高质量的患者结局（ANCC，https：//www.nursingworld.org/ancc/）。

人力资本持续显著影响医疗服务体系，仅次于护士和医生的供需问题。美国周期性地出现护士短缺，此问题早在疫情大流行发生之前就已开始。然而，大流行给护士和医疗保健系统带来了巨大的压力。有报告预测，到 2030 年，美国将需要 120 万名新注册护士（RN），而全球需要 570 万名新注册护士，以应对当前的护士短缺问题（Bean，2020）。

人口中护士分布不均的问题在一些州比其他州更为严重。例如，两个人口密集的州——加利福尼亚州和得克萨斯州——预计在 2030 年将分别排名护士短缺的第一位和第二位。预计到 2030 年，各州对注册护士的供需将从加利福尼亚州的短缺到佛罗里达州的过剩不等（Buerhaus，2021）。随着这些执业医师越来越多地被用于提供初级保健服务，对高级执业护士和医生助理的需求预计将会上升。影响未来护士和医生供需的因素包括美国人口老龄化、经济状况以及与大流行有关的医疗服务提供者退休和辞职人数增加。

课程设置的应用。鉴于新毕业护士占护士行业入职和离职人数的最大比例，留住新毕业护士显得尤为重要。留住应届毕业生始于为其提供在现实环境中工作所需的理论基础和实践技能的护理课程。课程需要提供临床学习经验，使他们能够学习如何在现有和新兴环境中应对不断变化的医疗挑战（见第 13 章）。此外，课程应阐明对护理应届毕业生的角色期望。互动练习和案例研究可以帮助毕业生认识并获得他们所需要的支持和指导。许多医疗机构已经实施了护士实习计划，以此来减少新毕业护士的流失率，许多新毕业的护士也寻求这样的项目，以帮助他们顺利向实践过渡。

护士作为最大的医疗保健专业人员群体，需

具备领导力技能来影响医疗保健服务的提供、改革和政策。领导和影响变革的能力是重要的护理技能。教师可以利用多种领导力模式来指导课程设计和实践。课程应为学生提供讨论沟通和团队建设的机会，这对于护理领导者激励团队成员实现共同愿景，为改善患者、家庭和国家的健康做出积极贡献至关重要。

本章重点总结

- 课程是一个非线性、动态的过程。课程的设置、实施和评估是有计划的，并以医疗保健领域的新趋势为基础。
- 教师需要熟练掌握课程改革的基本过程，以便在 COVID-19 等突发情况中为学生提供教育和支持。当前的知识体系、战略计划的方向、流行病学模式和研究成果应该成为课程改革的首要问题 。
- 护理学专业和大学的使命是一种价值观宣言，应与课程内容相关联。
- 学生和教师群体正在密切关注社会公正问题，包括歧视、公平、包容和安全的校园环境。相关机构与护理院校正在提供服务并实施包容性政策。
- 护理专业值得并需要护理教育工作者设计既符合当代健康趋势又能灵活应对突发自然灾害和流行病的课程。
- 课程应培养护理人员将环境问题纳入致病因素，并能采取措施改善环境健康。
- 对主要社会政治和经济趋势敏感的教育工作者可以开发符合全球健康需求的课程。
- 全球化使教育工作者肩负起在全球社会中培养合格护士的责任。
- 护理教育必须将与医疗保健技术相关的技能和能力纳入课程，以满足当前的实践需求。
- 教师必须时刻关注，在床旁以及所有患者和家庭关系中需要平衡技术技能与关怀和护理的本质。
- 四重目标包括护士和医疗团队的福祉。课程策略应满足护士的身心健康需求。
- 课程应培养护士协调跨专业社区护理的能力；提供高质量、安全和可负担的护理；倡导自身健康和积极的工作环境。

对证据的反思

1．哪些策略可以用来维持护理课程与其使命相关？教师如何使课程与广泛的社会变化、问题或医疗改革保持相关性？

2．在科学技术、社区护理、质量和安全的背景下，护理专业课程如何培养学生的护理实践能力？

3．护理课程如何应对护理教育和学科领域的新发展，如遗传学和性别认同？

4．在护理课程中，教师是如何合作、分享新见解和认识到对课程发展的新影响的？教师如何回应这些变革的声音？

5．护理专业课程如何培养学生干预改善环境健康的能力？

6．课程中应该强调哪些策略来帮助学生保持自身健康和健康的工作环境？

参考文献

American Association of Colleges of Nursing. (2021a, August). *DEI faculty toolkit*. https://www.aacnnursing.org/Portals/42/Diversity/Diversity-Tool-Kit.pdf

American Association of Colleges of Nursing. (2021b, August). *End of life nursing education consortium (ELNEC) fact sheet*. https://www.aacnnursing.org/Portals/42/ELNEC/PDF/ELNEC-Fact-Sheet.pdf

American Association of Colleges of Nursing. (2022, January 12). *Diversity, equity, and inclusion*. https://www.aacnnursing.org/diversity

American Association of Colleges and Universities. (2022, January 12). *Mission and strategic plan*. http://www.aacu.org/about/strategicplan

American Association of Critical Care Nurses. (2016). *Standards for establishing and sustaining healthy work environments: A journey to excellence* (2nd ed.). https://www.aacn.org/wd/hwe/docs/hwe standards.pdf

American Cancer Society (2020, June 9). *What happens in genetic testing for cancer risk?* https://www.cancer.org/cancer/cancer-causes/genetics/what-happens-during-genetic-testing-for-cancer.html

American Hospital Association (AHA). (2022, January 12). *The 2022 environmental scan*. https://www.aha.org/environmentalscan

American Nurses Association. (2017). *Who will be there: Ethics, the law, and a nurse's duty to respond in a disaster*. https://www.nursingworld.org/~4af058/globalassets/docs/ana/ethics/who-will-be-there_disaster-preparedness_2017.pdf

American Nurses Association. (2018). *Stop the madness: End the violence!* https://www.nursingworld.org/news/news-releases/2018/stop-the-madness-end-the-violence/

American Nurses Association, (2021). Healthy nurse, healthy nation. Year 4 highlights 2020–2021. *American Nurse Journal*, *18*(10), 29–39.

American Nurses Association. (2022). *Healthy nurse, healthy nation*. https://www.healthynursehealthy nation.org

American Public Health Association. (2021). *Gun violence*. https://www.apha.org/Topics-and-Issues/Gun-Violence

Arnetz, B. B., Goetz, C. M., Arnetz, J. E., Sudan, S., vanSchagen, J., Piersma, K., & Reyelts, F. (2020). Enhancing healthcare efficiency to achieve the Quadruple Aim: An exploratory study. *BMC research notes*, *13*(1), 362. https://doi.org/10.1186/s13104-020-05199-8.

Assistant Secretary for Prevention and Evaluation (ASPE) Office of Health Policy (2021, February 11). Trends in the U.S. uninsured population, 2010–2020. https://aspe.hhs.gov/sites/default/files/private/pdf/265041/trends-in-the-us-uninsured.pdf

Barton, D. (2020). Impacts of the COVID-19 pandemic on field instruction and remote teaching alternatives: Results from a survey of instructors. *Ecology and Evolution*, *10*(22), 12499–12507. https://doi.org/10.1002/ece3.6628.

Beaglehole, R., & Bonita, R. (2010). What is global health? *Global Health Action*, 3. https://doi.org/10.3402/gha.v3i0.5142.

Bean, M. (2020, April). World may be short 5.7M nurses by 2030: 4 report takeaways. *The Journal of Nursing* https://www.asrn.org/journal-nursing/2286-world-may-be-short-57m-nurses-by-2030-4-report-takeaways.html.

Berwick, D., Nolan, T., & Whittington, J. (2008). The triple aim: care, health, and cost. *Health Affairs*, *27*(3), 759–769. https://doi.org/10.1377/hlthaff.27.3.759.

Buerhaus, P. I. (2021). Current nursing shortages could have long-lasting consequences: Time to change our present course. *Nursing Economics*, *39*(5), 247–250.

Carolan, C., Davies, C. L., Crookes, P., McGhee, S., & Roxburgh, M. (2020). COVID 19: Disruptive impacts and transformative opportunities in undergraduate nurse education. *Nurse Education in Practice*, *46*, 102807. https://doi.org/10.1016/j.nepr.2020.102807C.

Centers for Disease Control and Prevention. (n.d.). *Epidemiology-fact sheet*. https://www.cdc.gov/eis/downloads/epidemiology-factsheet.pdf.

Centers for Disease Control and Prevention. (2017). *CDC works worldwide 24/7 to protect the U.S. from disease threats*. https://www.cdc.gov/globalhealth/what/default.html

Centers for Disease Control and Prevention. (2019, September 5). *Racial and ethnic disparities continue in pregnancy-related deaths*. https://www.cdc.gov/media/releases/2019/p0905-racial-ethnic-disparities-pregnancy-deaths.html

Centers for Disease Control and Prevention. (2020, August 13). *Maternal mortality*. https://www.cdc.gov/reproductivehealth/maternal-mortality/index.html

Centers for Medicare and Medicaid Services. (2022, August 21). *Value-based programs*. https://www.cms.gov/Medicare/Quality-Initiatives-Patient-Assessment-Instruments/Value-Based-Programs/Value-Based-Programs

Cox, K. S. (2018). A public health crisis: Recommendations to reduce gun violence in America. *Council for the Advancement of Nursing Science*. https://www.nursingoutlook.org/article/S0029-6554(18)30232-X/fulltext.

Dolansky, M., & Livsey, K. (2021). Preparing RNs for emerging roles in primary care. *American Nurse Journal*, *16*(10), 77–80.

Federal Interagency Forum on Aging-Related Statistics (FIFARS) (2020). *Older Americans 2020: Key indicators of well-being*. U.S. Government Printing Office. https://agingstats.gov/docs/LatestReport/OA20_508_10142020.pdf.

Hökkä, M., Martins Pereira, S., Pölkki, T., Kyngäs, H., & Hernández-Marrero, P. (2020). Nursing competencies across different levels of palliative care provision: A systematic integrative review with thematic synthesis. *Palliative Medicine*, *34*(7), 851–870. https://doi.org/10.1177/0269216320918798.

International Council of Nurses. (2019). *Core competencies in disaster nursing*. Version 2. https://www.icn.ch/sites/default/files/inline-files/ICN_Disaster-Comp-Report_WEB.pdf

International Telecommunications Union. (2020). *Measuring digital development. Facts and figures 2020*. ITU Publications https://www.itu.int/en/ITU-D/Statistics/Documents/facts/FactsFigures2020.pdf.

Jogerst, K., Callender, B., Adams, V., Evert, J., Fields, E., Hall, T., Olsen, J., Rowthorn, V., Rudy, S., Shen, J., Simon, L., Torres, H., Velji, A., & Wilson, L. L. (2015). Identifying interprofessional global health competencies for 21st-century health professionals. *Annals of Global Health*, *81*(2), 239–247. https://doi.org/10.1016/j.aogh.2015.03.006.

Josiah Macy Jr. Foundation. (2016). *Registered nurses: Partners in transforming primary care*. [Conference summary]. https://macyfoundation.org/assets/reports/publications/201609_nursing_conference_exectuive_summary_final.pdf

Keaton, M. (2022) Decrying senseless gun violence, NLN issues urgent call for bold action to combat rising public health crisis. *National League for Nursing*. https://www.nln.org/detail-pages/news/2022/05/27/decrying-senseless-gun-violence-nln-issues-urgent-call-for-bold-action-to-combat-rising-public-health-crisis

Konrad, S., Fitzgerald, A., & Deckers, C. (2021). Nursing fundamentals–supporting clinical competency online during the COVID-19 pandemic. *Teaching and Learning in. Nursing*, *16*(1), 53–56.

National Council for State Boards of Nursing (NCSBN) (2020). *Changes in education for nursing programs during COVID-19*. https://www.ncsbn.org/Education-Requirement-Changes_COVID-19.pdf.

National Academies of Sciences, Engineering, and Medicine. (2021). *The Future of Nursing 2020–2030: Charting a Path to Achieve Health Equity*. The National Academies Press. https://doi.org/10.17226/25982.

National Geographic Society. (n.d.). *Globalization*. https://www.nationalgeographic.org/encyclopedia/globalization/

National Geographic. (2022, August 7). *Effects of economic globalization*. https://education.nationalgeographic.org/resource/effects-economic-globalization

National League for Nursing. (2017, April 6). *Diversity & inclusion toolkit*. http://www.nln.org/docs/default-source/default-document-library/diversity-toolkit.pdf?sfvrsn=2

Ortiz-Ospina, E. (2017, August 7) *Is globalization an engine of economic development?* https://ourworldindata.org/is-globalization-an-engine-of-economic-development

Primarolo, D., Malloch-Brown, M., Lewis, I., & Interministerial Group for Global Health. (2009). Health is global: A UK government strategy for 2008–13. *Lancet (London, England)*, *373*(9662), 443–445. https://doi.org/10.1016/S0140-6736(08)61820-6.

Regmi, K., & Jones, L. (2020). A systematic review of the factors–enablers and barriers–affecting e-learning
(2020). *Changes in education for nursing programs during COVID-19*. https://www.ncsbn.org/Education-Requirement-Changes_COVID-19.pdf.

National Academies of Sciences, Engineering, and Medicine. (2021). *The Future of Nursing 2020–2030: Charting a Path to Achieve Health Equity*. The National Academies Press. https://doi.org/10.17226/25982.

National Geographic Society. (n.d.). *Globalization*. https://www.nationalgeographic.org/encyclopedia/globalization/

National Geographic. (2022, August 7). *Effects of economic globalization*. https://education.nationalgeographic.org/resource/effects-economic-globalization

National League for Nursing. (2017, April 6). *Diversity & inclusion toolkit*. http://www.nln.org/docs/default-source/default-document-library/diversity-toolkit.pdf?sfvrsn=2

Ortiz-Ospina, E. (2017, August 7) *Is globalization an engine of economic development?* https://ourworldindata.org/is-globalization-an-engine-of-economic-development

Primarolo, D., Malloch-Brown, M., Lewis, I., & Interministerial Group for Global Health. (2009). Health is global: A UK government strategy for 2008–13. *Lancet (London, England)*, *373*(9662), 443–445. https://doi.org/10.1016/S0140-6736(08)61820-6.
Regmi, K., & Jones, L. (2020). A systematic review of the factors–enablers and barriers–affecting e-learning in health sciences education. *BMC Medical Education*, *20*(1), 1–18. https://doi.org/10.1186/s12909-020-02007-6.

Salm, M., Ali, M., Minihane, M., & Conrad, P. (2021). Defining global health: Findings from a systematic review and thematic analysis of the literature. *BMJ Global Health*, *6*(6). https://doi.org/10.1136/bmjgh-2021-005292.

Schooley, S. (2021, October 29). SWOT analysis: What it is and when to use it. *Business News Daily*. https://www.businessnewsdaily.com/4245-swot-analysis.html.

Solari-Twadell, P. A., Flinter, M., Rambur, B., Renda, S., Witwer, S., Vanhook, P., & Poghosyan, L. (2021). The impact of the COVID-19 pandemic on the future of telehealth in primary care. *Nursing Outlook*, *70*(2), 315–322. https://doi.org/10.1016/j.outlook.2021.09.004.

United Nations (UN). (n.d.). *2030 agenda for sustainable development goals*. https://sdgs.un.org/2030agenda.

University of Wisconsin Population Health Institute. (2022). *County health rankings national findings 2022*. https://www.countyhealthrankings.org/reports/2022-county-health-rankings-national-findings-report

U.S. Department of Health and Human Service. (2020). *Healthy People 2030. Social determinants of health*. https://health.gov/healthypeople/objectives-and-data/social-determinants-health

Ulrich, B., Barden, C., Cassidy, L., & Varn-Davis, N. (2019). Critical care nurse work environments 2018: Findings and implications. *Critical Care Nurse*, *39*(2), 67–84. https://doi.org/10.4037/ccn2019605.

Volkow, N., & Blanco, C. (2021). The changing opioid crisis: Development, challenges and opportunities. *Molecular Psychiatry*, *26*(1), 218–233. https://doi.org/10.1038/s41380-020-0661-4.

World Health Organization and International Council of Nurses. (2009). *ICN framework of disaster nursing competencies*. International Council of Nurses.

World Health Organization. (2022). *Health financing*. https://www.who.int/health-topics/health-financing

第6章

课程设置的介绍

Nelda Godfrey，PhD，ACNS-BC，RN，FAAN，ANEF
翻译：唐四元 审校：嵇 艳

课程设置与重新设计主题是护理及其他领域教育工作者的工作重点，为了能够实现服务社会的预期教育目标，我们必须设置能够优化学生和教师表现的课程。教师有责任创建有效、高效、现代的课程，为毕业生备在教育的每个层次实现专业实践标准做好准备，以改善健康和所服务人群的福祉。美国国家护理联盟（NLN，2022）明确指出了护理教师必须具备的能力，其中尤为重要的是教师在课程设置、实施和评估中的作用。

在当今世界，高等教育机构受多种因素的影响，并需要证明其所培养的毕业生能顺利融入工作环境。同时，人们对高等教育成本的担忧和护士师资的明显短缺等因素也影响和改变着护士教育（见第5章）。

随着高等教育机构重新评估如何最佳实现其既定使命和在未来定位自身，显而易见，高等教育界的重大变革正影响课程的设置和实施。具体到医学专业教育，美国毕业生的数量和质量备受关注。2017年6月，为提出与医学专业教育相关的建议，小约西亚·梅西基金会（Josiah Macy Jr. Foundation）召开了一次全国卫生保健教育工作者会议。会议报告的标题《实现以能力为基础的多学制的医学专业教育》传递了要对高等教育进行变革的想法。报告明确指出，医学专业教育需要“彻底变革”以确保高质量的医疗服务。梅西的建议指出，现在的医学专业教育支离破碎且有时限性，并且常常与最佳教学实践和现有的卫生保健挑战脱节。要履行健康医疗服务中的社会契约，需要进行的不仅仅是渐进式或递增式变革（Lucey，2018，p.2）。

梅西报告还指出了医学专业教育中的多种变化，包括信息爆炸、教育的不连续性、学生债务负担、教师倦怠、考核困难、患者边缘化、从业人员多样化的挑战、在转型方面准备不足以及教师发展滞后等。梅西报告的立场是：“我们现在处于一个重要的转折点——学制固定的医学专业教育体系必须加速向以能力为基础、学制可变的体系转变”（Lucey，2018，p.4）。

梅西建议延续并支持其之前发表的观点，呼吁护理教育工作者积极参与创建现代化、成本-效益高的综合课程，培养能胜任其角色的毕业生（AACN，2019；NLN，2022）。

对于护理及其他卫生相关专业来说，课程质量、效果和效率对于获得预期教育项目成果越来越重要。许多护理组织和专门召集的团体呼吁创新和变革护理教育，其部分原因是新冠病毒感染疫情的影响。护理委员会的报告（2021）、美国护理学院协会对护理学术的愿景（2019）、美国国家护理联盟的《学术型护理教育工作者的核心能力》（2020）、美国护理学院协会的《专业护理教育必不可少的核心能力》（2021）以及美国国家科学院、工程院和医学科学院的《护理的未来2020—2030》（2021）均强烈倡导进行护理教育改革以满足不断发展的医疗系统和患者需求。这些文件均提出需更加关注多样性、包容性和健康公平问题，向以能力为基础的教育和评价转变，并在设计和实施课程变革时更加强调学术与实践的伙伴关系。

课程质量必须在构成课程的所有要素中得到保证。这些课程要素包括机构和护理学院的使命、愿景和价值观，专业价值观和教师的信仰、价值观和专业知识，护理学院的理念和组织/概念框架，项目结束时的成果和能力，各层次学生具备的能力，课程设计，课程、教学策略和学习经历，以及实施课程所需的资源。设定这些课程框架的指导文件包括州护理委员会的规章和法规及国家护理认证标准中的各项指标。同时，护理和医疗的专业标准也用于指导课程设置。

本章概述了课程意识形态，从历史视角对课程和课程发展的定义进行了阐述，并描述了构成课程发展的要素，包括课程模型，还介绍了在不断变化的环境中课程设置的过程和教师的作用。本章还探讨了所选报告的影响力，同时展示了与教育方法和优先事项议题有关的最新证据，证明这些都需要对护理教育项目的设置进行重大变革，以确保护士能够满足当前和不断变化的医疗需求。

课程意识形态

一个学科、学院及其教师如何看待课程这一术语对于综合课程的设置至关重要。对课程设置的基本原则和假设的理解夯实了课程计划的结构、过程和成果。Schiro（2013）提出了课程意识形态这一术语来描述教育工作者的基本理念和哲学，并确定了四种主要的教育方法。这四种意识形态分别是学者学术、社会效率、以学习者为中心和社会重建。每种意识形态都是从教育领域丰富的传统中演变而来，都具有促进社会发展的潜力，但各意识形态的方法和核心价值观却截然不同。这四种意识形态揭示了教师从事课程开发或课程修订活动中存在争议的一些问题。

学者学术思想是围绕学科的概念而组建的。拥护者认为，学习应该集中在初学者对该学科知识的不断增长和专家对知识基础的扩展上。一门学科的知识包括思维方式、概念框架、传统和专业内容（Schiro，2013，p.4）。存在从学者到教师到学生的等级关系，学生是新知识的发现者、使用者和消费者。学者学术方法着重于确保课程反映学科的本质。

社会效率意识形态侧重于为社会服务，让学生通过基于知识的工作贡献和增强社会功能的富有成效的生活来满足社会需求（Schiro，2013，p.5）。反映社会效率意识形态的课程依赖于一种刺激-反应模式，该模式的特点是教师创建最终目标，并关注学习经验的类型和顺序以及学习者能够在多大程度上满足确定的优先需求。

以学习者为中心的意识形态关注的不是整个社会，而是个体，该意识形态认为天赋和能力应自然地发展且与个人独特的特点和偏好相协调。在这种意识形态中，个体的学习目标成为期望的学习成果，而教育工作者的角色是营造一种通过社会互动和学习者自我创造意义来刺激成长的环境（Schiro，2013，p.6）。

最后一种课程意识形态是社会重建。社会重建思想的主要推动力是教育作为解决和改变社会问题和不公正现象的主要因素。在社会重建框架中，教育的目标是促进建立一个惠及所有人的、新的和更公平的社会。从社会角度来看，教育的重点是受文化和其他社会经验影响的意义，目的是创造期望的社会价值观，从而改善整个社会，使社会的个体成员受益（Schiro，2013，p.6）。作为一个职业，护理越来越关注改善社会和所有人健康的贡献，需要纳入护士的技能培养以实现这些目标。

课程意识形态对护理教育的影响

有一些护理课程的示例反映所有这些意识形态，但以学习者为中心的意识形态是个例外，因为国家护理委员会把重点放在能力上，以最大限度地提高毕业生通过许可的成功率。然而，对使用以学习者为中心的教育策略的巩固和日益增长的支持正在极大地影响着护理教育，本章稍后将加以详述。

学者学术意识形态在许多护理院校中很突出，并影响着课程设置和教师贡献的感知价值的等级（例如，终身教职研究员序列与实践序列或临床序列是常见的范例）。这类课程往往与医学或临床专业密切相关，并与当前的实践模式和卫生保健组织结构（如服务部门）相一致。此意识形态立场将教师定位为知识渊博的专家，他们就学习什么、何时学习以及以何种方式学习做出许多决定。因此，与实施其他课程意识形态的护理院校相比，接受学者学术意识形态模式的课程更少采用以学习者为中心的策略和学习者参与的策略。与以教学与服务为主要使命的大学相比，以学者学术意识形态模式为课程基础在研究型大学中更普遍。

为了应对高等教育机构对问责制的期望不断提高及其他因素的影响，社会效率意识形态在许多护理院校中也更加突出。专业课程，如护理和卫生专业中的课程，是如何受到影响的？在重新设计内容丰富的课程时，社会效率意识形态对教师有何影响？卫生保健系统的结构调整和改革正在迅速改变护理课程的重点，因为毕业生必须学会在正日益聚焦延续性护理和个人初级卫生保健需求的卫生保健环境中提供护理。与此同时，有人呼吁通过教育来重建各种社会基本原则以解决社会、经济和其他的不平等。护理实践必须安全且经济有效，护理教育必须继续保持高标准，符合州护理委员会和国家认证机构的要求，同时有意义地应对这些关键的考虑和期望。

社会重建意识形态有助于培养学生和教师参与和引领卫生保健政策制定和宣传的能力。护士作为全球领导者，能够并且应该解决的是卫生保健差异、全球健康问题和人口健康问题。增加能培养学生倡导健康政策能力的学习经历是当代护理教育项目不可或缺的成果之一。

设置当代护理课程

首先，教师需要熟悉所在州关于护理教育项目和成果的规章和法规。其次，详细了解国家护理认证机构的标准也至关重要。再次，教师在设置当代护理课程时，除了传统和基础概念，还需要考虑护理和卫生保健的新趋势。例如，护理课程需要纳入与患者安全、护理协调、自我管理和健康素养相关的概念，重点关注健康问题对患者和家庭的负担，减少实践与循证实践差距的策略，以及探索对各个群体普遍适用的策略。护理课程还需包含领导力和其他技能以支持实现《健康人群 2020》的既定目标（n.d.），包括提高面向所有人的医疗水平，同时将重点放在减小差距，预防疾病、残疾、伤害和过早死亡。最后，个性化护理和精准医疗的发展机会必须纳入护理课程中（Fangonil-Gagalang & Schultz，2021）。在一个反映当代创新思维的课程示例中，Hsieh 等（2022）使用德尔菲法让教师专家确定护理学学士课程的领导力，然后邀请学生通过自我报告评估其需要的能力，这些能力最后被整合到本科各学期的课程学习任务中。

教师必须了解各种来源的立场声明、专业标准、建议和指导原则，并考虑将其纳入正在设计的所有课程中。对教师来说，找到能够定期审查的方法，使课程保持动态性、灵活性和与时俱进很重要。在未来设置相关的本科和研究生护理课程时，教师必须考虑以下问题：

- 学生是否在复杂且多变的医疗环境中做好了实践准备？
- 学生们是否期望成为终身学习者？
- 鉴于全球疫情的影响，学生是否准备好积极参与管理灾难和危机事件？
- 学生是否能够基于证据做出临床决策，并展现所需的知识和技能？
- 学生是否意识到自己是全球共同体的一部分，认识到尊重和礼貌对待所有人的必要性，并践行多样性、公平和包容的原则？学生们是否学习如何在护理中展示自己的专业身份，并树立伦理决策和实践的典范？
- 课程是否将重点关注循证研究和实践，促进教师与学生以及跨学科同事之间在探究和改进方面的协作？
- 教师是否致力于设计课程，包括创新的临床教学模式，以最有效地为毕业生在各种环境中（包括门诊和社区环境）的工作做好准备？
- 毕业生是否准备好领导护理团队，倡导改善当地、国家和国际的医疗保健结局和服务？
- 课程是否采用积极的学习策略授课，包括叙事教学法，如开展案例研究、情境和反思性思维？是否使用互动技术来要求学生参与主题并应用他们的知识？
- 大学或学院是否提供可与同行机构相媲美的高质量、可及性高且性价比良好的项目？
- 课程是否满足项目的利益团体及其他利益相关者的需求，包括正式和非正式地向实践过渡？
- 课程是否促进教学和患者护理技术的使用，教师是否充分准备好将这些新技术融入教学？

此外，知识的指数级增长、社会人口学特征和文化多样性的急剧变化、以经济和消费者为导向的政治环境以及全球恐怖主义行为的增加，都将继续对护理教师形成挑战，以批判性地审视现有的课程和教学方法，目标是为毕业生的未来做好准备。护理教育必须解决影响课程设计和实施的各种问题，并转型到使各层次教育水平的毕业生能适应对实践有更高要求、更依赖先进的医疗技术的工作环境。

课程的定义

“课程”一词最早于 1820 年在苏格兰使用，近 1 个世纪后成为美国教育术语。“课程”由拉丁文 currere 引申而来，原意为“运行”，随着时间的演变被翻译成“学习的进程”（Wiles &

Bondi，1989）。

1949 年，Tyler 出版了一本关于课程和指导原则的手册，该手册已使用了几十年（Tyler，2013）。Tyler 提出了很多重要的概念，其中包括有效组织课程的三个主要标准：连续性、顺序性和整合性。连续性通过关注“垂直重复主要课程要素”来实现（Tyler，2013，p. 84）。此方法自提出以来，已成为护理学课程设置的主流。

此外，由于“课程”一词的属性较模糊，因此它有多种定义。教育工作者更喜欢基于个人哲学信仰的特定定义，并强调教育的特定方面。Parkay 等（2014）对课程的定义包括学习者在教育项目中经历的所有教育体验，目的是既实现宽泛的目标，又实现与理论和研究框架、过去和现在的专业实践以及不断变化的社会需求相关的具体目标。

众多课程定义中的常见要素包括：

- 预设目标和预期成果
- 选定的内容及其在学习项目中的具体顺序
- 利于传统和成人学习者学习的流程和经验
- 实施课程所需的配套资源
- 教师和学生的学习责任范围
- 学习的方式和地点
- 校际活动，如课外活动、指导和人际关系等
- 个人学习经验作为学校教育的结果

课程的类型

Bevis（2000）的经典著作提出可能同时出现的 5 种课程类型，而不论其课程意识形态如何。正式（或合法）的课程包括理念和使命明确的课程框架，整个项目和各课程认可的成果、能力和学习目标列表，课程大纲和教学大纲。Bevis（2000）指出，“合法课程……指由教师们明确或隐晦同意的课程”（p. 74）。将这些书面文件分发给教师、学生、医疗实习合作伙伴和认证机构，用以记录计划好的课程内容，包括授课内容、预期学习成果以及完成项目时的能力要求。

操作课程由“教师实际教给学生什么和如何将其重要性与学生沟通”组成，包括教师在课堂和临床环境中强调的知识、技能和态度（knowledge，skill，and attitude，KSA）。

非法课程是一种已知并由教师积极教授的课程，但由于缺乏对行为的描述而没有进行评估。这些行为包括“关怀、同情、权力及使用权力等”（Bevis，2000，p. 75）。

隐性课程是指教师通过语言和非语言交流传授的价值观和信念。教师可能没有意识到通过他们的表达、优先事项的设定和与学生的互动传授了这些内容，但这些隐性内容非常可能对学生产生了比书面课程更持久的影响。隐性课程包括教师与学生的互动方式、使用的教学方法和设定的优先事项。

缺失课程指未教授的内容和行为。教师必须意识到未被教授的内容，并关注这些内容被遗漏的原因。例如，教师可能认为自己在教授但实际并未教授的内容或技能，如临床推理。教师在审查课程时，需要评估所有组成部分及其关系。

护理课程设置

从历史角度来看，护理教育工作者如何处理课程设置很大程度上受 Bevis 工作的影响。Bevis 将课程定义为“发生在学生和教师以及学生之间的以学习为目标的交流与互动”（2000，p. 72）。Bevis 向护理教育工作者提出了挑战，从她所说的泰勒式行为主义的课程设置技术范式转向专注于人际互动和主动学习，并将重点放在师生互动上。

当代护理课程基于当前实践和新兴趋势、专业标准、认证标准、监管要求、机构价值观以及教师的价值观和兴趣。由于教师在这些标准和指南内有相对的自由度来设置课程，因此这其中的任何一个因素都可能会导致在专业内无法实现课程标准化。在若干问题上促进协作讨论和对话的新机会比比皆是，包括如何做好以下几点：

- 加强学生的授权、监督、择优、临床推理、决策和领导力技能，以实现变革。
- 关注健康促进、疾病预防和延续性护理，以改善不同护理环境中的医疗效果。
- 增强学生与教师、教师之间的互动。
- 设计使学生能够沉浸于实践环境中的临床教育模型。
- 培育以学生为中心的环境。
- 利用循证研究和护理实践提供高效率、有成效的护理。
- 将安全文化概念，包括医疗协调和过渡融入专门设计的跨专业教育和协作的实践中。
- 聚焦以患者为中心护理的总体性的“四个

目标”，即提升患者护理体验（包括质量和满意度）、提升群体健康、降低人均医疗费用、提高护理者的护理水平。
- 扩展具有文化敏感性的护理实践，重点是缩小健康差距和促进健康公平。

Valiga（2021）指出，教师必须仔细审视整个课程中涉及的主要概念，以产生更大的社会影响。与帮助学生接触脆弱群体的相关学习体验相结合的课程将是护理教育与时俱进的关键。此外，课程还可以帮助“学生内化对自己作为护理人员、学者和有效应对变化和不确定性的领导者的认同”（Valiga，2021，p. 680）。

教师在课程设置中的角色

课程设置是教师的责任，因为他们是各自学科的专家，是确定学生毕业时需要掌握的知识和能力的最佳权威。美国国家护理联盟（NLN）的《学术型护理教育工作者实践范围》明确了护士教育工作者的职责，即“制定项目成果和设计反映当代医疗趋势的课程，培养能够在医疗环境中发挥作用的毕业生”（NLN，2020，p. 12）。

随着对设计具有现代感和高成本 - 效益课程的逐步重视，在课程设置过程中需要更广泛的利益相关者参与。在课程设计、发展、实施和评价中，护理等实践学科正在积极地吸引不同的利益相关者。增加参与度确实会提高课程设置过程的复杂性和及时改变课程的能力。为满足劳动力期望要求，教师需要灵活设计课程，随着期望的变化而有更广泛的解释，并能够使用各种不同的方法来实施。

护理教师现在更倾向于从成果导向而不是传统以教学过程为导向的角度来进行课程设置。这种方法注重学习作为产品（成果），重点放在学生在变化和不确定的临床情情境中如何利用知识进行有效实践。这种方法假设学生和教师在个性化学习经验和创造知识的相关过程中都有一定的自由度。

传统上，教师的自主权与课程密切相关，实际上，教师被认为是课程的“拥有者”。这意味着教师负责设计、评估、修改课程，以确保课程的质量和相关性。在当今的教育环境中，教育的价值通常以就业市场的竞争力来衡量。在护理学科中，重点放在毕业生完成课程时所掌握的知识和能力上，因为这与他们将要实践的环境和角色期望有关。

在进行课程设置时，不可避免地会引出学术自由和课程完整性这两个概念。如前所述，教师共同负责利用他们的专业知识和多样化才能以构建能培养成功、高质量毕业生的课程。课程完整性通过教师努力达成共识来实现，但并不是总能达成。通过课程进行沟通是保证课程质量和一致性以及学生体验的关键。

美国大学与学院协会（AAC&U）的声明特别提到了这个主题：“然而，因为教师对教育项目的责任，学术自由的另一个维度在最初的原则中并未得到充分发展。教师负责为学生设定学习目标，设计和实施通识教育和专业学习计划，对学生的成就进行评估。教师必须在这些方面与他们所在部门、学院和机构的同事，以及相关的行政人员进行协作”（AAC&U，2006，p. 1）。

国家报告、教育趋势和重要建议

除了上述梅西基金报告的建议外，一些知名组织或团体也发表了其他有影响力的立场声明、报告和建议，要求进行实质性的课程改革，有的甚至要求进行颠覆性创新。下面回顾其中最重要的对护理课程进行实质性改革的 6 份报告，以了解护理学课程的定义及相关过程的背景。

护理质量与安全教育倡议

美国医学研究所（IOM，2001）发布了名为《跨越质量鸿沟》的经典开创性报告，呼吁对医学教育进行实质性改革，以提高医疗质量和安全性。简言之，该报告指出了 21 世纪健康专业人员必备的 5 项能力：以患者为中心的护理、团队协作、信息化、循证实践和质量改进（包括安全）。这份报告还建议各学科在重要领域中发展共同的话语体系、整合学习经验、采用循证课程和教学策略，并培养能展示这些能力的师资。后续报告涉及多个相关领域（IOM，2003，2010）。

继美国医学研究所的《跨越质量鸿沟》报告之后，护理质量与安全教育（quality and safety education in nursing，QSEN）项目于 2005 年启动，总体目标是确保所有即将毕业的注册护士学生都具备相关的质量和安全能力，为实践做好准备。

根据当时护理教师和实践领导者的反馈，为确保教师传授有关质量和安全实践的最新正确知识，并尽快将质量和安全内容整合到所有护士执照考前课程中，教师发展显然已成为迫切需要。为给护理教师提供可立即纳入课程的信息，护理质量与安全教育项目开发了KSA课程框架（QSEN，n.d.），该框架涵盖了2001年美国医学研究所报告中确定的5项核心能力（若将质量和安全分开，则总共6项）。为协助KSA框架的宣传，创建了护理质量与安全教育（QSEN）网站（http：//qsen.org/），且将该网站作为教学和学习资源的交流中心。

护理质量与安全教育（QSEN）项目扩展到包括护理研究生水平的能力培养，因此，开发了针对研究生项目的KSA以促进质量和安全能力的培养（http：//qsen.org）。与美国护理学院协会（AACN）的合作关系以及与美国国家护理联盟（NLN）的沟通，创造了同护理质量与安全教育（QSEN）相关的教师继续培养机会，同时诞生了一本综合性教材（Sherwood & Barnsteiner，2017）。

已将护理质量与安全教育项目的核心内容整合至护理教育项目的认证标准中，从而确保对护理教育项目中的相关内容和有效性进行审查。QSEN倡议也促进了护理教育研究，以开发和评估基于证据的QSEN教学策略，并将这些策略纳入本科和研究生护理课程（Schuler et al.，2021）。然而，仍有工作待完成。尽管2017年美国国家质量和安全教育护理教师的调查显示，36%的受访者在教学中以某种方式应用了护理质量与安全教育，但其应用程度参差不齐（Altmiller & Armstrong，2017）。

《护理的未来2020—2030》报告

2021年5月11日，美国国家医学科学院发布了另一份开创性的报告《护理的未来2020—2030：绘制实现健康公平之路》。该报告在第一份《护理的未来》报告的基础上进一步明确了新目标。“专家委员会将护理职业的愿景延伸至2030年，并为护理专业绘制了帮助美国在21世纪创建健康文化、缩小健康差距，并改善人民健康和福祉的路径”（National Academies of Sciences，Engineering，and Medicine，2021，p. 1）。健康公平的实现需要教育工作者思维的转变以及随后的课程改革。

卡耐基教学促进基金会：教育护士

卡耐基（Carnegie）教育促进基金会启动了一项名为“为专业教育做准备”的纵向比较研究，该研究聚焦美国的医学、护理、法律、工程及神职人员的专业教育。该重要举措旨在更好地理解各专业如何通过确定教育方法来为实践做好准备，以及如何加强和改善专业教育的成果。该系列关于职业的研究的第四卷《护理教育：呼吁彻底变革》的报告提出了对课程设置和实施有着深远影响的四个主要建议（Benner et al.，2010）：

1. 重视教学效果、情境认知和特定情境下的行为，而不是教授脱离现实的理论知识。这一建议常常被称为教学生如何“像护士一样思考”。

2. 对临床与课堂教学进行整合，而不是将其分开。鉴于当今护理实践所需知识的复杂性和广度，教师应使用能将课堂和临床教学更好地联系起来的策略，以跟随护理实践的复杂性和步伐。

3. 除评判性思维以外，重视临床推理、临床想象和科学推理等多种思维方式。

4. 着重于职业认同的形成而不是专业角色的社会化和角色扮演。需要给护理学生提供学习机会和体验并内化为“专业”要素的学习环境。

上述四条建议，尤其是在与教学实践结合时，要求教育工作者重新思考课程的创建方式，并在一个急速变化的医疗系统中有效使用新的教学策略，以实现医疗三大目标（现在是四大目标）。这四大目标是：改善患者护理体验（包括质量和满意度）、提高人群健康、降低人均医疗成本和关注健康服务提供者（Bachynsky，2020）。

模拟技术的使用

过去十年中，模拟技术在护理和医学教育中的使用频率和衡量学生学习成果的工作都呈爆炸式增长。已有研究证明，模拟技术可以提升学生的临床判断能力（Klenke-Borgmann，2020）。在校师生都期望能真实反映实际临床环境的模拟活动，包括进入有设备和仿真模型的临床实验室环境。美国各州护理委员会和其他护理组织越来越多地将本科生和研究生项目中的使用模拟的时间等同于或替代直接临床经历的时间。Honkavuo（2021）报告称，模拟在护生的理论与临床实践之间发挥桥梁作用。

跨专业教育与合作

许多重要报告和声明都认同跨专业教育（IPE）和合作实践在实现美国整体医疗保健系统的质量、安全和创新目标中具有重要作用。世界卫生组织（WHO，2010）及其他推动跨专业教育的组织给出了跨专业教育的定义，以指导该领域的工作。这些定义将跨专业教育描述为来自不同专业的学生相互学习以了解不同健康相关专业的角色，为在现实环境中开展专业的照护合作奠定基础。

2009 年，代表不同健康专业的 6 个全国教育协会（护理、全科和骨科医学、牙科、药学和公共卫生）联合创建了跨专业教育协作组织（IPEC），并确定了与跨专业合作实践相关的核心能力（https：//ipec.memberclicks.net/assets/2016-Update.pdf；IPEC，2011）。这些组织有能力影响相关学科的课程改革。IPEC 的目标包括推进实质性的跨专业教育，以便为未来基于团队协作的患者护理培养临床医师。因此，跨专业教育是促进有效跨专业合作实践的前提。对跨专业教育的元分析显示，跨专业教育项目在各医学学科中对教育干预有积极影响和效果（Guraya & Barr，2018）。跨专业教育协作组织的核心能力已被纳入几乎所有健康学科的认证标准，从而在各种课程中得到更广泛的采用（Laverentz et al.，2020）。有关跨专业教育和合作实践的讨论以及需要融入医学专业课程以使毕业生为跨专业实践做好准备的讨论，详见第 11 章。

学习技术的使用

《教育事业地平线报告》（the EDUCAUSE Horizon Report）是有关学习技术的重要趋势报告之一。该年度报告详细介绍了主要趋势、阻碍高等教育技术采用的重要特征，以及高等教育技术的重要发展。最新教学报告中的主要趋势包括：混合式学习模型和学习技术的广泛采用、数字鸿沟的扩大、远程工作 / 学习、学习分析和人工智能。由于技术在当今的学习环境中占据着核心地位，因此所有这些技术和趋势都影响着高等教育。学生和教师需要精通这些技术以顺应时代的发展趋势。此外，教师需要有意识地在课程设计和实施中融入当前技术。

在新冠病毒感染大流行之后，在线学习逐渐成为被接受的教育模式，因此，教师必须迅速适应在线教学。在设置或重新设计各层次的课程时，了解在线授课在教学方面发生的变化并提早规划至关重要。访问更容易、友好的教育和服务、更先进的学习技术以及灵活的安排，都增加了在线学习的吸引力和实用性。我们期待教师在教学设计方面具备高超的技能并能运用线上或线上线下混合授课系统参与互动。Fitzgerald 和 Konrad（2021）报告称，教师需要在学生焦虑和压力增加时（如新冠病毒感染大流行时期），创造结构化的学习环境，遵守课程安排并及时沟通变化。有关在线和远程学习的更多信息，请参见第 21 章。

课程设计模型

精心设计的课程对各级别的执业护士都至关重要。当课程设计完成时，课程设计就成为一项尽管与教、学独立，却不可或缺的持续性任务。课程是动态且不断发展变化的实体，被以下因素塑造：学习者的需求和期望，教师对护理科学和艺术的信念，卫生服务使用者的新需求和课程的结构体系。

为特定项目设计具体的课程必须考虑诸多因素：教育机构的使命、愿景和目标；教育机构和护理学院的理念；主要利益相关者优先考虑的因素（如学生、教师、雇主、校友等）。教师在决定项目需要的成果和能力之后对课程进行设计。值得注意的是，因为这两个组成部分必须同步以保证课程的完整性，创建基本的组织框架有益于指导项目成果和能力的开发。

课程设计模型很复杂，因为其术语繁多，而且往往相互重叠，或者相同术语的使用也不尽相同。此外，护理教育项目经常使用设计模型的组合，使之更加复杂。本章将介绍目前护理教育课程中最常用的三种课程设计模型。

课程的整体架构通常基于以下三种设计模型：①内容模块（通常在护理教育中体现临床专业）；②概念（通常反映护理及其他学科中认为对护理实践至关重要的主题）；③能力（反映毕业生预期表现的广泛领域，这些表现在整个课程中按学期、学年或其他时间参数分阶段逐步“分级”，使学生能够在知识和技能方面取得进步，并实现预期的学习成果）。

因为护理是实践性专业，也因为项目认证和职业许可要求包括预期达到什么成果或能力，所以几乎所有护理教育项目都注重能力。能力可以嵌入“模块化”或概念设计模型中。护理及其他实践学科面临的具体挑战是如何进行最优规划以获取临床或实践经验。较传统的模型多数由并行计划组成，其中，理论课程与临床体验课程相匹配。在现实中，这种方法很少奏效，而且后勤问题可能难以克服。许多项目使用混合方法，将其中的一些理论课程与临床体验相匹配。部分项目正在尝试将理论内容或模拟活动前置，然后再进行临床密集或沉浸式体验，目的是整合要实现的知识、技能和态度（KSA）等能力。教师还应慎重为学生选择能接触临床体验和其他学科的学习者合作的学习场所。

模块化课程内容

希望主要使用内容模块设计课程的教师必须首先仔细列举需要在课程中体现信息的主要模块或集群。课程模式可以根据具体课程进行排序和相应的临床学习体验进行安排。这种方法假定有一个逻辑顺序，能促进学习并且要求教师思考，究竟什么可以帮助他们做循证决策，即关于什么是“逻辑”顺序的决策。

模块化课程通常围绕临床专业领域、患者群体、病理状况和身体系统来构建。从历史上看，护理教育项目有时通过患者类型（医疗条件、专业或年龄）或环境（主要是有门诊、护理重点和临床体验的急症医院或社区急症医院）来组织。以医学或临床专业领域为主体的课程，如成人外科护理、儿科护理、母婴护理、社区护理，就是模块化设计课程内容的例子。其他重要的内容或概念会在护理研究、循证实践、护理学基础等单独的课程中教授。此外，还有一些重要的内容或概念，比如质量和安全、领导力、多元文化，设置在最佳匹配的课程中。在课程设计中，以模块化为主的方法可行，即在整个课程中有选择性地整合一些领域的内容，如药理学、营养学，疼痛或炎症等概念。

内容模块化理念组织了教学和学习。它帮助教师进行课程分配，补充教师的专业知识，允许教师在课程的特定章节中教授自己专业领域的内容，而且课程中追踪内容的位置也相对容易。

但是，将具体的课程内容分割或模块化会导致内容与其前后的课程作业脱节，并且阻碍学生整合知识以及将概念、信息和经验从一门课程迁移至另一课程。总体来说，这种课程设计模型产生了高度结构化、几乎没有偏差、能够满足个体学习需求的课程。通过模块设计课程的教师也需要防止自己形成强烈的课程主人翁意识，认为课程是“自己的”，并因此拒绝改变课程完整性。持续开放式交流和围绕课程设置的教师决策分享，在维持课程完整性方面必不可少。

课程内容模块化设计也有可能掩盖学生发展和专业成长的问题。例如，当学生没有通过某门课程时，通常会听到教师说该学生未通过“儿科护理”或“重症护理”。事实上，尽管学生无法将预期的知识、技能或行为应用于特定人群，但实际上是因学生无法迁移和应用展示安全临床推理技能所需的关键概念而导致了失败。教师必须超越“内容”看到“概念”，从而理解导致学生失败的原因。

以概念为基础的课程

以概念为基础的课程设计方法持续受到追捧，它将核心概念的运用作为课程构建的焦点（Fletcher et al.，2019；Laverentz & Kumm，2017）。以概念为基础的课程旨在更好地反映护理和医疗的复杂性，同时使用对护理实践至关重要的核心思想或概念，帮助学习者掌握这些概念之间的联系，并深入学习这些概念是如何解释他们在护理实践中遇到的各种情况的。这些目标与围绕医学诊断或患者群体为基础的传统课程形成鲜明对比，后者采用的是灵活性和包容性相对较差的框架。

在基于概念的课程中，教师要识别和定义被认为是护理实践核心的概念，以及能帮助毕业生达到课程既定的最终成果所不可或缺的概念。这些概念贯穿于整个课程，在一定程度上帮助学生获得贯穿整个课程要求的能力，最终达到预期学习效果。教师创造能引导学生将这些概念应用于各种各样的患者群体和照护机构的学习体验。

尽管在组织护理课程时所选择的概念有很大差异，但有些概念在大多数本科护理课程中广泛应用。这些常见的概念包括氧合、认知、疼痛、营养学、药理学和生命周期发展。此外，护理角色、沟通与团队协作、质量与安全，以及伦理和法律问题也经常出现。研究生课程也可能根据与高级实践角色和环境相关的概念进行组织。

以下有关疼痛概念的描述就是内容整合的示例。在课程的早期阶段，学生首先学习疼痛的病理生理学原因、疼痛的成因和主要特征、影响疼痛的因素以及如何评估疼痛的特征。随着课程的推进，学生将逐步深入了解疼痛的表现和治疗，回顾与疼痛相关的研究，并识别与疼痛相关的护理干预，从而对疼痛的整体理解过渡到对概念更具体深入的理解。最终，学生将学习由急性和慢性健康问题、身体或非疾病引起的原因，或手术和分娩等特定情境相关的各种临床人群的疼痛。此外，QSEN 标准提供了与质量和安全相关的关键概念，这些概念可以建立组织课程与其他重要概念的框架（Sherwood & Barnsteiner，2017）。

过去，因为教师认识到需要正面回应这些期望，所以认证标准和表现期望对许多组织框架产生了重大影响，包括临床推理、问题解决、沟通、关怀、多样性和治疗性护理干预等概念（Olds & Dolansky，2017；Sherwood & Barnsteiner，2017）。临床推理和临床判断的概念，或是“像护士一样思考”，正逐渐取代更为普遍的评判性思维概念，以更好地关注和测评情境知识的提升，而情境知识带来的是行动，而非一般的知识技能（Gonzales et al.，2021；Klenke-Borgmann，2020）。

在采用以概念为基础、以成果为导向的课程时，教师必须能够在课程框架中构建成果的背景和意义。以成果为导向的课程设计反映了学生在完成课程后必须具备的能力，以证明取得的预期项目成果。教师必须发现和整合有助于学生实现这些能力和成果的课程概念。Hendricks 等（2016）将课程概念分为各种主题，将内容与课程和主要项目学习成果的焦点领域进行对应，为教师、学生和其他利益相关者绘制了一个清晰的内容地图。

正如模块化方法所指出的那样，知识发展和技能的获得在以概念为基础的课程设计中没有边界。构成课程的概念必须清晰可见，以便学生能够看到并体验到概念在整个课程中的整合。学生通过临床经验学习概念的本质，并被鼓励将他们的知识和技能拓展到不同的环境、群体和经历中。主动、参与性的教授和学习策略与这种概念导向的护理教育方法契合。问题导向学习、团队学习、案例研究和反思只是促进学生理解正在学习的概念并帮助他们成为“知识使用者”的一些教学和学习策略示例。有关主动学习策略的更多讨论，请参见第 16 章。

由于内容缺乏明确界限，并且课程中概念的某些关键要素可能会不经意地从课程中被剔除出去，所以课程完整性的难以维持是概念导向课程设计的缺点。教师必须仔细地将这些概念在整个课程中对应起来，以确保学生对这些概念的了解在深度和广度上不断加深，并且避免概念的学习出现重复或遗漏。有关如何选择课程概念的更多建议，请参见本章的“制定组织框架的指导原则”部分。

另一个潜在缺点是学生可能会倾向于选择更传统、更少概念化的学习方法，因为这就是他们可能习惯学习的方式。在课堂上，教师应当考虑学生各种各样的学习风格和设计有助于学生适应更加概念化的学习方法。

以能力为基础的教育

以能力为基础的教育（competency-based education，CBE）作为一种课程方法，有特定、正式的定义。以能力为基础的教育是一种为从业者做好实践准备的方法，它从根本上以毕业生的成果能力为导向，并围绕基于社会和患者的需求分析得出的能力进行组织。它淡化了基于时间的培训，具有问责更严、灵活性和以学习者为中心等特点（Frank et al.，2010）。转向以能力为基础的模型，通过对能力及相关属性、实现方法和成果测量加以定义，有助于增强目的性（AACN Vision for Academic Nursing，2019）。参见案例研究 6.1。

相较之下，传统的教育项目采用的学习目标对能力的定义不够清晰和准确，有时在实际测试和衡量能力时，其方法较为薄弱或不一致。CBE 的支持者引入了系统且有效的能力考核，并且学生可以按照自己的节奏，而不是按计划好的学习活动时间和顺序来推进学习。此外，CBE 可能比传统教育方法能更有效地利用资源。最近对健康职业 CBE 的一项系统综述表明，尽管各学科的能力复杂且多样，但 CBE 能有效地满足各专业的学习需求（ten Cate et al.，2021）。健康专业人员全

案例研究 6.1　转向基于能力的模型

R 博士是拥有 100 年历史的学士学位护理项目新任命的项目主任。教师在课程和教学方面拥有不同程度的正规教育和专业知识，因此在完成课程修订 / 迭代之前需要进行一些级别设置。R 博士要求您向课程委员会解释为什么在修订课程时应考虑采用基于能力的护理教育方法。

1．您如何解释课程可以同时包含基于能力的教育和概念学习的要素？

2．医学专业教育如何强调基于能力的教育？

3．在护理教育中使用基于能力的方法可以获得什么？

面实施CBE所面临的难题包括：了解社区的健康需求、定义能力、设置自我调节和灵活的学习选项，以及对学生的能力进行考核等（Kavanagh & Sharpnack，2021）。正式的CBE方法也可能不适合所有学生的偏好和能力。

正如之前提到的，就如认证和执业许可的要求，几乎所有的护理和专业教育项目都包含了CBE的一些内容；然而，不同的护理教育项目采用CBE原则的程度和一致性存在很大差异。

课程中知识的排序或构建

无论选择哪种课程设计模型，教师都必须对课程知识的排序或构建做出决定。Wiles 和 Bondi（2011）描述了课程排序或知识构建的5种模型。与混合式的课程设计方法类似，许多护理教育项目在整体课程中或者在同一学期或同一门课程使用这5种模式的某些方面。教师引导学生了解课程设置可助于避免学生混淆并提供明确的预期。

在构建模块设计中，内容和学习活动首先从基础知识或技能开始，然后是更详细或更专业的知识，并酌情提供更深层次或更专业的知识。分枝设计（branching design）与构建模块设计相似，因为首先展现基础知识或技能，之后通过不同的学习选择途径以实现预期的知识、技能、态度。这种类型在课程的模块设计模型中表现尤其突出。

在螺旋设计中，选定的知识领域在课程中以更大的深度和广度反复出现。在有些领域，这种设计还被进一步区分为螺旋性和链性设计。在螺旋性课程中，整个课程的指定知识点涉及很多不同的主题。由于担心学生会因为前面讲授时间较短且没有时间掌握重要的基础知识而经常忘记之前所学过的知识，所以这些知识点可能需要有规律地或间歇性地出现。为了最大限度地减少这些问题，一些教育专家建议使用链性（有时也称为线性）设计。在链性设计中，主题被分成有意义的组并定期重复，以提高成绩和保留率。螺旋性或链性设计在以概念为导向的课程中很突出。

任务或技能设计的特点是能呈现特定的知识和经验，以引导学习者达到预期的能力要求。不管作为个体还是群体，学生都有不同的途径来反映学习偏好或其他特征。尽管在评估时，任务和技能通常被分到更大的能力组中去，但这种模式在基于能力的教育项目中通常很突出。

知识排序的第五个模型是过程设计，焦点是在学习的过程中，通过具体信息或内容的举例来阐述这个过程。有教育学家认为，加强对叙事性教育以及相关教和学策略的关注（例如，"像护士一样思考"的概念）反映了过程设计。

课程元素

课程设置是一项具有挑战性但有益的工作，是所有教师的首要职责之一。尽管已有诸多关于课程及其相关过程的研究，但由于提出有很多方法和术语，导致关于课程构成元素的混乱和分歧。本章仅收录和讨论以下课程元素：课程体系设计、组织框架、项目结束时的成果和能力、能力、课程设计、教学策略和学习经历、实施课程所需的资源。在各护理学院最常用的一些术语和定义在此处得到反映。课程的各元素都受现代思想以及较为新颖教学方法的影响。

组织框架

组织框架是用于获取有关本学科感兴趣或重要现象的知识的一种手段。组织框架提供了编目分类和检索知识的逻辑结构。这个结构通常被描述为概念化的示意图，对教与学的过程至关重要，因为教师指导学生发展知识间的认知关联。这可以帮助教师和学生理解护理的抽象本质。Fawcett（1989）关于概念模型和框架的经典著作向读者提供了超出本章范围的理论、模型和概念的讨论。

组织框架已运用在课程设置中，以描述反映集体教师信念的传统哲学陈述中嵌入的构念。重要的是，组织框架不应被理解为项目的永久特性，而应被视为包含与学生需要掌握哪些知识和如何更好地学习这些知识相关的复杂模式的万花筒。

构建框架的目的是系统地设计对教师和学生有意义的心理图景，以确定对当前护理学科重要且有价值的知识，以及如何定义、分类这些知识并与其他知识联系起来。尽管大多数护士仍在紧急护理情境中实践，但随着过渡期护理越来越受到重视，需要在全球背景下对连续护理环境进行更广泛的定位。此想法与众多观点一致，即未来的护士应准备好在各种情境中实践，包括为个人和群体提供社区护理。组织课程框架勾勒了知识范围的蓝图（即哪些概念对师生的心理图景重要），并以独特而有意义的方式构建这些知识。因此，组织课程框架是在勾画教和学的教育路线图。和任何路线图一样，有多条路径可以达到既定目的地或结果。多种方法可用于定义和塑造框架，但不管怎样，组织框架都必须反映护理实践的范围、护士须关注的现象，以及护士与患者的关系，这通常被称为护理的元范式（Lee & Fawcett，2013）。

图 6.1 展示了一所学校对本科项目的组织框架的描述，教师们将其命名为“本科五大概念”（Godfrey & Martin，2016）。概念在课程中呈现一次，应用在互动课堂活动中，并作为相关概念引入到课程的其他节点。使用这个组织框架作为课程结构指南，教师应设置能促进学生在与患者、家庭、社区和群体的日益复杂和情境化的临床体验中应用这些概念的学习体验。

随着教师在课程建设中更多地采用以成果为导向的方法，组织框架或模型将继续发挥相同的作用，但会受到哲学观点和关于护理实践演变的未来心理图景的驱动。例如，在远程医疗和诊所中，本科和研究生护士岗位都扩展了护士的职业选择，因此必须从更广泛的视角反映护理实践要素。越来越多的人支持增加在初级保健机构执业的注册护士人数（Alley et al.，2021；Lukewich et al.，2020）。组织框架直接指导项目结束时的成果和能力的设置，这些成果和能力会在更详细的

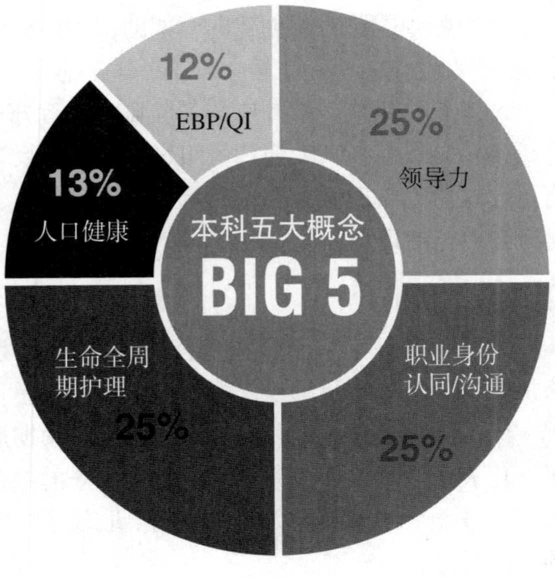

图 6.1　本科五大概念：本科护理教育的组织框架
数字代表 AACN 学士学位基本成果在每个类别中的百分比（© 2022，堪萨斯大学）

规划中被进一步分级。

选择或设计能够很好地服务于项目或学校的组织框架并非易事。然而，该过程对教师创建团队合作和创新技能是绝佳的机会。有两种常用方法可以确定教师期望构建组织框架的类型。第一种方法是选择单一、特定的护理理论或模式，在此基础上建立框架，这是如今一些学校使用的传统方法。第二种常用的方法是更折衷和混合的概念，来源于多种理论或模型，随着护理和卫生保健环境的复杂性增强，这种方法逐渐开始流行。

发展单一理论框架

过去，构建护理项目课程组织框架的一种传统方法是使用特定的护理理论或模型来塑造与教师理念一致的视觉图景。例如，如果教师认为关怀是护理的核心，那么关怀理论（Clark，2016；Monsen et al.，2017；Pajnkihar et al.，2017）可能作为向学生解释护理学科以及护理学科的编目知识的锚定模型。建立在单一理论或模型基础上的组织框架的优势在于能够使用一个定义明确的词汇图像，供学习者和教师共同使用。然而，使用单一理论或现有概念模型也有其局限性和挑战，它可能无法反映每个人对护理和护理实践的看法。当教师是在不同理论或学科取向的课程中接受培养或教育时，这个问题就变得尤为棘手。框架中只使用一个理论可能会限制教师整合所有课程元素的能力，这也为转向其他方法提供了理由，尤其是考虑到护理实践正被动态的、不断演变的医疗系统所改变。此外，护理教育工作者和从业者显然可能无法就单一理论达成一致。在以单一理论驱动的课程中接受教育的学生可以从聚焦的护理视角中受益，并发现自己在接受护理教育的过程中与强大的指导理论建立了有用的联系。

发展折衷框架

鉴于使用单一理论作为组织框架具有挑战性并有其局限性，教师的选择可不必受制于单一理论或模式。那些认为多种理论或概念的结合更符合自己理念的教师可以采用折衷的方法来制定课程框架。

使用折衷方法设计组织框架并非没有缺陷。有的人认为这种方法妨碍了全面护理理论以及独特护理知识体系的发展。然而，折衷方法的优势在于能够“借用”最符合教师理念和价值观的护理及非护理理论中的概念和定义。折衷方法还可能有利于引进有关护理、健康、环境等现代和不

断发展的概念，更好地反映各种护理环境和患者群体的护理实践。然而，如果教师制定一个从多个理论中"借用"概念和定义的折衷框架，他们须确保在借用过程中没有改变概念的含义。清晰展示所选概念之间的关系非常重要。因此，明确将用于组织框架的概念含义十分必要，以便教师和学生清楚所研究的现象。

开发组织框架的指导原则

尽管没有设置课程组织框架的具体步骤或"操作方法"，但教师可以遵循一些指导性原则（框 6.1）。

首要原则是选择那些最能准确反映教师对护理学科以及学生学习方式的理念的概念。引入源自建构主义理论（见第 14 章）的以学生为中心的学习方法，在教师的理念中越来越明显，并影响课程设置（Epp et al.，2021）。所确定的概念还应反映或补充设置该课程的学院或大学的理念、使命和目标。通过创建反映护理学科和上级机构所重视的组织框架，教师们已开始阐明其护理项目对所有利益相关者的贡献。

将课程联系在一起的最重要的概念是相关性。这意味着所选择的概念必须与未来的执业护士相关或有意义，与护理科学和艺术一致，并满足卫生保健系统所服务人群的需要。在课程设置这一阶段，利益相关者的参与十分重要。阅读专业标准和建议；理解监管和认证标准；收集来自临床实践合作者、学生、社区领导者和其他确定的利益相关者的建议，都可以帮助教师选择恰当的概念。

所选的概念经常用图示法展示，便于对组织框架的理解和认识。第二个原则是明确界定课程框架中的主要概念。在此过程中应就概念达成共识，因为向学生阐明这些概念的责任将落在教师身上。术语和定义的一致性，以及将组织框架清晰地呈现给教师、学生、实践合作伙伴和项目其他利益相关者，将有助于框架内的角色在完成课程时掌握预期的能力水平。

框 6.1 制定组织框架的步骤

1. 选择反映教师对护理和学生学习方式的信念的概念。
2. 明确界定课程框架的主要概念。
3. 解释所确定的概念之间的联系。
4. 确定课程框架与学校的使命和价值观相一致。
5. 评估课程框架、项目目标和专业标准之间的一致性。

第三个原则是解释概念相互之间的关联性。这很重要，因为关联性是学生如何理解、应用、分析、综合，以及评估在整个教育过程中所学知识的基础。这些原则类似于拼图游戏，其中概念是拼块，整个拼图是高质量的当代护理实践。拼图有不同数量的拼块。通常，拼块的数量越多，构建拼图的挑战性就越大。拼块的轮廓和颜色是概念的定义，拼块的轮廓越清晰，颜色越鲜明，拼图就越容易。至关重要的是，教师和学生无需投入大量时间和精力就能掌握对框架的理解。

教师必须确定构成组织框架的主要概念并重点阐述这些概念之间的关联性。没有必要也不期望把学生要学习的每一个概念都讲清楚。教师关注的微小概念越多，他们越可能定义无关紧要的事实（而不是概念）。重要的是，将概念识别、定义、关联性的工作继续保持在更广泛的层面，以保持安全和高质量的实践。

然而，不论教师决定如何开展制定课程框架的工作，最终构建的框架都必须与学校的使命和理念声明、教师的价值观和信念、课程目标、专业标准、州和联邦法规以及当前和未来的护理实践趋势相一致。教师应该就课程框架达成广泛的共识，因为共识对课程解释、实施、评估以达到预期项目目标和成果至关重要。如果理念、价值观、课程预期、专业实践期望和成果与框架之间脱节，教师则需要对所创建的框架的实用性提出质疑。

一旦工作完成，教师应与各利益相关者分享完整的框架，就他人如何理解组织框架征求反馈意见。这可以帮助教师判别确定他们在向他人公开阐述自己的理念和价值观时是否成功。

成果和能力

如果课程框架是理解护理学科的路线图，那么成果等同于旅程目的地，能力则是沿途的里程碑。因为项目成果（也被称为学习成果或预期成果）代表了学生在项目完成时所表现出来的综合知识、技能、才能或能力，项目成果取代了传统的终极目标。

简单来说，项目成果就是学生在指定时间（通常是在项目结束时）应具备的特征，也是对理想毕业生的描述。成果以课程为单位逐科制定，并逐步融合到整个课程体系中，用于引导学习者实现项目成果。能力有时会被描述为学生在项目期间和项目结束时的特定时间点能够运用其所学的知识做什么。课程过程中能力的展示使学生能够最终实现项目成果。每个更宽泛的预期成果可能会关联多项能力，以对学生的评价设定具体指标，同时又能对项目进行总体评估。第 5 篇“评价”中的章节提供了关于学生学习、项目评估及相关主题的详细信息。

确认项目成果

随着时间的推移，护理教育与高等教育一样也在向成果导向发展。由此带来的变化是使中学后的教育更注重质量和价值（美国小学到高中的教育也经历了类似的一系列以能力测试为主的变化）。能够证明既定项目成果的实现与本章前面介绍的社会效率思想一致。区域高等教育认证机构已经完全认可了这一观点，即教育成果应该使毕业生为社会需求或改善的某些方面做好准备，从而产生了强有力的（有人认为）规范的方法来评估学生的学习情况，并加强了对项目评估指标的审查。

在过去的十年里，高等教育和护理教育对成果的关注不断上升。美国国家护理联盟（NLN）率先通过召集顾问小组来解决整个学术项目的成果和能力的发展问题，以确定从执业护士到临床博士各个教育项目需要的成果和能力。美国护理学院协会（AACN，2021）也做了类似的工作，如编制了《要点：护理教育核心能力》文件。这份近期（2021 年 4 月）获批的文件确定了护理本科教育和研究生教育的能力要求，目前正引入护理项目中实施。

由于护理教育工作者需要确保他们设计的课程能够跟上医疗和高等教育不断变化的步伐，因此继续更加重视学校展示成功的能力。成果评估被视为护理项目可以记录优劣势的关键。全面的评估计划可以帮助教师确定在实现学术质量和达到预期项目成果上哪些有效、哪些无效（Oermann & Gaberson，2019；Wittenberg et al.，2021）。

这种逻辑与主要以过程为导向的泰勒式课程评估方法有显著不同，后者强调详细的课程目标、实现课程目标所需的内容以及适当的教学方法，以补充需要教授的内容。成果评估强调对能力的评估，即学生实际学到了什么以及他们在教育经历中能够展示的相关技能，而不仅仅是为了实现这些成果而设计的知识和经历。尽管看起来差别细微，但却是高等教育和护理教育中不断发展的课程设置与学生学习评估和评估焦点不断变化的核心。

当课程设置更注重与护理实践相关的成果发展时，通常更容易将课程设置视为课程的结束，而非开始。然后，成果成为课程设置的关键焦点。这种课程设置方法强调以组织框架作为课程设置起点的必要性。从期望的结果或学生在毕业时需要证明成为一名合格护士开始进行课程设置，然后向课程开始阶段倒推，为教师提供了一个确定他们希望看到的学生在课程结束时展示基本成果和能力的机会。

值得注意的是，成果的设置应充分考虑以下因素：项目的使命、愿景、价值观和理念的显著影响；环境评估，包括主要外部利益相关者的观点；在护理和医疗职业教育中最新证据的使用；以及教师、学生、校友和其他适当内部利益相关者的偏好。框 6.2 展示了一所宗教背景学院的使命和愿景、理念和项目成果的示例。

组织框架与成果和能力之间的相互关系变得清晰，蕴含于成果和能力中的理论和概念塑造了组织框架。例如，如果教师认为学生需要具备临床推理、沟通、团队合作和领导力，这些概念将会在组织框架中体现。在以成果为导向的课程中，教师讨论的驱动力不再是必须教授什么内容，而是学生需要展示哪些知识、技能和态度（KSA）才能达到预期的项目成果。由于尚不能根据最终阶段的成果设计课程，教师必须首先使用由利益相关者提供的信息和根据护理实践的未来愿景来确定想要达到的项目成果（Sroczynski et al.，2017）。框 6.3 展示的是一个项目结束时的成果示例，反映了利益相关者的不断变化的优先事项，强调在所有环境中提供以跨专业为重点、安全、循证且具有文化敏感性的护理。

教师在识别成果时，重要的是将这些成果嵌入促进护理实践的行动中。从成果的角度来看，重要的是，教师不仅需要明确和定义他们希望在制定成果时所使用的概念，还需要确保成果足够广泛以包含所有所需的属性。

常见的问题是需要多少项目成果。对此问题没有基于证据的答案，但很多项目力求不超过

框 6.2 一所宗教背景院校的课程示例：愿景、使命、哲学框架和项目成果

护理学院的愿景

我们培养高水平的专业护士，他们对文化有敏锐的适应能力，在临床实践中精益求精、独具匠心，并积极改善全人健康，推动健康公平和社会公正。

护理学院的使命

受天主教知识传统的启发，护理学院通过在学生准备进入护士执业的过程中培养关怀文化来追求学术卓越。

我们的毕业生将与他人合作，成为文化适应性的领导者，重视智力探究，提供符合伦理和富有同情心的全人和全社区照护，促进人类繁荣。

他们的护理将体现出独创性和对不同人群的尊重，以推进健康公平和社会正义。

哲学框架

在圣·托马斯大学护理学院，我们相信护理在众多医疗服务提供者中占据独特的位置，通过利用护理的基本知识模式——经验、伦理、美学、个人和解放性（Carper，1978；Chinn & Kramer，2018）来提供全人和全社区照护。这些知识模式为学生提供了实现我们的使命、愿景和项目成果的基础，并且体现了莫里森家族健康学院的原则。在促进经验知识学习时，我们相信学生通过参与临床推理、展示良好的临床判断力和发展基于证据的实践，获得了解决临床问题所需的坚实科学基础。在天主教知识传统的指导下，我们知道护理本质上是一项励志事业，培养学生具有深知为公共利益提供公平和公正医疗责任在肩的道德情怀。我们坚决拥抱美学知识在护理实践各个方面的重要价值，以促进健康和康复。这些方面包括创建和参与跨专业和基于关系的护理环境，使用综合护理实践，并在护理中融入故事和诗歌等艺术形式。我们相信学生具有敏锐的自知能力，特别是自我意识，从而提供安全、优质和尊重的护理，包括尊重不同的文化。并且，和 Chinn 和 Kramer 一样，我们信奉解放性认知与所有知识模式交叉，这样学生才能在成为专业护理领导者、倡导者和变革催化剂时，进行评判性反思和创新，以实现全体人群的健康公平和社会公正。

BSN 和 MSN 课程的项目成果

BSN 项目成果

1．整合通识教育以提供面向全人和全社区的专业护理。

2．通过治疗关系、尊重、全面评价、优先事项排序、干预和评估，制订以人为中心的护理计划，让患者享受有尊严的护理。

3．通过健康促进、疾病预防和解放性实践，为人群提供符合伦理道德和社会公正的护理以促进共同利益。

4．在复杂系统，将临床判断、学术研究和循证护理实践整合至护理服务。

5．运用独创性、创新性和多种认知方式，积极且持续地改善护理实践和医疗系统的质量和安全。

6．促进重视相似性和差异性的跨专业团队合作以增强和巩固健康结局。

MSN 项目成果

1．整合通识教育以提供面向全人和全社区的专业护理。

2．通过治疗关系、尊重、全面评价、优先事项排序、干预和评估制定以人为中心的护理计划，以实现有尊严的健康结局。

3．通过健康促进、疾病预防和解放性实践，为人群提供符合伦理道德和社会公正的护理以促进共同利益。

4．在复杂系统中，将临床判断、学术研究和循证护理实践整合至护理服务。

5．运用独创性、创新性和多种认知方式，积极且持续地改善护理实践和医疗系统的质量和安全。

6．促进重视相似性和差异性的跨专业团队合作以增强和巩固健康结局。

来源：圣·托马斯大学护理学院。

8 ~ 10 个成果。请记住，这些应该是包括随着实践变化而发展的能力的广义成果。如果教师设定大量的项目成果，很可能是因为他们将项目成果与能力相关的知识、技能或行为混为一谈。项目成果应经得起时间的考验，而不需要频繁更新。例如，查看框 6.3 中的 BSN 项目成果。这些成果制订得很宽泛，在未来一段时间内都不会过时。毕业生展示这些成果所需掌握的知识、技能和行为可能会发生变化，但这些成果保持不变。教师可以根据需要对这些能力进行评估和更新以使其不过时。

一些有助于纳入明确成果的标准，可以确保涵盖组织框架的主要方面、重要的专业实践和认证标准，并对从事安全、优质护理的从业者的主要能力有完整和清晰的认识。

考虑更本体论的哲学方法来定义成果可加入学习者对核心特征的观点。重视反思和反思性实践日益被认为是培育职业认同、高情商从业者及致力于终身学习和发展的关键策略（Horton-Deutsch & Sherwood，2017）。

确认和发展能力

在确定预期的项目成果之后，课程设置的下一步是确认学生要达到这些成果所需要具备的能力。能力说明是明确学生为了达到项目成果而需

框 6.3　BSN 项目成果示例

1. 与所有医疗团队成员，包括服务对象及其支持系统进行有效沟通。

2. 运用临床判断设计高质量、安全、循证的患者护理。

3. 提供安全、富有同情心、贴近文化、以患者为中心的全生命周期护理。

4. 利用医疗资源提供高质量、高成本 - 效益的患者护理。

5. 在成果评估、护理改进和护理实践方面展示出领导力。

6. 为各种环境中的个体和群体提供健康促进、疾病预防、临终关怀和（或）安宁疗护。

7. 审查影响医疗服务的微观和宏观系统，以在有限的经济条件下实现高质量患者护理。

8. 与跨学科的医疗保健团队一起贡献独特的护理视角，以实现最佳的医疗保健结局。

9. 在态度和行为上展现职业素养。

来源：堪萨斯大学护理学院。

要发展的知识、技能、职业态度和价值观。能力说明是为行为定位和以学生为中心。护理教师必须从护理知识和技能是建立在或与通识教育的知识和技能相互交织的前提下来开展课程设置工作。项目成果应包括护理学科特定的能力以及为终身学习奠定基础的能力。无论是本科生还是研究生，学生均通过必要的知识、技能和态度来获取既定的能力，以实现预期的项目成果。

能力说明是驱动评价的基础，因此它对于评价学生学习很重要。在确定能力时，教师应注意确定正确的学生、正确的行为、正确的行为水平和正确的行为环境。在这里，学生是指符合教师期望行为水平的学生（例如低年级护生、大二护生、高年级护生、硕士或博士研究生等）；行为水平是指行为所呈现的学习水平或成绩水平（这正是学习分类学的有用之处）；行为环境是指行为发生的环境，例如，如果教师认为学生有必要在连续的医疗环境中或特定的患者护理中展示特定的技能、知识或态度，那么能力说明应明确所要表现的行为参数。同样重要的是，教师应谨记能力说明不能过于具体，以免“让自己陷入无法逃脱的困境”（例如，如果教师指定对门诊术后患者的护理中需展示某一行为，那么必须保证所有学生都有这种行为体验，以便教师对学生的表现做出准确、一致的评估和评价）。

能力分层

在对能力进行分层或具体化时，教师必须认识到要在哪一级别上展示 KSA 以获得期望的课程结果。其中一个办法是将能力分为入门、中期和课程结束三个阶段，以此来确定在哪个阶段如何最有效地学习和评估某项能力。不论采用哪种分类方式，都必须设计能够支持学生达到既定知识水平的学习环境。还需要保持评估措施的一致，以确保从输入信息到产出预期能力的整个过程中评估的一致性。学习发生在不同层次，教师为课程中的各层次生成的能力说明中要明确这些学习层次。表 6.1 展示了如何在护理学士学位课程的最后 4 个学期对特定能力进行分层。

一旦以学年或学期划分能力层次，教师就必须对其进行仔细审查，并确定如何设计课程以促进这些能力的持续发展。每种能力所蕴含的行为都是制订课程能力的重点。不是所有能力都会或应该被包括在所有课程中。课程层面上的能力更具体、更详细地说明所选择的能力与课程的明确关系。然后，教师要确定学生需要具备哪些先决条件和必要的知识、技能才能表现出这种行为。

例如，如果教师认为个性化标准护理图是对执业护士学生的学习体验，则在课程目标、学习

表6.1　护理副学士课程中展示护理职业身份的四级能力示例

1 级	2 级	3 级	4 级	项目结束时的成果
了解护理职业身份的定义及其四个领域：价值与伦理、知识、护士作为领导者和专业仪态	通过四个领域的视角来审视临床环境中观察到的护理职业身份：价值观和伦理、知识、护士作为领导者和专业礼仪	评估自己在塑造和展现护理职业身份方面所取得的进步	通过综合考虑如何将这四个领域融入自己的护理实践中，反思护理职业身份的各个领域	证明已展现出护理职业身份

活动和学习评价中纳入课程层面的能力以反映这种行为。这种思维方式有助于定期评估课程结束时的学生学习成果和采用反向设计，以确保课程结束时的成果与其余课程紧密相连，并且能被学习者实现。正式的绘图流程可能会有所帮助。

由于结构化学习扎根于发展理论，所以学生在完成课程时，会越来越擅长将知识应用于日益复杂的新情况。制订课程能力目标（课程预期）时，应该要反映该课程在课程体系中的位置，先修、衔接和后续各门课程的学习期望，以及每门课程如何促进课程能力的发展。撰写能力说明时需要精确。描述能力的语言必须体现持续发展的意识。发展可能是以增加复杂性、区分度、划分度或熟练度的形式体现。

确定能力和能力分层的策略

成果通常通过更具体的能力来衡量，这些能力从总体上提供了取得成果的证据。跟踪与各项目成果相关的能力是保持课程完整性的重要活动，但跟踪所有成果相关的能力可能是繁琐的任务。综合性内容网格有用且有必要，但可能由于其过于庞大而失去了描绘 KSA 模块的实用性。框 6.4 提供了可供教师使用的能力分层策略。

有几种方法可以用来记录学习进展和能力成就。每个项目成果通过多项用于反映指定成果的学习成就而制订的衍生能力来测评。相关的能力可以放在包括项目成果、课程位置、具体课程成果和学习活动以及用于评估学生学习标准的网格中。一旦确定，教师不得自行更改关键学习活动和评估方法。此外，选定的作业成果可纳入学生档案袋，作为其全面达到预期学习成果的表现。

最后，关键学习活动的规范是识别内容重复和遗漏的有效工具。在近期的一个护理项目案例中，研究发现学生被要求在 3 门不同的课程中使用几乎相同的标准进行 3 次社区评估。教师认为一次社区评估就足够了，从而腾出了宝贵的时间用于学习其他课程。教师可以定期审查能力网格以纳入新的信息和概念，然后由指定的教师小组就变更做出决策。这一做法其实是在保持课程完整性的同时兼顾学术自由的一个很好的示例。

框 6.4 确定能力和能力分层策略

- 能力应可观察、可评估。因此，应聚焦学生的知识和能力。
- 关注必须具备的核心知识及学习者如何展示这些知识（表现）。
- 将能力作为整体评估项目的一部分。
- 尽可能使用多种评估方式。

信息来源：Oermann，M. H.（2022）. Some principles to guide assessment of competencies. Nurse Educator，47（1），1.

课程设计

在教师完成总体课程结构并确定组织框架、成果和能力之后，可以将这些能力组织或贯穿于教师开发的课程中。在开始这一过程时，教师必须考虑课程体系中的每门课程要取得的成果和能力所需的先决条件或因素。先决条件被定义为发展或培育确定的属性或特征所需的先决知识。假设课程体系中的每门课程都将对学生在课程的各个层面达到既定能力的能力做出独特的贡献。

教师作为课程设置的关键，要有意识地考虑和设计课程及顺序，用最佳方式在多元化学生群体中实现期望的学习成果。对课程设计和学习体验的深入讨论见第 10 章。

课程设置与修订

教师负责课程的设置和修订。参与更新或设置课程的教师应深入了解内容，以及认证专业标准、资格许可委员会和认证机构的监管要求，以及影响课程的力量和趋势（见第 5 章）。

许多教师对课程设置过程可能并不熟悉。设置或修订课程需要教师具备专业知识、了解各个课程组成部分如何相互作用以及协商和管理变革的能力（案例研究 6.2）。框 6.5 简单介绍了课程设置过程。

为课程改革做好准备

让教师参与课程改革并做好准备是开启任何重大课程设置或修订过程的第一步。首先，通过确保提供支持教师参与课程设置所需的资源，并采取措施确保教师对课程设计有基本了解，从而为改革做好准备。此外，还需考虑其他重要的机构或课程改革或事务的时间，以尽量避免时间安排上的冲突。例如，教师可能需要考虑课程修订的时间安排不会与同时准备即将到来的认证相冲突。同样重要的是，通过建立与加强教师和利益相关者对修订必要性的认识以及改革的愿望，从而为课程修订做好积极准备（Pawl & Anderson，2017）。有效的规划还包括了解与拟议变革相关的任何必要审批程序的步骤，并为完成这些工作

案例研究 6.2　课程设置

您已受邀加入一个 6 人小组，负责领导一个新的副学士学位护理项目的课程设置。您的学校过去 6 年里一直开展护理实践项目，行政部门要求增加一个副学士学位护理项目，计划在 18 个月内启动。您在课程设置方面的经验比团队中的其他人多。新项目开始之前，为了准备第一次会议，课程设置团队的所有成员都需要思考课程规划需考虑哪些重要问题或信息。

1．您认为在准备新项目的课程设置时，教师需要考虑哪些重要问题？

2．作为一名在课程设置方面有丰富经验的教师，您能给团队其他成员提供哪些关于课程设置过程的建议？团队在规划过程中第一步要做什么？

3．一位新入职教师问您“你怎么知道注册护士项目需要包括哪些内容？”，您会怎么回答？

制定一个切实可行的时间表。

确立愿景

所设置的护理课程应体现机构所倡导的使命、愿景和价值观，同时与学校的理念和愿景保持一致。第 7 章进一步讨论了使命、愿景和价值观与课程设置的关系。此外，教师还应仔细考虑医疗和高等教育的新兴趋势，以及纳入相关护理专业和医疗保健标准。

教师在设计新课程时还必须考虑利益相关者的意见。例如，了解将要服务的学生群体的学习需求是必不可少的。学生参与课程愿景的制定有助深入了解他们的主观需求。有关学生多样化学习需求的进一步讨论见第 2 章。

向临床合作伙伴和咨询委员会成员征求意见也可以为教师提供有关未来医疗劳动力需求的重要见解。如果没有这样的愿景，课程将与现实脱节，始终滞后于快速变化的医疗环境，不利于职业发展。

评估和动员资源

在设计或修订课程时，必须考虑各种决策对资源的影响以确保这些计划能够高质量实施并取得良好的成果（AACN，2019）。这种评估和讨论需要学术行政部门和课程负责人之间的合作。最理想的情况是他们能就师资（全职和临床讲师或其他人员）、模拟和相关材料、临床实习点以及支持服务达成共识。在某些情况下，创建课程时需考虑资源有限的事实。

框 6.5　课程设置过程

1．使利益相关者为课程改革做好准备
- 确保有支持教师有效决策的机制
- 尽量避免教师时间的冲突
- 为课程设置过程制订一个切实可行的时间表

2．确立愿景
- 总结并分享利益相关者的观点
- 使愿景与项目使命一致
- 确定护理和医疗保健领域的相关专业标准
- 探索从多个视角预想未来的课程

3．动员资源
- 确定设置或修订课程所需的资源
- 概述需要付出的努力和努力的程度
- 考虑采用某种项目管理方法
- 探索资金筹集方案

4．选择组织参数
- 确定课程组成要素（项目成果、能力、概念）
- 确定课程的组织框架
- 逐步将成果、能力和概念融入课程

5．设计课程
- 确立项目结束时的项目成果
- 确定概念或内容主线
- 确定整个课程中的各项能力并对其进行分层
- 编写拟设置课程的概览

6．设置课程
- 制定项目成果
- 设计学习模块（单元）
- 确定学生学习成果
- 选择教 / 学策略
- 设计评估策略

7．实施并评估新课程
- 取得所需的课程审批
- 将计划分享给利益相关者
- 实施新课程
- 规划如何对新课程及预期成果进行评估

8．宣传课程改革过程的成果
- 将课程改革视为一种学术追求
- 通过出版物和演讲分享课程改革过程和成果
- 供稿给循证护理教育文献机构

许多课程元素的决策对资源有影响，影响最为显著的三个元素是组织框架、学习成果和教学策略。例如，如果将问题导向学习方法确定为主要教学策略，那么同等数量的学生可能需要更多的教师才能满足。或者，如果要增加模拟活动的数量和复杂性，例如使用模拟病人，则必须在课程改革过程完成之前就考虑并审批这些计划的成本。建议行政人员和教师领导者最好能明确课程设置或改革项目的范围，包括对资源的评估和未来安排，以免失望和返工。

与课程设计和改革相关的另一种资源是教师为完成这项重要工作需付出的时间和精力。遗憾的是，很多情况下，课程改革按照繁琐、耗时且不清晰的流程和会议框架进行。如果从项目管理和质量改进的视角来看待课程改革的工作，会导致在规定的时间范围内运用经过测试的数据采集、评估和决策模型，而不再是以一种开放式的方式完成目标工作。

鉴于资源在任何课程中都具有核心作用，清楚了解可用资源的数量和类型将为课程项目的成功奠定基础。

选择组织参数

规划、实施和评估护理课程时应确保项目结束时的项目成果、能力和主要概念以有意义的方式组织融合于整个课程体系中，并且与各课程成果和学习模块 / 单元相关联。在修订当前课程之前，教师可能需要进行评审以确定是否有缺漏或冗余，当前项目成果是否设定在适当的认知水平，以及分配的课程学分负荷实际上是否与预期要达到的学生学习成果相适应。在修订现有课程时，利用成果评估识别当前组织设计中的优点和挑战，对于制定改进现有模型的计划至关重要。

设计课程

教师应在详细设置课程之前，全面审查课程草案的组成元素，以确保课程适合学习者的需求，并以有效的方式实现学习成果。具体来说，项目成果、主要概念和综合概念线索、能力以及评估策略应在整个课程中保持一致，以确保合理和循序渐进的排序。

编制映射文件以确保课程计划的完整性会有所帮助。此外，制订相关专业标准（包括认证标准的规划图）可以用于向利益相关者证明课程满足了规定的要求。这些课程规划图或“交叉对照图”还可以帮助教师随时能以可视化的方式展现课程各元素及其之间的关系。这在指导新教师熟悉课程及参与未来课程评估和修订时尤其有用。

课程设置

在课程层面，如果教师遵循一以贯之的课程设置方法，就可以最好地实现课程完整性。例如，课程成果（或目标）应能够与已建立的项目成果和能力相对应。制订或修订课程学习模块（或单元）时，应为各模块制订学习成果、教学策略和评估策略。第 10 章详细探讨了课程设计和学习体验。

实施和评估新课程

完整有序的课程计划可保证教师拥有有效实施和评估项目所需的资源。为了获得支持，除了与教师和学生分享课程计划外，还应向所有利益相关者（比如雇主、临床合作伙伴和校友）广泛宣传该计划。广泛宣传课程目标和各课程的成果有助于临床合作伙伴与学生互动，从而积极促进教育过程。如果进行课程改革，可能还需要认证委员会及认证机构的审查。

在课程计划修订后再实施时，教师需要一段时间内在“教完”旧课程的同时顺利实施新修订的课程。此过渡期对教师的时间和资源、师资、学习体验、成功实施新课程的临床实习点提出了要求，包括在逐步淘汰旧课程的同时成功实施新课程所需的临床场所，这些都应在实施前仔细考虑。

在教师实施新课程时，应考虑如何主动评估新课程的预期成果。实施新课程时，使用形成性评估可以收集和分析数据以帮助教师进行必要的调整。使用现成的机制来收集、分析和响应新课程的评估数据可以帮助教师确定是否需要进一步的改变。在淘汰拟被取代的课程时，制定持续提高质量和关注学生的计划对于确保学习经历始终有重要意义。否则，学习淘汰课程的最后一届学生可能会觉得自己的价值被低估。

宣传成果

与利益相关者分享课程修订的成果是整个过程的最后一步。课程设置和修订的工作也属于学术活动。教师应考虑他们所做的工作对其他教师的价值，并通过发表文章和演讲分享他们的过程和成果。通过这样做，教师丰富了课程设计和设置方面的文献。

本章重点总结

- 课程设计和修订需要系统计划周密的方法。
- 课程意识形态讲述了教师持有的基本教育信念和理念。
- 以学习者为中心的教学策略在护理教育和课程设置中发挥着重要作用。
- 帮助教师熟悉课程设计过程会产生积极效果。
- 培养教师对课程设计过程有基本的了解是进行课程设置活动之前的必要步骤。
- 护理教育中最常用的课程设计模型包括：①模块化课程内容（通常出现在临床专科课程）；②以概念为基础的课程；③以能力基础的课程。
- 在设置或修订课程时，教师应对内容、认证和专业标准、认证委员会和认证机构的监管要求、课程的影响因素以及变革过程有深入了解。
- 在制订课程的组织框架和选择链接课程的概念时，所选概念必须与未来的执业护士相关且有价值，与护理的科学性与艺术性相契合，并通过医疗系统满足医疗服务使用者的需求。
- 项目结束时的成果指学生在完成课程时展示出的预期特征，反映了对理想毕业生的描述。
- 为引导学习者实现项目成果，应逐步设计项目成果并将其融合至课程中。
- 能力有时是指学生在教育项目中的特定节点和结束时能够运用他们所学的知识做什么。它展示了使学生最终实现项目成果的能力被贯穿于整个课程中。
- 为了使学生评估达到有意义的特异性水平，各项目成果可能会与多项能力相关联。
- 有必要在开始设计过程之前，就清楚地了解设计或修订课程需要的和可用的资源。

对证据的反思

1．教师如何利用学生和项目成果数据评估当前课程设计的有效性，并确定可能需要进行哪些更改以保持课程的相关性？

2．为了确保课程完整性的同时保证课程设计适应新证据和创新，教师需要做什么？

3．在考虑课程修订时，教师如何有效地征求利益相关者的意见？这些利益相关者是谁？

4．您认为在护理教育内容、基于概念的课程和基于能力的课程中使用的最常见课程设计模式的主要优点和缺点是什么？

参考文献

Alley, R., Carreira, E., Wilson, C., & Pickard, K. (2021). Using nurse-sensitive indicators to assess the impact of primary care RNs on quality ambulatory patient care. *Nursing Economic$*, *39*(4), 200–207.

Altmiller, G., & Armstrong, G. (2017). 2017 National quality and safety education for nurses faculty survey results. *Nurse Educator*, *42*(5S Suppl 1), S3–S7. https://doi.org/10.1097/NNE.0000000000000408.

American Association of Colleges and Universities. (2006). Academic freedom. http://www.aacu.org/publications-research/periodicals/academic-freedom-and-educational-responsibility

American Association of Colleges of Nursing (AACN). (2019). *AACN's vision for academic nursing*. https://www.aacnnursing.org/Portals/42/News/White-Papers/Vision-Academic-Nursing.pdf

American Association of Colleges of Nursing (AACN). (2021). *Essentials: Core competencies for professional nursing practice*. Author.

Bachynsky, N. (2020). Implications for policy: The triple aim, quadruple aim, and interprofessional collaboration. *Nursing Forum*, *55*, 54–64.

Benner, P., Sutphen, M., Leonard, V., & Day, L. (2010). *Educating nurses: A call for radical transformation*. Jossey-Bass.

Bevis, E. O. (2000). Nursing curriculum as professional education. In E. O. Bevis & J. Watson (Eds.), *Toward a caring curriculum: A new pedagogy for nursing* (pp. 74–77). National League for Nursing Press.

Clark, C. S. (2016). Watson's human caring theory: Pertinent transpersonal and humanities concepts for educators. *Humanities*, *5*(2), 21.

EDUCAUSE. (2021). *EDUCAUSE Horizon Report® 2021Teaching and Learning Edition*. https://library.educause.edu/-/media/files/library/2021/4/2021hrteachinglearning.pdf

Epp, S., Reekie, M., Denison, J., de Bosch Kemper, N., Willson, M., & Marck, P. (2021). Radical transformation: Embracing constructivism and pedagogy for an innovative nursing curriculum. *Journal of Professional Nursing*, *37*(5), 804–809. https://doi.org./10.1016/j.profnurs.2021.06.007.

Fangonil-Gagalang, E., & Schultz, M. A. (2021). Diffusion of precision health into a baccalaureate nursing curriculum. *Journal of Nursing Education*, *60*(2), 107–110. https://doi.org/10.3928/01484834-20210120-10.

Fawcett, J. (1989). Conceptual models of nursing. F. A. Davis.

Frank, J. R., Snell, L. S., Cate, O. T., Holmboe, E. S., Carraco, C., Swing, S. R., Harris, P., Glasgow, N. J., Campbell, C., Dath, D., Harden, R. M., Jobst, W., Long, D. M., Mungroo, R., Richardson, D. L., Sherbino, J., Silver, I., Taber, S., Talbot, M., & Harris, K. A. (2010). Competency-based medical education: theory to practice. *Medical Teacher*, *32*(8), 638–645.

Fletcher, K. A., Hicks, V. L., Johnson, R. H., Delois, M. L., Phillips, C. J., Lynelle, N. B., Pierce, , Wilhoite, D. L., & Gay, J. E. (2019). A concept analysis of conceptual learning: A guide for educators. *Journal of Nursing Education*, *58*(1), 7–15. https://doi.org/10.3928/01484834-20190103-03.

Fitzgerald, A., & Konrad, S. (2021). Transition in learning during COVID-19: Student nurse anxiety, stress, and resource support. *Nursing Forum*, *56*, 298–304.

Godfrey, N., & Martin, D. (2016). Breakthrough thinking in nursing education: The Baccalaureate Big 5. *Journal of Nursing Administration*, *46*(7–8), 393–399. https://doi.org/10.1097/NNA.0000000000000364. PMID: 27442902.

Gonzales, L., Nielsen, A., & Lasater, L. (2021). Developing students' clinical reasoning skills: A faculty guide. *Journal of Nursing Education*, *60*(9), 485–493.

Guraya, S. Y., & Barr, H. (2018). The effectiveness of interprofessional education in healthcare: A systematic review and meta-analysis. *The Kaohsiung Journal of Medical Sciences*, *34*, 160–165.

Hendricks, S. M., Taylor, C., Walker, M., & Welch, J. A. (2016). Triangulating competencies, concepts, and professional development in curriculum revisions. *Nurse Educator*, *41*(1), 33–36.

Honkavuo, L. (2021). Ethics simulation in nursing education: Nursing students' experiences. *Nursing Ethics*, *28*(7–8), 1269–1281. https://doi.org/10.1177/0969733021994188.

Horton-Deutsch, S., & Sherwood, G. D. (2017). Reflective practice: Transforming education and improving outcomes. *Sigma Theta Tau*

Hsieh, L., Chang, Y., & Yen, M. (2022). Improving leadership competence among undergraduate nursing students: Innovative objectives development, implementation, and evaluation. *Nursing Education Perspectives*, *43*(1), 24–29. https://doi.org/10.1097/01.NEP.0000000000000866.

Institute of Medicine, (2001). *Crossing the quality chasm: A new health system for the 21st century*. The National Academies Press.

Institute of Medicine, (2003). *Health professions education: A bridge to quality*. The National Academies Press.

Institute of Medicine, (2010). *The future of nursing: Leading change, advancing health*. The National Academies Press.

Interprofessional Education Collaborative Expert Panel. (2011). Core competencies for interprofessional collaborative practice: Report of an expert panel. Retrieved from https://www.ipecollaborative.org/resources.html

Kavanagh, J. M., & Sharpnack, P. A. (2021, January 31). Crisis in competency: A defining moment in nursing education. *OJIN: Online Journal of Issues in Nursing*, *26*(1). manuscript 2.

Klenke-Borgmann, L. (2020). High-fidelity simulation in the classroom for clinical judgment development in third-year baccalaureate nursing students. *Nursing Education Perspectives*, *41*(3), 185–186. https://doi.org/10.1097/01.NEP.0000000000000457.

Klenke-Borgmann, L., Cantrell, M. A., & Mariani, B. (2020). Nurse educators' guide to clinical judgment: A review of conceptualization, measurement, and development. *Nursing Education Perspectives*, *41*(4), 215–221. https://doi.org/10.1097/01.NEP.0000000000000669.

Laverentz, D., & Kumm, S. (2017). Concept evaluation using the PDSA cycle for continuous quality improvement. *Nursing Education Perspectives*, *38*(5), 288–290. https://doi.org/10.1097/01.NEP.0000000000000161.

Laverentz, D. M., Young, E., & Cramer, E. (2020). Effect of a longitudinal IPE passport program on nursing students' attitudes toward interprofessional practice. *Nursing Education Perspectives (online ahead of print)* https://doi.org/10.1097/01.NEP.0000000000000636.

Lee, R. C., & Fawcett, J. (2013). The influence of the metaparadigm of nursing on professional identity development among RN-BSN students. *Nursing Science Quarterly*, *26*(1), 96–98. https://doi.org/10.1177/0894318412466734.

Lucey, C. R. (2018). Achieving competency-based, time-variable health professions education: Conference recommendations, June 2017. Josiah Macy, Jr. Foundation.

Lukewich, J., Allard, M., Ashley, L., Aubrey-Bassler, K., Bryant-Lukosius, D., Klassen, T., Magee, T., Martin-Misener, R., Mathews, M., Poitras, M. -E., Roussel, J., Ryan, D., Schofield, R., Tranmer, J., Valaitis, R., & Wong, S. T. (2020). National competencies for registered nurses in primary care: A Delphi study. *Western Journal of Nursing Research*, *42*(12), 1078–1087. https://doi.org/10.1177/0193945920935590.

Monsen, K. A., Le, S. M., Handler, H. E., & Dean, P. J. (2017). We can be more caring: A theory for enhancing the experience of being caring as an integral component of prelicensure nursing education. *International Journal for Human Caring*, *21*(1), 9–14.

National Academies of Sciences, Engineering, and Medicine. (2021). *The future of nursing 2020–2030: Charting a path to achieve health equity*. The National Academies Press. https://doi.org/10.17226/25982.

National League for Nursing, (2020). *The scope of practice for academic nurse educators* (3rd ed.). National League for Nursing.

National League for Nursing. (2022). *NLN nurse educator core competencies for academic nurse educators*. Author. http://www.nln.org/professional-development-programs/competencies-for-nursing-education/nurse-educator-core-competency

Oermann, M. H. (2022). Some principles to guide assessment of competencies. *Nurse Educator, 47*(1), 1.

Oermann, M. H., & Gaberson, K. B. (2019). *Evaluation and testing in nursing education* (6th ed.). Springer Publishing Company.

Olds, D., & Dolansky, M. A. (2017). Quality and safety research: Recommendations from the Quality and Safety Education for Nursing (QSEN) Institute. *Applied Nursing Research, 35*, 126–127.

Pajnkihar, M., McKenna, H. P., Stiglic, G., & Vrbnjak, D. (2017). Fit for practice: Analysis and evaluation of Watson's theory of human caring. *Nursing Science Quarterly, 30*(3), 243–252.

Parkay, F. W., Anctil, E. J., & Hass, G. (2014). *Curriculum leadership: Readings for developing quality educational programs* (10th ed.). Prentice-Hall.

Pawl, J. D., & Anderson, L. S. (2017). The use of change theory to facilitate the consolidation of two diverse Bachelors of Science in Nursing programs. *Nursing Outlook, 65*(2), 233–239. https://doi.org/10.1016/j.outlook.2016.10.004.

Quality and Safety Education for Nurses (QSEN). (n.d.). http://qsen.org/

Schiro, M. (2013). Curriculum theory (2nd ed.). Sage.

Schuler, M., Letourneau, R., Altmiller, G., Deal, B., Vottero, B., Boyd, T., Ebersole, N., Flexner, R., Jordan, J., Jowell, V., McQuiston, L., Norris, T., Risetter, M., Szymanski, K., & Walker, D. (2021). Leadership, teamwork, and collaboration: The lived experience of conducting multisite research focused on quality and safety education for nurses competencies in academia. *Nursing Education Perspectives, 42*(2), 74–80. https://doi.org/10.1097/01.NEP.0000000000000725.

Sherwood, G., & Barnsteiner, J. (Eds.). (2017). *Quality and safety in nursing: A competency approach to improving outcomes*. John Wiley & Sons.

Sroczynski, M., Conlin, G., Costello, E., Crombie, P., Hanley, D., Tobin, M., & Welsh, D. (2017). Continuing the creativity and connections: The Massachusetts initiative to update the nurse of the future nursing core competencies. *Nursing Education Perspectives, 38*(5), 233–236.

ten Cate, O., Carraccio, C., Damodaran, A., Gofton, W., Hamstra, S. J., Hart, D. E., Richardson, D., Ross, S., Schultz, K., Warm, E. J., Whelan, A. J., & Schumacher, D. J. (2021). Entrustment decision making: Extending Miller's pyramid. *Academic Medicine, 96*(2), 199–204. https://doi.org/10.1097/ACM.0000000000003800.

Tri-Council for Nursing. (2021). Transforming together: Implications and opportunities from the COVID-19 pandemic for nursing education, practice, and regulation. https://img1.wsimg.com/blobby/go/3d-8c2b58-0c32-4b54-adbd-efe8f931b2df/downloads/Tri-Council%20COVID-19%20Report%20-%20FINAL.pdf?ver=1627563792961

Tyler, R. W. (2013). *Basic principles of curriculum and instruction*. University of Chicago Press.

Valiga, T. M. (2021). Postpandemic nursing education: Moving forward with new ideas. *Journal of Nursing Education, 60*(12), 680–685.

Wiles, J. W., & Bondi, J. C. (1989). *Curriculum development: A guide to practice* (3rd ed.). Merrill.

Wiles, J. W., & Bondi, J. C. (2011). *Curriculum development: A guide to practice* (8th ed.). Pearson Education.

Wittenberg, E., Goldsmith, J. V., Prince-Paul, M., & Beltran, E. (2021). Communication and competencies across undergraduate BSN programs and curricula. *Journal of Nursing Education, 60*(11), 618–624. https://doi.org/10.3928/01484834-20210913-03.

World Health Organization. (2010). Framework for action on interprofessional education & collaborative practice. World Health Organization. http://whqlibdoc.who.int/hq/2010/WHO_HRH_HPN_10.3_eng.pdf

第7章

课程的哲学基础

Theresa M. "Terry" Valiga，EdD，RN，ANEF，FAAN
翻译：董超群　审校：唐四元

优美的词藻，令人钦佩的价值观，在网站上、日志中、学生手册和认证报告中醒目地刊登着。教师将护理学院的哲学声明视为必须精心制作以取悦外部评审员的文件。然而，对许多人来说，它仍然只是一纸空文。实际上，当前的文献综述对于哲学声明的重点、目标或重要性的关注明显不足，或许这证实了哲学声明作为课程设置和学校整体文化的组成部分未能得到特别重视这一说法。很多时候，学校的哲学理念一直被搁置在报告里，很少有学校将其视为指导学校日常工作的实际文件。

事实上，我们应该经常提及和反思护理学院的哲学理念。教师职位的候选人和新入职教师应认真审阅哲学理念，还应该与未来可能就读及目前在读学生在整个课程中有目的地讨论哲学理念。哲学理念应在修订或完善目标、制定实施战略计划以及制订资源分配决策时发挥其强大的指导作用。

本章探索探讨反思、表达和以哲学为指导的重要意义；检验护理学院哲学理念的必要组成部分；指出哲学声明如何指导课程的设计、实施及有效性评价；讨论学院教师、管理者、学生在制定并“恪守”哲学理念时所扮演的角色；检验教学哲学家 Maxine Greene（1973）所提出的“实践哲学”中存在的问题及争论。最后，对学院教师该如何书写及修订学院的哲学理念提出建议。

什么是哲学理念？

教育哲学家 Maxine Greene（1973）对教育工作者发起挑战，要求他们“实践哲学”。所谓“实践哲学”，意指我们需大胆思考我们在教学中的行为，以及在谈及帮助他人学习时我们的用意。这也意味着教师需要逐步认识到自己在职业生涯中做出的选择和承诺。Greene 还要求教育工作者审视我们的预设，评判性地审视我们作为教育工作者所思所言背后的原则，并直面内心的自我。她承认，我们在进行“实践哲学”时，必须时常提出并回答一些痛苦的问题。

Parker Palmer（2007）在其开创性著作《教学的勇气》（*The Courage to Teach*）中指出，“尽管学院声称要重视认知的多种模式，但却仅重视一种模式，让我们‘走出自我’，进入‘现实’世界的客观认识方式”（p. 18）。他鼓励教育工作者通过将更人性化、个体化的观点引入教学—学习的体验中以挑战此文化。正如 Greene 和 Palmer 所说，要做到这些，教育工作者必须审视内心以深刻理解“只有了解自己才能教书育人”（p. xi）这句话的内涵，以便能领会这种洞察力对“真正的教学、学习和生活”（p. ix）至关重要。

因此，哲学理念是一种提出与预设、感知、直觉、信念和已知事物相关问题的方式。它是一种考虑、检验、思考什么是重要的、有价值的或值得付出的方式。此外，这也是一种自我认知的途径，是将日常经历视作反思、考虑和锻炼好奇心的机会，从而提出做什么以及如何做的问题，并挑战常规做法，而不仅将之接受为“事情就该这么做”，进而产生积极变化。事实上，作为存在的基本实践，我们每个人都必须超越所面对的现实情况，拒绝将现实视为既定事实。相反，我们要将生活视为有待创造的事实。

这些关于“实践哲学”的观点主要侧重于个体（普通人或教师）对其信念和价值观的认真反思。毫无疑问，这种反思至关重要，值得予以重视及鼓励。然而，在个体参与课程工作时，“实践哲学”也必须是一项集体活动。在为护理学院制订哲学声明时，必须考虑、解决并尽可能整合所有学院教师的信念和价值观。事实上，尽管探讨个人的信念和价值观可能会引发激烈的辩论，但此过程将有助于个体更深入地理解集体所接受的处事原则。

哲学声明

哲学理念本质上是价值观或信念的叙述性陈述。它反映了指导行动及决策制订的一般原则或基本“主义”，表达了我们对人、情境或目标的假设。正如 Bevis（1989，p.35）在其开创性著作《课程建设：一个过程》（*Curriculum Building*：*A Process*）中所提到的那样，哲学理念“为优先级排序及对各种数据进行抉择提供了价值体系”。

在撰写哲学声明时，我们必须提出问题、思考观点、检验我们真正的信念、提高自我意识，并探索可能是什么以及应该是什么。这要求我们评判性地、深入地思考，开拓思想和理想，高度认识我们当前所处世界的各种现象和事件。就教育而言，在我们能预见的范围内，对学院毕业生将要投入的现实实践也保持警觉。

我们也必须反思我们的上级机构及学院自身的使命、愿景和价值观。图 7.1 阐明了学院的哲学声明与其他资源之间的关联和区别。使命宣言描述了机构或护理单位存在的独特目的：改善周

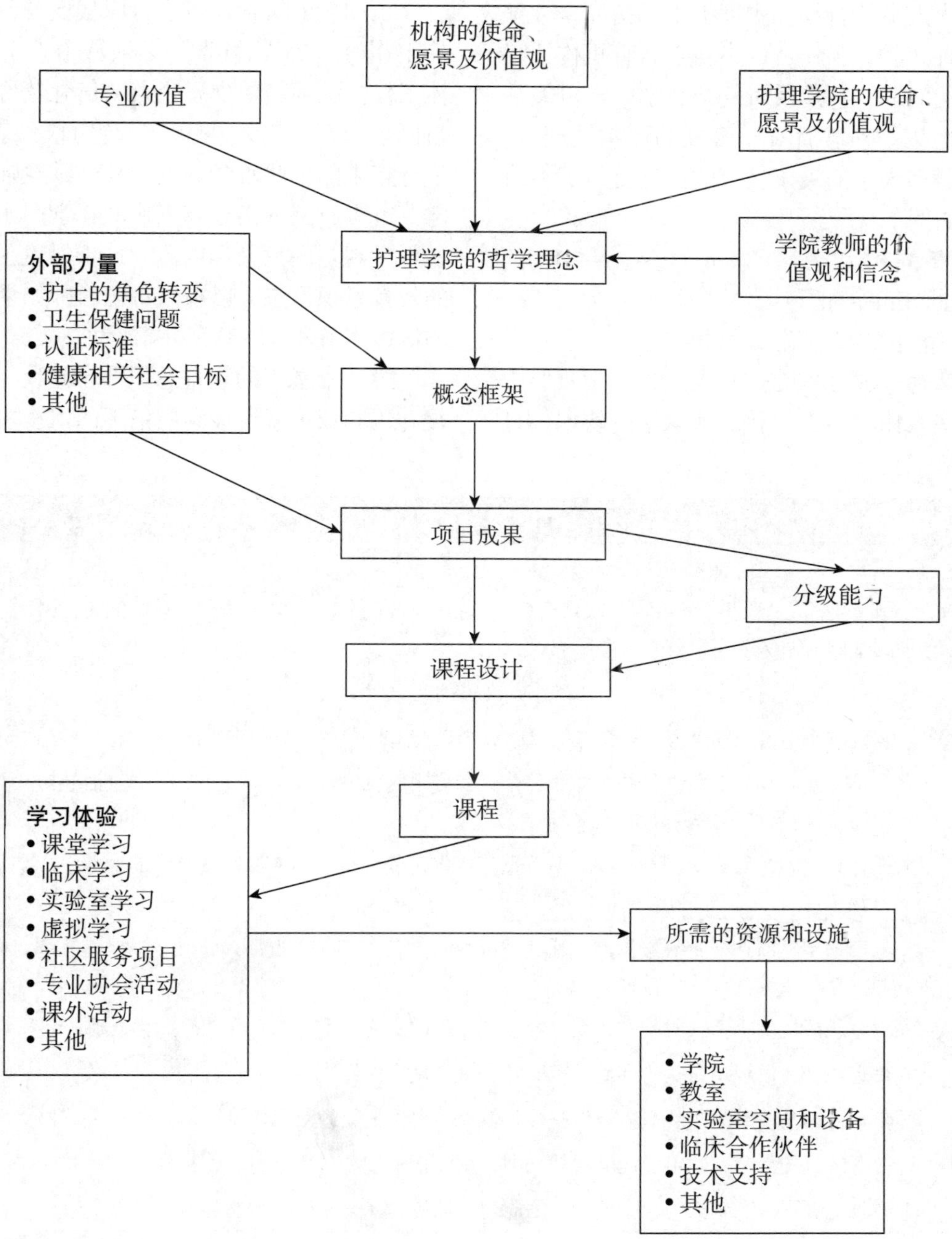

图 7.1　课程要素的相互关系

边社区的健康，提高科学认识，促进护理学科发展，培养有责任感的公民或能够影响公共政策的毕业生，以确保人人享有优质医疗保健。愿景是机构或护理单位对想要成为什么的表述：成为立志积极改变世界的高素质学生的首选院校；成为将创新技术融入护士培养中的领导者；或成为集教学、研究、专业实践和公共服务于一体的协同中心。大学或护理学院也经常阐明指导其运作的价值观：诚实透明、服务大众、包容、尊重、卓越、创新，或始终对变革和转型持开放态度。

如上所述，哲学声明是反映和整合机构或专业的使命、愿景和价值观中所表达的概念的陈述，它为组织内人员的行动和决策提供了指导。教育哲学是一种在教育工作者的参与下教育机构“实践哲学”的问题。它涉及对复杂教学—学习关系所包含内容以及对教育真正含义的评判性理解。以下出自著名人士的关于教育的论述提供了不同哲学观点的例子：

- 教育的秘诀在于尊重学生。——Ralph Waldo Emerson（1921）
- 教学相长。——孔子
- 我认为（教育）能打磨人。我认为我们中有些人比较粗糙。教育就像给一块木头打磨抛光，再涂上清漆使之有光泽一样。——Suzanne Gordon（1991，p. 131）
- 教学的全部艺术只在于唤醒年轻人内心与生俱来的好奇心，并继而满足其好奇心。——Anatole France（1920）
- 教师从学生处学习，正如学生从教师身上学习一样，这就是对彼此需求相互开放的范例。——Nili Tabak、Livne Adi 和 Mali Eherenfeld（2003，p. 251）

护理教育相关的哲学理念

正如之前所言，当进行课程设置、实施和评价工作时，“实践哲学”必须从个人工作转向团体工作。教师需要反思个人的信念及价值观，并与同事分享、确认共识、讨论分歧。表 7.1 总结了近年来的一些哲学观点，并鼓励教师在参与制定、审查或完善指导其工作的哲学声明时，探索各哲学观点的意义和内涵。这里讨论了 3 种基本的教育意识形态，以指出每位教师如果只从个人的信念体系来开展教育可能产生的差异。

第一个基本的教育意识形态是让·雅克·卢梭和玛利亚·蒙台梭利所信奉的浪漫主义。它是

表7.1 哲学观点总结

哲学观点	简介
行为主义	教育关注心智发展，特别是通过记忆、演练和背诵的方式。由于学习是系统化的，因此在以往学习的基础上循序渐进很重要
要素主义	知识是关键，教育的目标是传承和维护过去的文化遗产
存在主义	教育的作用是帮助个人探索存在的原因。个人的选择和承诺至关重要
诠释学	由于每个人都是自我诠释的个体，每个人都有自己独特的信念、关心之事和生活经历，因此教育必须注重这些经历对学习者的意义
人本主义	教育必须为学习者提供自主权，并尊重其尊严。教育也必须通过开发个人的全部潜能来帮助其获得自我实现
理想主义	人们渴望生活在一个有着崇高理想、美好事物和艺术的完美世界，并寻求最终的真理。而教育则能为寻找最终的真理提供帮助
后现代主义	教育挑战惯例，重视对歧义的高度容忍性，强调文化和思想的多样性，并且鼓励创新和变革
实用主义	真理与个人的经历有关，因此教育必须提供“现实世界”的经验
进步主义	学习者的角色是对重要事务做出抉择，教师的角色是促进他们学习
现实主义	教育的目的是帮助学习者理解自然法则，从而管理整个自然
重建主义	教育包含了民主生活的社会理想，因此学校被视为社会变革的主要载体

摘自：Csokasy J.（2009）. Philosophical foundations of the curriculum. In D. M. Billings & J. A. Halsted，Teaching in Nursing：A guide for faculty. St. Louis，MO：Sauders

欧洲启蒙运动时期的一次哲学运动，并于 20 世纪 60 年代再次出现，强调情感自我意识和以学生为中心。在该意识形态视角下，人们将建立宽容、自由的教育环境以促进创造力和新发现，允许每个学生展现其内在能力并获得发展，强调独特性、新颖性及个性化。

尽管许多护理教育工作者认为当今的护理教育体现了以学生为中心的观念，但那些认为当前护理教育“课程内容过多”的人并不赞成这个说法（Diekelmann，2002；Diekelmann & Smythe，2004；Giddens & Brady，2007；Hardin & Richardson，2012；Tanner，2010），并指出虽然浪漫主义哲学观念被认为是一种理想，但它并不总体现在我们的日常实践中。

第二个教育意识形态是文化传承，其更趋向以社会或文化为中心。从这一视角出发，除了一般的社会化或特定的角色之外，学校的另一个重要功能是向新一代传承文化规范和价值观，目标是将多样化的人口塑造成一个具有国家认同感的社会以及为后代扮演公民角色做好准备。该意识形态强调传递信息、规则、价值观和既定的文化因素（即我们的教育和整个社会所秉持的核心信仰及实践）。人们期待，在文化传承视角下构建一个结构化的、稳定的、可控的教育环境，并强调普遍的和已经确认的事务，也许非常不愿意应对种族主义和社会正义等当代难题。

第三大教育意识形态是是由杜威（Dewey，1944）提出的进步主义，其重点是面向未来，目的是培养学生与世界的自然互动。基于该意识形态下构建的教育环境旨在呈现可解决但真实的问题或冲突，通过这些问题或冲突迫使学生思考，以便他们在今后的生活中发挥有效作用。因此，践行该哲学观点的课程将更聚焦于帮助学生思考，而非仅仅尝试涵盖大量需要学生记忆的内容，这类课程将致力学生的全面发展，而不仅仅是认知能力或者智能。

越来越多的教育学家认为发展必须是教育的首要范式，学生必须是教育事业的核心，教育的目的是赋予学习者权利并帮助他们发挥潜能。诸如此类的信念、价值观势必会影响教师对学生及自身能力的期望、师生关系、课程设计及实施方式（见图 7.1）以及收集何种“证据”来确定课程是否成功和有效。

毫无疑问，护理学院的哲学声明必须涉及有关教育、教学和学习的信念和价值观。然而，它还必须涉及对护理实践至关重要的其他概念，即人、社会和环境、健康以及护士自身角色（Valiga，2018）。这些主要概念被称作护理的元认知，由 Fawcett 于 1984 年首先引入。

护理学院哲学理念的核心概念

护理学院哲学声明通常包含几个核心概念，教师通过这些概念来传达自己的信念和价值观哲学声明。这些概念包含对人、人所生活和活动的社会或环境背景、健康和护理的信念。教师还可以在课程中添加他们认为对所创建的学习环境特别有意义的现象的概念。实际上，哲学中表达的思想应该强调教师需要贯穿整个课程的核心概念，即哲学思想概念要作为后续课程工作的框架（Valiga，2018，p.324）。

在准备或修订护理学院的哲学声明时，教师必须阐明他们关于人的信念和价值观，包括护士所护理的每位患者、患者的家庭、患者生活和工作的社区、学生、护理同事及教师。如果一方面表示希望让患者和家属参与制定对他们有影响的决策，另一方面却又不给学生机会做出对他们有影响的决定，则这种信念前后不一致。同样，虽然“尊重他人、以尊待人、重视人与人之间的差异”的说法值得赞扬，但是当教师以不尊重的方式对待彼此，或者坚持每个人要以同样的方式进行教学及做完全相同的事情时，就必须质疑这些教师所表达的价值观的有效性。请考虑关于人的陈述，这些陈述可能会在学院哲学声明中有所体现，并牢记“人”既指学生、教师、行政人员，也指患者、家庭、社区和人群。

- 人是多样、独特、复杂、全面的个体。
- 人在其整个生命周期都具有理性思考、自我实现和成长的内在能力。
- 人通过实施有目的的行为来实现目标。
- 人希望并有权参与影响其生活的决策。
- 所有人都存在优点和缺点，需要通过支持和指导才能充分利用优点，克服或管理缺点。
- 所有人都应受到尊重和重视。

教师还需要反思他们与社会和环境相关的信念和价值观、其对人类的影响，以及个体和群体影响环境和社会的方式。下列是教师在编制或完善护理学院哲学理念时会考虑到的陈述：

- 人类以一种相互依赖的方式在家庭、群体和社区中互动。
- 个体、家庭和社区反映了独特多样的文化、民族、经验和社会经济背景。
- 人类决定社会目标、价值观和道德体系。
- 人必须通过合作创建社会公正体系。
- 社会有责任为最大限度地增进成员健康和幸福感提供有利的环境。
- 尽管人类常常必须适应环境，但环境也以相应的方式适应人类。

由于护理的目标是促进健康和福祉，教师必须考虑他们对健康持有的价值观和信念。譬如，以下陈述表达了教师可能考虑的关于健康的价值观和信念：

- 健康意味着整体感或完整感。
- 健康是一个需要实现的目标。
- 健康是维持生命、允许个体参与各种人类体验、支持个体建立和实现人生目标的能力。
- 健康是一个动态、复杂的状态，人将其作为实现人生目标的资源。因此，健康是实现目的的手段，而非目的本身。
- 健康可以被促进、维持和恢复。
- 健康受到个人居住地、种族或性别的影响（即健康的社会决定因素是真实和重要的）。
- 健康是一种权利，而非特权。
- 所有人都必须能够获得优质的医疗保健。

最后，教师讨论他们对护士和护理的看法至关重要，因为这是我们课程的精髓所在。此举对反思护士当前及不断演变的角色、护理目的、护士与其他卫生保健专业人员合作的方式和护士身份如何不断演变非常重要。下列陈述可能会激发对护士和护理相关的信念及价值观的思考：

- 护理是人的互动过程。
- 护理的重点是提高人的能力，使他们为自己及其依赖者采取深思熟虑的行动，从而实现最佳健康目标。
- 护理是一门实践学科，它需要有目的地使用专业技能及广泛的科学知识来设计、实施、协调和管理复杂个体、家庭、团体、社区及人群的照护。
- 护士是基于科学能力、成熟智力及对他人的人文关怀精神开展实践工作的学者。
- 护士身份认同感的形成需要深刻的自我反思、他人的反馈及终身学习的决心。
- 护士必须做好在其实践环境和整体行业中提供领导力的准备。
- 护士作为卫生保健团队中平等且独特的成员与患者及其他专业人员合作。
- 护理实践必须基于证据而不是传统。
- 护士必须对自己的实践负责。

框 7.1 提供了关于这些元认知组成部分的哲学声明的示例。这些示例阐述了被美国国家护理联盟指定为护理教育卓越中心的各校教师群体的信念（网址：http：//www.nln.org/recognition-programs/centers-of-excellence-in-nursing-education）。其中有一些表达了截然不同的观点，而另一些则用不同的词语表达了本质相同的思想。

哲学声明的目的

鉴于“实践哲学”是一项艰苦的工作、耗时且可能会引发学院教师间的激烈争论，人们可能会问：“何必那么麻烦呢？”著名教育学家 Alexander Astin 的开创性研究（1997）中或许一定程度上揭示了这个问题的答案。他对 20000 多名学生、25000 多名教师以及 200 多家机构开展了开创性研究，帮助教育工作者更好地了解：我们的学生是谁？什么对他们重要？他们看重什么？他们对教师的看法是什么？他们在大学里是如何改变和发展的？学术项目、学院教师、学生同伴群体及其他因素如何影响学生的发展及学习体验？虽然 Astin 最初的研究已经完成了将近 25 年，该研究关注传统学生的入学（通常是全日制，因此不能完全反映当今的学生群体），但是以下评论对于教师为什么要“费心”研究哲学具有现实意义：“加强和改革美国高等教育的问题从根本上说是价值观问题”（着重强调）（Astin，1997，p.127）。

认真讨论关于人类、社会和环境、健康、护士和护理以及教育的信念和价值观，对学院教师寻求一致意见提出了挑战。它将不一致或差异显现出来，并强调了对团队真正重要的东西。在护理学院教师正尽力减少过多内容，并更多关注核心概念时，明确真正重要的内容将有助于决定课程中“需要保留和删除的部分”。

确保学院教师充分意识并致力于维护他们在与学生和他人的互动方式以及对学生和他人的

框 7.1　来自当今护理学院的哲学声明案例

乌尔苏拉会学院布林护理学院（Pepper Pike，OH）*

在这所天主教文科高等学府中，学生们在关怀的准则内，接受基于价值观的、全面的、协作性和渐进式的教育。教师们相信，"人是一个由身体、社会文化、情感、智力和精神等方面构成的统一整体"。作为独特的个体，每个人在追求健康的过程中都会利用个人资源、与他人的互动以及文化价值观。每个人都有自由选择权，并享有个人尊严和实现其潜能的平等机会。作为具有思想、情感和价值观的独特、复杂且多维的存在，个体能够进行自我照护，并有权做出知情选择。每个人都有尊严和价值，正如基督教的人格观所体现的那样，每个人都被赋予了理性和自由来发展与上帝之间的个人关系……在生与死的过程中，护士被教导要认识到每个人都有尊严、价值和权利……护理是一种以理论为指导、以证据为基础、以联系为中心的实践活动，它能够促进健康和康复，并需要评判性思维和临床判断，使专业人员能够独立、协作和跨专业地提供护理……教师把教育视为一个终生的、动态的、智力的和朝着自我实现发展的社会过程……

https：//www.ursuline.edu/files/assets/bsnhand-book1-12-22revisedadacompliantupdated01132022.pdf

杜克大学护理学院（Durham，NC）*

基于我们对人、社会和环境、健康保健实施、护理及教学方面的信念，杜克大学护理学院致力于在研究、教育和患者护理方面取得卓越成就……我们认为每个人受其所处环境、社会准则、文化价值观、身体特征、经历、宗教信仰和习俗的影响而表达出独特的特质、行为和价值观……作为社会文化生物，人类受其生存环境的影响，并反过来影响其生存环境——既包括内部环境（即生理、心理和伦理环境），也包括外部环境（即文化、政治、社会、经济、职业和全球环境）。这些环境影响个体和群体的健康，也影响医疗保健服务系统、获取医疗保健的机会以及健康差距。我们坚信社会有责任提供有利于最大限度地发挥成员个体和整体社会潜能的环境，消除造成健康差距的长期不平等现象以及建立保护其成员的制度和角色……鉴于健康是人类与生俱来的特性，所以我们视高质量的医疗保健为一项基本人权。我们主张医疗保健必须以患者为中心，患者与医疗服务提供者之间的相互信任关系是通过体现尊重、尊严、多样性、诚信、自决权、同理心以及优雅和赋权能力建立起来的……我们坚信护理是以帮助人们保护、促进和优化健康和能力为核心的学术学科，包括预防疾病和伤害，以及减轻痛苦。护理致力于以全面和循证的方法来关怀和共情人类，尊重所有人的尊严、决定和价值。护理对共同利益负有道德责任，并有义务实现社会正义，使所有人都能公平地获得具有文化敏感性的优质护理……护士还有义务帮助缩小健康差距，并向当地或国外的弱势群体伸出援助之手……我们的宗旨是通过关注学生的智能成长和发展，在实践、教育、管理和研究方面培养护士领袖，使其成为致力于高道德标准和充分参与社区活动的成年人。我们申明，教师有责任通过预测新的知识生产模式并将其应用于社会问题，创造和培养能够促进我们参与解决现实世界问题的学术倡议。我们相信，这将使学生具备必要的认知技能、临床推理能力、临床想象力、职业认同感以及对专业价值观的承诺。在不确定、偶然和不断变化的情况下，这些都是作为有效率和有道德的护士领导者所必需的。

https：//nursing.duke.edu/about-us/philosophy

* 由乌尔苏拉会学院布林护理学院和杜克大学护理学院提供。

期待方面所持的特定信念和价值观，这样的练习可以帮助学院教师最大限度地减少或避免通常所说的"隐性课程"（Mossop et al.，2013）。这样的相容性和一致性有可能避免课程的三个组成部分："为学生所做的计划、向学生传授的知识、学生所体验到的内容"（Prideaux，引用自 Ozolins et al.，2008，p.606）。譬如，计划可能在于帮助学生视自己为不断发展的学者，传授给学生的却仅仅是有关研究过程或循证实践的内容，而学生所体会到的则是教师关于自身学术行为以及他们如何将自己视为学者的少量讨论。当传授给学生的和学生所体验到的内容与为他们计划的内容不一致时，就会出现混乱，预期进程将受到挑战，师生关系也将会受到无法弥补的损害。

同样，正如 Valiga（2017）所指出的那样，教师和管理者也面临挑战，他们需要反思公开文件中所说的内容，包括哲学声明和日常工作。该学者质疑护理学院是否真正重视卓越教学，以及他们与卓越教学相关的行动是否与其言论一致。因此，制定所有教师都认同的明确价值观声明，可以达到最实际和最哲学的目的。

发展或精炼护理学院的哲学声明

发展或精炼护理学院的哲学声明虽然重要且有价值，但并非易事。它需要花费时间和精力，不可掉以轻心。但是，学院教师如何着手为学院制订哲学声明并且“认同”它呢？不出所料，这里并没有关于如何开展此项工作的公式或指南，但是该过程的某些实例（Colley，2012；Snyder，2014；Thistlethwaite et al.，2014）和建议可能会有所帮助。

从事此项工作的一种方法可能包括反思已开发的护理理论，以确定其中是否有任何理论抓住了教师信念的本质。譬如，如果学院教师一致认为人类是自我决定的个体，他们希望对自身健康负责，并需要特定的知识、技能和态度来做任何可保持、重获、促进其健康的事情，那么Orem（1971）的自我护理模式可能在学院的哲学声明中得到体现。同样，当学院教师认为个体和家庭的核心挑战是适应其环境和境况，而护士的作用是促进这种适应，那么Roy（1980）的适应模式就可能体现在某学院的哲学声明中。最后，如果关怀这一概念对作为第三方的教师至关重要，那么他们的哲学理念显然可能与Watson（2008）的人文关怀理论相一致。

近年来，是否在学院的哲学声明中承认某单一护理理论（然后使用该理论构建学院的概念框架、毕业成果，以及其他课程要素）一直备受争论。赞成者认为，它为学生提供了一种“护理思维”方式，并明确了以护理而非医学模式为重点的方式处理护理情境，并且为学习者提供了持续发展护理理论，以及对护理学科做贡献的机会。反对者认为，它限制了学生的思维，将之限定在实践中并不多见的语言和观点中，从而使毕业生难以与他们的护理和医疗团队中的同事进行有效沟通。显然，该争论并无正确答案。需要考虑的关键问题是一种理论中的核心概念（护理或其他）是否真正符合大多数学院教师的信念和价值观，这也正是哲学声明必须反映的内容。

归纳法是学院教师发展或精炼哲学声明最为有用的方法。学院教师们不是从现有理论、政策声明或者其他文献中选择概念，而是将自己产生的概念纳入到哲学声明中。案例研究7.1举例说明了这一过程。

另外一种可能采用的方法是将演绎法（以现有文献、标准或政策文件为基础）和归纳法（或通过访谈学院教师“自下而上”产生想法）相结合。可以请被视作团队领导者、受同行尊敬和信任者、拥有良好写作技能者、对课程设置非常有见识者与学院教师谈论他们关于人类、社会和环境等方面的信念，并使用这些信息来起草一份包含学院教师所述内容的哲学声明。然后，可以将这份草案分发给所有学院教师征求意见、编辑和修改。原作者随后根据同事的反馈意见修改声明，并将新的声明呈递给小组进行讨论和对话。这个迭代的过程将持续到所有人对声明中需要包含的内容达成共识。

在上述任意情境中，或是对已有哲学声明进行审查以便更新和修订时，可采用简单的在线匿名调查或面对面回复形式（如点击法）来获得学院教师的同意或认可。通过该方式，哲学理念的草案（或现有哲学理念）中的每个句子被列为单

案例研究7.1 采用归纳法制定哲学声明

要求护理学院的所有教师列出不超过5个要点条目，以表达他们对元范式中每个概念的看法：人类、社会与环境、健康、护士与护理以及教育与教学。然后，对每个类别回复进行汇总，由教师以小组为单位对每个类别列出的条目进行分析。

我们还要求小组注意具体观点被提及的频率，以确定哪些观点得到了广泛认同、哪些观点只有个别教师提出。然而，仅由个别教师确定的某一信念或价值观，并不必然意味着该信念或价值观会被摒弃，因为其他教师在构建自己的清单时可能没有考虑到这一想法，或者确实有其他教师确认了这一想法，但由于他们的清单限制在5项之内，所以未予纳入。

然后，将每个小组的汇总结果与全体教师共享。此时，要求全体教师审阅这些汇总结果，并对每个类别中哲学声明的意义和重要性展开讨论，选出教师认为最有必要纳入哲学理念的3～5项声明，随后进行关于选择这些声明的原因以及它们对个人意义等方面的深入对话。接下来，由个人或小组撰写归纳式、自下而上的哲学声明草案，并分发给教师们征求意见、进一步讨论，最终修改和批准。

阅读案例研究时，请思考以下问题：

1．最初要求教师列出他们对元范式概念的看法不超过5项，这样做有何益处？

2．工作小组对每个类别中声明的意义和重要性的汇编讨论，如何开始澄清将成为课程开发和实施基础的教师信念？

3．通过所述过程完成了哲学理念的最终草案后，在后续课程设计过程中，它是“板上钉钉”的，还是可以根据持续讨论所产生的新见解进行修订或完善？

独的条目，并要求学院教师指出他们对该条目的同意程度（如非常同意、同意、不同意、非常不同意）。与其把整个句子作为需回答的条目，不如把每个句子中的短语或主要概念作为条目。无论每个条目的细节程度如何，我们都可以汇总这些匿名回复，并将这些结果与学院所有教师分享，以便开展讨论及探讨所得信息的意义。

最后，无论是从现有的哲学理念出发还是创造新的哲学理念，整个过程均可通过护理学院之外的思想得以启发或激励。譬如，可委派教师回顾主要的当代文件或报告，如卡耐基研究（Benner et al.，2010）、《护理未来报告》（National Academies of Sciences，Engineering，and Medicine，2021）、认证标准或公开发表的关于雇主评估新毕业生能做什么和不能做什么的文章。在回顾这些报告时，学院教师可能会确定那些已表达或隐含的价值观，以及患者和护士的信念，或与健康、医疗保健和护士角色有关的社会期望。然后，可以对这些价值观和信念进行汇编，并要求学院教师反思这些价值观和信念与其个人信仰的一致程度。通过如前所述的迭代过程，小组可以根据教育项目所处的大环境，制订自己的哲学声明。

无论采取何种过程，所有学院教师的参与，并为教师产生分歧、进行思想斗争、思考、反思、辩论及“实践哲学”提供充足的时间和安全的环境至关重要。过早结束这一过程很不明智。此外，同样重要的是要记住这是一个迭代的过程，从某种程度而言，这将贯穿课程设置中的所有后续步骤。譬如，尽管学院教师赞同哲学声明，并认可其概念，但不同小组在制定课程大纲过程中可能会对哲学声明中某些内容的“真正含义”产生疑问。如果出现这种情况且修订能使其含义更加清晰的话，值得重新审视并修订哲学声明。

上述讨论主要关注学院教师在创建及修订学院哲学理念中的作用。人们认为学院的行政人员（如院长、项目主任）也必须参与到该过程中。此外，应考虑学生参与有关信仰和价值观的对话。然而，最终文件必须反映学院教师对人类、社会和环境、健康、护士和护理以及教育和教学的信念以及他们的行动指导。

最终的哲学声明应书写清晰、内部一致、易于理解，并为后续工作提供明确的指导。它应有足够的篇幅，以清楚地表达那些指导学院教师行动的重要信念和价值观，但不应过于细化，因为细节（而非基本信念）的表述往往更适合制定概念框架、课程成果以及课程设计时需完成的工作。本书后面的章节将详细探讨课程设置中的所有后续步骤（见图 7.1），因此这里仅提供一些哲学理念如何指引课程设置、实施和评价的例子。

哲学声明对课程的影响

如果护理学院的哲学理念能够真实地反映教师的想法，而不仅停留在字面上的“完成任务”，那么这些价值观必须在课程设计、实施和评价中有所体现。表 7.2 以“如果……那么……”的陈述形式呈现了这种影响的具体例证。案例研究 7.2 探讨了哲学声明对护理专业课程设置的影响。

案例研究 7.2　哲学声明对护理专业课程的影响

一所护理学院的教师完成了对其护理专业哲学理念声明的修订。新修订的哲学理念包括以下信念和价值观：

- 我们坚信护士是学者、是医疗保健领域的领导者，也是医疗保健公平的倡导者。
- 我们深信作为独一无二的个体，学生有独特的学习需求。
- 我们认为设计教育环境应重视并支持教学创新。

1. 根据这些声明，教师们阐述了哪些纳入课程的价值观？

2. 采用这些声明将如何改变教师的教学实践？

希望这些示例以及后续章节所提供的详细内容，能够强调哲学理念的重要性。教师旨在与学生、临床合作伙伴、校友、管理人员以及彼此之间建立积极的关系；实现该目标的途径之一是明确共同价值观。更重要的是在我们的一言一行中“践行”这些价值观，使其保持“生命力”。

本章重点总结

- 为确保课程具有相关性、内在一致性，并有效地培养学生胜任新的职业角色，就必须明确教师对人类、社会和环境、健康、护士和护理以及教育/学习价值观的哲学理念。
- “实践哲学”是一项艰巨的任务，但却是一

表7.2 关于哲学声明对课程设计、实施和评价影响的“如果……那么……”表述的例子

如果哲学声明说……	那么人们期待看到……
我们认为，人能对自己的所作所为有所选择……	在课程中自由、不受限制地选修课程，或从多门课程中进行选择以满足学位要求（如英语）
我们认为，为了实现目标，人要参与有目的的行动……	在整个课程中，学生有机会制定自己的学习目标，并通过与教师或临床工作者合作设计独特的学习体验以实现这些目标
我们认为，个人反映了独特而多样的文化、种族、经历和社会经济背景……	在拥有各种资源和挑战的社区内，与各类患者群体进行面对面或虚拟形式交流
我们认为，我们能够促进、维持或恢复健康……	在健康环境、慢性病患者及其家属以及急症护理环境中平等分配临床学习经历
我们认为，护士是以科学素养和成熟知识开展实践的学者……	通过课程和学习经历，使学生了解学术的概念、成为学者的意义以及如何培养和保持科学素养
我们认为，护士应当做好充分准备，在其执业环境中以及整个行业中发挥领导作用……	通过课程和学习体验，帮助学生理解领导力与管理的区别，研究护理领导者，同时反思自己成为领导者的道路
我们认为，作为医疗团队中平等而又独特的一员，护士与患者和其他专业人员通力合作……	通过面对面或虚拟体验，护理专业学生与准备担任其他专业角色的学生共同学习，并与其他医疗保健专业人员进行对话或访谈，还可以开展需要跨专业合作的项目，以满足患者群体或社区的健康需求
我们认为，教学的目的是唤醒学习者与生俱来的好奇心……	基于问题驱动的学习体验，即学生必须明确他们需要知道什么才能解决问题，寻找这些信息，判断信息质量，并对既定做法提出质疑等
我们认为，教育就是培养学生，并引领他们进入全新的领域……	课程评估计划，包括公开论坛，以了解学生对教师的培养、支持和挑战的感知程度；与毕业生进行对话，探讨他们作为个体在教育经历中所发生的变化；并通过调查学生和校友，了解他们在实践中以及对专业做出的贡献

项重要且有价值的工作，它对教师、我们的教学实践以及我们的学生都有影响。

- “实践哲学”可能会促使我们在设计学习体验时，更有意识地关注情感领域的学习以及职业认同的形成。
- “实践哲学”可以激励我们对教师的实践提出新问题，并通过严谨的教学研究工作来寻求答案。
- “实践哲学”指导我们寻求新的教学策略和评价方法，以更好地促进学生的学习。
- 课程的哲学基础远超出了单纯的课程设计和课程大纲。

对证据的反思

1．学校的哲学理念如何使其有别于其他学校，尤其当所有学校都以护理委员会的要求、认证标准或资格许可期望为指导时？同样地，学校的哲学理念如何帮助毕业生以独特的视角履行护理职责？

2．教师如何才能最有效地确保课程的哲学声明不仅仅是手册上的声明，而是真正用来影响学生的学习经历和未来的护理实践？

3．教师在进行“实践哲学”并致力于阐述、讨论和辩论那些可能挑战常规做法的价值观和信仰时，他们需要哪些支持、指导和准备以揭示师生之间的不同关系，或指出我们作为教育工作者的言行不一？

4．学校的使命如何影响护理学院哲学声明的制定？

参考文献

Astin, A. W. (1997). *What matters in college? Four critical years revisited*. Jossey-Bass.

Benner, P., Sutphen, M., Leonard, V., & Day, L. (2010). *Educating nurses: A call for radical transformation*. Jossey-Bass.

Bevis, E. O. (1989). *Curriculum building: A process* (3rd ed.). National League for Nursing.

Colley, S. L. (2012). Implementing as change to a learner-centered philosophy in a school of nursing: Faculty perspectives. *Nursing Education Perspectives, 33*(4), 229–233.

Dewey, J. (1944). *Democracy and education: An introduction to the philosophy of education*. The Free Press.

Diekelmann, N. (2002). "Too much content …" Epistemologies' grasp and nursing education. *Journal of Nursing Education, 41*(11), 469–470. https://doi.org/10.3928/0148-4834-20021101-04.

Diekelmann, N., & Smythe, E. (2004). Covering content and the additive curriculum: How can I use my time with students to best help them learn what they need to know? *Journal of Nursing Education, 43*(8), 341–344. https://doi.org/10.3928/01484834-20040801-06.

Emerson, R. W. (1921). In E. Emerson (Ed.), *The complete writings of Ralph Waldo Emerson*. Wm. H. Wise & Co.

Fawcett, J. (1984). The metaparadigm of nursing: Present status and future refinements. *Image. The Journal of Nursing Scholarship, 16*(3), 84–86.

France, A. (1920). The crime of Sylvestre Bonnard. *In The works of Anatole France in an English translation (L. Hearn, Trans.)*. J. Lane Publishers.

Giddens, J. F., & Brady, D. P. (2007). Rescuing nursing education from content saturation: The case for a concept-based curriculum. *Journal of Nursing Education, 46*(2), 65–69.

Gordon, S. (1991). *Prisoners of men's dreams: Striking out for a new feminine future*. Little: Brown.

Greene, M. (1973). *Teacher as stranger: Educational philosophy in a modern age*. Wadsworth.

Hardin, P. K., & Richardson, A. J. (2012). Teaching the concept curricula: Theory and method. *Journal of Nursing Education, 51*(3), 155–159. https://doi.org/10.3928/01484834-20120127-01.

Mossop, L., Dennick, R., Hammond, R., & Robbe, I. (2013). Analysing the hidden curriculum: Use of a cultural web. *Medical Education, 47*, 134–143. https://doi.org/10.1111/medu.12072.

National Academies of Sciences, Engineering, and Medicine. (2021). The future of nursing 2020–2030: Charting a path to achieve health equity. The National Academies Press. https://doi.org/10.17226/25982.

Orem, D. E. (1971). *Nursing: Concepts of practice*. McGraw-Hill.

Ozolins, I., Hall, H., & Peterson, R. (2008). The student voice: Recognising the hidden and informal curriculum in medicine. *Medical Teacher, 30*(6), 606–611. https://doi.org/10.1080/01421590801949933.

Palmer, P. (2007). *The courage to teach: Exploring the inner landscape of a teacher's life*. Jossey-Bass.

Roy, C., Sr. (1980). The Roy adaptation model. In J. P. Riehl & C. Roy (Eds.), *Conceptual models for nursing practice* (pp. 179–188). Appleton Century Crofts.

Snyder, M. (2014). Emancipatory knowing: Empowering nursing students toward reflection and action. *Journal of Nursing Education, 53*(2), 65–69. https://doi.org/10.3928/01484834-20140107-01.

Tabak, N., Adi, L., & Eherenfeld, M. (2003). A philosophy underlying excellence in teaching. *Nursing Philosophy, 4*(3), 249–254.

Tanner, C. A. (2010). Transforming prelicensure nursing education: Preparing the new nurse to meet emerging health care needs. *Nursing Education Perspectives, 31*(6), 347–353.

Thistlethwaite, J. E., Forman, D., Matthews, L. R., Rogers, G. D., Steketee, C., & Yassine, T. (2014). Competencies and frameworks in interprofessional education: A comparative analysis. *Academic Medicine, 89*(6), 869–875. https://doi.org/10.1097/ACM.0000000000000249.

Valiga, T. M. (2017). Do schools of nursing truly value excellence in teaching? Actions speak louder than words. *(Guest Editorial). Journal of Nursing Education, 56*(9), 519–520. https://doi.org/10.3928/01484834-20170817-01.

Valiga, T. M. (2018). Curriculum models and development. In M. H. Oermann, J. C. De Gagne, & B. C. Phillips (Eds.), *Teaching in nursing and role of the educator: The complete guide To best practice in teaching, evaluation, and curriculum development* (2nd ed, pp. 321–330). Springer.

Watson, J. (2008). *Nursing: The philosophy and science of caring (Rev. ed.)*. University Press of Colorado.

第 8 章

本科课程模式

Sarah M. Billings-Berg，DC，DNP，RN，CNE
翻译：周　芳　审校：赵　岳

本科阶段的护士培养面临着前所未有的挑战性和复杂性。健康与医疗保健领域中新方法的激增为持续评估课程模式创造了学术机遇和需求。此外，在这个社会、文化、政治和教育都经历着前所未有变革的时代，护理教师有机会打破传统和历史的束缚去开发本科课程体系，更有可能利用创新的方法解决护理和医疗保健的问题。进行本科课程制定和修订的护理教师应考虑系统化方案，以确保内容组织、学习结果、教学方法、评估策略和学生学习体验的一致性（Neville-Norton & Cantwell，2019）。

本章节以护理本科课程为中心，讨论包含促进多层次间无缝化学术进阶在内的一系列方法。本章还讨论了本科课程体系模式中的多方面因素，包括影响进入临床实践的各层面规划与决策相关的思考等。从事本科教学的老师必须反思持续塑造护理教育模式的因素，并设计满足未来需求的课程。

护理本科课程的目的

一般而言，本科课程为学习者提供了一条掌握某一专业领域入门级知识、技能和态度，使其能够成为复杂社会中的合格公民的路径。高等教育毕业生的贡献极大地提高了他们工作和生活所在地区的生产力和财政偿付能力——这一益处远远超出了毕业生个人和职业的成长。许多高等教育机构如大学和学院对此早有认知，其宗旨都涉及关于毕业生的培养。毕业生通过重视艺术与科学、参与解决社会需求的研究、拥抱多样性和献身于全球利益等方式，致力于构建一个公正的社会。

本科护理课程有助于实现这些广泛的目标，但更加侧重于为学生进入临床实践做准备。此外，一些本科课程被设置为成为注册护士（RN）的学术进阶模式，供注册护士（RN）攻读护理学学士学位（BSN），或供执业护士或职业护士（LPNs/LVNs）攻读能够获得注册护士执照的学位课程。其他本科项目旨在吸引已有其他领域学术学位并希望将护理作为第二甚至第三职业的学生。这一系列途径对护理这个拥有多学术学位以及多执照准入的专业非常重要。学习者并非被一刀切，除了传统的四年制护理学士学位外，他们也需要其他的选择。护理教育中创新方法的发展，如职业阶梯和加速课程，为非传统学习者提供了关于取得学位的更多选择。

在美国，护士的人才供给在持续增长，具备学士学位的护士比例也在稳步增加。此外，旨在获得注册护士执照的本科课程为学生追求研究生教育提供了坚实的基础，并为其成为教育者、领导者、管理者、信息专家、研究者以及高级实践护士的职业角色提供准备。

回应改革的重大呼吁

在护理专业中，本科课程体系必须回应社会的需求并调和学生的需要。最近，新型冠状病毒感染（COVID-19）的大流行引起了人们对护理行业的高度关注，并加剧了由来已久的护理短缺问题。政府官员、国家、州和私人医疗保健组织以及公众对在全国和全球范围内增加执业护士人数的需求表示强烈的兴趣与关注。疫情增加了高等教育机构的压力，要求他们招收更多护理及健康领域教育项目的学生，并在快速培养的同时保持高质量。在各级护理教育中实施多途径教育空前紧迫。近年来，在《护理未来报告》（IOM，2011）及 2021 年更新版本《护理的未来 2020—2030：绘制实现健康公平之路》（National Academy of Medicine，2021）等里程碑式报告的指导下，教育工作者实施了相应的建议。这些报告激励护理教育者制定了许多学位进阶计划，并投身于课程体系改革。

呼吁增加课程体系内容的声音仍持续不断，包括为预执照学生在初级卫生保健实践中的角色增强做教育准备（Dolansky et al.，2022）、纳入以退伍军人为中心的护理（Rose et al.，2020），以及对 LGBTQ+ 人群卫生保健需求的关注（McNiel & Elertson，2018；Sherman et al.，2021）。此外，对复杂的社区和公共卫生、健康的社会决定因素和健康差距、全球疾病传播、防灾准备的重视已成为当前课程内容的必要组成。规划本科课程的教师必须辨别学生学习的优先事项，使他们能够在社区和紧急环境中安全有效地为患者、家庭和社区提供应对各种情况的护理。教师必须设计出考虑到学习者需求和利益相关者期望的学习体验。此外，随着护理环境发展至涵盖多样的临床环境和模式，如远程医疗、精准医疗和技术增强型的患者应用程序，教师必须更新课程的教学方式和目标，以便将技术驱动的能力纳入其中。

回应外部利益相关者的期望

利益相关者的期望对预执照护理教育有着举足轻重的影响。例如，重大的国家和国际报告往往会呼吁采取行动并要求修订课程。州护理委员会、护理认证机构、专业组织和美国教育部也对本科教育的设计和实施产生了巨大影响。各州护理委员会对护理课程体系的规定各不相同，但他们确实会影响教学内容、临床实践要求（包括环境类型和完成时长）、教师/学生临床教学比例，甚至在一些情况下还会影响教学方法。参与课程体系修订的教师需要在规划早期确定这些需求。国家护理认证标准也会对课程设计和实施的标准产生影响。在严谨的课程中保持与专业公认标准的一致性至关重要，如《护理质量与安全教育》（QSEN，2022）能力、美国国家护理联盟提出的成果与能力（NLN，2010）、美国护理学院协会提出的《要点：专业护理教育的核心能力》（AACN，2021）。

除专业认证标准外，州或联邦法规、学院/大学的规范也会影响课程体系设计。在课程体系设计或修订开始之前，必须了解学分限制、临床接触时长、通识教育要求和其他有关课程体系组织的规则。教师在做出课程决策时应考虑其他因素，包括学校的宗旨，学生的需求，关于教学、学习和评估的哲学信念，以及学校毕业生所服务的医疗机构和社区的需求。有关教育项目评估的内容详见第 27 章，关于认证过程的进一步讨论详见第 28 章。

课程体系设计是一个复杂而富有创造性的活动。应该仔细考虑课程体系组织和协调的原则以及用于指导课程体系设计的理论框架或其他组织方法（Neville-Norton & Cantwell，2019）。这些内容将在第 6 章和第 7 章中详细讨论。

由于护理课程存在显著共性和标准，很多学校的课程往往具有许多相似的特点。这确保了毕业生能够接触到公认的临床实践必需的知识和能力，但掌握这些教师认为必要的大量知识可能导致组织和教授这些内容变得难以实现。因此，必须建设能够吸引、留存和培养多样化的新护士群体的护理课程，使这些新护士能够几乎无障碍地发展至更高的教育水平。课程也必须是高效且精简的。现在的学生具有经济意识，他们在实现职业目标的同时也在寻求最适合他们生活方式和时间的学习途径，以尽可能地减少教育债务。

护理本科项目类型

护理本科教育为渴望从事护理的个人提供了多种途径。不同时间点的历史运动和社会需求塑造了多种类的护理证书和学位，并持续提供多个进入护理行业的准入门槛。旨在促进学术进阶和资质证书升级的课程越来越多，这有助于扩充护理劳动力，增加护理多样性，并促进对高级护理学位的追求。本节概述了不同类型的护理本科项目，并讨论了其特点。表 8.1 总结了各类本科项目的不同内容。

执业与职业护理项目

执业护理（practical nursing，PN）项目在美国的部分地区也被称为职业护理（vocational nursing，VN）项目，这些项目为许多人提供了初次加入护理行列的机会。PN 项目的主要目的是培养能够提供如给药等基础护理措施的照护人员。但是，由于各州护士执业法案不一，因此，持证执业护士（licensed practical nurse，LPN）/持证职业护士（licensed vocational nurse，LVN）的法定执业范畴也存在较大差异。目前，LPN/LVN 充分发挥其执照所赋予的职责，对护理人力和卫生保健的服务对象来说都前所未有地重要。执业

表8.1 四类护理本科课程的特点

护理项目类型	目标	学位类型 / 学位授予单位	毕业生角色	课程计划	就业单位
执业 / 职业护理（PN/VN）项目	培养学生在注册护士或医生的监督下提供直接的患者护理	州批准的技术或职业学校的文凭 / 证书	为患者个体提供直接护理，并在某些情况下提供用药护理	12 ~ 18 个月；课程集中于基础技术和沟通技巧	医院、诊所、医生工作室、长期照护、家庭照护
注册护士：文凭项目	培养毕业生为个体提供照护，在团队中工作，并在结构化的机构中管理患者群体	附属临床机构或独立学位授予机构的文凭	照护提供者、结构化机构中的团队成员	课程通常包含附属学院 / 大学开展的通识教育课程；包括成人、儿科、产科、心理护理和领导力等护理课程。项目平均时长为 3 年	受雇于结构化环境，主要是急诊、医生办公室
注册护士：大专项目	培养毕业生为个体提供照护，在团队中工作，并在结构化的机构中管理患者群体	技术或社区学院授予的文科 / 理科大专学位	照护提供者、结构化机构中的团队成员	2 年中获得 60 学分，其中，通识教育课程 30 学分，护理专业课程 30 学分	受雇于结构化环境，主要是急诊、医生办公室
注册护士：本科项目	培养专业护士以促进、维持和恢复个人、团体及社区的健康	学院或大学授予的护理学理学学士学位	照护提供者、领导者和管理者；全球公民、跨专业团队成员	8 个学期；120 个学分，其中，通识教育课程 60 学分，护理专业课程 60 学分	受雇于结构化和非结构化环境，包括急诊、长期护理机构、社区、家庭护理、个案管理

护士需要在注册护士、高级实践提供者或医生的指导下工作。教师所制定和修订的执业护理课程必须适应所在州的执业范畴，并提供能够反映实践水平的学习机会。执业护理项目的时长通常为 10 个月到 1 年。PN/VN 项目课程体系涵盖了有限的科学艺术基础知识，重点围绕塑造护理者的角色。PN/VN 项目通常在技术学院、社区大学、职业学院、私立独立中心以及最近兴起的以往仅提供高中水平学习机会的职业技术中心等机构开展。LPN/LVN 项目的可及性提升有望扩展护理的多样性，并为以往因社会经济和（或）地理或其他因素而被限制的学生提供进入行业的机会。

LPN/LVN 通常在医院、诊所、门诊手术中心、长期护理机构和居家护理机构等结构化场景中工作。长期护理和居家护理环境中，日渐衰老的“婴儿潮”一代的护理需求促使了 LPN/LVN 需求的显著增长。急症护理机构也在重新确认他们在人员配置组合中对于 LPN/LVN 的使用。在许多住院护理环境中，将 LPN/LVN 安置在团队中心并在注册护士的监督下工作成为新趋势。这种方法促使 LPN/LVN 在其执业范围内充分发挥作用，并减少了对于注册护士的需求，使他们更易关注高级别的患者护理问题。

美国国家护理联盟（NLN）在《承认执业 / 职业护士在促进国家健康中作用的愿景》（2014b）中已经阐述了 LPN/LVN 在国家医疗保健系统中日益增长的角色以及制定课程培养他们承担此角色的重要性。教师在制定 PN/VN 项目课程时面临的一个挑战是缺乏界定 PN/VN 教育结果和能力的相应国家标准。供护理教师参考的一个资源是由 NLN 在结果与能力模型（2010）基础上为 PN/VN 项目课程所开发的 PN/VN 护理课程框架（2014a）。截至 2020 年，美国国家护理委员会（National Council of State Boards of Nursing, NCSBN）报告称，全美有超过 996154 名活跃的 LPN/LVN（NCSBN，2020）。

首次执照许可认定为 LPN/LVN 的个体常常会返回学校提升以获得注册护士执照，从而提高了他们在卫生保健系统中的责任和可靠性。为已在学习和经历方面得到认可的 LPN/LVN 提供学术进阶途径，仍然是护理教育学术进阶模式的重要组成部分。表 8.2 展示了常春藤技术社区学院提供的执业护理项目课程计划实例。

表8.2 常春藤技术社区学院执业护理项目

先修课程：解剖及生理学 I，学生成就选修课，英语写作，心理学导论		
第一学年	8 周的学期	课程
	1	基础护理学
		护理实验
		解剖及生理学 Ⅱ
	2	内外科护理学 I
		内外科护理学 I —实验
		解剖及生理学 Ⅱ
	3	护理药学
		内外科护理学 Ⅱ
		内外科护理学 Ⅱ —临床实践
	4	母婴护理学
		母婴护理学 临床实践
	5	老年 / 复杂内外科护理 Ⅲ —执业护士
		老年 / 复杂内外科护理 Ⅲ —执业护士—临床实践

由印第安纳州常春藤技术社区学院提供。

证书项目（注册护士）

培养注册护士的证书项目代表了 19 世纪末和 20 世纪初至中期为培训护士而开发的第一种课程体系模式。最初隶属于医院的证书项目，如今已所剩无几。护理教育认证委员会（ACEN，2021）列出的认证证书项目从 2018 年的 33 个缩减至 2022 年的 29 个。证书项目最集中的州是新泽西州和宾夕法尼亚州，分别有 5 个和 15 个。如今，大多数的护理证书培训都隶属于医疗保健系统或医疗中心，仅有小部分是高等教育机构内的项目。

证书项目培养了在各种医疗保健环境中提供直接患者护理的护士。这些项目通常需要 2 ～ 3 年的时长，并着重于临床实践。生物和社会科学方面的通识课程常由合作的当地学院或大学开展教学或作为项目准入的先决条件。如果学生选择继续学业，并且在通过认证的机构中获得社区大学课程学分，则通常可以用于申请学士学位。

大专项目

为应对严重的护理短缺，1952 年米尔德里德·蒙塔格首次设立了护理大专（associate degree in nursing，ADN）项目，该项目常授予护理学大专（associate of science in nursing，ASN）学位。正如蒙塔格所最初设想的那样，大专项目旨在于 2 学年内培养可以在紧急护理环境中提供直接护理的技术型护士。大专项目非常受欢迎。培养大专护士对于满足许多医疗保健环境中的护理人力需求起到了重要的作用。当一些护士希望获得注册护士级别的实习资格，但又不想经历 4 年制的传统教育项目时，护理学大专学位就可以成为他们的踏脚石。为回应美国医学研究所（Institute of Medicine，IOM）在《护理的未来》（2011）中的号召，急症护理机构需要更多本科护士。因此，许多大专护士返回学校攻读护理本科或研究生成为明显的趋势，并且，这往往得到了他们雇主的支持。雇主很难仅仅招聘本科护士。因此，通常会要求雇佣的大专护士在限定时间内取得护理学士学位。这种方法既可以使员工受益于来自雇主的学费报销，可也使雇主雇佣到本科护士。

大专项目通常在技术学院和社区学院中开设，多年来一直致力于满足当地注册护士的人力需求。随着护理专业角色的复杂性增加以及应对快速变化的健康保健环境的期望，许多大专项目通过与本科学校合作来帮助学生实现从大专到本科的学术进阶。一些州已立法给予社区学院授权拓展招收护理本科，并促进大专毕业生的学术进阶。许多院校正在采用 2+2 的模式以及实施内部的“从注册护士到护理学士学位项目”（RN-to-BSN，专转本项目），以完善他们的大专项目。

护理大专项目教育面临的一个内在困难是很难在 2 年内将大量复杂的知识和技能融入学位课程中。过去一些项目特意将 2 年学制中的学分增加到超过 60 学分（其中护理课程学分占 50% 及以上）以解决这一问题。这项解决方案可能会延长项目的学习时长，但并不会达到接受本科教育的程度。随着人们对于高等教育成本和学贷金额的日益关注，所有大专项目（不论专业）的学分都被高度审查。一些州甚至立法将大专项目的学分限制在 60 学分以内。对于设计和修订 ASN/ADN 的课程体系计划的教师来说，需要审慎规划课程总学分，并制定策略以严防学分冗余。

大专课程体系通常包含成人外科、儿科、母婴以及心理健康护理等护理课程，着重于符合国家护理委员会所设的执照考试计划（NCSBN，2019）中列出的首次成为注册护士所需的内容。一些项目还会涵盖管理、社区健康、老年学和科研的内容。由于国家护理委员会对执业环境变化做出响应并执行了下一代全国联合委员会执照考试（National Council Licensure Examination，NCLEX）方案，因此大多数旨在取得注册护士执照的护理项目已将重点内容扩增至教授护理管理相关的原则和内涵，如优先级、授权和管理患者群体，并更为关注教授相关的合理护理临床判断概念。强调针对患者情况运用评判性思维做出恰当的临床判断，促使大专项目的教师修订课程并重新定义教授学生的内容和方式。他们还需着重考虑大专项目紧缩的学时安排，将课程总学分保持在 60 学分左右。

完成护理大专项目的学生已准备好在结构化的医疗机构中进行实践。

为应对未来的劳动力需求和就业模式，大专项目的教师们向学生灌输终身学习的意识，并期望他们将初始教育提升至本科甚至更高的水平。通过创新课程体系模式促进大专护士的学术进阶至关重要。正如前文所述，雇主对大专护士的支持是促进学术进阶的重要因素。表 8.3 展示了沙丘社区学院护理大专项目课程体系规划的实例。

表8.3 沙丘社区学院大专项目

学年	秋季学期	春季学期
第一学年	解剖及生理学Ⅰ	解剖及生理学Ⅱ
	写作与探究	写作 / 研究（替代课程）
	健康概念概论	专业研究及汇报
	普通心理学	健康与疾病概念
		医疗保健概念
夏季学期	整体健康概念	
	发展心理学	
第二学年	微生物学	复杂的健康概念
	家庭健康概念	人文 / 艺术选修课
	卫生系统概念	
	社会学概论	

由沙丘社区学院提供。

学士学位项目

学士学位项目旨在培养一名在艺术、科学、公民意识和全球参与方面具有广泛教育背景的专业护士，以期促进、恢复和维持患者、家庭、群体、社区和人群的健康。学士学位（护理学士学位 /BSN，理学学士学位 /BS，文学学士学位 /BA）项目通常由 4 年制大学或学院提供，大约有 120 个学分，其中护理学专业课程作业占比至少 50%。护理本科毕业生需准备好在临床机构、家庭、社区和公共卫生机构中开展护理。除专业护理领域之外，本科课程还包括护理领导力和管理、社区和群体健康、护理理论和科研、卫生政策和倡导、医疗伦理、团队与群体动态、循证实践、质量与安全、信息学、全球健康和当代专业议题等相关内容。

除护理课程之外，本科课程体系还提供了坚实的文理科基础。项目可能要求学生在正式就读护理专业前的第一学年修读科学、艺术和人文的先修课程，亦或在就读护理专业的同时兼修以上课程。根据学院或大学的宗旨，本科课程也会强调公民意识和全球参与、服务和社会正义。教师应以通识教育课程中讨论的概念或学习成果为基础，将这些概念融入整个护理课程中。

在努力持续提升学士学位护士比例的背景下，教师必须构建灵活的课程体系以适应本科护士多变的实践期望（IOM，2011；National Academy of Medicine，2021）。日益增多的证据表明护理队伍需要更多本科护士。数据显示，本科护士的实践有助于提升患者安全和促进患者的护理结局。但不同培养方式的本科护士对患者安全和护理结局的影响仍需持续的研究，如学术进阶模式相较于第二专业、加速项目相较于传统 4 年制项目。表 8.4 展示了由北卡罗来纳大学威尔明顿分校提供的传统的 4 年制护理学士学位课程体系计划的实例。

以第二学位进入实践：加速学士学位项目

在美国人口老龄化所致的劳动力需求增加以及多年全球疫情中护理人力短缺加剧的双重背景下，拥有非护理的学士学位的个体可能寻求更有成就感和广阔就业前景的职业机会。护理通常是一个非常好的职业选择。许多学校为寻求第二学位的学生设计了获得护理学士学位的项目途径。

表8.4　北卡罗来纳大学威尔明顿分校预执照BSN项目

学年	秋季学期	春季学期
第一学年	生物学原理：细胞	普通化学
	数学要求	SCO105 社会学概论、ECN125 经济学调查、ECN221 微观经济学原理
	普通心理学	人的生命周期发展
	大学学习	大学学习
	大学学习	大学学习
第二学年	微生物学	健康评估入门
	人体解剖学与生物学Ⅰ	临床Ⅰ：基础护理实践
	PAR101 哲学思考邀约、115 道德概论、205 美国哲学、211 人性哲学、215 生物伦理学	STT210 统计概论及其在健康科学中的应用、STT 215 统计学入门、QMM280 商业和经济统计分析、PSY 225 行为科学统计入门
	大学学习	人体解剖学与生物学Ⅱ
	大学学习	
第三学年	病理生理学 / 药理学Ⅰ	临床Ⅲ：心理健康护理
	营养治疗的临床应用	临床Ⅳ：母婴护理
	临床Ⅱ：成人健康Ⅰ	老年护理
	护理研究	病理生理学 / 药理学Ⅱ
	大学学习	大学学习
第四学年	议题、趋势和健康政策	临床Ⅶ：成人健康Ⅱ
	临床Ⅴ：儿科护理	领导力与管理
	临床Ⅵ：社区健康护理	临床Ⅷ：综合课程（顶点课程）
	大学学习	

由北卡罗来纳大学威尔明顿分校提供。

这种项目也会被称作加速学位项目，是在短时间内开展快速、密集的课程体系，其重点在于提供护理专业知识。护理第二学位项目有助于获得学士学位并为毕业生继续深造获得护理硕士甚至博士学位创造途径。通过此途径进入护理专业的往往是非传统的学生，其中许多人都有专业工作经历并可以为护理学习带来多种技能的帮助。表 8.5 展示由诺维奇大学提供的护理加速学士学位课程体系计划的实例。

设置本科课程以支持学术进阶

由于护理专业存在多种学位可以支持 PN/VN 以及 RN 级别的实践，因此，施行有效的学术进阶规划对护理人力增长至关重要。护理教育中的学术进阶模式旨在减少重复性的课程，并促进学业衔接的连续性。佛蒙特技术学院在表 8.6 中展示了护理教育 1+1+2 模式的职业阶梯方法。执业护理项目、大专项目和 RN-to-BSN 项目的进阶途径允许学生在第 1 学年后作为 LPN（在参加全国联合委员会执业护士执照考试 NCLEX-PN 之后）加入护理队伍，并继续第 2 学年的大专项目。一旦完成第 2 学年的学习，他们就有资格参加全国联合委员会注册护士执照考试（NCLEX-RN），并在继续 RN-to-BSN 项目的同时开启他们的注册护士职业生涯。对于想要从事护理行业而又不想参加传统 4 年制学士学位课程的非传统学习者来说，这条途径十分可取。这个例子包含了从 LPN 到 RN 以及 RN 到 BSN 的进阶，这两者都将在后文讨论。

表8.5 诺维奇大学快速BSN项目

先修课程：人体解剖和生理学Ⅰ和Ⅱ、微生物学、普通化学Ⅰ和Ⅱ、有机或生物化学、统计学、发展心理学、社会学选修课、21个额外选修学分

学年	夏季学期	秋季学期	春季学期
第一学年	护理聚焦 营养与健康促进 贯穿生命周期的健康评估 护理情景模拟 护理病理药理学	循证实践研究 医疗信息技术 成人护理Ⅰ 成人护理Ⅰ：实习	患者精神心理健康问题 患者精神心理健康问题：实习 护理领导力 女性生育家庭照护 女性生育家庭照护：实习 儿童照护/儿童养育 儿童照护/儿童养育：实习
第二学年	成人护理Ⅱ 成人护理Ⅱ：实习 临终关怀 管理学课程 社会学课程	照护协调 照护协调：实习 社区健康促进 社区健康促进：实习 护理综合课程（顶点课程）	/

由诺维奇大学提供。

表8.6 佛蒙特技术学院的学术进阶模式：1+1+2职业阶梯

学年	秋季学期	冬/春季学期	春季学期2（PN项目）
第一学年：执业护理证书（PN项目）	护理原则与实践Ⅰ 护理原则与实践Ⅰ：实验/临床实践 护患关系 解剖与生理学Ⅰ 营养学概论	护理原则与实践Ⅱ 护理原则与实践Ⅱ：临床实践 解剖与生理学Ⅱ 人的成长与发展	护理原则与实践Ⅲ 护理原则与实践Ⅲ：临床实践
第二学年：大专项目	护理原则与实践Ⅳ 护理原则与实践Ⅳ：临床实践 LPN到RN的趋势与转变 心理学概论 英文写作 微生物学	护理原则与实践Ⅴ 护理原则与实践Ⅴ：临床实践 技术性沟通 健康专业数学 艺术/人文选修课	
第三学年：从注册护士到护理学士学位项目（RN-to-BSN项目）	统计学 RN到BSN转变 护理信息学 病理生理学与评估 姑息护理（替代课程） 医疗改革的转变	医疗保健系统 异常心理学 社会学选修课 教学及学习（替代课程） 贯穿生命周期的健康促进	
第四学年：从注册护士到护理学士学位项目（RN-to-BSN项目）	生物伦理学 科研及循证实践 护理领导力和管理	东西方整体治疗 全球健康 社区健康	

由佛蒙特技术学院提供。

大专及证书学历的注册护士到护理学士学位的学术进阶

RN-to-BSN 项目常额外包含人文教育课程以满足通识教育需求，并为毕业生提供广泛的教育背景。其护理课程通常专注于大专或证书项目中几乎不涉及的领域，多数包括社区和公共卫生、护理领导力或管理、科研和循证实践、信息学、全球健康方面的课程，以及护理所关心的主题，如专业沟通、医疗伦理和健康政策等。许多 RN-to-BSN 项目还包括综合型课程（顶点学习）以促进最终学习成果的实现。这种学术进阶模式通过布置预设的课程作业来实现临床护理课程的参与。

设计能够促进学术进阶的“无缝”课程已经成为护理专业的一项重要的全国运动（Angel，2020）。鉴于目前严重的护理短缺，未来几年护理专业几乎不可能消减任何执业许可的准入。此外，由于护理有着多种层次的准入且需要护士提升受教育水平以满足社会需求，因此，学术进阶是当今本科课程体系中举足轻重的举措之一。

2015 年，罗伯特·伍德·约翰逊基金会（RWJF，2015）和护理三方委员会召集了来自 25 个州的领导者以推动护理学术进阶（academic progression in nursing，APIN）运动。RWJF（2015）对 APIN 项目的支持促成了 9 国联盟的创建，以支持无缝化学术进阶模式的开发和实施。尽管 APIN 运动已于 2019 年告一段落，但在此引领之下，护理对于学术进阶模式的关注仍在持续。

许多州和机构实施了致力于扩增学士及以上学位护士人数的创新学术进阶计划，以满足市场对护理领导者、教育者和高级实践护士的需求。但目前仍需加强 RN-to-BSN 项目并鼓励学术进阶（Gorski & Polansky，2019）。

迈尔（2017）指出，IOM 发布的《护理的未来》中关于增加本科护士数量的建议并未导致大专项目的停滞，反而促进了学位项目之间的合作和衔接。由于护理学院的哲学理念和其母体机构的期望存在差异，项目设计也各不相同。常见的合作模式包括 RN-to-BSN 项目和 RN-to-MSN 项目，此情境下可以允许学生在攻读护理硕士学位期间绕过或取得护理学士学位。这些合作课程模式愈发普遍并给学生带来一些优势，如：提供一条取得护理学士学位的途径，减少非必要的升学阻碍，早期引导学生理解学术进阶和将终身学习作为职业期望的理念，以及能常常与一群有相似进阶目标的同伴一起学习。对于护理学院来说，此模式有助于确保护士有稳定的教育进阶通道，有效使用多机构资源，并与学界、雇主和政府利益相关者建立创造性的合作伙伴关系。更重要的是，学术进阶计划可以帮助减少多准入点的职业内学位进阶导致的人员损失。

执业 / 职业护士的学术进阶模式

学生选择以执业或职业护士开启护理生涯的原因各不相同。例如，学生可能力求短时间内完成课程，尽早就业，快速提升收入潜力，以及项目的可及性和可负担性。LPN/LVN 常见的学术进阶模式是“从执业 / 职业护士到大专”（LPN/LVN-to-ASN）和“从执业 / 职业护士到护理学士学位”（LPN/LVN-to-BSN）。这些进阶模式为成为注册护士提供了一个新的机会。相对较短的项目时长、较低的潜在教育债务风险以及更高的可及性往往会吸引一些来自不同种族、族裔和经济背景的学生，弱势及学术背景薄弱的个体，非传统的成年学习者，以及将英语作为第二语言或额外语言学习的学生。护理是一个在许多领域尚未实现多样性目标的行业，而这一进阶入注册护士的途径则是一个有助于该行业实现多样性的机制（Jones et al.，2018）。成功的项目会提供强大的学生支持服务，帮助他们在以学生为中心的环境中提高阅读理解能力，发展写作技能，克服经济障碍。

可以预见的是，护理教育工作者将持续设计学术进阶的多种选择，以促进持有 PN/VN 执照个体的教育转型。鉴于学术进阶项目选择间的复杂性，亟需能够设计和实施这些灵活的本科课程体系模式的教师和领导者。在设计学术进阶模型时，教师需要决定如何识别和认定既往的学习经历，这通常需要以衔接协议、进阶课程、学分转移、对既往学习的测试和学习档案袋的验证等方式来完成。

随着护理专业对学士及以上学位护士数量的进一步渴求，学术进阶模式将持续以高质量、高效益的手段支持职业流动并完成人才培养的目标。在此模式之中，教师必须发挥创造力和创新思维来构建创新性临床教学模式，进而强化课堂学习体验（案例研究 8.1）。课程应包含基于学生既往学习的结构化和非结构化学习体验。这些课程的构建必须最大限度地利用包括模拟病人在内

案例研究 8.1 社区学院执业护理项目的扩张

一名教师目前正在一所小型社区学院任教。该学院开设了一个执业护理项目，并可以授予证书。执业护理（PN）项目为期 1 年，通常每年秋季招收 25 名学生，每年夏季有 20 ~ 22 名毕业生。学生大多是非传统学生，且校园内不提供住宿。PN 项目在位于该州中心的一个校区内开展。距离其约 30 分钟路程处有一所较大的州立大学。该大学设有四年制学士学位项目，并主要招收传统的住校学生。他们每年培养 40 ~ 45 名 BSN 毕业生。

州议员最近对护理人员短缺问题表示关注，并询问社区学院和较大的州立大学每年需要哪些资源来培养更多的护士。PN 项目的护理主任已要求该教师和另一位同事牵头制定一项推进执业护理项目的扩张计划。

1．在考虑项目扩张时，教师可能需要哪些有关社区学院 PN 项目的额外信息？

2．教师应考虑收集哪些数据、反馈和意见来为他们提出的发展计划提供信息？

3．教师可能会考虑州立大学的哪些潜在机会？州立大学是否应该被纳入规划过程？

4．该项目的扩张可能存在哪些潜在障碍？

的最新学习技术，以帮助实现创新的教育方法和变革性的学习环境。

本科护理课程设计

教师在设计本科课程时面临的持续性挑战之一是如何平衡专业组织、机构和研究成果对课程改革的众多不同要求，且这些要求可能影响护理实践，乃至患者预后。例如，最新的《要点：护理专业教育中的核心能力》（AACN，2021）侧重执照注册前的本科、硕士项目以及高级护理教育中的能力本位教育。修订后的核心能力聚焦在当前护理所必需的知识、技能和态度。

此外，《护理的未来 2020—2030：绘制实现健康公平之路》（National Academy of Medicine，2021）强调需要灵活多样的护理教育途径，为护士获得 BSN 或更高学位创造更多机会。并行录取（双重注册）设计是一种创新途径，允许护理学生同时攻读两个不同水平的学位，使其能够快速获得 BSN。有时甚至可以与大专学位同时段获得。设计并行且互补的大专和本科课程是促进学生在这条另类途径中获得成功的关键。并行录取项目对寻求更有效以及非传统途径的学生很有吸引力（Gentry & Graves，2022）。该项目的课程体系设计将有赖于护理教育研究。

在教师更新、修订和开发本科课程的同时考虑组织形式是非常重要的。第 6 章详细探讨了基于概念的课程体系、基于能力的教育和模块化课程。

学术实践合作、伙伴关系和联盟

在当今复杂的社会系统中，护理实践和教学不能孤立运行。与卫生保健机构、其他学校、州和地方政府、社区中心建立起伙伴关系的护理教育项目将处于优势地位。这种伙伴关系可以加强课程的相关性，整合资源以实现共同目标，并为所有利益相关者共有的问题提供解决方案。核心领导者认识到，护理教育者和行政人员可能都错过了建立合作和全面伙伴关系、彻底打破实践和教学间隔阂的机会。

即使在非学术型的卫生系统中，卫生保健机构和护理学院的伙伴关系也可能在有效解决当地健康问题的同时提供绝佳的临床教学机会。学术机构和临床机构签订的双重委任或双重服务协议就是此种伙伴关系的示例。在此模式之下，临床机构可以任命其具备资质的员工作为特定学生的临床带教老师。带教老师可以保留其原有工作，而学术机构无需广泛招聘便可获得知识渊博、能力出众的临床带教老师。实行此模式需要考虑众多因素，包括日程安排、人员配置、清晰的工作职责和带教老师角色描述、资金和项目支持。

另一种学术与实践缔结伙伴关系的例子是雇主赞助的学生群体。这种群体可以有多重形式和规模，但其关键在于雇主向目前和未来的员工提供有力支持，帮助他们被地方护理项目录取。雇主可以提供教学和实验场地或与学术机构合作共同提供场地，通过双重委任提供教学资源，通过学费报销或费用包干的方式向学生提供经济支持，并提供多种临床实践的优先机会，例如佛蒙特技术学院与佛蒙特州中部医疗中心和达特茅斯 - 希区柯克医疗中心在内的多家当地医疗机构共建的雇主赞助式群体模式。

支持实践过渡的课程体系

本科课程应确保学生在毕业时能够在多变且日趋复杂的医疗保健环境中发挥作用。众多本科课程旨在通过临床实践、综合性课程或沉浸式体验等环节，让学生在资深护士的指导下，于毕业前全面体验护士角色的各项职责。这些临床经历开启了从护生向护士的转变。然而，业界日益认识到新毕业生将在贯穿实践第 1 年的支持环境中持续受益。

促进学生向临床实践的转变并非一个新的议题。自 20 世纪 70 年代以来，无论是教师还是应届毕业生都认识到，转向实践的过渡对大多数新护士来说都是一个挑战（Hampton et al.，2021）。当今的新护士需要开始在纷繁复杂的医疗环境中实践。但许多新手护士在调适注册护士角色的预期责任方面遇到了困难，他们苦苦挣扎于适应工作场所的需求。鉴于这些担忧，人们越来越关注制定促进应届毕业生向临床实践过渡的策略。其中一种策略是在医疗机构中引入课程项目以帮助过渡。这种过渡项目被称为规范化培训项目。

护士规范化培训和临床过渡项目

IOM 发布的《护理的未来》（2011）报告中建议创立护士规范化培训项目（nurse residency program，NRP）以促进注册护士的临床过渡。2018 年，美国护理科学院（American Academy of Nursing，AAN）呼吁医疗保健机构向所有护理应届毕业生提供护士规范化培训项目（Goode et al.，2018）。Warren 等（2018）的研究显示，护士入职 1 年后留任所省去的雇佣和培训新员工的益处足以抵消规范化培训项目的成本。在当今更加复杂的医疗保健环境下，伙伴关系已成为成功规范化培训的关键要素。Davis 等（2021）讨论了州和地区级合作在几个州实施标准化 NRP 的成功案例。规范化培训项目的领导者和协调者有责任认识到合作机会，这可能会提高新护士的留任率，并加强学术实践伙伴关系。

规范化培训项目平均时长为 12 个月。其通常是教育机构和临床实践机构间构建合作伙伴关系的典型产物，区别于侧重机构政策和程序的临床机构定向培养项目。此类项目的课程可以根据医疗机构和规范化培训护士的职位变化而不同。目前，各类医疗保健机构中都有 NRP 项目的存在。在多数专业医疗中心和大型卫生保健系统已经施行 NRP 项目的同时，较小型的社区医院、家庭护理服务机构甚至长期照护机构也在构建 NRP 项目以培训刚毕业的护士。

多数 NRP 项目涵盖了常规主题，如患者安全、循证实践、临床判断、团队合作、灾难防备以及群体健康，并提供了和其所选领域的导师共同进行临床实践的机会。市面上有一些商业化的 NRP 课程体系模式，卫生保健机构可以付费加入（Goode et al.，2018）。一些项目还可以提供学分或者继续教育学时。NCSBN 创立了临床实践过渡项目，其中包含了 5 门系列课程（沟通和团队合作、以患者和以家庭为中心的护理、循证护理、质量改进和信息学）（NCSBN，2022）。NRP 项目可以通过让规范化培训护士同时完成模块内容来整合 NCSBN 的课程体系。结构良好的 NRP 项目围绕上述概念进行了清晰的结果和能力界定。

随着临床实践中护理专业知识差距的扩大以及促进新护士留任的需求，可以预见的是规划、实施和评估规范化培训项目将持续成为护理专业的优先事项。教师有望与他们的临床伙伴合作去创建和实施此类项目（案例研究 8.2）。规范化培训项目的领导者和协调员还应额外考虑州和地区的合作，努力增加被证明有着明确结构化课程和

案例研究 8.2　开启护士规范化培训项目

美国东北部一所城郊私立院校中，一名教师在传统的四年制护理学学士（BSN）项目中任教。该项目通常每年秋季招收 50 名新生，以面授课程为主，学生群体中传统住校生和本地通勤的非传统学生各占一半。大约 65% 的毕业生会在项目结束后留在大都市中工作。该项目的大部分临床实践在区域内的大型医疗中心开展。

在临床实践期间，医疗中心的首席护理官（chief nursing officer，CNO）向该教师提议，为被该中心录用的毕业生开设护士规范化培训（NRP）项目。CNO 希望通过开发 NRP 项目并加强校企间的合作，提升医疗中心对本科学历护士的聘用和留任率。该教师向院校的护理首席学术管理者分享了这一设想，后者欣然认可并批准了该教师为 NRP 项目制定正式合作提案。

1．在规划 NRP 项目提案时，教师应建议收集哪些初始数据？

2．在考虑课程内容时，教师应纳入提案的重要潜在结构和组成部分有什么？

3．NRP 项目合作可能为护理学术项目和医疗中心创造哪些优势？是否存在任何需要考虑的潜在缺点？

4．护理项目和医疗中心要如何利用路径模式招收学生进入 BSN 项目？

5．社区如何从这种合作关系中受益？

能力要求的 NRP 项目数量。此外，还应推动成熟的、基于证据的 NRP 项目通过国家认证。截至 2022 年，高等护理教育委员会（Commission on Collegiate Nursing Education，CCNE）在其网站上罗列了 39 个获得认证的 NRP 项目。

开发和修订本科课程体系

教师们对开发和修订课程负有责任。参与更新或开发课程的教师应该对内容有着深入的了解，同时还要了解认证和专业标准，如 QSEN 能力（2022）、NLN 护理毕业生能力（2010）、《要点：护理专业教育中的核心能力》（AACN，2021）。第 6 章详细阐述了教师在课程体系开发和修订等相关变革过程中的参与情况。

在了解专业组织建议和认证要求更新之外，教师还应努力跟上护理教育文献中的课程趋势。定期查阅至少 1 本护理教育同行评审期刊有助于教师了解护理教育和课程改革中富有创造力和创新性的方法。每学年参加 1 次全国护理教育会议同样也可帮助教师意识到本科教学和学习策略中的新方式。大量的新想法是令人激动的，但重要的是教师要仔细考虑哪些改变更适合自己的课程。教师需要仔细分析建议的课程变革，并吸收管理者、学生和外部利益相关者（如临床合作伙伴）的反馈。加速课程和并行项目、职业阶梯进阶模式、先前学位和学历的学分认定以及基于能力的课程是当前探索的一些趋势。

护理本科课程体系中的新兴议题

有关卫生保健、护理和高等教育的新兴议题将持续对护理本科课程的设置和实施产生重大影响。教师面临的巨大挑战之一是确定护士要如何转变角色以适应不断发展和变化的卫生保健需求，并将此转化为相关课程。例如，为应对新冠病毒感染疫情，教师必须在多层次的护理教育中强化大量的概念，如感染预防、疫苗接种、远程医疗、心理健康、公共卫生和全球健康考虑。传统意义上，更加注重门诊和社区医疗保健的卫生保健环境应对不是护理本科教育的重点，但这一点需要被改变。学生们需要有助于促进理解健康促进、疾病预防和慢性病管理的学习体验。随着美国老龄人口的增加，对于技术熟练且对老年护理有兴趣的护士的需求也与日俱增。因此，规划老年护理课程将成为关键（Gray-Miceli & Morse，2019）。

当前在本科教育中采用的临床教育模式是另一个需要重大变革和创新的课程领域。尽管近些年已经浮现出一些新的临床模式，但太多项目仍旧依赖数十年前陈旧的临床教学模式。教师需要考虑如何最好地设计临床学习体验以促进学生的临床推理能力，并最终影响患者结局（Halstead，2018）。

确保成功进入初级护理实践并留住新护士是一项重大的挑战，这需要教育和临床实践双方的共同努力。这些举措包含确保护理教育课程体系与临床实践需求的一致性，进一步发展和评估护士规范化培训项目等改革的成果，帮助应届生过渡到护理实践，并建立留住护理队伍中有经验的护士以及帮助他们提升教育背景的机制。此外，还将持续强调跨学科教育以及开发向学生揭示合作性实践概念的学习经历。

当代衔接模式将在设计的灵活性、广泛课程和学分转换支持、最大限度地利用学生时间的课程整合方面持续改进。护理教师需要探索创新型课程模式，通过有效设计和实施联合课程的方式以充分利用跨项目的稀缺师资。以学生为中心、创造性地支持职业阶梯方法的学术进阶模式法是增加护理人力和促进多层次实践入门的关键性策略。

教师需要将教学技术的使用场景从教室拓展至临床环境，为学生提供更为开阔的学习经历。远程医疗、电子健康档案、基于技术的临床判断是由健康信息技术驱动的重要护理措施，护士需要在这些方面展现自身能力（Halstead，2018）。因此，学生必须在本科课程中有机会学习到这些领域。

纵观高等教育领域，护理一直是许多教育创新的源泉。本章所提出的问题对护理教育的未来至关重要，但绝非护理教师在设计将来的护理项目和课程时所必须考虑的全部问题。护理教师在过去展现出的创新性和创造力将继续支撑他们成为未来专业和高等教育的领导者。

本章重点总结

- 学术进阶模式为学生追求护理本科教育提供了多种途径。
- 有求学意向的学生需要了解现有的护理项目，并仔细考量哪种途径能为他们带来最佳的职业发展。
- 教师在制定项目课程时需要清楚不同的护理入门等级和证书 / 学位选项，以及每个角色的执业范畴。
- 执业 / 职业护理项目为许多人提供了进入护理行业的初始切入点，并可能提升护理人力的多样性。
- 本科学术进阶途径必须具备创造性、灵活性，充分利用既往的教育 / 学分，达成无缝衔接，并对潜在生源有吸引力。
- 学术 - 实践伙伴关系和联盟在支持创新型项目和提供临床实践机会方面的重要性日益增加。
- 护士规范化培训项目和临床实践过渡模式对帮助新护士适应工作环境、提升临床判断和留任至关重要。
- 当代护理本科教育项目的持续开展要求教师时刻关注新兴的护理教育主题，包括加强全球和群体健康内容、对老年护理的更多关注，以及创造性的临床学习体验。

对证据的反思

1．你认为未来 2 年甚至 5 年内，护理课程体系设置需要解决什么样的趋势和议题？

2．回顾本科课程体系设置过程，你认为课程体系设置和修订的潜在障碍和促进因素是什么？

3．本科项目计划将有关患者安全的沟通技能融入课程体系。请你思考如何将这些技能融入一个现有的课程体系。

4．回顾 2 ~ 3 个来自美国不同州的护理委员会所要求的执业 / 职业护士和注册护士的护理执业法案。请比较这些州所开展护理项目中的课程体系和教育要求，并反思这些规定如何影响课程体系计划的制定。

参考文献

Accreditation Commission for Education in Nursing. (2021). *Accredited programs*. http://www.acenursing.org/

Angel, L. (2020). Best practices and lessons learned in academic progression in nursing: A scoping review. *Journal of Professional Nursing*, *36*(6), 628–634. https://doi.org/10.1016/j.profnurs.2020.08.017

American Association of Colleges of Nursing (AACN). (2021). *The essentials: Core competencies for professional nursing education*. https://www.aacnnursing.org/Portals/42/AcademicNursing/pdf/Essentials-2021.pdf

Commission on Collegiate Nursing Education (CCNE). (n.d.). *CCNE-accredited entry-to-practice nurse residency programs*. https://www.aacnnursing.org/CCNE-Accreditation/CCNE-Accredited-Programs

Davis, K., Warren, J., Nusbaum, S., Rhoades, J., Liss, D., Ricords, A., & Cadmus, E. (2021). Expanding nurse residency programs through regional and statewide collaborative partnerships. *Nurse Leader*, *19*(5), 521–524. https://doi.org/10.1016/j.mnl2021.01.006

Dolansky, M., Nikstenas, C., Badders, A., Brannack, L., & Burant, P. (2022). Assessment of primary care content in a nursing curriculum. *Nurse Educator*, *47*(1), E7–E11. https://doi.org/10.1097/NNE.0000000001086

Gentry, S. S., & Graves, B. A. (2022). Experiences of graduates from concurrent enrollment programs in nursing. *Teaching and Learning in Nursing*, *17*, 27–30. https://doi.org/10.1016/j.teln.2021.06.014

Goode, C. J., Glassman, K. S., Ponte, P. R., Krugman, M., & Peterman, T. (2018). Requiring a nurse residency for newly licensed registered nurses. *Nursing Outlook*, *66*(3), 329–332.

Gorski, M. S., & Polansky, P. (2019). Accelerating progress in seamless academic progression. *Nursing Outlook*, *67*, 154–160. https://doi.org/10.1016/j.outlook.2018.11.008

Gray-Miceli, D., & Morse, C. (2019). Curricular innovations for teaching undergraduate nursing students care of older adults. *Nurse Educator*, *44*(3), E7–E10. https://doi.org/10.1097/NNE.0000000000000583

Halstead, J. A. (2018). The future role of the nurse educator. In J. Halstead (Ed.), *NLN core competencies for nurse educators: A decade of influence*. Wolters Kluwer.

Hampton, K. B., Smeltzer, S. C., & Ross, J. G. (2021). The transition from nursing student to practicing nurse: An integrative review of transition to practice programs. *Nurse Education in Practice*, 52. https://doi.org/10.1016/j.nepr.2021.103031

Institute of Medicine, (2011). *The future of nursing: Leading change, advancing health*. The National Academies Press.

Jones, C. B., Toles, M., Knafl, G. J., & Beeber, A. S. (2018). An untapped resource in the nursing workforce: Licensed practical nurses who transition to become registered nurses. *Nursing Outlook*, *66*, 46–55. https://doi.org/10.1016/j.outlook.2017.07.007

McNiel, P. L., & Elertson, K. M. (2018). Advocacy and awareness: Integrating LGBTQ health education into the prelicensure curriculum. *Journal of Nursing Education*, *57*(5), 312–314. https://doi.org/10.3928/01484834-20180420-12

Meyer, D. (2017). Academic progression in nursing, reviewing the past 5 years. *Teaching & Learning in Nursing*, *12*(2), 176–177. https://doi.org/10.1016/j.teln.2017.01.002.

National Academy of Medicine, (2021). *The future of nursing 2020–2030: Charting a path to health equity*. The National Academies Press.

National Council of State Boards of Nursing. (2019). *2019 NCLEX-RN test plan*. https://www.ncsbn.org/testplans.htm

National Council of State Boards of Nursing. (2020). *National nursing database: A profile of nursing licensure in the U.S*. https://www.ncsbn.org/national-nursing-database.htm

National Council of State Boards of Nursing. (2022). *Transition to practice program*. https://www.ncsbn.org/transition-to-practice.htm

National League for Nursing (NLN). (2010). *Outcomes and competencies for graduates of practical/vocational, diploma, associate degree, baccalaureate, master's, practice doctorate, and research doctorate programs in nursing*. Author.

National League for Nursing. (2014a). *NLN practical/vocational nursing curriculum framework guiding principles*. https://www.nln.org/docs/default-source/uploadedfiles/default-document-library/nln-practical-nursing-framework-guidelines-final.pdf?sfvrsn=6cd9df0d_0

National League for Nursing. (2014b). *Vision for recognition of the role of licensed practical/vocational nurses in advancing the nation's health*. Author.

Neville-Norton, M., & Cantwell, S. (2019). Curriculum mapping in nursing education: A case study for collaborative curriculum design and program quality assurance. *Teaching and Learning in Nursing*, *14*(2019), 88–93. https://doi.org/10.1016/jteln.2018.12.001

Quality and Safety Education for Nurses (QSEN). (2022). *QSEN competencies*. https://qsen.org

Robert Wood Johnson Foundation. (2015). *Thinking together in new ways: Advancing academic progression in nursing*. https://campaignforaction.org/our-network/grantee-and-award-programs/academic-progression-in-nursing/

Rose, A. Y., Roach, A. D., Lloyd-Penza, M., Miller, C., Cooper, M., & Messecar, D. (2020). Veteran-centric content integration into a baccalaureate nursing curriculum. *Journal of Nursing Education*, *59*(7), 400–404. https://doi.org/10.3928/01484834-20200617-09

Sherman, A. D. F., Cimino, A. N., Clark, K. D., Smith, K., Klepper, M., & Bower, K. M. (2021). LGBTQ+ health education for nurses: An innovative approach to improving nursing curricula. *Nurse Education Today*, 97. https://doi.org/10.1016/j.nedt.2020.104698

Warren, J. I., Perkins, S., & Greene, M. A. (2018). Advancing new nurse graduate education through implementation of statewide, standardized nurse residency programs. *Journal of Nursing Regulation*, *8*(4), 14–21. https://doi.org/10.1016/S2155-8256(17)30177-1

研究生课程模式

Sandy L. Carollo，PhD，MSN，ARNP
翻译：赵　岳　审校：岳　彤

护理研究生教育正处于变革的十字路口。随着高等教育环境的变化、学生学习风格的多样化，以及公众对具备实践能力的高级实践护士的期望，需要更加密切地审视和调整教学方法，以适应即将挑战传统教学模式的新一代学习者。在快速变化的卫生保健系统、多样化的学习者、短缺的师资以及先进技术的共同推动下，变革的时机已然到来。关注学术 - 实践合作、整合应用、教师发展以及基于能力的教育将是明智之举。本章描述了美国护理研究生教育的发展历程，以及护理硕士和博士项目中新兴的课程体系模式和发展趋势。

护理研究生教育的发展历史

正式的护理研究生教育可以追溯到 20 世纪 30 年代，当时护理管理被认为是护理研究生学习的一个领域。到 20 世纪 50 年代，在凯洛格基金会的资助下，13 所大学设立了护理研究生课程，来培养学生担任护理管理者的角色。

1963 年，联邦政府委托进行了一项研究，发现护理教师的教育准备不足以胜任教学。随后的报告《提高护理质量：需求与目标》（US Department of Health，1963）指出了对护理项目额外资助的需求，最终支持了 1964 年《护士培训法案》的颁布，该法案促进了护理研究生项目的发展。

20 世纪 60 年代，由于缺乏资源和支持的社区难以获得足够的卫生保健服务，执业护士（NP）这一角色应运而生。该角色允许接受过专业教育的护士提供通常由医生提供的照护服务。Loretta Ford 博士与 Henry Silver 博士被公认为第一个 NP 项目的共同创始人。在 20 世纪 60 年代担任科罗拉多州丹佛市公共卫生护士期间，Ford 和她的医生同事 Silver 察觉到农村家庭在获取卫生保健服务方面的差距。他们共同开发了一个为社区护士提供高级实践培训的项目。该项目于 20 世纪 70 年代初开始在全美推广，为全球高级护理实践奠定了基础。

20 世纪 70 年代，NP 的培养主要在研究生阶段进行。在此期间，护理研究生项目开始扩展，其中许多项目都侧重于临床专科。专业角色包括临床专科护士、NP、研究者和护理管理者。20 世纪 80 年代，临床专科项目越来越普及，而选择护理管理项目的人数在减少。20 世纪 90 年代到 21 世纪初的发展重点则是开发新的高级实践项目。2008 年，高级实践护士（APRN）监管的共识模式出现。2011 年，美国医学研究所（IOM）发表了报告《护理的未来：引领变革，促进健康》，强调通过加强护理队伍来改善国家健康状况。报告建议增加博士学位的护士数量，强调基于能力结果进行课程修订，关注学生的多样性，以及提供雇主激励措施。这份文件成为推动未来十年护理教育和护理队伍变革的蓝图。

护理硕士项目

表 9.1 列出了护理研究生学位的类型和学习重点领域的示例。护理硕士学位项目提供了从领导力到临床专科、教育、政策等成为高级实践者的多种路径（AACN，2022d）。一些可供选择的硕士学位项目包括：针对已拥有学士学位或非护理专业研究生学位的学生提供的入门级硕士项目；针对已拥有大专学历的 RN 提供的“RN 到 MSN”项目，该项目初期设置了护理学士学位的课程内容；在 BSN 能力基础上提供的“BSN 到 MSN”项目，该项目通常侧重于专科领域；还有对两个互补的学习领域感兴趣的学生提供的针对性双硕士学位项目，如 MSN/MBA、MSN/MPH 和 MSN/MHA（AACN，2022d）。与这些路径相关的实践角色

包括临床护理领导者、临床专科护士、护理管理者、护理教育者、公共卫生护士、护理信息专家、执业护士、认证注册护理麻醉师和认证护理助产士（AACN，2022d）。

硕士项目多年来不断发展，其重要性也在起伏变化，而在专业领域中，正逐渐向培养博士学位的高级实践者方向发展。目前，尽管许多 MSN 项目仍在继续设立，但对于继续提供 MSN 学位选择的必要性仍存在疑问。

20 世纪 50 年代初，护理硕士学位项目非常少，并且在硕士研究生的能力培养方面差异较大。为了应对硕士学位课程体系所面临的挑战，美国南部各州成立了南部地区高等教育委员会（Southern Council on Collegiate Education，SCCEN），西部各州成立了西部州际高等教育委员会（Western Interstate Commission for Higher Education，WICHE）。每个组织都计划设立了新的项目，并修订了与临床内容和硕士水平能力相关的课程。到 1962 年，硕士项目的入学人数翻了 1 倍。20 世纪 70 年代，培养的角色包括 CNS、教育者、管理者和研究者（Ervin，2018）。鉴于 CNS 越来越普及，选择研究者、教育者或管理者培养项目的护士越来越少。随着这一趋势的发展，不少培养教育者和管理者的硕士项目被取消或转型为向培养 CNS 的项目提供课程支持（Egenes，2018）。

NP 项目最初以证书项目的形式在 20 世纪 70 年代出现，80 年代初转为硕士学位项目。作为硕士层次的新补充，NP 项目还增加了推动政策改革方面的培养，可以更好地影响政策改变，从而使得 NP 的执业范围可以充分体现其所接受的专业教育。这些努力促使立法者对州法律进行修改，使 NP 可以充分执业，这种努力今天仍在继续（Egenes，2018）。在 80 年代后期，专科护理的实践趋势促使 NP 项目的课程内容发生了转变，更加注重临床领域（Ervin，2018）。如今，随着重点转向执业护士、管理者、研究者和教育者的博士培养，护理行业对继续保留硕士项目的必要性提出了质疑。一些项目正在逐步取消硕士项目，以鼓励护士直接进入博士培养，而其他项目则继续提供硕士和博士项目（Scheckel，2018）。一些业内人士担心，取消硕士项目可能会导致在临床环境中为患者直接提供护理的高级实践护士短缺。在可预见的未来，有关护理硕士学位项目前景的争论和对话仍将继续存在。

临床护理领导者：高级全面型人才

为了应对分散和不协调的卫生保健系统，临床护理领导者（clinical nurse leader，CNL）的角色在 2003 年开始出现（AACN，2022c）。2004 年，AACN 开始推动这一角色的发展，包括制定执业范围和资格认证要求（AACN，2022c）。该角色是根据硕士培养层次的要求设立的，培养能够在所有卫生保健环境中改善患者结局、协调和促进循证实践的全面型人才。这个角色的重点在于让临床人员在团队中协同工作，并运用质量改进的策略，进行以结果为导向的实践。CNL 为医疗团队的协调运作以及直接面向患者的服务给予

表9.1　护理学研究生学位类型和学习重点领域示例

	学位类型	项目重点
临床护理实践	护理学硕士（MSN）	以临床为重点 • 临床护理领导者（CNL）
高级实践护士（APRN）	MSN 护理实践博士（DNP）	以临床为重点 • 执业护士（NP） • 临床专科护士（CNS） • 认证注册护理麻醉师（CRNA） • 认证护理助产士（CNM）
非临床护理专科	MSN DNP PhD EdD	以非临床为重点 • 护理管理者 • 护理信息专家 • 护理教育者 • 护理研究者

支持。退伍军人医院较早采用了这一角色，以对退伍军人的照护产生积极影响，并注重为患者提供以团队为基础的更安全、更高质量和更具有成本-效益的服务（USDVA，2016）。截至2021年9月，2006年以来共有8749名护士获得了CNL认证，其中大量的毕业生在加州住院部的急诊执业（AACN，2021b）。尽管获得认证的CNL人数有所增加，但新毕业生的数量和CNL项目的数量却有所减少（AACN，2021b）。

CNL的发展也是有争议的。当第一次引入CNL时，很多人质疑这个角色的必要性，因为CNS同样也为人群提供服务。然而，当CNL逐渐被理解后，这两个角色的区别就逐渐清晰了。CNS是高级实践护士的一种角色，是某个临床专科或亚专科的护理专家。CNL在微系统层面管理和协调照护。而CNS则是要设计、实施和评估针对特殊患者和人群的照护方案。最终，CNS和CNL协同工作，共同为患者提供安全、高效和高质量的照护。

高级实践护士角色

美国护理学院协会（AACN，2022b）将APRN分类为执业护士（nurse practitioner，NP）、临床专科护士（clinical nurse specialist，CNS）、认证注册护理麻醉师（certified registered nurse anesthetist，CRNA）和认证护理助产士（certified nurse midwives，CNM）。这些角色各自专注于特定的人群或环境，为个人、家庭或社区提供照护。

虽然这4种角色都被认为是专业驱动的，但NP、CRNA和CNM直接参与患者照护，而CNS还额外产生了宏观层面的影响（Mohr & Coke，2018）。护理院校提供的项目因教师资历和所在地区的人群需求而有所不同。某些护理项目可以选择不培养MSN层次而只培养博士层次的APRN。随着DNP学位的发展，一些项目选择取消MSN项目的选项，只在DNP层次上培养APRN。其他项目则继续在MSN和DNP两个层次提供APRN教育。

如前所述，目前在MSN层次上的APRN培养正在不断变化，因为这些项目要根据其所在地区的人群需求以及院校的资源来进行调整。CRNA的认证委员会（COA）已批准从2025年开始，将博士学位教育作为CRNA的必要条件。此外，所有经认证的CRNA项目必须在2022年1月1日前提供博士教育（COA，2020）。提供妇女和新生儿初级保健服务的CNM认识到博士教育的重要性，但美国护士助产士学院（ACNM）仍要求从事助产实践的入门资格为硕士学位（ACNM，2019）。国家临床专科护士协会支持未来以DNP作为从业起点，并规定到2030年CNS必须获得该学位才能保留其执业资格（NACNS，2015）。

MSN项目的其他重点领域

MSN项目除了CNS、NP、CNM和CRNA等APRN角色和CNL角色外，还有其他重点领域。希望从事护理教学或希望在临床或学术组织中担任领导角色的护士可以选择MSN项目，为专业角色做好准备。某些MSN项目专为培养护士成为教育者或管理者而设计。攻读APRN项目并希望成为教育者或管理者的护士也可以选择在其学习计划中增加教育和（或）管理方面的研究生课程学习。对于那些希望将APRN的实践角色与教育者角色相结合的护士而言，教育课程学习尤其必要。

还有其他一些角色需要接受护理研究生教育，例如公共卫生护士和护理信息专家，他们需要将护理技能整合到工作中，以增强跨学科间的沟通，降低护理成本，提高效率并改善护理质量。此外，想要专注于遗传学或法医学的护士也需要接受护理研究生教育，以便在这一专业领域做好准备（AACN，2022a）。以上这些角色不仅需要拥有高级护理研究生学位，还需要获得该专业领域内的认证。

护理博士项目

护士的博士教育可以追溯到20世纪20年代。最初，博士项目是为了培养护理教师和管理者。由于当时护理尚未设立博士项目，护士需要通过教育学、社会学和心理学等其他学科获取博士学位。第一个博士教育项目是由哥伦比亚大学师范学院在1924年开办的。毕业生获得教育学博士（EdD）学位（Scheckel，2018）。这种通过非护理专业项目获得博士学位的情况一直持续到20世纪60年代。

尽管硕士项目在20世纪70年代成长起来，护理领导者率先想到了要发展护理专业自身的理论。一个职业应该有自己的理论，而不是借用其他专业的理论。护理博士项目最初为促进护理理论和研究的目的而设立，同时也进行护理教师的培养。这些项目在20世纪末期迅速发展（Scheckel，2018），产生了以护理科学和研究为重点的PhD。

当大家认识到临床实践的重要性，临床型护理博士项目便出现了。波士顿大学设立了第一个专注于临床实践的护理临床博士项目，并提供DNSc学位。1979年，凯斯·西储大学推出了ND学位，即有基本执照，同时在临床实践中具备更高级、更先进知识的护士。ND和DNSc都是现行护理实践博士（DNP）学位的前身。由于早期护理博士学位的培养重点存在混淆，随着DNP项目的扩展，PhD和DNP成为了当前使用的学位名称，其中PhD侧重于研究，而DNP侧重于实践。此外，还有人支持PhD-DNP双博士学位，以增强两种博士学位之间的联系，促进理论与实践相结合（Graves et al.，2021）。

护理实践博士学位

DNP是一个以实践为重点的最高学位，旨在培养毕业生在高级实践的专业领域中具备领导力，推进临床知识的开发和实践（AACN，2020b）。2004年，在经过4年的工作组审查后，AACN批准将博士学位作为高级护理实践的从业起点（AACN，2020b）。

影响这一决定的因素包括快速变化和复杂的卫生保健环境，对患者护理质量、安全和成本的重视，以及对2005年美国国家科学院在《推进国家健康需求：NIH研究培训项目》中提出倡议的回应，即设立以临床为基础的博士学位，将护士培养成为执业者和临床教师（AACN，2020b）。

2006年，AACN通过了《高级护理实践博士教育要点》，其中列出了培养DNP的能力标准和课程内容。AACN还提供了其他文件，以支持各机构发展DNP项目和（或）“MSN到DNP”项目。2008年，高等护理教育委员会（CCNE）开始对DNP项目进行认证。2014年，一项名为“2015年实现DNP：关于促进或阻碍设立学术学位后护理实践博士项目的制度、政治和专业问题研究”的全国性研究发现，DNP在护理教育中的价值得到了广泛认可（AACN，2020b）。

AACN原定的到2015年将高级护理实践的从业起点提升为DNP学位的目标未能实现。对此，2018年4月，NONPF承诺到2025年将所有NP教育提升到博士层次（DNP）（NONPF，2018）。截止到2020年，美国所有50个州和哥伦比亚特区都设立了DNP项目。到2019年，全国范围内共有357个项目正在招生，106所学校计划设立新的DNP项目（AACN，2020b）。

DNP学位被认为是护理实践的最高学位。虽然DNP学位的目的并不是培养护士成为教育者，但DNP学位被很多院校所接受，用来弥补专业护理教师的短缺。如果DNP毕业生在具有高级护理实践能力的同时还具有教学能力，那么这些毕业生将能够很好地教育各层次的学生，缩短实践与教育之间的距离（Tyczkowski & Reilly，2017）。

DNP项目在21世纪初激增，使得一些护理领导者开始担心选择PhD项目的护士数量将减少，NP的硕士项目会被取消，APRN将不再注重给患者提供照护，特别是对于医疗资源有限地区的个人和家庭来说，这个问题尤其严重。目前，PhD项目的数量保持相对稳定，增长幅度很小，而DNP项目的数量则持续增长（AACN，2020b）。护理行业仍在争论MSN学位对于培养APRN的长期价值。围绕DNP学位作为高级护理实践从业起点的争论，有其经济、社会和卫生保健实践上的意义。DNP是高级护理实践的最高学位，主要专注于知识转化和发挥循证实践。

随着AACN批准DNP进入高级实践领域，产生了一个问题——如何使护士做好高级实践方面的准备，同时还要培养护士的领导力和系统变革方面的技能？一些领导者认为，让年轻护士在完成BSN学位后立即晋级DNP学位限制了他们为这一职业可能做出的贡献，而其他人则认为这对学生来说是一种经济方面的益处，也是一种改善医疗保健服务的手段。为了解决这一问题，一些项目结合AACN的要点和NONPF的能力标准，对课程进行了整合（NONPF，2017）。至今，讨论仍在继续，各项目也在考虑如何更好地落实这些建议。

护理哲学博士学位（PhD）

PhD学位是为了培养护理科学家，能够产生新知识并转化为学科知识，可以引领学科并教育下一代。PhD项目侧重于培养对护理学及其相关学科具有深入科学理解的研究者。其他关注的领域还包括研究设计、数据分析、成果传播和合作（AACN，2022e）。

一些护理PhD项目也提供护理教育的研究方向。这些项目通过引导学生参与学术共同体来让学生思考自己的研究议题，并提供撰写研究基金、论文和进行某项研究的机会。

学习项目包括本科毕业生直接攻读PhD和硕士后攻读PhD两种形式，可通过3～5年的全日制学习或5～8年的非全日制学习完成。课程实施方式多种多样，既有传统的校内课程，也有完全在线课程学习，还有混合课程，即校内和远程课程相结合的课程学习。

随着DNP项目的招生人数和项目数量增加（AACN，2020d），PhD项目的招生人数趋于平稳，甚至呈下降趋势。据报道，以研究为重点的项目数量从1999年的78个增加到2019年的145个（Penn Nursing，2020）。尽管项目数量有所增加，但在过去5年中，招生人数却有所下降。为了应对这一问题，宾夕法尼亚大学邀请了41位来自教育、政府、护理和慈善部门的代表，就PhD教育的未来展开对话。讨论的结果对PhD项目的下一步发展起到了催化剂的作用（Penn Nursing，2020）。PhD-DNP双学位日益受到关注（Loescher et al.，2021）。

教育学博士学位

20世纪初，希望从事教学的护士会选择教育学院的博士项目。教育学院提供PhD和教育学博士（EdD）项目（教育领域的“实践博士”）。随着护理博士项目的发展，护士有了选择他们希望获得博士学位的更多的可能性。有些选择PhD项目或DNS项目，有些则选择教育学院的博士项目学位，以便能够从事护理教育工作。如今，希望在博士项目中侧重于教育方向的护士仍然可以选择EdD项目。由于强调护理教育者应具备博士学位，不少护理院校也开始提供护理学专业的EdD项目。

King等（2020）完成的一项全国研究表明，大部分受访者认为，对拥有最高学位的护理教育者的需求大于现有规模。此外，以研究为重点的PhD和以实践为重点的DNP这两种博士学位的选择，与以护理教育为重点的职业期望并不完全相符，EdD甚至也难以提供这一角色所需的特定学科内容的深度。因此，有人提出设立一个新的学位，即护理教育博士学位（doctorate in nursing education，DNE）（Oermann & Spalia King，2019）。该学位将涵盖教与学、课程体系设计与开发（包括临床实践）以及课程评估方面的最佳实践。EdD和DNE可以与所在学校的教育学院合作，由教育学院提供基础课程和教育领域的主要研究方向。

研究生项目的课程体系模式

由于有多个旨在培养学生在学术上达到研究生水平的项目模式，护理研究生教育的课程体系模式已经变得多样化。护理研究生教育项目的质量部分通过招收充分符合要求的学生来保持。本节将介绍各种研究生课程体系模式以及学生资格。

学生资格

尽管全国范围内护理人员短缺，但仍有大量符合条件的申请者被拒绝，其中包括那些希望进入研究生项目的护士。AACN在2019年报告中称，8000多名符合条件的申请者未被硕士项目录取，3000多名未被博士项目录取（AACN，2020a，c）。

各种各样的因素影响研究生项目对学生的录取。总体而言，要评估他们在选定学习项目中取得学术进步的潜力。考虑到仅凭单一因素无法全面对学生进行衡量，并且为了打造更具多样性的学生群体，许多项目开始采用综合评估的招生流程。这种流程允许对多项标准进行综合考量。不同学校和项目的录取标准各不相同，表9.2列出了一些可能的要求、先修课程和注册前的条件。有关学生录取标准的进一步讨论，请参见案例研究9.1。

除了研究生院的基本要求外，护理研究生项目通常还有额外的标准，具体要求会根据不同项目而有所不同。例如，PhD项目可能会要求提供写作样本，而CRNA项目的申请者可能需要在CCU进行2年的临床实践并持有CCRN证书。虽然许多研究生项目需要获得BSN学位作为入学条件，但“RN到MS”项目和“RN到DNP”项目作为衔接项目，为没有学士学位的申请者提供了入学机会。此外，对于那些拥有其他领域学士学位的申请者，也有直接入学的MSN项目。录取标准通常包括良好的工作和学术经历、GPA不

表9.2 研究生项目录取标准示例

要求

- 获得认证机构颁发的 BSN 或 MSN 学位
- GPA3.0 及以上
- 学术和专业推荐信
- 职业目标规划
- 当前有效的 RN 许可证和一定的工作经验（根据专业不同，通常需要 1 ~ 2 年）
- 入学前考试，如 GRE 或 MAT
- 专业简历
- 写作样本（发表论文或带有评分的论文）
- 入学面试

先修课程

- 统计学 / 研究
- 本科阶段的基本健康评估课程
- 化学
- 生物学
- 解剖学和生理学

其他注册条件

- 免疫接种、加强针和抗体检测
- 健康史和体检
- 责任保险
- 背景调查
- CPR/ALS（取决于专业）
- 药物测试

案例研究 9.1 高级护理实践项目的录取标准

某公立大学提供的 DNP 项目包括 FNP 和 PMHNP 两个专业方向，每年 1 月审查招生申请，录取时间为 9 月。录取标准包括到达 GPA 的最低要求、完成 BSN 学位、官方成绩单、有效的护士许可证、个人简历、推荐信、书面目标陈述以及对书面面试问题的回答。虽然申请要求中没有规定获得 BSN 学位的护士需要有至少 1 年的全职实践经验，但这是一个有争议的问题。部分教师强烈认为高级实践学生要具备一定的实践经验，才能确保达到该项目的预期培养成果。另一部分教师则认为，这样的规定对学生的学术进步具有不合理的限制，并且应当支持学生学习期间同步进行实践。尽管该大学当时没有对申请要求进行更改，但后来增加了一个附加的申请条件，即优先考虑拥有 1 年全职实践经验的申请者。

1. 没有实践经验的注册护士被录取到 APRN 项目可能有哪些劣势和优势？

2. 如果允许没有临床经验的注册护士进入 APRN 项目，教师可以采取哪些策略来帮助学生顺利完成学业？

3. 如果考虑将 1 年全职临床实践经验作为 APRN 项目的申请要求，是否应该考虑临床实践的类型？

低于 3.0、完成所有先修课程，一般还需要提供 GRE 成绩。一般要求提交推荐信，需要包括专业推荐和学术推荐。对于那些离校超过 5 年的申请者，推荐信需要包括一位能说明申请者相关经历的主管或经理。详细的简历应该提供工作经验、许可证和认证证书，这些可能是某些项目的附加要求。有的项目可能还会要求申请者提交专业计划或论文，给申请者提供了展示自身优势、未来发展规划和研究兴趣的机会。一些项目仍然需要标准化入学考试，如研究生入学考试（GRE）或米勒类比测验（MAT）；而另一些项目则完全取消了这些考试。有些项目对于 GPA 较高或有其他学位的学生提供免试机会。最后，在以研究为重点的博士项目中，重要的是学生的研究兴趣与教师的研究特长和兴趣相一致。

硕士教育项目设计

许多在职学生选择攻读护理研究生项目，这些学生希望提升自己的学历，但可能会面临工作和家庭方面的挑战。作为成人学习者，他们认识到，无论专注于患者直接护理、教学、研究、管理还是其他实践领域，更多的教育都等同于更多的机会。

护理硕士项目的毕业生可以从事多种高级角色，包括患者直接护理以及其他非临床领域。硕士教育在本科护理基础知识的基础上进行了扩展。对于那些参加无需拥有 BSN 学位的衔接项目的学生，基础知识会在硕士项目的早期阶段进行讲授。硕士学位项目的毕业生可进入以研究或实践为重点的博士项目。

自 1986 年以来，AACN 一直为本科及以上学位项目的护理教育者提供指导，包括发布相关专业标准用于指导课程体系的开发。过去，这些标准通常以与学位相关的形式提供。2011 年发布的《护理硕士教育要点》，已经被 2021 年的文件《要点：护理教育核心能力》取代。这份新文件为不同层次的护理教育提供了框架，包括入门级和高级护理教育。

《要点：护理教育核心能力》提供了一个连贯的学术发展计划，同时涵盖了从传统教育向基于能力的教育的转变。这一新模型的框架由 10 个能力领域和 8 个贯穿于各领域的基础概念组成。每个领域内都分为入门级和高级 / 专业护理两个层次（AACN，2021）。虽然最新版本已经获得批准，但全面落实还需要数年的时间。针对不同专科的研究生课程体系的专业标准可以通过其他组织找到，包括国家执业护士教育组织（NONPF）建立的 NP 核心能力、美国国家护理联盟（NLN）建立的护士教育者核心能力，以及美国护理领导组织（AONL）建立的护理领导者核心能力。

硕士项目在学制、重点方向以及所需学分上有所不同，毕业所需的学分通常在 30 ～ 45 学分。这种差异与多个因素有关，包括项目设计、所需学分、临床学时要求，以及申请者的当前教育水平。大多数拥有 BSN 学位的学生可以在 1.5 ～ 2 年的全日制学习中完成硕士学位，非全日制学生则需要更长的时间。

MSN 项目可以提供全程或部分在线课程，从而增加了课程安排的灵活性。此外，这种在线学习模式也使得项目能够覆盖资源不足的地区，学生可以在学习期间和毕业后继续留在自己的社区。

尽管许多硕士项目要求申请者拥有护理学学士学位，但越来越多的学术发展模式提供了快捷的途径。拥有护理大专学历、其他学科的学士学位或其他学科的研究生学位的人都可以进入护理硕士项目学习，并获得 MSN 学位。

硕士后证书项目（postmaster's certificate，PMC）是为已经获得护理硕士学位，但希望获得其他专业领域认证的人士设立的项目。这些项目确保学生达到护理本科和硕士学位的预期培养成果，并为那些没有护理学位的学生备考 RN 资格考试以及相关认证考试。课程体系模式的设计因学院或大学而有所变化，但其核心目的是培养具备基础和高级护理知识与技能的人员，使他们能够顺利地进入工作岗位。

博士教育项目设计

每个院校的博士课程往往有各自的特点。由于 PhD 和 DNP 学位有不同的目标，它们的课程设计具有显著差异。

DNP 项目设计

DNP 学位是一个以实践为重点的最高学位。DNP 项目用来培养研究生在高级实践专业领域内的临床知识开发和应用方面发挥领导作用（AACN，2022b）。该项目的研究生专注于护理实践的创新和循证，并将研究成果应用于实践，而不是为实践提供证据。DNP 项目的课程间可能会有很大的差异，有的项目将实践类的研究生培养为高级实践护士，有的项目更多侧重于系统和间接照护角色（例如管理）领导力的培养。

DNP 项目设在护理院校，并由该院校负责管理。因此，DNP 项目的认证机构包括护理教育认证委员会（ACEN）、美国国家护理联盟护理教育认证委员会（NLN CNEA）或高等护理教育委员会（CCNE）。

DNP 项目有几个入学条件（例如大专学历后、学士学位后、硕士学位后、非护理学位）。对于那些没有获得护理学士或硕士学位而进入 DNP 项目学习的学生，他们需要在 DNP 课程之前完成通识教育课程和护理桥梁课程。桥梁课程用来帮助学生补充他们之前没有涉及的知识和技能。通常情况下，会对学生的成绩单进行审查，并为其制定个性化的学习计划，以确保他们能够顺利进入 DNP 项目学习。按照预期，DNP 项目的毕业生将为实施循证实践提供指导，并且在为担任教学角色做适当准备后，也可以作为临床教师在护理课程中进行教学。DNP 项目需要在硕士学位的基础上额外增加 35 ～ 40 学分，完成学位课程的时间长短取决于学生以前的学习经历。已获得硕士学位的 DNP 学生可以全日制学习 2 年后毕业，而“BSN 到 DNP”项目的学生可能需要 4 ～ 5 年的全日制学习。

AACN 于 2006 年制定了《高级护理实践博士教育要点》，这些标准可以由教师用来指导课程开发。这些要点包括实践的科学基础、质量改进和系统思维的组织与系统领导力、循证实践的临床科研和分析方法、用于改善和转变医疗卫生的信息系统和技术以及患者护理技术、促进卫生保健的相关政策、改善患者和群体健康结局的跨专业合作、改善国民健康的临床预防和群体健康，以及高级实践（AACN，2017d）。正如硕士项目设计部分所述，AACN 于 2021 年批准了《要点：护理教育核心能力》，其中涵盖了 DNP 的能力要求。2022 年 4 月，国家工作组（National Task Force，NTF）2022 年发布的执业护士教育质量标准得到了多个国家护理组织的认可，其中包括美国护理学院协会（AACN）、美国执业护士协会（AANP）、美国护士资格认证中心（ANCC）、高等护理教育委员会（CCNE）、国家认证机构（NCC）、国家执业护士教育组织（NONPF）和美国国家护理联盟护理教育认证委员会（NLN CNEA）。

PhD 项目设计

授予 PhD 学位的护理学博士项目以研究为重点，其项目成果是让毕业生能够从事知识创造和传播。作为研究者和学者，获得 PhD 学位的护士将接受培训，以研究和解决复杂健康和卫生保健问题。护理 PhD 项目的课程通常包括护理哲学和理论构建，统计与研究方法，护理科学前沿知识，社会、政治和伦理问题，以及教学和指导（AACN，2022e）。

虽然大部分护理 PhD 项目要求硕士学位，但为了增加博士学位的护士数量（AACN，2020），越来越多的项目将硕士课程作为博士学位的一部分。这种设计在“BSN 到 PhD”项目中非常普遍。对于拥有其他学科学士学位或研究生学位的学生来说，可以选择 AE-PhD 项目。该项目第 1 年包含了大量的基础护理课程和实践，帮助学生获得 RN 许可证。具有硕士学位的博士生通常全日制学习 3 年并完成论文，而具有护理学士学位的学生通常需要全日制学习 5 年并完成论文。许多学生选择非全日制学习，因此项目实践可能会相应延长。进入“BSN 到 PhD”项目的学生需要在教师的帮助下顺利适应从本科课程学习到博士课程学习的转变。学校采用各种策略来帮助学生适应这一转变。一些学校会为这些学生的博士课程学习和临床实践分别安排不同的指导老师；一些学校则将这些学生安排到经验更丰富的 RN 的班级一起上课，引导学生从理论角度学习如何开展研究的同时，理解实践领域的相关情况。

虽然 PhD 项目设在护理院校，但均由所在院校的研究生院负责管理。因此，护理 PhD 项目无需被护理认证机构认证。这些项目会遵循项目所属院校制订的标准，定期接受内部和外部的学术审查程序。

在完成课程学习后，撰写论文之前，学生通常必须完成资格考试，以证明其具有进行科研的能力，并有资格进入项目的最后阶段。资格考试的过程因院校而异，但常见的有书面或口头环节，往往是两者皆有。对于许多学生来说，这是一个重要的里程碑，标志着他们开始进入论文撰写阶段，并在完成考试后获得博士学位候选人的资格。

PhD 项目的研究生应能够进行独立研究，并需要撰写一份文件，详细阐述研究的过程和结果。该文件传统上被称为学位论文。目前，许多该项目的教师正在重新考量长篇论文的价值，开始允许学生采用其他形式来展示研究成果。这些形式可能包括撰写一篇或多篇文章以提交发表，甚至可以是包含动态效果、声音和图形的数字产品（Graves et al.，2018）。

研究生教育的学术发展模式

《护理的未来》（2011，2021）建议通过连贯的学术发展实现更高水平的教育。为了满足这一建议，可能需要对学习者的人口统计学特征进行调研。2018 年，AMN 卫生保健公司发布了《千禧护士调查：对职业的动态影响》的报告，概述了不同世代在职护士未来的学术和职业目标。在这份报告中，受访者按年龄进行分组，包括千禧一代（19 ~ 36 岁）、X 一代（37 ~ 53 岁）和婴儿潮一代（54 ~ 71 岁）。表 9.3 列出了调查结果（AMN Healthcare，2018）。

学术发展是一个用于帮助个人及时获得高等学位，且无需重复之前课程学习的过程。护理院校的学术发展模式的常见例子是那些帮助没有 BSN 学位的 RN 取得护理研究学位的项目，这些方案使护士能够更快地承担高级实践角色。学术发展模式可以帮助促进全职工作的 RN 在业余时间上课以获得研究生学位。非全日制的研究生项目可让护士在上学期间继续留在工作岗位。学术发展模式还可以帮助少数族裔学生获得研究生学位，为护理院校的教师职位培养合格的少数族裔候选人。促进少数族裔学生取得博士学位的学术发展模式的一个例子是桥梁项目，在这个项目

表9.3 按世代划分的未来学术和职业目标

	千禧一代	X 一代	婴儿潮一代
领导角色	36%	27%	10%
学术发展	71%	56%	20%
APRN 角色	49%	35%	12%

中，不同院校合作提供直接入学的机会，这可能包括院校之间的对接协议。

对接协议

促进没有 BSN 学位的护士进入研究生项目的另一个例子，是在提供 MSN 项目和提供大专学历项目的社区学院之间的对接协议。该协议有时被称为“桥梁”或“过渡”项目，对护理学士和硕士项目的课程体系进行分析，以确定持有大专学历的护士需要哪些项目来满足所有 BSN 和 MSN 的毕业要求。使用该模型意味着护士可以比传统方式更快地作为高级实践护士进入护理队伍，传统方式是先进入更传统的“RN 到 BSN”项目，然后再申请进入研究生项目，获得护理硕士学位。

2012 年，罗伯特·伍德·约翰逊基金会（RWJF）向 9 个州提供了为期 4 年的资助，以推动学术发展模式的开发。这些资助为建立护理学术发展计划提供了资金支持，回应了有关到 2020 年增加博士学位护士数量的建议（RWJF，2013）。虽然 RWJF 的资助在 2017 年结束，但通过这一举措创建的学术模式仍然为其他院校提供了参考。这些学术发展模式为所有护理学学位提供了创新的教育路径，以促进更快速地进入高级实践（Gerardi，2017）。这些项目的课程体系设计确保无论早期学位如何，BSN、MSN 和（或）DNP 学位的核心内容都能得到满足。这种趋势在未来可能会持续下去，越来越多地通过协作和伙伴关系来实现。

研究生证书（硕士后证书）项目

研究生证书项目也称为硕士后证书项目，可用于已经获得硕士学位或 DNP 学位，但希望在当前的职业中增加一个专业，以此成为高级实践护士的人士。例如，准备作为家庭 NP 的护士可以返回学校获得心理健康的研究生证书。这种额外的教育将允许护士参加心理健康 NP 的认证，然后在两个专业的实践范围内提供服务。这种方法对于在农村和社区环境（如诊所或急诊室）执业的护士特别有用。

除高级实践领域外，研究生证书也可用于其他专业。例如，护士可以返回学校获得某个领域的研究生证书，从而增加他们的职业选择。下面仅列举出几种可能性，如护理教育、领导力、卫生保健信息学、姑息治疗，以及卫生保健伦理。

现有的专业标准有助于指导教师设计面向 NP 的研究生证书项目。为不同专业的 NP 制订研究生证书项目的教师可使用《执业护士教育质量标准》（NTF，2022）来评估高级实践护士获得另一个 NP 专业的研究生证书所需的知识和技能。通常情况下，这是通过差距分析过程来完成的，即将申请者以前的教育和工作经验与另一专业的预期培养成果进行比较。这一过程既能支持项目提供的严谨性，又能为申请者已完成的工作赋予学分。

博士项目的学术发展：BSN 到 PhD 和 BSN 到 DNP

目前正在开发一些学术发展模式，以专门促进在护士职业生涯的早期获得博士学位。通常情况下，在护理行业工作多年的护士会返回学校寻求博士学位。虽然这种工作经验对个人和护理学科有益，但护士如果可以在就业早期获得博士学位，将会更加有效地提升在护理行业的地位。因此，“BSN 到 PhD”和“BSN 到 DNP”项目模型被开发出来，并且鼓励那些刚入行的专业护士在其职业生涯早期就进入这些项目。有些项目还为希望结合实践技能和侧重点在研究的学生提供“DNP 到 PhD”的博士证书或学位。

想要申请护理博士项目的护士面临的挑战之一，是如何选择最佳的项目。他们应该获得将其培养为护士科学家的 PhD 学位，还是应该获得一个将知识转化为实践的 DNP 学位？在选择博士项目时，重要的是他们应考虑自己的职业目标和抱负。教师可以帮助申请者判断究竟是 PhD 项目还是 DNP 项目最适合自己。

有关 APRN 角色的管理

由于培养高级实践护士的研究生项目以及入学人数的增多，APRN 的人力也相对增多，APRN 的培养和认证的一致性显得尤为重要。通过综合护理专业组织、立法机构和认证机构的协作，共同制定了《APRN 共识模式：执照、认证、证书和培养》。该模式的目的是从四个方面阐述监管的要求：执照、认证、证书和培养（LACE）。这些合作产生了多项与 APRN 教育相关的重要成果。

NP 教师的全国性组织

NP 国家执业护士教育组织（NONPF）由 NP 教师组成，目的在于提高 NP 教育质量，影响可提升 NP 教育政策的制订，提倡多样化，促进 NP

教育者进行学术研究，以及加强维持NONPF现存的资源。NONPF与国家护理委员会（NCSBN）及其他专业组织一起，对开发APRN共识模式起到了举足轻重的作用。2009年，NONPF在NCSBN的资助下开展了一项研究，重点是明确NP的名称、临床实践时数和资格认证。这项研究的结果表明，许多高等教育机构在宣传项目、提供专业和亚专业方向以及名称方面存在不一致。采用共识模式将推动院校朝着标准化的方向发展（NONPF，2021）。2009年，NONPF明确了NP的角色定位；2011年，NONPF就急症护理和初级保健NP角色的区别发表了立场声明，并于2013年进行了修订。共识模式为这些文件提供了框架，也为模式的实施提供了参考（NONPF 2021）。

1990年，NONPF发展了首版NP核心能力标准，随后进行了多次修订。当前的能力标准（2017年版本）适用于所有完成硕士项目或博士项目后准备进入临床实践的NP。1995年以来，NONPF一直与NTF紧密合作，为教师提供资源，并制定了护士执业项目评估指南。与核心能力标准一样，该指南也经历了多次修订。第6版《执业护士教育质量标准（2022）》于2022年4月获得批准（https：//www.aacnnursing.org/Portals/42/CCNE/PDF/NTFS-NP-Final.pdf）。

APRN共识模式

LACE是APRN准备和过渡到实践的重要组成部分。各州的执业许可委员会负责最终决定哪些人员可以获得APRN的执业许可，并且确定角色、实践范围、从事高级实践的标准（包括认证要求）。由于缺乏统一的监管要求，给APRN在州与州之间的畅通流动造成了阻碍，并可能限制患者获得APRN护理。2008年，为了实现对APRN的统一监管，同时让APRN能够充分利用其教育背景进行实践，制订了共识模式。该模式由40个护理组织合作开发，提供了一个监管框架，以确保患者的安全，并有助于改善APRN护理的可及性。如果该模式得以实施，APRN将可以在各州之间流动。该模式采用了一个28分的评分系统，来评估各州在实施这些要求方面的进展情况。评分系统针对每个角色设定了7个必要的组成部分，每采纳一个组成部分，就可以获得1分（框9.1）。到2015年全面实施该模式的目标

框9.1 APRN共识模型的组成部分

名称	高级实践护士（APRN）
角色	注册执业护士（CNP） 临床护理专家（CNS） 注册麻醉师（CRNA） 注册助产士（CNM）
许可证	RN和高级执业许可证
教育	研究生教育
认证	通过国家认证考试
独立执业	完全独立执业，无需医生监督
完全处方权	完全处方权，无需医生监督或协作

尚未实现（NCSBN，2022a，b）。截至2022年1月，26个州、关岛和北马里亚纳群岛已达到了满分，符合了所有实施标准，只有北达科他州和特拉华州允许APRN跨州执业（https：//www.ncsbn.org/APRN_Consensus_Grid_January2022-1.14.22.pdf）。

美国医学研究所/国家医学院报告

美国医学研究所成立于1970年，并于2015年成为美国国家医学院，隶属于美国国家科学院、工程院和医学院（美国国家学院）三大研究院之一（NAM，2021）。国家科学院的使命始终是通过推动科学和技术促进健康（NAM，2021）。一些具有里程碑意义的报告审查了美国卫生保健状况，并就卫生保健需要做成的改变和在这些系统工作的专业人员（包括高级实践护士）的教育提出了建议。这些报告是由美国医学研究所（IOM）自20世纪90年代末期开始发表的，促使护理研究生项目做出了许多调整以满足社会的需要。

名为《跨越质量鸿沟》的报告（IOM，2001）认定，需要重组卫生保健系统，以促进安全、有效、及时、高效和公平的卫生保健制度的建立。2003年，IOM建议所有卫生专业人员应接受教育，从而提供以证据为基础、以患者为中心的护理；所有专业人员都应当在跨学科团队协同工作时，采用质量改进策略和信息技术。2011年，在罗伯特·伍德·约翰逊基金会的支持下，IOM发布了《护理的未来：引领变革，促进健康》。该文件提出了加强卫生保健及其实施的建议，包括专注于

卫生保健专业人员教育方面（IOM，2011）。其中对研究生教育尤为重要的建议包括：全部执业权、连贯的学术发展、与医疗团队其他成员的全面合作，以及到2020年将博士学位护士数量翻倍（IOM，2011）。2021年，美国国家学院发布了题为《护理的未来2020—2030：绘制实现健康公平之路》的报告（National Academies of Sciences，Engineering and Medicine，2021）。该报告在2011年版本的基础上进一步扩展，强化了护理在推动健康、卫生保健及其实施方面的重要作用。报告还特别强调了健康公平的重要性，指出了APRN执业权以及共识模式在提升护理服务可及性和质量方面的重要作用（NCSBN，2021）。该报告呼吁教育部门审查课程设置，寻找机会来提升未来临床人员处理疑难病例的能力，以应对受社会、经济和环境问题影响的健康差异。

研究生项目的课程体系开发

研究生项目以所在护理院校的使命和理念为基础。教授研究生项目的教师负责对课程体系进行设计、实施和评估（AACN，2018）。

随着研究生项目的发展，教师必须确定哪些专业标准适合纳入特定专业的课程体系中。例如，AACN开发了《硕士教育要点》（AACN，2011）和《高级实践博士教育要点》（AACN，2006），以供教师在开发研究生课程时参考。最新的文件《要点：护理教育核心能力》（AACN，2021a）为高级护理实践提供了最新的标准，预计在未来几年内将被护理研究生项目逐步采用。NLN为护理教育者制定了实践范围和能力要求，适用于学术型护理教育者、临床型护理教育者和新手护理教育者（NLN，2020）。

这些能力标准用于指导护理教育者项目的研究生课程体系开发。

NONPF（2017）已经制定了NP课程的核心能力，国家质量护士执业者教育工作组（NTF，2016；2022）制定了NP项目的评估标准。培养APRN的项目需要在学生的课程中提供规定的临床时数，并按照国家指南（NTF，2016；2021）保持师生的临床比例。NP项目至少需要500小时有监督的直接患者护理。2021年NTF标准修订规定达到1000小时，这引起了行业内一些学校和专业组织的担忧。例如，NLN对NTF标准做出了回应，指出该建议缺乏证据支持，并可能带来“意想不到的后果”，这些后果包括对增加教育多样性目标的影响，以及在教师短缺的情况下学生和院校可能面临的额外成本，这些成本包括需要增加临床教师、实习场所和带教导师（NLN，2021）。2022年4月，经过多家国家组织的认可，NTF发布的《执业护士教育质量标准（2022）》规定至少需要750小时的直接患者护理。

国家认证可用于所有NP专业以及CNL、护理教育者、护理管理者和护理信息专家。大多数项目期望毕业生获得国家认证，无论这种认证是否为就业岗位的必要条件。所有APRN都需要国家认证，并且期望培养APRN的研究生项目在设计课程体系时，应确保其毕业生有资格参加其专业领域的认证考试。

研究生项目的课程体系设计

卫生保健的快速变化要求改变以内容为基础的传统教育课程体系设计，以适应卫生保健环境的不断变化。针对这一需求，出现了各种课程体系设计。

基于能力的课程体系设计

研究生项目开发中需要考虑的一个关键课程体系设计是基于能力的课程体系。最新文件《要点：护理教育核心能力》（AACN，2021a）中对课程设计提出了期望。基于能力的课程体系的重点是专业护理实践所需的知识、技能和态度，并从一开始即与利益相关者就预期结果和相关能力达成一致，并以实施和评估结果为结束。由于这种设计是周期性的，所以没有真正的结局。随着卫生保健环境的变化和对卫生保健从业者提出的新要求，结果和能力都要得到更新，这就要求课程做出相应的调整来确保新的能力会体现在教学和评估中。

协作课程体系设计

协作课程设计可以用于提高开展多种专科硕士或博士学位项目的护理院校的效率。鉴于当今护理师资短缺，这种课程设计尤为重要。协作课程旨在满足跨专业学生的共同需求。每位研究生专业教师都会审查他们的课程体系计划，确定共同的成果和能力，然后设计一个研究生课程体系，在适当的情况下跨专业地共享内容，这可以提高学校培养多个类型NP的效率。这种类型的课程设计要求将核心课程，如药理学和健康评估在通用专业课中进行教授，然后针对不同人群的课程则在各专业内进行教授。这种课程设计要求教师严格审视教学内容重复问题，确定促进护理教师合作的教学方法，同时精简针对特定人群的教学内容。

另一个协作课程体系设计的例子，可能也是双博士学位趋势的前身，即PhD与DNP学生协作完成毕业项目，例如论文和毕业设计（Eaton et al.，2017）。这种类型的协作需要同一院校的教师不仅要了解两种博士项目的成果差异，还需要指导学生如何在毕业后进行协作，以便更好地整合知识和证据，提升实践成果。

护理教育Xchange（https：//winnexus.org）是另一个合作模式范例，该模式设立了一个全国范围的联盟，为PhD和DNP项目提供课程。护理院校通过提供在线课程和教师参与教学活动，将这些课程提供给参与联盟的学校的学生。由于有了这个联盟平台，学生可以学习更多种类的课程，而不是单独某个学校的课程（Eaton et al.，2017）。

研究生项目的教学

护理研究生教育项目的质量通过选拔合格的教师来维护。根据AACN的数据，到2019年，美国护理教师短缺率接近8%，其中超过50%是全职职位，且超过90%的职位倾向于或要求具有博士学位（AACN，2020a，c）。再加上只有不到3%的护士拥有PhD学位或DNP学位，护理行业的教师短缺也就不足为奇了。

由于许多研究生项目的课程体系侧重于临床和管理，而不是教学，一定程度上导致了博士学位教师的短缺（Harris，2019）。研究生项目的教师必须至少拥有硕士学位，而在APRN专业领域授课的教师则需要具备专科知识、资格认证相关的临床专业知识和当前的实践经验。除临床专业知识外，DNP项目中的教师还应具备必要的经验以教授他们负责的课程。根据课程安排，这可能涉及诸如卫生政策、流行病学、复杂性科学、复杂系统领导力和卫生保健技术等主题。

鉴于DNP项目课程体系的性质，教师可能具有跨学科特点。教授PhD项目的教师应该有一个研究计划，指导博士生向护理科学家方向发展，在研究密集型院校中，可能还需要满足资金方面的要求。护理院校必须有大量的教师，作为积极的研究者来支持PhD项目。教师必须是优秀的教师和学者，才能有效地指导和建议学生发展成为研究者。作为科学界的一员，教师通过在同行评议的期刊发表文章和在科学会议上的演讲，传播他们的研究成果。博士生通过参与导师的研究和传播研究成果来学习（Joseph et al.，2021）。

研究生进展和毕业资格的评估

研究生项目的教学机遇和挑战并存。许多问题需要教师对研究生项目的最佳方式进行熟练的沟通，并确保学生掌握他们正在规划的职业所需的知识和技能。

一个例子是关于教师在资格考试的职责。许多就读于博士项目的学生需要进行资格考试，旨在测试学生的专业知识，以及作为研究者和学者所需的评判性思维和分析技能。虽然资格考试和论文的要求因学校而异，但教师通常会担任学生的导师和顾问。通常，会给一名博士生指定一位教师作为主要导师，该导师负责指导学生进行课程选择和辅修方向的确定，并且一般来说，在学生完成课程体系的过程中充当资源提供者的角色。主要顾问可以主持资格考试委员会，负责根据学校政策出试题。主要顾问还可以主持论文委员会，对学生在其他论文委员会成员的选拔中进行指导。

在一些学校，学生需要自行选择论文主席和委员会成员。无论选择过程如何，资格考试和论文委员会成员的责任都是确保学生达到博士项目的预期能力和成果，并合格毕业。研究生导师必须共同确定博士项目的预期成果，以便在一定程度上客观地评估学生的成果。

就读于DNP项目的学生的进展和毕业要求往往因不同学校对预期成果要求的不同而有所差异。有些项目采用与博士项目类似的形式，要求学生在进入学术研究项目之前参加综合考试。综合考试过程可能包括书面考试，提交关于所有课程学习和实践经历的自我反思总结报告，并进行口试。其他DNP项目不需要综合考试。然而，所有DNP项目都要求学生设计完成一个最有可能用于改善医疗保健服务或形成健康政策的学术研究项目。有些学校认为学术研究项目是一种综合考核形式，可以确保DNP学生的能力。DNP的毕业项目必须符合特定的要求。提交整合性或系统综述、作品集或小组/团队项目并不符合该项目的毕业要求。AACN《要点》（2021）关于

DNP 毕业项目的要求详见框 9.2。

对于准备进入临床实践的学生来说，DNP 的实习和专科进修项目被认为是有益的，但何时安排这些项目最为合适还存在争议。如果安排在毕业前，学生需自费；如果安排在毕业后，费用通常由雇主承担（McCauley et al.，2020）。

研究生师资准备

研究生师资准备是所有护理院校都面临的挑战。聘任研究生教师受到多种因素的影响，包括工作量、培训指导以及维持临床实践的能力。其他障碍还包括学术准备的经济负担和不具备竞争力的薪资（Harris，2019）。在当前护理师资短缺的情况下，那些想要从事教学工作的护士必须做好充分的准备。

在博士课程方面，教学的成功需要掌握一套独特的技能。除了扎实的护理科学基础，进行研究和学术交流的能力，强有力的写作和口头表达技巧，掌握与学术专长领域相关的社会、政策和伦理问题的坚实基础外，教师还需要传授知识，并指导学生开始制订自己的研究计划或临床实践方面的专长。这些指导需要有时间和精力付出的承诺，以帮助学生形成研究或临床项目的概念并成功实施。教师要进行团队合作和有效沟通，帮助他们参与论文和项目委员会，既要支持学生，又要形成一个客观评估学生成果的环境，这一点也很重要。研究生教师的新手，特别是博士生教师，也需要得到指导，以帮助他们适应这一角色。

并非所有受聘担任教职的人员在其研究生阶段的培养方案中都包含教育学相关课程学习，而这些课程事实上是有助于他们为履行教育者这一角色职责做好准备的。要成为有能力的教育工作者，教师必须接受课堂和临床教学方法方面的培训。有些学校应对这个问题的办法是，要求新教师去选修一些教授如何使用各种促进学生主动参与策略的课程。有效的临床监督是教师技能发展的另一个方面。最后，APRN 项目教学中的新教师必须学会如何有效地与带教导师进行合作，了解学生、带教导师以及教师在带教关系中的责任。如果教师在护理教育方面没有参加过正式的课程学习，那么建立教师发展项目就很重要，这些项目要为新教师提供在研究生教学角色中取得成功所需的技能和知识。有经验的教育工作者的指导对于促进教师在这一层面的教学成功至关重要。

研究生教师必须平衡教学、实践、学术和服务的角色，以促进自身在学术界的职业发展。有经验的博士生教师需要指导和教导年轻博士生教师如何在所有这些领域取得成功。年长的教师可以通过他们丰富的经验、领导力和教学能力为新教师提供支持。跨专业的教学机会也为支持新教师适应新角色提供了额外的帮助。教授 PhD 课程的教师必须是可以在教授博士生的过程中指导和教导年轻的研究学者的人，并能够通过获取科研基金和实施科研项目，在同行评议的期刊上发表文章，以及在科学会议上发表演讲，进行自己的研究项目并传播研究成果。教授 DNP 项目的教师同样也必须有能力指导年轻的 DNP 教师教学、实践、开发和实施科研项目，并通过在同行评议的期刊上发表文章以及在科学会议上发表演讲，来传播研究成果。必须考虑为在完成“BSN 到 DNP”或“BSN 到 PhD”项目后进入学术界的教师提供教学技能和实践技能方面的培训，以帮助其成功从事教育工作。教师发展的需求因人而异，需要为每位教师制定个性化的计划，以确保他们在教学中取得成功。

框 9.2　DNP 毕业项目需要涵盖的要点

- 确定具有临床重要性和实践价值的兴趣领域
- 包括计划、实施、评估、可持续性和对未来研究的意义等方面
- 确定影响结果的变化
- 包含必要的系统视角
- 说明实施情况
- 确定可持续性计划
- 展示评估过程
- 为后续研究奠定基础

研究生教育的未来趋势

护理教育，特别是护理研究生教育，必须考虑更广泛的社会背景。提供护理研究生项目的院校必须紧跟机遇，培养出能够应对复杂实践环境的研究生。

研究生对在线学习和非同步学习的兴趣日益浓厚，这种学习方式为工作和居住在偏远地区的护士提供了更大的灵活性。Harlan 等（2021）指出，在线课程学习中最受欢迎的 5 种教学策略包括配有解说的 PPT、案例研究、演示、客座讲座

和模拟练习。虽然 PPT 授课在大多数学习环境中越来越不受到青睐，但它的优点在于能够同时刺激视觉和听觉等多种感官，提高学习效果。其他被认为对研究生有效的教学策略包括期刊阅读、辩论和讨论平台。越来越多的研究生项目也开始重视翻转课堂中的游戏应用，这种趋势也为教学提供了支持。

在卫生保健和高等教育领域，许多影响研究生教育的趋势不断出现，教师们根据这些变化对课程设置进行相应调整。远程医疗虽然不是一个新兴领域，但在新型冠状病毒感染期间由于医疗服务受限而得到了极大的关注，根据 Koonin 等（2020）的研究，2019—2020 年，远程医疗的使用量增加了 154%。这一变化有助于改善医疗服务的可及性、减少医护人员和患者的疾病暴露，同时更好地利用个人防护设备和医疗资源。这些积极的变化可能会持续存在，护理研究生教育需要为此做好准备。另一个重点领域是《护理的未来（2020—2030）》文件中提到的解决卫生保健中的不平等和社会文化差异。这可能涉及反偏见培训、文化适应、社区参与、公共卫生，以及在不同的城市和农村环境中可负担的照护服务等课程内容。

同一份文件中提到的另一个值得关注的领域是发展和维护战略伙伴关系的重要性。AACN 的《学术护理愿景》（2019）建议加强正式的学术实践伙伴关系。有关伙伴关系的更多讨论请参见案例研究 9.2。鼓励学校制定策略，促进伙伴关系的发展和巩固。框 9.3 列出了在发展伙伴关系时需要考虑的要素。

案例研究 9.2　伙伴关系的价值

某所拥有历史悠久的乡村公立院校，提供包括 PhD 和 MSN 学位在内的护理项目，在 21 世纪初决定增设硕士后的 DNP 项目。然而，到 21 世纪中期，该院校面临着州政府预算的大幅削减以及招聘博士学位教师的困难。但由于地区的大力支持、已有的战略伙伴关系以及教师的积极参与和支持，项目的规划工作得以继续推进。该院校招募那些长期在职但尚未拥有博士学位的教师，鼓励他们取得博士学位，以此作为一种内部机制来建立一支具备博士学位的 DNP 教师队伍。该院校多年来一直为硕士和博士项目提供远程学习和混合式课程，并将这种模式也应用于 DNP 项目。该机构在全州范围内建立了伙伴关系，其中包括许多农村地区的合作伙伴，在这些地区如果没有远程学习的选择，护士可能无法接受高等教育。因此，这种混合模式对许多居住在农村的学生很有吸引力。对于合作伙伴而言，这是一个培养经过良好训练的高级实践护士的机会，有助于解决患者获取照护服务的问题。这种模式也帮助院校缓解了临床实习安排的困难，因为他们与合作伙伴建立了稳定的合作关系并进行了共同的规划。

1．在农村地区进行临床实习的障碍之一是 NP 学生的带教导师缺乏信心和经验。为了支持新的临床带教导师，特别是在农村地区，哪些资源和培训会有所帮助？

2．相互和共同的目标对临床合作关系的成功至关重要。在建立和维护合作关系时，应关注哪些方面？

框 9.3　强有力战略伙伴关系的组成要素

- 明确、可衡量的目标和时间表
- 列出双方的共同期望
- 共同规划与协作
- 开放式交流
- 形成性和终结性评价
- 权力平衡

本章重点总结

- 当前护理研究生教育面临的挑战包括高等教育环境的变化、学生学习风格的多样化，以及公众对具备实践能力的高级实践护士的期望。
- 正式的护理研究生教育可以追溯到 20 世纪 30 年代，逐步发展至包括执业护士、临床专科护士、认证护理麻醉师和认证护理助产士在内的高级实践专业类别。
- 其他研究生护理专业领域包括公共卫生护理、护理信息学，以及领导力、教育、遗传学和法医学等领域。
- DNP 是一种以实践为重点的最高学位，专注于高级实践的专业领域。从 21 世纪初开始，该学位在所有州设立，并获得了越来越高的认可度和普及度。
- PhD 学位旨在培养护理领域的研究者。建议 PhD 学生选择一个其研究兴趣和导师研究方向相一致的项目。
- 新提出的护理教育博士（DNE）学位以护理教育重点，而不是作为现有 DNP 和 PhD 项目的额外方向。
- 聘任合格的护理研究生项目教师仍然是一个值得关注的问题，影响因素包括工作量、管理支持、薪酬竞争力不足以及临床实践的需求。
- 研究生课程正在从基于内容的形式向基于能力或成果的形式转变。
- 护士教育者在研究生课程体系的专业标准下获得指导，这些标准涵盖了核心能力和专业领域。
- 研究生项目的认证由护理教育认证委员会（ACEN）、美国国家护理联盟护理教育认证委员会（NLN CNEA）和高等护理教育委员会（CCNE）提供。
- APRN 共识模式旨在实现各州之间执照、评估、认证和教育的统一，并确保跨州执业的流动性。截至 2022 年 1 月，只有 26 个州、关岛和北马里亚纳群岛具备采用该模式的条件。

对证据的反思

1．考虑一下你当前的研究生项目的合作情况。是否拥有强大的地区支持和战略伙伴关系？这些合作成功的因素是什么？如何进一步加强这些合作？

2．你认为在你的护理研究生项目中，哪些方面需要进行调整，以便更好地培养学生促进健康公平、减少健康差距和改善群体健康方面的能力？

3．考虑一下你当前的研究生项目入学要求。这些要求是有利于学术发展，还是会成为阻碍？

4．你认为进入高级实践项目是否应该要求有 1 年的全职实践经验？为什么？

5．PhD-DNP 双学位获得了支持。你认为这种学位在实际工作中将如何发挥作用？

6．护理教育在护理项目中的定位还不明确，目前有人提议设立护理教育博士（DNE）学位作为护理教育领域的最高学位。你对这一提议有何看法？你认为它会对 DNP 和 PhD 学位产生积极还是消极的影响？

参考文献

American Association of Colleges of Nursing (AACN). (2006). *The essentials of doctoral education for advanced practice*. https://www.aacnnursing.org/DNP/DNP-Essentials

American Association of Colleges of Nursing (AACN). (2011). *The essentials of master's education in nursing*. https://www.aacnnursing.org/Portals/42/Publications/MastersEssentials11.pdf.

American Association of Colleges of Nursing (AACN). (2018). *Standards, procedures, & guidelines*. https://www.aacnnursing.org/CCNE-Accreditation/Accreditation-Resources/Standards-Procedures-Guidelines

American Association of Colleges of Nursing (AACN). (2020a). *Fact sheet: Nursing faculty shortage*. https://www.aacnnursing.org/portals/42/news/factsheets/faculty-shortage-factsheet.pdf

American Association of Colleges of Nursing (AACN). (2020b). *DNP fact sheet*. https://www.aacnnursing.org/News-Information/Fact-Sheets/DNP-Fact-Sheet

American Association of Colleges of Nursing (AACN). (2020c). *Special survey on vacant faculty positions for academic year 2018–2019*. https://www.aacnnursing.org/Portals/42/News/Surveys-Data/Vacancy18.pdf

American Association of Colleges of Nursing (AACN). (2020d). *DNP trends in enrollment and graduation*. https://www.aacnnursing.org/Portals/42/Downloads/Board/DNP-Data-Sheet.pdf

American Association of Colleges of Nursing (AACN). (2021a). *The essentials: Core competencies for professional nursing education*. https://www.aacnnursing.org/AACN-Essentials

American Association of Colleges of Nursing (AACN). (2021b). *Commission on nurse certification*. https://www.aacnnursing.org/portals/42/CNL/CNLStats.pdf

American Association of Colleges of Nursing (AACN). (2022a). *APRN education*. https://www.aacnnursing.org/Teaching-Resources/APRN

American Association of Colleges of Nursing (AACN). (2022b). *Doctor of nursing practice (DNP) tool kit*. Retrieved from https://www.aacnnursing.org/

DNP/Tool-Kit
American Association of Colleges of Nursing (AACN). (2022c). *Clinical nurse leader: About the CNL*. https://www.aacnnursing.org/CNL/About
American Association of Colleges of Nursing (AACN). (2022d). *Master's education*. https://www.aacnnursing.org/Nursing-Education-Programs/Masters-Education
American Association of Colleges of Nursing (AACN). (2022e). *PhD education*. https://www.aacnnursing.org/Nursing-Education-Programs/PhD-Education
American College of Nurse Midwives (ACNM). (2019). *Position statement*. http://www.midwife.org/acnm/files/acnmlibrarydata/uploadfilename/000000000079/PS%20Midwifery%20Education%20and%20Doctoral%20Preparation%20190927.pdf
AMN Healthcare. (2018). *Survey of millennial nurses*. https://www.amnhealthcare.com/amn-insights/nursing/surveys/survey-of-millennial-nurses-2018/
Council on Accreditation. (2020). *Position statements*. https://www.coacrna.org/about-coa/position-statements/
Eaton, L., Gordon, D., & Doorenbos, A. (2017). Innovation in learning: PhD and DNP student collaborations. *Journal of Nursing Education, 56*(9), 556–559.
Egenes, K. (2018). History of nursing. In G. Roux & J. Halstead (Eds.), *Issues and trends in nursing: Practice, policy, and leadership* (pp. 3–27). Jones & Bartlett.
Ervin, S. (2018). History of nursing education in the United States. In S. Keating & S. Deboor (Eds.), *Keating's curriculum development and evaluation in nursing education* (pp. 5–28). https://doi.org/10.1891/9780826186867
Gerardi, T. (2017). The academic progression in nursing initiative: The final year outcomes. *Journal of Nursing Administration, 47*(2), 74–78.
Graves, J. M., Postma, J., Katz, J. R., Kehoe, L., Swalling, E., & Barbosa-Leiker, C. (2018). A national survey examining manuscript dissertation formats among nursing PhD programs in the United States. *Journal of Nursing Scholarship, 50*, 314–323. https://doi.org/10.1111/jnu.12374.
Graves, L. Y., Tamez, P., Wallen, G. R., & Saligan, L. N. (2021). Defining the role of individuals prepared as a doctor of nurse practice in symptoms science research. *Nursing Outlook, 69*(4), 542–549. https://doi.org/10.1016/j.outlook.2021.01.013. Epub 2021 Mar 6. PMID: 33750612; PMCID: PMC8410634.
Harlan, M., Roszenweig, M., & Hoffman, R. (2021). Preferred teaching/learning strategies for graduate nursing students in wen-enhanced courses. *Dimensions of Critical Care Nursing: DCCN, 40*(3), 149–155.
Harris, J. (2019). Challenges of nursing faculty retention. *The Midwest Quarterly, 60*(3), 251–270.
Institute of Medicine (IOM), (2001). *Crossing the quality chasm: A new health system for the 21st century*. National Academies Press.
Institute of Medicine (IOM), (2011). *The future of nursing: Leading change, advancing health*. National Academies Press.
Joseph, P., McCauley, L., & Richmond, T. (2021). PhD programs and the advancement of nursing science. *Journal of Professional Nursing, 37*(1), 195–200.
King, T. S., Melnyk, B. M., O'Brien, T., Bowles, W., Schubert, C., Fletcher, L., & Anderson, C. M. (2020). Doctoral degree preferences for nurse educators: Findings from a national study. *Nurse Educator, 45*(3), 144–149.
Koonin, L. M., Hoots, B., Tsang, C. A., et al. (2020). Trends in the use of Telehealth during the emergence of the COVID-19 pandemic—United States, January–March 2020. *Morbidity and Mortality Weekly Report, 69*, 595–1599. http://doi.org/10.15585/mmwr.mm6943a3 external icon.
Loescher, L., Love, R., & Bdger, T. (2021). Breaking new ground? The dual (PhD-DNP) doctoral degree in nursing. *Journal of Professional Nursing, 37*(2), 429–434.
McCauley, L. A., Broome, M. E., Frazier, L., Hayes, R., Kurth, A., Musil, C. M., Norman, L. D., Rideout, K. H., & Villarruel, A. M. (2020). Doctor of nursing practice (DNP) degree in the United States: Reflecting, readjusting, and getting back on track. *Nursing Outlook, 68*(4), 494–503. https://doi.org/10.1016/j.outlook.2020.03.008.
Mohr, L. D., & Coke, L. A. (2018). Distinguishing the clinical nurse specialist from other graduate nursing roles. *Clin Nurse Spec, 32*(3), 139–151.
National Academies of Sciences, Engineering and Medicine. (2021). *The future of nursing 2020–2030: Charting a path to achieve health equity*. https://www.nationalacademies.org/our-work/the-future-of-nursing-2020-2030#:~:text=Nurses%20play%20a%20key%20role%20in%20the%20health%20system.&text=The%20National%20Academy%20of%20Medicine,family%2Dfocused%20care%20into%202030
National Academy of Medicine (NAM). (2021). *About the national academy of medicine*. https://nam.edu/about-the-nam/
National Council of State Board of Nursing (NCSBN). (2021). *Policy briefing-the future of nursing report 2020–2030: Charting a path to achieve health equity*. https://www.ncsbn.org/15924.htm
National Council of State Board of Nursing. (2022a). *APRN consensus grid January 2022*. https://www.ncsbn.org/APRN_Consensus_Grid_January2022-1.14.22.pdf
National Council of State Board of Nursing. (2022b). *APRN campaign for consensus: Moving toward uniformity in state laws*. https://www.ncsbn.org/campaign-for-consensus.htm
National League for Nursing (NLN) (2020). *Nurse educator core competencies*. http://www.nln.org/professional-development-programs/competencies-for-nursing-education/nurse-educator-core-competency
National League for Nursing (NLN) (2021). *NLN response to the criteria for the evaluation of nurse practitioner programs* (6th ed.). http://www.nln.org/newsroom/news-releases/news-release/2021/09/03/nln-response-to-the-criteria-for-evaluation-of-nurse-practitioner-programs-(6th-ed)
National Organization of Nurse Practitioner Faculty (NONPF). (2017). *Nurse practitioner core competen-*

cies. http://c.ymcdn.com/sites/www.nonpf.org/resource/resmgr/competencies/npcorecompetenciesfinal2012.pdf

National Organization of Nurse Practitioner Faculty (NONPF). (2018). *The doctor of nursing practice degree: Entry to nurse practitioner practice by 2025*. https://cdn.ymaws.com/www.nonpf.org/resource/resmgr/dnp/v3_05.2018_NONPF_DNP_Stateme.pdf

National Organization of Nurse Practitioner Faculty (NONPF). (2021). *Consensus model for APRN regulation*. https://www.nonpf.org/page/26?&hhsearchterms=%22consensus+and+model%22

National Task Force on Quality Nurse Practitioner Education (NTF). (2016). *Criteria for evaluation of nurse practitioner programs*. https://www.nonpf.org/page/15.

National Task Force on Quality Nurse Practitioner Education (NTF). (2022). *Standards for quality nurse practitioner education* (6th ed.). https://www.aacnnursing.org/Portals/42/CCNE/PDF/NTFS-NP-Final.pdf

National Task Force (NTF). *APRN roundtable (2021). The updated national task force criteria for evaluation of nurse practitioner programs*. https://www.ncsbn.org/2021_APRN-Roundtable-MBBigley.pdf

Oermann, M., & Spalia King, T. (Hosts). (2019, December 11). *Doctor of Nursing Education: Proposed new degree in nursing* [Audio podcast episode]. In nurse educator podcast-nurse educator tips for teaching. Nurse Educator. https://nurseeducatorpodcast.libsyn.com/doctor-of-nursing-education-proposed-new-degree-in-nursing

Penn Nursing News Archives. (2020). *Re-envisioning the nursing PhD degree*. https://www.nursing.upenn.edu/details/news.php?id=1865

Robert Wood Johnson Foundation (RWJF). (2013). *The case for academic progression: Why nurses should advance their education and the strategies that make this feasible*. http://www.rwjf.org/content/dam/farm/reports/issue_briefs/2013/rwjf407597

Scheckel, M. (2018). Nursing education: Past, present, and future. In G. Roux & J. Halstead (Eds.), *Issues and trends in nursing: Practice, policy, and leadership* (pp. 31–61). Jones & Bartlett.

Tyczkowski, B., & Reilly, J. (2017). DNP-prepared nurse leaders: Part of the solution to the growing faculty shortage. *The Journal of Nursing Administration, 47*(7/8), 359–360.

United States Department of Health, Education, and Welfare. (1963). *Toward quality in nursing: Needs and goals*. https://play.google.com/books/reader?id=ZCFtAAAAMAAJ&pg=GBS.PP2&hl=en

United States Department of Veterans Affairs (2016). *Office of nursing services (ONS): Clinical nurse leader (CNL)*. https://www.va.gov/NURSING/practice/cnl.asp

第10章

设计课程和学习经历

Martha Scheckel，PhD，RN
翻译：岳　彤　审校：周　芳

课程计划旨在为学生创造一个专业护理实践所必需的学习环境，从而将知识、态度与技能更好地结合起来。课程计划是由师生通过以学习者为中心的教学内容与学习经历开展的。本章侧重于设计能够有效推进“教与学”过程的课程与学习经历，培养学生实现自我发展并承担社会中多样化的护理角色。设计课程与学习经历不能随心所欲；相反，它需要深思熟虑、协调一致地制定，从而为学生提供取得预期的课程结果所需的机会。

以学习者为中心的课程

以学习和学习者为中心的教学模式愈加被重视，教育的重心不再是以教师为中心的教学模式。在以教师为中心的教学中，教师通常通过讲授来传播教学内容。以教师为中心的教学模式在帮助学生学习方面效果不佳（Patel-Junanker，2018）。因此，Freire（2006）一针见血地将其命名为“填鸭式”教育——学生只是信息容器。追溯起来，多数护理院校采用“填鸭式”教育的主要原因是护理教育工作者认为护理专业的学生需要储备足够多的知识，以为实践打基础。尽管学生确实需要特定学科的知识以提供安全有效的护理，然而，理论与实践相结合需要学生主动学习而不是被动参与，过度依赖以教师为中心的教学阻碍了这一过程（Benner et al.，2010；Neilsen，2016；Sterner et al.，2019）。

在护理教学中，实施以学习者为中心的课程有很多方法。Huston等（2018）认为，通过以学习者为中心的颠覆性创新模式，学生可以更好地投入到护理实践中。这种创新要求教师离开讲台和幻灯片，并“设计和精心策划互动且引人入胜的体验”（p. 30），策略如下：

1．提出有趣且具有挑战性的问题
2．安排学生完成概念映射
3．要求学生完成学习日记
4．运用翻转课堂技术

课程设计过程

课程设计是一个循序渐进的过程，始于对标更宽泛的教育项目结果来设计课程结果，终于设计具体的课程计划。尽管我们将其描述为连续的过程，然而，随着课程设计的开展，这个过程实际上是迭代和整合的。课程可由教师团队或学科领域内的某位专家来设计。教学设计者作为一种资源，是课程开发过程的宝贵资产，可以在许多大学的教学资源中心获取。

初步设计

课程设计首先要了解参加课程的学生的学习背景和经历，要确保课程与整个教育项目的结果、能力要求和课程设置理论框架相一致。如果要开发的课程是课程群的一部分，在设计初期，教师应审查学生的先修课程、同期学习课程及其他课程。如果该课程是已经讲授过的，学生课程评价也可以为课程修订和完善提供额外参考。

在撰写课程结果之前，教师有必要考察环境，回顾国家卫生保健组织的建议，对护理教育有重要影响的报告，专业护理组织对核心能力、概念和课程内容相关的建议。此外，各州监管机构和认证机构也可能对课程内容和学时分配进行了规定。

课程结果和能力

课程结果和能力来自于教育项目的终极结果（毕业）和阶段结果（学年或学期），对学生在课程结束时的认知、能力和价值观提出要求。虽然教师的遣词有所不同，但是“学习结果”这个术语（相对于“目标”）的局限性较小，更适用于以学习者为中心的环境。不管使用什么措辞，这些"行为指标"都启动了课程、引导学习材料的选择、指导学习活动的开发，并向学生传达他们要学习的内容以及评价方法。因此，课程学习结果和能力水平的制定必须合理，且与临床实践相结合，易于学生理解，并指导学生学习结果的评价。

从课程内容转向课程概念

明确了学习结果后，教师就可以决定课程中应包含的概念和内容。通常，教师开发和教授与他们专业知识相关的课程，并尽可能囊括所有相关的知识。然而，他们也必须根据课程内容的相关性和培养学生的专业实践层次进行课程设计，突出主要概念。

为了将课程的重点从内容转向概念，防止课程内容过于繁重，教师可以通过确立与患者照护或研究现象最相关的概念来设计课程。这种概念分析的方法既能使课程结构清晰，又能让学生直观地理解（Giddens，2021）。教师通过仔细选择和将概念分类并使其整合到课程中来创建基于概念的课程。Ignatavicius（2019）描述了开发基于概念的课程的 12 步方法，从审查和修订护理教育项目的使命和理念开始，囊括开发学生学习结果、概念和案例，最后基于概念选择临床经历和活动。Ignatavicius 认为，这种方法要求教师为学生创造学习机会，精选案例，进而促进学生深入学习概念。我们假设，在基于概念的课程学习中，学生以一种发展概念思维的方式建立概念间的联系（Giddens et al.，2019）。

将概念和内容组织为学习模块

建立核心概念及其相关内容之后的下一个步骤就是将相关材料组织成学习模块。学习模块有多种组织方式：使用由始至终的逻辑顺序组织（例如贯穿整个生命周期或按主题）；遵循进程次序进行组织（例如管理过程）；按照复杂性分类（从简单到复杂、从具体到抽象）；按身体各系统组织；或者在基于案例或基于问题的学习中，对某一具体的问题进行探究。无论如何组织概念和内容，课程框架对学生来说都应是明确且贯穿课程始终的，旨在促进学生学习结果的达成。框 10.1 提供了一个有关本科课程中卫生保健伦理、政策和倡导课程的学习模块的示例。此外，案例研究 10.1 包含了一个如何为临床课程创建学习模块的示例。

设计课堂计划

在组织好学习模块后，教师需要设计每个模块的课堂计划，包括以下大致的指导方针（框 10.2 中的课堂计划示例）：

1．目的：清晰、简洁地概述学生将要学习什么，包括学习内容之间的相关性。

2．教育项目和课程的结果和能力：明确与课堂最相关的教育项目、学年、课程的结果和能力。

- 这将允许学生了解模块的重点内容，并帮助教师确保课堂计划符合教育项目、学年、课程的结果和能力要求，同时找出在概念和内容覆盖方面可能存在的空白。

3．课堂教学结果：描述学生在授课结束时的收获。

- 在撰写课程教学结果时，教师应该考虑

案例研究 10.1 为临床课程创建学习模块

有一批本科护理教师曾获得了一笔资助，用于在课程中融入综合护理原则和实践。首先，教师们查找了综合护理实践的文献。为进一步开展工作，他们还与实践治疗专家就其工作进行了深入的倾听交流。他们邀请这些专家共同编写这些学习模块。在课程设计过程中，教师和专家创建的学习模块包括：学习模块名称和目的、项目和课程结果，以及与学生预期学习结果相关的能力。确定了相关的阅读材料和互动作业。为了评价学生的学习，他们制定了形成性评价策略，要求学生反思他们的学习并描述如何将所学知识应用到护理实践中。

1．鉴于护理教育项目中课程内容比较丰富，这些模块是如何优化课程内容或减轻课业负担的？

2．这个案例研究是否反映了一种创新性的以学习者为中心的学习经历？

3．本课程的学习经历如何阐明情感学习领域？

（案例研究由明尼苏达州圣保罗市圣托马斯护理学院提供。）

框 10.1 卫生保健伦理、政策和倡导课程的学习模块示例

学习模块 1：卫生保健伦理、政策和倡导概述

- 伦理、政策和倡导的历史沿革
- 与伦理、政策和倡导有关的模型和理论
- 道德、政策和倡导中的变革推动力
- 伦理、政策、倡导的理论和实践应用

学生需要学习什么才能满足真实世界的护理实践。

4. 作业：作业的描述应让学生对学习经历有清晰的预期。

- 在课程大纲中列出所有作业，提供作业指导，并在课堂上或在线论坛上详细说明作业。
- 作业要与教育项目、课程和课堂结果相一致。
- 创建包含主动学习策略的作业（见第 16 章）。

5. 评价策略：学生需被告知教师将如何测量学习、使用什么评价方法或标准。

- 将评价方法与课堂结果的达成联系起来，以确保课程教学的一致性和连贯性是十分重要的。

在设计课堂计划时必须考虑时间投入。时间的分配要与概念和内容的重要性、学生学习的能力和课程时长成正比。

设计学习经历

成功的课程设计需要精心构建课程内以学生为中心的学习经历。精心设计的学习经历可以帮助学生掌握高阶思维能力和临床决策技巧，帮助他们整合内容和概念（Leighton et al.，2021）。学习经历包括参与模拟教学、采用案例学习、完成写作任务（如写日记）、分析患者经历的叙述、绘制概念图、参与讨论或辩论，以及计算机辅助的活动和资源，如计算机辅助教学和互联网（详细示例见第 16 章）。

可设计适用于单个学生、成组学生或学生群体的学习经历。这些经历可以是必做作业或选做作业、补充或补习性活动，可以在课堂上、网络或临床环境中进行，也可以作为课前准备的一部分。学习经历应反映在课程大纲中，并与已确立的项目结果和学生学习结果相联系。教师还应确保他们设计的学习经历能够促进学生在整个课程中的进步，使学生能够更加专业并获得预期的技能和能力。

课堂计划中的学习经历应该与教育项目、学年、课程、学生的学习结果和能力相一致，并提供如何评价学生的信息。例如，框 10.2 中的课堂计划体现了与相关项目和课程结果相联系的目的。明确每个课堂计划中的学习结果有助于学生

框 10.2 课堂计划：本科卫生保健伦理、政策和倡导课程

模块 1：

目的：

- 学习伦理、政策和倡导的历史宏观原则，作为在护理实践和卫生保健领域成为变革推动者的基础。

筛选与课堂教学内容相关的项目结果：

- 通过健康促进、疾病预防和解放性实践，为个人和人群提供符合伦理、道德和社会公正的护理服务，以促进公共利益。
- 展现出倡导、职业素养和领导力，包括引领自我以领导他人的能力、自我保健能力、终身学习能力和卓越执业的能力。

筛选课堂相关的课程结果：

- 解释护理实践和卫生保健中伦理、政策和倡导的原则和实践。

课堂教学结果：

- 描述护理实践和卫生保健中的伦理、政策和倡导的历史。
- 描述护士通过应用伦理原则、政治能力和倡导成为变革推动者的历史范例。

作业：

- 阅读课本中指定的章节
- 访谈一名注册护士，询问以下问题：请描述一位影响你处理和解决道德困境、制定政策或影响你为患者、家庭、社区或群体发声的能力的护士或卫生保健工作者。写一篇匿名故事或情况概述，内容包括一句话总结，说明这种影响与课堂上讨论的历史典范有何相似或不同之处。准备好在课堂上分组分享故事或情景。每个小组将向全班报告他们所学到的护理或医疗保健变革推动者的伦理、政策和倡导方面的知识。

评价策略：

- 访谈准则
- 小组讨论准则
- 测试 #1
- 准备以下问题的回答：
  - 护理作为变革推动者影响历史的例子。
  - 培养政策能力的指导策略。
  - 影响政策的伦理实例。
  - 克服倡导障碍的方法。

课堂计划示例改编自明尼苏达州圣保罗市圣托马斯大学护理学院。

明尼苏达州圣保罗市圣托马斯大学苏珊·莫里森护理学院。

清晰地了解他们在完成学习经历后的能力水平。学习经历或作业反映了学生如何达到预期的能力目标和实现规定的学习结果。评估策略向学生描述如何对他们的学习进行评价，并对他们的表现进行反馈。

此外，教师应重视计划和安排课堂时间，使学生能够享受和受益于多样化的学习经历，避免教师和学生感到厌倦，也能更好地适应学生不同的学习风格偏好。不管学习经历的内容是什么，教师在设计时都应考虑以下三大原则：

1．使用结构化或非结构化的学习经历。

2．使用主动、被动或二者相结合的学习策略。

3．使用学习领域（认知、情感和精神运动）。

具体将在下面的内容中更详细地阐述这些原则。

结构化和非结构化的学习经历

设计学习经历时，考虑何时使用结构化或非结构化的学习经历很重要。结构化的学习经历通常由教师引导，包含指导学习者通过活动来达到课程结果的学习策略。非结构化学习经历源自 Bruner 的发现性学习（Bruner，1977），近来被称作探究式学习（Lehtinen & Viiri，2017），学生在获得课程结果的同时，能够通过教师非定向性的指导获得知识和技能。

结构化的学习经历

结构化的学习经历包含对经历的目的、结果、能力以及参与时需使用的内容和过程的清晰简明的描述。向学习者指明具体方向并按照逻辑顺序展开，按部就班地进行，还包括经历的时间和报告任务完成情况的方法。

结构良好的学习经历可以让学生在获得预期学习结果的同时，能够独立和积极地发挥作用。例如，当给学生布置一项阅读任务时，提供与预期结果直接相关的具体建议，有助于学生专注于基本概念。教师可以任选一些方法让学生分享与他们的学习经历相关的结果。例如，学生被要求完成以下任务：

1．完成由同伴和或教师进行评价的答卷。

2．书写并提交一份包含概念、内容和过程的总结报告。

3．向全班做报告。

4．与同学单独或分组讨论经历。

5．在同学之间发起一次讨论，探讨学习中出现的主要观点、问题或困难。

这些示例可以单独使用或相互结合。教师也可以允许学生选择最佳分享方法。

非结构化的学习经历

非结构化的学习经历是促进积极学习和学生参与的有效途径。发现性学习具有以下作用：

1．促进探究的意向。

2．促进独立思考和问题解决能力。

3．激发学生的学习动机和兴趣。

4．促进知识的记忆。

5．通过激发学生寻找和发现信息与当前情况之间的联系来促进学习的转化。

在非结构化的学习经历中，学生可能被指派一项任务。这需要他们将知识、技能和经验应用到教师指定的情境或自己选择的符合教师要求的情境中。这个情境可以是实践环境中一个真实的事例，也可以是通过模拟、案例学习或媒体形式描绘的一个事件。例如，在社区健康护理课程中，可能会要求学生去熟悉社区会议期间发生的各种活动和互动。学生将被要求以参与者 - 观察员的身份参加他们选择的社区会议。这可能是特定健康问题的支持小组会议、议员与选民的会议、城镇委员会会议，或者居委会会议。学生可以选择在课堂上或在临床会议上口头描述他们的经历，或通过日志的形式记录。发现性学习的主要局限性在于学生需要适应以学生为中心而不是以教师为中心的自主学习（Morris，2019）。

选择学习材料与资源

设计课程的教师需要负责地选择课程学习的材料。在选择学习材料时，教师应考虑如何用这些材料满足学生的学习需求以及如何实现预期的学习结果。所选的学习材料也应与课程设计以及课程教学理念相一致。有效使用学习材料以支持学生学习需求的方法包含确保材料和使用说明获取的可及性，为所选的阅读材料提供理论依据，并解释材料与课程概念和评价方法的相关性。

此外，教师需要考虑如何最好地利用教材出版商和其他出版商提供的现有资源。在决定采用这些材料之前，教师需要对其进行彻底的审查和评判。制定一个评估此类资源的评价标准可以帮助教师评估课程中使用材料的实用性。这种方法有利于确保选择优秀的现有资源，实现课程的学习目标并与整体课程保持一致。要求学生购买和使用未经严格审查的现有资源费用高昂且学习效果不佳。

教师也可以考虑使用电子书。当前，电子书正变得越来越普及。与纸质书相比，电子书有许多优点，如成本低、易获取、易访问、轻便和可搜索性。然而，Gloekler 和 Lucus（2021）指出，学生熟练使用电子书需要有一个学习的过程，并且一些护理专业的学生可能更喜欢纸质书。尽管如此，电子书的增长和学生学习风格的多样性要求教师必须为应用这些电子资源做好准备。

为了促进材料和资源的合理利用，教师可以开发量身定制的课程包。教师可能会发现课程包能更好地促进学生的学习，其资源包括网络资源、各种教科书中的精选章节以及与课程相关的期刊文章。制作课程包时教师既可以选择纸质印刷，也可以在图书馆使用电子服务系统。

在选择学习资源和材料时，教师应考虑采用以学习者为中心的方法来筛选。例如，Martin（2018）建议应该为学生提供个人发言权和选择权，让他们有机会按照自己的节奏、地点和路径获得资源和创造知识，这超越了教师选择使用静态教科书的模式。这意味着也许需要给学生提供一份可用资源的清单，或者要求他们参与创建这样的一份清单。

被动学习和主动学习

在设计课程和学习经历时，考虑有关解释学习过程的理论十分重要。其中主要是基于行为、认知或社会的理论，包括但不限于建构主义、基于大脑的学习、体验式学习以及成人学习理论。此外，其他学习理论植根于现象学和后现代主义以及其他哲学渊源之中。这些理论的共同观点认为，学习既可以是主动亦可以是被动的过程。学生往往会在整个学习生涯中共同经历这两种学习类型。对学习理论的深入探讨见第 14 章。

被动学习

被动学习体现在学生通过感官能力从讲座、阅读作业或从视听媒体中获得信息。被动学习能让教师提前选择并准备课堂讲稿、教案和视听媒体，以便在短时间内讲授大量信息。由于可以在可控的环境中进行信息的传播，所以教师的教学体验通常较好，尤其对于新教师或讲授新内容而言。

由于已经适应，许多学生通常更喜欢被动学习的方式。以具体的方式向学生明确重要的概念和内容，以帮助他们合理组织材料。在被动学习中，学生往往有安全感并很少感到焦虑，因为他们相信，听讲座、阅读作业和讲义、记笔记、从视听媒体抄写信息足以使他们得到课业成功所需要的信息。

然而，被动的学习活动亦有不足，它阻碍了教师了解学生对于学习内容的掌握程度。除非另行设计，否则从授课的时间里很难再挤出时间用于答疑、澄清或讨论。学生可能不愿让教师知道他们没能理解的关键点或内容之间的联系，甚至可能不愿通过课上提问来解决自己的疑惑，或无法清晰地表述出他们未能掌握的内容。此外，听演讲、记笔记、抄写书上的内容并不需要学生努力思考，也不需要持续运用高阶的认知技巧。尽管阅读活动很重要，但仅靠阅读并不能给学生带来应用理论的机会。虽然很多学生可能更喜欢被动学习，但随着时间的推移，被动学习体验往往会变得乏味。

主动学习

主动学习活动包括“学生‘做事’和反思他们做的事”（Misseyanni et al.，2018，p. 1）。主动学习有很多益处，例如提高学习的责任感、培养课堂归属感以及促进知识关联性的认知（Auerbach et al.，2018）。

翻转课堂和基于团队的学习均是主动学习策略的例子。第 16 章进一步讨论了主动学习策略的使用。

主动学习也存在一些不足之处。教师需要意识到内容领域和概念关系通常是学生难以理解的问题。他们还需要对学生的跨文化学习需求做出回应。如果不使用文化回应型教学法，就会阻碍主动学习（Markey et al.，2021）。向主动学习模式的转变可能会给教师带来压力，尤其是在学生较多的情况下尝试这些方法。教师们可能也会担心来自学生的不利评价。如果教师想成功地将主动学习策略纳入教学实践，获得管理层和同行的支持是很重要的。

学习领域和学习经历

从历史上看，教师使用Bloom分类系统（Anderson & Krathwohl，2001；Bloom，1956）来命名在认知、精神运动、情感领域的学习，确立学生达到目标和预期学习结果时需要获得的能力层次。这反映了护理学生进行安全有效实践所需的知识、态度和技能。图 10.1 ~图 10.3 按照从简单到复杂的顺序分层罗列每个领域的分类。在设计学习经历时，教师需要明确最适合的领域。教师需要通过动词表达该领域的具体行为，并形成清晰且可量化的学习结果。行为动词可以帮助教师向学生传达对结果的预期。以下内容概述了每个领域的行为动词、学习结果以及学习经历示例。

认知领域

学习的认知领域重点强调知识。从护理的角度非常强调这一领域的高度复杂性。行为动词示例如下：

- 记忆：定义、列出、标注、选择、定位、匹配
- 理解：解释、描述、说明、总结、预测
- 应用：解决、运用、使用、计算、关联、改变
- 分析：比较、分类、鉴别
- 评价：重构、评判、支持、评估
- 创造：设计、撰写、创造、制订、开发

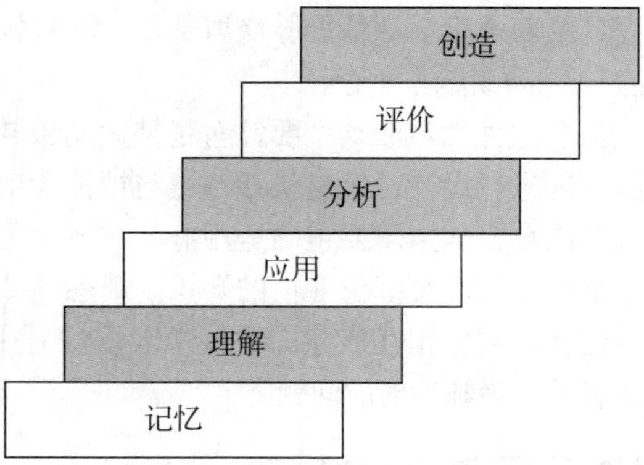

图 10.1　认知领域

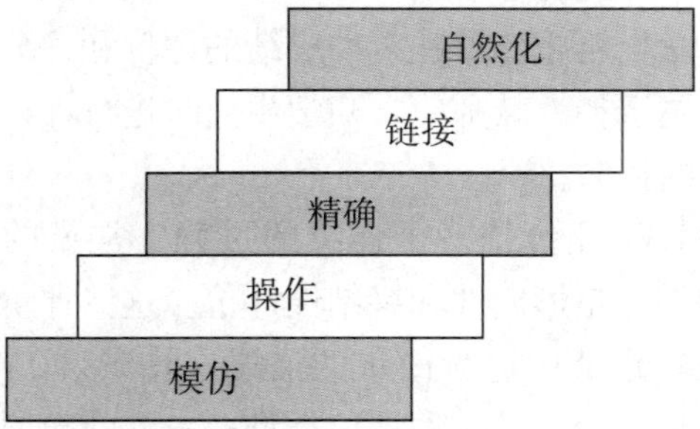

图 10.2　精神运动领域

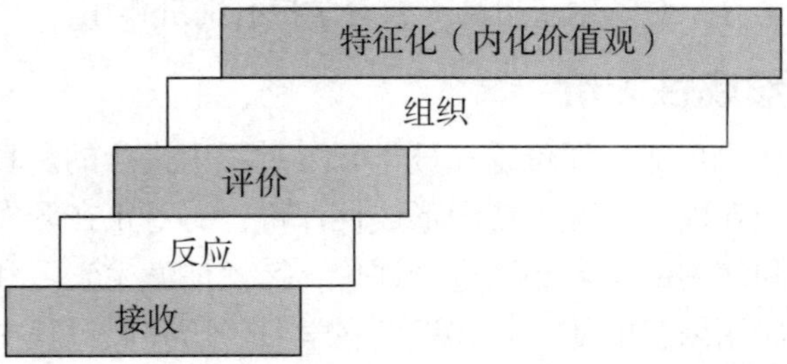

图 10.3　情感领域

以下护理领导力和管理课程中的学习结果示例展示了认知领域如何描述不同内容的复杂程度：

1. **识别**急症护理环境中需要的领导才能和管理方法。（记忆）

2. **描述**在急症护理环境中促进团队合作的冲突解决策略。（理解）

3. **比较**急症护理环境中护士长的职能与长期护理机构中护士长的职能。（分析）

以下社区健康护理临床学习经历的示例展示了认知领域的学习结果和相应的学习经历。

学习结果：在社区老年人跌倒预防中运用群体健康原则。

学习经历：在老年人托养中心开展基于社区的临床实践之前，至少阅读两篇关于评估老年人跌倒风险的跌倒预防量表的循证文章。准备讨论该量表最适用于评估老年人跌倒风险的临床环境。根据你的临床经验，简要记录你在托养中心的经历如何改变了你对于在此种机构和人群中应用跌倒预防量表的看法。准备好在实践后讨论会中分享你的观点，并讨论在此情境中开展跌倒风险评估可能需要做出的改变。

这种学习经历要求学生在进入社区托养中心之前了解老年人跌倒预防量表的使用情况。学生要在社区环境中应用知识进行跌倒风险评估。在此实践中，情感领域和认知领域相互依存，因为它有助于学生将关于社区环境的跌倒风险评估知识形成价值观念，以此预防非住院老年人的跌倒。

情感领域

学习的情感领域包括态度、信念、价值观、情感和情绪。这一领域的各部分依照持续内化的各环节进行组织，反映个体成长的过程、从外部到内部控制力的变化（Krathwohl et al.，1964）。教师经常会发现这个领域最难融入学习，也最具评估挑战性。行为动词示例如下：

- 接收：提问、选择、挑选、定位
- 反应：讨论、表演、背诵、阅读、帮助
- 评价：区分、形成、证明、报告、分享
- 组织：改变、安排、制订、排序、综合
- 特征化：提议、影响、修订、质疑、解决

以下健康评估课程中学习结果的示例展示了如何用情感领域说明专业价值观和态度的获得：

1. **选择**适当的专业沟通技巧对患者进行问诊。（接收）

2. **证明**在进行健康评估时应用文化能力的必要性。（评价）

3. **修订**评估方法以适应个人所处环境的独特性。（特征化）

以下社区健康护理课程的示例展示了情感领域的学习结果和相应的学习经历。

学习结果：安排患者及家属参与慢性疾病的自我管理与决策。

学习经历：课前指定阅读关于新确诊为糖尿病患者的文章。患者认为向同样患有糖尿病的家庭成员学习很重要。要关注患者最看重的是向他的家庭成员学习哪些自我管理的内容。在你的学习小组里，讨论你如何回应患者从家庭中获得知识，以及如何利用这些知识设计个性化的患者教育计划，来进行糖尿病自我管理。

这种学习经历关注的是患者的价值观和学生对这些价值观的反应，所以它涉及学习的情感领域。然而，认知领域与情感领域相互依存，因为学生需要具备糖尿病管理的知识才能识别患者从家庭中已获得了哪些知识、哪些方面还需要加强教育，从而设计患者的教育计划。

精神运动领域

学习的精神运动领域解决的是动手能力和体能的发展，教师最常将其用来发展学生与临床实践相关的护理技术和能力。学生通过模仿和操作开始学习技能，并通过重复最终内化技能。只有当学生像执照护士那样经验丰富，几乎不需要有意识的思考，真正的技能内化才得以发生。行为动词示例如下：

- 模仿：重复、模仿、遵循、表现
- 操作：移动、操控、收集、展现
- 精确：一致、精确、演示
- 链接：调整、改变、变革、关联、展现
- 自然化：创造、修订、变化、改变

以下内外科护理课程中的示例展示了精神运动领域如何促进技能的发展：

1. **收集**所需物品，并在护理教师的示范下，安全无菌地为特定患者更换静脉输液管。（操作）

2. **演示**在指定患者身上插入 Foley 导管的安全技术。（精确）

3. **调整**精神运动技能，根据患者需求提供以患者为中心的护理。（链接）

以下模拟学习经历示例展示了精神运动领域的学习结果以及相应的学习经历。

学习结果：演示静脉注射（IV）给药。

学习经历：在模拟的学习情境中演示静脉注射给药之前，回顾静脉注射的步骤。在模拟护理患者的场景中，演示如何进行基本的静脉通路给药，包括连接针管、将针管放进静脉推注泵、合理设置给药速度、评估静脉注射部位。准备好讨论静脉注射的潜在并发症。

虽然这种学习活动主要针对精神运动领域的技能发展进行设计，但是认知领域与精神运动领域相互依存，学生需要正确运用静脉注射给药知识、给药并发症及部位评估的知识。情感领域和精神运动领域也相互依存，因为学生需要正确回答患者关于静脉注射的问题。

评价课程和学习经历

设计课程和学习经历需要教师决定如何对学生的学习进行评价、计算和评分。在可能的情况下，学生希望能够在几种成绩的评价和评分方法中自主选择。教师应告知学生何时进行评估以及评估的目的。

教学评价是一个连续的过程。常见的两种评价类型是形成性和终结性评价。这些评价类型将在本章节中进行简单的描述，并在第 23 章中进一步讨论。另一种评价类型——先前学习评价（prior learning assessment，PLA）在本章后面描述。这种类型的评估通常用于对先前的学习授予学分，对学生获得高等教育学位有促进作用。

形成性评价

形成性评价是在教学开展过程中进行的。教师在以下情况中使用形成性评价：①对正在开发和使用的学习经历进行评价；②评估学生学习和应用内容的能力；③识别在学习经历开展过程中出现的所有困难。

学生在以下情况中使用形成性评价：①评价学习策略的有效性；②在课程中确定知识、技能和态度的掌握程度；③识别需要进一步说明的材料；④认识进一步学习的需要。

明确区分学习和评价并为各自目的而分配特定时间至关重要。教师需要向学生传达形成性评价的目的，以及如何使用这个过程来支持他们的学习。

定期系统地收集学生的口头和书面学习反馈是教学过程不可或缺的重要组成部分，并可以在课堂上简单且有效地进行。这些数据能帮助教师监控学生的学习进度，并设计适当的方法来提高学生成绩。使用课堂评估技术是开展形成性评价和监督学生进步的一种方法。

课堂评估技术

课堂评估技术（classroom assessment technique，CAT）是用来评估学生学习的非正式评价工具和程序，包括师生间实时、持续的互动，以确认、澄清和促进学习。课堂评估技术可以用来评估学生对课程概念、学习习惯的态度和知识，甚至对特定课程使用的教学策略的反应。Angelo 和 Cross（1993）的经典著作描述了多样化的课堂评估技术，至今仍是帮助教师寻找关于如何成功地将课堂评估技术融入教学实践中的恰当资源。Angelo 和 Cross 开发和使用的课堂评估技术的三个阶段是计划、实施和反馈。

计划阶段。在计划阶段，教师选择一个特定的班级或学习经历来实施课堂评估技术。教师需要明确识别课堂评估技术的目标和期望获得的信息，选择一个最适合评估目标的课堂评估技术。为了有效地使用课堂评估技术，教师应专注于评估一个特定的目标。例如，教师可能想要收集学生在概念讨论中未被解答的疑问或所学课程中最困惑方面的反馈。

实施阶段。实施课堂评估技术可以在课程或学习经历的前、中、后期实施。课堂上可以先授课，然后进行课堂评估，或者可以在开始阶段先采用课堂评估技术，从而为后面的课程讨论定下基调。实施课堂评估技术的时间取决于课堂评价的目标和特定的学习经历。在实施课堂评估技术之后，教师必须检查并将课堂评估技术的结果组织到有意义的理论框架中，以此指导教师如何最有效地使用所获得的信息。

反馈阶段。反馈阶段是将课堂评估技术的结果告知学生，这是实施课堂评估技术的最后一步。反馈以解释、组织和呈现的方式来促进学生的学习。为了最大限度地利于学生学习，教师应尽快将课堂评估技术的结果呈现给学生。学生获得反馈结果的时间越短，对学生学习结果的影响就越大。

反馈阶段的最后一个活动是反思（Angelo & Cross，1993），教师评价课堂评估技术的使用情况——用课堂评估技术完成了第一阶段确立的目标了吗？课堂评估技术按计划执行了吗？课堂评估技术的结果增强学生的学习了吗？学生对课堂评估技术的使用有什么反应？教师对课堂评估技术的使用有什么看法？

回答完这些问题和教师所提出的其他问题也就完成了课堂评估技术的三个阶段。然而，反馈通常会引发进一步的变动，如将来是使用另一种课堂评估技术还是重复使用同一种课堂评估技术，重新设计学习经历，甚至课程修订都是进行评价后可能产生的未来行动。参见框 10.3 中的案例。

终结性评价

终结性评价由教师实施以测评学生成绩、课

框 10.3　课堂评估技术：1 分钟论文

描述：一种快速有效的收集学生学习数据的方法。教师要求学生写下关于问题的简短回答，例如“你在这节课上学到的最重要的东西是什么？”或“还有什么未被解答的疑问？”

目的　评估学生的学习程度，并改善教学中需要调整的部分。

示例：教授家庭理论相关概念的老师，预计学生难以区分各种理论。因此，在课堂上，教师要求学生一起进行案例学习，将各种家庭理论应用于临床家庭护理情况。在课程结束时，教师要求学生在课程的网络论坛上分享他们对家庭理论的其他问题。在查看论坛帖子的回复后，教师确定学生仍然存在的困惑点，并利用这些信息补充额外的学习材料，将资料分享给学生，进一步帮助学生学习。

注意：尽管 1 分钟论文（minute paper）是一种非常有效的课堂评估技术（CAT），但如果该技术使用过度或使用不当，学生可能不会认真对待 CAT。因此，准备能够有效获得足够信息来评估学生学习的问题十分重要。

注：一位教师在护理教学中里实施了这个案例。这个案例的其余部分来源于 Angelo 和 Cross（1993，pp. 148-153）的著作。

程和项目的有效性。教师在学生学习过程的特定时间点使用终结性评价，目的是确定学生是否达到了预期的结果。例如，一门课程的期中考试或项目结束时的学习档案袋属于终结性评价的形式。教师应将终结性评价的形式与教育项目、课程结果结合起来。构建和描述终结性评价指标也很重要，这样学生了解将被测量和评价的学习范畴。

将项目、课程和课程结果与终结性评价策略相结合非常有用。然而，教师在使用终结性评价来衡量学习方面的努力并非止步于此。教师也可以利用终结性评价方法的结果来确定课程中学习经历的有效性。

尽管如此，研究表明为使终结性评价可靠有效，教师必须具备进行此类评价的能力（National League for Nursing，2022）。例如，Helminen 等（2016）对临床教育中有关终结性评价的文献进行了回顾，建议教师要有评价过程的培训，以确保结果的一致性。这一培训对于确保学生拥有安全和优质护理方面的能力至关重要。因此，教师必须参与教师培训，以获得终结性评价的专业知识。这种能力可以提高终结性评价方法的准确性，促进评价结果的有效利用。

一旦教师制订出与预期的学生学习结果相一致的终结性评价策略，并参与确保方法使用严谨性的过程，他们就需要使用终结性评价结果来促进教育项目中的课程学习经历计划的合理修订。关于如何使用评价数据改变教学策略的示例见案例研究 10.2。

无论教师使用何种终结性评价策略，他们都必须共同检验评价结果，利用证据基础来调整学习经历，并评价新的终结性评价策略的实施。这些努力有助于确保有效地利用终结性评价方法。

案例研究 10.2 评价学生学习结果

一所护理学院的教师担心学生的药理学考试成绩和国家执照考试准备评估低于他们的预期。他们发现，学生在临床给药方面难以表现出期望的能力。考试成绩和学生临床表现的评价表明，学生需要有一种能够促进他们对给药技能、知识和态度整合的学习经历。教师们回顾了关于药理学教学策略的文献，并确定客观结构化临床考试（OSCE）可以有效地提高学生的药理学能力。他们设计并实施了一个以药物管理为重点的药理学 OSCE 场景。初步发现，学生药理学考试分数及临床药物管理表现得到提高。

1．在模拟学习场景中，OSCE 的使用将涉及哪些学习领域？

2．你将如何评价新开发的 OSCE 相关的学生学习结果？你认为这个案例是对学生表现的形成性评价还是终结性评价？在给定的案例中，两者谁更适合这个案例？

3．你将如何制定一个评估这次学习经历的准则？

先前学习评价

先前学习评价（PLA）是“对个人的学习经历进行评估和评价，授予大学学分、认证、进修或培训免修学分的过程”（Klein-Collins & Hudson，2018，p. 4）。先前学习评价始于 1974 年美国教育学院学分建议服务部门帮助成年人在大学传统学位课程之外所修读的课程和考试取得学分（American Council on Education，2021）。

先前学习评价很重要，因为它可以促进高校学生完成学业，尤其是对于有色人种、低收入学生和移民学生而言（García & Leibrandt，2020）。先前学习评价已成为评估学习的一种重要方法，有证据表明，一些先前学习评价方法，如先前学习评价档案袋（记录先前的学习）和标准化考试，能促进大学的持续性和完成率（Klein-Collins & Hudson，2018）。

为了确保对先前的学习进行适当的评价，成人和体验式学习委员会（n.d）提供了“评价学习的 10 个标准”，该标准用于决定先前的学习是否可以认定学分（框 10.4）。

开发教学大纲

所有学术课程，包括在校园内或使用科技（网络、视频会议等）教授的课程，都需要课程大纲。教学大纲中应明确、简洁地描述课程组成和学习经历。一份完善的教学大纲是教师与学生的契约，也能指导学生达到学习结果。学生期望在上课的第一天或之前收到教学大纲，这样他们就能在上课之前对课程有一个清晰的理解。教学大纲也解释了如何对学习进行评估、评价和评分。同样重要的是，教学大纲通过介绍教师及其理念、大学、学院、教学政策和行为规范来奠定教学的基调。因此，教学大纲应以学习者为中心来撰写。在一篇经典文章中，Harnish 等（2011）指出，将那些能够体现出“温暖”和受欢迎的特征纳入教学大纲是很重要的（表 10.1）。有证据

框 10.4　评价学习的 10 个标准

1. 仅在作为学习证据时被授予学分和能力，而非经历或时间花费。
2. 评估是学习不可或缺的一部分，因为它可以指引和促进未来的学习。
3. 评估应基于一定的标准，而且这种标准应是支持者之间明确表达的共同结果。
4. 学分授予和能力等级的确定必须由适当的学科和认证专家来决定。
5. 评估推动了不同个体和群体的教育公平性和可及性。
6. 各机构积极为学习者全面参与评估过程提供指导和支持。
7. 评估政策和程序应是广泛商议的结果，应与所有支持者共享。
8. 评估的费用应以在该过程中完成的服务为基础，而不是由学分多少来决定。
9. 所有参与学习评估过程的人员都应追求并接受足够的培训和持续的专业学习。
10. 评估项目应定期监控、评价和修订，以反映机构和学习者的需求。

来自成人和体验式学习委员会（n.d.）. 评价学习的 10 个标准。检索自 https：//www. cael.org/ten-standards-for-assessing-learning

表明，创建这样的教学大纲可以真正满足学生的心理健康需求，增加他们在压力期间寻求帮助的可能性（Gurung & Galardi，2021）。以学习者为中心的教学大纲也诠释了教师和学生在教学过程中扮演的角色，并传达促进学习效果和积极性的学习态度和行为。

完整的教学大纲包含了课程、课程实施、大学和学院的政策，以及预期的行为规范等基本信息。以下内容描述了完整教学大纲的各个组成部分（框 10.5）。

教师应该了解教学大纲的哪些部分他们可以自主修改，而哪些部分不能。例如，课程名称、介绍、学分分配、先修课程和并行课程、评分标准和课程目标（结果）都是由课程或机构决定的，如果没有获得应当的程序和机构级别的批准，就不能修改。负责授课的教师可能会更改课程作业和评估策略。教师在修改现有的课程大纲前应先熟悉本课程的政策。

教学大纲的简略形式可以根据学校或教育项目的要求制订，包含课程要求的基本信息，如课程名称、学时、描述和目标（结果）。一些学校在网站上发布了简短的教学大纲，并在课程开始时提供电子或印刷格式的完整课程信息。

表10.1　一个“温暖”的教学大纲的 6 个特征

特征	描述
语言积极、亲切	让学生感到舒适和受欢迎 例如：办公时间——“我很愿意接受预约并提供个人帮助”
作业的合理性	通过明确作业与课程目标及学习的关系以激励学生 例如：作业——“本课程的作业问题设计旨在帮助你提高有关护理实践的临床推理能力”
表露自我	让学生了解教师的交际风格 例如：学习资源——“在人生的某个时刻，我们都会需要帮助来获得新知识。列出的学习资源可以帮助你学习这门课程”
热情	提高学生的学习主动性和教师的效率 例如：课程主题大纲——“思考护理研究和循证护理实践的积极影响，它们如何改变生活和促进健康”
同情心	接纳突发事件和生活环境 例如：考勤——“期望你的出席。但是如果有意外发生，如家人生病或去世，请与我联系”
幽默	提高学生学习的主动性和教师的效率 例如：教学理念——“请注意课程中使用卡通很常见，这能够激发你对课程内容的关注”

Harnish，R. J.，McElwee，R. O.，Slattery，J. M.，Frantz，S.，Haney，M. R.，Shore，C. M.，& Penley，J.（2011，January）. Creating a foundation for a warm classroom climate：Best practices in syllabus tone. Observer，24

框 10.5 本科护理课程完整教学大纲示例

护理 610：卫生保健伦理、政策和倡导

授课方式：面授

学时：3

目录课程描述

学生将确定概念和理论，用以在倡导的框架内时间安全和道德的关怀。课程重点放在伦理原则、卫生政策分析、政治能力以及护理领域（疾病预防/促进健康和福祉，慢性病护理，康复护理，临终关怀/姑息治疗/支持性护理）、全人健康、健康和健康公平的社会决定因素、卫生保健倡导和系统变革，以及跨专业合作。

课程结果

在完成课程后，学生能够：

1. 调查护理实践和卫生保健中伦理、政策和倡导的历史观点。
2. 评判护理实践和卫生保健中的原则和理论，包括关系伦理学。
3. 在道德和法律不确定或价值观冲突的情况下实施决策。
4. 从多角度视角评价卫生政策。
5. 从多角度视角评价政策制定和监管过程。
6. 组织策略和法规的制定，以在健康和健康公平的社会决定因素、卫生保健倡导和系统变革方面影响政策制定者。
7. 选择提升护理和医疗保健质量的倡导原则和实践。
8. 设计领导策略，以推动高质量护理实践和卫生保健。

先修课程：护理 550 综合护理关怀 I

主题简要大纲

1. 伦理分析过程和方法
2. 临床和职业关系中的伦理表现
3. 知情同意与拒绝、胁迫、临终关怀和隐私
4. 当前或有争议的问题和道德困境
5. 政策理念
6. 政策及其制定、形成和实施
7. 政策分析
8. 政府、劳动力、协会和利益集团的政策和政治
9. 倡导的阶段和组成部分
10. 倡导工具包
11. 倡导障碍
12. 发展机构

授课教师：

姓名和职称、联系方式和办公时间——根据学生的课程表安排的办公时间。

教师教学理念：

这门课程的教师坚信主动学习以及卫生保健伦理、政策和倡导知识以及包括但不局限于目前所获得的技能和态度的发展。坚信学生和教师合作能够达成学习结果的民主学习。

教学策略：

你将会通过阅读指定材料、在线学习小组、案例学习、演示汇报和书面作业来学习。

课程材料、资源和需要的内容：

教学大纲中应列出所有必需和可选的内容以及其他学习资源。

评价：

学习经历和相应的评价和评分：

倡导反思论文	20%
立法推广项目	20%
模拟案例研究	20%
伦理分析案例研究	20%
卫生政策简介	20%
总计	100%

课程评分表：

最终课程成绩将基于以下内容

分数：

A = 94 ～ 100	C = 80 ～ 84
AB = 92 ～ 93	CD = 78 ～ 79
B = 87 ～ 91	D = 74 ～ 77
BC = 85 ～ 86	F = 73 及以下

作业：

如要申请作业延期提交，可在截止日期前联系课程教师进行安排。如果没有申请延期，可能会按照学生手册中的规定对迟交作业进行处罚。

格式和提交指南：

所有论文都需要 APA 格式。详情请参阅 APA 手册（第 7 版）。此外，论文将通过反剽窃软件包提交。

出勤：

课程时间：周一上午 8—11 时。必须按学生手册所述出勤。

残疾学生的住宿：

残疾学生应联系残疾人资源中心，安排合适的住宿。

教学大纲改编自明尼苏达州圣保罗圣托马斯护理学院。

课程信息

教学大纲中应包括以下课程信息：标题、介绍、学时、先修课程、并行课程、结果、教学策略、学习经历、主题提纲、政策和程序、评估和评价策略、评分计划和评分表。此外，教师应列出所有课程的上课时间。如果一学期要在不同的地点或使用信息技术授课，如同步或异步在线课堂，那么在一开始就必须说明这些信息。因为教学大纲是学生和教师之间的默认契约，所有相关人员都必须遵守大纲上制定和发布的规定。在与学生共享教学大纲并正式进行课程后，在极少数情况下才会对课程大纲进行必要的更改，以使学生达到教学大纲中规定的学习结果。

教师信息

教师基本信息应包括姓名、职称、办公时间、通常可约见方式、联系方式，以及与教师联系的首选方式。教师也应注明课堂内外的可约见的时间。如提供电话或电子联系方式，教师应说明方便联系的时间和原因。教师也应提供其教学相关理念的简介，以帮助学生理解和看待教师和学习者的角色和责任。

课程材料及资源

教师在这部分提供课程必读和补充的材料，如教科书、期刊读物、其他相关课程资源，以及参考书目和课程相关网站列表。

课程要求

完整的教学大纲应涵盖课程要求，包括课堂出勤与参与、临床作业、指定和可选的学习经历、临床任务、考试和书面作业的相关信息。教师还应明确规定达不到课程要求的后果，以及是否有迟交或漏交作业的相应要求，尤其是在临床实践的课程中。

课程评分政策

在完整的教学大纲中，教师可以提供课程评分表、作业的详细信息以及如何评分。使用评分准则有助于明确作业评分的标准。学生还应了解每项作业在课程总成绩中所占的百分比。教师应提供提交作业和测试的截止日期、补考流程、可选评分作业的使用信息，以及后期论文和项目的流程，并及时告知学生考试和论文的成绩。

学习和科技辅助

如果校园或学院提供资源来帮助学生学习和提升写作技巧，这些信息可以在教学大纲中注明。教师也可以就学生如何学习课程材料以及组建自己的学习小组提出建议。对于依赖技术实现预期学生学习结果的课程，教学大纲还应包括一节完成课程所需技术要求以及如何获取技术支持的内容。还应指导参加在线课程的学生如何获取为在校学生提供的机构和课程的学生支持服务。

课程、教育项目和机构政策

每个教育项目和机构都有自身的一系列政策，包括行为准则、学术诚信、不文明行为、犯罪行为、学生隐私以及向残疾或特殊需要的学生提供的资源。也应提供与项目和课程有关的犯罪背景调查和物质检测的信息。在教学大纲中可提供项目和机构政策的相关信息，以及校园或学校网站的链接。

课程规范

课程规范是课堂行为的准则。课程规范可以用来描述个人和小组参与主动学习的期望，例如，何时可以使用电脑和手机、如何处理迟到或早退，以及如何预防和管理其他扰乱秩序和不文明的行为（见第 15 章）。每门课程开始时，教师应花时间与学生沟通，解释和回答问题，征求学生的意见并适当调整教学大纲。Clark（2017）指出，在课程初始阐明期待有助于促进期望的课堂行为。教师可以要求学生以书面形式承诺遵守教学大纲中规定的行为；在线课程中，教师可以要求学生发送电子邮件或在论坛上发帖讨论，表明他们同意该文件。教师还可以与学生对话以深入了解他们对教师和其他同学行为的期望。此后，教学大纲作为学习合同为整个课程提供审查和参考。案例研究 10.3 展示了规范课堂行为的策略。

课程设计评价

一旦对课程和教学大纲进行了充分的制订（在学生使用之前），教师就可以要求同行和其他课程专家进行内部和外部审查。同事可以审查教学大纲内容的准确性、完整性、与课程的一致性以及是否遵守教育项目和学校政策。对于额外的以及外部审查，如果情况允许，教师可以在校园课程中心咨询课程设计专家或其他学科的内容

案例研究 10.3　建立课堂规范

一个本科护理项目的护理教师向负责人表达了对学生低出勤率的担忧。为了提升出勤率，他们告诉院长已经尝试在课程开始时进行分级测验。院长建议使用课后反思替代课程开始时的小测验。课后反思要求学生选择一个问题写一个一句话反馈，并输入学习管理系统：这节课的哪些内容对你最有意义？这节课的哪些内容需要更清晰的解释？你想进一步了解这节课的哪些内容？学生的回答可得5分。教师们分析了学生的回答的模式和主题，这些回答往往表明了额外的学习需求。每节课他们都为学生提供了一份关于这些需求的报告，并使用了学习策略来强化额外的学习需求。学生重视这一改变，出席率随之增加。教师对课堂管理的这一微小变化非常满意，他们在每门课程开始时都把这种方法纳入教学大纲，以规范行为。

1. 为什么在建立课堂规范方面的这一微小变化会产生如此积极的结果？

2. 这种类型的课程规范如何成为形成性学习评价的一种形式？

3. 将这种方法作为课程规范记录在教学大纲中，如何与“温暖”教学大纲的特征相一致？

专家。最后，教学大纲代表了课程预期的学习结果，并且是护理学院规定需要提交给课程审查过程的文件。

课程设计和学习经历的制约因素

设计课程和学习经历的制约因素可能来自教师、学生、时间和资源。虽然可无法消除所有制约因素，但是在规划阶段仔细评估各种制约因素的来源，教师将能够避免许多缺陷。教师可以在实施课程设计和学习经历后，了解其优势和局限性，反思学生的反应，并评估学习经历对学习的贡献。在课程结束后花些时间汇报可以帮助教师决定是否重复、修改或删除教学活动。表10.2概述了选择和实施学习活动的制约因素来源。

来自教师的制约

设计课程和学习经历的一些制约因素源自教师。教师缺乏学校教学经验或者教授学生特定的课程水平的经验时，可能会影响课程设计。当教师对目标学习者的认知能力、知识基础和生活经历有所熟悉，他们就更容易设计课程并选择合适的学习经历。高估或低估学生的能力和经验会破坏所涉及的学习经历的预期价值，也会影响学生

表 10.2　选择和实施学习活动的制约因素来源

• 来源	• 制约因素
• 教师	• 师生比 • 缺乏经验 • 对课程内容缺乏了解 • 对学生知识和技能缺乏了解 • 个人特质 • 性格 • 音质
• 学生	• 注意力不集中 • 无法使用设备和技术 • 缺乏必备的知识和技能 • 参与积极性不强 • 压力和焦虑 • 生师比太高
• 时间	• 活动时间不充足 • 汇报时间不充足
• 资源	• 版权限制 • 临床或教室设备不足 • 基金不足 • 视听设备无法使用 • 电子技术无法使用

参与课程作业的能力。

新教师甚至是有经验的教师在教授一门新课时，也可能没有充分掌握课程和学习经历所要求的内容和过程。因此，他们可能不乐意回答学生在课程中出现的疑惑、问题或争议。学生可能会提出教师认为与课程无关的问题或议题，或者提出教师意料之外的观点。咨询曾教授过该课程或教授过相同水平学生的教师，他们可以在设计课程和学习经历时提供宝贵的意见。因为课程和学习经历应以学习者为中心，教师必须要能够灵活处理可能出现的意见分歧，充分利用机会从学生的学习经历参与中学习。学生对课程设计和学习经历的不同表达方式的反馈可以作为讨论的重点，从而拓展课程和学习经历。

课堂之外对学生的要求可能使教师的工作变得复杂并受到限制。保持标准和严格的同时，为有大量工作和家庭压力的学生提供适当的学业期望，使得教学成为一个挑战，并可能对教育学产生重大影响。以学习者为中心的课堂能减轻教师来自学生课堂外需求的挑战。

Tomlinson（2021）建议，通过改变教师和学

生之间的传统权力关系，将教师作为专家而学生作为学习责任者的关系转变为学生和教师缔结的伙伴关系，从而让学生对学习有更大的自主权。权力关系的变化可以通过以下 5 个关键领域的教学来进行：①课程创造意义；②教学促进学习；③评估规划课程；④管理引领成功；⑤环境灵活设计。Tomlinson 声称，这些关键领域有助于学生在发言、代理、协作和决策方面变得更加成熟，因为他们与老师分担学习责任。以学习者为中心的课堂权力关系促进了包容性，反映了学生的需求，并考虑到了多样性。然而，Tomlinson 强调，改变权力关系并不意味着放弃法律、教育和经历要求教师承担确保学生学业进步的合法责任。

教师的个人特质可能会影响他们营造一个让学生对课程和学习经历感兴趣的氛围。教师说话声音太小或音质差、太快或太慢或太单调，都会给学生听讲带来困难。性格腼腆或害羞，或务实导向的教师，可能被学生认为疏远、冷漠或漠不关心。教师可能没有意识到个人习惯可能会分散学生的注意力，干扰他们对学习的专注力。学生可能不愿意分享他们对教师个人特质的看法，但教师邀请同事来听课可以提供一些有用的信息，以提高课堂表现。

来自学生的制约

学生的制约因素可能来自参加课程的学生人数。课程中过多的学生可能影响教师亲自了解学生的能力，难以应对各种学习风格，也难以确保学生有较好的学习经历。生师比过高可能会使某门课程或学习经历变得疲倦和时间紧张。

学生可能缺乏课程或学习经历所需要的前置知识和技能，或教师认为其应该有的知识和技能。通常有一些学生，无论活动和方向如何清楚，他们都无法掌握课程内容或学习经历目标。教室环境中不适宜的温度和机械噪声等制约因素也会干扰学生的学习活动。学生参与小组讨论发出的噪声也可能干扰那些喜欢在安静环境学习的学生。

抗拒参加学习经历是另一个制约因素。习惯被动式学习的学生可能会抗拒需要主动参与的学习经历。学生可能将学习经历视作一种微小或无意义的忙碌工作，而非意义十足的体验。

学生可能不具备使用学习经历所需资源、设备或电子技术的技能或经验。

教师每次教授课程时都应认真评估可能存在的来自学生的制约因素。源自学生的制约因素是多样的，并且每次在教授新的学生这门课程时都可能不同。

来自时间的制约

时间在课程中是一个很普遍的制约因素。当决定如何最有效地利用课堂时间时，教师必须认真权衡以教师为中心和以学习者为中心的学习经历之间的关系。对于所有课程和学习经历，教师都必须按优先顺序排好，然后选择结果或能力以及相关的内容和过程。教师还必须评估课程和学习经历的复杂性，以确保学生有能力在规定的时间内完成课程。

要使课程和学习经历有意义和价值，学生和教师必须有足够的时间积极计划和参与课程及学习经历。完成学习经历后，应预留时间进行汇报。虽然是否需要汇报取决于学习内容，但汇报是学习的重要组成部分，对于学生和教师来说都有好处。学生汇报他们与同伴的努力，扩展了学习过程。这使得教师可以更全面地了解学生的思维过程，并在学习经历中为学生提供了一个发现问题或困难的机会。教师可以利用这些信息作为对学生近期学习中遇到的问题和困难进行进一步讨论的基础。从学生身上收集到的有关方向、基本要素或经历本身存在的困难信息，在教师决定是否保留、修改或删除这些经历时非常有用。

来自资源的制约

资源是另一个制约因素来源。用于支持课程和学习经历的资源包括临床设施、学习资源中心、体检室、教室、教学用品和设备、印刷材料、视听设备、计算机辅助教学程序和各种信息技术。由于缺乏实践所需的合适资源，可能无法开展某种学习经历。

信息技术、电子邮件及其他电子通讯和会议系统都是可以用来设计课程和学习经历的有用工具。虽然教师可以提前通知学生上课需要用到的技术与经验，但学生也可能反馈说他们太忙以至于没有时间参加培训。除时间外，资金可能也是一个障碍。教授包含技术使用课程的教师需要考虑学生如何应对技术的问题，这样他们的学习经历才不会受到负面影响。

本章重点总结

- 以学习者为中心的课程设计方法可以促进学习者的参与。
- 课程设计包括一系列连续、迭代的步骤，从课程预设计阶段开始，最终形成教学计划和评价策略。
- 课程设计要求教师决定何时使用结构化和非结构化的学习经历，且主要应包含主动学习而不是被动学习策略。
- 教师必须使用认知、精神运动和情感领域来创造可测量的学生学习结果，其中包括对所期望学习水平最合适的行为动词。
- 形成性和终结性评价方法是课程设计的重要组成部分，教师应计划使用这两种方法来评估学习需求和学习进展。
- 课程大纲是教师和学生之间的契约，设计过程必须深思熟虑，并注意融入温暖及有吸引力的语言风格。
- 来自教师和学生的制约因素会影响课程设计和学习经历的有效进行，教师们持续对此进行评估并采取行动以减少这些制约因素十分重要。

对证据的反思

1. 回顾现有课程是否与以学习者为中心的颠覆性创新（Huston et al.，2018）相一致。如何修订课程以反映这些创新？

2. 分析课程大纲中课程介绍、项目和课程目标、能力、概念、学习经历、评价方法和学习资源之间的联系。这些课程要素是否相互关联？

3. 分析包括认知、情感和精神运动领域在内的课程目标。这些领域之间是否平衡？如果不是，失衡的理由是什么？

4. 比较和对比形成性评价和终结性评价。举例说明在教学 / 学习过程中何时适合使用这两种评估方法。

5. 反思教师和学生对课程设计和学习经历的制约因素。哪些因素是可能通过主动措施缓解的？

参考文献

American Council on Education. (2021). *About learning evaluations*. https://www.acenet.edu/Programs-Services/Pages/Credit-Transcripts/About-Learning-Evaluation.aspx

Anderson, L. W., & Krathwohl, D. R. (2001). *A taxonomy for learning, teaching, and assessing: A revision of Bloom's taxonomy of educational objectives*. Longman.

Angelo, T. A., & Cross, K. A. (1993). *Classroom assessment techniques: A handbook for college teachers*. Jossey-Bass.

Auerbach, A. J., Higgins, M., Brickman, P., & Andrews, T. C. (2018). Teacher knowledge for active-learning instruction: Expert–novice comparison reveals differences. *CBE-Life Sciences Education*, *17*(1), 1–14. https://doi.org/10.1187/cbe.17-07-0149

Benner, P., Sutphen, M., Leonard, V., & Day, L. (2010). *Educating nurses: A call for radical transformation*. Jossey-Bass.

Bloom, B. S. (Ed.), (1956). *Taxonomy of educational objectives. Handbook 1: Cognitive domain*. Longman.

Bruner, J. (1977). *The process of education*. Harvard University Press.

Clark, C. (2017). *Creating & sustaining civility in nursing education* (2nd ed.). Sigma Theta Tau International.

Council for Adult and Experiential Learning. (n.d.). Ten standards for assessing learning. https://www.cael.org/ten-standards-for-assessing-learning

Freire, P. (2006). *Pedagogy of the oppressed: 30th anniversary edition*. Continuum International Publishing Group.

García, C. & Leibrandt, S. (2020). *Recognition of prior learning in the 21st century: The current state of higher learning policies*. https://www.clasp.org/sites/default/files/publications/2020/11/The-Current-State-of-PLA-Policies.pdf

Giddens, J. F. (2021). *Concepts for nursing practice* (3rd ed.). Elsevier.

Giddens, J. F., Caputi, L., & Rodgers, B. (2019). *Mastering concept-based teaching: A guide for nurse educators* (2nd ed.). Elsevier.

Gloekler, L., & Lucas, D. (2021). Nursing students' preferences in test taking, e-books, and learning styles: A longitudinal study. *International Journal of Nursing Education*, *13*(1), 152–159. https://doi.org/10.37506/ijone.v13i1.13333

Gurung, A. R., & Galardi, N. R. (2021). Syllabus tone, more than mental health statements, influence intensions to seek help. *Teaching of Psychology*, 1–6. https://doi.org/10.1177/0098628321994632

Harnish, R. J., McElwee, R. O., Slattery, J. M., Frantz, M. R., Haney, C. M., Shore, C. M., & Penley, J. (2011). Creating a foundation for a warm classroom climate: Best practices in syllabus tone. *Observer*, 24.

http://www.psychologicalscience.org/index.php/publications/observer/2011/january-11/creating-the-foundation-for-a-warm-classroom-climate.html

Helminen, K., Coco, K., Johnson, M., Turunen, H., & Tossavainen, K. (2016). Summative assessment of clinical practice of student nurses: A review of the literature. *International Journal of Nursing Studies*, *53*, 308–319. https://doi.org/10.1016/j.ijnurstu.2015.09.014

Huston, C. L., Phillips, B., Jeffries, P., Todero, C., Rich, J., Knecht, P., Sommer, S., Lewis, M.P. (2018).The academic-practice gap: Strategies for an enduring problem. *Nursing Forum*, *53*, 27–34.

Klein-Collins, R., & Hudson, S. (2018). *Do methods matter? PLA, portfolio assessment, and the road to completion and persistence: A study of prior learning assessment and adult students' academic outcomes at four LearningCounts partner colleges*. https://files.eric.ed.gov/fulltext/ED593472.pdf

Krathwohl, D., Bloom, B., & Masia, B. (1964). *Taxonomy of educational objectives. Handbook II: Affective domain*. Longman.

Lehtinen, A., & Viiri, J. (2017). Guidance provided by teacher and simulation for inquiry-based learning: A case study. *Journal of Science Education and Technology*, *26*(2), 193–206. https://doi.org/10.1007/s10956-016-9672-y

Leighton, K., Kardong-Edgren, S., McNelis, A. M., Foisy-Doll, C., & Sullo, E. (2021). Traditional clinical outcomes in prelicensure nursing education: An empty systematic review. *Journal of Nursing Education*, *60*(3), 136–142. https://doi.org/10.3928/01484834-20210222-03

Markey, K., O'Brien, B., Kouta, C., Okantey, C., & O'Donnell, C. (2021). Embracing classroom cultural diversity: Innovations for nurturing inclusive intercultural learning and culturally responsive teaching. *Teaching and Learning in Nursing*, *16*(3), 258–262. https://doi.org/10.1016/j.teln 2021.01.008

Martin, K. (2018). *Learner centered innovation: Spark curiosity, ignite passion, unleash genius*. IMPress.

Misseyanni, A., Lytrasp, M. D., Papadopoulou, P., & Marouli, C. (Eds.), (2018). *Active learning strategies in higher education: Teaching for leadership, creativity and innovation*. Emerald Publishing.

Morris, T. H. (2019). Adaptivity through self-directed learning to meet the challenges of our ever-changing world. *Adulty Learning*, *30*(2), 56–66. https://doi.org/10.1177/1045159518814486

National League for Nursing. (2022). *NLN core competencies for academic nurse educators*. https://www.nln.org/education/nursing-education-competencies/core-competencies-for-academic-nurse-educators

Neilsen, A. (2016). Concept-based learning in clinical experiences: Bringing theory to clinical education for deep learning. *Journal of Nursing Education*, *55*(7), 365–371. https://doi.org/10.3928/01484834-20160615-02

Patel-Junanker, D. (2018). Learner-centered pedagogy: Teaching and learning in the 21st century In G. Kayingo & V. M. Hass (Eds.), *The health professions educator: A practical guide for new and established faculty* (pp. 3–11). Springer Publishing Company, LLC.

Sterner, A., Hagiwara, M. S., Ramstrand, N., & Palmér, L. (2019). Factors developing nursing students and novice nurses' ability to provide care in acute situations. *Nursing Education in Practice*, *35*, 135–140. https://doi.org/10.1016/j.nepr.2019.02.005

Tomlinson, C. A. (2021). *So each may soar: The principles and practices of learner-centered classrooms*. ASCD.

第11章

跨专业教育和合作实践

Elizabeth Speakman，EdD，RN，FNAP，ANEF，FAAN
翻译：安力彬　审校：王桂云

引言

现有文献详细地描述了护士在全球事件中参与团队护理的作用，其中不乏一些历史、社会、政治和经济事件。例如在脊髓灰质炎流行期间，理疗师、护士与患者合作，以期恢复患者最佳功能。在第二次世界大战期间，护士、医生和药剂师与消化科专家合作，为感染疾病的美国士兵寻找治疗方法。尽管最近的全球疫情略有不同，但可以将其也归为一场历史事件，因为疫情对护士个人产生了重大影响。护士们在前所未有的条件下工作，面临着个人对死亡的恐惧、孤独、与家人朋友隔离的困境，还要扮演着家人的角色，陪伴在即将离世的患者身旁。此外，疫情使人们难以获取医疗资源，加上行动受限和（或）对感染的恐惧，给许多国家带来了前所未有的挑战（WHO，2021）。目前很少有人知道，新冠病毒感染疫情期间护士护理患者时，产生的道德压力有长期的影响（Lake et al.，2021）。我们应该认识到，在这些危急情况下，护士和卫生保健团队的所有成员必须更加紧密协作、相互依赖。

在最近的新冠病毒感染疫情中，虽然护士发挥了不可替代的作用，但他们也经历了与迷茫、恐惧和道德困境相关的心理变化（Zhang et al.，2020）。“100年前，一场全球性事件对美国和世界各地的护理教育产生了与新冠病毒感染疫情同等的影响。第一次世界大战和1918—1920年的流感大流行都导致了护理教育的变革，变革内容包括培训的标准化和该领域的专业化。新冠病毒感染疫情已经引发了一些创新，这些创新可能会影响未来护理教育的发展”（National Academies of Sciences，Engineering，and Medicine，2021，p. 231）。新冠病毒感染疫情突出了以团队为基础的护理的必要性，并强调了在医疗照护中协作的价值和必要性。

当出现突发公共卫生事件时，医院管理部门通常需要制定积极的应急策略及长期的规划和准备工作（Zaghini et al.，2021）。对许多机构来说，基于团队的护理是新冠病毒感染疫情应急计划的一部分。我们对疫情的应急反应是否考虑了护士的恢复力、职业倦怠和（或）疫情对医疗照护造成的长期影响？事实上，早期的数据表明，护士职业倦怠率很高，需要加以解决。这些数据还表明，合作不仅有助于提供护理服务，也有助于鼓舞士气。新冠病毒感染疫情正在推动卫生保健服务和行业发生前所未有的重大变革。Michaelic 和 Lamb（2020）建议护理人员进行跨专业团队工作，这可以帮助改进传统的分级护理模式，并帮助个人调节压力。此外，Tannenbaum 等（2021）指出，跨专业团队所使用的有效、协调的团队合作，能够很好地克服新冠病毒感染疫情带来的空前挑战。提供团队护理并不是一个新兴的现象；事实上，人们在疫情前就已经对跨专业团队护理产生了兴趣，因为人们认识到跨专业团队提供的护理更有可能为患者带来更好的效果。

正如先前所述，由于疫情期间的护理挑战，包括护士在内的卫生保健工作者一直在经历痛苦和倦怠的困境。Bowles 等（2019）进一步强调了护士在卫生保健团队中的作用，认为这对优化患者安全和护士满意度至关重要，而这些与改善患者预后、患者体验、卫生保健质量和人均成本有关。护士始终都是卫生保健团队不可或缺的成员。

本章论述了跨专业教育（interprofessional education，IPE）和合作实践（collaborative practice，CP）对卫生保健服务以及对护理课程的影响。2010年，世界卫生组织（WHO）对跨专业教育和合作实践进行了定义。本章将延续该定义，即将跨专业教育定义为“来自两个或两个以上专业的学生相互了解、相互学习以实现有效合作和改善健康”，合作实践则是“来自不同专业背景的多名卫生保健工作者与患者、家庭、护理提供者和社区合作以提供最高质量的照护”（p. 7）。最后，本章叙述了护理教师在课堂上提供跨专业教育经历的方法，以及在临床环境、社区学习环境和通过远程医疗学习经历中提供模拟及合作实践经历的方法。值得注意的是，在学习环境中，跨专业教育和合作实践的目标是让临床护士能够在卫生保健环境中从事基于团队的护理——跨专业合作实践（interprofessional collaborative practice，IPCP）。

跨专业合作发展历史

与临床护理人员的对话表明，他们高度认可团队合作及其价值（Michaelic & Lamb，2020）。但这种说法并不是新颖的观点。在过去的 50 年里，跨专业教育主要关注课堂教学，并培养学生在毕业后做好“合作准备”（Brandt et al.，2018）。讽刺的是，诸多类似于“卫生保健教育团队”的方案都没有实现，例如，1972 年美国医学研究所（Institute of Medicine，IOM）会议探讨卫生保健从业人员需要团队合作。20 多年后，卫生专业委员会发表了一份报告，指出所有卫生保健专业人员都需要具备跨学科能力（O’Neil，1998）。此外，IOM（1999；2001；2003）发布了白皮书，其中建议教育工作者和实践人员共同制定跨学科合作的护理方法，并强调如果卫生保健人员面对危险时的准备状况不加以改善，可能会带来严重的后果。WHO 随后发表的 2010 年报告赞成这一说法，并说明了使用跨专业教育和合作实践模式带来的合作教育和体验式学习及劳动的益处（Flood et al.，2021）。

尽管有这些文件的出台，早期的卫生保健教育和实践仍然只涉及跨专业教育，事实上，许多早期的跨专业教育学习经历都只用自己专业的人员来扮演其他专业的成员。从以前跨专业教育和合作实践教育的实际进程中可以了解到，学生虽然毕业于一些高水平、正规的学校，但是依然没有做好加入团队合作的准备，因为他们是在一个“旧”的卫生保健系统中学习的，该系统没有提供给他们锻炼团队合作技能或共同决策的机会（Speakman，2017；Brandt et al.，2018）。直到后来的几份报告，例如 2011 年的《跨专业教育合作专家小组能力》（Interprofessional Education Collaborative Expert Panel，IPEC）（2016 年更新）以及卫生专业教育认证协会开始要求跨专业教育和合作实践学习结果，教育工作者和临床护士才开始对此形成概念，并促进跨专业教育和合作实践的实现，这标志着跨专业教育和合作实践运动的复兴。图 11.1 展示了 2016 年更新的核心能力与子能力，这些能力可融入整个执照前学习阶段及专业实践环境（IPEC，2016，pp. 9-10）。

跨专业教育和合作实践的国家标准

Arenson（2017）提出 IPEC 核心能力为团队合作护理的基本元素。IPEC 能力是具体的、可实现的。IPEC 能力文件的发布为卫生保健专业教育设计提供了结构和流程，并极大增强了卫生保健教育中的跨专业教育和合作实践部分。此外，核心能力强调了患者作为卫生保健中一员的作用（Flood et al.，2021）。框 11.1 说明了最新的 IPEC 模式（2016），并列出了四个核心能力：价值观和道德、角色和职责、跨专业沟通、团队以及团队合作。旨在将核心能力作为一个框架，纳入卫生保健专业教育项目。核心能力对卫生保健团队的成功至关重要，护士可以最大化地利用这些技能来领导或与卫生保健团队的其他成员进行合作（Speakman，2017；Speakman et al.，2016）。

虽然卫生保健教育迅速采取了行动，采用并纳入这些能力，但是临床领域并未紧跟步伐。理论上，卫生保健教育工作者在实践中更容易找到课程之间的相似之处，让学生获得跨专业的学习机会。但在临床环境中，卫生保健专业人员往往在自己的实践范围内进行实践。临床教育模式也不相同。护理临床教育通常是按科室划分的，将护理专业的学生分配到临床科室，并由一名临床指导老师负责，而不是像其他卫生保健专业的学生那样直接纳入卫生保健团队，仅仅是由于护理学生在整个组织中的分配需要跟随他们的导师。Brandt 等（2018）提出了一个问题，即当学生在传统模式下实践时，如何让他们准备好在新的护理模式下进行护理实践。他们继续认为有必要为现在的学生“接种一剂预防针”，让他们接受跨专业的价值观和行为。

尽管跨专业教育和合作实践的教育思维已成为卫生保健教育和实践中不可或缺的价值

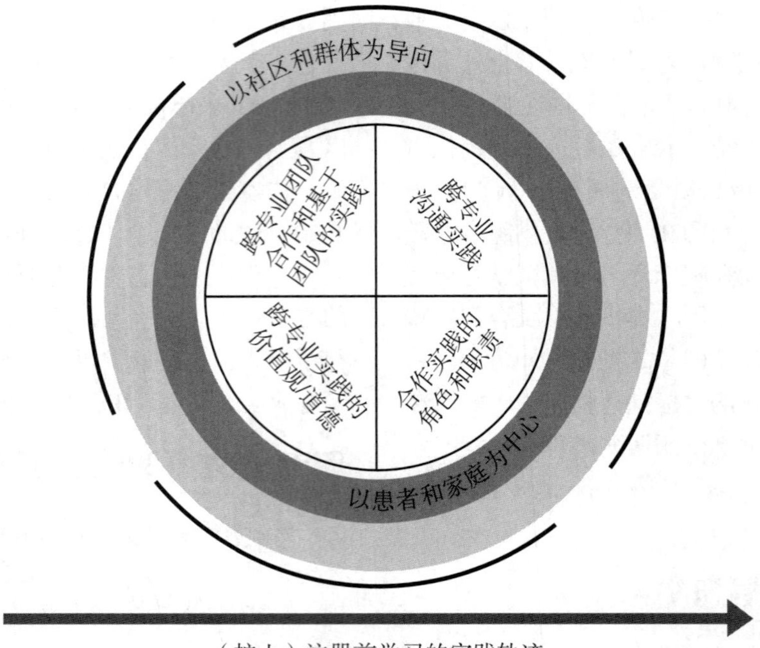

图 11.1 跨专业合作能力领域

来自跨专业教育合作组织（2016）。Core competencies for interprofessional collaborative practice：2016 update. Interprofessional Education Collaborative.

框 11.1 IPEC 的跨专业合作实践核心能力

价值观和道德	角色和职责	跨专业沟通	团队和团队合作
与其他专业人士一起工作，维持相互尊重和分享价值观的氛围	利用自己的角色和其他专业的知识来适当评估和满足患者，以促进群体健康	与患者、家庭、社区以及在卫生保健和其他领域的专业人员以一种有回应的和负责任的态度进行沟通，支持团队维护健康和治疗疾病	运用关系建立的价值观和团队动力原则，在不同的团队角色中有效地执行，计划、实施和评价以患者/群体为中心的护理和安全、及时、高效、有效和公平的群体健康项目及政策

跨专业教育合作专家小组（IPEC，2016）。Core competencies for interprofessional collaborative practice：Update。从 https：//www.ipecollaborative.org/resources.html 获取

观，但持续开展跨专业教育项目仍然是一项挑战（NCICLE，2021）。教师有责任设计和实施学习体验活动，以促进学生掌握能力标准中的知识、技能和态度。最近发表的跨专业教育和合作实践的文章支持开发更强大的学习体验项目，以促进学生的发展，使其获得在临床团队中高效的表现能力。Ketcherside 等（2017）和 Speakman（2017）特别指出，应为护理专业的学生提供跨专业教育和合作实践机会，使他们获得跨专业行为和能力。Coleman 等（2017）随后进行的一项研究发现，学生的团队合作能力影响了学生对团队技能的看法，并能够改善患者对护理的看法。

值得注意的是，IPEC 核心能力是一个框架，可以用来评估和评价学生获得的核心能力。然而，由于机构、项目、教师和学生层面的主观感知和实际障碍，将跨专业教育和合作实践广泛整合到卫生保健专业教育项目中仍然面临挑战。虽然团队学习的价值仍在不断增长，但对在卫生保健专业教育项目中开发、实施、评估和维持有效的跨专业教育和合作实践所需的基础设施的担忧仍然存在。机构战略规划需要阐明跨专业学习和合作护理机会具有诸多益处（NCICLE，2021）。日益普及的远程医疗以及愈发便利的交流方式成为了推进跨专业实践的重要组成部分，认证机构越来越需要建立和实施与远程医疗技术相关的能力标准（DuBose-Morris et al.，2021）。以下内容

详细阐述了 IPEC 核心能力，即价值观和道德、角色和职责、跨专业沟通以及团队和团队合作。将患者作为团队核心成员的跨专业医疗实践可以改善患者的治疗效果。这种基于团队的护理方法展示了高质量患者护理中协同的作用，以及如何提供安全、高效的患者护理的核心措施（Wei et al.，2020）。

价值观和道德

"与其他专业人士合作，保持相互尊重和共享价值观的氛围。"（IPEC，2016，p. 11）

跨专业价值观和相关的职业道德是塑造职业身份的重要部分，本质上既是本专业的，也是跨专业的。职业价值观和道德行为一直是护理实践的原则，也是贯穿护理课程的主要概念。这是所有卫生保健专业教育项目的共同主线，这种相互之间的联系使之成为共同的跨专业学习经历的基础。然而，需要注意的是，跨专业学生团队的教学需要认可不同的学习风格和观点，并对不同专业的学生的身份保持敏感（Willgerodt & Zierler，2017）。价值观和道德属于对专业身份敏感的领域。此外，Schot 等（2020）建议使用明确的共同规则，并进行适当的组织安排，以帮助跨专业团队相互了解。

教学策略，如基于团队的学习、价值观阐明、案例研究、反思性思维、附带汇报机会的跨专业查房和模拟等，都可以有效地促进跨专业学生的学习。跨专业教育和合作实践基于社区的学习经历及虚拟体验也为学生提供了审视个人精神及发展团队价值观框架的机会。与住院治疗的临床环境不同，社区环境在身体和情感上都没有那么拘束。个人如何选择生活方式及照顾自己或他人，以及社区能否有效满足个体的需求，都可能对学生的信念体系和核心价值观构成挑战。在不同的社区环境中为学生提供基于团队的合作实践经历，可以促进学生团队建立集体道德边界感和相互尊重的能力。虚拟学习体验也是如此，学生们在跨专业团队中共同学习和工作，创造"相互尊重和共享价值观的氛围"（IPEC，2016，p. 10）。

角色和职责

"利用自己和其他专业的知识，适当评估和解决患者的卫生保健需求，促进和提升不同群体的健康。"（IPEC，2016，p. 12）

跨专业学习需要了解在以患者为中心的照护和以社区 / 群体为导向的保健服务中专业角色和职责如何相互补充。要充分参与合作实践，重要的是要让团队成员了解彼此的角色和职责，对每个团队成员来说，在患者保健服务中明确自己的角色和职责也很重要（IPEC，2016）。护士的专业性质决定了他们已经习惯和其他卫生保健专业人员一起工作，然而，不能保证护士了解其他卫生保健提供者的角色和职责，或其他卫生保健提供者也了解护士的角色。这种了解需要在相互尊重和信任的环境中进行有意的培养。

对卫生保健团队的许多成员的角色和职责的相互了解应该从教育环境中开始。因此，学生们必须准备好学习"如何利用自己和其他专业的知识来适当评估和解决患者的卫生保健需求，促进和提升群体健康"（IPEC，2016，p. 10）。从单一专业护理团队向跨专业团队的转变需要文化的转变，也需要思维层次的转变，这种思维包含每个专业角色的独特性，同时也能有利于合作团队的培养（Khalili & Price，2021）。教师可以协同工作，为护理学生与其他卫生保健团队的互动创造机会。例如，在临床环境中进行查房后的团队汇报、在课堂上进行跨专业案例研究演示（无论是以面对面还是借助虚拟平台的形式）以及模拟学习活动。这些策略可以将卫生保健专业的学生团队聚在一起讨论患者医疗照护的场景，并有意识地要求他们阐明自己的角色和责任——如何与其他团队成员的贡献相互补充，从而明确患者照护的集体目标。

患者或个人在社区中的角色与他们在住院环境中的角色不同。基于社区的跨专业教育和合作实践提供了一个额外的视角——社区及其利益相关者在卫生保健系统中的作用。社区学习机会的例子包括让学生团队完成房屋评估和车窗调查，或者在社区场所举办卫生宣传和健康促进活动。社区健康跨专业教育和合作实践经历是为学生开发真实学习体验的有效途径（Grace & Coutts，2017）。

跨专业沟通

"以负责任和积极回应的方式与患者、家庭、社区和卫生及其他领域的专业人员进

行沟通，以支持团队合作，促进和维护健康，预防和治疗疾病。”（IPEC，2016，p. 13）

沟通能力有助于专业人士为合作实践做好准备。表达合作的意愿有助于开展有效的跨专业合作。跨专业沟通的过程复杂且容易产生误解（Coolen et al.，2020）。虽然护理教育在各个层次上都致力于培养学生成为有效的沟通者，但实施跨专业沟通意味着所有卫生保健专业人员都有责任在跨专业合作实践团队中展示领导力并引起相互关注。在管理和提供安全有效的护理方面，每个团队成员具有同等价值。根据 IPEC（2016），“学会自信地给予和接受及时、精准和有指导性的反馈，有助于卫生保健专业人员加强团队合作和护理”（p.13）。然而，在团队中拥有足够的权利和安全感，从而能够畅所欲言，并有可能挑战另一位拥有高级别或公认拥有职位权威的卫生保健专业人员，这对团队成员来说可能是一个挑战。无论是否存在真正的或被感知到的等级制度，都会导致护士在提出意见时感到害怕，甚至在提出建议时更加犹豫不决。

“以负责任的态度与患者、家庭、社区和卫生等领域的专业人员进行沟通，支持团队来促进和维护健康以及预防和治疗疾病”（IPEC，2016，p. 10）是需要掌握的重要技能。护理教育工作者必须找到沟通实践的机会，如 SBAR（现状、背景、评估和建议，situation，background，assessment，and recommendation）技术，帮助学生培养在跨专业合作实践团队中发言的信心。模拟教学是一种有效的策略，有助于提高学生在实践中使用 SBAR 沟通技能、明确肯定的沟通技巧的信心，将对安全有效的护理工作产生重大影响。SBAR 工具作为传达关键患者信息的有效手段，可以应用于各种临床环境（Coolen et al.，2020）。对来自不同专业的学生实施 SBAR 培训课程，有助于教会护士如何组织谈话，并自由地提出建议。更多的信息可以在 http：//www.ihi.org/resources/Pages/Tools/sbartoolkit.aspx 中找到。

建立沟通能力的另一个机会是使用 TeamSTEPPS 计划，该计划使用标准化的沟通技术来保障患者的安全。通过实施标准方法，卫生保健专业人员可以更有效、快速地做出反应，这可以改变促进患者安全的卫生保健文化（Agency for Healthcare Research and Quality，n.d.）。模拟是 TeamSTEPPS 计划的理想应用模式，该模式使用安全空间场景来学习如何成功安全地治疗患者（Duffy et al.，2017）。此外，在新冠病毒感染疫情期间，数字和电信的使用进一步强调开发和实施有效的跨专业交流学习活动的必要性（Jones et al.，2020）。

团队和团队合作

“运用关系建立的价值观和团队动力原则，在不同的团队角色中有效地执行计划、实施和评价以患者/群体为中心的护理和安全、及时、高效、有效和公平的人群健康项目及政策。”（IPEC，2016，p. 14）

在团队中工作需要分享自己的专业知识，放弃一些专业自主权，与他人紧密合作。共同责任制、共同解决问题和共同决策是团队合作和有效团队工作的特点。

跨专业教育和合作实践是实施有效团队合作的基础。护士要习惯于在团队中担任领导角色，同时也要成为发挥作用的团队成员。正如前面所讨论的，护士经常在团队中工作，但是这些团队能否保障有效地合作，以提供高质量医疗照护呢？只有当团队成员了解彼此的角色，并且每个人都能畅所欲言、参与开放式讨论时，跨专业团队才能高效运作。对于许多护士，尤其是新手护士来说，在团队中担任领导角色可能会不自在，成为一个有效的团队成员和维护患者权益的角色需要进行练习，其中必须包括建立公平的关系。了解专业间合作的潜在机制可以加强合作实践护理（Wei et al.，2020）。

护生可以通过多种方式学习团队合作。例如，在课堂上利用面对面或虚拟的形式，与同伴一起进行基于团队的学习，或与其他学科的学生完成小组项目任务，包括那些卫生保健专业以外的学生，这可以帮助学生培养必备的领导力和推动成员间合作的动力。跨专业的模拟活动，在临床环境中与其他卫生保健服务提供者共同学习的经历，以及和社区不同成员进行以社区为基础的跨专业服务学习项目，可以为教师在课程中有意识地培养团队合作技巧提供几个例子。跨专业合作实践的文献表明，团队合作有可能对患者结局产生积极的影响。高效运转的保健服务团队一起工作，可以共同解决问题和决策。有趣的是，Michaelic 和 Lamb（2020）描述了临床护理的前所未有的变化，因为新冠病毒感染疫情改变了提供者对团队合作的看法，导致现在倾向于团队精神、团结性和集体性以及等级制度。相反，Sukhera 等（2021）提醒，需要注意跨专业团队中影响信任和合作的关系可能是更广泛的社会、物理、组织和历史影响的结果。将 IPEC 的四项核心能力作为跨专业教育和（或）合作实践的框架，使学生能够在跨专业合作实践团队中更有效地工作，以改善群体健康（IPEC，2016）。在学术界提供团队培训可以发展具有共同目标的更具凝聚力的关系，使每个团队成员都能在最高水平上进行实践。

跨专业教育和合作实践对患者结局的影响

早期在学习环境中经常促进跨专业教育和合作实践更有效果，在临床环境中，跨专业教育和合作实践会随着时间的推移而得到加强。对跨专业合作实践的需求与改善患者治疗结果息息相关。卫生保健改善研究所最初开发了三重目标框架，旨在优化美国卫生保健系统（Berwick et al.，2008；IHI，2007）。三重目标框架有三个目标：改善患者的护理体验，改善群体健康，降低卫生保健的人均成本，如图 11.2 所示（IHI，2007）。三重目标框架重新强调了跨专业卫生保健的重要性，最终将产生健康结局的改善、更好的护理、更好的健康、更好的价值和更好的工作经历（Bouchaud et al.，2017，Khalili & Price，2021）。

最初的三重目标框架现在增加了额外的目标。四重目标框架增加了在工作中获得乐趣的元素，承认即使是最完善的卫生保健系统也会经历卫生保健人员的倦怠。倦怠与糟糕的患者体验直接相关，因为在工作中找到乐趣的员工更有

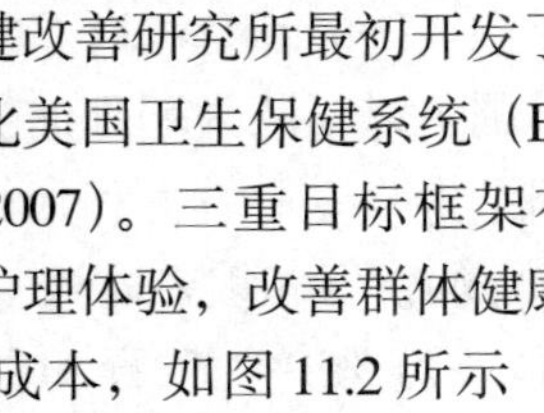

图 11.2 卫生保健改善研究所三重目标框架

“三重目标框架”是由马萨诸塞州剑桥市的卫生保健改善研究所开发的（http：//www.ihi.org）。经许可转载

可能做到更高水平的患者护理和参与（http：//www.ihi.org/communities/blogs/the-triple-aim-or-the-quadruple-aim-four-points-to-help-set-your-strategy）。在护理工作中，满意度和乐趣的重要性不容忽视。毫无疑问，当护士是很有挑战性的。患者护理和卫生保健提供系统是复杂的，护士进入工作队伍时需要做好团队合作的准备，在团队中感到被赋权畅所欲言，并且知道自己的意见和投入是有价值的。美国医学研究所建议，护士应成为卫生保健团队的全面合作伙伴，贡献他们独特的视角和专业知识，并有机会发展跨专业合作和确立领导地位（IOM，2011，2015）。护士要想在实践中获得这些技能和信念，就应该在学生时代学习，因为学生在职业生涯早期参与团队合作更有效果。

但仅仅成为团队的一员并不能达到四重目标框架中的所有标准，尤其是“工作乐趣”。为了达到这种水平的满意度，团队必须有一个高效的、信任的关系以促进相互尊重和共同目标的实现，在这种关系中有意义的是一个人既可以感受到他人的欣赏，也可以做到理解另一个人的观点（Perlo et al.，2017）。新冠病毒感染疫情强调，卫生保健教育工作者需要继续寻找创新方法，让学生参与跨专业教育（Jones et al.，2020）。在我们培养学生成为临床卫生保健服务提供者的今天，这一点尤其重要。Tannebaum 等指出，在疫情期间，团队合作对卫生保健服务的提供变得更加重要且更具挑战性，但他们认为危机可以激发人们合作和解决共同困境的意愿（2021）。虽然三重目标仍然是提供护理的标准，但第四个目标的增加，强调了前三个目标必须通过创造一个快乐的工作环境来实现。不增加第四个目标将导致工作的失败，也会导致高质量护理工作难以持续开展（Nundy et al，2022）。

另一个由新冠病毒感染疫情凸显的不平等现象是卫生保健不平等。最近发布的《护理的未来 2020—2030：绘制实现健康公平之路》报告探讨了护理在减少健康不平等方面的作用，同时兼顾成本、利用技术以及提供以患者和家属为中心的护理服务。同时，有学者建议在卫生保健改善研究所三重目标框架中增加第五个目标，创建“五重目标”，该目标重点关注高质量的循证护理，以鼓励卫生公平（Nundy et al.，2022）。护士一直关注健康和卫生公平的社会决定因素。在实现这

一目标的过程中，使用全面考察卫生保健体验的合作式护理模式是一个至关重要的因素。

开发跨专业教育和合作实践的课程组织框架

为教育项目的课程设置建立一个组织框架，给教师提供组织知识和技能的方法，对于实现预期的教育成果至关重要。尽管 Kirkpatrick 模型（Kirkpatrick & Kirkpatrick，2010）并不是专门为跨专业教育设计的，但它是跨专业教育中经常用于评估学生学习效果的一种框架。Kirkpatrick 模型使用真实数据来指导培训过程，以评估和了解培训如何影响组织（Smith，2020）。跨专业教育共同体已经承认 Kirkpatrick 模式的价值，该模式在国内和国际上都得到了实施。Kirkpatrick 模型用于测量成人学习或训练结果，是一种简单但相当准确的方法（LaDuke，2017）。最后，它还可以通过检验学生对 Kirkpatrick 水平的掌握程度，作为跨专业教育 / 合作实践规划评估计划的基础。

Kirkpatrick 模型最初开发于 1954 年，通过 4 个层面来评价教育项目的效果。第一层面——反应：评价参与者对训练及教育项目如何反应；第二层面——学习：评价参与者从实际训练中学到了多少；第三层面——行为：评价参与者如何把他们学习的内容应用到实际工作安排中；第四层面——结果：评价训练和教育项目的最终结果。最近，Kirkpatrick 模型增加了一个新的、被称为期望回报率的维度，期望回报率是医护人员确定训练的组织价值和组织期望满足程度的方法（Kirkpatrick & Kirkpatrick，2010）。

为了达到理想的期望回报率和患者护理效果的影响，跨专业学习机会应整合到卫生保健专业课程中，并运用丰富多样的教学策略持续提供给学生。当合作实践团队能够展现出有效的行为时，可以实现诸如患者或群体健康状况改善以及随之而来的成本降低等更好的卫生保健指标（Arenson，2017）。框 11.2 列举了一些如何应用 Kirkpatrick 模型评价跨专业学习活动的例子。

实施跨专业教育和合作实践的机构和教师的准备

将跨专业教育活动与合作实践融入课程中需要改变机构文化。许多跨专业教育倡导者表明，他们会受到其他教师和临床医生的抵制，因为人们认为他们目前使用的系统似乎能够满足课程的需要。在讨论和规划跨专业教育和合作实践活动时，教师应该明白，将跨专业教育和合作实践学习经历融入课程并不是简单的附加内容。事实上，跨专业教育和合作实践可以应用于许多不同环境的护理场景中。强调跨专业教育益处的一种方法是提醒教师和管理人员学生学习在团队中提供护理的重要性，以便他们能够更有效地作为从业者提供以团队为基础的护理。新冠病毒感染疫情的一个后果是人们越来越认识到卫生服务提供者提高合作水平、共享责任、提高技能和扩大流动边界的重要性（Langlois et al.，2020）。新冠病毒感染疫情强调了以团队为基础的护理方式的重要性，并强调了将跨专业教育和合作实践举措纳入卫生保健教育的价值和重要性。

框 11.3 是一份跨专业教育和合作实践计划指南。一些教师可能已经有了跨专业教育和合作实践的经验，可以为那些经验较少的教师提供支持。这要求各方必须齐心协力，对教师进行有关跨专业教育和合作实践要素的针对性培训。以下活动可以帮助护理教师进行跨专业教育的准备：

- 向国内知名的跨专业教育专家寻求建议和资源，并使用最新的跨专业教育和合作实践资源。《跨专业护理杂志》《跨专业研究与教育杂志》以及国家跨专业实践与教育中心（https：//nexusipe.org）拥有大量的资

框 11.2　Kirkpatrick 模型在跨专业教育中的应用

反应	学习	行为	结果
学生对经历跨专业合作的想法和感受是什么？ 学生对学习活动的反应如何？反应有利吗？	学生如何学习预期内容？ 学生是否承认跨专业合作的知识有所增加？	学生在多大程度上能够有效地运用团队合作和沟通技巧？	在卫生保健环境中，学生在跨专业合作团队中学习和实践的结果是什么？

框 11.3　跨专业教育和合作实践计划指南

- 决定参与计划经历的人员，确保每个学科的代表性，并找到共同认可的见面时间
- 识别每个学科所需要的关键信息以促进计划
- 确定参与学习经历的学习者水平，努力在不同的学生群体中实现一致性
- 描述和讨论各种教育项目课程和认证标准的影响
- 考虑在课程中加入临床学习经历。利用跨专业教育合作组织的能力作为学习活动设计的框架
- 利用跨专业合作核心能力作为指导，在期望的项目成果上建立共识
- 避免多个项目的全部课程都成为一致的。着重于跨专业的努力，在课程中以某种方式交叉（时间表、临床轮转、公共概念等）。描述项目、对象、内容、时间、地点和方式
- 开发项目元素，包括目标、要覆盖的概念以及项目评价
- 确定主办项目的共同时间和确定让所有学生易于到达的地点
- 确定实施项目所需的管理支持和资源。检查并选择可靠有效的测量项目成果评价工具（https：//nexusipe.org/measurement-instruments）
- 考虑应用系统的计划来促进项目的实施，应用跨专业实践的核心能力来评价

源，教师可以利用这些资源来规划、实施和评估跨专业教育和合作实践项目。此外，美国国家护理联盟（2017）出版了《护理教育中有效跨专业教育经历指南》，其中包括跨专业教育准备评估、跨专业教育和合作实践学习活动的详细示例以及《跨专业教育与合作实践：为护士教育者创建蓝图》。

- 完成《护理教育中有效跨专业教育经历指南》中的跨专业教育准备情况评估，以明确在开始跨专业教育和（或）合作实践计划之前需要做哪些努力。在开始跨专业教育和（或）合作实践项目之前了解需求可以减少或消除实施设计方案时的障碍和陷阱。
- 明确参与跨专业教育的必要性。美国医学研究所《护理的未来（2011）》项目报告和《护理的未来 2020—2030：绘制实现健康公平之路》报告可以用于构建教师讨论会的框架，并为跨专业教育和合作实践纳入护理计划的重要性提供参考。
- 审查您所在机构的项目认证标准以及可能参与跨专业教育和（或）合作实践计划的其他卫生保健专业学科的认证标准。了解跨专业教育和（或）合作实践计划如何支持满足认证标准，通常有助于确定实施跨专业教育和（或）合作实践项目的理由。确定其他卫生保健专业项目的相关认证标准可以用来为所有项目制定共同的跨专业目标。
- 确定负责将跨专业教育融入课程体系的教师负责人，并帮助经验不足的教师。如果本机构内没有合适的教师，可以寻求已经将跨专业教育和（或）合作实践纳入课程体系的其他机构的帮助。检索文献也可能帮助您找到愿意与您或团队交流并担任导师的跨专业教育倡导者。
- 从本单位中的跨学科同事、其他当地与区域的学院、大学和卫生保健机构中寻求合作伙伴。尽管在特定学习环境下探索形式多种多样的跨专业教育和合作实践活动很重要，但是与其他人一起学习并从他人身上学习也同样重要。形成当地或区域的团体和合作关系伙伴、回顾文献中跨专业教育项目成功的例子、分享共同努力的成果都是有益的活动。在实施跨专业教育后，为教师提供时间总结汇报，以评价经历，证实学到的经验教训，并为推进跨专业教育课程探索新的道路。
- 可以考虑开发在线跨专业学习活动。虽然在线形式的跨专业社会化有所不同，但能够提供额外的资源，促进有意识的互动以及在学习者之间建立社交网络，推动跨专业学习，为学生提供更广泛的跨专业共同体（Khalili & Orchard，2020；Langlois et al.，2020）。

将跨专业教育和合作实践计划整合到课程

为护生提供跨专业的教育学习机会可以提高他们参与合作实践的能力（Labraguea et al.，2018）。将跨专业教育和合作实践计划实施到课程中可能是一项艰巨的任务，因为它需要与其他专业合作和协调。然而，大多数卫生保健专业教育项目的认证标准包括向学生提出跨专业教育相关的要求（Langlois et al.，2020），因此寻求与其他卫生保健专业教师合作的机会对所有参与的课程都有益处（案例研究 11.1）。

在制定将跨专业教育纳入课程计划的过程中，非常重要的是首先要获得机构高层领导的支持，这对获得其他方面的支持也有重大影响（Speakman et al.，2016）。向高层领导提交的提案中应包含有关卫生保健专业人员的认证标准的参考内容，以证明将跨专业教育纳入课程的重要性。一旦获得机构支持，并在计划范围内进行了 IPE 准备情况评估，下一步工作的重点就是邀请有意向的各方参加到发展会议中。获得管理人员、工作人员、教职员工和学生的支持，有助于实施组织文化改革和跨专业教育课程改革（Speakman et al.，2016）。这一步骤是必要的，能够减少课程设计之初项目无法推进的风险。

实施跨专业教育的最大挑战通常是安排共同的时间和解决日程冲突。Pardue 等（2017）建议使用一种教师可以使用的框架，用于设计、实施和评估跨专业教育。为各种项目中不同层次的学生找到适合的学习活动也很重要，考虑到预期的学习结果，教师可能会让相同教育水平的学生合作。例如，一年级护生可能和一年级或二年级医学、药学、康复物理或职业治疗的学生搭档。然而，缺少经验的学生和那些在教育项目中有更多经验的学生合作可能会更有利于巩固学习。如果所有学生都参与了临床实践，那么二年级护生和三年级或四年级医学、药学、康复物理治疗、职业治疗或医师助理学生合作可能更为合适。我们的目标是让来自不同专业的学生相互合作和沟通，构建重要的人际网络。

案例研究 11.1　将跨专业教育融入课程

一位外科治疗系教师与护理系教师提出了开发跨专业教育项目的请求。这名护理系教师在一次教师会议上偶然提到这个机会，但当时同事告诉教师“课程中没有再添加其他内容的空间了”，于是关于这个话题的讨论就中断了。该教师仍希望继续寻求跨专业教育的机会，但不确定如何进行。

1. 对于护士教师来说，与他们的同事一起继续追求跨专业教育机会的最佳方法是什么？
2. 护理教师可以使用哪些证据来支持实施跨专业教育学习活动的案例？
3. 护理教师还可以用什么方法告诉他们的同事与外科治疗项目的跨专业教育合作计划请求？

有时护理课程是学校提供的唯一与卫生保健专业相关的课程。如果该机构没有其他与健康相关的学位课程，教师可以沟通其他学术学科。人文学科、环境科学或实验科学、计算机与技术、司法与法律等学科都是需要团队合作的学科，可以成为解决卫生保健问题的合作伙伴。通过寻找这些学术合作伙伴，学生有机会学到他们作为执业护士所需的有效协作和沟通的技能，以获得应对复杂卫生保健环境情况所需要的学科专业知识。

框 11.4 是一个可以在学术健康中心和（或）小型学院或大学中使用的跨专业教育和（或）合作实践倡议的例子。如前所述，NLN《护理教育中有效跨专业教育经历指南》和 Speakman (2017)《跨专业教育与合作实践：为护士教育者创建蓝图》可以为项目课程的实施提供额外的示例。

跨专业教育和合作实践学习伙伴关系

在学院、大学和（或）学术健康中心创建和制定跨专业教育和合作实践计划可能具有挑战性。这些组织的复杂性、日程冲突的难题以及找不到其他跨专业教育 / 合作实践倡导者的问题可能会令人望而却步，机构内部可能也没有预先存在的合作文化。解决这些问题的关键是与有类似需求和目标的其他机构和项目建立伙伴关系。设计和规划团队合作和沟通机会不需要像其他卫生保健专业项目那样拥有学术健康中心，各机构可以通过多种方式参与跨专业教育和合作实践倡议。例如，护理教师可以与另一个项目的教师沟通，确定每个项目的共同跨专业教育和合作实践能力，并发展合作学习活动以促进实现这些结果。

由于大多数人都熟悉使用远程会议来进行课堂授课，因此实现跨专业教育项目也可以采用虚拟的形式。使用虚拟项目为面对面互动提供了可能性，日程安排冲突可以最小化，因为不需要到课堂现场，为距离较远的学生提供了参与学习

框 11.4 活动示例名称：应急培训

活动类型：模拟

活动目的：本活动旨在为学生提供在模拟的紧急环境下实践以患者为中心和团队合作护理的机会。

学习目标

- 讨论应急准备的重要性
- 确定不同卫生保健专业人员和非专业人员在处理紧急情况时的作用
- 认识到在紧急情况下使用应急准备技能的时机
- 运用应急准备技能提供高质量的患者护理

目标受众和最大参与人数：不同专业的学生，包括与健康相关的专业和与健康不相关的专业；最大学生人数由房间大小和模拟能力决定。

活动准备：培训演示：该活动具有令人意想不到的成分，因为学生们是由于在接受培训或参会而被带到活动现场，他们并不知晓即将要进行一次紧急情况模拟演练。首先要明确在活动中您希望学生付诸实践的技能或知识。

具体的例子包括一般应急管理培训、团队合作技能，比如冲突管理，或者伤口护理或心力衰竭的处理流程等。

制作一次关于该主题的培训演示。紧急环境：然后，明确是哪种紧急环境。目的是让学生在紧急模拟演练期间，在接受完讲授性演示后，必须立即将技能或操作应用到实践中。环境可以根据您的需求设计得复杂或简单。例如，复杂的环境可能是公共活动或购物中心的爆炸，有多名受伤患者，但是医疗物资却是有限的。简单的环境可以是患者在诊室中出现心脏骤停。

如果你的机构没有资源来创建一个紧急环境，可以考虑在培训演示之后进行角色扮演，而不是模拟环境。

模拟材料：确定您是想使用人体模型还是真人演员来扮演模拟患者。根据所选择的紧急情况，收集所需的物资。物品可能包括戏剧元素，如人造血液、烟雾机或碎片，以及医疗用品，如听诊器、悬吊受伤手臂用的悬带、冰袋、吸入器和药物。

模拟病人：

情景：为急救环境创造患者情景，要求学生评估每个患者的病情以及如何对其进行治疗。患者场景应根据参与者所代表的不同专业和参与者的数量进行定制。此外，如果你所在的机构无法接触到多种与健康相关专业的学生，这项活动也可以是一个与非健康相关专业合作学习一般防灾技能的机会。示例患者状况包括踝关节扭伤、前臂骨折、糖尿病患者的低血糖和已知哮喘患者的哮喘发作。除了处理其他模拟因素外，还应加入要求使用技能或协议的元素，以确保学生专注于此。

培训演示：一位引导者向学生进行培训讲解。同时，在另一间隐藏在学生视线之外的房间里正在搭建模拟环境，以保障学生事先不知情。在演示接近尾声时，一位演员进入房间，提醒学生模拟的紧急情况并设定场景。这位演员可以扮演一名消防员，他可以走进来对学生说："我们需要你的帮助！你正在一家商场里，这里发生了爆炸，隔壁房间里有受伤的人需要医疗救助！为了你的安全，你不能离开房间。此外，除了房间里的东西之外，没有其他医疗用品。请跟着我，分散到伤者中去。"

模拟：学生们随后进入模拟室，该房间已被布置成灾难现场（使用烟雾机，地面上的天花板碎片）。房间里有模拟的伤者躺在担架上，伤者有各种各样的伤势或疾病，房间里有可见的医疗用品。

模拟开始后，一名模拟护理人员宣布一辆救护车已经到达，学生们需要确定哪些患者的情况最危急。此时，学生们应该开始共同的决策，并开始在整个房间内就每个患者的病情进行沟通。一旦小组达成共识，患者将被救护车带走。所有患者都得到治疗后，模拟就结束了。

复盘：随后引导者宣布模拟结束，所有学生停止治疗患者。学生应留在他们的患者站，并向他们的引导者复盘对模拟经历的初步反应。如果模拟病人是真人演员，他们也可以参与交流，讨论治疗他们的学生的团队动态和解决问题的能力的满意度或观察结果。

学生讨论问题示例

- 在这个场景中，你是如何解决沟通和安全方面的问题的？
- 你的团队是如何合作的？
- 你们感受到相互之间的支持了吗？
- 团队中有领导者吗？
- 你用什么沟通技巧或团队合作技巧与他人沟通？
- 对团队领导者有什么要说的吗？
- 你能向我们介绍患者医疗管理的思维过程吗？
- 下次你会有什么不同的做法？
- 这次的收获是什么？列举 2 ~ 3 个方面。

活动时间表：

- 60 分钟的培训演示——由引导者进行
- 30 分钟紧急情况模拟——由模拟病人和引导者进行
- 5 分钟小组复盘——由引导者进行
- 20 分钟大型小组复盘——由引导者进行

学生的准备工作：根据培训演示文稿而定，可以包括阅读或复习课程教学部分的演示文稿。

协调需求：在活动之前

- 招募教师担任引导者和模拟专家，帮助构建紧急情景。
- 确定活动日期，并为培训和模拟预定两个房间。
- 建立培训演示、应急环境和模拟病人场景。
- 收集模拟所需的材料；你们机构的教师和模拟支持人员可能会提供帮助。
- 向学生宣传活动，并收集计划参加的学生名单。
- 为活动订购食物或其他用品（根据需要）。
- 通过电子邮件向学生发送活动提醒，提醒日期、时间和地点。在活动前与学生的交流中，省略有关紧急模拟的信息，以保持活动的惊喜。
- 打印学生讲义和考勤表，以考查学生参与情况（根据需要）。

来自美国国家护理联盟（2017）。护理教育中有效跨专业教育经历指南。
https：// www.nln.org/docs/default-source/uploadedfiles/default-document-library/ipe-toolkit-krk-012716.pdf

的机会。开发跨专业的虚拟项目，对学生远程医疗和虚拟合作的培养十分重要。Cowperthwait 等（2020）提出了一种虚拟定格学习活动，可以适应基于网络的平台，为跨专业学习体验提供有前景的机会。此外，DuBose-Morris 等（2021）支持这一观点，并建议卫生保健专业教育为下一代跨专业远程医疗服务提供者做好准备，使其具备使用技术实践所必需的能力。随着卫生保健工作者开始融入更多的远程医疗和虚拟跨专业学习机会，人们需要建立一套体系来明确衡量远程医疗能力，如 IPEC 核心能力。为了培养未来的卫生保健提供者，要发展其远程医疗能力，以满足群体健康和公共卫生保健需求（DuBose-Morris et al., 2021）。

所有卫生保健专业的人员都认识到，团队合作有利于实现集体卫生保健目标并改善患者治疗效果。护理、医学和许多其他卫生保健专业都意识到了他们需要参与到跨专业教育和合作实践中（Jones & Phillips，2016）。只有了解卫生保健中的各种角色，才能提高他们的团队合作能力，为护理学生提供更多的机会。

开发跨专业教育学习经历的其他策略，包括寻找参与合作研究和拨款申请的机会以及参与出版商和演讲等方面的合作。这些策略可以用于支持教师的研究。最后，机构可以通过提供指定的、涉及国家核心能力的跨专业教育课程，发展真正的合作文化。

组织跨专业教育和合作实践经历

4 个核心能力领域下包含的个人能力可以作为行为学习的目标，与学习活动和跨专业效果评价联系起来（IPEC，2016）。需要重申的是，跨专业教育与合作实践的基础是团队合作与沟通，因此，应给护生大量机会参与团队合作。与卫生保健专业人员及辅助人员实践协同合作，以团队为基础、患者为中心的保健服务，让学生更多地参与到跨专业和合作实践中可以促进学生获得 4 个由跨专业教育合作组织制订的跨专业教育合作核心能力（案例研究 11.2）。

确保每个教师和项目储备最大的潜力来应对实施过程中的各种挑战。要发展跨专业教育和合作实践学习经验，需要护理教师坚持与其他卫生保健专业教师合作参与课程规划工作（Speakman，2017，p. 3）。改变无合作的文化状态很困难，但可以在大多数卫生教育专业机构组织的认证标准和指导方针里增加跨专业教育的部分，将会继续帮助推动合作的文化。下面的内容是一些教师如何为护生创造跨专业学习机会的例子。

> **案例研究 11.2 学生参与到跨专业合作实践经历中**
>
> 一位临床指导老师注意到，医生团队每天会在同一时间查房，而且将许多学生分配给接受医生团队治疗的患者。这位临床指导老师建议护理专业的学生也参与到他们所照顾的患者的查房中。
>
> 1. 让护理专业的学生参与他们所分配的患者的查房中是否正确？
>
> 2. 哪些策略最能有效地帮助学生与团队其他成员沟通？
>
> 3. 这位指导老师在合作实践会后的汇报应该包括哪些主题？

自然跨专业关系

自然跨专业关系是指护生和一个或多个医学、药学、职业和康复物理治疗、医师助理、食物和营养以及社会工作卫生保健教育项目的学生搭档。在大多数情况下，这些学生的学习计划项目包括为有长期和临时卫生保健需要的患者提供服务，并且护生可能会因此很自然地参加临床科室工作。对于这些合作者来说，跨专业团队合作可以在教室、临床和模拟学习环境中进行演示，也可以在社区网站中进行。一些观点如下：

- 和来自其他学科的搭档进行跨学科案例学习。让跨专业团队中的学生讨论每个专业如何进行患者健康服务管理，创建跨专业保健服务计划。
- 邀请跨专业专家团队和学生进行面对面或在线互动，解释他们在患者保健服务中所扮演的角色，同时可以设计并提供给单个学科学生这样的学习经历，这种提供给多个学科的学生学习经历的方式更具有影响力。
- 让跨专业团队学生进行关于临床事件或灾难预防模拟案例学习。在模拟环境中给学生机会练习团队合作、沟通技巧和临床决策，这是一种低风险的学习体验，有助于学生建立在临床环境中运用这些技巧的信心。
- 在临床科室让护生和其他卫生保健团队成员一起查房，如果可能，在查房之后让这些学生共同完成对患者的评估，并总结报告目前的发现。

- 与来自不同学科的学生合作，在社区举办健康或科学的宣传活动。学生可以一起进行社区评估，并以团队合作的方式为生活在社区的成人和儿童策划和提供健康促进活动。然后，学生们可以汇报他们的专业是如何参与到社区活动中的，以及他们从与其他项目的合作中学到了什么。
- 开发虚拟临床学习经验。使用远程学习模式，学生可以参与虚拟的联合患者评估和护理计划。这使得学生在与卫生保健团队的其他成员合作的同时，可以在各自的临床实习岗位上保持"原位"。

设计跨专业关系

设计跨专业关系是指护生和一个或多个教育学、影视学、法学、心理学、生物或化学、放射科学、音乐、艺术或商学的学生搭档。对这些搭档来说，培养团队合作的跨专业活动可能会被限制在潜在模拟的课堂环境、临床或服务学习经历中。一些观点如下：

- 和来自其他学科的搭档进行案例学习。让学生组建跨专业团队来讨论案例学习中的情境管理。学生应该讨论他们各自的专业角色和职责。作为一个团队，明确在情境管理中他们的专业应该如何进行交叉。
- 邀请多专业的学生参加常规课堂学习，运用诸如搭积木的团队建设技能来组建团队，如 Zoom 无字书（https：//www.zoombook.com）、纸链建筑或乐高积木。在总结报告的时候，学生要描述他们在组建的过程中用到的技术。
- 和其他专业的学生进行灾难预防模拟案例学习，让学生在跨专业团队中练习团队合作和沟通技巧。
- 设计社区服务性学习或联合的临床学习机会，让学生合作实践跨专业保健服务或项目活动。召开联合课后讨论，交流团队合作和沟通的宗旨。
- 与当地高级别的学校中心、学校或课后机构一起工作。让学生设计并提供适合他们年龄的教学计划。与学生讨论每个成员如何处理主题，并探讨团队合作的有效性和沟通技巧的使用。
- 与来自戏剧项目或当地戏剧公司的学生合作，让他们在医疗案例研究或跨专业模拟活动中担任演员的角色（https：//www.theatre.udel.edu/getting-involved/healthcare-theatre）。

跨专业教育和合作实践中的学生考量

学生无法避免文化改变带来的挑战。对于一些学生来说，跨专业教育与他们之前的经历有所不同，而对于有些学生，甚至可能会颠覆他们的信仰和对护士角色的理解。无论如何，为学生设立包括以阐明跨专业教育和合作实践的根源和目标为导向的项目非常重要。Frankel 等（2017）指出，拥有共同理解基础的群体将体验到更高程度的团队合作和更深层次的沟通经历。

不应该将跨专业教育和合作实践的概念融入课程的行为视为额外的内容，这是一种教学策略。跨专业教育的教学策略与一般的教学策略类似，也遵循第 16 章中所讲述的原则。在卫生保健专业教育项目中，有一些共同的基础概念需要应用到护理中。同样，每个卫生保健专业都有包括跨专业教育和合作实践学习经历在内的认证标准。从这个共同的核心知识和认证指标开始，为学生提供了建立跨专业学习经历的交叉点。

跨专业教育和合作实践的未来考量：技术的融入

"可以通过开发创新策略来解决当前及疫情后护士的留任危机"（Gaffney，2022，p. 25）。最近的疫情让卫生保健临床人员和教育者意识到，他们必须为突发事件做好准备。早期的疫情"一线希望"理论认为，团队合作方式的增加对护理工作产生了积极影响。此外，虚拟平台的使用使传统的学习模式转变为在线模式，将传统的患者护理模式转变为远程医疗模式。跨专业教育和合作实践的学习经历也是如此。LeBlanc（2020）建议教育工作者需要重新思考，并将面对面的跨专业教育学习方式转移到在线平台。同样，Kahili（2020）阐述了案例研究、虚拟模拟和与临床工作者的网络研讨会的价值。

Langlois 等（2020）指出，"在重大突发公共卫生事件期间，各级合作是卫生服务有效应对的关键因素。跨专业教育（IPE）是促进合作实践的关键工具，对跨专业教育的投资，特别是在卫生危机期间，可以说比以往任何时候都更重要”（p. 587）。因此，本章建议在创建和实施跨专业教育和合作实践计划时结合模拟和信息等先进技术。Labraque 等（2018）指出，能够培养学生为跨专业实践做好准备的模拟活动对于培养未来的合作从业者至关重要。远程医疗使用的增加已经证明了该技术是满足患者保健需求的可行选择。事实上，越来越多的人接受这种模式，让早期采用者受到了鼓舞。但疫情之前存在的问题今天仍在继续，临床医生缺乏接受“在职培训”的正规教育，甚至更多的卫生保健教育工作者缺乏如何培训远程医疗学生的知识。在大多数情况下，远程医疗技术培训是供应商驱动的，侧重于技术方面，而不是卫生保健提供者所需的规范（Gustin et al.，2020）。更为重要的是，在疫情期间迅速采用远程医疗的卫生保健系统和提供者，必须制定关键原则以减少虚拟卫生保健服务的潜在意外后果（Perry et al.，2021）。

本章重点总结

- 团队护理方法可以提供一致、安全、高质量、以患者为中心的护理。
- 具有跨专业学习经验并有在团队合作中充分实践有效沟通技巧的学生，在毕业后的实践中最有可能影响以患者为中心的护理。
- 将跨专业教育和合作实践学习经历纳入机构的教育目标，并为教育者和从业者提供空间和时间保障，以开发和实施合作学习机会，并为合作体验提供空间，将最有可能成功（NCICLE，2021）。
- 文献充分证明了基于团队的护理方法对患者结局的价值和影响。
- 护士需要对自己的未来进行投资，提高目的性和方向性（Graber et al.，2021）。护士教育工作者需要开发跨专业教育和合作实践机会，为学生在合作卫生保健提供系统中实践做好准备。
- 新冠病毒感染疫情凸显了卫生保健团队成员之间合作的必要性，因此，在团队护理方面，卫生保健系统有所完善。Langlois 等（2020）认为，疫情为临床医生和教育工作者提供了一个特殊的机会，确保他们保持跨专业教育和合作实践所提供的良好服务。
- 当前的疫情为教育工作者、从业人员、研究人员和跨专业教育和合作实践的用户提供了一个独特的机会。虽然疫情不会持续很长时间，但它的影响将在未来几年改变我们的个人、职业和学术生活。有意识地对方法进行批判性反思，并设想要学习的内容，对于促进跨专业教育和合作实践领域的未来发展至关重要（Langolis et al.，2020，p. 590）。

对证据的反思

1．在提供患者护理时，哪些证据证明护生需要参与跨专业团队？

2．当学生学习成为有效的团队领导者和成员时，对跨专业合作实践有什么影响？

3．在您的学术环境中，您会使用什么方法来创造跨专业教育和合作实践的学习机会？您认为谁是建立这种学习机会的潜在学术和临床合作伙伴？

4．在为您的课程设计跨专业教育或合作实践计划时，您预计需要解决哪些挑战才能成功实施该计划？环境中存在哪些有助于支持计划实施的因素？您需要什么资源？

5．在评估跨专业教育和合作实践项目有效性的计划中，哪些评估元素将被包含进去？为跨专业教育或合作实践活动创建一个系统性的评估计划有什么价值？您的机构目前开发和实施跨专业教育和合作实践学习活动的最新情况如何？

6．有哪些认证标准要求学生参加跨专业教育和合作实践学习活动?

7．新冠病毒感染疫情对您所在的机构实施跨专业教育和合作实践有何影响? 是否有机会使用虚拟方法进行跨专业教育和合作实践学习?

参考文献

Agency for Healthcare Research and Quality. (n.d.). *TeamSTEPPS*. https://www.ahrq.gov/teamstepps/index.html

Arenson, C. (2017). Core Competencies and the Kirkpatrick model: a framework for interprofessional education and collaborative practice. In E. Speakman (Ed.), *Interprofessional education and collaborative practice: creating a blueprint for nurse educators*. National League for Nursing.

Berwick, D. M., Nolan, T. W., & Whittington, J. (2008). The triple aim: Care, health, and cost. *Health Affairs*, *27*(3), 759–769. https://doi.org/10.1377/hlthaff.27.3.759.

Bouchaud, M. T., Sicks, S., & Mills, C. (2017). Mobilization and organizing interprofessional education and collaborative practice: Examining the challenges and opportunities. In E. Speakman (Ed.), *Interprofessional education and collaborative practice: Creating a blueprint for nurse educators*. National League for Nursing.

Bowles, J. R., Batcheller, J., Adams, J. M., Zimmermann, D., & Pappas, S. (2019, April/June). Nursing's leadership role in advancing professional practice/work environments as part of the quadruple aim. *Nursing Administration Quarterly*, *43*(2), 157–163. https://doi.org/10.1097/NAQ.0000000000000342.

Brandt, B. F., Kitto, S., & Cervero, R. M. (2018). Untying the interprofessional Gordian Knot: The national collaborative for improving the clinical learning environment. *Academic Medicine*, *93*(10), 1437–1440. https://doi.org/10.1097/ACM.0000000000002313.

Coleman, M. T., McLean, A., Williams, L., & Hasan, K. (2017). Improvement in interprofessional student learning and patient outcomes. *Journal of Interprofessional Care*, *8*, 28–33. https://doi.org/10.1016/j.xjep.2017.05.003.

Coolen, E., Engbers, R., Draaisma, J., Heinen, M., & Fluit, C. (2020). The use of SBAR as a structured communication tool in the pediatric non-acute care setting: Bridge or barrier for interprofessional collaboration. *Journal of Interprofessional Care* https://doi.org/10.1080/13561820.2020.1816936.

Cowperthwait, A., Graber, J., Carlsen, A., Cowperthwait, M., & Mekulski, H. (2020). Innovations in virtual education for clinical and simulation learning. *Journal of Professional Nursing*, *37*, 1011–1017.

DuBose-Morris, R., McSwain, S. D., McElligott, J. T., King, K. L., Ziniel, S., & Harvey, J. (2021). Building telehealth teams of the future through interprofessional curriculum development: A five year mixed methodology study. *Journal of Interprofessional Care* https://doi.org/10.1080/13561820.2021.2005556.

Duffy, J. J., Forstater, A. T., & Pettit, A. M. (2017). Interprofessional education and simulation: Building a culture of communication and teamwork for patient safety. In E. Speakman (Ed.), *Interprofessional education and collaborative practice: Creating a blueprint for nurse educators*. National League for Nursing.

Flood, B., Smythe, L., Hocking, C., & Jones, M. (2021). Interprofessional practice: The path toward openness. *Journal of Interprofessional Care* https://doi.org/10.1080/13561820.2021.1981264.

Frankel, A., Harader, C., Federico, F., & Lenoci-Edwards, J. (2017). *A Framework for Safe, Reliable, and Effective Care*. White Paper. Institute for Healthcare Improvement and Safe & Reliable Healthcare.

Gaffney, T. (2022). Retaining nurses to mitigate shortage. *American Nurse*, *17*(1), 14–16. 25.

Graber, J., Saylor, J., Jackson, A., & Hayes, E. (2021). A living legacy for nurses. *Nursing Management*, *52*(9), 43–48.

Grace, S., & Coutts, R. (2017). An interprofessional health assessment program in rural Amateur sport. *Journal of Interprofessional Care*, *31*(1), 115–117. https://doi.org/10.1080/13561820.2016.1244176.

Gustin, T. S., Kott, K., & Rutledge, C. (2020). A guide for preparing interprofessional teams for successful encounters. *Nurse Educator*, *45*(2), 88–92. https://doi.org/10.1097/NNE.0000000000000706.

Institute for Healthcare Improvement (IHI). (2007). *The IHI triple aim initiative*. http://www.ihi.org/Engage/Initiatives/TripleAim/Pages/default.aspx

Institute for Healthcare Improvement (IHI). (2010) *SBAR technique for communication: A situational briefing model*. http://www.ihi.org/resources/Pages/Tools/sbartoolkit.aspx

Institute of Medicine. (1972). *Educating a health care team: Report of the conference*. National Academies Press.

Institute of Medicine. (1999). *To err is human: Building a safer health system*. National Academic Press.

Institute of Medicine. (2001). *Crossing the quality chasm: A new health system for the 21st century*. National Academies Press.

Institute of Medicine. (2003). *Health professions education: A bridge to quality*. National Academies Press.

Institute of Medicine. (2011). *The future of nursing: Leading change, advancing health*. National Academies Press.

Institute of Medicine. (2015). *Assessing progress on the IOM report the future of nursing*. http://nationalacademies.org/hmd/reports/2015/assessing-progress-on-the-iom-report-the-future-of-nursing aspx

Interprofessional Education Collaborative Expert Panel (IPEC). (2016). *Core competencies for interprofessional collaborative practice*. https://www.ipecollaborative.org/resources.html

Jones, B., & Philips, F. (2016). Social work and interprofessional education in health care: A call for continued leadership. *Journal of Social Work Education*, *52*(1), 18–29. https://doi.org/10.1080/10437797.2016.1112629.

Jones, T. A., Vidal, G., & Taylor, C. (2020). Interprofessional education during the COVID-19 pandemic: Finding the good in a bad situation. *Journal of Interprofessional Care*, *34*(5), 633–646. https://doi.org/10.1080/13561820.2020.1801614.

Ketcherside, M., Rhodes, D., Powelson, S., Cox, C., & Parker, J. (2017). Translating interprofessional theory to interprofessional practice. *Journal of*

Professional Nursing, 33(5), 370–377. https://doi.org/10.1016/j.profnurs.2017.03.002.

Khalili, H., & Orchard, C. (2020). The effects of an IPS-based IPE program on interprofessional socialization and dual identity development. *Journal of Interprofessional Care*, 1–11. https://doi.org/10.1080/13561820.2019.1709427.

Khalili, H., & Price, S. L. (2021). From uniprofessionality to interprofessionality: Dual vs dueling identities in healthcare. *Journal of Interprofessional Care* https://doi.org/10.1080/13561820.2021.1928029.

Kirkpatrick, J. D., & Kirkpatrick, W. K. (2010). ROE's rising star: Why return on expectation is getting so much attention. *T&D: Magazine for the Association of Talent Development*. Retrieved from https://www.kirkpatrickpartners.com/Resources/ROEs-Rising-Star

Labrague, L. J., McEnroe-Petitte, D. M., Fronda, D. C., & Obeidata, A. A. (2018, August). Interprofessional simulation in undergraduate nursing program: An integrative review. *Nurse Education Today*, 46–55. https://doi.org/10.1016/j.nedt.2018.05.001.

LaDuke, P. (2017). How to evaluate training: Using the Kirkpatrick Model. *Professional Safety, 62*(8), 20–21.

Lake, E. T., Narva, A. M., Holland, S., Smith, J. G., Cramer, E., Rosenbaum, K., French, R., Clark, R., & Rogowski, J. A. (2021). Hospital nurses' moral distress and mental health during COVID-19. *Journal of advanced nursing*. Advance online publication https://doi.org/10.1111/jan.15013.

Langlois, S., Xyrichis, A., Daulton, B. J., Gilbert, J., Lackie, K., Lising, D., MacMillan, K., Najjar, G., Pfeifle, A. L., & Khalili, H. (2020). The COVID-19 crisis silver lining: Interprofessional education to guide future innovation. *Journal of Interprofessional Care, 34*(5), 587–592. https://doi.org/10.1080/13561820.2020.1800606.

LeBlanc, P. (2020). *COVID-19 has thrust universities into online learning—how should they adapt? Education Plus Development. Brookings*. https://www.brookings.edu/blog/education-plus-development/.

Michaelic, B., & Lamb, G. (2020). COVID-19 and team-based healthcare: The essentiality of theory-driven research. *Journal of Interprofessional Care, 34*(5), 593–599. https://doi.org/10.1080/13561820.2020.1801613.

National Academies of Sciences, Engineering, and Medicine. (2021). *The future of nursing 2020–2030: Charting a path to achieve health equity*. The National Academies Press. https://doi.org/10.17226/25982.

National *Center for Interprofessional Practice and Education*. https://nexusipe.org/

National Collaborative for Improving the Clinical Learning Environment. (2021). *NCICLE pathways to excellence: Expectations for an optimal clinical learning environment to achieve safe and high-quality patient care, 2021*. https://doi.org/10.33385/NCICLE.0003

National League for Nursing. (2017). *Guide to effective interprofessional education experiences in nursing education*. https://www.nln.org/docs/default-source/uploadedfiles/default-document-library/ipe-toolkit-krk-012716.pdf

Nundy, S., Cooper, L. A., & Mate, K. S. (2022, January). The Quintuple aim for health care improvement: A new imperative to advance health equity. *JAMA* https://doi.org/10.1001/jama.2021.25181.

O'Neil, E. H. (1998). *Recreating health: Professional practice for a new century*. Pew Health Professions Committee.

Pardue, K. T., Konrad, S. C., Morton, J., & Mason, T. A. (2017). Community-based interprofessional education: Partnerships promoting health and well-being. In E. Speakman (Ed.), *Interprofessional education and collaborative practice: Creating a blueprint for nurse educators*. National League for Nursing.

Perlo, J., Balik, B., Swensen, S., Kabcenell, A., Landsman, J., & Feeley, D. (2017). *IHI framework for improving joy in work*. IHI White Paper. Institute for Healthcare Improvement. www.ihi.org.

Perry, A. F., Federico, F., & Huebner, J. (2021). *Telemedicine: Ensuring safe, equitable, person-centered virtual care*. IHI White Paper. Institute for Healthcare Improvement. www.ihi.org.

Schot, E., Tummers, L., & Noordegraaf, M. (2020). Working on working together. A systematic review on how healthcare professionals contribute to interprofessional collaboration. *Journal of Interprofessional Care, 34*(3), 332–342. https://doi.org/10.1080/13561820.2019.1636007.

Smith, D. (2020, March 11). A complete guide to the Kirkpatrick Model of training evaluation. https://www.bizlibrary.com/blog/training-programs/kirkpatrick-model-training-evaluation/

Speakman, E. (2017). *Interprofessional education and collaborative practice: Creating a blueprint for nursing education*. National League for Nursing.

Speakman, E., Tagliareni, M. E., Sherburne, A., & Sicks, S. (2016). *A guide to effective interprofessional education experiences in nursing education toolkit*. http://www.nln.org/docs/default-source/default-document-library/interprofessional-education-and-collaborative-practice-toolkit1.pdf

Sukhera, J., Bertram, K., Hendrikx, S., Chisolm, M., Perzhinsky, J., Kennedy, E., Lingard, L., & Goldszmidt, M. (2021). Exploring implicit influences on interprofessional collaboration: a scoping review. *Journal of Interprofessional Care*. https://doi.org/10.1080/13561820.2021.1979946.

Tannenbaum, S. I., Traylor, A. M., Thomas, E. J., & Salas, E. (2021). Managing teamwork in the face of pandemic: Evidence-based tips. *BMJ Quality & Safety, 30*, 59–63. https://doi.org/10.1136/bmjqs-2020-011447.

Wei, H., Webb Corbett, R., Ray, J., & Wei, T. L. (2020). A culture of caring: The essence of healthcare interprofessional collaboration. *Journal of Interprofessional Care, 34*(3), 324–331. https://doi.org/10.1080/13561820.2019.1641476.

Willgerodt, M. A., & Zierler, B. K. (2017). Faculty development in interprofessional education and collaborative practice. In E. Speakman (Ed.), *Interprofessional Education and Collaborative Practice:*

Creating a Blueprint for Nurse Educators. National League for Nursing.

World Health Organization (2010). *Framework for action on interprofessional education & collaborative practice*.

World Health Organization (2021). *WHO's 7 policy recommendations on building resilient health systems*.

World Health Organization. http://www.who.int/hrh/nursing_midwifery/en/

Zhang, Y., Wei, L., Li, H., Pan, Y., Wang, J., Li, Q., Wu, Q., & Wei, H. (2020). The psychological change process of frontline nurses caring for patients with COVID-19 during its outbreak. *Issues in Mental Health Nursing*, 41(6), 525–530. https//doi.org/10.1080/01612840.2020.1752865.

Zaghini, F., Fiorini, J., Livigni, L., Carrabs, G., & Sili, A. (2021, September/October). A mixed methods study of an organization's approach to the COVID-19 health care crisis. *Nursing Outlook*, *69*(5), 793–804. https//doi.org/10.1016/j.outlook.2021.05.008.

第12章

通过服务性学习培养社会责任感

Caitlin Krouse，DNP，FNP-BC，RN
翻译：王桂云　审校：刘民辉

医疗保健系统正变得越来越复杂，这给护理教育工作者带来了挑战，他们负责培养下一代护士，使后者具备照顾不同人群所需的多种技能。护士不仅需要为患者、家庭和社区提供高质量、安全的护理，还需要在实施护理时具备文化敏感性、社会责任感，并深刻理解个人偏见与健康的社会决定因素。《护理的未来 2020—2030：绘制实现健康公平之路》（National Academy of Medicine，2021）特别呼吁要加强护理课程的建设，以确保毕业生提前做好准备，适应美国不断变化的环境，促进健康公平。

因此，护士不仅仅从事临床护理实践，也应被赋予更多的领导、倡导和决策的角色。《职业道德守则》（American Nurses Association，2015）指出，所有护士，不论临床环境与岗位职责如何，都必须维护患者权益、保护人权、努力缩短健康差距，以保障社会正义。这些话语传达了非常明确的信息，为了践行这些理念，必须在护理专业的教育课程中为学生提供必要的工具，以便将其付诸实践。

幸运的是，服务性学习作为护理教育中被广泛认可的教学法，能够提高学生知识储备并将其付诸实践。服务性学习的成功实施可以为学生、学院 / 大学、患者和社区带来显著益处。

护理教育中对服务性学习的需求

过去十年间，人们对健康的社会决定因素对于患者预后重要性的认识日益加深。例如，2019年的新型冠状病毒感染大流行凸显了美国和全球的健康差距。对健康公平的迫切需求在科研文献中愈发凸显。为了应对这类需求，护理教育正在接受专家评审，以确保毕业生具备了更全面的能力，以便他们能够准备好应对患者不断变化的需求和更加复杂的医疗保健系统。

美国护理学院协会（AACN，2021）出版了《要点：专业护理的核心能力》，以强调核心护理能力。该文件强调需要优化对弱势群体的照护，以实现更加公平的服务。文件指出，“护理教育需要确保学生能够理解偏见、结构性种族主义和社会决定因素与医疗不平等的交集，并呼吁实际的行动”［American Association of Colleges of Nursing（AACN），2021，p. 4］。在教育性学习中，“呼吁实际行动”对于激发护理实践中的实质性变革至关重要。

然而，尽管护理能力的概念更充分地囊括了当今护士所需的一系列技能，但护理课程在充分整合和实现这些技能方面依然有所欠缺［National Academy of Medicine（NAM），2021］。目前依然需要在文化谦逊、内隐性偏见和创伤知情护理等领域加强指导；这些内容必须贯穿整个护理学位课程的始终，而不是仅在个别的课程中简略涉及，并且必须与基于社区的体验性实践相结合（NAM，2021）。

将护理课堂扩展到学校、在线课程和传统的临床经验之外至关重要。仅在学术环境内涵盖这些内容并不能为学生提供足够的知识、技能和态度来促进健康平等；将这些内容应用于体验式社区学习对于掌握该能力至关重要［NAM，2021；National League for Nursing（NLN），2019；Sharma et al.，2018］。服务性学习机会使学生能够与跨专业团体、社区或政府组织以及不同的人群合作，从更广泛的系统性层面来评估健康和健康护理。

护理的未来：行动联盟（2019）、美国国家护理联盟（NLN，2019）和美国国家医学院（NAM，2021）等组织最近都在护理教育中推行创新的社区实践经验。美国国家护理联盟（NLN，2019）指导教师“与社区机构建立伙伴关系，有意识地提供一些能够让学生更加了解健康的社会决定因素对患者、家庭和社区所产生的影响的体验”。基于社区的教育使学生能够接触社区合作伙伴，为参与和领导解决健康的社会决定因素的基本工作做好准备（NAM，2021）。在传统医疗保健系统之外获得的经验，开阔了学生的视野，使其能够洞悉其他部门，如政府机构和非营利组织对个人和社区的健康及其产生的影响，这也是一种变革。

服务性学习概述

服务性学习是一种教育教学法，它利用有意义的社区服务经验和评判性反思来转化学习成果并鼓励公民参与。通过服务性学习，要求学生将学术技能和知识应用于“现实世界”的社区需求、实践或问题，使学生能够在社会公正原则、社会变迁原则下培养自身领导力、文化能力和责任感。

虽然服务性学习不只是志愿服务，但也不能代替课程中常规的临床体验和实习。相反，服务性学习的作用聚焦于同时满足社区与护理课程的需求。Sigmon（1994）强调服务和学习之间必须是公平的关系；重点不在于服务，也不在于学习，而在于两者的平衡。服务对象和学生都能从该学习经历中受益。

Furco（1996）强调服务性学习在各类实践学习经验中的核心地位，明确了其延续性。在服务方面，志愿服务和社区服务主要惠及服务对象。在学习方面，实地教学和实习主要惠及学生。服务性学习的中心地位因此得以凸显。

虽然服务性学习和体验式学习本质上是两个不同的概念，但却经常被交替使用。体验式学习侧重于通过实践操作来学习，主要目的是学习与工作有关的技能，如传统的护理临床经历就是经典的体验式学习，关注点是学生的学习。相比之下，服务性学习侧重于满足社区需求，旨在培养公民责任感，并包含结构化的反思环节以促进学生进行学习和反思。两者的主要区别总结在表 12.1 中。

虽然服务性学习是弥合护理教育差距的有效工具，但相较于传统临床经历，护理教育者对其认识尚浅（Dombrowsky et al.，2019）。服务性学习和临床教学均能培养学生将文化能力、技能发展、团队合作、领导力和理论应用于实践的能力，但服务性学习在拓宽医疗保健视野和培养学生的创造力、独立性和自信心方面确实表现出色（Dombrowsky et al.，2019）。此外，一项包含 51 篇科研文章的系统综述发现，服务性合作机构在维持教育的标准和流程、增加学术成果、加强协作实践和跨专业教育的能力、使护士为未来做好准备、强化社区服务及其成效并促进新的学术护理合作伙伴关系方面发挥重要作用（Markaki et al.，2021）。

众多学院和大学已意识到服务性学习对学生和社区的重要性。各院校根据各自的要求和传统，融入不同程度的服务性学习项目。部分高校

表12.1　传统学习与服务性学习的区别

	传统学习	服务性学习
地点	教室	教室、社区
教师	教授	教授、临床带教或引导者、患者
学习内容	活动 写作 考试 被动 独裁主义 结构化 分门别类 认知 短期	与社区合作 写作 考试 主动 分担责任 反思 扩展、整合 认知和情感 短期和长期
逻辑	演绎	归纳
评价	教授	教授、临床带教或引导者、社区、学生自我评价

将服务性学习作为一种理念，部分高校则视其为精神使命的一部分。还有院校将它作为履行公民责任承诺的一部分，或作为促进社区合作的一种方式。不管在学术环境中使用服务性学习的目的为何，都能带来诸多益处。

服务性学习的益处

在课程中融入服务性学习有助于学生实现个人、专业和课程目标，而且丰富了教育机构的整体教育体验，对教育机构具有显著益处。最重要的一点是，它还能惠及社区和服务对象。

学生获益

研究发现，参与服务性学习的学生比不参加者更倾向于努力学习，对课程学习更投入，也更有可能获得沟通、领导和协作技能（Jacoby，2015）。对护理专业的学生而言，服务性学习的经历可以丰富其学习体验，增强解决问题的信心、运用知识和技能的能力，激发潜力，培养更全面的实践能力和公民责任感，并增强终身学习的倾向（Markaki et al.，2021）。服务性学习的社会效应包括增加对志愿服务的导向，增加政策意识和全球意识，发展文化能力，改善伦理决策（Richard et al.，2016）。

服务性学习通过融合理论和实践来促进学术研究，加强对学科和复杂内容的理解，提供与课程密切相关的内容，并帮助学生将学习推延到更广泛的情境，包括个人、家庭和社区（Taylor et al.，2017），从而促进学术研究。服务性学习体验还能培养评判性思维、沟通能力、合作能力、领导力和专业技能。

将研究嵌入服务性学习体验中为学生提供了一个独特的参与学习成果的机会，特别是对于那些尚未包含临床实践或其他实践学习体验中的课程（Horning et al.，2020）。Horning 等（2020）为 BSN 学生建立了与 AACN 标准一致的服务性学习体验。学生能将科学知识应用于循证护理，并能够理解研究如何对循证实践做出贡献。该体验还为学生提供了提高沟通技巧和与患者及其家属建立治疗关系的实际机会（Horning et al.，2020）。

尽管服务性学习项目主要被设置在本科阶段实施，但护理研究生教育也开始探索其在社区实践中的应用，以进一步培养学生的领导力和责任感、对医疗保健问题的理解、文化能力，以及评判性思维技能和对课程内容的进一步理解的加强（Bryant et al.，2017）。参与服务性学习的研究生在对卫生保健知识的理解、研究伦理和方法、卫生政策和社会正义的倡导以及文化能力方面都有所提高（Bryant et al.，2017）。

教师获益

因为涉及时间投入，明确教师在时间投入中的获益是获得教师认同的关键。尽管教师可能不直接参与现场直接指导学生服务活动，但他们在计划任务分配、寻求社区合作、阅读学生日志和促进反思等过程中显然需要投入大量的时间。教师将课程中的服务性学习活动与他们的研究、服务兴趣相结合，能够增加其继续采用服务性学习的概率。

部分大学采用 Boyer 学术模式以开阔教师的教学和研究视野，涵盖教学、服务和实践。Boyer（1990）认为学术视野的开阔可以强化大学和它们所服务的社区的联系。该模式有助于将服务性学习融入教师的学术角色和晋升、获得终身职位的要求中。为最大化参与服务性学习对教师任期和晋升的影响，教师应该通过衡量所教授课程中服务性学习的有效性、记录结果并公开讨论结果来促进学术研究和知识转化。通过在大学里组织学术讨论、在专业会议上发表演讲、在学术期刊上发表文章，将服务性学习纳入课程和对学生服务性学习的工作中，从而提高其作为专家教师的可信度。申请竞争性资助金以支持服务性学习教学工作，也可以提高其质量和延续性。

机构获益

服务性学习对院校机构亦有益，因其能提升学生对大学经历的满意度及毕业率（Jacoby，2015）。其益处还涉及强化校园教育文化、培育校园社区意识、提升机构知名度、增强对潜在捐助者的吸引力及维持学生在校率。此外，服务性学习通过活跃校园文化，增进学生对于课程学习的参与度，激发教师活力，并允许教师将服务项目与研究兴趣相融合。

服务性学习的跨专业性促进了校园社区精神的复兴，让学生和教师更多地参与学校生活，并有助于留住学生。将服务性学习体验融入早期课程，如大学新生的体验，通过培养学生自我效能感和对所学习领域的理解，以提高新生的在校率。机构既可以通过建立社区和机构之间可见的联系来提高知名度，有利于招生，同时也让原来以为自己不可能有机会接受高等教育的社区居民有一种高校就在身边的感觉。此外，服务性学习还可以通过建立院校和社区之间的直接联系，提高学院对潜在捐助者的吸引力，并使对社区服务教育改革感兴趣的捐助者更乐于慷慨解囊（Pellietier，1995）。

在护理教育领域，服务性学习已证实能降低教师和导师的离职率，节省新护士入职和培训的成本，加强协作和跨专业实践的能力，并优化创新的学术护理合作伙伴关系（Markaki et al.，2021）。全国各地的教育机构都在借助服务性学习实现招聘和留住护理教师及强化社区合作关系的关键性目标。

社区获益

当院校将服务性学习和公民参与的成果应用于学术项目中时，社区也会获益。例如，研究发现，参加服务性学习的学生与社区的联系更紧密，更有可能选择服务性职业。这些学生对复杂的社会、种族和文化问题也有更深的理解，并较少表现出刻板思维。最后，参加过服务性学习的毕业生更有可能参与公共政策和政治工作，以唤起变革（Jacoby，2015）。

从广义上讲，如前所述，当前迫切需要确保护士具备护理不同人群所需的知识、技能和态度，而最终目标是护士能够主导方案来解决导致患者预后不良和医疗成本增加的健康差距问题。同样的问题也会导致贫困的恶性循环，给整个社会带来不良影响，例如工作年龄人口的病情加重和残疾程度提高。因此，培养护士解决决定性社会因素，并通过服务性学习体验提供符合患者文化的护理，可以使全世界受益。通过这些经历接触弱势群体也可以促使护理毕业生选择照护弱势患者群体和社区的工作。

服务性学习的核心是服务与学习之间的平衡，学生和社区都从中受益。Tillman 等（2020）的研究利用了一个多机构参与的活动，包括护理在内的跨专业学科的学生向贫困和得不到充分服务的患者提供免费保健和牙科服务。他们的研究结果表明学生对贫困人口的看法发生了重大变化，其中包括越来越多的学生认为疾病负担会影响财务和工作能力，穷人的健康问题是由于压力增加和缺乏医疗服务导致的（Tillman et al.，2020）。其他研究的结果也一致表明服务性学习可以对学生的态度产生积极影响，学生对贫困人口表现出同情和支持的可能性提高（Tillman et al.，2020）。整个社会和学生本身都能从这些改进的观点和减少的偏见及刻板印象中受益。

此外，服务性学习为社区带来的实际利益更为直观。如果实施得当，服务性学习可以提前识别社区需求，并与合作伙伴和利益相关方共同设计项目以满足这一需求。例如，Horning 等（2020）发现，因为得到了学生的个性化关注，服务性学习项目可以极大地惠及参与家庭，这使得根据家庭的需求量身定制的教育成为可能。此外，Phlypo 等（2018）发现，在牙科本科教育课程中利用服务性学习项目可以改善智力障碍居民的口腔健康，并对当地社区产生积极影响。

将服务性学习作为一种教育模式

在设计和分析服务性学习项目时，广泛使用的是 Kolb（1984）的体验式学习理论。该理论强调对自身体验的反思性观察在学习中的不可或缺性。它能将具体体验与抽象概念建立联系，学生通过主动参与实践解决问题、做出决策而获得知识，这种促进学习反思的应用是基于 Kolb（1984）和 Dewey 理论（1916，1933，1938）。服务性学习中的反思既是一种认知过程，也是一种结构化的学习活动。有效的反思能促进学生道德发展并做出伦理决策。

基于伦理决策理论和价值澄清法，Delve 等（1990）开发了服务性学习模式。该模式包括以下 5 个发展阶段：探究、澄清、领悟、激活和内化。该模式说明了服务性学习是发展性的，渐进地培养学生的同理心。缺乏同理心的学生将不会意识到患者群体在社会中的价值，也无法将患者作为宝贵的新学习资源（Delve et al.，1990）。

服务性学习作为一种教学策略，展现了强大的灵活性。它可以基于学科，亦可以基于学习过程；既可以融合理论和实践，亦可以整合多样化的学习方法和应用；既鼓励学生探索个性化的学习方法，也专注于各种各样的主题、问题和兴趣（Taylor et al.，2017）。它也可以被应用于基于问题的学习法和案例分析法中。

在课程中实施服务性学习的最佳实践

当教师考虑将服务性学习纳入课程时，首要

任务是识别并联系社区内具有明确需要解决问题需求的社区合作伙伴。这些社区机构是设计、实施和评估服务性学习体验的合作伙伴。这种协同培养方式能够培养学生的社会责任感，并为社会发展贡献力量。它为学生提供了一个在“现实世界”中学习的机会，促使他们以新的方式利用和提升他们的专业知识与技能水平，这些体验在学校环境中较难获得。

虽然服务性学习可能是一门独立的大学课程，但通常会融入一门或多门现有课程中。当这种情况发生时，至关重要的是，不能仅仅将“一次性的”服务性学习体验简单地作为额外的课程要求添加进去。教师必须有意识且有策略地将服务性学习的概念贯穿于整个课程之中。将服务性学习纳入课程的最佳实践见框 12.1。

支持结构

教师的支持对培养成效至关重要。这种支持始于校内和学院的管理者对服务性学习的认可和对课程的资源投入。尽管高校已接纳服务性学习，却往往缺乏能够让课程有效执行的支持系统。教师可以组建教师服务性学习委员会或顾问委员会以提供必要的支持。该团队是将服务性学习作为一种教学工具的关键倡导者（Gallagher et al.，n.d.）。顾问委员会可以为服务性学习课程制订教师手册和指南，支持部门或院校举办关于服务性学习的午餐交流会，开发网络研讨会，确保教师能通过参加服务性学习研习班获得继续教育学分，并组织教师开发服务性学习教学法的机会。该委员会也鼓励跨专业的发展合作，提供分享想法、成功和失败经验的平台。

计划的目标是将服务性学习持续贯穿在整个课程中。资金可通过社区、当地或国家的基金资助获得，同时，高校通常也会提供经费支持。尽管服务性学习成本不高，但仍需要投入时间来统筹规划及开发课程，也需要人力资源来进行管理。众多院校设有服务性学习办公室或协调员，协助构建项目，确定社区合作伙伴，并根据多方需求安排学生。

为了将服务性学习体验整合到课程中，院校需要制定周密的计划。在课程启动前，积累必要的经验和获取相关资源。而建立热情的教师队伍和确保教师发展是实现成功的关键。

挑战

鉴于高等教育中常规预算的限制，服务性学习的实施过程中面临若干挑战，包括部门间和项目间对有限资源的竞争。初涉服务性学习的机构不仅要寻找外部资金，还要寻找愿意无偿投入额外时间以将服务性学习整合进课程的教师。

机构若缺乏专门的服务性学习办公室，就可能在组织和有效评估策略方面遇到困难。在资金限制成为障碍时，校园内跨部门的教师组成的服务性学习委员会将负责指导教师发展、协调学生与社区机构之间的学习活动、评估服务性学习体验，并促进信息共享。

说服教师将服务性学习作为一种有效的教学手段同样也是一种挑战。这种阻碍是可以理解的，因为将其融入课程中需要大量的时间和精力。参与服务性学习的教师通常会成为最好的变革推动者，并对服务性学习的优势大加赞赏，例如能提高学生在学习过程中的参与度，以及在本专业和跨专业的活动中增加学生的共同协作感。

教师面临的挑战包括时间限制，对学生、工

框 12.1 将服务性学习整合到课程中的最佳实践

- 将服务性学习作为一种教学策略加入教学大纲
- 对服务和与课程相关的学习都给予分数
- 设立题目、考试、论文和反思作业作为评估指标
- 将服务性学习成果与课程目标和课程成果联系起来
- 确保服务性学习活动是体验式的，而不是观察式的
- 强调在服务性学习体验之前、期间和之后的引导反思。宣传和汇报不可或缺
- 与教师、学生和社区伙伴一起评估和评价服务性学习；整合反馈以改善体验
- 服务性学习必须通过应用课堂上教授的理论原则来加强学习
- 服务性学习必须允许学生使用他们的知识和技能来解决居民和社区的需求
- 服务性学习必须培养关怀意识、文化意识、社会责任、健康倡导和公民参与
- 服务性学习必须促进协作和团队合作
- 服务性学习必须具有互惠性，这样学生、教师和社区合作伙伴才能获得赋能，同时扮演教师和学习者的角色
- 服务性学习应该增加对多样性和弱势群体的接触，以提高学生的文化能力

作和家庭责任的承诺，以及学生、教师和社区合作伙伴所承担的繁重工作量。对于社区合作伙伴而言，挑战在于每学期都要培训新学生，且学生在暑期的参与度下降。当服务性学习体验的时间跨越多个学期或学生参加多个包含服务性学习内容的课程时，如何将其留在同一个社区机构以增加项目的延续性，亦是一大挑战。

为服务性学习新手教师制定发展规划

改善服务性学习的计划应从教师发展开始，学术机构、工作坊和自主学习都可以促进教师发展。这些资源将帮助教师获得关于如何设计和实施服务性学习的重要信息。例如，约翰·霍普金斯大学的公共卫生学院、护理学院和医学院联合成立了服务性学习研究中心，旨在培养培训教师掌握服务性学习这一重要且先进的教学方法。

发展应包括对服务意义的深入探索及其在教育领域的重要地位。重要的是，教师应明确服务性学习不会损害学术严谨性；相反，它可以丰富和扩展学习体验（Gallagher et al.，n.d.）。教师培训应帮助教师明确区分表层体验和深层领悟，并强调与社区机构合作的重要性。培训还应强调在计划实施过程需考虑的实际问题，如与社区机构建立良好的关系、确定适合课程内容的体验类型、寻找机构中有代表性的指导者、设计多元化的活动形式、保障学生的参与时间和质量以及合理安排活动进度。

准备工作能将服务性学习活动与特定的学习成果联系起来，并让学生为执行相关活动做好充分准备。服务工作应对学生具有一定的挑战性、吸引力和意义，而且它必须专注于满足社区的实际需求。唯有如此，才能让学生认识到服务性学习的重要性，且将其与自身发展紧密联系起来。

准备工作也包括寻找能安排学生实践的机构。学生通常是自愿在非营利社区或由公共税收支持的服务机构及组织工作，且提供能满足人们实际需求的服务。因此，应选择与学术项目、课程内容相关或与学生个人目标相符的机构和项目。教师还应评估机构的职位，并判断学生的能力是否符合该机构的需求。

尽管周密的计划能预防众多潜在问题，教师依然应该为意外的情况和无法控制的情境做好准备。有时，社区机构的需求会发生变化（例如，经费削减或接受捐赠），或者与学生的时间安排之间存在冲突，或者参与者可能也存在不满，包括学生认为小组之间时间投入不平等、现实情况与期望不符或沟通障碍等问题。为防止问题升级，教师可能需要定期与社区合作伙伴和学生沟通，及早发现问题进行干预，并与学生重新协商他们的预期。

教师发展能为教育工作者提供一种明确的新教学法，并建立一个共享的定义框架和完善的知识体系。教师在自身从传统知识传递者转型为促进者和指导者的角色时，需要重新思考他们作为知识的唯一传递者的角色定位。转变初期可能会有不适和尴尬。在发展的早期阶段，咨询顾问能提供非常宝贵的支持，大部分院校内都设有服务性学习办公室，旨在提供资源或帮助教师发展。

不同院校教师之间的相互联系也对教师发展大有裨益，能让教师认识到其他院校同行正在从事的工作及其感受。参与服务性学习的教师可以通过互联网进行联系。互联网还能够作为一种信息资源平台，支持服务性学习项目的开展，提供课程描述样本、教学大纲、电子邮件名单、资助基金的信息和最佳实践方法等资源。一些被广泛认可的互联网资源有：

- 校园联盟（Campus Compact）：http：//compact.org
- 国家和社区服务委员会（Corporation for National and Community Service）：https：//www.nationalservice.gov
- 学习和服务、国家服务性学习交流中心（Learn and Serve，National Service-Learning Clearinghouse）：http：//www.servicelearning.org

开拓实践地点

在发展服务性学习项目的过程中，应协助教师开拓实践地点。Anstee 等（2008）提出了一个将服务性学习融入学术课堂的六阶段过程模式，具体包括：①建立社区协作；②在课堂上合作；③学生培训；④提供服务；⑤回归课堂；⑥向利益相关方报告（p. 599）。早期最重要的是选择实践地点和在社区内建立合作关系。

在规划服务性学习体验时，很重要的一点是确保社区组织、服务类型和学院机构的任务相匹配。在制订关于服务地点的计划之前，教师无论是通过非正式的个人或电话联系，还是通过正式的调查或需求评估，都应先评估社区需求，并建立资源目录。社区机构人员在确定学生服务需求的优先级和需求的迫切程度时至关重要。允许社区合作伙伴负责服务的认定有助于确保项目满足社区机构的需要。机构人员在计划过程中的参与，也有助于社区机构了解服务性学习。社区顾问委员会经常在机构、学生、教师和职员之间起到桥梁作用以保持各方之间的联系，并明确社会需求的演变。

学生安全也是必须严肃对待的问题，机构和学校均有责任选择合适的地点以保证学生的安全。应制定知情同意书，并探讨机构是否为志愿者提供责任保险，以明确责任，并最大限度地降低学生面临的风险。Gallagher 等（n.d.）提供了样本表格，以帮助刚接触服务性学习的教师。

一旦确定地点并落实了项目，就必须确定好指导教师，并且规划学生介绍会及最初几次会议的时间安排。

与学生沟通，为服务性学习做好准备

一旦服务性学习体验的计划制定完成后，学生参与就是必要的。教师可以利用包括护生协会、学生会、学生生活办公室在内的团队和校内公共设施（如报纸、广播站、在线学习系统公告栏），向学生传达有关服务性学习的相关资讯。通常，服务性学习课程或包含服务性学习元素的课程都应向不同学科的学生开放，因此教师应该广泛发布课程通知。服务性学习最佳推广者是已经参与其中的学生，他们通过口口相传的方式来吸引其他学生参与服务性学习队伍。

一旦学生的安排和服务重点得到确定，相应的准备工作就应该拓展到课堂上。若仅将服务性学习视为一个互益的项目，则可能会忽略了对此类接触进行准备的重要性。Radest（1993）介绍了关于团结的观点："我和那些尚未认识的陌生人——只是抽象意义上的个体——之间的关系的命名，然而我们同为人类。所以团结就是在现在基础上，筹备现在和未来。" Sheffield（2005）指出，"Radest 提出的团结的概念发展成为了倾向于民主的互动和服务"，而对这种接触的学术准备是必不可少的。前期的准备工作培养了学生的理解意识，这对于服务来说具有重大意义，并使学生意识到陌生人和自己的相似之处，从而进一步培养团结意识。

准备工作应该包括对社会问题的探索，以及了解服务环境和详细了解预期要接触的人群。学生可以通过阅读机构资料、文本资料、在线资料或观看电影的方式并结合讨论，为服务体验做准备。预热课堂活动应该设定一个全面的目标，如增进理解、促进与陌生人的熟悉度。此外，准备工作还应加深学生对多元化的理解，培养其接受和认可差异性的能力，并意识到与社区居民沟通时要承担的伦理责任。这种理解是服务性学习的重要组成部分；如果缺乏理解，服务就会沦为义务劳动。

在首次授课时，应向学生提供详尽的项目书面介绍材料、联系方式和启动会议程。只有在学期开始前组织好并分发这些资料，才能确保学生及时开展项目，并有可能在学期截止日期前顺利完成项目。

学生必须为服务性学习做好准备，包括学会适当的内容知识和技能、对学习目标的理解、学习的时间安排表、项目指导方针和社区组织的相关信息。对于教师而言，邀请一位在服务性学习领域具有丰富经验的导师参与课程，以协助解答学生的问题和担忧，可能会大有裨益。

计划学习活动

作为一种基于体验的教学法，服务性学习能够给课堂注入活力与动力，它不仅促进学生向社区成员学习，同时也帮助满足其需求。此外，服务性学习也可以通过让学生在评判性反思社会需求和个人对社区的责任的同时，为学生提供信息和经验。在教师发展的过程中，目前参与服务性学习的教师可以将实施该教学方法的个人经验作为范例。这些经验能够提供思路，以协助教师从多种不同的途径发掘机会。教师可以从自身在不同社团机构参与的服务活动里找出适合服务性学习的情境，也可以通过朋友、同事、机构人员、学生的建议或专业文献、世俗文学中找到合适的机会。当教师发现潜在的、适合课程的服务性学习体验时，可以与相关机构人员进行深入讨论和协商。

在规划服务活动时，同样也需要考虑相关的法律事宜。每次学生在校外开展与课程任务相关的服务活动时，就会产生责任。对于潜在的责任划分争议，教师应该从院校中寻求法律咨询，类似于与临床机构签订合同时所进行的法律咨询。此外，如果学生需要在服务性学习项目中收集数据，就要获得机构伦理委员会的批准。

学生活动应根据课程目标和内容进行规划（Phillips，Bolduc，& Gallo，2013）。社区机构提供了众多与机构合作的机会，以满足未被满足的需要。一些服务体验将涉及评估，另一些则参与持续项目的相关工作，还有一些则致力于新项目或服务的开发与实施。在服务体验的最终阶段，开发新项目的学生应该与机构伙伴共同制定持续发展该项目的计划，并应编写相关资料以促进后续合作。尽管社区机构在活动中应扮演积极的合作伙伴角色，但服务体验的结束应以与利益相关者举办总结会议的形式进行。

在护理课程中实施服务性学习的示例

护理文献中提供了多种将服务性学习纳入课程的范例。适用于护理专业学生的服务性学习机构与项目方案种类涵盖：与服务不足及存在不同形式的损伤或残疾的弱势群体合作的项目、预防性保健和保健设施（包括固定和流动设施）、社会福利机构、儿童和成人日托项目、学前教育、上门送餐、老年中心、青年服务、为青少年父母服务的中心、为无家可归的父母或刑满释放后重返社会的个体提供服务的项目、民间组织、毒品教育计划，以及与健康差距或健康政策有关的团体或委员会的工作。

COVID-19 大流行促进了社区利益相关者之间众多伙伴关系的加速发展。具体而言，约翰·霍普金斯大学护理学院在疫情初期与巴尔的摩社区网络建立了合作关系，共同为老年人群体开发了一种基于电话的支持服务，旨在作为缓解社会隔离影响的一种手段（Gresh et al.，2020）。通过开展全面且高质量的服务性学习项目，不仅能够满足社区的实际需求，实现学生的学习目标，还能促进学生评判性思维的培养和反思能力的提升。

众多高等教育机构将假期作为实施服务项目的最佳时间，作为服务性学习课程的组成部分。例如，圣玛丽学院（Saint Mary’s College）和圣母大学（University of Notre Dame）提供为期 1 个学期的服务性学习课程，并安排在春假或暑假期间进行服务性旅行。这些机构的暑期服务性学习项目包括国内和国际的机会，并且提供资金资助，以确保所有学生都有机会参加，而无需因经济因素而受限（University of Notre Dame，2015）。

在卫生相关专业领域存在着无限的机会（案例研究 12.1）。本科生可以提供健康、社会和发展性筛查服务，为父母制作与健康有关的讲义，给儿童朗读安全教育故事书，并协助课堂活动。家庭护士执业的毕业生可以在独立或流动诊所工作，重点关注贫困或医疗资源不足的人群，指导学生进行体育锻炼，或在无家可归者收容所的诊所提供基础照护和健康教育。助产毕业生可以为加强海地助产士能力而开发课程，为其社区提供政策支持和培训服务等，如孕期自我护理、婴儿护理，或是减少对监狱中妊娠和分娩的妇女的束缚。博士研究生可以为专业或非营利组织提供卫生政策或研究方面的援助。

专业教育和团队关怀是一种优秀的教学策略。例如，护理专业的学生可以提供血压筛查和高血压相关的教育。同时，与营养学专业的学生合作，教授公众如何按照控制高血压的饮食方法（DASH）准备经济实惠的膳食。这些学生可以共同筹备活动，并在活动结束后聚集进行反思性讨论。跨专业教育的机会不仅提升了患者护理的质量，并加深了学生对不同专业实践范围的了解（案例研究 12.2）。

案例研究 12.1 对将服务性学习整合进课程进行思考

一位刚从事教学工作的教师想把服务性学习融入课程中。该教师学生时期经历过有意义的服务性学习，可以为本科课程中一门 16 周、6 学分的教学和临床初级课程中的服务性学习部分提供专业知识。该课程的侧重点是照顾弱势群体和健康的社会决定因素。

当这些教师与同事合作将服务性学习经验融入这门课程时，应该考虑什么？

案例研究 12.2 对制定多学科服务性学习计划进行思考

一家无家可归者收容所要求一所大学健康科学中心的教师帮助他们制定在收容所管理 COVID-19 等传染病的计划。该大学肩负着公民参与的使命，并责成护理学院、医学院和公共卫生学院与庇护所合作制定计划。该计划将包括来自每所学校的学生，他们将参与该服务性学习项目。

护理学院的教师在进行此项群体合作时应该考虑什么？

服务性学习的方法通常与全球健康经历相结合，旨在为学生提供深入了解不同文化、培养全球公民意识和获得欣赏全球不同健康概念的机会（详见第13章）。此外，服务性学习的经验亦有助于学生培养文化谦逊和对社区文化差异的深刻理解（见第17章）。

适应服务性学习的远程教育

服务性学习历来是在校护理课程中不可或缺的组成部分。然而，随着越来越多的课程体系或向远程教育整体或部分转移，必须开始探讨并实现让学生选择参与远程服务性学习的可能性。

远程学习的学生可以通过多元化的途径参与服务性学习。第一，在线学习的学生可以依托其所在社区已有的社区合作伙伴进行服务体验，并利用在线平台和视频会议学习技术作为学习工具。利用在线论坛实现讨论和反思，在校学生可以在网上发布对机构和服务项目的描述，以此协助远程教育学生在自己的社区中找到类似的服务项目。教师与学生共同合作以确定与机构做出最终的安排。

第二，参加在线课程的学生应享有与线下课程学习的学生一样出国参加服务性学习体验的机会，这一点适用于所有学生，不论他们是在线学习还是在校内就读。

第三，这项服务可以成为数字化服务性学习的形式。这种方式打破传统的时间和地域界限，允许学生在线开展服务活动。数字化服务性学习为学生提供了参与、技能培养、实践经验的机会，否则可能会使学生在参加在线课程时受限或缺少了此项体验；数字化服务性学习允许学生和社区合作伙伴使用电子技术（聊天室、电子邮件、视频会议、Skype、维基百科和讨论区）沟通，这样就消除了传统的地域界限。数字化服务性学习的最佳实践包括提供对所需技术的培训、在学生和社区合作伙伴之间以书面形式明确交流的期望、安排会议加强沟通和保证教师参与到整个数字化服务性学习体验中。这些措施有助于确保远程学习的学生能够顺利进行服务性学习。关于远程学习的详细信息，请参见第21章。

结合反思

在服务性学习中，反思是一个关键的环节，它不同于志愿服务、社区服务活动和护理学生的临床经验。反思是一个积极、持久、缜密和有意识的思考过程，涉及学生的行为、实践和成果。在反思过程中，学生必须回答一些基本问题，如“我正在做什么？”“我为什么要这么做？”和“我在学习什么内容？”同样，他们也应该评判性地审视自己的行为、感受和想法。在回答以上问题时，学生将对服务体验的思考、想法、原因和推测进行阐述。

反思是一种教学工具，通过将服务体验与课程学习目标相匹配，最大限度地增强学生的个性化学习体验。反思将认知和情感活动进行结合，以弥合服务体验和课程内容之间的鸿沟。

反思过程为学生提供了增强自我评估技能的重要机会，并有助于深化对自己优势的认识。鉴于反思和自我评估是需要培养的技能，所以许多初次接触服务性学习的学生发现，教师的引导和日志记录对促进反思过程大有裨益。

促进学生反思的常用方法是引导学生进行日志记录或撰写反思性文章，而教师在教学中应经常阅读学生的作品并给予反馈。日志记录允许学生记录在服务性学习体验中的想法、观察、感受、参与的活动、疑问和遇到的问题及解决方案。如果学生以团队的形式参与服务性学习项目，则团队日志可以用于促进团队成员共同探讨与项目相关的问题，并让学生了解项目中可能存在的不同观点。团队可通过集体反思服务性学习来总结工作。学生在初始阶段往往难以区分事件观察与反思，也难以将课程概念与实际体验相整合。

学生可以使用多栏日志来协助反思，在每一栏中包含观察、课程概念和反思。使用一些常见的提示也很有效，如Rolfe等（2011）开发的反思模型：什么？那又怎样？现在怎么做？“什么？”问的是学生问题是什么，他们在这种情况下扮演什么角色。“那又怎样？”促使学生思考为什么这个项目对他们的学习和社区很重要。“现在怎么做？”是一个更广泛的问题，鼓励学生思考未来的需求和相应的措施。

对于反思，建议用满意/不满意来取代用分数或字母评分，以减少学生对表达自己想法的恐惧和被评判的感受。使用期刊评分标准可以帮助学生更清楚地了解期刊的预期，并能够使教师评分保持一致性。评价标准的主题可以包括将先前的知识/感受或价值观与新的知识/感受/价值观联系起来的评估、观点和行为转变的例子，以及致力于改善实践的未来行动。

服务性学习为学生提供了与多元文化、服务不足的社会部门一起工作的机会，这些部门有各种各样的需求和挑战，并且在某些方面处于不利地位——社会阶层、年龄、种族、族裔、性取向、能力，或是这些因素的任意组合。一般来说，提供服务的人比他们所服务的人有更多的优势，所以对种族主义和其他偏见、不公正、权力和压迫的关注应该在服务后的讨论中占据突出地位。对多元文化服务性学习的有效反思可以提供一种变革性的体验，加强关怀和社会责任，并有可能创造长期的社会变革。

反思在具备持续性、连贯性、情境性和挑战性时才能发挥最大效能。持续性反思包括服务性学习体验的开始前、过程中和结束后的反思。连贯性的服务性学习与课堂学习相结合，协助学生为其服务项目建立一个概念性框架，并在体验中应用课堂所学的概念和理论。教师的责任包括设计反思活动、指导学生进行反思、监督学生的反思过程和提供反馈。为了有效指导学生进行反思，教师可能需要接受专业培训，这类培训应包含在教师的早期职业发展机会中。对于希望深入了解反思活动的教师，可通过互联网获取更丰富的信息资源。

反思活动必须与体验的具体背景和环境相适应。部分服务性学习体验会采取正式的反思方法，如撰写有特定重点的书面文章。相对而言，其他体验则适合采取非正式的讨论形式，学生在其中分享范例、所学知识，以及所建立的联系。Smit 和 Tremethick（2017）的研究报告表明，参与在线讨论的学生的反思性思维水平往往高于完成书面反思的学生，且其讨论的主题也更广泛。其他非正式的反思方法还包括诗歌、歌曲、视频和艺术品。

无论采取的是正式还是非正式的反思方法，反思过程均应该让学生以新视角进行思考、质疑其预设假设，并形成理解和解决问题的新方法。

通过反思与服务合作伙伴的对话，可以加强双方的沟通，从而增加学习的深度和广度。如果不强调学生和社区合作伙伴之间的对话，反思可能流于片面，只关注片面的观点和个别学生的看法，而不是了解每一个人的观点。

建立档案袋以收集与服务性学习项目相关的资料，并记录成绩、学习成果。其他反思活动包括将服务体验与课堂理论概念相结合的小组讨论和报告、给学生介绍不同的观点，以及要求学生对服务体验进行评判性思考。教师提出引导性问题对于促进讨论是有益的，同时也应鼓励学生自由地讨论、反思他们的想法和观点。学生经常会在讨论中透露出对服务体验的预期和误解。诸如社区需求、社会分析和公民责任的重要性的主题可能会在反思中出现。学期结束时，由学生来撰写一篇反思论文的写作，可以全面反映学生学习的整体情况。

在 Bringle 和 Hatcher（1996）的指南中，阐明了在服务性学习课程中反思活动的有效性。有效的反思活动：

1．把服务性学习体验与学习目标相关联
2．由教师设计、构建和指导
3．计划好贯穿整个服务性学习体验的跨度范围
4．允许教师反馈，并对进展和学习进行评估
5．培养对价值观的澄清和探索

总结报告

根据经验，总结报告对加强课堂理论来说非常重要，可以让学生在分享不同体验的同时加强自身已具备的团结意识。总结报告补充了国际化服务体验，还能促进不同实践地点的学生之间进行沟通。总结报告能将对服务体验的评价结合起来。社区合作伙伴也可以参与到总结报告中，分享他们对体验成果的看法，以及服务性学习对学生服务过的机构有怎样的影响。

评价

在完成服务性学习后，社区合作伙伴、教师和学生都应评价服务项目在满足他们的需求、服务项目的优势和需要改进之处，以及学生表现情况方面的实用性。教师还应评价学生的成果和体验对整个课程目标的贡献。对学生成绩的评价不仅是基于服务体验或服务活动的参与，还应基于学生的学习情况。评价数据应由教师、机构指导者和学生的自我评价共同提供。

教师在服务前、后对学生进行问卷调查，衡量学生对社区服务的态度、对公民责任的态度和对课程作业的态度的变化。这类工具不仅能帮助教师评价学生和服务性学习的实用性，也帮助学生看到他们学会了多少，以及因服务性学习体验而发生的态度转变。除了短期课程评价，在课程

结束后对学生进行系统的长期随访，也有助于确认所有可能发生的额外学习。

本章重点总结

- 服务性学习可以通过提高对健康的社会决定因素、文化能力和谦逊、社会责任和内隐偏见的认识和知识，为护士在不同人群中工作做好准备。它还支持专业护士的成长，为其在领导、宣传和政策方面发挥作用做好准备。
- 大学、社区和学生都受益于服务性学习。大学可以提高学生留校率和毕业率。大学和组织之间的战略伙伴关系可以发现并满足社区需求。学生经常会在服务性学习体验后，继续作为社区的公民为社会公正而努力，成为他们社区的积极参与的公民。
- 服务性学习不只是一门课程或学业课程服务活动的一次性补充。它必须被深思熟虑地融入一门或多门课程中，为学生提供反思的机会。

对证据的反思

1．服务性学习如何帮助护生培养社会责任感？

2．服务性学习和护理项目中的临床实践经历有哪些相同点？又有哪些不同点？

3．课程体系中有 3 门连续的课程侧重于健康的社会决定因素。如何将服务性学习体验融入这些课程？

4．终身制教师如何才能最好地将服务性学习整合到他们教学领域的学术研究中？

a．将服务性学习融入课程的哪些方面最能说明教学的学术性？他们可以在其档案袋中添加什么作为证据？

b．教师可以在哪里宣传他们与服务性学习相关的学术工作成果？

参考文献

American Association of Colleges of Nursing. (2021). *The essentials: Core competencies for professional nursing education*. https://www.aacnnursing.org/Portals/42/AcademicNursing/pdf/Essentials-2021.pdf

American Nurses Association. (2015). *Code of ethics for nurses*. American Nurses Publishing.

Anstee, J. L. K., Harris, S. G., Pruitt, K. D., & Sugar, J. A. (2008). Service learning projects in an undergraduate gerontology course: A 6-stage model and application. *Educational Gerontology*, *34*(7), 595–609.

Boyer, E. L. (1990). *Scholarship reconsidered: Priorities of the professoriate*. The Carnegie Foundation for the Advancement of Teaching.

Bringle, R. G., & Hatcher, J. A. (1996). Implementing service learning in higher education. *Journal of Higher Education*, *67*(2), 221–239.

Bryant, K., Matthews, E., & DeClark, L. (2017). Integration of service-learning into a doctoral level qualitative research methodology course. *Nurse Educator*, *42*(6), 288–302.

Delve, C. I., Mintz, S. D., & Stewart, G. M. (1990). Promoting values development through community service: A design. *New Directions for Student Services*, *50*(2), 7–29.

Dewey, J. (1916). *Democracy and education*. Macmillan.

Dewey, J. (1933). *How we think*. Heath.

Dewey, J. (1938). *Experience and education*. Macmillan.

Dombrowsky, T., Gustafson, K., & Cauble, D. (2019). Service-learning and clinical nursing education: A Delphi inquiry. *Journal of Nursing Education*, *58*(7), 381–391.

Furco, A. (1996). Service-learning: A balanced approach to experiential education. *Expanding Boundaries: Serving and Learning*, *1*, 2–6. The Crop for National Service.

Future of Nursing: Campaign for Action. (2019). http://futureofnursing.org.

Gallagher, L., Planowski, E., & Tarbell, K. (n.d.). Elevate the experience. Faculty guide to service-learning: Information and resources for creating and implementing service-learning courses. University of Colorado Denver: Experiential Learning Center. http://www.ucdenver.edu/life/services/ExperientialLearning/foremployers/Documents/UC%20Denver%20Faculty%20S-L%20Guide.pdf.

Gresh, A., LaFave, S., Thamilselvan, J., Batchelder, A., Mermer, J., Jacques, K., Greensfelder, A., Buckley, M., Cohen, Z., Coy, A., & Warren, N. (2020). Service learning in public health nursing education: How COVID-19 accelerated community-academic partnership. *Public Health Nursing*, *38*, 248–257.

Horning, M. L., Ostrow, L., Beierwaltes, P., Beaudette, J., Schmitz, K., & Fulkerson, J. A. (2020). Service learning within community-engaged research: Facilitating nursing student learning outcomes.

Journal of Professional Nursing, *36*(6), 510–513.

Jacoby, B. (2015). *Service-learning essentials: Questions, answers and lessons learned*. Jossey-Bass.

Kolb, D. A. (1984). *Experiential learning: Experience as the source of learning and development*. Prentice Hall.

Markaki, A., Prajankett, O., Shorten, A., Shirley, M. R., & Harper, D. C. (2021). Academic service-learning nursing partnerships in the Americas: A scoping review. *BMC Nursing*, *20*, 179.

National Academy of Medicine. (2021). *The future of nursing 2020–2030: Charting a path to achieve health equity*. https://nam.edu/publications/the-future-of-nursing-2020-2030/

National League for Nursing. (2019). *A vision for integration of the social determinants of health into nursing education curricula*. http://www.nln.org/docs/default-source/default-document-library/social-determinants-of-health.pdf?sfvrsn=2

Pellietier, S. (1995). The quiet power of service learning: Report from the National Institute on Learning and Service. *The Independent*, *95*(4), 7–10.

Phlypo, I., De Tobel, J., Marks, L., De Visschere, L., & Koole, S. (2018). Integrating community service learning in undergraduate dental education: A controlled trial in a residential facility for people with intellectual disabilities. *Special Care in Dentistry*, *38*(4), 201–207.

Radest, H. (1993). *Community service: Encounter with strangers*. Praeger.

Richard, D., Keene, C., Hatcher, J. A., & Pease, H. (2016). Pathways to adult civic engagement: Benefits of reflection and dialogue across difference in higher education service-learning programs. *Michigan Journal of Community Service Learning*, *23*(2), 60–71.

Rolfe, G., Freshwater, D., & Jasper, M. (2011). *Critical reflection in nursing and the helping professions: A user's guide*. Palgrave Macmillan.

Sharma, M., Pinto, A. D., & Kumagai, A. K. (2018). Teaching the social determinants of health: A path to equity or a road to nowhere? *Academic Medicine*, *93*(1), 25–30.

Sheffield, E. C. (2005). Service in service-learning education: The need for philosophical understanding. *The High School Journal*, *89*(1), 46–53.

Sigmon, R. L. (1994). *Serving to learn, learning to Serve: Linking service with learning*. Council for Independent Colleges Report.

Smit, E. M., & Tremethick, M. J. (2017). Value of online group reflection after international service-learning experiences: I never thought of that. *Nurse Educator*, *42*(60), 286–289.

Taylor, W., Pruitt, R., & Fasolino, T. (2017). Innovative use of service-learning to enhance baccalaureate nursing education. *Journal of Nursing Education*, *56*(9), 560–563.

Tillman, P., Thomas, M., & Buelow, J. R. (2020). Impact of service learning on student attitudes toward the poor and underserved. *Nurse Educator*, *45*(6), 316–320.

University of Notre Dame. (2015). *Center for Social Concerns*. https://socialconcerns.nd.edu/

第13章

全球卫生与课程经验

Mary E. Riner，PhD，RN，CNE，FAAN
翻译：刘民辉　审校：安力彬

本章将从多个课程角度探讨全球卫生教育，以支持护理教育工作者培养学生的知识、技能和态度，为日益全球化的世界社区提供护理。通过将全球视角融入护理教育，学生能在为不同人群提供护理时，更加从容地应对重要的文化问题，无论服务对象是本地社区还是国际社区的新来者。本章介绍了全球卫生的概念，提出了帮助护士教育工作者将全球卫生学习经验纳入教学中的策略，并指导了如何通过课程和国外留学经历推动全球卫生。

全球卫生

全球卫生涵盖教育、研究和实践等诸多方面，它旨在优先改善全球人民的健康状况并实现健康公平。全球卫生关注超越国界和政府的健康问题，呼吁全球协同行动。另外，全球卫生同样象征了两个或多个国家之间，因共同关注一个或多个健康问题而建立起联系。

在护理教育中纳入全球卫生学习体验，有利于培养具备文化意识的护理人员，为医疗机构或社区的所有人提供高质量的护理服务。在《卫生事务》（*Health Affairs*）的一篇开创性文章中，Betancourt等（2005）指出，加强文化能力教育是解决健康不平等的可行策略，护士在其中发挥着关键作用。医疗保健中的文化能力是指，为具有不同价值观、信仰和行为的患者提供医疗服务的能力，迎合他们的社会、文化和语言需求。文化谦逊则是对自身信仰和文化身份的自我反思，以了解和更好地理解他人的文化。培养文化谦逊并提供符合文化习俗的护理，意味着学生在本国或可能访问/居住的另一个国家，照护与自己文化背景相异的个人。学生还应当培养跨专业协作能力，与别国的医务人员组成团队，他们或自愿迁居，或因威胁自身及其家人的恶劣生存条件而移居。作为当地社区成员的护士，同样需要了解并参与公民活动，共同创建一个尊重所有社区居民的文明、和平的环境。

面对持续变化的气候条件、人与自然的关系发展演变，全球卫生界将不断受到新型病毒的挑战。新型冠状病毒感染大流行突显了护士在预防、控制和护理受新发疾病影响人群中的核心作用。参与跨专业和跨国团队的护士，必须掌握追踪新发传染病的流行病学方法，参与应对疫情的药物和疫苗研发，提供护理的同时做好自身和患者防护，并评估医疗保健系统工作的有效性。

全球卫生能力及国际和美国联邦服务机构的目标

了解可用于指导学生培养全球卫生知识、技能和态度的资源十分有益。世界卫生组织制定了面向所有医务人员，涵盖核心个人行为、管理和领导力的总体能力要求。而全球卫生大学联盟（Consortium of Universities in Global Health，CUGH）明确了专业技能内容，不仅包含护理专业特有的能力，还有更通用的跨专业能力。此外，公共卫生学院和项目协会（Association of Schools and Programs of Public Health，ASPPH）还开发了一个适用本地和全球人口的能力模型，可用于开发个人课程、证书项目或全球卫生本科和研究生项目（框13.1）。

Torres-Alzate（2019）在完成文献综述后，提出了护理学的全球卫生能力框架。该框架以护理核心价值观和原则为基础，涵盖了社会正义和公平、整体护理、宣传、健康即人权、可持续性和合作等内容。教育工作者可根据不同的健康问题和环境，在这一概念框架的基础上做相应调整。

为改善美国人民的健康和福祉，美国《健康公民2030》（Healthy People 2030）（https：//health.gov/healt-hypeople）制定了数据驱动的国家目标。

框 13.1　卫生专业中的全球卫生能力

为指导课程开发，全球卫生大学联盟最先明确了护理能力。

针对护理专业的主要能力包括：

- 了解全球疾病负担
- 了解移民、旅行和流离失所对健康的影响
- 了解影响健康的社会和环境决定因素
- 了解卫生和医疗保健服务的全球化
- 了解低资源环境中的医疗保健，以及健康作为一项人权和发展资源的重要性

（Wilson et al.，2012）

公共卫生专业已确立的特定能力包括：

- 能力建设
- 合作与搭档能力
- 伦理思考和专业实践
- 健康公平与社会正义
- 项目管理
- 社会文化和政治意识
- 战略分析

（公共卫生学校和项目协会，日期不明）

《健康公民 2030》阐明了美国健康状况不佳的主要原因，并指明了教育工作者和机构奋斗的目标。这一文件内容涉及多个专业，需要社会各部门协同合作，努力提升公民健康。例如，成人疫苗接种计划现在规划给所有 19 岁以上的公民接种疫苗。未来和已执业的医务人员可通过《健康公民 2030》的现行意见，为人们提供建议、确立机构政策。该计划囊括了可量化的目标，通过广泛征集意见，每 10 年更新一次。

“可持续发展目标”（Sustainable Development Goals，SDGs）是世界卫生组织在全球范围内改善各地健康水平的一项行动（United Nations Development Programme，n.d.）。它制定了多领域目标来提升人民健康水平，同时涵盖经济稳定、教育普及和优质教育、医疗可及性和服务质量、社区建成环境，以及社会和社区背景等方面的内容。各国可以根据具体国情对全球可持续发展目标做适当的调整。

世界卫生组织作为联合国的卫生部门，是从事全球卫生的主要机构。它的职责之一便是在流行病暴发时，提供指导和应对措施。借助其教育工作者和从业人员网络，世界卫生组织发布了《新冠病毒感染战略准备和应对计划》（COVID-19 Strategic Preparedness and Response Plan，SPRP），旨在指导国家、区域和全球各级采取协调行动，应对新冠肺炎的持续挑战，解决不平等问题，并明确结束疫情的行动路线（World Health Organization，n.d.）。

高等教育中的全球视野

全球学习的益处进一步彰显了人文教育的宗旨。美国学院和大学协会（American Association of Colleges and Universities，AACU）经过协商达成一致后，要求全美各地的教师构建全球学习的指标体系。这些指标包括全球自我意识、观点采择、文化多样性、个人和社会责任、全球体系学习，以及将知识应用于当代全球环境（AACU，n.d.）。这些指标可因地制宜地用于一节课内的学习经历开发，也可作为贯穿多节课、一门课程的主线案例，或在项目的所有课程中融入全球学习。当然，这些指标也可被列为通识教育课程的要求，纳入护理学位项目中。

多所大学和医疗机构现已宣布目标，要把培育全球能力作为其课程或服务的重要部分（框 13.2）。为实现这一具有全球视野的目标宣言，大学可以通过制定相应原则或学习目标，来指导全校的课程开发。比如，有一所大学确立了一项具体的本科生学习原则，即重视多样性并鼓励学生展现多样性（框 13.3）。此外，美国学院和大学协会还阐述了全球学习中可用于项目或课程开发的领域，进行学习效果评估（框 13.4）。

护理学院的全球卫生观

许多护理学院都建立了全球卫生中心，重点关注并推动国际倡议。他们开展了许多活动，如接待访问学者、管理学生交流和留学项目、发展和维护与他国学校的伙伴关系，以及促进研究合作。随着全球卫生的知识和技能越发重要，特别是在新冠病毒感染疫情的背景下，学校更为重视培养学生找到并应用本国和国际最佳实践的能

框 13.2　具有全球事业的大学目标宣言

提供人文教育，培养学生具备自由、评判性和人性化思考的能力，以及言行高尚文明。即使学成毕业，也将终身学习，锐意进取，成为有担当的领导者，服务他人，在全球化、多元化社会中积极参与公民活动。

（Washington and Lee University，n.d.）

框 13.3 与多样性相关的本科生学习原则

定义：学生能认可自身文化传统并理解欣赏人类经历的多样性。

学生应通过以下方式证明这一点：

- 了解社会和文化
- 比较和对比人类历史、社会和生活方式中的多样性和大学的不同
- 分析和理解全球和本地社区的关联性
- 在复杂的世界中，行事谦和好礼

（Gregory，2015）

框 13.4 学生实现全球学习目标的评估标准

- 明确自己在全球背景下的身份，有效处理自然和人类世界中的重大问题。
- 面对多重甚至冲突的立场时，能应用不同的视角，评估自然和人类系统中的复杂问题。
- 深入了解并适应多种世界观、经验和权力结构，与其他文化展开有意义的互动，以解决重大的全球性问题（文化、学科和伦理相关议题）。
- 采取明智和负责任的行动，应对全球体系中的伦理、社会和环境挑战，并评估个人和集体干预在当地和更大范围内所产生的影响。
- 深刻理解人类组织和行动在全球系统中的历史和当代作用，以及产生的不同影响，以制定和倡导明智合适的行动，解决人类世界和自然世界中的复杂问题。
- 应用知识和技能，实施完善、适当和可行的解决方案，以独立或协同的方式采取跨学科视角解决复杂的全球性问题。

经授权改编自《价值观：本科教育中学习的有效评估》（VALUE：Valid Assessment of Learning in Undergraduate Education）。美国学院和大学协会 2019 年版权所有。http：//www.aacu.org/value

力，同时将这一能力纳入学习目标。护理学院发现，制定战略目标，集中资源推进全球健康，促进师生全球参与至关重要。这些举措越来越多地涉及同其他专业和学科的合作，以促进跨专业教育和实践。

专业护理协会在促进全球卫生中的作用

专业护理协会一直在积极推进全球护理教育和实践（表 13.1）。某些协会为护理学院制定了关乎全球卫生的认证标准。其他组织也开发了支持全球卫生的建议书和工具包，或关注为在美国境外接受教育的护士在美国获得执业资格做好准备。

为促进全球卫生，护理认证机构设置了广泛的标准。例如，《要点：专业教育的核心能力》（Essentials：Core Competencies for Professional Education）（American Association of Colleges of Nursing，2021）在学士和硕士学位项目中融入了全球卫生，旨在比较和对比地方、地区、国家和全球基准，确定不同人群的健康模式。

在美国国家护理联盟（National League for Nursing）制定的《加强护理教育，促进全球卫生参与的愿景》（*A Vision for Strengthening Nursing Education for Global Health Engagement*）中，提倡“建设卓越的护理教育，培养一支强大而多元化的护理队伍，提高我们国家和全球社会的健康水平”（NLN，2017，p. 2）。这一愿景将护士视为全球公民，且致力于在本国和全球提供文化响应式的医疗保健。

2014 年，国际护理荣誉学会（Sigma Theta Tau International Honor Sorority，STTI）成立了

表 13.1 参与全球护理领导力的组织

组织	网址
美国学院和大学协会（American Association of Colleges of Nursing）	http：//www.aacn.nche.edu/
美国外国护理院校毕业生国际委员会（Commission on Graduates of Foreign Nursing Schools International，Inc.）	http：//www.cgfns.org/
全球护理教育与学术领导力联盟（Global Alliance for Leadership in Nursing Education and Scholarship）	http：//ganes.info/Home.php
国际护士理事会（International Council of Nurses）	http：//www.icn.ch/
美国国家护理联盟（National League for Nursing）	http：//www.nln.org/
国际护理荣誉学会（Sigma ThetaTau International）	http：//www.nursingsociety.org/
世界卫生组织（World Health Organization）	http：//www.who.int/en/

护理与助产未来全球顾问小组（Global Advisory Panel on the Future of Nursing & Midwifery，GAPON），旨在发现全球医疗卫生问题，特别是与护理观点和愿景有关的问题（STTI，2018）。这项工作是对联合国《2030 年可持续发展议程》的响应，因为该议程为促进全球人民和国家福祉设立了目标（STTI，2018）。该小组通过协调经济、社会和环境的行动路线，促进全球卫生，并明确护理和助产从中发挥的引领作用。它所组织的区域性对话会议，重点证明了在政策、实践和教育等领域亟需发挥全球领导力。

全球护理教育与学术领导力联盟（Global Alliance for Leadership in Nursing Education and Science，GANES，n.d.）由参与护理学院评审的国家级协会组成。联盟定期召开会议，探讨资格认证问题，来深入了解各国情况以及如何为认证标准提供信息。

美国外国护理院校毕业生国际委员会（Commission on Graduates of Foreign Nursing Schools International，Inc.，CGFNS）通过提供一套全面的认证评估产品满足特定需求，为全球医疗界服务。其主要工作是评估在境外接受教育的护士申请美国护士执照的准备情况（CGFNS，n.d.）。

国际护士理事会（International Council of Nurses，ICN）是一个由 130 多个国家护士协会组成的联合会。通过成员国的参与，理事会专注于促进优质护理服务，推行有效的卫生政策，传播护理知识，提高公众对护理专业的尊重。理事会每两年举办一次大会，召集所有国家护士协会的领导者，共同商讨护理领域的发展大计。此外，理事会还提供政策和领导力培训，为护士领导国家级的举措做准备。

通过护理课程国际化推进全球卫生

课程国际化会运用各种方法和内容，包括海外留学项目、外语课程、跨学科或跨领域项目，并提供聚焦专业实践和公民责任要求的项目或课程（Leask，2015；Robertson，2014）。成功的国际化课程着重通过广泛的教学和学习策略，培养具有国际视野的专业人才和公民（Oxford Brooke University，n.d.）。要做到这一点，需要反思课程设置，让不同专业的毕业生能在当地和全球社区事业有成、生活顺利。

项目层面的变革

教师在护理课程的设计和内容上，拥有相当的权威性和责任。采用的课程将对学生个人和职业价值观、态度和行为的塑造发挥关键作用。培养学生的全球视野不仅需要借助课程的主题，还需实施有效的教学策略。

在许多定义里，都描述了课程体验的设计意图，来推动学生发展全球视野。其中一个较为简洁的定义来自美国国际教育工作者协会（National Association of Foreign Student Advisers，NAFSA），这是一个由国际高等教育专业人士组成的协会。协会将课程的国际化描述为“有意识地将跨国的、跨文化的和全球的维度融入高等教育的理念中”。而对护理学而言，问题的核心是注重课程设置，在一系列课程中纳入有关全球和文化的内容。

国际化的课程不仅意味着教师个人将学习经历包括在内，更理想的情况是将国际元素贯穿到全部课程的项目成果和课程目标中。表 13.2 举例说明了护理学士学位项目如何在各门课程中融入女性健康问题的全球视角。尽管这一例子只关注了单一群体，但很明显，基于特定人群来调整宽泛的项目成果，教师可帮助学生更深入地了解这个群体。而在硕士项目中，学生可把研究项目的重点放在当地社区的特定种族人群上，以进一步了解未实现的医疗保健需求和服务可及性问题。由于许多社区居住着多个难民 / 移民群体，因此教师需要教授能适用于多个种族的技能。利用基于概念的学习理念，学生可以学习针对某一群体的技能，并推广应用到其他群体上。

教授国际化课程要求教师了解当前影响全球社区和特定国家的重大健康问题，作为范例在课程中讲解。教师因此需积累与全球健康情况相关的具体知识，以及其他国家的护理和医疗学科知识。

基于本地的全球学习体验

如果我们的目标是将护理课程国际化，则有必要为大多数学生提供本地机会。

在同时兼顾特定课程目标和广泛项目成果的情况下，可采取多种方式实现这一目标。与当地难民服务机构建立合作关系，有助于在课上或实习时，从难民和机构宣传人员的角度陈述问题。关注不断演变的全球卫生事件，如新冠病毒感染疫情，可在流行病学的章节或课程中融入相关知

表13.2 本科护理课程中的女性健康国际视角

课程	学习目标	学习资源类型
健康促进	确定本国和全球超重 / 肥胖的发生率	显示发病率变化的世界地图
护理学科	了解全球背景下的护理学科	国际护士理事会的《护理实践声明》
妇女保健	描述美国和全球的孕产妇死亡率	联合国计划生育
儿童健康	各国儿童免疫接种率	世界卫生组织
心理健康	描述全球孕产妇抑郁症的发病率和治疗情况	期刊研究
成人健康	比较和对比各国育龄妇女的主要死因	世界卫生组织数据
领导力与管理	明确当地社区移民 / 难民的妇产科服务管理中的问题	世界卫生组织数据

识。许多学生学习外语，取得了证书并作为辅修课程，这有助于他们为社区中不同语言群体提供文化上适当的护理。教学课程可开展案例研究，探讨有效照顾难民群体所需的领导力技能。

社区往往由一个以上的种族组成，代表了世界各地的国家。要提供高质量的护理服务，护士必须能理解和欣赏那些具有不同背景的人群，并与之顺畅交流。无论护理教育工作者是在急性、亚急性还是社区环境中提供临床学习经验，学生都有大量的机会与国际患者和人群互动。尽管接触国际社区只是临床工作的一部分，但如果教育工作者有意培养学生的能力，为来自他国的人群提供高质量且文化敏感的护理，他就能更成功地实现课程目标。不过首先，教师需要扩展自己对当地社区中国际群体的了解，可行方法包括：

- 向医疗机构管理人员询问患者的种族和国家背景
- 使用“数据美国”（Data USA，https：//datausa.io/）了解当地社区的人口概况，特别是种族信息
- 与社区和卫生保健领导者会面，了解他们所服务的国际社区
- 与学校 / 大学社区联络员会面
- 广泛阅读有关各国的资料
- 与国际社区成员交谈，了解他们在美国的生活及其健康状况
- 培养外语能力，用对方的母语与之交谈
- 继续接受专业教育

学习目标和学习体验会因教师所教授的课程类型而有所不同。对于授课型课程，学习活动可能包括阅读、在线调查、视频、客座演讲、角色扮演和演讲等。

另一种策略是关注单个健康问题，从全球视角提高学生对该问题的认识。例如，孕产妇死亡率常被认为是衡量一个社区对其居民支持程度的关键指标。通过探索不同收入水平国家的孕产妇死亡率模式，学生能逐渐理解贫困与健康之间的关联。另外，通过展示反映寿命和国家收入的世界地图，学生可以了解到高收入国家的人群寿命并非最长。之后，他们可阅读和讨论决定健康的社会因素及其对健康和幸福的影响方式。

要实现涉及当地难民社区文化适应问题的学习目标，教师会使用多管齐下的方法。比如，通过面对面演示或视频的方式，让学生了解该族裔群体在当地社区定居的历史、他们来美国前居住的难民营、导致他们离开祖国的状况，以及难民的经历。

对于教师而言，评估他们的教学成果，即提高学生照顾国际群体的能力至关重要。授课教师可以明确课程的具体目标成果、学生将参与的学习体验，以及支持学生取得成果的依据。框 13.5 提供了一个基于项目目标的例子，即让学生深入了解当地缅甸难民的健康需求。例如，如果教师希望学生在为缅甸个人、家庭、社区和群体提供整体护理时表现出文化敏感性，那么他会在课上讨论传统缅甸家庭的决策模式。学习依据则包括在会后讨论学生的临床经历，探讨年轻女性的进一步治疗是如何由其丈夫和大家庭共同决定的。

大学海外留学项目及支持留学体验的机构提供了大量资源，指导教师开发国际化的学习经历（文化能力培养也涵盖在内）。对于本科生或研究生项目，这种体验可以是利用 1 个学期课程中的一堂课来实现，例如，在人口健康学的课程讨论心脏病等特定健康问题。或是在为期 1 个学期的

框 13.5　纳入领导力课程的项目成果

- 在为患者、家庭或社区提供护理时，寻找并使用各种证据作为临床推理和决策的基础。
- 在为个人、家庭、社区和人群提供整体护理时，体现文化敏感性。
- 成为一位知识渊博的护理协调员，为患者在连续的医疗保健中获取资源提供便利，满足他们不断变化的医疗需求。
- 了解并考虑到患者受当地医疗保健政策、融资机制和监管问题影响的方式。
- 从事符合缅甸患者文化敏感性的道德和法律职业行为。
- 运用有效沟通技巧，与患者和家属以及跨专业团队成员交流，改善患者的结局。
- 在不同的医疗环境中，为患者提供专业护理。
- 展示在组织内领导和管理资源的责任，促进患者的优质护理和安全。
- 为患者提供优质护理时，接受并采用创新的信息管理和技术。

改编自 Riner M（2017）。护理学士学位项目成果。印第安纳大学护理学院。

全球卫生课程中体验。对于研究生项目，这些问题在临床和组织层面上都更为复杂，需要对文化习俗、移民或难民可享受到的社区和医疗资源有更深入的了解，并明晰服务特定语言群体的机构使命和资源。参阅案例研究 13.1，可了解开发基于本地的全球学习模块。

国际临床实践经历

海外留学项目指的是学生在本国以外的国家接受教育。传统上，这些项目一般为期 1 个学期或 1 学年，但近期，学生们可以在夏季学期、学期间或学期中的休息期参加留学项目。McNelis 等（2019）开展了一项研究，探究美国护理学院在其学位项目中纳入国际临床实践经历的情况。他们发现，有 27% 的学院将这一经历列入项目中。且通常来说，该内容是囊括在社区健康护理的课程内的。

学生们参加海外留学项目获益良多。他们可以增强全球公民意识，如充实自己、树立清晰的自我概念、开阔世界观、建立在陌生环境中的自信、发展新的人际关系以及跨文化沟通技能（Adam et al.，2018；Dwyer & Peters，n.d.）。其益处还延伸到未来的职业发展，包括体验不同的医

案例研究 13.1　开发基于本地的全球学习模块

护理学院的教师正在开发新的本科生课程。目前，他们专注于如何最好地将广泛的文化能力体验融入整个课程。在以前的课程中，单独设置了一门文化课程。但现在新的设计不再允许开设独立的课程。有 1 位教师和 3 位同事收到需求，要提出一项以移民和难民健康即医疗保健服务为重点的策略。该小组决定选用一个案例研究模块，覆盖多门课程，且研究对象为当地社区中一个庞大难民群体里的大家庭。

1. 哪些策略有助于该小组建立对当地难民群体的了解？

2. 该小组将如何了解为该群体服务的医疗机构，以及他们的护士领导者认为新护士需要知道哪些重要内容？

3. 该小组可以给展开式案例研究模块目标提出什么建议，以便在多个课程中进行整合？

疗保健系统，提高对全球问题的认知和兴趣，以及了解全球卫生安全和公平（这是美国前瞻性政策的内容之一）（Wilson et al.，2012）。

制定目标和项目

海外留学项目的设计会影响所取得的成果类型（Engle & Engle，2003），因此明确学习体验的类型、地点和具体学习目标，对于指导课程设计至关重要。文化能力目标通常是该项目的全球学习目标之一。

Engle 和 Engle（2003）指出了项目设计中需考虑的因素，包括学生的停留时间、语言能力、学生群体内部或东道国高等教育机构提供的学术工作环境、学生住宿类型（家庭住宿、宿舍或商住房）、是否提供有指导 / 有组织的文化互动和体验式学习，以及对文化体验的引导性反思。项目程度可通过延长停留时间来加深，从几天、几周或 1 个月到整个暑假、1 个学期或 1 学年。由于课程设计和学生进展情况，护理学院一般很难提供超过几周的海外留学项目。

在卫生学科中，海外留学项目的重点通常是了解另一个国家的医疗保健体系，比如国家医疗保险、医疗服务设计、具体学科的作用和教育。它可以通过面向一群学生的一门课程实现，或者借助实习或住院医师培训。受众群体可以只是护理专业学生，也可以是其他相关卫生学科的学生。另一个重要的方面是应当为学生设计关于国

家历史、政治、文化和经济体系的体验，推动更深层次的学习（McDermott-Levy et al.，2018）。

由于毫无准备的学生和无证教师在他国提供护理会产生重大影响，需要认真考虑此点，医疗服务学习项目的趋势不断在变化。目前新的标准正广泛推行，建议学生不要在没有资格和没有机构教师监督的情况下提供医疗服务（Lasker et al.，2018）。视力联合组织（Unite for Sight）创立了全球卫生大学（Global Health University），为计划出国服务或执行任务的各类学生提供在线教育项目。他们采取的方法提供了有价值的信息，但前提是力求不造成伤害（United for Sight，n.d.）。

学术框架

项目目标应利用到国外社区和医疗机构中的独特机会。项目负责人应提供清晰的信息，详细说明出发前、在现场和回国相关的全部预期目标和设计。由于学生一般在建立身份认同和价值观的成年初期去海外留学（Harper，2018），他们因此怀有各种动机，甚至个人偏见。面试申请者能帮助了解他们的预期、准备方法、要解决的个人问题以及他们获取的支持。此类面谈能为学生与导师建立良好的关系奠定坚实的基础。

项目应以母体大学和主办机构的学术政策为指导。学生和教师需了解这些政策、确保政策执行的可用支持，以及遵守政策需承担的个人责任。

Goode（2008）认为，教师扮演着多重角色，包括学务长、后勤协调员、跨文化指导员和教师（框 13.6）。教师能实施的 4 种文化辅导行为包括：设定期望、解释东道国文化、在文化中探索自我和促进联系（Niehaus et al.，2018）。如果研究是项目的一部分，那么教育工作者应能指导研究，遵循母体大学和东道国大学关于开展研究的政策和程序。

院校支持

院校应确保项目有配备充足的资金和人员。有足够的资金创造安全和高质量的学习体验，涵盖促进学术学习的辅助课程。教师需具备资质且获得相应津贴补助，这样他们才有足够的时间来制定、实施和评估项目。学生和教师的资金来自学院或大学国际研究办公室以及捐赠资助。在为学生提供课程前，教师应先进行实地考察，创造机会与人们会面，参观各种学习和社区场所，并对当地建立一个总体认识。这部分的项目开发资金也必须提前拨付。

如果项目包含临床体验，教师必须安排当地社区的持证护士指导管理护理学生。应注意安排访问的东道国医护和教育人员、机构和当地社区所提出的要求。由于参加海外留学项目会占用他们的时间和精力，影响他们完成其他紧迫的工作，因此较为合适的处理方法是给予接待机构一定的补偿。有关制定留学项目计划的信息，可参阅案例研究 13.2。

框 13.6 教师在领导海外留学项目中的角色

- 教师往往从未扮演过学务长这一角色，它要求教师以辅导员的心态和轻松的举止邀请学生分享他们遇到的困难。
- 在后勤方面，如果能通过服务处或当地合作机构为学生提供支持，协助安排日程、住宿和交通，将非常有助益。此外，清楚项目的资金来源，包括学生费用、教师工资和开支，以及国内接待机构费用，也将有所帮助。
- 在项目运作的跨文化层面上，教师需要树立对当地情况的认知，并与支持项目的关键人物建立关系。
- 在学术层面，教师应设立具体的学习目标、设计学习体验、开展学习评估和学术指导。

学院主任层面	职责
学务长	处理学生社会生活、学生团体动态、学生心理健康、学生身体健康、学生安全和学生行为（包括饮酒问题）
后勤相关	获得大学的项目批准、开展市场营销和招生、安排日程、行政管理、员工管理和预算编制
跨文化相关	提前熟悉海外留学项目所在地，并与学生分享对当地文化的深刻见解
学术相关	课程开发、教学、评分和学术指导

改编自：Goode，M. L.（2008）. The role of faculty study abroad directors：A case study. Frontiers：The Interdisciplinary Journal of Study Abroad，15，149-172.

案例研究 13.2　制定留学计划

大学董事会最近公布了一项新的 10 年计划，其中包括增加海外留学课程的学生参与人数。在这 10 年内，每所学院计划每年增加 10% 的项目学生人数。护理学院院长已要求本科项目协调员支持由教师主导的海外留学项目。除了为学生提供国际学习体验外，院长还希望该项目有助于加深师生对当地社区大量难民人口的了解。鉴于这是一项新的任务，本科项目协调员在完成这项工作计划时，应纳入哪些要素？本科项目协调员曾与该学国际事务中心留学办公室的工作人员会面，但双方并没有积极接触。他参加了全国护士教育工作者大会上有关出国留学的会议，并计划联系演讲者获取更多信息。

1．在制定计划时，本科项目协调员在思考这应当是一次观察性体验，还是临床服务体验。护理专业学生在海外留学期间提供的最佳临床服务实践是什么？

2．大学有哪些资源可帮助本科项目协调员准备项目建议书？

3．学院需要向同意领导留学项目的教师提供哪些支持？

发展伙伴关系

许多院校和护理学院已在国外建立了战略合作伙伴关系，他们投入多年的努力确保合作可持续发展。当院校建立国际战略合作伙伴关系时，护理学院可与本校其他学科的同事合作，利用东道国院校和社区的基础设施，并从中获益。伙伴关系意味着互惠互利，参与其中的护理教育工作者需注重公平，使东道国的合作伙伴也能受益。有时，教育工作者会进入社区并建立伙伴关系，他们因此需具备文化敏感性，表现出尊重的态度。发展有效的伙伴关系，秉持可持续性原则与实践将促进高质量的教育体验（Hayward & Li，2018；Riner & Broome，2014）。

制定学生学习成果

学生的学习成果或教育目标指导着项目的设计和评估。他们应阐明课程、项目和机构的目标。应定期开展过程和结果评估，衡量学习情况和学生发展（West，2015）。过程评估在项目中具有宝贵的价值，因为它可以向教师展示学生和当地社区对计划活动的接受程度，并在必要时对课程实施进行调整。成果评估能衡量所达到的学习质量、资源使用情况以及该机构提供海外留学体验的匹配度。

设计项目时，必须考虑对学生学习成果的评估。护理教育工作者在这一领域的研究不断发展，通常使用到教师开发的工具，在小规模的单班样本中开展。越来越多的机构以包容的方法来评估学生成绩，并要求所有获批项目让学生完成一个通用工具。如此一来，他们便可评估整个海外留学工作，并确定哪些项目的学生觉得他们的学习效果更好。全球视角清单（global perspective inventory）（Braskamp et al.，2008）便是其中一个评估工具，具有公认的可靠性。另外两个具有可靠性且持续在使用的文化能力评估工具分别是 Camphina Bacote 的“医务人员文化能力评估过程清单（修订版）”（inventory for assessing the process of cultural competence among healthcare professionals—revised，1998）和“文化自评问卷”（cultural competence self-assessment questionnaire）（Mason，1995）。

学生选拔与学生行为规范

项目信息应透明公开，涵盖项目目的、参与资格、选拔过程和财务费用（旅行费和学分费）。学术顾问和学院项目主任可以帮助学生思考在其学习计划的哪个阶段参与海外留学最为适合。提供奖学金可提高学生的参与度，所有潜在的资金来源信息都可在申请截止日期前提供给学生。

学生准备和行前规划

行前会议有助于学生为学术和社会 / 文化体验做好准备。这些会议通常会介绍个人安全和健康问题，包括确保购买海外旅行健康保险。学生还需了解有关办理护照、签证和免疫接种的信息。教师可以选择让学生一起预订航班，或者让他们自行安排航班，并告知在国内集合的地点，如机场、酒店或大学。

有多种方式让学生提前预备当地文化和医疗服务体验。比如，邀请东道国的发言人、以前参加过该项目的学生，播放视频，进行语言练习，布置需要研究和课上演示的作业或发布到在线课程网站的作业，以及回顾关键的文化规范和文化敏感性的措辞。了解一个国家的主要健康问题和医疗保健系统的运作方式，能为实地体验提供基础信息。探索护理教育和执业证书制度则能让学生感受当地与美国的异同（Baker et al.，2021）。

学生应清楚各种活动场合的合适着装，例

如，访问医疗机构时需穿着实验服，访问社区机构时穿着休闲职业装，或者访问孤儿院时穿牛仔裤也没问题。学习如何着装实际上帮助学生体现了文化谦逊。

关于安全问题，学生需在美国国务院网站（https：//STEP.State.gov/STEP）上注册智能旅行者登记计划（smart traveler enrollment program，STEP）。如果无法与学生取得联系，家长和其他人员需了解在紧急情况下如何与学术机构取得联系。同样，学术机构也应掌握必要时联系学生父母 / 监护人的信息。

抵达现场

组织学生抵达后的迎新会，介绍生活安排和当地社区情况能发挥绝佳的作用。学生需要一定时间来适应环境，所以介绍计划活动的细节可引导他们对出行、外出时长、着装要求、计划活动、活动伙伴以及每天返回时间等问题做好事先准备。

在出发前和抵达现场时，要设定明确的行为标准以及违规行为的处理方法，这对教师和学生来说至关重要，他们可以由此了解违反规定的后果。

现场学习策略

在当地使用学习策略能有帮助实现留学体验的目的。可以运用许多策略推动达成项目学习目标，比如观察、访问医疗卫生机构、访谈居民和社区领导者、提供护理服务，以及与当地学生和服务提供者结对子等。

体验结束后，经常举行汇报会有助于学生反思从演讲人、参观活动和社区中学到的信息，分享情绪反应，并把从前阅读到的资料与实际体验联系起来。记录自己的经历，能鼓励学生去思考参与的活动、自己对活动的反应以及习得的知识。这能促使他们转变自我认知，深刻了解自身经历，并理解面临的挑战。当反思任务与课程材料相联系时，学生可证明自己达到了课程学习目标。可对反思任务设立不同的目的，为跨文化学习而设计的反思内容包括学生的：

1. 文化差异体验
2. 国际体验中的调整适应
3. 与不同文化背景的人合作
4. 体验用当地语言交流或表达
5. 使用的特定技能、知识或能力，或通过这次国际体验获得的新技能、知识和能力

本地和全球服务学习项目使用了一个 DEAL 评判性反思模型（DEAL model for critical reflection）（Ash & Clayton，2009）。该模型首先让学生清晰地描述经历，说明发生的事件。随后进行经历测试，学生在测试过程中描述他们如何应对这种情况，以及课程材料和目标如何与这一经历相关联。最后环节是让学生表述他们学到了什么、是否重要，以及将来会如何使用新知识。框 13.7 提供了一些引导学生反思的提示。

此外，社交媒体已成为学生通过博客、Facebook、Instagram 和 Twitter 实时交流经验的一种流行方式。它可以吸引本国社区的人们参与进来，比如朋友、家人、同龄的学生和更大的学术共同体。不过，教师须与学生沟通，提醒他们在国外拍照时要合乎伦理。许多知名组织提供了伦理和文化敏感的问题及指南，供个人思考拍摄何种照片来记录自己的经历（United for Sight，n.d.）。

框 13.7 针对临床体验的海外留学反思提示语

1. 描述你的临床学习经历。使用“谁”“什么”“何时”“何地”和“如何”等问题，客观、详细地描述发生了什么。

2. 从临床目标相关的角度审视这次经历；检查哪些学术材料是有现实意义的，如模型、概念或原理；思考哪些已经使用了技能或本可以使用哪些技能。

3. 阐明学习内容（以书面形式单独撰写）：我学到了……；我是在……时学到的；这一点很重要，因为……；鉴于此，我将……。

数据来源：Ash，S. L.，& Clayton，P. H.（2009）. Generating，deepening，and documenting learning：The power of critical reflection in applied learning. Journal of Applied Learning in Higher Education，1，25-48.

体验后汇报

在学生回国几周后，召集全班同学重聚能帮助缓解经常出现的“重返校园不适”，尤其是当美国学生去到社区资源匮乏的医疗机构时。学生们可以与朋友、家人以及他们旅行的赞助人分享经验，并获得回馈。这一般也是分享照片和回顾项目亮点的时间。体验后汇报也可以采用提交期末课程作业（如论文）的方式。在这个阶段，学生能完成课程评估、大学调查或其他项目评估的工具。

参加美国护理学院课程 / 项目的国际学生

国际学生和研究人员

自 20 世纪 50 年代中期以来，美国一直是国际学生的首选目的地，越来越多的学生来美攻读学位和短期实习，如从事博士后研究和担任研究人员。这背后的原因是美国优秀的教育质量、热情友好的文化以及不错的毕业就业前景。但近年来，由于美国高等教育成本上升、学生签证延误和拒签率居高不下、特朗普执政时期移民面临艰难的政治环境，以及其他国家学习机会增多，国际学生的数量有所下降。新冠病毒感染疫情则进一步加剧了这一态势。美国大使馆和领事馆关闭和限制访问、旅行限制和出于人身安全考虑，使国际学生的签证签发和旅行计划变得更为复杂。尽管当前的国家和全球环境正在变化，但国际学生对美国教育的需求仍然存在（Migration Policy Institute，2021）。

计划抵达

申请护理学院通常需要获得学术机构的录取通知书和必要的签证文件。接收国际学生需与本校的国际办公室合作，因为他们在联邦教育要求上承担着官方职责。准备工作涉及安排住宿，安排学院、校园和社区资源的参观和文化适应指导，确保他们知道如何使用学习中心、图书馆、写作中心和学生咨询服务等教育资源。明确对学生教育体验和学术行为标准的期望非常重要。搭配 1 名或多名同龄学生能帮助他们度过过渡期，尤其是适应大学以及当地社区的文化（Kim et al.，2017）。总之，接待好国际学生是教师、学术顾问、英语课程工作人员和校园学生事务员的共同责任（Mamiseishvili，2012）。

为支持国际学生学习做好师资准备

刚开始给国际学生上课的教师应培养好心态，不仅欢迎他们来上课，而且鼓励他们参加项目、融入大学和社区。关注文化适应问题有助于学生适应美国的教育规范和实践。许多美国护理专业教师习惯于扮演专断的角色，以讲授为主，并设置官方办公时间，这一角色和做法对于跨国学生来说并不熟悉。采用非正式做法的护理教师，则需要从美国平等主义价值观的角度去解释他的意图。在课堂中，整合主动学习策略对国际学生而言是陌生的，需要额外的指导。而将他们与本国学生配对，则有助于他们适应感到有压力的社会环境。伯克利教学中心（Berkeley Center for Teaching and Learning，2017）提出了教师如何帮助国际学生的系列建议。

来自他国的学生对于可接受的行为规范或学术行为存在认知差异。比如，允许接受和给予同学帮助的行为，引用其他来源的材料以及具体考试规范。明确预期的行为表现，提供演练机会，并说明考试期间将给予哪些帮助（如提供字典用来查找不熟悉的单词）是十分有意义的。

在美国，评判性思维受到高度重视，但在许多国家，这一点无足轻重，因为它看起来具有对抗性，会挑战教师的专业权威（Tan，2017）。学生应理解评判性思维的价值，培养适应新教学模式所需的技能。如翻转课堂、基于问题的学习和模拟这些教学方法，也需对国际学生进行额外的解释。

学生可利用多种途径达到既定的课程目标。思考如何调整课程目标，使海外经历对国际学生产生价值，并为他们回国后所用，会让国际学生更珍视学习体验。此外，本国学生也能学习到更多他国的护理知识。对评估结果保持期望的同时，可适当修改策略。因为国际学生要花费更多时间完成考试，他们会要求预习书面作业，安排辅导老师与他们合作准备演讲。

本章重点总结

- 教师需预备在课程中探讨全球卫生问题，促进学生做好知识储备，在当地和全球环境提供符合本地文化的护理。
- 全球卫生能力、指南和工具包可以指导课程和项目开发。
- 国家和国际专业护理组织提供了指南共识，来为全球护理和护理教育工作者准备工作制定最佳实践和标准。
- 课程国际化带来了广泛的学习机会，让学生在他国了解本学科并发挥作用。
- 护理教育工作者可针对特定课程采取策略，提高当地社区难民和移民人口的文化能力。

- 利用学校资源，了解国际学习目标、标准和公认实践，能帮助护理教育工作者的海外留学计划和建议获得批准。
- 采用学术框架，指导制定学术严谨、支持总体项目成果的海外留学项目。
- 战略性国际伙伴关系需要持久的承诺、谦逊的态度和公平的原则，让所有合作伙伴都能从项目中受益。
- 海外留学课程涉及学员选拔、行前指导、现场体验和汇报，以及事后反思。
- 在护理教育工作者的母体大学为国际学生提供有效服务，需要行政支持、融入学术生活的全面规划，并关照学生的个人身心健康。

对证据的反思

1．在你的教学课程中加入全球元素，请使用美国《健康公民 2030》(Healthy People 2030) 来确定关键的国家健康状况，并评审学生的学习成果。能否将结果定制为包括了解该状况在其他国家的流行情况？你可以在美国以外的哪些地方找到有关该疾病的信息？

2．在一门临床课程中，你的学生与新抵达的难民互动接触，课程目标是让学生展示符合当地文化的护理。你如何帮助学生学习获取有关患者所在国当前健康、文化和政治状况的信息，并将其纳入他们的护理计划？

3．你和一位同事计划带领一批护理专业的学生出国学习。需要解决的关键临床、服务性学习和东道国问题是什么？你将如何制定建议并提交给学校管理人员？

参考文献

Adam, H., Obodaru, O., Lu, J. G., Maddux, W. W., & Galinsky, A. D. (2018). The shortest path to oneself leads around the world: Living abroad increases self-concept clarity. *Organizational Behavior and Human Decision Processes, 145*, 16–29.

American Association of Colleges of Nursing (AACN). (2021). *The essentials: Core competencies for professional nursing education*. https://www.aacnnursing.org/Essentials

American Association of Colleges and Universities (AACU). (n.d.). *Global learning VALUE rubric*. https://www.aacu.org/value/rubrics/global-learning

Ash, S. L., & Clayton, P. H. (2009). Generating, deepening, and documenting learning: The power of critical reflection in applied learning. *Journal of Applied Learning in Higher Education, 1*, 25–48.

Baker, C., Cary, A. H., & da Conceicao Bento, M. (2021). Global standards for professional nursing education: The time is now. *Journal of Professional Nursing, 37*(1), 86–92.

Berkeley Center for Teaching and Learning. (2017). *Creating conditions for (international) "student success*. https://teaching.berkeley.edu/creating-conditions-international-student-success.

Betancourt, J., Green, A., Carrillo, J., & Park, E. (2005). Cultural competence and health care disparities: Key perspectives and trends. *Health Affairs, 24*(2), 499–505.

Braskamp, L.A., Braskamp, D.C., Merrill, K.C., & Engberg, M. (2008). *Global Perspective Inventory (GPI): Its purpose, construction, potential uses, and psychometric characteristics*. https://www.researchgate.net/publication/239931705_Global_Perspectives_Inventory_GPI_Its_Purpose_Construction_Potential_Uses_and_Psychometric_Characteristics

Commission on Graduates of Foreign Nursing Schools International, Inc. (n.d.) *Mission statement and goals*. Retrieved from http://www.cgfns.org/

Dwyer, M.M., & Peters, C.K. (n.d.). *The benefits of study abroad*. https://www.iesabroad.org/study-abroad/news/benefits-study-abroad#sthash.2Zw7gln1.dpbs

Engle, L., & Engle, J. (2003). Study abroad levels: Toward a classification of program types. *Frontiers: The Interdisciplinary Journal of Study Abroad, 9*(1), 1–20.

Global Alliance for Leadership in Nursing Education and Science. (n.d.) *Resources*. http://ganes.info/

Goode, M. L. (2008). The role of faculty study abroad directors: A case study. *Frontiers: The Interdisciplinary Journal of Study Abroad, 15*, 149–172.

Gregory, J. (2015, July). *PULs*. https://ctl.iupui.edu/Resources/Preparing-to-Teach/PULs

Harper, N. J. (2018). Locating self in place during a study abroad experience: Emerging adults, global awareness, and the Andes. *Journal of Experiential Education, 41*(3), 295–311.

Hayward, L., & Li, Li. (2017). Sustaining and improving an international service-learning partnership: Evaluation of an evidence-based service delivery model. *Physiotherapy Theory and Practice*. https://doi.org/10.1080/09593985.2017.1318425.

Healthy People, https://health.gov/healthypeople

Kim, Y. K., Collins, C. S., Rennick, L. A., & Edens, D. (2017). College experiences and outcomes among international undergraduate students at research universities in the United States: A comparison to their domestic peers. *Journal of International Students*, *7*(2), 395–420.

Lasker, J., Aldrink, M., Balasubramaniam, R., Caldron, P., & Compton, B. (2018). Guidelines for responsible short-term global health activities: developing common principles. *Globalization and Health, 14*. https://doi.org/10.1186/s12992-018-0330-4.

Leask, B. (2015). A conceptual framework for internationalisation of the curriculum. *Internationalizing the Curriculum*, 26–40.

Mamiseishvili, K. (2012). International student persistence in US postsecondary institutions. *Higher Education*, *64*(1), 1–17.

Mason, J.L. (1995). *Cultural competence self-assessment questionnaire: A manual for users*. http://www.racialequitytools.org/resourcefiles/mason.pdf

McDermott-Levy, R., Leffers, J., & Mayaka, J. (2018). Ethical principles and guidelines of global health nursing practice. *Nursing outlook*, *66*(5), 473–481.

McNelis, A., de Leon, K., Whitlow, M., & Fitszpatrick, J. (2019). Current state of international clinical experiences in US prelicensure nursing programs. *Nursing Education Perspectives*, *40*(5), 291–294.

Migration Policy Instiute. (2021). http://www.migrationpolicy.org

National Association of Foreign Student Advisers. (n.d.). *Internationalizing the curriculum*. https://www.nafsa.org/about/about-international-education/internationalization

National League for Nursing. (2017). *A vision for expanding US nursing education for global health engagement*. https://www.nln.org/detail-pages/news/2017/05/16/NLN-Vision-for-Strengthening-Nursing-Education-for-Global-Health-Engagement

Niehaus, E., Reading, J., Nelson, M. J., Wegener, A., & Arthur, A. (2018). Faculty engagement in cultural mentoring as instructors of short-term study abroad courses. *Frontiers*, *30*(2), 77–91.

Oxford Brooke University. (n.d.). *Internationalising the curriculum resource kit*. http://www.brookes.ac.uk/services/cci/resourcekit.html

Riner, M., & Broome, M. (2014). Sustainability of international partnerships. In M. J. Upvall & J. Leffers (Eds.), *Global health nursing: Building and sustaining partnerships*. Springer Publishing Company.

Robertson, J. (2014). *Internationalizing the curriculum at home: Creating global citizens locally*. Valencia College. http://events.valenciacollege.edu/event/internationalizing_the_curriculum_at_home_creating_global_citizens_locally_4872#.Wkp581WnE_M.

Sigma Theta Tau International. (2018). *Global advisory panel on the future of nursing & midwifery: Bridging the gaps for health*. https://www.sigmanursing.org/connect-engage/our-global-impact/gapfon

Tan, C. (2017). Teaching critical thinking: Cultural challenges and strategies in Singapore. *British Educational Research Journal*, *43*(5), 988–1002.

Torres-Alzate, H. (2019). Nursing global health competencies framework. *Nursing Education Perspectives*, *40*(5), 295–299.

Unite for Sight. (n.d.). *Global Health University*. http://www.uniteforsight.org/global-health-university/

United Nations Development Program. (n.d.). *United Nations sustainable development goals*. https://www.undp.org/sustainable-development-goals

Washington and Lee University. (n.d.). *Mission statement*. https://www.wlu.edu/about-wandl/non-incautus-futuri/mission-statement

West, C. (2015). Assessing learning outcomes for education abroad. *International Educator*, *24*(6), 36.

Wilson, L., Harper, D. C., Tami-Maury, I., Zarate, R., Salas, S., Farley, J., Warren, N., Mendes, I., & Ventura, C. (2012). Global health competencies for nurses in the Americas. *Journal of Professional Nursing*, *28*(4), 213–222. https://doi.org/10.1016/j.profnurs.2011.11.021.

World Health Organization. (n.d.). *How is WHO responding to COVID-19?* https://www.who.int/emergencies/diseases/novel-coronavirus-2019/who-response-in-countries

第3篇

教学与学习

第 14 章

护理教学与学习的理论基础

Diane M. Billings，EdD，RN，ANEF，FAAN
翻译：孙宏玉　嵇　艳　审校：孙　颖

护理教学与学习以理论方法为基础，教师可以基于这些理论方法了解学生如何学习并制定策略促进学生学习。理论方法借鉴教育学、社会学、心理学、哲学和信息科学等多种学科，以及护理科学和循证实践的理论来指导教学过程。理论提供了关于学生学习需求、学生与教师的互动、学习环境和学科复杂性的视角。学习理论关注的是用来改变学生表现方式或他们理解或组织环境中元素的方式的过程，并提供指导教学策略选择和以学生为中心的学习活动的结构。

教师可以在所有级别的学术课程、所有学习领域、所有类型的临床环境和远程学习环境中使用学习理论。使用哪一种理论方法取决于教师关于学习的理念，这些理论为教师使用的教学手段提供了假设。了解如何运用各种学习理论是有效教学的先决条件。在选择使用何种理论时，教师必须考虑那些支持学校理念、符合课程设计、满足学生学习需求并补充自身教学的理论。由于护理的学习任务复杂多样，教师可以根据学生的学习需求、内容性质及其在临床实践中的应用，在实践中使用一种或多种理论。

虽然理论方法也用于指导课程设计、描述学生的学习风格、指导模拟等具体策略，并提供评估框架，但这些都会在相关章节中讨论。本章仅包含与教学相关的理论方法。对于每种学习理论，都有一个主要前提的描述，讨论其对护理学教与学的启示，以及在实践中运用该理论的建议。

行为学习理论

行为主义的主要前提是，所有行为都是习得的，可以被观察，然后被塑造和奖励，以达到适当和期望的目的。行为主义侧重于帮助学生在获得成为护士所需的技能、知识和态度时，以一种可以观察到的方式改变他们的行为。当练习和积极强化被用来实现学习时，行为变化是通过一系列学习线索发生的（Ertmer & Newby，1993；Skinner，1953）。强化是学习的必要条件，因为强化反应会被记住。Gebauer 等（2012）对 159 名学生进行的一项研究证明了这一点，他们发现选择通过书面评估反馈进行预评分的学生在最终书面论文中表现得更好。

对教与学的启示（框 14.1）

行为主义原理用于课堂、临床环境、模拟中心和学习资源中心。教学组织以可指定的行为目标（现在称为学习成果）为指导，行为可被观察、改进和评估。行为主义原则适用于结构化的情况，在这种情况下，学习成果可以明确地以循序渐进的顺序建立，例如使用护理流程步骤、临床判断或推理模式，并且可以对所期望的行为进行定义、学习和观察。

行为主义往往以教师为中心，因为教师的职责是制定行为目标（即学习成果），确定要达到

框 14.1　行为学习理论：对教与学的启示

前提	教师的角色	学生的角色
行为是通过反馈塑造来学习的，以获得期望的结果	• 教师担任教练并提供反馈 • 写出以行为为中心的学习成果 • 选择学习经验 • 使用教学提示来引发行为 • 对观察到的行为给予积极的信息反馈（书面作业、技能练习、临床经历） • 评估表明学习成果取得情况的行为变化	• 学习内容和练习技能以获得学习成果 • 使用刻意练习策略 • 接收反馈以指导改进技能、知识和态度

的行为，然后设计学习体验，在学生参与学习活动时引发所需的行为，例如模拟、技能演示和实践、案例研究、提问、提示、角色扮演和临床经历（参见第 16、18 和 19 章）。通过持续的反馈提供积极强化也是教师的作用。教师关注学生的正确行为，同时提出改善错误行为的建议。学生学习目标的达成是通过寻找一段时间内表现出的行为模式来监测的。

学生使用行为目标（或学习成果）作为学习内容的指南。学生努力实现和展示所期望行为，并计划好所需的时间，尽可能多地进行练习以实现所期望的行为。学生取得成就的动力来自于强化所期望行为的有形奖励。

认知学习理论

认知学习理论关注学习者的内部环境和思维的心理结构，而非观察到的行为。借鉴布鲁诺（Bruner，1964）和加涅（Gagne，1985）的工作，这种理论方法强调信息处理，而不是行为主义者所强调的由思维产生的行为。预先学习、信息加工、存储检索和激活会影响学习的方式和内容（Fressola & Patterson，2017）。学习者积极地在已知事物和新事物之间寻找意义。记忆的不同方面（感觉记忆、工作记忆和长时记忆）都具有处理信息的功能，但长时记忆最能长时间保留信息。

认知理论强调心理过程和知识结构可以从行为指标中推断出来。它涉及调节刺激和反应之间关系的心理过程和活动。在学习的认知系统中，强化物不会自动强化行为；强化物会提供情感和指导信息。重点是包括感知、思维、知识表征和记忆的心理过程，强调理解和获取知识，而不仅仅是获得一个新行为或学习如何执行任务。

信息处理是认知学习的一个重要方面。在这一理论中，记忆被视为一个复杂的有组织系统，其中，信息通过记忆系统的三个组成部分进行处理：感觉登记、短时记忆和长时记忆。学习的目标通过练习将信息保留在短时记忆中，以便将信息转移到长时记忆中，以供日后回忆和使用。

认知理论将学习定义为一个主动的、累积的、建设性的过程，它以目标为导向，依赖于学生的心理活动。学习是一种内部事件，其中，知识的现有内部表征发生改变。学习是处理信息，它是经验性的，是由一个人对后果的体验所形成的。

与护理相关的两种认知理论是认知负荷理论和认知延续理论。认知负荷理论考虑了学习所需的努力程度。随着数量和复杂性的增加，学习的认知能力可能会不堪重负（Schumacher et al.，2013）。Cadar 等（2005）讨论了 Hammond 的认知延续理论，使用连续体来理解判断和决策是如何得出的。连续体由认知属性和任务属性组成。需要低水平认知的任务可以快速、更直观地完成。更结构化、更复杂的任务需要更长的更深思熟虑的分析性认知处理时间。连续体的中间区域称为准理性区域，是许多判断和决策得出的地方，它确实需要一些直觉和分析。

对教与学的启示（框 14.2）

在认知主义的学习方法中，学生在教学中扮演主动而非被动的角色，并对学习承担新的责任。教师分配学习体验，为学生提供学习如何使用教学策略进行思考的机会，如模拟复盘、反思论文（学生在论文中综合他们所学和所经历的信息以应用于患者护理）和案例学生（学生在案例学生中将所学信息应用于实际临床场景）。学生通过接收信息、处理信息并将其存储在记忆中来

框 14.2　认知学习理论：对教与学的启示

前提	教师的角色	学生的角色
关注思维和学习的心理结构的变化，而不是观察到的行为；信息通过感觉输入、工作记忆和长时记忆进行处理	• 教师是促进者、指导者；帮助学生发展思维能力 • 选择要求学生复述（口头或书面）所学内容的学习活动 • 使用案例研究帮助学生将所学知识应用到患者护理中 • 使用反思策略帮助学生在长时记忆中巩固所学知识 • 使用汇报策略 • 使用需要应用学习内容的学生演示、海报、论文	• 培养元认知技能，反思所学内容 • 使用释义、总结的学习策略 • 使用自我测试和实践测试的学习策略，确保理解所学内容以及如何将其应用到临床实践

发现意义，以便随后将其应用于患者护理。

建构主义学习理论

作为一种学习理论，建构主义基于皮亚杰（Piaget，1970a，1970b，1973）、维果斯基（Vygotsky，1986/1962）和班杜拉（Bandura，1977）的工作。建构主义认为学习就是发展（Fosnot，1996），知识的同化、适应和建构是学习的基本操作过程。建构主义者认为，学习者构建知识是为了理解他们的经验，并且这些学习者积极寻求意义。学生形成、阐述并检验他们的心理结构，直到得到一个令人满意的结构。在建构主义范式中，知识表征是开放的，随着新的知识结构被添加到现有的基础结构和联系中而改变。

建构主义也有助于理解互动的社交情境如何促进学习。社会建构主义观点涉及学习过程中的个体认知和社会互动。

从这个角度（也称为社会互动主义）来看，知识的构建因与他人的互动而得到加强（Hean et al.，2009）。Packer 和 Goicechea（2000）将其描述为通过实践共同体进行学习。作者认为，学习是在这些社会类型的环境中构建的。

对教与学的启示（框 14.3）

使用建构主义的学习方法建议教师应该关注学习者的参与，其中包括向他人学习。教师创造一个安全舒适的学习环境，鼓励学生相互交流，表达创意和新颖的思想（Powell & Kalina，2009）。

Hunter 和 Krantz（2010）在研究生护理课程中使用了建构主义学习方法，通过学生小组作业（包括讨论和反思活动）来了解文化多样性和文化能力。作业的结构要求调和分歧，培养对他人观点的认识。在面对面和在线学生组（$n = 76$）中，Campinha-Bacote IAPCC-R 量表的测试前和测试后分数均出现显著变化。

Siemens（2005）讨论了建构主义发挥连通性作用，利用混沌原则、复杂性、网络和自组织理论来理解当今的学习者。学习是内部的，但也与来自组织和网络的复杂信息相联系。掌握当下最新信息并能快速评估信息的准确性、质量和相关性对学习来说至关重要。

社会学习理论

在班杜拉（Bandura，1977）提出的社会学习理论中，学习涉及主动信息处理。社会学习理论的基本前提是人们可以通过观察（例如角色榜样）来学习，个体的心理状态（例如价值感知）影响所有的学习。学生通过观察他人作为行为榜样来学习。相信自己能够表现出色的学生具有很高的自我效能感，并且能够充满信心地承担复杂的任务，这是该理论的一个关键组成部分。学习的目的是培养自我效能感。环境、认知和行为都通过一系列过程相互作用，这些过程包括注意（例如复杂性和价值）、保留（记忆、编码、心理图像）、再现（尝试并观察它的进展情况）和动机（令人信服的理由），从而影响学习和表现。学习最好是伴随着社会互动进行的。

对教与学的启示（框 14.4）

强调自我效能的社会学习理论被应用于护理教育中，指导角色扮演、模拟和临床学习体验等教学策略，以培养学生的自我效能感。班杜拉（Bandura）的理论也被用作护理教育研究的框架（Lasater et al.，2015）。

框 14.3 建构主义学习理论：对教与学的启示

前提	教师的角色	学生的角色
学习发生在与他人（教师、同学、医疗保健专业人员、患者）的互动中	• 教师是学习环境的促进者 • 组织学习活动，让学生与他人互动 • 鼓励学习和评估（考试）中的协作 • 采用团队学习 • 让学生参与同伴辅导 • 使用角色扮演、辩论和模拟 • 教学生团队合作以及如何协作；如果学习产生的结果需要被评分，确定如何评估个人和小组的贡献	• 学生结对或小组合作 • 学生学会为自己对小组的贡献承担责任 • 提供同伴反馈 • 使用文明沟通技巧与他人互动并指出不当的小组行为

框 14.4　社会学习理论：对教与学的启示

前提	教师的角色	学生的角色
学习发生在社会环境中；学生受到与他人和环境互动的影响	• 为学生之间、教师之间、卫生专业人员之间的互动创造机会 • 使用协作学习等策略；团队学习；结对思考、分享；小组项目 • 鼓励同行评审和同行指导	• 对自己在团队中的角色承担责任 • 虚心接受并尊重他人的观点 • 学习和运用团队技能

社会文化学习理论

社会文化学习理论（sociocultural learning theory，SCT）由利维·维果斯基（Lev Vygotsky）提出。维果斯基（1986/1962）虽然承认人类发展潜力的生物学基础，并承认皮亚杰（Piaget）提出的认知学习理论，但他认为学习涉及：①认知自我指导；②辅助学习；③最近发展区（zone of proximal development，ZPD）。SCT 的主要宗旨是学习是互动的并且发生在社会环境中。学生通过与专家（教师、临床医生）的互动，承担起越来越大的掌握知识、技能或态度的责任。辅助学习要求资深学习者（临床医生、导师、教师）为学习者提供必要的支持，让学习者最终解决问题。随着学生获得独立性，资深学习者逐渐退出指导和辅导工作。支持包括线索、肯定、将问题简化为步骤、角色榜样和举例。真实的学习发生在 ZPD 中，此时学习者无法单独解决问题，但有成功的潜力，并且可以在帮助下成功。教师或辅导员必须了解学习者已经掌握了什么以及接下来会发生什么。

对教与学的启示（框 14.5）

社会文化学习理论可以在课堂、在线、临床或实验室环境中使用。教师在 ZPD 中与学生合作，在学生学习时提供“脚手架”或必要的支持，然后在学生掌握时撤回支持。为了方便进一步学习，教师认识到学习者的最近发展区，并通过鼓励、肯定、角色榜样和分解步骤来提供帮助。他们通过使用创新的教学策略来支持学生并激励他们学习，例如围绕社会学习的传统进行讨论（Erdogan，2016；Phillips & Vinton，2010）。Sanders 和 Sugg（2005）讨论了教师作为辅助表现的行为，包括反馈和认知结构。重点是让学生通过与他人的共同参与获得发展。当“脚手架”撤回时，教师必须乐于放手让学生学习并信任学生。

教师可以鼓励学生通过个人反思、讲故事和比较教科书或临床实例与自身经验来识别先前学习的社会文化性质。鼓励学生在书面和口头演示中用自己的声音进行交流，可以启发和丰富个人和同伴的学习。根据学生的需求构建或逐渐减少的脚手架技术包括角色榜样、反馈、指导、提问和认知结构。

在检查实际临床工作中的问题等活动中进行小组互动，可促进社会文化学习。模拟活动后的汇报为反馈和学习提供了丰富的机会。真实的案例研究可以用来促进学生群体之间的提问、对话甚至辩论。如果给出的案例很复杂，所包含的信息不够全面，则可以加强这种效果。Peer 和 McClendon（2002）指出，教师需要关注建立联系的活动，例如同伴和相互提问技巧及合作学习。以构建新知识为目的的社会文化学习也可以用于跨专业教育（Hean et al.，2009；Sthapornnanon et al.，2009）。

框 14.5　社会文化学习理论：对教与学的启示

前提	教师的角色	学生的角色
维果斯基认为，社会文化学习涉及在最近发展区（ZPD）的学习，其中教师提供支持（脚手架），而学生处于学习的早期阶段，随着学生知识、技能、能力的发展，逐渐撤回支持（脚手架）	• 教师通过辅导、榜样、提供反馈、指导决策等方式提供支持（脚手架），并在学生建立信心并提供安全护理时撤回支持	• 学生负责确定支持需求以及如何请求

学生通过与他人沟通和合作来对自己的学习负责。这包括将反思、分享和提问作为向他人学习的方式。学生参与学习的设计和评价。学生可以通过类比、使用和描述已有的知识和经验，以及与教师和同学就需要应用所学内容的现实情境进行对话，来发现其中的意义。通过教师和同伴的支持和脚手架，学生可以增强对已有知识的自我意识，并了解新知识如何融入他们现有的知识结构。学生对内容和学习体验意义的反思是他们可以用来增强和扩展学习的过程。

情境（实境）学习、情境认知

情境学习的前提是教与学发生在现实世界情况下，这将为学生提供发展重要实践技能的机会，包括提供安全的患者护理、与团队成员合作、做出安全的临床决策以及有效的沟通。情境学习发生在实际护理实践环境中。其目标是将“真实”世界带入学术环境，以便学生为更好地驾驭他们最终将身处的复杂且往往不明确的环境做好准备。在实际共同体中存在混合式教学。学生面对问题并在他们正在发生的情况下解决问题（Edmonds-Cady & Sosulski，2012）。Rule（2006）指出，这些情况通常是开放式的，需要通过多种渠道进行调查、与他人合作以及个人和小组反思。情境学习的一个重要方面是嵌入在发生情境中的情境认知或思维。Benner 等（2010）指出情境学习是护理教育的标志，并在他们对护理教育转型的呼吁中，建议通过课堂和临床经验更紧密地结合，从教授非情境化知识转向显著性和情境认知性知识的教学。

对教与学的启示（框 14.6）

当使用情境学习作为学习基础时，教师可以设计案例研究、展开式案例研究、角色扮演和模拟等学习体验，为患者护理提供情境。临床环境中的学习有必要使学生沉浸在实际护理实践中的情境。

学生的角色是专注于临床实践的应用学习。不太强调记忆，而是通过加强学习和实践来综合信息，以实现安全和优质的患者护理。

基于脑科学的学习

此前，人们认为大脑只在出生前和儿童期发育。然而，现在已经知道，大脑由于学习而在整个生命中不断发展和适应。神经科学家可以通过各种直接成像技术研究大脑的结构并绘制每个神经元的运作方式来观察这些变化。科学家们利用成像技术来研究学习、衰老和疾病如何影响大脑，并研究生化活动如何通过神经递质影响学习，从而影响记忆和学习保留。例如，多巴胺和乙酰胆碱与动机和注意力增加有关，而皮质醇在压力下增加会损害学习。

神经科学还发现，大脑在不同年龄段的学习方式有所不同。对于简单的任务，工作记忆容量可能相似，但当任务变得更加复杂时，年轻的学习者会保留更多的工作记忆。抑制控制（阻止分散注意力的干扰）会影响认知处理速度和长时记忆。Auerbach 等（2011）进行了一项全国性研究，确定 23 ～ 26 岁的年轻人使用技术玩复杂、快节奏、高度视觉化的视频游戏并参与各种类型的社交媒体。此类技术的快速持续使用会影响大脑的神经可塑性，特别是化学处理和某些神经网络的发育。这些学习者习惯于同时处理多项任务，并将注意力快速从一件事转移到另一件事。

认知神经科学融合了脑科学和精神病学，以

框 14.6 情境学习：对教与学的启示

前提	教师的角色	学生的角色
学习是在实际或模拟的临床环境中进行的，学生可以在其中应用知识、技能和能力并发展职业认同	• 教师设计真实的情境，让学生在临床环境中运用课堂所学的知识、技能和能力 • 将课堂学习与临床学习体验联系起来 • 模拟复杂的临床问题 • 分配虚拟 / 数字体验，让学生为真实世界情况做准备 • 使用角色扮演提供情境和实践 • 使用会前预介绍为学生临床实践做准备 • 使用会后反思活动帮助学生将知识与临床经验联系起来	• 学生积极参与来为临床实践和提供安全的患者护理做准备，而不是为了回忆而学习 • 反思临床体验期间以及临床体验之后提供的患者护理，以巩固临床知识、技能和能力

了解大脑与情绪和行为的关系。认知神经科学的发现表明，关系、经验和背景在学习中发挥着重要作用。大脑中复杂且相互关联的功能负责处理来自记忆或外部感官的传入信息，并制定立即采取行动、消除或进一步处理和存储的路线。

基于脑科学的学习或基于大脑的学习侧重于大脑学习的最佳条件（Connell，2009）。大脑的学习方式受到多种因素的影响，包括一天中的时间、营养和压力（Jensen，2008）。Caine 和 Caine（1991）提出了大脑学习的 12 条原则，其中的 3 条原则包括：学习型大脑会不断发展模式并自我重建、情绪对于模式发展至关重要与通过非威胁性挑战可以增强学习效果。

情绪思维也与认知功能有关，涉及大脑的多个区域以及决策、记忆和学习的多个过程。思想会触发情绪，并可能受到外部信息或身体感觉的影响（Immordino-Yang & Damasio，2007）。学习中的情绪已被用来进一步理解诸如认知模式化动机与实际参与和努力之间的联系（Immordino-Yang & Damasio，2007）。

对教与学的启示（框 14.7）

利用神经科学和认知神经科学的发现，教师可以通过了解以下内容来最大限度地提高学生的学习效果：①学习受到大脑发育的影响，年轻人的大脑与经历丰富的学生的大脑不同；②学习受到生化过程的影响，生化过程可以增加或减少动机和注意力，增强大脑学习的最好条件，例如放松、参与真实而复杂的学习活动以及处理经验以形成意义（Gozuyesil & Dikici，2014）。教师可以教导学生意识到他们的情绪会影响动机和学习。拥有积极的感受（情绪）和学习动力将提高学生吸收和处理信息的能力。Lee 等（2022）利用脑科学原理，在全国疫情紧张时期重新设计了学士学位课程中的 3 门课程，例如在课前使用案例研究来增强学生的准备情况，使用视频和录制的讲座来创建“大脑链接”，并通过测验来强化学习。他们发现，与之前课程的学生相比，目前学生的成绩有所提高。

此外，那些需要知识建构与关联既往学习的活动也可以促进学习，例如改编自新内容和初始反应的真实案例研究、模拟活动、小组活动、对患者进行深入和多方面的探索以及对如何决策和为何决策进行反思。

Gozuyesil 和 Dikici（2014）进行的元分析研究检查了 31 项研究以及使用基于大脑的学习对学业成绩的影响。结果表明，那些接触过基于大脑的学习的人的学业成绩更高。Gulpinar 等（2015）讨论了放松性警觉与策划性警觉状态下的最佳大脑 / 思维学习环境，放松性警觉使学生在其中感到安全并受到最小威胁，而策划性警觉状态下，教师设计的体验可以帮助学生通过使用记忆和主动处理去解决问题和情况，以此专注于新信息。

Gozuyesil 和 Dikici（2014）发现，与传统教学方法相比，学生在使用基于大脑的学习策略的课程中取得更高的学业成绩。当学生处于放松警觉的状态，沉浸在真实而复杂的体验中，并积极处理体验以形成意义时，他们的学习效果最大化。

学生来自不同年龄段、处于大脑发育不同阶段，这可能会给教师带来挑战。例如，当与年轻人一起工作时，教师必须吸引他们短暂的注意力，需要即时反馈和多样化的刺激。教师可以利用他们熟练使用各种技术的优势，使用必须获取和应用互联网信息的流媒体视频或小组练习等技术。Revell 和 McCurry（2010）指出，需要在课堂上采用信息技术，例如响应系统（答题器或手机应用程序），以促进评判性思维、沟通技巧和

框 14.7 基于脑科学的学习和深度学习：对教与学的启示

前提	教师的角色	学生的角色
大脑在不同年龄段以不同的方式发育和学习；年轻人处理信息的方式与老年人不同；学习受到压力、营养、时间等神经化学物质的影响	• 在所有学习领域的更高层次上构建学习成果和活动 • 指导学生将所学知识应用到临床环境中 • 教学生管理压力 • 建立富有成效的学习环境 • 提供练习和检索的机会 • 使用交错策略帮助学生嵌入学习	• 学习管理压力 • 练习检索信息以评估学习应用情况（基于检索的学习） • 练习将新信息与以前学到的信息联系起来 • 将学习内容与临床实践中的内容应用联系起来

参与度。

深度学习

深度学习发生在学生将学习重点放在理解信息的意义和应用上，并有理由和动机去理解特定主题时。深度学习与表面学习形成鲜明对比，表面学习中学生记住信息是为了用于短期应用，例如通过考试。策略性学习是深度学习和表面学习的结合，学生既以目标为导向，也只做获取信息所必需的事情（Whittmann-Price & Godshall，2009）。根据 DeLotell 等（2010）的观点，学生和课程内容之间可以而且应该存在深刻的有意义的联系。

对教与学的启示（框 14.7）

深度学习可以在课堂或临床环境中培养，这些环境为互动对话提供时间和空间。教师可以为学生创造机会去学习在临床环境中应用的事实和概念。案例研究、展开式案例研究、模拟和临床学习体验促进深度学习。概念图也促进深度学习（Hay，2007），并通过教学问题来促进思考。学生需要定期评估自己的学习情况，并与同伴和教师一起积极参与学习过程。学生通过更概念化的理解而获益，从而培养意义和相关性（Clare，2007）。Takase 和 Yoshida（2021）通过对有关本科生学习方法及其学业成绩的文献进行系统回顾发现，护生使用深度学习策略与其学业成绩之间存在正相关关系，而使用表面学习策略与其学业成绩之间存在负相关关系。

学生有责任培养深度学习技能。这些包括完成课前作业，例如阅读、完成案例研究，然后带着学习课程材料的目的参与课堂，以便应用于临床实践（案例研究 14.1）。学生可以使用检索策略，例如使用练习测试（参见第 16 章）来激活长时记忆。

案例研究 14.1 深度学习

病理生理学课程的教师注意到，学生无法将课堂上学到的知识应用到临床实践中。题目分析测试结果表明，学生在解决需要将内容应用于基于场景的问题时遇到困难。当教师询问学生的学习习惯时，他们承认在考试前几天学习了教科书上的事实。教师希望帮助学生学习信息以应用于实践。

1．教师可以使用哪些理论学习方法来提高学生的学习？

2．哪些教学策略能促进深度学习？

成人学习理论

根据成人学习理论（adult learning theory，ADL），成人的学习方式与儿童不同。诺尔斯（Knowles）在 20 世纪 80 年代提出了该理论，且多年来对其进行更新（Knowles et al.，2015）。“成人教育学”（andragogy）一词用来指成人的教育，与用于儿童教育的“教育学”（pedagogy）一词形成鲜明对比。诺尔斯将成人学习者描述为在被要求利用他们的经验和应用新知识来解决现实生活问题时表现最好的人。成人学习者的学习动机比年轻学习者更加务实和以问题为中心。如果成年人认为这些信息与个人相关且重要，他们就更有可能学习。关于成人学习者的基本假设是，他们越来越自主，并且拥有的经验可以作为自己和他人学习的丰富资源。他们的学习意愿来自于生活任务和问题，他们的学习取向是以任务为中心或以问题为中心的。

成人学习者有 4 个特征：①他们在生活中扮演着不同的角色和责任；②他们倾向于通过参与和协商来学习；③随着他们在生活中的进步，他们的关注点和他们对生活各个方面的理解不断得到完善；④他们可能有一些与学习相关的焦虑（Fressola & Patterson，2017）。Jackson 和 Caffarella（1994）描述了成人学习者的以下额外特征：

1．成年人有更多不同类型的生活经历，这些经历的组织方式与儿童不同。

2．成年人在个人学习方式上有偏好差异。

3．成年人更有可能更喜欢积极参与学习过程。

4．成年人渴望在学习过程中相互联系和支持。

5．成年人的个人责任和生活状况提供了影响他们学习的社会环境。

成年人的学习行为是由过去的经验塑造的，他们的成熟和生活经验为他们提供了洞察力和看到关系的能力。成年人不以内容为中心；成年人是自我导向的，学习动机是内在的（Goddu，2012）。他们以问题为中心，需要并且希望学习容易适应的有用信息。成年人需要一种使他们能够承担学习责任的氛围。

对教与学的启示（框 14.8）

由于成年人可能会感到焦虑，甚至担心学业失败，因此教师必须创造一个轻松、心理安全的环境，同时营造信任和相互尊重的氛围，以促进学生赋权。教师为成人学习者提供便利、指导或辅导。尽管教师承担着作为内容专家的责任，但与成人学习者之间的协作关系和民主程序的采用是必不可少的。教师可以设计有意义的学习活动，使学习迁移成为现实。学习活动应激发和鼓励对过去和当前经验的反思，并根据学习者的需求进行排序。教师将成人学习者的需求和担忧视为学习过程的合理且重要的组成部分，这有助于确保他们的学习体验最大化。

课程材料和学习经历应根据学习者的准备情况进行排序。

学习活动应包括自主学习及注重探究和体验技巧的项目。实习和实践作业等实地经验提供了体验式学习机会。反思日记、关键事件和档案袋是其他类型的活动，允许成人学习者将他们过去和当前的经历引入学习活动的内容中。这些活动还可以帮助学习者理解他们的生活经历，为学习提供了更多动力。评价分享给学生和同伴，学生在评价方法的选择上应有一定的选择权。

在学生与他人合作实现个人学习目标的过程中，成人学习原则的运用会让学生积极参与，并激发他们使用更多的资源。学生必须能够在教师和同学的支持下确定自己的学习需求，并在协商学习经验的过程中协同工作。自我导向、调整学习节奏和监控目标完成进度的能力是成人学习者的基本属性。

智力和道德发展理论

智力和道德发展理论的特点是了解大学生如何理解知识，以及他们如何发展思维和推理的认知过程。William Perry（1970）提出大学生会循序经历一个可预测的、从简单到复杂的思维发展过程。学习者从绝对化的正误、二元论思维转向更为精细的观点集合来看待真理。然而，在任何时间点上，进一步的发展都可能被停止或暂停。增长通常不是线性的，通常是在波动的浪潮中进行的。学生会培养抽象和权衡信息的能力，以便在具体情境中解决问题。最后，学生们明白做出承诺对于面向相对主义世界并在多元化世界中发展个人身份认同是必要的。

对教与学的启示（框 14.9）

将 Perry 模型应用于护理领域的研究结果具有特殊意义，因为教师有责任培养出具有高度发

框 14.8　成人学习理论：对教与学的启示

前提	教师的角色	学生的角色
成人学习者是自我指导的，并由过去经历所塑造	• 接受学生为学习情境带来的经验和专业知识；建立于过去经历之上 • 避免让学生难堪；学生害怕失败和嘲笑 • 赋权学生对学习承担责任并取得成功 • 在可行情况下提供学习经历的选择，以满足学生的动机和学习需求 • 选择相关的学习经历	• 根据课程或经历确定自己的学习需求 • 监控自己实现目标的进程

框 14.9　智力与道德发展理论：对教与学的启示

前提	教师的角色	学生的角色
学生随着思维和推理能力的发展而在各个发展阶段取得进步；从简单到复杂的思维；从具体到抽象；来自绝对的事物，例如正确与错误	• 与学生建立支持性关系，鼓励发展广泛的思维能力 • 创造一个学习环境，让学生可以安全地表达自己的观点并倾听他人的观点 • 为学生寻找机会培养适合其职业发展的职业认同、伦理和道德行为	• 反思自己的价值观以及对是非的信念 • 确定自己的思维模式（具体与概念；正确与错误）以及它们如何影响自己的学习 • 对他人的观点持开放态度 • 使用尊重的沟通技巧

达的道德和智力技能，有能力在日益复杂的社会和医疗保健系统中提供护理服务，并能够应对不确定性的毕业生。Valiga（1988）总结了通过Perry模型研究确定的与道德和智力发展相关的几个变量。与学生相关的变量包括年龄、性别、社会经济地位、语言流利程度、学生的家乡人口、教育动机和学习方式偏好。与课程开发和实施相关的变量包括课程的主题学科、结构和灵活性的大小、挑战和支持的给予程度、课程作业的类型、学生与同伴互动的性质、师生关系的开放性，以及学生在Perry模型中的立场与学习环境之间的契合程度。

Valiga（1988）在她的研究中发现，在学年开始和结束时，大多数学生处于二元论阶段。虽然有些人没有改变，但少数人获得了几乎两种立场，使他们进入了相对主义阶段。

使用Perry模型的教师不仅注重培养学生的智力能力，而且注重培养学生的伦理和道德能力。教师与学生建立开放、诚实和支持的伙伴关系，同时促进智力发展。Valiga（1988）建议教师在设计课程时，要求学生与其他具有不同思维、推理和观察世界方式的学生一起获得有组织的体验，这些体验应该在大一期间引入。要求不同学科的课程提供渐进的复杂程度应该成为课程设计的一部分。跨专业课程可以提供将复杂性和不确定性与成功临床实践所需的协作融为一体的情境化学习（Sargeant，2009）。

当使用Perry的理论时，学生必须愿意接受大学经历的社会化，并冒险同背景和观点与自己不同的人开始新的经历。拥有开放和包容的态度以及能够轻松地展示自我的性格非常重要。学生意识到积极参与新的、具有挑战性的经历的重要性，这将拓展他们的认知能力，这对他们的发展是有益的。学生们还可以预料到在学校的进步将带来更高的智力要求、对教师的挑战性期望，以及他们对世界的确定感会受到的一些干扰。

那些在发展过程中专注于确定性或绝对答案的学生，可能会在解决护理实践中存在的情境性问题的答案时感到压力。这些学生可能对实现项目和课程目标所需的时间和精力持消极态度。因此，他们的学习背景本身就变成了一种消极的经历。

人本主义

人本主义有时被称为人类潜能运动，作为对过度使用行为主义和注重技能发展的强烈反响，成为20世纪70年代的一支重要力量。人本主义心理学家（康布斯、格拉瑟、科尔伯格、勒恩、莱宁格、马斯洛和罗杰斯）关注的是如何激励学生朝着自我实现的方向成长。个人行为是根据人而不是观察者来描述的。人本主义教育被定义为一种教育实践，其中，教学过程强调所有个人的价值、尊严和完整性。

人本主义方法支持和促进个人尊严，重视学生的感受，并促进对他人的人本主义观点的发展。学习被定义为以成为一个自我实现的人为目标而开发自身潜力的过程。

对教与学的启示

采用人本主义方法的教育者使用强调发展的情感方面的学习经验，促进学生的责任感、合作感和相互尊重。诚实和关怀被认为与注重认知和精神运动领域的学习目标同等重要。人本主义教育涉及一种承认和重视个人自由和价值的氛围。它可用于学术课程、继续教育课程、员工发展计划以及个人发展研讨会和课程。

教师通过营造一种非正式和轻松的氛围，创造一个培养和促进自我发展的学习环境。这可以在前几节课开始时花几分钟时间使用“破冰”策略来实现，这种策略可以邀请学生相互交流，使得学生与老师间相互熟悉。帮助学生学习符合人本主义运动的行为的一种方法是通过角色榜样。教师可以作为榜样，这是人本主义教育的理想行为和态度的组成部分：成为一个有爱心、有同理心的人，在始终尊重自我和他人的同时表现出真诚。教师承认自己是教育中的共同学习者，这鼓励更加平等的师生关系。教师通过促进学生的成长过程来帮助他们认识和开发自身独特的潜能。这可以通过表扬学生的积极行为、要求学生借鉴和分享自己的经验、提出使学生能够参与讨论的问题以及详细阐述学生的回答和问题来实现。

学生对自己的学习负责，确定自己的需求、目的和目标，并进行自我评价。学生积极参与学习过程、承担责任、乐于讨论并能够进行反思和内省。此外，学生们也效仿教师的榜样，表现出尊重和关爱的行为。

人文关怀

护理理论家沃森（Watson）（Sitzman & Watson，2018；Watson，2011）提出的人类关怀理论在人类科学取向中整合了从人本主义 - 存在主义视角、女性主义哲学以及现象学中汲取的概念和原则。该理论的主要概念是：

- 践行仁爱和平和
- 真实的存在：使他人（患者、同事、家人等）深信不疑
- 培养自身灵性修炼，以实现心 / 身 / 灵的整体性——超越自我
- "存在"关爱 - 治疗的环境
- 允许奇迹（对意外和无法解释的生活事件持开放态度）

这一理论的主要前提是在道德、伦理和爱与价值观的哲学基础上关爱自己和他人。它假定所有人都是有爱心的（Eggenberger et al.，2012）。该理论的核心是使用 10 个关爱因素，这些因素对于互相关爱至关重要。这 10 个因素是促进人际性的教与学；协助满足人类的需求；系统地使用科学（创造性）解决问题的关爱过程；展现人本主义 - 利他主义价值观；促进和接受积极和消极情绪的表达；灌输并促成信仰和希望；考虑到存在 - 现象学的精神维度；培养对自我和他人的敏感性；提供支持性、保护性、矫正性的心理、社会和精神环境；培养对自我和他人的敏感性（Watson，1989，2011）。这些因素将思维从更多的治疗领域转移到当下关爱自己和他人本身就是一种治疗的领域。

对教与学的启示

沃森（Watson）的护理理论和护理实践已被用作课堂教学和临床实践的模型以及课程框架。护理课程的目标是创造一种更符合真实教育的护理教育体验，并与作为当代护理实践、研究和教育组成部分的专业护理理念和价值观保持一致。关怀是积极的、反思性的。反思等策略是进一步提高洞察力的方法（Levy-Malmberg & Hilli，2014）。

教学内容和学生的学习体验必须建立在人类护理科学的基础上，并以现象学所确定的实际生活经验为依据和来源，而不仅仅是护理教育者传统上教授的内容或他们认为应该教授的内容。尽管传统的理论教学是为了指导实践，但在新的模式中，理论和实践被视为相互促进。重组后的学习重点以临床实践为基础，以内容为实质，让学生积极参与学术研究。

人文关怀已被用作护理领导力的框架（Britt Pipe，2008）和护理课程的框架。在课程中融入关爱的概念，可以为如何看待和实现未来的实践奠定坚实的基础。

实施关爱课程的教师努力探索消除与学生敌对关系的方法，教师们还努力保持开放、诚实、关爱和支持的关系。正是在这种背景下，教师创造了一种促进理想学习环境的氛围和结构。教师培养和示范探究精神，帮助学生发展成熟的学习和认知能力。所选内容基本符合课程理念和毕业生预期成果所需的基本内容。教师的工作重点是帮助学生看到所提供的信息之外的东西，以辨别其背后的假设。

为了给学生提供深入的教育学习体验，教师扮演不同的角色，并成为学习和学科领域的专家（案例研究 14.2）。经常使用促进主动学习的教学策略（例如提问和对话）很重要。教师发起的与学生的对话侧重于培养求知欲、关怀、道德理想和自信心。在探究精神的背景下进行对话，在探究内容的意义时，应激发和促进教师和学生的学习。

学生承担主动学习的责任，并寻求教师的支持和指导。重要的是，学生将教师视为权威人物的观念转变为将其视为学习事业中同事的观念，因为学生有望成为决策结构中的积极参与者。教师与学生关系的变化可以营造一种充满活力的氛围，使教师与学生成为盟友。学生积极参与教学过程，使教师有更多机会观察学生自尊、自信和能力的提高。学生的内在动力和责任感由此得到增强。

案例研究 14.2　使用理论方法指导课程中教学策略的选择

一所设有学士和硕士学位课程的护理学院的教师正在修订这两类课程的教学大纲，使之与该学院的使命宣言以及教师对于关爱、服务和健康的哲学信念相一致。教师们正在重新设计他们的课程，以考虑选择与重新设计的课程相一致的教学策略的理论方法。

1. 教师在开发课程时应考虑哪些因素？
2. 哪些教学策略适合修订后的使命宣言和哲学信仰？

叙事教学法

叙事教学法是对实践性话语的一种承诺，其中，知识是通过教师、学生和临床医生的经验获得的。该框架由护理理论家狄克曼（Diekelmann，2001）和艾恩赛德（Ironside，2003）提出。作为一种以现象学为基础的解释性教学法，叙事教育学侧重于探索、解构和批判经验，并接受多种认识论、认知方式和思维实践（Diekelmann，2001）。叙事教学法是对共同经验的集体阐释，鼓励共享学习。它并不是要取代其他类型的教学，而是作为一种补充教学法，真正应用于护理课程中（Walsh，2011）。

一项为期12年的研究从教师、学生和临床医生的访谈文本中得出了9个主题（Diekelmann，2001）。狄克曼（Diekelmann，2001）概述了在护理教育中真正重要的是学校教育、学习和教学实践的共同经验。

艾恩赛德（Ironside，2003）对护理教师和学生进行了一项定性研究，以了解叙事教学法课堂的教学（或学习）情况。研究发现了两个主题。一个主题是以提问的方式进行思考，以发现还有什么问题，还有什么其他的思考方式，而不是寻找“最佳”答案。另一个主题与保留不确定性和易错性的能力有关。考虑到21世纪临床实践中所面临的大量信息、不同观点和混沌状况，培养护理专业学生这种思维是有益的。在另一项定性研究中，艾恩赛德（Ironside，2006）发现使用叙事教学法可以鼓励在学习社区中进行对话和解释。研究重点是寻找护理实践的意义并探索其他观点。

对教与学的启示

叙事教学法是教师、学生和临床医生之间的对话和辩论，过程中对隐藏和揭示的内容提出质疑。教师通过鼓励学生在与经验有关的故事中进行意义建构，来构建内容并学习技能。这可以通过他人的叙述来完成——例如观看和讨论电影、演讲或书籍（McAllister et al.，2009）。Gazarian（2010）描述了学生如何使用数字媒体讲述他们的故事，该方法利用了计算机呈现的视觉和音乐效果。通过倾听和回应故事与个人感悟，在情境中发展知识。Sheckel和Ironside（2006）对使用叙事教学法如何影响学生思维进行了现象学研究。研究中出现了一个培养解释性思维的子主题，学生们讨论能够自己完成临床作业的意义就是其中一个例子。围绕故事进行提问和讨论，将叙事教学法作为一种使思维从已知转向重要且需要了解事物的手段。

关注实践为临床医生、教师和学生之间提供了一种富有成效的对话氛围。教师必须理解并熟练运用9个关注实践主题，揭示护理教育中隐藏的内涵并激发新的可能性。教师还必须了解解释性教学法与传统教学法的异同之处。教师可能会进行个人和职业反省，因为这9项值得关注的实践主题将揭示积极和消极的属性。学生与临床医生及教师共同承担讨论和解构的责任。

叙事教学法非常符合建构主义、认知学习和社会学习概念。它可以帮助学生通过分享故事来学习和创造意义，是讲授法的一种替代方法（Beard & Morote，2010）。

了解护士如何发展临床实践技能：从新手到专家

护理知识、技能和能力的发展并不是在毕业时就结束，在护士的整个职业生涯中，专业知识的发展需要持续的指导和教育以适应当前的实践。护士教育家本纳（Benner，1984）使用德雷福斯（Dreyfus）技能获取模型来解释不同级别护士熟练程度的差异。本纳（Benner）模型将这些级别描述为新手（更具体的知识水平；需要密切监督）、高级初学者（实践中积累更多工作知识，更多地运用判断力；需要全面监督）、有能力的（增加实践中的工作知识，大多数能够运用自己的判断）、精通（对实践和护理的理解不断加深，对自己和他人负责）和专家（对实践和学科的权威知识，对自己和他人负责，创造超越标准的新解释）。因此，虽然实习护士毕业时可能是新手或高级初学者，但他们在充分发展护士专业知识时将经历5个阶段。

对教与学的启示

尽管从新手到专家的模式是针对执业护士开发的，但也适用于在整个护理课程中知识和经验水平不断进步的护理学生。教师必须首先了解他们所教学生的水平，例如处于第一学期和最后一学期的学生，以及他们之前的学习情况和经验。教师和导师还必须明白，他们可能会从“专家”的角度来指导学生的学习，而学生是“新手”并需要支持。在整个学习过程中，教师可以使用策略来促使学生自我反思已知的内容、需要学习的内容以及如何学习。持续评估学生在教学和临床环境中的表现对于调整教学是必要的。从新手到专家的模式也适用于设计学术项目中的高级体验和选修课程，以及制定实习、入职和规范化培训实习计划，以促进向临床机构实践的过渡。

本章重点总结

- 教学和学习的理论方法是理解学生如何学习以及教师可以使用哪些教学策略来促进学生学习的基础。
- 教学和学习的理论方法可用于所有学术项目、所有类型的学生、所有学习领域以及各种课堂和临床环境。
- 每种理论方法都有不同程度的实用性，具体取决于教师的教学理念、课程的性质、教学发生的环境、学生特点，以及课程的目的、性质和内容。在这些背景变量中，教师需要权衡每种理论方法的优点和缺点，并选择最适合其课程和学生的方法。
- 使用理论方法进行学习可确保教师充当设计者、促进者、教练、指导者和导师，而学生将构建、创造、使用和应用知识、技能和能力，以提供安全的患者护理。当教师创造环境和情境学习体验时，学生会通过积极参与来控制学习，从而不断进行互动。

对证据的反思

1．对于学生的学习方式，您有何看法？本章讨论的哪种理论方法与您对教学和学习的信念一致？

2．回顾课程大纲。该课程中使用哪些理论方法进行教学和学习？是否向学生明确说明？理论方法是否指导教学策略的使用？理论方法与课程的其他部分一致吗？

3．教师应该在课程中使用一种或多种学习理论吗？哪些因素会引导这一决策？与使用多种理论方法相比，仅使用一种理论方法有哪些优点和缺点？如果使用一种以上的理论方法，各种方法如何相互补充或相互冲突？

4．通过一项聚焦于护理教学的研究，确定该研究的理论观点。这种观点如何指导研究？对教学和学习有何影响？

5．对于您的教学作品集或档案袋，写一份关于您在教学中使用理论方法信念的声明。描述教育背景、学生和课程内容，同时回答问题：理论方法如何与课程背景保持一致？

参考文献

Auerbach, D. I., Buerhaus, P. I., & Staiger, D. O. (2011). Registered nurse supply grows faster than projected amid surge in new entrants ages 23–26. *Health Affairs*, *30*, 2286–2292.

Bandura, A. (1977). *Social learning theory*. Prentice Hall.

Beard, K., & Morote, E. S. (2010). Using podcasts with narrative pedagogy: Are learning objectives met? *Nursing Education Perspectives*, *31*(3), 136–187.

Benner, P. (1984). *From novice to expert*. Addison-Wesley.

Benner, P., Sutphen, M., Leonard, V., & Day, L. (2010). *Educating nurses: A call for radical transformation* (Vol. 15). John Wiley & Sons.

Britt Pipe, T, (2008). Illuminating the inner leadership journey by engaging mindfulness as guided by caring theory. *Nursing Administration Quarterly*, *32*(2), 117–125.

Bruner, J. (1964). The course of cognitive growth. *American Psychologist*, *29*, 1–15.

Caine, R.N., & Caine, G. (1991). Making connections: Teaching and the human brain. http://www.eric.ed.gov/PDFS/ED335141.pdf.

Cadar, R., Campbell, S., & Watson, D. (2005). Cognitive continuum theory in nursing decision making. *Journal of Advanced Nursing*, *49*(4), 397–405.

Clare, B. (2007). Promoting deep learning: A teaching learning and assessment endeavour. *Social Work Education*, *26*(5), 433–446.

Connell, J. D. (2009). The global aspects of brain-based learning. *Educational Horizons*, *88*, 28–39.

Diekelmann, N. (2001). Narrative pedagogy: Heideggerian hermeneutical analysis of lived experiences of students, teachers, and clinicians. *Advances in Nursing Science*, *23*(3), 53–71.

DeLotell, P. J., Millam, L. A., & Reinhardt, M. M. (2010).

The use of deep learning strategies in online business courses to impact student retention. *American Journal of Business Education*, *3*(12), 49–55.

Edmonds-Cady, C., & Sosulski, M. R. (2012). Applications of situated learning to foster communities of practice. *Journal of Social Work Education*, *48*, 45–64.

Eggenberger, T. L., Keller, K. B., Chase, S. K., & Payne, L. (2012). A quantitative approach to evaluating caring in nursing education. *Nursing Education Perspectives*, *33*(6), 406–409.

Erdogan, N. (2016). Sociocultural perspective of science in online learning environments. *International Journal of Education in Mathematics, Science and Technology*, *4*(3), 1–12.

Ertmer, P. A., & Newby, T. J. (1993). "Behaviorism, Cognitivism, Constructivism: Comparing critical features from an instructional design perspective. *Performance Improvement Quarterly*, *64*(4). https://doi.org/10.1111/j.1937-8327.1993.tb00605.x.

Fosnot, C. T. (1996). *Constructivism: Theory, perspectives and practice*. Teachers College Press.

Fressola, M. C., & Patterson, G. E. (2017). *Transition from clinician to educator*. Jones & Bartlett Learning.

Gagne, R. M. (1985). *The conditions of learning and theory of instruction* (4th ed.). Holt, Rinehart, and Winston.

Gazarian, P. K. (2010). Digital stories: Incorporating narrative pedagogy. *Journal of Nursing Education*, *49*(5), 287–290.

Gebauer, J., Janicki, T., & Yayacicegi, U. (2012). Multiple submissions and their impact on the "path of learning." *Information Systems Education Journal*, *10*(2), 40–46.

Goddu, K. (2012). *Meeting the challenge: Teaching strategies for adult learners. Kappa Delta Phi*, *48*(4), 169–173.

Gozuyesil, E., & Dikici, A. (2014). The effect of brain-based learning on academic achievement: A meta-analytical study. *Educational Sciences Theory & Practice*, *14*(2), 642–648.

Gulpinar, M., Isoguli-Alkac, U., & Yegan, B. (2015). Integrated and contextual basic science instruction in preclinical education: Problem-based learning experience enhanced with brain/mind learning principles. *Educational Sciences Theory & Practice*, *15*(5), 1215–1228.

Hay, D. B. (2007). Using concept maps to measure deep, surface, and non-learning outcomes. *Studies in Higher Education*, *32*(1), 39–57.

Hean, S., Craddock, D., & O'Halloran, C. (2009). Learning theories and interprofessional education: A user's guide. *Learning in Health and Social Work*, *8*(4), 250–262.

Hunter, J. L., & Krantz, S. (2010). Constructivism in cultural competence education. *Journal of Nursing Education*, *49*(4), 207–214.

Immordino-Yang, M. H., & Damasio, A. (2007). We feel, therefore we learn: The relevance of affective and social neuroscience to education. *Mind, Brain, and Education*, *1*(1), 3–10.

Ironside, P. (2003). New pedagogies for teaching thinking: The lived experiences of students and teachers enacting narrative pedagogy. *Journal of Nursing Education*, *42*(11), 509–516.

Ironside, P. M. (2006). Using narrative pedagogy: Learning and practising interpretive thinking. *Journal of Advanced Nursing*, *55*(4), 478–486.

Jackson, L., & Caffarella, R. S. (1994). Experiential learning: A new approach. Jossey-Bass.

Jensen, E. (2008). *Brain-based learning: The new paradigm of teaching* (2nd ed.). Corwin Press.

Knowles, M. S., Holton, E. F., & Swanson, (2015). *The adult learner: The definitive classic in adult education and human resource development* (8th ed.). Taylor & Francis Group.

Lasater, K., Mood, L., Buchwach, D., & Dieckelmann, N. F. (2015). Reducing incivility in the workplace: Results of a three-part educational intervention. *The Journal of Continuing Education in Nursing*, *1*(46), 15–26.

Lee, A. S., Owings, C. R., Johnson, J. M., & Carruth, M. (2022). Brain science-based innovative collaborative teaching to facilitate nursing education. *Journal of Nursing Education*, *61*(3), 62–166.

Levy-Malmberg, R., & Hilli, Y. (2014). The enhancement of clinical competence through caring science. *Scandinavian Journal of Caring Sciences*, *28*, 861–866.

Packer, M. J., & Goicechea, J. (2000). Sociocultural and constructivist theories of learning ontology, not just epistemology. *Educational Psychologist*, *35*(4), 227–241.

Peer, K. S., & McClendon, R. C. (2002). Sociocultural learning theory in practice: Implications for athletic training educators. *Journal of Athletic Training*, *37*(4), S136–S140.

Perry, W. G. (1970). *Forms of intellectual and ethical development in the college years: A scheme*. Rinehart & Winston.

Phillips, J. M., & Vinton, S. A. (2010). Why clinical nurse educators adopt innovative teaching strategies: A pilot study. *Nursing Education Research*, *31*(4), 226–229.

Piaget, J. (1970a). Piaget's theory. In P. H. Musen (Ed.), *Carmichael's manual of psychology* (pp. 703–752). Wiley.

Piaget, J. (1970b). *Structuralism*. Basic Books.

Piaget, J. (1973). *To understand is to invent: The future of education*. Grossman.

Powell, K. C., & Kalina, C. J. (2009). Cognitive and social Constructivism: Developing tools for an effective classroom. *Education*, *130*(2), 241–250.

Revell, S. M. H., & McCurry, M. K. (2010). Effective pedagogies for teaching math to nursing students: A literature review. *Nurse Education Today*, *33*(11), 1352–1356.

Rule, A. C. (2006). Editorial: The components of authentic learning. *Journal of Authentic Learning*, *3*(1), 1–10.

Sanders, D., & Sugg, D. (2005). Strategies to scaffold student learning: Applying Vygotsky's zone of proximal development. *Nurse Educator*, *30*, 203–207.

Sargeant, J. (2009). Theories to aid understanding and implementation of interprofessional education. *Journal of Continuing Education in the Health Professions*, *29*(3), 178–184.

Schumacher, D. J., Englander, R., & Carraccio, C. (2013). Developing the master learner: Applying learning theory to the learner, the teacher, and the learning environment. *Academic Medicine*, *88*(11), 1635–1645.

Sheckel, M. M., & Ironside, P. M. (2006). Cultivating

interpretive thinking through enacting narrative pedagogy. *Nursing Outlook*, *54*(3), 159–165.

Siemens, G. (2005). Connectivism: A learning theory for the digital age. *International Journal of Instructional Learning and Technology*, *2*(1), 3–10. http://www.elearnspace.org/Articles/connectivism.htm.

Sitzman, K., & Watson, J. (2018). *Caring science, mindful practice: Implementing Watson's human caring theory* (2nd ed.). Springer Publishing.

Skinner, B. (1953). *Science and human behavior*. Free Press.

Sthapornnanon, N., Sakulbumrungsil, R., Theeraroungchaisri, A., & Watcharadamrongkun, S. (2009). Social constructivist learning environment in an online professional practice course. *American Journal of Pharmaceutical Education*, *73*(1), 10.

Takase, M., & Yoshida, I. (2021). The relationships between the types of learning approaches used by undergraduate nursing students and their academic achievement: A systematic review and meta-analysis. *Journal of Professional Nursing*, *37*(5), 836–845.

Valiga, T. M. (1988). Curriculum outcomes and cognitive development: New perspectives for nursing education. In E. Bevis (Ed.), *Curriculum revolution: Mandate for change* (pp. 177–200). National League for Nursing.

Vygotsky, L. (1986/1962). *Thought and language*. MIT Press.

Walsh, M. (2011). Narrative Pedagogy and simulation: Future direction for nursing education. *Nurse Education in Practice*, *11*, 216–219.

Watson, J. (1989). Transformative thinking and a caring curriculum. In E. O. Bevis & J. Watson (Eds.), *Toward a caring curriculum: A new pedagogy for nursing* (pp. 51–60). National League for Nursing.

Watson, J. (2011). *Human caring science: A theory of nursing*. Jones and Bartlett Learning LLC.

Whittman-Price, R. A., & Godshall, M. (2009). Strategies to promote deep learning in clinical nursing courses. *Nurse Educator*, *34*(5), 214–216.

第15章

在学习环境中管理学生的不文明和不当行为

Susan Luparell，PhD，RN，CNE，ANEF and Jeanne R. Conner，DNP，APRN，FNP
翻译：孙　颖　审校：王桂云

学生的学习效果在很大程度上受到课堂与临床环境的影响。在一个能让学生感受到支持并鼓励其自由表达的环境中，学习效率和质量能够达到最佳状态。文明行为体现了对他人尊重的态度，有助于建立相互信任的关系，并促进开放且有效的沟通。

在当今高等教育校园中，学生不文明行为的现象在各学科教师的观察中日益凸显，尤其在护理专业学生中的发生率呈现上升趋势（Patel & Chrisman，2020）。除了对学习环境造成负面影响外，医疗团队成员的不当行为还可能导致患者出现不良结果（Hicks & Stavropoulou，2020）。因此，护理教育工作者肩负着帮助学生深刻理解并重视自身行为对患者护理影响的重要责任。同时，教师应致力于构建一个倡导文明、促进学生学习的专业环境。

教师如何确保学习环境能够为所有参与者提供高质量的教学与学习体验？本章探讨了课堂及临床环境中不文明行为的相关问题，并提出了具体的教学策略，以协助教师营造一个高效且引人入胜的学习环境，同时引导学生培养适当的专业行为。

具体而言，本章探讨了促进学习培养与支持的方法，并阐述了在学生行为可能干扰学习环境情境下的有效应对策略。重点内容包括：①剖析学生不当行为的连续性；②构建预防机制；③制定积极主动的应对方案；④充分利用校园资源。

本章的学习成果包括了解学习环境中的不文明行为，并掌握教师可采取的具体措施，以最大限度地减少学习环境中的干扰因素。本章内容基于对判例法与成文法的研究，同时结合多年来在处理大学生不当行为方面的集体经验。此外，特别提醒教师，针对其所在机构的具体问题，建议及时咨询负责学生行为管理的工作人员、直接上级、校园安全部门以及法律顾问，以确保采取适当的应对策略。

高等教育环境中的不文明行为

大多数经验丰富的教师都会表示，他们在与学生共同工作的过程中获得了极大的满足感。然而，在某些情况下，师生之间的互动可能会变得令人不适、充满挑战，甚至带来负面体验。尽管学术界常被冠以“象牙塔”的称号，但作为社会的缩影，高等教育机构同样无法避免社会问题的影响。在高等教育环境中，不文明行为可能且确实会在不同群体或个体之间发生。然而，这种现象是教学工作中一个较为特殊且复杂的方面，它往往令新手教师感到意外，同时也让经验丰富的教师感到困惑。

有教师和学生表示在护理教育中经历过不文明行为（Aul，2017；Clark et al.，2020；Courtney-Pratt et al.，2017；Rose et al.，2020；Sauer et al.，2017）。自首次针对护理教育中的这一主题开展全国性研究以来，发现所有受访教师均经历过学生迟到、注意力不集中或缺课的情况，超过90%的受访者认为学生作弊是一个问题（Rashley & Demeeneses，2001）。后续研究进一步证实，学生的不文明行为仍然是一个持续存在的问题（Eka & Chambers，2019），并且许多教师认为，随着时间推移，学生的不文明行为有加剧的趋势（Luparell & Frisbee，2019a）。此外，研究表明，护理学科中的不文明行为可能比其他学科更为普遍（Wagner et al.，2019）。尽管频率较低，但部分教师偶尔会经历更严重的不当行为，包括言语或身体虐待（Ziefle，2017）。值得注意的是，在线学习环境中的不文明行为正变得日益普遍（De Gagne et al.，2016；Kim et al.，2020；Perfitto，2019）。教师和学生的压力被认为是导致护理教育中不文明行为的重要因素，而 COVID-19 则进一步加剧了这一现象（Aloufi et al.，2021；Clark et al.，2020；Rawllins，2017；Urban et al.，2021）。

尽管本章的主要内容聚焦于如何管理学生的不当行为，但教师有必要深入了解不当行为及不文明行为发生的整体背景。学生的行为问题极少孤立发生，其可能受到多种因素的影响，包括压力水平、对教育过程缺乏信任、个人经历以及整体环境中存在的不文明文化。因此，具有前瞻性的教育者在制定预防和管理课堂行为问题的策略时，应综合考虑多方面变量。

在一般工作场所及护理教育领域，专家普遍认为不文明行为本质上具有互惠性（Courtney-Pratt et al.，2017；Patel & Chrisman，2020）。若将学生的不当行为视为一种交流形式，则有必要从更广泛的视角对其进行审视，包括学生与教师之间的互动以及学习环境的影响。研究表明，教师在构建课堂行为规范方面扮演着关键作用，同时可能以多种方式促成此类问题的发生。Boice（1996）在其具有里程碑意义的研究中指出，教师是课堂上不文明行为的主要引发者。教学能力不足和评估技能欠缺可能导致学生感到挫败，从而引发不当行为（Nodeh et al.，2020）。此外，教师对课堂不文明行为缺乏干预意愿，可能会向学生传递出这种行为可被接受的错误信号（Andersen et al.，2019）。值得注意的是，学生有时也会遭遇来自教师或临床机构工作人员的不文明行为（Aul，2017；Courtney-Pratt et al.，2017；Tecza et al.，2018）。具体而言，学生认为可能属于教师的不文明行为的内容见框 15.1。

框 15.1 教师的不文明行为

- 无视学生的需要
- 针对学生，试图淘汰
- 设置学生必定会失败的内容
- 鼓励学生退学
- 不专业的行为
- 防卫行为
- 出语伤人：指责、贬低、大喊大叫、谩骂
- 威胁失败者
- 偏袒，不公平地对待
- 严格地要求完美
- 恐吓战术
- 违反法定程序
- 傲慢
- 没有预警地改变课程

护理专业学生的行为与职业认同的形成

护理职业认同被定义为“一种自我意识，以及与他人的关系，受护理学科的特征、规范和价值观的影响，从而促使个人在思维、行为和情感上体现出护士的特质”（Godfrey & Young，2020，p. 363）。已明确划分出 4 个职业认同领域，包括知识、价值观与道德、护士作为领导者以及专业行为。其中，专业行为被定义为“通过存在感、言语和行动展现出来的护士专业行为”（Brewington & Godfrey，2020，p. 201）。

从职业认同形成的角度来看，教师应抓住机会，将解决不当行为视为促进学生专业发展的必要责任。例如，教师应认识到护理教育的核心目标不仅在于传授知识和技能，更在于帮助学生深刻理解并认同自己的护士角色（即掌握一套特定的知识和技能）。这一区别至关重要。否则，新教师可能会倾向于从学科规则的角度处理不当行为，强调违反既定规则和期望对学生及他人可能产生的负面影响和挫败感。然而，这种方法并非以学生为中心，通常难以推动学生实现专业发展和持续的行为改进。如果教师能够引导学生认识不良行为对其职业认同形成的影响，学生可能会产生更强的内在动机去改变自身行为。此外，对职业认同形成的关注还拓宽了评估学生表现的标准，使其超越传统知识和技能的获取，涵盖更全面的专业素养评价。

不当行为的连续性

在认定学生的行为时，一种方法不能解决所有问题。根据观察到的行为和记录的行为，分析每一个事件很重要，使用一个理论框架来评估学生行为也至关重要。除了少数例外，高等教育机构制定政策或文件以支持和告知公民行为和对行为的期望，这些在很多方面都有描述，如学生行为守则、荣誉准则、学生权利和责任，或者其他一些不同的版本。这些政策提供了一套观察和报告某些行为的滤器，并考虑到在具体情况下违反或不违反行为准则的程度也要做具体分析。教师有责任熟悉他们的项目政策。

有人提出，不文明行为具有从相对轻微到

更加严重的连续性（Clark，2017b）。尽管轻微行为更为普遍（Wagner et al.，2019），但它们仍可能对环境文化造成显著的负面影响（Patel & Chrisman，2020；Rose et al.，2020）。为了系统地分析学生在学术环境中的行为表现，所有行为可归类为以下 3 类中的一种或多种：①令人讨厌的行为；②行政违规行为；③犯罪行为（图 15.1）。某一单一行为，例如窃取考卷，可能同时构成行政违规和犯罪行为。随着时间推移，某些重复性行为也可能被认定为令人讨厌的行为或行政违规，例如频繁打断讲课。偶尔的干扰可能仅被视为令人不适的行为，但如果学生在被告知其行为已超出合理范围后仍继续干扰，则该行为将升级为违反校园政策的行为。无论行为在连续体中的具体位置如何，构建一种教学方法以使教师能够客观观察学生行为至关重要。应将重点放在具体行为上，而非情绪、谣言或含沙射影。此外，教师需持续关注学生行为及其对学习环境的潜在影响，并尽早评估这些行为在框架内的程度。提高意识是有效管理学习环境的第一步。框 15.2 列举了属于令人讨厌的行为、行政违规行为及犯罪行为的学生不当行为示例。

令人讨厌的行为

令人讨厌的行为可能是别人不希望见到的行为，但不违反行政法规的行为准则。令人讨厌的行为通常包括在学校的规章制度中，通告学生的行为符合或不符合规定。学校的学生行为准则可以解决人际交往能力差的问题，如独占课堂讨论时间、粗鲁、不顾及他人情感、咄咄逼人或难以相处的行为。令人讨厌的行为也可能包括糟糕的时间或生活管理能力，如上课迟到或早退，或多次为糟糕的表现找借口。案例研究 15.1 探讨了如何处理课堂上出现的令人讨厌的行为。

个别教师的观点在识别令人讨厌的行为方面发挥着重要作用。例如，课堂上使用手机或发送短信等行为是否构成不当行为，可能在教师与学生之间存在不同看法。这种认知差异可能受到文化背景或个人偏见的影响。然而，教师仍能够依据普遍接受的课堂规范以及学科领域的专业标准，对超出这些规范的行为做出合理且明智的判断。

从学生发展的视角出发，在学习环境中妥善处理令人讨厌的行为，为引导学生迈向专业化的举止提供了重要的契机。对于教育者而言，关注与学生沟通令人讨厌的行为的方式至关重要。面对学生的令人讨厌的行为时，教师应将小问题视为可控因素，尽可能防止其在不当行为连续体中升级为更严重的问题。尽管这些行为属于风险较低的范畴，但随着时间推移，仍可能逐步恶化。因此，即使这些行为处于不当行为连续体的较良性端，也建议对观察到的所有行为及师生互动进行记录，以备后续参考。

教师恰当应对令人讨厌的行为，核心应基于学习经验进行引导。在与学生讨论令人讨厌的行为时，教师应持续强调学习环境的重要性，以及实现或超越课程目标的意义。教师不仅仅是要求学生表现出礼貌或体贴，而是通过与学生共同探

学生不当行为的连续性

令人讨厌的行为 —— 行政违规行为 —— 犯罪行为

图 15.1 学生不当行为的连续性

框 15.2 学生在课堂上的不当行为

令人讨厌的行为

- 在课堂上睡觉
- 在课堂上说话
- 无礼的或不恰当的评论
- 不合作或不参与
- 上课迟到或早退
- 不讲卫生
- 吃喝分散注意力
- 上课时发短信或使用社交媒体

行政违规行为

- 不诚实，错误的指控或信息，伪造，更改或误用任何大学文件、记录或证明
- 妨害治安行为
- 扰乱学业进程的行为
- 未能遵守大学授权的管理人员的指示
- 作弊、抄袭、捏造

犯罪行为——也可以被认为是行政违规行为

- 对自己或他人的暴力威胁
- 在大学里危及自己或他人的行为
- 身体虐待或语言虐待
- 持有枪支
- 行为下流、不雅或猥亵
- 恐吓、骚扰、跟踪
- 持有或出售酒精或毒品
- 偷窃

案例研究 15.1　处理令人讨厌的行为

第一学期，一个学生显得情感匮乏，在课堂上似乎没有任何朋友。最近，这名学生开始在课堂讨论中打断别人。其他学生不听，并要求不要和这个学生在一个实验小组。

当该学生的行为开始影响教师在课堂上的授课效果以及其他学生的学习体验时，教师决定在课程结束后与该学生进行一次面谈。在会谈中，教师首先向该学生表达了对其作为班级一员的重视，但同时也提到近期观察到该学生在课堂讨论中频繁打断他人发言的现象。随后，教师询问了该学生的学习状态以及对课程进展的感受。该学生表示，在当前项目中感到难以结交朋友，并时常感到孤独和孤立。对此，教师肯定了该学生的感受，同时强调课堂讨论中需要尊重他人的发言权，倾听是学习的重要组成部分，希望该学生能够耐心等待，让其他同学有表达观点的机会。此外，教师还建议该学生通过参与小组学习来促进社交互动，并鼓励其与校园咨询中心的辅导员沟通，探讨如何在校内建立友谊。作为后续跟进措施，教师计划在 3 周后安排一次会议，评估该学生的课堂表现及项目进展情况。

1. 哪些学习活动能够引导学生有意识地进行有效人际沟通技巧的练习与提升？

2. 作为学习小组的一员，教师应如何在课堂中有效沟通预期的专业行为，并与学生建立共识？

讨其行为如何未能服务于自身或整个学习群体，从而帮助学生反思和改进。学生常常惊讶地意识到，他们的某些行为可能对他人对自己的看法产生了负面影响。根据这些作者的实践经验，通常情况下，当教师发现一名学生表现出令人讨厌的行为时，通过明确指出这些行为并建议替代性的新行为方式，往往能够有效避免再次发生令人讨厌的行为。

从专业角度出发，必须强调的是，若不对这些令人讨厌的行为加以约束，它们极有可能在正式工作环境中表现出来（Luparell & Frisbee, 2019b）。通过明确且持续地要求学生对自己的行为负责，不仅能够直接影响其作为学习者的个人成长，还能对其未来职业生涯的发展起到关键作用。尽管人们可能倾向于认为这些行为微不足道，但所有令人讨厌的行为及其后续反应均应被记录下来。反复出现的违规行为以及持续的不当行为模式，能够为评估学生是否愿意在其专业发展中接受建设性反馈提供重要依据。

行政违规行为

行政违规行为是违反行政行为准则的行为。行政违规行为包括一系列严重破坏学习进程的行为，如恐吓或骚扰行为。这些行为的动机可能是想通过学术不端行为获得学业上的优势，如欺骗、剽窃或捏造结果。由于学生行为守则或政策对每个机构来说都是独特的，因此强烈建议教师熟悉他们的制度，了解学生何时可能违反了政策。第 3 章进一步论述了与学术不端有关的伦理问题。案例研究 15.2 则专门分析了行政违规行为。

从发展的角度看，可能有机会能够帮助学生，但这取决于具体事件以及学生的性格和态度

案例研究 15.2　处理行政违规行为

一名学生逐渐在课堂对话中占据主导地位。该生在与其他同学互动时频繁表现出愤怒情绪，并使用具有煽动性的语言，导致课堂氛围紧张。此外，学生不断对教师提供的教学材料提出质疑。为改善这一状况，教师决定与该生进行沟通，明确指出其在课堂上的行为表现，并表明对他在今后课堂讨论的期望，同时强调与同学合作的重要性。然而，该生不仅拒绝接受反思自身行为的要求，还与教师发生争执，并指责其他同学“缺乏尊重”。在随后的一节课上，该生的行为进一步升级，其破坏性行为严重影响了课堂教学进度，致使当天计划的教学内容无法顺利完成。最终，教师决定将此事以书面报告的形式提交给系主任，请求对其行为进行审查，并就后续处理措施提出建议。

系主任在收到这些文件后，立即通知了相关院系。在过去的 1 年中，另外两个院系也提交了关于该学生的类似报告。随后，系主任与学生办公室主任取得联系，并完整转发了 3 份转介信以供审查并采取进一步行动。由于该学生缺乏必要的合作态度，我们难以从发展性视角对其进行评估，其行为已逐渐演变为可能违反行政政策的情况。此外，管理中的潜在风险正在上升，因此引入其他校园办公室的参与显得尤为重要。

系主任、副院长及教师与该学生进行了会面。会上，系主任与该学生共同签署了一份行为契约，明确约定该学生需遵守教师在课堂中设定的行为标准。若该学生的行为被认定为违反学生行为准则，将提交学生教务处进行行政审查。

1. 您可以采用哪些策略将学校的学生行为准则融入课程导论中？

2. 如果在学期初有学生来找您，说当某个特定的学生在教室里时，他们感觉不安全，您会如何回应？

的改变。例如，对一件涉及一个酗酒的学生进入校园上课的事件零容忍，因为这将限制教师与学生在教学中的合作能力。另外，在涉及抄袭或作弊的情况下，如果此类行为是由于时间管理不当所导致，尽管仍需对学生的行为施加相应的后果，但也可能为教师提供机会，通过给予指导和资源来培养学生的时间管理能力。如果教师有理由认为一个学生违反了学校的学生守则，最好的方法就是记录观察到的情况，尽可能与学生交谈，让学生充分了解自己的状况。如果教师在与学生交谈后，该学生继续有违规行为的发生，教师应将证明学生行为的文件交给学校政策规定中相应的管理人员。

与学生沟通并提出对其不当行为的指控很重要。在面对学生可能出现违反政策规定的行为时，越早面对学生越好。可以联系系主任，以协助与学生的交谈。及时与学生面对面，可以避免此类行为的不断升级。如果风险管理水平适度，但随着时间的推移，此类行为可能会升级并在管理方面愈加严重，以及可能违反地方法规或国家法律，这些行为就应该被记录下来，正如与学生互动时的行为记录一样。教师应将该事件提交到相应的管理办公室进行纪律审查。

案例研究 15.3 探讨犯罪行为

一名护理专业四年级的学生正处于本科阶段的最后一年。在学习过程中，该学生面临一定的学术挑战，并在临床实践环境中表现出与团队成员合作方面的困难。

开学约3周后，一名学生向教师反映，他对班上的一名同学心生强烈不满，并出于“报复”心理破坏了该同学的汽车。随后，教师将此事上报给院长，院长随即联系了校园警察及学生办公室主任以进一步处理。

校园安全部门针对上述指控展开了调查，并对该学生提起了刑事指控。随后，学生办公室主任启动了正式的行政纪律处分程序。该学生被处以留校察看处分，直至其完成学业。同时，该学生被调整至另一个班级，并明确被告知不得与车辆受损的学生进行任何形式的接触。此外，作为留校察看条件之一，该学生被要求定期参加心理咨询。

1. 除了遵循学校政策外，为什么要联系院长而不是直接向校警报告？

2. 如果其他学生对校园内涉及他们两名同学的这起事件有疑问，教师该如何管理这场对话？

犯罪行为

犯罪行为可以定性为违反地方法规或国家法律的行为。犯罪行为包括一系列严重破坏学习进程的行为，如暴力威胁或暴力行为、跟踪、恐吓、骚扰、持有枪支、滥用毒品和酒精或盗窃。由于地方法规的不同，对不同地区大学的适用情况也可能会有所不同，因此强烈建议教师熟悉其所在地区和学校的具体情况。还建议教师与他们的系主任和同事讨论这些法律问题，以便熟悉历史背景和制度的执行情况。案例研究 15.3 探讨了校园学生中的犯罪行为。

在美国，1972 年《教育修正案》第九条明确禁止基于性别的歧视，其中包括性暴力行为。从历史角度来看，第九条在美国各大学的执行情况存在显著差异，而这些问题常常因涉事者吸毒或酗酒等因素而变得复杂化。根据适用第九条的指导意见，性暴力被定义为“违背个人意愿或在当事人无法给予同意的情况下发生的任何身体性行为”（United States Department of Education，2020，para. 1）。尽管近期关于如何处理对学生指控的讨论持续不断，但总体而言，该法规要求学校管理人员采取具体且明确的措施以终止性骚扰和暴力行为（Ellman-Golan，2017）。为了营造安全的学习环境并确保遵守第九条，教师应主动采取行动，并及时报告所有疑似性别歧视或暴力事件，无论受害者是否选择向执法部门报案。

被认定为犯罪的行为会限制学生获得帮助的程度，此类事件应迅速转交校园执法部门及当地执法机构进行调查与处理。例如，当一名学生威胁要伤害另一名同学时，这一行为可能限制教师以指导者身份与该学生合作的能力。若教师有合理依据怀疑学生存在犯罪行为，则最恰当的做法是记录相关观察结果，并及时向校园执法部门报告，以便采取进一步行动。

当怀疑存在犯罪行为时，应立即通知直接主管（如系主任），并及时联系校园执法部门。这些关键资源不仅能够为处理此类情况提供专业指导，而且根据美国《克莱里法案》（Clery Act）等联邦法律的要求，美国高等教育机构需对特定犯罪行为进行记录并向公众披露（U.S. Department of Education，2016）。每种具体情况将决定教师在后续与学生互动中所扮演的角色。在多数情况下，由于教师对学生较为了解，因此可以成为一种重要的资源，以建设性的方式协助应对潜在威胁，从而最大限度地减少暴力风险或对学生产生的负面影响以及对整体学习环境的破坏。鉴于风险管理的重要性，所有与学生的沟通均需与校园执法部门及负责学生行为管理的校园办公室密切协调，以有效防止犯罪行为的进一步升级。

在美国，在对涉嫌犯罪行为进行调查后，学校管理部门可能会进一步追究学生违反学生行为准则的责任。大学或学院不能隔离被追究刑事责任的学生，这一点很重要。这些行为应该有完善的文档记录。教师应知悉该事件被提交到相应的行政办公室进行纪律审查。在大学的多个层面上追究单一事件的同时，追究刑事和行政行为的责任都不会被认为是双重审判，相反，这是多个司法管辖区对一个犯罪行为做出适当反应的结果。

预防不当行为

本节着重于从源头上杜绝不当行为，阐述了教师在管理学习环境时可采取的一系列措施。这些策略适用于传统课堂、校外环境以及在线学习环境。还建议同一教学单位内的教师讨论这些策略，并在可行的情况下采用共同的做法。学生会注意到不同课程之间的共同做法，这可能有助于强化这些策略。

从第一天起就确立行为规范

管理学习环境的关键第一步在于及早采取措施预防问题行为（Clark，2017a；Kamolo & Njung'e，2021；Tharani et al.，2017）。这一目标可通过多种途径实现，例如从课程伊始便注重营造文明和谐的课堂氛围。新教师往往倾向于认为大学生能够自然理解对其职业行为的期望，然而这种假设可能并不准确。因此，无论是通过教学大纲还是在课程首日，都应明确界定并详细阐述适当的行为规范。

在课程大纲中，教师应明确阐述其对学习环境的目标与期望。此外，相关项目或机构可能亦存在特定要求或政策，需由教师在教学大纲中予以体现。教学大纲可视为教师与学生之间达成的绩效协议，因此，这是阐明参与基本规则及指导原则的重要契机。同时，这也是教师清晰概述对学生行为规范的关键时刻，特别是涉及人际交往方面的规范。

在第一天向全班同学明确强调并开展关于行为规范的口头讨论同样至关重要。这一做法不仅能够提升行为规范在学生心中的重要性，还为师生提供了一个澄清疑惑的机会。公开讨论行为规范有助于增强学生对教师的信任与信心，因为他们将迅速意识到教师在构建积极课堂文化方面的深思熟虑和透明度。对于那些不确定如何开启关于行为规范讨论的人，框 15.3 中列举了一些示例用语以供参考。

不幸的是，基于以往的教育经历，许多学生可能将针对不良行为的反馈视为一种惩罚。然而，从学生向专业角色的过渡过程中，教师有机会重新强调行为对其未来作为护士职业成功的重要性。教师应通过积极引导，明确指出期望学生展现的行为，并清晰阐述专业行为与患者护理结果之间的关联性。此外，教师还应将这些行为与课程学习目标相联系，特别是那些与安全患者护理直接相关的成果。一些教育者（例如，Clark，2017b）提倡在教师的指导下，与学生共同制定课堂行为规范。这种方式允许学生表达他们对彼此的期望，并探讨如何相互监督以确保全体成员的学习成效达到最大化。

框 15.3　关于课堂行为展开对话的建议用语

在第一天迎接学生并对课程内容进行总体介绍之后，可根据实际情况选择适当的时机运用以下语言展开对话：

- 在这门课程中，每位学生均能感受到被欢迎与尊重的氛围，这一点对我来说至关重要。因此，我希望与大家分享并明确我在课堂行为方面的期望，通过大家的共同承诺，确保每位参与者都能在此环境中充分成长和发展。（随后具体阐述期望内容）
- 我致力于营造一种能够让每位学生都充分发展并取得成功的课堂氛围。或许你未曾考虑过，我们有能力共同构建一个理想的环境。因此，作为我们的首次课堂活动，让我们一同商讨并确定彼此期望的相处方式。（随后引导学生参与练习，共同制定课堂行为准则）
- 我致力于协助你们每个人成长为安全且称职的护士，这或许也是你们的个人目标。你们是否知道，医疗团队成员之间互动的方式与患者的安全息息相关？事实确实如此，因此，不断提升我们的人际交往能力显得尤为重要。作为本课程的第一节关键内容，我想探讨我希望我们在彼此互动中遵循的原则，以及其背后的重要性。

例如，若学生准时到课并在整个课堂期间保持专注是构建良好学习环境的重要组成部分，则应在教学大纲中明确表达这一期望，并阐明其背后的原因。同时，建议教师为学生提供一种管理此类期望的具体方法。例如，当学生因特殊原因无法按时到课时，是否需要提前通知教师？如果需要，应采取何种方式（如邮件或电话）进行沟通？此外，是否可以指定特定区域（如教室后排）供迟到或早退的学生就座，以尽量减少对其他同学学习的干扰？

从入学第一天起，教师就应以书面形式与学生明确讨论并阐明期望，这有助于学生清晰理解教师对行为表现的初始要求。此外，这种方法为教师提供了指导依据，以便在学生表现出预先界定为不可接受的行为时进行有效干预。作为教育者，教师有权设定学生需达成的标准，这些标准既可涉及学术领域，也可涵盖行为规范。关键在于清晰地传达这些标准，并对所有学生保持一致性的期望。框 15.4 提供了 3 套示例文本供参考。这些示例具有建议性质，可根据具体项目需求及所属大学或学院的文化与价值观进行个性化调整。

在线课程应明确设定对学生行为的期望。尽管信息可以通过文本形式传递，但为了增强影响力，教师可考虑制作并发布个人视频，阐述对学生成就的目标以及对自身与学生行为的期望。此外，借助现有的应用程序，教师还可引导学生共同参与制定课堂行为规范。

重申学校的行为准则

在课程大纲中明确列出期望的情况下，本学期的第一次班会是通过明确强调课堂行为规范，进一步提升课堂行为规范重要性的关键时机。在

框 15.4 教学大纲的文本举例

教学 - 学习理念

我的期望是，你是一个自我激励的学习者。直到学期结束，你将投入你的时间、精力和资源来完成这门课程，我希望你能成功。作为你们的导师，我的职责是提供一个背景和环境，通过用心、有目的的课程设置提供支持，以指导你的探究和学习。我希望你成为这个学习共同体的积极参与者，积极讨论，积极参与，及时完成课程活动。我希望你能在对待每一个人，包括导师时做到尊重和礼貌。在这门课程中，学习是通过讲授、阅读、书面分析、反思讨论、评判性反思和书面作业来完成的。

课堂期望

当所有参与者都致力于发展一个在开放、文明和相互理解的环境中探讨信念的学习共同体时，这门课将是最成功的。我期望每个人都学会多角度思考，参与评判性反思，并把对课程内容的信心建立在知识的基础上。课堂活动将侧重于对以下内容的评判性分析：①课程阅读资料；②案例研究情景；③小组合作；④研究结果。你的个人经历很重要，但需要评判性地反思和分析。因此，以个人和自我反思方法与资料互动的能力是必要的。

专业期望

成为一名专业人士并非仅仅取决于是否拥有学位。作为学生，这意味着接受并遵循一套专业行为标准，而这些标准将在完成专业课程后成为指导个人职业行为的规范。

1. 请确保准时到场。建议提前 10 分钟到达，以便做好上课或实验的准备工作。同时，请预留充足的时间应对可能的延误情况。

2. 全身心投入每一天的学习。您的导师已制定详细的课程计划，期望您每日按时参与课程。在极特殊的情况下，如无法履行承诺，请务必第一时间与导师取得联系，并提前了解导师偏好的沟通方式，例如通过电子邮件或电话进行交流。请记录导师的联系方式，以便随时使用。

3. 保持专业性。以专业的态度对待工作，并始终保持积极向上的精神状态。第一印象至关重要，因为仅有一次机会。

4. 明确每日的具体期望。仔细研读教学大纲。在日历中详细记录所有课程相关义务，并养成每日检查日历的习惯。

5. 请将手机关闭并妥善放置于不易被他人察觉的位置，以确保能够全身心地投入课堂学习与作业中。

6. 合作关系。无论是当前作为学生，还是未来作为一名专业人士，你都将与同龄人及同事展开广泛的互动与合作。应致力于对同事产生积极影响，成为一位高效且富有责任感的合作伙伴。同时，需展现出对他人的尊重，并通过实际行动体现对他人的价值认可与欣赏。

7. 道德修养。作为学生，应深入学习并反思职业领域的道德规范与期望，同时在道德框架下对当前的日常决策进行评判性思考。需明确意识到，每日所做的决定与选择，实际上都在塑造和影响着未来为他人做出决策及采取行动的能力。

8. 协作能力。作为一名专业人员，你将与患者、家属以及其他专业同事共同协作。目前作为学生，你需要以积极主动、文明礼貌且互利共赢的态度参与团队合作，这有助于提升你的技能与理解力，并与团队成员共同实现既定目标。

此次班会上，除了分享教师对课程的具体期望外，还应向学生介绍学校制定的行为政策，特别是与课程学习目标密切相关的内容。建议教师简要概述学校学生行为政策中与课程相关的部分，并清晰阐述其对课程学习的意义。此外，教师应详细说明对行为规范的期望，并通过提供积极的行为示例，引导学生参与讨论。为增强学生的参与感，可设计一项互动练习，让学生描述他们在其他课堂中观察到的令人讨厌或破坏性行为，并共同探讨如何以建设性的方式维护课堂学习环境。

提高透明度

教师可以通过提高透明度来进一步减少问题行为，例如在作业设计、决策依据以及评分标准方面尽可能向学生清晰阐明（Andersen et al.，2019）。当学生对评分决定持有异议时，尤其是在收到不理想的评分或课程不及格的情况下，如果他们认为评分过程缺乏公正性，可能会引发破坏性反应（Rawlins，2017）。学生若感知到教师在成绩评定中表现出主观武断的态度，可能因情绪受挫而产生不当行为。因此，通过公开沟通课程的设计原则及决策机制，能够有效降低学生对教师行为的误解，避免其将教师的行为视为武断或恶意。

建立一个信任与关怀的环境

作为预防不文明行为的一项策略，教师应注重培养即时互动技能，以增进师生之间的亲近感，并使学生感受到教师的关怀（Teach the Earth，n.d.）。例如，表现出微笑、眼神交流、语调变化适中以及积极倾听等行为的教师，往往能够有效减少学生的无礼或破坏性行为（Weger，2018）。此外，建立师生间的信任关系对于营造促进学生专业成长的环境至关重要（Ackerman-Barger et al.，2021；Tharani et al.，2017）。培养即时互动技能的具体策略可参见框 15.5。

此外，教师经常需要提供本质上具有建设性的评判性反馈。认为学生理解提供这些反馈背后的善意和专业动机是错误的，他们通常没有准备好接受不完全积极的反馈。因此，阐明建设性反馈在学生专业发展中的目的是有益的。可以在框 15.6 中找到用于开始此讨论的示例脚本。一旦建立了潜在的信任基础，就为建设性反馈的相互给予创造了一个更有利的环境。

框 15.5　增进即时互动技能的策略

- 在大班教学中，教师可以通过让学生制作并放置“姓名牌”于桌面的方式，更准确地记住并叫出每位学生的名字。
- 诚挚邀请学生积极参与每一堂课。
- 课堂教学及课间休息期间，主动与学生进行眼神交流。
- 提前到达教室，以便吸引学生的注意力或解答他们在最后一刻提出的问题。下课后，可留出几分钟时间继续与学生交流。
- 课前及课间可与学生进行适度的非正式交流。例如，询问学生周末的活动情况，或是否关注了近期的重要赛事。
- 在学生于课堂提出问题、分享观点或回答问题时，即便其内容可能偏离主题，也应向他们表达感谢。
- 与学生交谈时，微笑并肯定地点头。
- 避免双臂交叉或做出其他负面的非语言交流。
- 要多鼓励。若学生同意，教师可以与他们以击掌或碰拳的方式进行互动。

框 15.6　信任在给予建设性反馈中的作用

“为您的表现和进步提供反馈是本课程的重要组成部分。尽管这些反馈通常以积极的方式呈现，突出你的优势，但有时我可能需要提供一些建设性的意见，旨在关注你尚未充分发展的领域。我相信，你期望这些反馈能够满足你的教育目标。同时，我希望你能理解并信任，我提供这些反馈的唯一动机是为了帮助你在学习与发展中取得更大的成功。”

促进文明行为的教育干预措施

护理教师能够通过多种方式协助学生减少和管理不当行为，从而改善护理教育的文化氛围。例如，认知排演疗法（cognitive rehearsal therapy，CRT）、角色扮演、案例汇报、在线学习模块以及期刊俱乐部等教育干预措施已被证明能够产生积极的效果（Clark & Dunham，2020；Courtney-Pratt et al.，2017；Kamolo & Njung’e，2021；Rose et al.，2020；Sanner-Stiehr，2018）。此外，一些旨在提升护理专业学生压力管理和情绪调节能力的正念干预措施也显示出了一定的潜力，尽管纳入研究的质量存在一定的差异性（Aloufi et al.，2021）。Merkel 等（2020）的研究表明，学生对由教师与学生团队共同设计并实施以促进文明文化的质量改进项目表现出积极的态度。鉴于压力水平的升高可能诱发不当行为，针对护理专业学生的自我护理及压力管理教育对于其学业成功以及未来执业护士的职业发展具有至关重要的意义（Bartlett et al., 2016）。

应对不当行为

当教师有理由相信某学生可能存在不当行为时，在回应有关不当行为的指控时应遵循以下 6 个步骤（框 15.7）。

1．收集并详细记录相关信息。所记录的信息应客观描述学生的行为表现，并明确标注日期、具体时间以及在场人员等细节。

2．让学生参与对已观察行为的讨论。建议尽早安排与学生的私下会面，就已观察到的行为展开深入交流。此次会议旨在向学生明确教师对其行为的关切，同时给予学生充分表达其对当前情况看法的机会，并帮助其理解该行为对他人的影响以及对课程学习成果的潜在破坏性。此外，本章前文所提供的脚本可为此次会议提供有效参考。

3．关注学生行为。教师应始终聚焦于学生的实际表现，而非受其他从属因素的影响，例如对学生的个人偏好、熟悉程度或其学习成绩等。例如，成绩优秀的学生与普通学生同样可能存在抄袭行为。因此，保持对学生的一致性期望至关重要。

4．概述所需的新行为。与学生会面的主要目的是首先与其探讨其对自身行为的担忧。如果在沟通之后，这些担忧仍然存在，则会议的第二个目标是与学生共同探讨未来如何改进此类行为。通过与学生共同努力改变不当行为，能够为师生之间的合作提供最佳机会。任何违反行为准则的情况均应予以记录，并提交至相关管理办公室，依据校园政策进行处理。除教师与学生之间的讨论外，还可能采取进一步的管理措施。所有违规行为均需立即上报至相应的校园管理部门，并可能影响教师对学生行为改进计划的制定能力。

5．概述遵守与不遵守的后果。教师与学生的互动应以鼓励学生做出积极选择并遵循教师及校园设定的标准为结束。然而，同样重要的是让学生明确知晓，若其未能遵守规定且持续破坏学习环境，则将面临进一步的后续措施，可能包括更严厉的制裁。

6．将未解决或存在潜在风险的案件转交至其他校内资源。若教师在与学生互动过程中发现学生的不当行为未能按照既定计划得到妥善解决，或者有迹象表明该事件可能升级并对教师或其他学生产生破坏性影响或安全隐患，则应立即将相关情况转交给校内其他相关部门或资源进行进一步处理。

框 15.7　处理不当行为的步骤

1．收集并记录信息。
2．让学生参与对已观察行为的讨论。
3．关注学生行为。
4．概述所需的新行为。
5．概述遵守与不遵守的后果。
6．将未解决或存在潜在风险的案件转交至其他校内资源。

提供有效的行为反馈

学生经常不知道他们的行为是如何被看待的。在一个信任的环境中，学生的专业发展是首要的考虑，教师有责任提出具体的和详细的反馈，这些关于学生行为的反馈可能会阻碍学生的晋级。在其他著述中分享了此类讨论的模板（Luparell, 2007），可在框 15.8 中找到。值得注意的是，该脚本让学生基于他们是否关心行为的结果对继续自己的行为与否做出一种选择。学生几乎都选择停止令人讨厌的行为。然而，如果这种行为继续下去，就需要更果断地提出，明确要求停止。

知晓向谁寻求咨询

教师或早或晚将需要就学生的行为问题寻求咨询。在处理学生的不当行为时，必须有重要的法律基础来指导教师。第 3 章详细讨论了与纪律处罚有关的法律含义。特别是学生保留了他们自由言论的宪法权利和法定申诉程序，在处理学生不当行为时必须考虑到这些权利。然而，没有经验的护理教育工作者并不熟悉教育方面的法律。因此，从一开始就寻求精通教育方面法律人士的帮助非常重要。

在美国，每一所学院或大学都有负责有关学生行为问题的专职人员。没有统一的名称或标准化的认证，每一个机构以其历史、环境、使命、愿景、价值观和目标，构建了个性化的方法来管

框 15.8 提供与问题行为相关的反馈的示例

______：

你好！谢谢你来见我。还记得第一天上课的时候我们讲过信任在反馈中的作用吗？我现在有一些反馈要和你分享，这可能有点难以接受。请记住，我与你分享的动机是为了你能成功实现成为一名称职的护士的目标。当你______这样做时，给我的印象是______。

如果我对你有这种印象，很可能其他人也有这种印象。如果你不在意别人对你的看法，那么就依然这么做。如果你不喜欢别人这么说，可能你要考虑改变。

下面的示例脚本用于一个没有努力完成临床报告的同学：

Mary：

你好！谢谢你来见我。还记得第一天上课的时候我们讲过信任在反馈中的作用吗？我现在有一些反馈要和你分享，这可能有点难以接受。请记住，我与你分享的动机是为了你能成功实现成为一名称职护士的目标。当看到你上交的临床数据包不完整时，给我留下的印象要么是你真的不明白你的患者的病情，要么就是你有点懒。如果我对你有这种印象，很可能其他人也有这种印象。如果你不在意别人认为你不明白患者的病情，或觉得你懒，那么就依然这么做。如果你不喜欢别人这么说，可能你就要考虑改变。

理学生的行为。如果教师每年都有机会重新认识校园里的关键人物，则是最好的做法。他们应该就学生行为问题征求意见。

顾问可以包括学生办公室主任、咨询师、学生健康服务、学生申诉专员、学生倡导者、教师专业发展、学生事务、学生生活、人力资源或校园警察。应鼓励教师询问他们的同事和管理人员，以及那些能根据学生过往情况提供有帮助建议的官员和工作人员。教师也应该知道谁负责管理校内学生行为准则。与这些人建立起一种工作关系很有帮助，与他们联系，可以提前关注特别的学生。关键在于，作为导师在课堂上关注学生行为的反应，在处理学生问题方面，寻求机构中其他专职人员的支持。

知晓何时寻求咨询

知道什么时候进行咨询、什么时候把一个没有解决的问题交给其他人也是同样重要的。通常，教师会花更长的时间与某一个学生讨论一个未解决的问题，这会分散教师和所有同学的教学和学习注意力。让我们假设一名教师在第一节课中概述了其所期望的促进学生学习的行为。让我们进一步假设对学习行为期望的讨论还包括辨别学生行为准则，其中详细描述了准则如何为教师的期望提供制度支持。如果教师在教学大纲中列出对学生行为的期望，在面对学生时，让学生意识到其行为没有达到预期的标准，学生拒绝或无法改变其行为来达到预期的标准，那么，教师应立即咨询他人，如与系主任商议寻求其他与学生合作的方式或要求转介到校内其他部门。正如前面所提到的，转介的时间也取决于特殊情况和所观察到行为的连续性。如果在任何时候教师感到自身安全或他人安全有危险，那么应立即联系校园执法部门。另外，如果教师正在处理一种令人讨厌的行为，他们可能会希望与学生再次见面，以解决各种不利于学生学业发展的问题。

记录与沟通

对于教师来说，记录学生的行为很重要。教师可以观察不希望看到但不违反既定的课堂标准或校园学生守则的行为。注意到这些“不在雷达探测范围”行为的原因是这些行为可以升级，最终违反课堂标准或校园学生准则。在这一点上，当教师与学生见面时，能够注意到所观察到的特定行为模式将很有帮助。学生常常惊讶于教师注意到自己有问题的行为，并想和他们就这些行为进行讨论。

如果教师需要转介或寻求他人帮助，笔记也会有帮助。笔记中重要的信息包括时间、日期和观察的地点。使用描述性和非评估性语句也很重要。记录某个学生“粗鲁的”行为没有帮助；然而，记录“学生在过去 6 次课中迟到了 4 次，当学生在教室里试图寻找座位时扰乱了课堂秩序”是有帮助的，因为这是具体的学生行为，而不是教师对这些行为的主观感觉。

对于学生行为的记录、沟通以及学生的隐私权，高校教职员工中普遍存在一定的误解。这些误解主要集中在对美国联邦立法《家庭教育权利和隐私法案》（FERPA）的解读上。根据 FERPA 的规定（U.S. Department of Education，2020a），当存在“合法的教育利益”时，教职员工不仅有权而且有责任分享与学生相关的信息。课堂管理、学生行为或不当行为以及值得关注的行为均属于合法教育利益的范畴。美国教育部指出，学生的隐私权与大学确保校园稳定及公共安全的责任之间需要保持平衡。因此，在符合 FERPA 例外条款的情况下，学校可以在未经学生事先书面同意的前提下，向具有合法教育利益的校方官员披露学生的教育记录。基于此，若发现学生可能存在行为问题，建议及时与系主任进行沟通，并确保将所有相关文件、会议记录或其他行动及时通报给系主任。

在教育经历中体现纪律性

教师可能想要简单地把学生赶出课堂，因为教师被冒犯了、生气了，或者觉得学生表现出不尊重的态度；然而对于教师来讲，在一个教育框架内与学生进行互动非常重要。在学习环境中设置行为标准是教育和专业准备工作的一部分。学生学习行为准则和没有达到这些标准的后果有助于他们为毕业后的工作做好准备。培养学生的纪律性和时间观念，有助于提高学生高效工作的能力，并帮助他们更好地理解共事、社会关系和团队合作的重要性，以此创造一个高质量的工作环境。诚信要求学生在职业道德标准下，不抄袭其他同学的劳动成果，只提交个人计算的结果作为完成的实验作业，同样，在工作中，毕业生独立完成工作报告也是诚信的表现。

校园资源

如前所述，建议教师在实际需要帮助之前，熟悉学校中校园支持资源方面的服务、项目和人员。校园资源可以包括咨询服务、学生健康服务、警察、系主任、学生办公室主任和残疾学生服务。根据该机构的历史和背景，可能还有其他支持服务，包括针对特定学生群体的校园部门和专业中心，如女性、有色人种、退伍军人、原住民学生以及 LGBTQ+（女同性恋、男同性恋、双性恋、跨性别、酷儿或质疑者）学生群体。对于涉及个人或团体安全的行为问题，许多大学已逐步建立正式的行为审查委员会，以对学生行为进行全面评估，并协调一致的、系统化的应对措施。相比单个教师独立处理问题，组建一个由多部门专业人员组成的团队能够更有效地评估潜在威胁并识别相关问题。理想情况下，多个相关部门可以在个案基础上协同合作，共同评估情况并实现预期目标。建立与上述支持服务关系的一种有效方式是邀请相关办公室的工作人员，向护理项目的教师介绍其职能和服务内容，并探讨如何及何时将学生转介至这些服务，这一过程可作为教师专业发展活动的一部分。

网络环境中的不文明行为

与远程或在线教育相关的不当行为及不文明问题可能以多种形式呈现（Campbell et al., 2020）。在同步与异步教学环境中，教师可能会遇到粗鲁、无礼或缺乏敏感性的评论，以及故意挑衅或制造尴尬的行为。此外，还可能出现分散注意力的屏幕活动、不恰当的行为，甚至公然干扰实时视频会议的情况。对于负责管理异步讨论或通过视频会议为数十名乃至更多学生授课的教师而言，不当行为可能较为隐蔽，不易察觉。

在网络教学环境中，预防与管理学生不文明行为的基本原则与面对面课堂教学的原则具有一致性。课程伊始，需明确阐述行为规范，包括适当的“网络礼仪”（Donathan et al., 2017）。为营造更具个性化和关怀性的学习氛围，教师可采用多种策略以增强社交存在感及师生互动，例如制作并分享由教师本人录制的短视频或播客内容，从而使学生能够直观地看到和听到教师对行为期望及其重要性的解释。此外，教师应及时回应学生的提问与课堂贡献，并提供针对性的反馈与鼓励，以培养信任感与共同体意识（Campbell et al., 2020；Donathan et al., 2017）。建议在线教师及时处理学习环境中的不文明行为，并对违规者追究相应责任（De Gagne et al., 2019；Perfetto, 2019）。尽管通过电子通信管理网络不当行为具有一定的吸引力，但采用视频会议或电话沟通能够有效降低信息被误解的可能性。

对教师实践的其他影响

新教师通常缺乏应对课堂管理中复杂挑战的充分准备。认识到在教学生涯中可能面临的学生不当行为问题，对于教师而言至关重要。因此，提前规划并思考如何有效应对具体情境中的挑战是十分明智的选择。通过与学生高效合作，以实现或超越课程学习目标为导向，教师需要深入思考如何构建和管理积极的学习环境。正如 Goleman（2005）在其关于情商的研究中所指出的，教师可以借助情绪智力这一资源，更好地促进自身作为学习引导者角色的发展，并制定策略以引导学生积极参与课堂行为干预。

人们往往容易忽视不当行为，或回避与学生展开艰难的对话。然而，在护理领域中存在一些基本原则，可以作为行动的有力依据。例如，大多数护理教育课程都设定了与专业行为相关的目标或标准。此外，《护士道德准则》（American Nurses Association，2015）明确指出："护士应营造一个文明且充满善意的道德环境和文化，并以尊严和尊重对待同事、员工、学生及其他相关人员……"（p. 20）。同时，该准则还强调，"无视自身行为对他人的影响，进行欺凌、骚扰、恐吓、操纵、威胁或实施暴力的行为在道德上永远不可接受"（p. 20）。同样，准则也提到，教育工作者肩负着确保"毕业生掌握护理工作所需的知识、技能和道德素质"的责任（p. 28）。因此，如果学生的言行持续不符合专业要求，则有充分理由认为其未能达到该行业的道德标准。

不愿意或缺乏能力解决不当行为可能会带来比以往认知更为深远的影响。横向暴力与破坏性行为是医疗保健领域中常见的负面现象，并且与患者的不良结局存在关联（Hicks & Stavropoulou，2020；Olson & Stokes，2016；The Joint Commission，2021）。研究表明，学业期间表现不佳的学生在未来作为执业护士时可能同样表现出较差的职业素养。例如，因不专业行为而受到纪律处分的医生更有可能在其学生阶段就已展现出问题行为（Fargen et al.，2016）。在护理领域，Luparell 和 Frisbee（2019b）开展了一项大规模全国性研究，旨在探讨护理教师对学业期间行为不当或举止不文明学生的观察，以及这些学生在成为执业护士后是否延续了此类不良行为。研究结果显示，超过三分之一的受访教师（共计 1869 名教师中的 688 人）表示，他们曾遇到过学业期间行为不端的学生，这些学生在后续的职业实践中也表现出类似的问题行为。

为了更有效地管理学习环境，教师需要合理且高效地调节自身情绪。当护理教师受到学生不文明行为的影响时，可能会产生一系列负面情绪，例如自尊心受损、教学信心下降、对记录学生不当行为所耗费时间的不满，以及教学动机的减弱（Andersen et al.，2019；Kamolo & Njung'e，2021）。因此，教师需充分意识到自身对学生的情绪反应及其对不当行为的个人化解读的重要性。诸如恐惧、焦虑、愤怒和悲伤等情绪可能促使教师减少与学生的互动，这不仅削弱了其管理课堂环境的能力，还限制了其促进学生成长与发展的潜力。此外，这些情绪还可能干扰教师对学生行为的客观观察。如果教师察觉到学生行为存在问题却选择回避讨论，那么这可能反映出教师自身情绪管理方面存在潜在问题。为解决这一挑战，许多学校已提供教师专业发展项目，旨在帮助教师掌握有效的沟通与反馈策略。

在教师与学生共同参与学习体验的过程中，有效管理的关键在于保持对他人情感和关切的敏感性，并具备考虑他人不同观点的能力。认识到代际与文化差异可能对行为期望及其后果的理解和反应产生影响，这将有助于教师以更为积极的方式与学生互动。此外，学生与教师对于何为不文明行为可能存在不同的认知（Kamolo & Njung'e，2021；Patel & Chrisman，2020）。这种认知上的差异进一步凸显了教师在学习体验初始阶段明确学生行为期望的重要性。

学生与教师在学术环境中的权利与责任受到宪法、地方法律以及机构政策的规范与指导。法院对私立和公立高等院校采取不同的对待方式，其中，私立院校更多被视为私人企业实体，而公立院校则被视作政府的代理机构（Kaplin & Lee，2014）。无论具体属于何种类型的教育机构，均可参考框 15.9 中所列示例，以了解在教学环境中与学生互动时通常被视为良好实践的权利与责任。

如果某一机构或项目对学生与教师的行为缺乏明确的期望，则应制定相关政策以填补这一空白（Clark，2017a，2017b）。此外，学校除了开展教师发展活动外，还应设计并实施学生发展活动，以协助学生应对生活中的多重压力源，并引导其识别适当与不适当的行为。

最后，在考虑学生对教师的不文明行为所产生的后果时，项目领导者应考虑教师队伍的整体福祉。学生对教师的不文明行为已被证明与教师工作满意度下降、离职意图以及教师流动率增加有关（Andersen et al.，2019；Eun-Jun & Hyunwook，2020）。

框 15.9 学生行为准则和申诉程序

学生有以下权利

- 期望对个人信息的保密性予以保障（目录信息除外）。
- 对任何大学处分（例如停学、助学金停发、纪律处分）提出申诉。
- 对相关大学员工或流程提出申诉。
- 对大学的决策和流程提出异议。
- 获得支持以推动大学政策的变革。

教师有以下责任

- 向学生及时提供有关课程重要方面的信息，包括学生在学术和个人行为方面的义务和责任。
- 上课要准时，课前要充分准备；批改作业和考试要公正及时。
- 在学术评估中，切勿考虑种族、宗教、年龄和政治信仰等个人因素。
- 为学生提供便利，公布对学生而言方便时间段的办公时间。

学生有以下责任

- 上课要准时、充分准备、按时参加。
- 及时提交自己真实的作业。
- 对待其他同学和教师要表现出尊重，不要影响到学习体验。
- 尊重他人的人身和财产权利。
- 遵守由授课教师所规定的课程及行为规范。
- 如有需要，向教师和其他适当的学生资源寻求帮助。
- 享受并参与大学的各项活动。

本文件改编自蒙大拿州立大学《学生行为准则与申诉程序》。http：//www.montana.edu/policy/student_conduct/ 和 http：//www.montana.edu/deanofstudents/studentrights.html

本章重点总结

- 专业行为已被确立为护理职业认同的核心领域，教师在引导学生发展其职业认同方面发挥着至关重要的作用。
- 学生的不当行为通常可归类为令人讨厌的行为、行政违规行为或犯罪行为。
- 教师应明确设定学生的行为规范，并通过有效干预和指导纠正学生的不当行为，从而培养其专业行为。
- 教师应采取积极主动的措施以明确建立行为规范，例如在教学大纲中详细列出相关规范，通过课堂讨论深化学生对这些规范的理解，并清晰阐释规范行为对于保障患者安全护理的重要意义。
- 不当行为应当依据相关政策规定，与相关部门及人员协同合作，以促进学生的全面发展为目标，及时予以妥善解决。

对证据的反思

1．当教师步入教室并以微笑向学生问好时，可能会遭遇学生的不满情绪。看到教师惊讶的表情，学生解释称他们感到疲惫、压力过大且心情烦躁，原因是他们在昨日的考试中取得了较低的成绩。随后，学生提出因额外努力而要求获得额外学分以改善成绩的请求。在此情境下，如何在维护良好师生关系的同时，有效引导和改变这种行为？

2．一名学生希望预约讨论其在大学实验室中的一次经历。在这次经历中，有同学对其发表了带有性暗示的评论。针对这种情况，您将采取何种措施进行处理？此外，若该评论是由教师发表的，您将如何应对？

3．学生学习成为专业护士的过程具有怎样的意义？在未来的课程设计中，您将采取哪些具体措施以更有效地明确对学生行为的期望？

4．可以采用哪些教学策略来针对与职业行为相关的情感领域？换言之，如何协助学生培养一种内在驱动力，使其在任何情况下都能保持专业表现？

5．查阅您所在机构的学生行为准则以及可用的行为健康资源。您所在的学校是否提供了其他相关资源，以帮助您有效管理学生的问题行为？谁是能够提供支持的合适人员？

参考文献

Ackerman-Barger, K., Dickinson, J. K., & Martin, L. D. (2021). Promoting a culture of civility in nursing learning environments. *Nurse Educator, 46*(4), 234–238. https://doi.org/10.1097/NNE.0000000000000929.

Aloufi, M. A., Jarden, R. J., Gerdtz, M. F., & Kapp, S. (2021). Reducing stress, anxiety and depression in undergraduate nursing students: Systematic review. *Nurse Education Today, 102*(2021), 104877. https://doi.org/10.1016/j.nedt.2021.104877.

American Nurses Association, (2015). *Code of ethics for nurses with interpretive statements*. American Nurses Publishing.

Andersen, P., McAllister, M., Kardong-Edgren, S., Westmoreland Miller, C., & Churchouse, C. (2019). Incivility behaviours exhibited by nursing students: Clinical educators' perspectives of challenging teaching and assessment events in clinical practice. *Contemporary Nurse, 55*(4–5), 303–316. https://doi.org/10.1080/10376178.2019.1634480.

Aul, K. (2017). Who's uncivil to who? Perceptions of incivility in pre-licensure nursing programs. *Nurse Education in Practice, 27*, 36–44. https://doi.org/10.1016/j.nepr.2017.08.016.

Bartlett, M. L., Taylor, H., & Nelson, J. D. (2016). Comparison of mental health characteristics and stress between baccalaureate nursing students and non-nursing students. *Journal of Nursing Education, 55*(2), 87–90.

Boice, B. (1996). Classroom incivilities. *Research in Higher Education, 37*(4), 453–486.

Brewington, J., & Godfrey, N. (2020). The professional identity in nursing initiative. *Nursing Education Perspectives, 41*(3), 201–201. https://doi.org/10.1097/01.NEP.0000000000000667.

Campbell, L. O., Jones, J. T., & Lambie, G. W. (2020). Online academic incivility among adult learners [Article]. *Adult Learning, 31*(3), 109–119. https://doi.org/10.1177/1045159520916489.

Clark, C. M. (2017a). An evidence-based approach to integrate civility, professionalism, and ethical practice into nursing curricula. *Nurse Educator, 42*(3), 120–126. https://doi.org/10.1097/NNE.0000000000000331.

Clark, C. (2017b). *Creating and sustaining civility in nursing education* (2nd ed.). Sigma Theta Tau International.

Clark, C. M., & Dunham, M. (2020). Civility mentor: A virtual learning experience. *Nurse Educator, 45*(40), 189–192. https://doi.org/10.1097/NNE.0000000000000757.

Clark, C. M., Landis, T. T., & Barbosa-Leiker, C. (2020). National study on faculty and administrators' perceptions of civility and incivility in nursing education. *Nurse Educator, 46*(5), 276–283. https://doi.org/10.1097/NNE.0000000000000948.

Courtney-Pratt, H., Pich, J., Levett-Jones, T., & Moxey, A. (2017). "I was yelled at, intimidated and treated unfairly": Nursing students' experiences of being bullied in clinical and academic settings. *Journal of Clinical Nursing, 27*(5–6), e903–e912. https://doi.org/10.1111/jocn.13983.

De Gagne, J. C., Choi, M., Ledbetter, L., Kang, H. S., & Clark, C. M. (2016). An integrative review of cybercivility in health professions education. *Nurse Educator, 41*(5). https://doi.org/10.1097/nne.0000000000000264.

De Gagne, J. C., Hall, K., Conklin, J. L., Yamane, S. S., Roth, N. W., Chang, J., & Suk Kim, S. (2019). Uncovering cyberincivility among nurses and nursing students on Twitter: A data mining study. *International Journal of Nursing Studies, 89*(2019), 24–31. https://doi.org/10.1016/j.ijnurstu.2018.09.009.

Donathan, L. N., Hanks, M., & Dotson, A. T. (2017). Minimizing incivility in the online classroom. *Radiologic Technology, 89*(1), 88–91.

Eka, N. G. A., & Chambers, D. (2019). Incivility in nursing education: A systematic literature review. *Nurse Education in Practice, 39*, 45–54. https://doi.org/10.1016/j.nepr.2019.06.004.

Ellman-Golan, E. (2017). Saving Title IX: Designing more equitable and efficient investigation procedures. *Michigan Law Review, 116*(1), 155–186.

Eun-Jun, P., & Hyunwook, K. (2020). Nurse educators' experiences with student incivility: A meta-synthesis of qualitative studies. *Journal of Educational Evaluation for Health Professions, 17*, 1–15. https://doi.org/10.3352/jeehp.2020.17.23.

Fargen, K. M., Drolet, B. C., & Philibert, I. (2016). Unprofessional behaviors among tomorrow's physicians: Review of the literature with a focus on risk factors, temporal trends, and future directions. *Academic Medicine, 91*(6), 858–864. https://doi.org/10.1097/acm.0000000000001133.

Godfrey, N., & Young, E. (2020). Professional identity. In J. F. Giddens (Ed.), *Concepts of nursing practice* (3rd ed.). Elsevier Publishing.

Goleman, D. (2005). *Emotional intelligence*. Bantam Books.

Hicks, S., & Stavropoulou, C. (2020). The effect of health care professional disruptive behavior on patient care. *Journal of Patient Safety, Publish Ahead of Print* https://doi.org/10.1097/PTS.0000000000000805.

Joint Commission. (2021). *Quick safety 24: Bullying has no place in healthcare*. https://www.jointcommission.org/resources/news-and-multimedia/newsletters/newsletters/quick-safety/quick-safety-issue-24-bullying-has-no-place-in-health-care/bullying-has-no-place-in-health-care/

Kamolo, E. K., & Njung'e, W. W. (2021). Interventions for addressing incivility among undergraduate nursing students: A mixed study review. *International Journal of Caring Sciences, 14*(1), 476–486.

Kaplin, W. A., & Lee, B. A. (2014). *The law of higher education* (5th ed.). Jossey-Bass.

Kim, S. S., Lee, J. J., & De Gagne, J. C. (2020). Exploration of cybercivility in nursing education using cross-country comparisons. *International journal of environmental research and public health, 17*(19).

https://doi.org/10.3390/ijerph17197209.
Lashley, F. R., & de Meneses, M. (2001). Student civility in nursing programs: A national survey. *Journal of Professional Nursing*, *17*(2), 81–86.
Luparell, S. (2007). Dealing with challenging student situations: Lessons learned. In M. H. Oermann & K. T. Heinrich (Eds.), *Challenges and new directions in nursing education: 5. Annual review of nursing education* (pp. 101–110). Springer.
Luparell, S., & Frisbee, K. (2019a). *Faculty attitudes and beliefs about nursing student incivility: A national survey*. [Unpublished manuscript]. College of Nursing, Montana State University.
Luparell, S., & Frisbee, K. (2019b). Do uncivil nursing students become uncivil nurses? A national survey of faculty. *Nursing Education Perspectives*, *40*(6), 322–327. https://doi.org/10.1097/01.NEP.0000000000000491.
Merkel, R., Olsen, J., Pehler, S., Sperstad, R., Sisto, H., Brunsell, K., & Mades, H. (2020). An innovative civility intervention created by a faculty and student action research team. *Journal of Nursing Education*, *59*(4), 214–217. https://doi.org/10.3928/01484834-20200323-07.
Nodeh, Z. H., Tayebi, Z., Aghabarary, M., & Tayebi, R. (2020). Nursing students' experience of faculty incivility: A qualitative exploratory study. *Nursing Practice Today*, *7*(2), 121–130.
Olson, L. L., & Stokes, F. (2016). The ANA Code of Ethics for nurses with interpretive statements: Resource for nursing regulation. *Journal of Nursing Regulation*, *7*(2), 9–18.
Patel, S. E., & Chrisman, M. (2020). Incivility through the continuum of nursing: A concept analysis. *Nursing Forum*, *55*(2), 267–274. https://doi.org/10.1111/nuf.12425.
Perfetto, L. M. (2019). Preparing the nurse of the future: Emergent themes in online RN-BSN education. *Nursing Education Perspectives*, *40*(1), 18–24. https://doi.org/10.1097/01.NEP.0000000000000378.
Rawlins, L. (2017). Faculty and student incivility in undergraduate nursing education: An integrative review. *Journal of Nursing Education*, *51*(12), 709–716. https://doi.org/10.3928/01484834-20171120-02.
Rose, K., Jenkins, S., Mallory, C., Astroth, K., Woith, W., & Jarvill, M. (2020). An integrative review examining student-to-student incivility and effective strategies to address incivility in nursing education. *Nurse Educator*, *45*(3), 165–168. https://doi.org/10.1097/NNE.0000000000000719.
Sanner-Stiehr, E. (2018). Responding to disruptive behaviors in nursing: A longitudinal, quasi-experimental investigation of training for nursing students. *Nurse Education Today*, *68*(2018), 105–111.
Sauer, P. A., Hannon, A. E., & Beyer, K. B. (2017). Peer incivility among prelicensure nursing students: A call to action for nursing faculty. *Nurse Educator*, *42*(6), 281–285. https://doi.org/10.1097/NNE.0000000000000375.
Teach the Earth. (n.d.). *Immediacy in the classroom: Research and practical implications*. https://serc.carleton.edu/NAGTWorkshops/affective/immediacy.html
Tecza, B. M., Boots, B. K., Mains, B. C., Dryer, L. D., Oertle, D. L., Pontius, C. J., Cantu, C. L., Olney, A., McElroy, S., & Teasley, S. (2018). Incivility toward nursing students in clinical rotations: Measuring the incidence and testing interventions. *JONA: The Journal of Nursing Administration*, *48*(11), 585–590. https://doi.org/10.1097/NNA.0000000000000684.
Tharani, A., Husain, Y., & Warwick, I. (2017). Learning environment and emotional well-being: A qualitative study of undergraduate nursing students. *Nurse Education Today*, *59*(2017), 82–87. https://doi.org/10.1016/j.nedt.2017.09.008.
United States Department of Education. (2020, January 16). *Sex-based harassment*. https://www2.ed.gov/about/offices/list/ocr/frontpage/pro-students/issues/sex-issue01.html
Urban, R. W., Smith, J. G., Wilson, S. T., & Cipher, D. J. (2021). Relationships among stress, resilience, and incivility in undergraduate nursing students and faculty during the COVID-19 pandemic: Policy implications for nurse leaders. *Journal of Professional Nursing*, *37*(6), 1063–1070.
U.S. Department of Education, Office of Postsecondary Education. (2016). *The Handbook for Campus Safety and Security Reporting, 2016 Edition*. https://www2.ed.gov/admins/lead/safety/handbookfsa.pdf
U.S. Department of Education. (2020a). *FERPA* Model notification for postsecondary officials. https://studentprivacy.ed.gov/resources/ferpa-model-notification-postsecondary-officials
Wagner, B., Holland, C., Mainous, R., Matcham, W., Li, G., & Luiken, J. (2019). Differences in perceptions of incivility among disciplines in higher education. *Nurse Educator*, *44*(5), 265–269. https://doi.org/10.1097/NNE.0000000000000611.
Weger, H. (2018). Instructor active empathic listening and classroom incivility. *International Journal of Listening*, *32*(1), 49–64. https://doi.org/10.1080/10904018.2017.1289091.
Ziefle, K. (2017). Incivility in nursing education: Generational differences. *Teaching and Learning in Nursing*, *13*(1). https://doi.org/10.1016/j.teln.2017.09.004.

第16章

促进学习的循证教学策略

Ann M. Stalter，PhD，RN，MEd
翻译：王桂云　审校：嵇　艳

通过应用循证教学策略促进护理学生主动学习是教师角色的一个基本要素（Halstead，2019）。大量证据表明，进行主动学习的学生容易达到预期的学习效果（National Survey of Student Engagement，2016，2017，2018，2019，2020），并能将所学概念运用到实践中（Kinzie，2017）。随着教师在重构的教学环境（往往是虚拟教室）中迎接教学挑战，更多证据表明促进学生进行主动学习具备很多益处（Harris & Bacon，2019；Jowsey et al.，2020；Rao，2019）。这些挑战要求教师调整以往可信的教学策略并尝试全新的策略。本章借鉴了近年来在深度和严谨性方面有所增强的依据，并从描述教学过程开始，解释教师如何选择教学策略、促进学生参与学习，以及学生如何使用学习策略以确保将知识应用到临床实践中。本章提供了学生参与主动学习并获益的依据，并描述了促进学生在护理教育的各个阶段和各种学习环境中进行主动学习的教学策略。本章最后对各种教学策略的优劣势进行了描述，并给出了使用这些策略的支持证据。

教学过程

教学和学习是相互的过程，教师选择策略来帮助学生达成课程体系、课程、课时的学习目标，而学生也应使用最佳学习策略促进学习。教师的角色是选择有理论基础和证据支持的教学策略，以促进学生参与学习并将其转化为安全和高质量的护理实践。学生的角色是完成课前作业，参与学习过程和课后反思，并将从课堂上学习到的知识与临床环境中的患者护理联系起来。

教学策略

在决定使用哪种策略最能促进学生达到最佳的学习成果时，教师会受到若干因素的影响。教师须在学习理论的指导下做出决定，并将策略与学生以前的课程和学习经验相结合。此外，教师在提供各种策略时必须考虑学习的领域以及该领域的状况，才能选择适合的策略促进学生参与学习过程。教师还必须考虑自身的教学经验、专业知识和实施教学计划的可用资源，以选用相匹配的策略。最后，教师，特别是新入职教师，必须培养尝试新的教学方法的信心，挑战让学生克服学习的障碍。Soroush 等（2021）发现，经验丰富的教师对自己的教学能力更有自信，所以能更有效地帮助学生实现课程目标。最终，使用循证教学策略的目的是让学生为提供安全、优质、以患者为中心的护理做好准备。选择教学策略的具体原则如下。

满足课程体系、课程、课时学习目标和临床能力要求

在护理课程中选择合适的教学策略的目的是使学生能达成在课程体系、课程和课时不同层面上的学习目标，并获得相应的临床实践能力。使用教学策略时的每一个决定都必须与学习目标以及后期的评估策略相联系。

整合机构的课程脉络

护理课程属于所在机构整体课程体系的一部分，为学生在整个课程体系中的学习提供基础。在选择教学策略时，教师还必须考虑那些有利于学校项目成果的策略。许多高等院校已经明确表明了高影响力实践（high impact practice，HIP）与院校的成功密切相关。美国高等院校协会（Association of American Colleges and Universities，2021）提出以下项目属于 HIP：第一年的研讨会和实践经历；核心课程；学习共同体；写作强化课程；合作作业和项目；学生与教师一起参与研究的机会；电子档案袋；实习或实地体验；出国留学；以及最终积累的高级实践经历，如毕业设

计项目。

高影响力实践（HIP）支持参与式学习，能够提高留存率，并为高等教育委员会认证标准（2022）中所定义的优质教育提供了全面的参考依据。本科课程的一般经验法则是所有大学生在大一至少经历一次HIP，而后在大四再次经历HIP（Kuh & Kinzie，2018）。常见的组合是入学第一年的研讨会和实践经历，在大四则是高级实践经历。在护理课程中，这样的组合可能涵盖大一时期重点在于成功的技能学习的定向训练（Hughes et al.，2020）和最后的毕业实习，该实习由注册护士指导学生在临床环境中进行（Robertson & Disch，2021）。

为学生提供学习和应用机会

根据Bloom的修订分类法（Anderson & Krathwohl，2016），3个领域的学习发生在不同的层次上。教师须考虑所选策略所涉及的领域层次。例如，一个提供信息的策略（例如在授课或指定阅读材料期间可能出现的信息）会吸引处于该领域较低水平的学生，而诸如案例研究之类的策略则要求学生将信息应用于真实世界的情境之中。

翻转课堂策略指的是学生在上课前就获得基本知识，并在课堂上加以应用（Evans et al.，2019），利用这一原则，教师可以通过预期学生在上课中会学到的内容来设计课堂活动，为学生应用所学的知识设立合适的挑战水平。

将学习与临床实践结合起来

课堂教学的目标是让学生掌握安全护理患者的知识、技能和能力。临床案例研究、模拟和角色扮演等策略可以使学生将他们所学的知识与实际如何计划护理患者有效地联系起来。

鼓励文明交流，促进思想多样性

选择教学策略不仅应注重协助学生学习课程内容，还应该注重提供一个交流的平台。在那里学生可以学到如何在团队中工作，并带着对彼此的尊重分享观点。此类教学策略包括：合作小组、基于团队的学习（team-based learning，TBL）和思考-配对-分享策略（think-pair-share strategy）。鼓励学生参与对话，让他们分享不同的观点。教师可以通过使用随机数分配组或从框中抽取组号来分组，以确保多样性。

鼓励不同的学习风格

学生的学习方法各有不同（见第2章）。为了满足学生对不同学习方法的偏好，教师应该尽可能多地提供学习或参与学习活动的选择，可以利用日益丰富的多媒体和技术能力，通过录制讲座和布置作业，让学生进行选择以满足自身学习需求。

培养职业认同

所有护理专业课程都应该包含一个重要目标，即培养学生的伦理、道德、思考和判断能力，这些是护理职业的本质。教师可以在他们的课程中应用策略，协助学生培养这些能力，诸如角色扮演、辩论、反思论文和日志写作等策略，有助于塑造学生的职业认同。

学习策略

学生应当主动承担起学习的责任，积极投入到课程的学习中去，以确保能够随时回顾和查阅相关资料，以此作为基础，为提供既安全又高质量的护理服务做好充分准备。以下策略可以包括在学生学习技巧和成功计划中，用来介绍制定有效学习方法的重要性。

提取练习

提取练习（retrieval practice）是从记忆中回想最近学到的信息的行为（Agarwal et al.，2021；Hattie，2018）。提取的目的是加深记忆（Froehlich & Rogers，2022）。记忆强化练习可以通过自我测验来达成，在自测中，学生可以问自己一些问题以协助对信息的回忆（Brown et al.，2014），而这些信息可以应用于护理实践和临床决策中（van Peppen et al.，2021）。不同受教育程度的护理学生都可以靠以下问题来协助提取：①我刚刚复习了哪些内容？②我发现了哪些新词汇、术语和（或）概念？③我需要理解的要点是什么？④这些要点是如何建立在我对主题的理解之上的？⑤我将如何使用这些信息来计划对患者的护理？⑥我如何利用这些做出安全的临床决策和判断？

间隔练习

间隔练习是多次复习信息，但在每一次练习之间留出处理记忆时间的行为（Brown et al.，2014）。该策略与集中学习或在一次学习中死记硬背形成对比（Corwin Visible Learning，2021；Ohio State University Veterinary Program，n.d）。在间隔练习中，第一次自测应在学习新知识的15分钟到4小时内进行，在几天后再次进行自测，并应间隔继续进行，直到提取的答案始终准确无误为止。在学习新的学习资料时，学习者应该思考新信息与已有知识之间的联系（Latimier et al.，2021）。Quizlet（2022）是一个制作记忆卡片的免费网站，内置了间隔练习的功能。间隔练习策略对于学习解剖学和生理学的沙特阿拉伯护生（Cabalsa et al.，2022）、学习病理学课程的中国台湾省护生（Huang et al.，2021）和完成模拟临床活动的美国护生（Dodson & Ferdig，2021）等的研究证实是成功有效的。间隔练习学习策略也被用于统计学研究生（Immekus，2019）和在岗护士中，以提高对心房颤动和抗凝的认识（Ferguson et al.，2019）。

交叉式学习

交叉式学习是指在学习过程中将相关联的主题一起进行学习的行为。交叉式学习与模块化学习形成对比，后者的每个模块内容都是独立完整的（Brown et al.，2014）。例如，在学习期间，学生可能需要复习 4 个概念。交叉式学习要求学生首先学习概念 1，然后再学习概念 2、3 和 4。在短暂的休息后，学生以重新排列的顺序，使用不同的提取策略，以重新排列的顺序回顾这些概念。通过重组概念的方式，学生会同时从工作记忆和长时记忆中提取信息，从而引导学生在所有概念之间建立新的联系（Brunmaair & Richter，2019；Chen et al.，2021）。因此，交叉式学习能够增强大脑区分和辨识不同概念的能力，同时强化记忆之间的联系（Chen et al.，2021）。交叉式学习可以有效帮助护理专业学生学习药物管理过程中的数学计算（Zwart et al.，2021），并采取安全的药理护理操作（Phillips & Ford，2021）。交叉式学习也被发现可以提高护理实习生准确鉴别诊断的能力（Graber et al.，2018）。

细化

细化是在学习过程中通过细节丰富学习内容的学习策略。该策略能够帮助学生在生活和所学过的知识之间建立有意义的联系，以理解新的概念（Brown et al.，2014；Hattie，2018；Ong et al.，2022）。护理相关的细化策略示例着重于对全生命周期接受护理的对象的支持，涵盖了健康维护与疾病管理，并强调了护理专业的核心价值（Giddens，2019）。此外，该策略还进一步融入了文化敏感性和护理关怀的概念，旨在促进更加全面的健康行为模式。健康和疾病的概念拓宽了从病理生理或生物反应到学生亲自参与促进愈合反应的思维。专业化的具体概念支持护理标准，例如与制定支持人类繁荣的护理政策和系统相关的道德、质量和安全。细化策略的重点在于理解相关知识之间的差异和相似之处，这需要很高的推理和评判性分析能力（Brown et al.，2014）。

该策略包括两种方法：精细化问询和自我解释。精细化问询采用苏格拉底式的方法，反复询问“为什么”，这样答案就会被牢记。自我解释是指学生以一种将新信息与现有知识相结合的方式产生自己的解释，从而搭建新的神经通路（Bartsch & Oberauer，2021）。无论学生采用哪种类型的细化方法，都可以从如何将其应用于临床实践中的角度来思考这些概念。在使用精细化问询时，教师应该对安全进行关键性的提醒，即一旦护理学生无法回答“为什么”要采取该护理措施时，那么在没有讲师、导师或有经验的护士合作的情况下，学生不应该单独执行该措施。Makhene（2019）强调需要对护士，特别是执业护士，使用苏格拉底式问询来培养自身的评判性思维。Kuzma 等（2019）的研究则展示了护理实习生如何在标准化的患者汇报经历中通过细化学习策略来增强文化谦逊。

反思

反思是一种元认知活动，能够帮助学生检查自身知识，了解自身的已知和未知的知识（Brown et al.，2014；Guo，2022）。反思能够让学习者从足够长时间的学习中抽身出来，以深刻思考他们所学到的知识，以及如何提高未来的表现以填补知识空白。反思策略不是学习期间的休息，而是应该包括记录日志，或另一项旨在进行深思熟虑的、以学生为中心的创造性反思作业，以实现有意义学习（框 16.1）。反思有助于培养评判性思维技能和自信心，并制定新的学习目标。Scheel 等（2021）的范围综述研究显示，反思是一种被广泛用作培养护理学生临床工作能力和判断力的有效方法。Pleshkan 和 Boykins（2022）证实，反思是将注册护士到执业护士角色转变的关键认知活动。

预先练习

预先练习（generation）策略是在给出答案之前预测问题答案的行为（Brod，2021）。学生在教师提供解决方案之前尝试自己解决问题（Brown et al.，2014）。预先练习能力也体现在学生在阅

框 16.1 反思作业

	作业	原理
1	设置目标	通过建立和加强以学生为导向的、具体的、可衡量的、可实现的、计划性的框架的目标，培养一种以成长为中心的心态。
2	记录临床日志，其中应包括教师的提示词或提示性问题，能够将学习推进到更高层次的思考（从记忆到创造）	日志和提问可以通过要求学生回答引发更深层次思考和信息应用于患者护理的问题来促进深刻的见解。 • 记忆学习内容，可以这样提问：你从临床经验中获得了什么？（记忆层次） • 理解学习内容，可以问：在你的临床经验中，你所做的最重要的是什么？（理解层次） • 应用所学知识，可以问：你可以在哪里或如何再次使用这些临床经验？（应用层次） • 分析所学知识，可以问：在这次临床经历中，你的行为模式或护理措施是什么？（分析层次） • 评估所学知识，可以问：你从这次临床经历中学到了什么？你表现得如何？下次你可以做些什么来取得更好的效果？（评价层次） • 为了将学到的知识延伸到未来，可以问：我如何将这些知识应用于其他临床环境或实践中，以改善个人、家庭、团体、社区或系统的健康？（创造层次）
3	反思绘图	学生绘制一幅或多幅图像，代表与学习目标和（或）掌握目标相关的概念或经验。
4	短视频	使用作业2中列出的反思提示，让学生准备一段视频，在视频中他们可以分享他们的想法、感受、绘画或类似的创意。
5	剪贴簿	以剪贴簿的形式共享成长历程。
6	掷骰子	用作业2中准备的问题做一个骰子。学生们分组轮流掷骰子和回答问题。

读章节之前先尝试回答章节末尾的问题，或者学生在上数学课前先完成家庭作业等。在护理课程中，教师可以通过让学生在参加考试或进行临床实践前不断练习剂量计算和静脉滴注频率的问题，让学生为安全用药实践做好准备（Gregory et al.，2022；Thelen，2022）。

另外，Hoogerheide 等（2019）发现，参与预先练习的学生的最终成绩比复习了学习材料的学生成绩低。之所以提到这一点，是因为许多教师通常会让学生编写模拟测试题和答案以为考试做准备。而有证据表明这种学习策略可能并不有效，因为学生可能缺乏正确设计考查单一概念试题的能力，比如出现双重否定或者使用绝对性词汇如“从不”“总是”等的问题。而且，对护理专业的学生不仅需要考查事实性知识的测试题目，还需要更深层次的考查，如评判性分析和应用临床判断。总的来说，预先练习策略可以强化提取和间隔练习与交叉式学习的结合，对建立知识间的联系十分重要，因为预先练习教会大脑预测记忆通路的形成。

Burt（2021）提出关于循证教学策略的基本信息，以提高护理实习生的诊断准确性。具体操作是，护理实习生完成书面的案例研究问题，并大声地解释出他们是如何预测患者的需求和进行诊断的。使用生物学原理进行的解释与准确率呈正相关，r（35）=0.49（$P < 0.002$）（Burt et al.，2021）。这些具有统计学意义的发现表明，教师应鼓励护理实习生对患者的临床表现与潜在的生物学临床表现的关系进行理解、阐释。

校准

校准策略包括采取行动，根据客观意见对自己已知和未知的情况进行判断，以避免在正式测试时自认为掌握了技能而造成失败。校准策略能够更准确地评估学生知道什么和不知道什么。认知错觉会让学生在没有完全地掌握知识时认为自己已经完全理解了内容，所以让学生准确地衡量自己学习是否有效是有难度的（Gutierrez de Blume，2022）。Zawadzka 和 Hanzakowski（2020）描述了几种会干扰学习的认知错觉，包括错误记忆（false memory）、事后聪明式偏差（hindsight bias）、知晓感（the feeling of knowing）、流畅性错觉（fluency illusion）、记忆一致性（memory conformity）、错误共识效应（false consensus effect）和 Dunning-Kruger 效应（框 16.2）。为了消除这些错觉，Gutierrez de Blume（2022）建议教师提供小组学习、办公室提问时间和参加实践测试的机会，因为这些对准确校准知识非常有利。

Griffith 等（2021）的范围综述引用校准作为一种策略，护理实践专业学生利用它来避免错误并做出无偏见的诊断决策。他们推断，避免错误的最终方法是采用基于团队的决策，运用特定策略，例如寻求第二意见以及使用临床实践指南、算法和（或）助记工具来促进对已学信息的提取。

助记方法

助记方法指使用关键词、押韵词或缩写词将新知识与已有知识联系起来（Brown et al.，2014；Hattie，2018）。助记方法提供视觉和（或）声音的提示来创造性地吸引学习者（Maheshwari & Kaur，2019），并创建有助于提取所学信息的认知结构（Brown et al.，2014）。在护理中使用的助记方法能够协助学习复杂术语，如借助儿歌记忆“脑神经”（cranial nerve）[在古老的奥林匹斯山高耸的山顶上，一位芬兰人和一位德国人看到了一些啤酒花（On old Olympus' Towering Tops，a Finn and German viewed some hops）] 等词汇；也可以加深对症状和疾病的记忆，如“痴呆”（dementia）的原因和评估方法：药物，眼睛/耳朵，代谢/内分泌紊乱，情绪问题，神经紊乱/营养，肿瘤/创伤，感染和酒精中毒（drugs，eyes/ears，metabolic/endocrine disorders，emotional issues，neurological disorder/nutrition，tumors/trauma，infection，alcoholism）；护理干预，如休息、冰敷、压迫和抬高伤口（RICE：resting，icing，compressing and elevating a wound）；或是使用情境 - 背景 - 评估 - 建议（situation-background-assessment-recommendation，SBAR）方法（World's Database of Medical Mnemonics，2022）。Hurst 等（2022）发现，在高级危险品生命支持课上，助记方法有效协助注册卫生保健专业人员学习和回忆胆碱等毒物，且该记忆持续到 4 年后（$P < 0.001$）。

平等学习

平等学习是有意对课堂环境进行控制，使不同背景或身份的所有学生都能达成学习目标（Agarwal et al.，2021；Epstein et al.，2020）。平等学习的目标是帮助学生培养强烈的自我意识并促进文化接受度，从而最大限度地减少和消除偏见及系统性种族主义（Hanover Research，2017）。Oruche 等（2022）利用平等学习帮助护理实习生认识到社会因素决定的健康不平等和全球健康

框 16.2 干扰学习的认知错觉

	认知错觉	定义
1	错误记忆（false memory）	人们回忆起没有发生过的记忆或与实际发生的记忆不符的现象。
2	事后聪明式偏差（hindsight bias）	一种人们认为过去的事情比实际情况更容易预测，而且大多表现出对预测答案和解决问题过于自信的现象。
3	知晓感（the feeling of knowing）	学习者在回答问题或解决问题之前预测自己的知识，自己吓自己地以为自身不知道答案，于是不准确地表现出对所提出的话题内容一无所知。
4	流畅性错觉（fluency illusions）	一种人们在反复接触虚假信息后相信虚假信息是正确的现象。
5	记忆一致性（memory conformity）	学习者分享他人的记忆时，会影响个人的记忆，使其与他人的记忆一致，而不管事实如何。
6	错误共识效应（false consensus effect）	人们认为他们的选择、行为、个人品质、特征和信仰在整个社会和（或）一般人群中普遍存在的现象。
7	Dunning-Kruger 效应	一种低能力的人高估自己的能力或高能力的人低估自己能力的现象。

数据来自：Zawadzka，K.，& Hanczakowski，M.（2020）. Knowing more or thinking that you know more? Context-dependent illusions of knowing. In A. M. Cleary and B. L. Schwartz（Eds.），Memory Quirks：The Study of Odd Phenomena in Memory（pp. 175-189）. Routledge.

问题。

教学策略

Bloom修订的教育目标分类法（Anderson & Krathwohl，2016）可用于对学习领域各个层面的教学策略进行分类。知识维度（或需要学习的知识类别）由4种知识类型组成：①事实性知识；②概念性知识；③程序性知识；④元认知知识。事实性知识是指学生熟悉一门学科或解决该学科问题所必须了解的基本内容。概念性知识是指在大范围内基本原理之间的关系，使它们能够共同发挥作用。程序性知识是指特定学科所需要的技能、技术和方法。元认知知识是对自身认知的认识和一般认知。表16.1给出了知识维度、定义和教学策略范例。

知识类型的学习目标和成果可以用Bloom修订分类法中的6种认知过程维度来构建：①记忆；②理解；③应用；④分析；⑤评价；⑥创造（见第10章）。学生参与的精选教学策略示例按四种知识类型的字母顺序列出（Anderson & Krathwohl，2016），并且能运用在教室、技能和模拟实验室、临床及在线环境中。模拟教学的具体策略详见第19章，互联教室的技术支持详见第20章，远程教学详见第21章。

事实性知识

护理专业的学生必须在记忆和理解的层面上学习基本的事实性知识，同时也应在分析和创造的更高层面上对其进行学习。这类知识可以通过讲座、同伴学习、研讨会和大小型小组讨论以及基于团队的学习（TBL）而获得；也可以结合其他教学策略一起使用，比如阅读作业或需要回忆事实的游戏。

讲座

讲座是教师（或学生）以口头报告的形式提供事实性信息，通常还会使用PowerPoint幻灯片集中学生的注意力或展示授课内容大纲。讲座可以提前使用演示软件录制，供学生在课前使用，作为教学活动的准备或课后复习使用。Garrison等（2021）强调，为预防认知过载，讲座应该分块录制并短小精炼（15分钟或更少），使学习者能够有效地接收新信息。Pike等（2022）在儿科护士基础护理培训课程中使用这种方法，有效改善了患者口腔健康。

教学建议。当使用讲座作为主要教学策略时，教师应考虑将其他需要更高层次思维的活动（如应用和创造）与讲座相结合。对于容易产生误解的内容，设计的工作表和提示以帮助学生更有效地建立记忆联系（McConnell et al.，2017）。利用讲座中呈现的内容进行案例研究或使用练习测试问题来促进信息提取，这也是提高学生参与度、提升事实知识应用的方法。

搭建“脚手架”可以作为整合讲座的一种手段。例如，遵循以下顺序：①预先测试学习者的已有知识；②使用简短的音频讲座来介绍新概念（如分娩的不同阶段）；③采用不同的练习策略来巩固知识（如抽认卡、练习测试、案例研究）；④评估知识（如进行测验）；⑤进行课堂活动促进对概念的发现（如分娩母亲的案例研究）；⑥提供模拟或实验室活动练习，将概念应用于实践（如高仿真模拟人分娩情境）；⑦通过真实世界的临床经验（如会议后讨论或临床反思日志）加强理解；⑧通过后续测试（定量的内部证据来源）

表16.1 修订后Bloom分类法知识维度下的教学策略范例

知识维度	定义	教学策略范例
事实性知识	了解一门学科或解决该学科中的问题必须了解的基本内容	讲座、同伴学习、研讨会和大小型小组讨论以及基于团队的学习（team-based learning，TBL）
概念性知识	概念性知识运用较大体系中基本元素之间的相互关系，使其能够共同发挥作用	论证、辩论、结构式争议、合作学习和小组作业、思维导图和概念图、角色扮演
程序性知识	特定学科所需的技能、技术和方法	演示、游戏、意象和正念、海报、自学模块、写作
元认知知识	对自身认知的觉察和认识	案例分析、跨专业教育、档案袋和电子档案袋、基于问题的学习（problem-based learning，PBL）、提问和苏格拉底式提问法、反思和反思日志

评估知识，并包括临床机构反馈（定性的内部证据来源）。

Tennyson 等（2022）将搭建“脚手架”与数字技术相结合，用以在学生群体之间建立微学习策略和群体间的联系。护理实习生可以通过视频、博客、智能手机、虚拟现实、游戏和社交媒体增进对学习资料的理解。

优势和劣势。在选择讲课作为教学策略时，教师必须考虑课程的学习效果和这种策略的优缺点。除非由学生进行讲授，否则讲课往往以教师为中心，依靠教师的能力使演讲引人入胜。作为一种确保学生熟悉基础内容的有效方式，讲座倾向于培养学生提取信息的能力，而不是学习信息并将其应用于护理方面。通过搭建“脚手架”，可以将学生的学习从记忆推进到实践。

证据。见 Bristol 等(2019)、Gallegos 和 Nakashima (2018)、Garrison 等（2021）、McConnell 等（2017）、Pike 等（2022）、Silva 等（2022）、Sanaie 等（2019）和 Tennyson 等（2022）的文献。

同伴学习

同伴学习借鉴了社会文化理论（第 14 章），该理论为学生向包括同学在内的其他人学习提供了依据。当学生分享信息、合作解决问题或参与提供各种观点的对话时，可以向同龄人学习。在课堂上，教师可以设置情境让学生分小组并使用拼图、协作写作和测试以及解决案例研究等策略进行协作。同伴学习也可用于配对课程或课程体系中不同层次的学生，初学者向经验丰富的学生学习，经验丰富的学生有机会巩固自己的学习，并培养指导和教学技能。学生在课外组成学习小组也是一种同伴学习方式。

同伴学习还包括积极的和纠正性的反馈。教师分配同伴轮流教学和相互评估，这让学生有机会参与能力或表现评估。Liang 等（2021）比较了自我评估、同伴评估和导师评估，发现导师评估的能力得分显著低于自我评估或同行评估（$F = 10.07$，$p < 0.001$），这意味着在专业能力评估中纳入同行视角有助于识别或填补可能影响护理质量和安全性的知识空白。这与同伴评议是护理研究生最常见的首选教学策略之一的观点是一致的(Harlan et al.，2021)。

教学建议。在目标和策略之间必须有明确的联系，否则学生会认为同伴学习是在浪费时间。建立一个可能的主题列表，或者允许学生选择他们感兴趣的内容来促进学生主动学习。建立与学习目标的相关性将促进学生学习。教师和学生之间的非正式会议可能有助于澄清和构建问题，以促进课堂讨论。如果使用跨项目纳入同伴导师的同伴学习模式来增强学生的学习体验，那么将一年级学生与三年级学生配对可以增强学生的信心和团队合作技能（Cust，2018）。如果使用同伴评估来衡量能力，请确保纳入明确的表现衡量标准，以便反馈对学习者有意义。

优势。同伴学习为学生提供了从多角度探索概念的机会。教师可以构建同伴学习经历，以便促进反思、评判性分析和知识在情境中的应用。同伴学习可以用于各种情境，包括学生兴趣小组、对学生工作的同伴评审、小组测试、数字化故事讲述和同伴指导。通过这些，学生可以在学习和实践中获得自我效能感，使他们有发言权和良好的心态来做出安全、符合道德观念的护理决策。

劣势。同伴学习要求教师不断关注同伴任务的相关性，因为学生可能会觉得他们没有从同伴身上学到需要知道的内容。教师必须为指导学生进行同伴学习提供充分的准备以作为同伴支持。教师可能需要帮助学习者集中或重新集中于课程中讨论的概念。学生评价的挑战性在于是否所有的学生都能够平等地参与，寡言的学生可能需要鼓励，而自信的学生可能会尝试控制小组。因此，指南和评估标准对学习活动来说必不可少。

证据。见 Cust（2018）、Choi 等（2021）、Harlan 等（2021）、Liang 等（2021）、Markowski 等（2021）、Pålsson 等（2021）及 Putri 和 Sumartini（2021）的文献。

研讨会和大小型小组讨论

研讨会是在某个主题领域中交流思想的会议，也可能涉及对一些概念的指导性讨论。跨专业任务可以促进学生参与和主动学习，但研讨会的讨论要与课程目标有明确的联系，否则学生可能认为研讨会是在浪费时间。研讨会可以保障学生学到他们需要知道的东西，并确保在他们在促进学术和个人成长方面得到支持。讨论可以在课堂上或线上实施，也可同步或者非同步实施。

在课堂上使用小型小组讨论可以扩展阅读作业和（或）讲座内容。将学生分成不超过 6 人的小组，并接受挑战，让学生通过探索或调查新信息来解决问题（Zou et al.，2019）。小型小组讨论的挑战可以包括解谜诊断、填字游戏、密室逃生和“转换站”。

解谜诊断可以增强评判性推理（Iverson et al.，2018），已成功应用于护理专业学生的教学，并已有本科课程将其应用于化学（Mahaffey，2020）、生物学（Church，2021）和病理生理学（Ogilvie，2019）。从本质上讲，学生会得到患者进入诊所、急诊室或其他临床环境的信息，包含了基本健康问题、用药史、实验室值等信息。学生共同确定患者的问题并制定护理干预计划。

填字游戏可以补充小组讨论，作为增强Bloom分类法的记忆和事实水平上的概念保留的一种手段。填字游戏可以分为累积性或非累积性。作为非累积性作业时可以由小组制作填字游戏，其中包含该周的学习内容，供班上其他学生小组解答。作为累积作业时，小组设计的填字游戏还会包含以前学到的信息，并让全班一起解决。填字游戏已被纳入各级护理教育，包括硕士和博士课程（Torres et al.，2022）。

密室逃生也是对小组讨论的补充。这是一种受欢迎且极具激励性的教学策略，可以让学生回忆和应用课堂上获得的知识（Gómez-Urquiza et al.，2019），并有助于培养沟通和团队合作的技能（Reed，2020）。密室逃生中，教师们创造一个虚构的监禁环境，学生们通过动手或在线互动来解决谜题和破译线索，从而逃生。该策略已成功应用于各种学生和课程（Veldkamp et al.，2020），包括协助实习护生练习临床决策技能（Casler，2022）。

“转换站”是由Wessling（2019）开发的一种教学方法，使用动作来激发学生主导的小组讨论。教师们要准备足够的问题，每桌安排4～5名学生，称为一个站点。也就是说，一个30人的班级将有6张桌子，因此教师在上课前总共需要提出6个问题。这6个问题很复杂，第一个问题比较容易，最后一个问题比较有挑战性。开始时，分组并向全班提供第一个问题。每个学生花1分钟思考并写下问题答案。然后，当老师在教室里漫步时，每一张桌子旁的小组讨论他们对问题的答案，教师要提醒学生们记下关键的想法。随后，教师决定需要转换对话时，暂停学生的会话，并向每桌的学生们提出第二个问题。在提出第二个问题后，教师将从每个桌子引导两名学生（轮换）移动到另一个桌子，然后小组讨论新提出的问题。这一过程不断重复，直到所有桌子都轮换过。一旦所有的轮换者都回到原来的位置，学生们可以花几分钟的时间来合作得到最后一个问题的答案。随后每个站点选出一名代表向全班展示他们的答案。

大型小组讨论旨在对最新呈现内容的深度学习。这一方法需要教师做大量的准备，并需要能够协助学生形成关于内容与实践的相关性的专业意见。实施大型小组讨论的一些例子有“发言棒”“和患者度过一天……”“六加一顶帽子”等。当使用这些策略时，学生需要得到清晰、简洁的指示。

“发言棒”策略鼓励沉默寡言的学生进行讨论，同时与垄断谈话的学生建立界限。该策略也被应用于临床实践的员工会议中（Welch & Parker，2020），由此推断其也适用于研究生。在递给学生一根发言棒时，教师会就一个复杂场景的过程和（或）其解决方案提出问题。每个学生轮流拿着发言棒，只有拿着棒子的学生才被允许说话。当学生拿着棒子时，他们要讨论他们对这个问题的想法或感受。教师规定好一个人发言的时间，拿着棒子的学生可以把棒子传递给他们选择的任意学生。在班上所有的学生都发言之前，不能把棒子重复给任何一个人。对于大班来说，教师可能需要在提出概念相一致的时段中传递发言棒（即先提出概念1，然后讨论，再提出下一个概念2，然后讨论，依此类推）。

“和患者度过一天……”是Herrman（2019）所描述的一种策略，学生群体选择或被分配一种疾病、状况或生活方式。学生们查找有关症状、生命体征数据的统计、健康的社会决定因素、治疗方案、药物副作用、实验室值、日常活动等方面的信息，随后创造一个虚构的患者，并描述其一天的生活。该小组可以通过整合护理计划、健康教学/疾病预防干预或政策声明来进行整合并将信息作为一个整体呈现给全班。

Vos（2018）使用实际例子首次鼓励护士从业者应用“和患者度过一天”于实践中。例如，他们引导活动和练习，帮助患者理解和接受疾病、状况或生活方式。这个策略对任何护理专业的学生都有用。

“六加一顶帽子”是de Bono（1985）提出的一种教学策略，用于培养对决策的洞察力。该方法从一开始就被用于护理教育中，以实际和文明的方式培养伦理决策、职业认同、倡导和同理心（Morsy & Darweesh，2021；Tsimane & Downing，2020）。该策略使用7种不同颜色的帽子（白、红、黄、绿、蓝、黑、紫）来代表不同的意见/观点。Tsimane 和 Downing（2020）使用 de Bono（1985）的帽子理论来解释促进研究生和本科护生转化性学习的模型。

当讨论一个话题时，帽子会在房间里进行传递，直到每个人都戴过一次有颜色的帽子。例如，戴白色帽的人代表事实，回答应该是客观的，由中立的意见和统计数据组成。戴红色帽子的人感情丰富，充满激情，回答应该是发自内心的、未经过滤的、有偏见的观点。戴黄色帽子的人专注于逻辑上的积极性和乐观，回答应该是充满希望和积极的。戴绿色帽子的人富有创造力，精力充沛，回答应该是以成长为导向的。戴蓝色帽子的人是控制者和计划者，控制着所有其他戴帽子的人，他们的回答本质上应该是领导导向和设置了限制的。戴黑色帽子的人代表逻辑上的消极和悲观/愤世嫉俗，回答应该谨慎保守而且吹毛求疵。戴紫色帽子的人重视结果，回答应该与项目成功、利润和面向未来的投资回报有关。为了加快进程，可以传递几顶相同颜色（蓝色除外）的帽子，用以活跃氛围和增进及时的讨论。

教学建议。教师应该选择能引起各种反应和观点的话题以确保能够开展有效的讨论。提出开放式的问题，并为学生提供在表达自身想法和感受之前进行评判性思考的机会。明确的指南是必要的，这样滔滔不绝的人（学生或教师）就不会主导讨论。让学生轮流作为讨论主持人可以减少学生的准备时间，这样每位学生都可以只负责少数主题，并进行全面深入的准备。教师也可以作为小组的一员，有时需要充当参与者、顾问或领导者。更为重要的是，教师可以作为一个榜样进行有效的引导和反馈。为了促进参与和互动，应多采用信息技术，如远程操控电脑和（或）交互式多媒体演示。反思性写作作业可以用来评估研讨会主题和（或）讨论的有效性。

优势。讨论的形式鼓励学生主动地参与到内容中，有助于理解和概念的实际应用。它允许教师作为概念澄清者和解决问题的榜样。在讨论中可提高表达能力和思维能力。教师规划的时间有限，但良好的计划仍然是确保有效性的必要条件。讨论通常不需要额外的补充，如讲义或视听教材。此外，学生能学习以小组形式解决问题的技巧。不过，选择如“发言棒”和“六加一顶帽子”等策略可能需要额外的准备和物资。

劣势。该结构要求学生具备充分的知识来进行积极的讨论和理解。这可能需要花费学生大量时间准备，或者可能让学生在没有足够的知识或思维能力的情况下“划水”。可能需要对学生如何参加研讨会进行指导。此外，此形式要求学生在努力领会新的知识和困难概念的同时，还必须有信心和能力表达自己。

证据。见 Casler（2022）、Church（2021）、de Bono（1985）、Gómez-Urquiza 等（2019）、Herrman（2019）、Iverson 等（2018）、Mahaffey（2020）、Morgan（2019）、Morsy 和 Darweesh（2021）、Ogilvie（2019）、Reed（2020）、Torres 等（2022）、Tsimane 和 Downing（2020）、Veldkamp 等（2020）、Vos（2018）、Welch 和 Parker（2020）、Wessling（2019）和 Zou 等（2019）的文献。

基于团队的学习（team-based learning，TBL）

在 TBL 中，学生团队的构建能提高学生参与度和学习成果质量。学生可以在线上或课堂上进行团队工作。跨专业团队提高了主动学习和学生参与度。TBL 组织必须组织良好、管理得当。学生必须对他们个人和小组的学习质量负责，并且经常得到及时的反馈。团队任务的设计应促进学习和团队两方面的发展。在 TBL 中，学生们共同学习，取得小组和个人成绩。TBL 已被本科、研究生和专业群体广泛研究并具有最高水平的证据证实可以使医疗卫生专业学生取得更好的学术和临床成果（Joshi et al.，2022；Michaelson et al.，2008）。TBL 还为学生提供了锻炼人际交往能力的机会，如积极倾听、关心/同情、领导力、激励、责任感和团队合作。

TBL 遵循精确的 6 步过程，包括：①指定的预习阅读材料；②个人提前准备测试，旨在评估学生从课前阅读中学到了什么；③包含多项选择题的小组作业，以及团队准备测试，该测试可以用类似刮刮卡的道具完成，可以立即给学生反馈正确答案（由星号标出）；④学生答错问题时有提出申诉的权利；⑤教师通过小型讲座澄清被误解的内容；⑥将知识转化进实践中，要求学生应用新学到的内容（Michaelson et al.，2008）。

教学建议。将小组成员保持在5～7人。在整个课程过程中，保持学生待在同一个小组内。学生必须在上课前做好准备，并在课程开始的时候投入自己的团队中。对个人或小组的分数都需制订明确的评分标准。在课程开始前把所有活动都准备就绪，例如课前阅读材料的清单、测试内容、刮刮卡道具、小型讲座及相应的实践经验。

优势。TBL策略可以用在大型班级中，能给学生提供在团队中靠实际工作来理解和应用所学知识的经验。团队要对学习负责，并负责促进学生的课堂参与度。总体来说，TBL的优势包括鼓励学生产生更多的想法、拓宽社交圈并提出多样性观点。此外，学生解决冲突的技能可以得到增强，如协调合作来决定解决方案的所有权。最后，TBL能够有效地促进学生的有效学习并提高其人际交往能力，尤其在跨专业群体中。

劣势。TBL需要教师和学生进行角色转换，要求教师花费时间学习技术，而且学生需要能够接受这种特别的学习方式。学生的时间冲突的问题可能会使小组任务复杂化。此外，如果小组间有冲突发生，TBL可能会加重学生压力。个体可能会被孤立，小组成员可能会很难达成一致，决策会耗费更多的时间。一些学生可能更容易逃避任务，使得其他更外向和有竞争力的学生领导者控制团队。教师的时间和资源可能也有限，难以规划出有效的TBL活动。

证据。见Alberti等（2021）、Choi等（2021）、Considine等（2021）、Ironside和McNelis（2009）、Joshi等（2022）、Michaelson等（2008）和Nasim等（2022）的文献。

概念性知识

概念性知识运用“较大体系中基本元素之间的相互关系，使其能够共同发挥作用”（Anderson & Krathwohl，2001，p. 29）。概念性知识教学的主要形式是论证、辩论、结构式争议和两难困境、合作学习、协作学习、拼图学习、思维导图和概念图，以及角色扮演。在Fletcher等（2019）的概念分析中，概念性知识被描述为一个加强对复杂思想的综合和分析、提高解决问题的能力，并将理论转化为实践结果的过程。

论证、辩论、结构式争议和两难困境

论证、辩论、争议、案例研究和两难困境等策略，要求学生不仅熟悉内容及其底层概念，而且要在对话中用证据来支持特定的立场。这些策略能够培养评判性思维、临床判断能力和口头表达能力。模拟法庭审判就是一个在辩论中培养伦理决策的有效策略。

模拟法庭审判是一种提高学生解决在医疗保健中普遍存在的法律/道德冲突能力的策略。该策略需要相当多的准备工作，因为在上课之前，教师们要制定一个法庭情景，包括附带证据的法律文件，以及受害者、审判护士、证人和法律团队（如陪审团、法官、控方和辩护律师）的角色。审判主题必须与课程主题以及学生学习目标相一致，例如疏忽、不称职、药物管理错误、协助自杀、违反保密协议、拒绝治疗、人员配备不足、同事滥用药物、同事能力不足、带病上班以及与个人宗教信仰相矛盾的工作任务有关的问题。学生被分配扮演不同的角色，模拟法庭审判的最终目标是展示与主题相关的基本知识和技能能力（Cariñanos-Ayala et al.，2021；Herrman，2019）。

教学建议。使用辩论和结构化的争议时，教师必须确保活动的焦点主题有几个可以被证据支持的观点。辩论队通常由5名学生组成：2名学生就话题展开支持的辩论，2名学生就话题展开反对的辩论，第5名学生担任评委。

结构化辩论通常包括3个阶段：①辩论前阶段，学生搜集能够捍卫己方立场的证据；②学生陈述开场白，提出肯定或否定的观点，开始辩论；③辩论后活动，学生总结经验教训，并为未来可改进努力的方面给出建设性的批评（Cariñanos-Ayala et al.，2021）。鼓励学生在他们个人观点的对立面辩论可以有效提高学生的学习质量。结构化辩论可以在网上或在课堂上完成。跨专业团队将提高学生参与度和学习主动性。

优势。辩论技巧能够培养学生的分析技巧和对许多卫生保健问题复杂性的辨识能力。这将开阔学生对有争议话题的视野。这些技巧能培养学生的沟通能力，提高了学生在团队中的工作能力，并通过分析、综合和评估练习来激发他们的评判性思维。综上所述，辩论策略能够培养学生Bloom分类法中的高阶知识和技能（Cariñanos-Ayala et al.，2021）。

劣势。辩论技巧要求参加的辩论者和观众都较高程度地掌握主题知识。学生们可能需要一个

关于如何辩论的指导。辩论还要求学生投入较多准备时间。辩论的对抗性也会给没有足够的对抗技巧、公开演讲能力或强烈职业认同感的学生制造焦虑和冲突。学生小组作业的时间成本很高。

证据。见 Al-Jubouri（2021）、Cariñanos-Ayala 等（2021）和 Fletcher 等（2019）的文献。

协作学习、合作学习和拼图策略

协作学习和合作学习经常被用作可互换的术语。有证据表明，协作学习和合作学习都有助于促进评判性思维（Zhang & Chen，2021）。协作学习以学生为中心，而合作学习以教师为中心。在协作学习中，学生组织和分配由教师指导的任务，小组的成功取决于每个成员的努力。

教师可以使用多种策略来促进协作和合作学习。

以下是一些协作学习策略的例子："为难你的伙伴""鱼缸辩论""1 分钟论文"。

"为难你的伙伴"（Cornell University，2022）可以用在讲座结束时或中途。给学生几分钟的时间，就刚刚接触的内容提出一个具有挑战性的问题。班上的每个学生都要参与，向坐在旁边的学生提出这个问题，提出问题的学生也要给出答案。

"鱼缸辩论"是一种目的性很强的策略，用于培养需要描述、解释、举证、具备道德 / 法律意识的观点。鱼缸辩论要求学生三人一组，学生被分配为支持者、反对者或平衡者。平衡者决定哪位辩手最有说服力并给出理由（Bodrožić-Brnić & Thiessen，2022）。

"1 分钟论文"让学生小组有机会真正了解他们在课堂上学到了什么。在课程结束时，学生只有 60 秒的时间写下他们所学到的 3 件事，给概念下定义和（或）描述小组练习带来的影响（Lee & Saunders，2020）。1 分钟论文可以帮助教师识别学生间的知识差距，并评估所使用的教学策略是否有效（Stevens，2019）。需要说明的是，1 分钟论文虽然属于个人作业，但如果要评分，就会作为小组作业上交。

合作学习指的是不同能力的学生被安排到预先分配的小组中，并根据小组的成就而不是个人的成就按比例进行评分（Johnson & Johnson，2018）。以下是一些合作学习策略的例子：三步访谈、"思考 - 配对 - 分享"、涂鸦墙和拼图。教师还可以使用一些补充合作学习的策略和指南（The Curators of the University of Missouri，2021）。

"三步访谈"是一种协助学生间和学生与患者间沟通，并了解所处角色的策略。每 3 人一组，学生们轮流互相采访，直到 3 个学生都访谈和被访谈过。然后，学生小组向另一个小组汇报他们学到的内容。这种策略可以有效帮助英语非母语的学生融入新的文化社会（Kamaliah，2018）。

"思考 - 配对 - 分享"（think-pair-share）是由教师提出问题或话题，让学生独立思考，然后由个别学生向同伴分享他们的想法或反应。随后将成对的回答分享给小组成员、大组成员或整个班级。该策略已被成功地应用于向本科护理学生教授哮喘药物（McClure & Brame，2020）。

涂鸦墙是一种用于评估学生已有知识的策略。学生们通过写评论或绘画来反映他们对一个主题的想法。这些文字或图像包括或与他们曾经的经历和情感有关。学生可以使用箭头或几何形状来连接不同的想法。最后要求全班学生总结墙上内容并得出结论（Robertson et al.，2020）。教师可以利用这些信息，并在此基础上跨学习维度进行构建。

拼图是促进合作学习的另一种策略。拼图技巧以一种促使学生相互依赖才能成功的方式组织课堂活动。学生被预先分配到家庭小组，共同完成一份作业或解决一些小问题，随后向全班展示他们的答案。所有小组都完成展示后，答案将被整理汇总成一个总的解决方案。这样总结结论时可以使学生更好地理解内容（Goolsarran et al.，2020；McConnell et al.，2017）。康奈尔大学（2022）的合作学习策略为实施拼图策略提供了明确的建议。家庭小组或团队应由 3 ～ 5 个学生组成，每个家庭小组成员在小组中担任教师分配的不同角色。每个小组中相同角色的成员组成 3 ～ 10 人的专家小组。随后，教师为专家团队成员提供时间共同努力去成为他们被分配主题的专家。专家团队成员随后"返回家中"分享他们学到的东西。专家带回的信息是家庭小组完成合作任务或解决综合问题所必需的（案例研究 16.1）。

Ng 等（2020）利用拼图策略准备了一个开放的互动式工作坊，主题是提高研究生（医学生、住院医师、护理学生）在管理老年妇女健康问题（如更年期、骨质疏松症、尿失禁和子宫异常出血）上的知识水平。互动式工作坊包含大量的教学 / 学习材料，包括阅读材料、学生工作表、

案例研究 16.1 利用拼图策略协助学生学习领导力概念

研究生护理专业的核心课程侧重于急性护理环境中的领导力和角色转换等内容。所有该专业的学生都必须选修这门课程。教师决定使用拼图策略来整合与所有学生相关的领导力和角色转换的概念，于是创建了一所"模拟医院"。学生被分为5～10人一组的"家庭小组"。家庭小组创建虚拟的病房、患者群体、职责、愿景和战略计划。每个家庭小组成员都担任领导角色，如首席护理官、首席财务官、法律顾问、员工主管、临床药剂师、伦理委员会主席、患者申诉专员、工会代表或质量改进协调员。课程领导教师作为讲解员，向虚拟病房提出特有的挑战，如关键的工作人员需求、投诉、医疗事故、火灾、自然灾害、破产、枪击、诉讼、罢工、准备联合委员会会议和磁性护理状态调查，或其他类似场景。每个病房都要求使用领导力管理概念来面对挑战，例如战略规划、预算、根本原因分析或计划-执行-研究-行动周期。每个假定角色在开会时都应讨论他们作为护理专家会如何领导家庭小组。专家"回家"后，家庭小组的学生合作解决他们被分配到的挑战，并向全班提交一份简短的报告，说明他们在领导和管理一个复杂的医疗保健系统方面学到了什么。

1. 使用像拼图这样的协作学习策略让学生参与到现实情境中有什么优势？
2. 教师在协助学生把"拼图"拼在一起时扮演什么角色？
3. 教师应该如何分配小组？
4. 协作小组的最佳规模是多大？
5. 学生的作业应该被评估吗？是评价还是打分？
6. 使用拼图策略有什么缺点？
7. 哪些教学技巧在合作学习的环境中是有效的？
8. 有什么证据支持这种教学策略？
9. 如果用于在线课堂中，该案例研究应该如何修改？

引导者指南和工作坊前/后测试。

教学建议。当使用协作或合作学习策略时，教师必须制定明确的教学计划，包括小组将如何组织、每个小组安排多少学生、学生将扮演什么角色、是否评估小组工作的结果，以及小组是否对每个成员参与的工作数量和质量进行组内互评和反馈。

教师应该确保给出的实践问题可以通过小组合作来解决。根据小组项目的性质，由3～5名不同类型的学生组成的小组是理想的。小组角色可以由教师或学生指定，如"领导者""记录者""反馈者""报告者"。可以通过几种方式分组。最简单的方法是让学生来数人数分组以确保每组随机分配。当小组中需要特定的观点或专业知识时，教师可以要求所有具有所需特征的学生按照特征排队，然后从该小组中随机分配一个人到协作组中。

教学计划应该留给学生充足的时间进行小组工作、分配角色，并决定处理手头任务的方法。计划中还应该包括每个小组最后汇报结果的时间，教师应让全班汇报经验结果并确保学生对有助于获得学习成果的关键点进行充分讨论。

优势。合作学习和类似的活动能促进主动学习和反思学习并鼓励团队合作。合作学习中明确的角色指定减少了学习者的困惑，能够减少学生的焦虑并增强其自信心。结合学术和临床经历的合作学习活动可以提高评估和操作技能（Zhang & Chen，2021）。因此，合作学习活动为学生提供了对自己和他人的行为负责的机会，指定分派角色增强了团队的动态技能，从而促进学习成功。"1分钟论文"还给学生提供了在自身教育经历中有发言权的感觉。此外，学生对拼图策略的评价褒贬不一，但大多是积极的（McConnell et al.，2017）。拼图策略有助于建立理解，鼓励学生合作学习，并提高倾听、沟通和解决问题的能力。此外，合作学习可以帮助学生更有效地完成大型学习任务和项目。

劣势。学生可能会抗拒频繁的小组作业。此外，还有可能并非所有的学生都能享有平等的参与合作的机会。学生日程安排的问题可能会使小组任务的准备工作变得更困难复杂，且如果小组间发生冲突，学生的压力可能会增加。合作学习是否有效的主要决定性因素是小组成员之间的合作水平和达到预期学习结果的能力。

证据。见 Bodrožić-Brnić 和 Thiessen（2022）、Cornell University（2022）、Goolsarran 等（2020）、Johnson 和 Johnson（2018）、Kamaliah（2018）、Lee 和 Sanders（2020）、McConnell 等（2017）、McClure 和 Brame（2020）、Ng 等（2020）、Robertson 等（2020）、Saeedi 等（2021）、Silva 等（2022）、Stevens（2019）、Curators of the University of Missouri（2021）、Zhang 和 Chen（2021）

的文献。

思维导图和概念图

构图策略涉及通过绘制概念和子概念图来学习复杂的现象。思维导图将主要概念放在页面的中心，而相关概念围绕在中心概念周围，形成放射状结构。思维导图可用于产生和探索想法，进行头脑风暴和组织信息。概念图属于可视结构化图表，可帮助学生组织更大主题的不同元素并形成树状结构。概念图可用于组织信息、分析复杂问题、创建解决方案和采取行动。

思维导图和概念图练习都适用于小组任务，特别是包含不同概念性知识的跨专业小组。在进行思维导图和概念图练习之前，教师必须明确课程的目标。没有明确目标的作业会导致学生最终以图表、云图、维恩（Venn）图、时间轴或信息图等形式展示的概念或系统缺乏对概念是如何相互关联的考虑。例如，如果新手护士需要描述肾功能如何运行的，如肾小球滤过、钠钾泵和亨利循环，那么一张包含各种利尿剂的作用机制的概念图会非常有用。思维导图和概念图作业对临床护理实践中做出安全判断具有一定意义。

思维导图策略已被成功应用于护理研究生课程，以促进对数字医疗技术的理解、评判性思维，以及关于技术如何提升学习者对实践操作和患者护理的理解。数字医疗技术被定义为电子健康记录、远程医疗服务、机器人和通过智能手机、可穿戴设备、应用程序和其他监测设备进行的移动医疗服务（Seckman & Van de Castle，2021）。Sullivan 建议让家庭执业护士学生分成 3 ~ 4 人小组，针对初级保健中发现的诊断制定“主题”思维导图（2022，p.42）。Sullivan 对思维导图和概念图进行了区分，规定思维导图应使用项目符号来突出与诊断最相关的核心信息。

教学建议。构图策略可用于增强概念性知识并保留学习成果。这种教学方法不仅在临床中经常使用，而且在课堂和线上教学中也行之有效。学生可以在真正接触患者之前收集患者数据，然后添加到概念图中，绘制新的数据，并与已有的数据联系起来，以便更好地理解患者的临床表现。构图策略还可以使用思维导图将具体的课程内容组合起来以便于学习。使用时，可以使用概念图软件协助构图。概念图对各种学习风格不同的学生来说都是有效的策略。

优势。构图策略能够帮助学习者更好地理解和回忆复杂现象，并且对于激发对类似概念的长期回忆特别有效。使用构图策略时，积极参与概念图的设计可以增强概念性思维过程。构图帮助学生认识到概念之间的异同、理清概念之间的关系、将以前学过的与新知识相连接、组织信息并将理论与实际联系起来。与阅读、讲座、写作或讨论等传统作业相比，它们可以提高解决问题的能力并增强知识的保留。此外，该策略对视觉学习者很有吸引力。构图任务还可以使用软件高效完成。

劣势。在最初教师和学生不够了解组织概念的方法时，构图策略可能需要花费很长时间，随着熟练程度的提高，这个问题会有所改善。学习模式属于具象思考型的学生可能很难理解构图策略意图激发的高阶思维关系。另一个缺点是，构图策略可能对听觉型学习者没有吸引力，如果包含的概念非常复杂，图表可能在视觉上让学生应接不暇。教师和学生首先需要学习如何使用构图，才能有效地运用这种方法。

证据。见 Alfayoumi（2019）、Garwood 等（2018）、Kaddoura 等（2016）、Seckman 和 Van de Castle（2021）、Wu 和 Wu（2020）的文献。

角色扮演

角色扮演通过戏剧的方式使学生扮演其他人的角色或假装成其他人，如患者、家属或卫生保健从业人员。角色扮演可以是有剧本的、无剧本的、自发的或半结构化互动的表演，由他人观察以分析和说明学习效果。这是一种创新和有效的策略，可以有效激活学生的学习。这种策略可以在课堂、在线或实验室环境中使用。适用于医学、麻醉和护理专业的学生，以培养评判性思维、临床判断和能力。患者模拟场景或客观结构化临床考试（objective structured clinical examination，OSCE）都是典型的角色扮演。OSCE 被认为是一种创新的评估方法，使用系统的方法客观地评估学生的表现。在文献中，OSCE 与虚拟仿真的角色扮演区别在于 OSCE 可以涉及真实或模拟的患者和（或）实际的临床生物标本。

教学建议。教师需要仔细规划角色扮演，还需要做好在必要时监控和调整学生行为和反应的准备。角色扮演的剧本最好是能够产生冲突情绪的情境，比如死亡和临终、医疗失误、急性精神病发作、痴呆或老年患者护理。典型的角色扮演安排包括详情介绍、设计舞台、解释目标（通常是最短的阶段）、运行、角色扮演（可能需要5～20分钟）、总结汇报、讨论、分析和对角色扮演体验进行评价（这部分可能持续30～40分钟甚至更久）。

汇报是角色扮演中最重要的阶段，使学生可以明确措施和备选方案的原理，增强观察能力以及对他人反应的预测能力。角色扮演的视频或音频记录在汇报阶段可能会有所帮助。这项技术对一小群学生最有效，因为没有参与角色扮演的学生可以更积极地进行观察。应鼓励学生在角色扮演中自然地出演，避免不真诚的表演。让非角色扮演的学生充当观察者是进行同伴反馈的一种有效方法，但是同伴反馈应该提供建设性的批评，且应注意的是评判应该针对扮演中表现出来的行为，而不是针对扮演角色的学生本人。

优势。角色扮演增强了学生的观察能力，提高了决策能力，增进对复杂的人类行为的理解力。它提供了角色扮演中人际关系和问题解决能力的即时反馈，并提供了一个不具威胁性的环境，让学生可以大胆尝试使用不熟悉的沟通和决策技巧。当角色扮演的剧本需要2个或更多必须即刻做出正确决定的人之间的互动时，角色扮演也是一种培养情感学习（如伦理决策和职业诚信）的有效方式。

劣势。如果觉得角色扮演不能反映现实，学生很可能不愿意参与，并认为这只是简单的表演而已。教师需要花费大量的时间去创设情境。另外，喜欢掌控学习环境的教师可能会觉得这种策略有些压抑。角色扮演还有强化刻板行为的风险，并且如果没有合适的规划，可能会浪费课上的宝贵时间。

证据。见Dabbagh等（2020）、Dorri等（2020）、Nemec等（2021）和Sartain等（2021）的文献。

程序性知识

程序性知识涉及如何做事、调查方法以及使用特定学科技能、算法、技术和方法的标准。与程序性知识相关的教学策略有演示、游戏、意象和正念、海报、自学模块、模拟和写作。

演示

作为一种教学策略，演示是一种利用幻灯片、活页图、海报和（或）模型等视觉辅助工具按照逐步的流程传达内容的方法，是教师为学生以系统的方式展示课程基本内容的一种方式。在演示过程中，应强调每个步骤的安全性和基本原理。教师应尽可能让学生协助演示。

当演示作为一种学习策略时，学生通过项目、报告或学习目标来展示学习成果，展示他们完成学习目标的程度。演示对学生来说通常是一种学习经历，对教育者来说则是一种评估学业进步的方法。无论是作为一种教学策略还是学习策略，演示都应该用于复杂的心理或精神运动技能习得。该方法适用于在线、课堂、实验室和临床任务，也非常适合于跨专业学习。演示已应用于护理从业学生（Harlan et al.，2021）和学术服务合作伙伴关系（Karikari-Martin et al.，2021）。在26种首选网络强化课程教学/学习策略投票中，执业护士学生将演示策略列为第3名。

教学建议。作为一种教学策略，教师需要确保用于演示的对象对所有学生都是可见的，使用清晰、简洁的语言以便学生理解演示的内容，给学生提出问题的机会并给予解答。在教师演示过后，学生也要进行演示，并且应从头到尾清楚地展示过程中的每一步。教师应该让学生重复一遍这个过程，向他们展示基本原理，留出提问的时间，并提供即时的、个性化的、有监督的练习环节。可以用视频记录学生的演示，用以在随后的演示前后复习。演示可以通过在线视频进行计划、实施、回顾和修正。

优势。对于涉及多个步骤的过程，清晰的视觉展示有助于记忆。演示使得复杂的技能变得更加容易理解，专家可以通过演示对技能进行模式化。量身定制的表现反馈增强了记忆力，并增强了程序性知识水平，有助于未来解决问题和元认知知识。对特定的表现进行反馈能够提高记忆的留存率，而程序性知识水平的提高也能够增强学生未来解决问题和留存元认知知识的能力。

劣势。如果模型或辅助工具不能正常工作，教师的演示可能会出错。练习演示需要花费大量的时间，教师在监督学生练习上会花很多时间，而且用品和设备的成本也很高，这些可能会限制学生的练习时间。学生演示与获得技能的能力水平不同。快速掌握了技能的学生可能会在其他人还在练习的时候就失去兴趣。对许多学生来说，掌握精神运动技能是有压力的，需要教师能够给予积极的、有建设性的反馈，使得整个班在实践课中均有获益。

证据。见 Harlan 等（2021）、Herrman（2019）和 Karikari-Martin 等（2021）的文献。

游戏

教育游戏是一种学习活动，其规则包括展示玩家的知识或技能，以达到特定的学习结果。这个策略可以在线上或课上完成，适合跨专业活动的“破冰”环节。游戏可以用来提高学生的参与度，培养社交能力和情感学习，并激发冒险精神。游戏软件可供在线使用。目前，有关游戏研究的结果证据在教育和护理文献中都很突出（见下文的“证据”部分）。例如，人们发现虚拟游戏可以提高注意力和时 - 空专注力（Gallardo et al.，2018）。高质量且严谨的游戏能促进团队合作，特别是在跨专业团队之间尤为有效（Fusco et al.，2022）。增强现实感能够促进学生的高参与度（Menon et al.，2021）。竞技游戏已被应用于提高实习护生对高级病理生理学概念的理解学习中，并证实有效（Weiss，2018）。“改善你最喜欢的器官”是一款由高级实习护生为同龄人制作的游戏，旨在挑战病理生理学概念和疾病进程的管理。游戏策略使平均成绩提高了 23%，并成功降低了课程辍学率（Weiss，2018）。

教学建议。教育游戏策略适用于来强化知识，而不是传授新知识。游戏必须精心策划，并与学习目标保持一致。此外，建立一个开放的学习环境对于在游戏中学习至关重要。教师必须认识到，在这种方法中，学习是学生对学生的。游戏结束后需要进行总结汇报，这样学生才能清晰地将游戏体验和重要的概念内容联系起来。此外，如果教师在这一过程中并不将游戏作为一种教学策略来重视，就可能会无意识地破坏游戏。

优势。游戏提高了学生的参与度、认知和情感学习，提高了学生的记忆力，增加了趣味性和刺激感，增加了学生对学习的投入度，能够激励学习者，并有助于将理论和实践经验联系起来。学生可以通过游戏相互学习，这对成人学习者较为有益，因为他们的学业中需要自己负责的部分更多。学习者可以在学习情境中获得即时反馈，也可以见证理论直接应用于实践。与传统的学习相比，从游戏中学到的知识记忆持续时间更长。

劣势。游戏可能会对一些学习者造成威胁，如因为不确定答案而使他们感觉没有安全感。开发或购买游戏的耗时可能会很久，成本也有可能很高。如果参与玩家数目不多，也会很难评估不同学习者通过该游戏能够获得的学习成果水平。游戏还可能需要比传统学习更大的空间。教育游戏需要有介绍性和总结性环节，而教师还必须制订指导原则来保证该游戏具有教育性。

证据。见 Cerezo 等（2022）、Fusco 等（2022）、Gallardo 等（2018）、McEnroe-Petitte 和 Farris（2020）、Menon 等（2021）、Pront 等（2018）、Sarker 等（2021）、Weiss（2018）和 Xu 等（2021）。

意象和正念

意象和正念包括在实际使用信息之前的心理画像、图表或预演练。最好是与其他策略结合使用（例如，在精神运动技能习得中与躯体练习相结合）。意象协助学生回忆信息，提高理解力；而正念是一种重定向活动，它训练大脑专注于当下，而不是过去或未来。意象和正念都可以用来减轻学生压力，提高课堂中的参与度。教师必须能够以个人和团体通过回应的方式引导意象或正念。正念已在某校居家护理实习生第一学期的临床课程中成功实施，研究显示其对压力减轻的程度具有统计学意义（$P < 0.05$）（Conelius & Iannino-Renz，2021）。

教学建议。构建一个模拟现实生活的场景，比如在海滩上漫步。使用该场景示范意象的有效使用方法。使用意象也有技巧，比如放松的技巧就是很好的例子。为有效进行意象和正念，创建一个能够支持活动进行的课堂环境是必需的。该方法有助于减轻学生的压力，并将其应用于护理实践中。练习意象和正念的最理想时间是临考前的几分钟，或者在准备展示一项实践技能之前。教师应向学生强调如何将意象和正念应用到实践中去，例如在侵入性手术之前减少焦虑患者的恐惧（案例研究 16.2）。

优势。当意象和躯体练习结合在一起时，意象和正念技巧可以使对精神运动技能的学习效果更好。它可能会促进治疗的发展和实践中整体护理技能的发展。

意象和正念激活大脑中的自我调节，并增进有效的决策（Leyland et al.，2019）。当意象与身体练习相结合时，这些技巧也可以促进对精神运动技能的学习。这种策略可以加强在实践中治疗性和整体性护理技能的培养。

劣势。个体拥有不同程度的先天意象天赋，所以有些学生可能需要学习如何实施意象。它不

案例研究 16.2 引导意象"海滩漫步"

教授基础课程的教师注意到，学生在每次考试前都非常焦虑。教学团队策划对学生们进行赋能，使他们能够处理好对未来考试的焦虑。他们决定使用一种引导意象策略——"海滩漫步"。引导意象体验持续约5分钟。首先，当学生进入教室时，教师用一种柔和的、接纳和关怀的声音，要求学生坐下并关掉随身电子设备。教师分发有海滩香味的乳液。接下来，教师关掉灯光，打开显示海滩的投影仪，播放海浪声的录音，并指导学生闭上眼睛。学生们选择舒适的姿势坐着，用鼻吸气，屏住呼吸，用嘴呼气，重复4次。让学生们把注意力集中在他们的心率上，放空大脑的同时他们可以注意到心率的下降。最后，教师引导学生想象一个阳光明媚的日子，他们在海边涉水，感觉神清气爽。当他们重新睁开眼睛时，指示他们在考试时保持精力集中、充满底气。

1. 还有哪些课程或内容可以从使用引导意象中受益？

2. 在什么情况下引导意象策略可能没有意义？

3. 学生什么样的反应才是教师使用引导意象策略时期望获得的？为什么？

能代替一项技能的实际练习。使用意象和躯体练习结合的方式比只进行躯体练习需要投入更多的学习时间。压力和对进行实际操作的恐惧可能会干扰意象的有效使用。教师可能需要培训才能有效实施这项策略。

证据。见 Chen 等（2021）、Conelius 和 Iannino-Renz（2021）、Leyland 等（2019）和 Windle 等（2021）。

海报

海报是学习成果的视觉呈现。这个项目可以在线完成，非常适合同伴学习或跨专业学习，并提供传播知识的机会。海报可以用来为参加专业会议的海报展示做准备。海报可用于课上、线上或临床环境，包括内部和跨专业团体。海报通常可以分配给护理研究生制作，以提高学术写作，加强口头报告能力，为循证实践项目和（或）研究活动做宣传（Arends & Callies，2022；Vogt et al.，2021）。

教学建议。在使用海报时，教师应解释专业海报演示和单纯用于描述学习成果的海报之间的区别。无论指定的海报类型是哪种，学生都需要关于如何进行设计的具体指导。对于预期的海报内容，需要制定明确的指南和评价标准并告知学生。评价标准和技术应以明确的规则形式提供。在海报设计中融入艺术理念可能会提高海报质量。软件也可用于制作精致美观、视觉效果佳的海报。如果海报上的空间不足，可以增加二维码，这样还可以增加观众的参与度，并加深理解（King，2020）。另一种常见的将海报融入学习的方法是海报画廊。学生制作引人注目、信息丰富的海报，并以画廊形式展示；学生在一系列海报或其他类型的展示板之间移动，并在每个展示点提出他们的见解。最后，在会议上展示专业海报为研究生提供了融入该学科专业领域和与感兴趣的同龄人交流他们的研究成果（证据）的机会。

优势。学生可以通过海报传达复杂的想法，制作海报可以促进学生的创造力。展示海报可用以评估学生的知识水平。学生可以从同学和老师那里得到反馈，还可以从制作海报中获得成就感。海报能够培养学生将学术经验与临床实践相结合的意识。在制作海报的过程中培养的一些技能在毕业后仍有价值。海报策略可以用来在专业会议或学生海报展中公开展示学生的作品。使用指南或评分标准可以让教师或同学更快速地完成对海报的评估。研究证明，海报画廊与测验和（或）讲座结合的方式可以使学生更喜欢学习（McConnell et al.，2017）。

劣势。教师需要花费时间制定海报作业和评价方法。对于非视觉型学习者来说，海报作业可能会让他们受到打击，有些学生可能对海报的创意方面比对知识传播更感兴趣。

证据。见 Arends 和 Callies（2022）、Hasanica 等（2020）、King（2020）、McConnell 等（2017）、Rowe（2017）的文献。

写作

写作鼓励通过学术论文、非正式日志、诗歌和信件等形式记录思想来增强学习成果。跨专业的学术写作可以提高学生的参与度和主动学习，以达到传播知识的目的。近年的研究发现了写作策略与评判性思维的发展（Jefferies et al.，2018）和护理专业学生的临床判断能力（Smith，2021）之间的联系。写作最好运用形成性反馈形式，能够加强学术写作能力，特别是对于护理研究生而言（Tornwall & McDaniel，2022）。美国大学院校协会（Association of American Colleges and

Universities，2021）所整理发布的《要点：专业护理教育的核心能力》中的“领域 9：护理学科学术”为各级学生提供了展示临床调查报告、证据收集和评估证据，以及将发现转化为实践的机会（p.37）。然而，有些临床经验是很难描述的。“55 字的诗”是一种可以促进学生成长转型的写作策略，适用于当学生接触到他人的苦难并为之感到脆弱无助且自身准备不足的时候。

教学建议。教给学生如何写作可以提高其论文的质量。教师应根据课程学习目标选择写作作业的形式。例如，要求学生给国会议员写一封支持汽车座椅立法的信的作业可能与卫生政策课程有关，因为该课程的目标涉及在机构、地方、州和联邦各级参与倡导保护弱势群体的政策。在设计写作作业时，教师要考虑到最终的评分标准，全面评估论文整体，而不要过度关注语法和语言风格问题。对学生的草稿进行同学间的互评可以激发思考和评判能力，提高学生论文的质量（学术上的）。给出具体的评分标准可以减少主观评分的可能性。使用评分标准可以减少评分所花费的时间。通过在整个课程中逐渐增加写作作业的复杂性，可以激发学生的高阶思维效果。在设置写作作业的主题时保障选择的灵活性十分重要，可以有效识别学生的个人学习需求，并赋能学生，增进其自主权。

布置写作作业时，可以使用许多写作格式，如日志、正式论文、创造性写作任务（如诗歌或读书报告）、课堂内容总结、给立法者和护士管理人员写信，以及研究评论。有计划地进行写作活动，如“55 字的诗”，为深度学习和偏见态度的转变创造了课堂条件（Cusanno et al.，2022）。建议学生写作时要有指导、有反思和学习不同技能的时间。与学生、教师和图书管理员的合作可提高撰写学术论文所需的信息读写能力和线上搜索技能。撰写要出版的稿件需要更高级的学术写作技巧。此外，写作作业可能需要更多具体的指示说明。

优势。写作通过积极研究文献、学习评判文献的质量、组织对资料逻辑顺序的理解和根据所学的内容学会做出评判，能够激发学生更高阶的思维。学生可以在写作时发现自己的信仰和价值观。护士可以用多种形式进行写作，而在教育背景下的写作允许学生学习不同的写作方法和风格。从写作作业中获得的知识可以给学生信心，并帮助他们形成自己的想法。写作可以改善沟通技巧，尤其是对于患者疾病的强烈情绪超越了对课程内容的学习之时，写作作业是最为理想的学习策略（Soneru，2021）。“55 字的诗”等写作作业可以帮助学生组织语言，并表达自己的想法和感受。写作可以提高沟通技巧。此外，在护理实践中的评判性思维技能和学术写作技能之间有很强的关联。

劣势。教师对写作作业的评分可能是主观的。许多学生觉得没有做好完成写作任务的准备，可能会导致学生感到挫败和压力。学生必须明白通过写作来学习的重要性，否则写作将被视为多余的工作。学生完成写作的时间成本可能很高，具体取决于作业的结构。例如，像“55 字的诗”这样的写作作业可能不足以促进学习和引导心灵。教师需要做好准备，随时将因临床事件而受到创伤的学生转介给其他专业人士，如神职人员或心理健康咨询师。与所有的写作作业一样，教师通常要花费大量的时间来评分。在选择这种教学策略之前，可能需要对教师进行培训。

证据。见 Association of American Colleges 和 Universities（2021）、Carter 和 Townsend（2022）、Cusanno 等（2022）、Jefferies 等（2018）、Smith（2021）、Soneru（2021）、Tornwall 和 McDaniel（2022）、White 和 Lansom（2017）的文献。

元认知知识

元认知知识是一般认知的知识，也是对自身认知的觉察和认识。换言之，它是思维过程及自己所知道事情的反复思考。激发元认知最好的策略是激发好奇心和挑战的动力。有多种策略可选：案例研究、档案袋和电子档案袋、基于问题的学习、提问和苏格拉底式提问法、反思日志和模拟。

案例研究

案例研究作为说明课堂内容的一种方式，代表了一种对现实生活中某个时间点的深入分析。案例研究描述了一个人、一个事件或一种情况，学生必须应用临床判断能力来协助预防疾病、保持健康或改善健康状况（Heale & Twycross，2018）。案例研究将教学内容和理论应用于现实生活或模拟生活，或两者兼而有之。展开式案例研究发生在几个时间点上，通常是从健康问题的诊断或进入卫生保健机构到治疗和出院。展开式案例研究最初由 Glendon 和 Ulrich（1997）开发，现已成为提高学生学习成果的教学质量和安全能力的基础（Sherwood & Barnsteiner，2021）。展开式案例研究逐步揭示实际的临床情况，允许学生在以前的知识储备上进一步学习并用理论联系实际。展开式案例研究可以增强思维过程，建立联系的能力，促进深度学习。该策略很适合跨专业或同伴小组间学习，可以在线上或课上实施。展开式案例研究可以作为随机课堂活动，有效帮助护生为远程医疗体验、虚拟咨询、思维导图 / 概念图和认证考试复习做好准备（Sullivan，2022）。

教学建议。一个能够反映出最重要的学习成果的、设计良好的案例是用这种方法学习成功的关键。展开式案例分析随着时间的推移而前进或"展开"，在发布案例研究任务之前，带着探究学生会如何分析案例的目的先去分析案例，同时也要准备好学生可能会提出之前没有考虑过的问题和看法（例如，如果有必要，也要能够说出"我不知道"或"我以前没有考虑过"）。一个安全、开放和无威胁的学习环境对于提高学生的积极参与度至关重要。病例应使用现有的最佳证据来支持所选的护理干预。教师应制定学生使用特定学科的格式来引用文献资源的标准，并应为学生所选的护理干预提供科学依据等原理。在完成作业时，为了深化学习，应该提供一份精炼的总结，其中包含关键论点及其出处。可以利用概念图、黑板、活页挂图、海报或幻灯片等工具帮助学生理解关键的概念。

优势。案例研究促进了超越理解和记忆的参与式学习。展开式案例研究使学生能够在面对实际临床环境中的相似病例时，通过深入思考，提前预判可能出现的各种情况。学生们热衷于猜测接下来会发生什么。将实践与理论联系起来有助于许多学生回忆起重要的信息。案例研究为学生提供了一个在安全环境下解决问题的机会，让他们无需过分担忧，并且不会对患者造成任何伤害。

劣势。当涉及需要学生解决问题的复杂情况时，案例研究是最有用的。当案例简单且涉及基本知识（如事实信息）时，它们也是有效的。研发案例对许多人来说是一项极耗时的技能，所以应该考虑使用已发布的案例研究。然而，采用已发布的案例研究可能涉及一定的财务费用问题。案例研究需要教师能够运用良好的提问技巧。学生准备不足可能导致学习效果不佳。案例研究方法可能会让那些希望通过学习内容呈现方式更直接的学习策略（如讲座）来学习的学生感到失望。

证据。见 Glendon 和 Ulrich（1997）、Sherwood 和 Barnsteiner（2021）、Sullivan（2022）的文献。

档案袋和电子档案袋

档案袋是展示学生学习、成就、个人和职业发展的作品的集合。作为以前的课程或生活经验中学生技能获得的记录，档案袋可用来评估课程、项目的学习效果或学生专业发展的成果。档案袋也可通过电子方式完成记录（电子档案袋）。电子档案袋依托信息技术将电子文件整合在一处。一项范围综述研究发现，给护理专业学生建立档案袋作品集有助于指导学生的教育（Mollahadi et al.，2018）。另一项综述研究发现，电子档案袋加强了学生的自我反思，并能够追踪学生在技能习得方面的进步，增加师生互动（Sabet et al.，2022）。一项范围综述发现，电子档案袋支撑了多个学科之间的学习，包括跨护理、学士学位和研究生层次的学习（Janssens et al.，2022）。

教学建议。学生可能需要一个关于如何构建自身档案袋或电子档案袋的方向引导。具体来说，教师应该详细解释如何进行档案袋的构建。内容大纲应该为档案袋提供一个框架，但不能限制学生的创造力。构建和评估的指导原则必须十分明确，且应定期对其进行评估。在使用建立档案袋策略前，新教师可能需要咨询专家寻求帮助。

优势。档案袋通常会给学生提供较高的学习动机，因为他们能通过档案袋来控制学习的过程。积极的学生一般学到的更多。档案袋能帮助教育工作者了解学生的个人目标和愿景，鼓励学生对学习进行反思。独立、自信、自我导向的学生将会在这种学习方法中脱颖而出。

劣势。档案袋必须与反思策略相结合，以鼓励学生对学习有主人翁意识，促进自主学习。教育者和学生都需要对学习过程有不同方式的思考，缺乏自信的学生需要教师更多的帮助。学生构建档案袋和教师评估档案袋的时间投入可能很高。学生应清楚地看到使用档案袋策略的目的，否则所涉及的工作可能被视为浪费时间。与任何学习任务一样，档案袋必须要有意义。例如，电子档案袋能够为 Z 世代学生（"95 后"）提供一种感觉，认为他们可以在电子空间中收到即时的个人反馈。相较于传统的标准化考试和查成绩，这些学生更倾向于接受关于所学知识的反馈（Demir & Sönmez，2021）。

证据。见 Demir 和 Sönmez（2021）、Janssens 等（2022）、Mollahadi 等（2018）和 Sabet 等（2022）的文献。

基于问题的学习

基于问题的学习（problem-based learning，PBL）是一种用于提高学生评判性评估和应用所学知识解决临床实际问题能力的策略。只要需解决的问题与课程的学习成果和学生的知识水平相适应，PBL 就可以用于所有课程层次的学生。在硕士和博士课程中，PBL 往往贯穿整个课程。与案例研究类似，教师找出学生在护理实践中可能遇到的典型"问题"，并组织问题，使学生参与到最适当的解决方案中来。当学生解决问题时，他们必须遵循 3 个步骤：①评估和分析问题；②收集有助于解决问题的且基于证据的信息；③总结所有发现，反思问题的解决方案和小组解决问题的过程。PBL 通常作为一种在所有课程中都能运用的方法，而不是专用于单个学科或护理专业。

这种策略可以在线上或课上实施，并且也可以用于跨专业或同伴学习。在一项随机对照试验中，使用 PBL 的护生与未使用 PBL 的对照组进行比较，经过 PBL 培训后，两组学生在患者安全相关知识、态度和感知上的平均得分均具有统计学意义（p=0.001），其中，PBL 组的患者安全相关知识、态度和感知提升更为显著（Jamshidi et al.，2021）。因在统计学上有显著的证据支持，PBL 在护理教育中已成为国际上的一致趋势。根据一项对 PBL 有效性进行的荟萃分析显示，该策略对医学和执业护生的学生满意度也有积极影响（Amir et al.，2022；Ibrahim et al.，2018）。

教学建议。开发现实的、综合性的临床问题可以促进学习并提高预期的学习效果。案例问题通常包括几个场景，这些场景包含了真实且复杂的信息并要求学生将可用信息进行分类处理。教师的工作量可能会显著增加，尤其是在研发问题的阶段。如果所用案例或该课程是跨学科的，PBL 则需要各学科之间的密切合作。引导学生了解 PBL 方法，并给学生充足的时间来研究问题和讨论答案。以 6 ～ 9 名学生为小组进行的 PBL 最有效。在 PBL 的进行过程中，教师应监督学生遵守规定以确保学习效果。

优势。PBL 能促进主动学习与合作学习。在 PBL 中，学生能够应用探究和元认知思维技巧并进行同伴互教和评价。问题可以用纸质或电子的方式来提供。学生通常在团队或小组中进行 PBL。PBL 可以用于跨学科的学习环境，以培养学科所需的职业认同和能力。

劣势。PBL 需要教师花费时间来构建问题情境，而且学习如何使用 PBL 策略也需要大量的时间。学生要进行定向培训以了解学习者在 PBL 情境中的角色定位，并且必须学会应对预期和学习目标之间潜在的差异。学生的学习成效与案例的有效性和小组的运行是否顺利有关。当班级规模过大时，这种教学技巧的使用则非常困难。

证据。见 Allert 等（2022）、Amir 等（2022）、Ibrahim 等（2018）、Jamshidi 等（2021）、Park 和 Park（2022）的文献。

提问、苏格拉底式提问法和教学提示

提问是问询——一个疑问的句子、短语或手势——的一种表达方式，以邀请或寻求一个回应，而不仅仅是一个事实性的回答。苏格拉底式提问法包括探究性提问，以分析个人的知识和思维。教学提示要让学生的注意力集中在他们将要用于护理实践的知识和技能上的问题，具体来说就是教师在学生即将做出临床判断或进行操作时给予的微妙提示或指示。提问、苏格拉底式提问法和教学提示的目的是帮助学生发现他们知道什么和不知道什么，以帮助他们在所学概念之间建立联系。该策略可用于在线课程或课堂、临床或实验室环境。当使用跨专业的教育方法时，要确保所有学生都了解相关专业的"语言"，避免使用专业术语或俚语。当使用这些策略时，教师需要提醒学生，这些问题是教学情境的一部分，因为这些问题可以对学生知识储备或对护理实践的准备工作进行评估。最后，质疑是用来激发评判性思维的（Makhene，2019；Yip，2021），比如高年级护生在实践中进行标准化的患者汇报时使用（Kuzma et al.，2019）。

教学建议。提问和提示在课堂和临床环境中都是有效的策略。它们也有助于过程性内容的教学，如护理过程、授权过程或临床判断过程。当使用这种策略时，教师应该准备好一个相关情况下的问题或提示列表。学生可能需要被告知，在

提问过程中，他们可能会被问题推到一个什么都不懂的境遇，可能会从中感受到压力。提出问题时，教师应该保持耐心，给学生 10 ~ 20 秒的时间来回答，如果学生的回答没有反映出教师预期的思考深度，教师应该准备好给予额外的提示。在问题中使用与 Bloom 的学习维度一致的动词能够培养洞察力和更高层次的思维及判断技能。此外，教师还必须考虑，当有其他人在场时的课堂或临床环境中，使用质疑和提示策略是否合适。

优势。使用问题和提示可以促进高阶学习和元认知。提出问题可以让教师和学生都深入了解思维过程，如果学生的思维没有依据或假设有错误，教师可以及时进行干预，避免操作危及患者安全。

劣势。提问的前提是对内容有全面的了解。学生和教师的课前准备必须彻底。学生不能依靠简单的背诵记忆来做准备，他们必须能够理解探究的过程，并且对整个学习过程持开放接纳的态度。

证据。见 Kuzma 等（2019）、Makhene（2019）、Seibert（2022）和 Yip（2021）的文献。

反思和反思日志

通过该策略，学生可以详细回顾自身经历并将其与学习成果联系起来。反思最常用的方式是写日记，可以将课堂理论和课程目标与实际的实践经验联系起来。反思日志的写作目的是鼓励学生思考临床经历，评判性地思考发生了什么、学到了什么，以及如何在未来的实践中改进。口头和书面反思在帮助学生获得洞察力方面同样有效。该策略可以在线完成，适用于小组、同学或跨专业的学习任务，适用于包括研究生在内的所有教育层次（Guo，2022）。

教学建议。为日志写作制订明确的期望，让学生了解具体要求是什么。允许使用不同的方式来进行日志写作（如写学习目标、总结经验、日记和重点讨论）可能会增加学生对作业的兴趣。教师经过深思熟虑后的反馈对学生的学习非常重要。组织小组对日志和学生的表述进行讨论，能够对所有参与学生的学习有所助益。在布置日志作业时，运用具体的、引人深思的问题可以增强元认知思维。学生可能需要教师教导如何进行反思练习。反思日记通常不会用字母等级类的方式来评分。但是如果需要这样评分的话，则要使用标准化的评分标准表以确立明确的作业要求，并设置评分指南以保证评分的一致性。

优势。反思能够促进学生从经历中学习，并帮助学生学会如何将事实从一种情境转移到另一种情境。它鼓励学生思考与教学内容有关的临床经历。以学生为中心的学习对成人学习者尤为有价值。反思有利于证明如何成为终身学习者。它激发元认知思维，并在师生之间建立一个反馈循环机制，确保教学重点可以适应并提高学生的学习效果。反思策略适用于各层次的护理教育。

劣势。教育工作者可能想要回归到专家的角色，而不是专注于学生的经历，以学生为导向的学习可能会让一些教师感到沮丧，也可能会激发一些学生未解决的内心冲突。教师需要通过引导学生提出问题和讨论来指导学生学习，但学生的提问和讨论可能涉及他们没有准备好的内容。学生可能认为这只是一项被强制要求做的练习，而不会投入时间适当地利用学习机会。教师要花费大量时间制订反思指南、阅读学生的反思并帮助个别学生处理他们的反思。而学生完成反思也需要花费大量的时间。

证据。见 Bjerkvik 和 Hilli（2019）、Greenleaf Brown 等（2022）、Guo（2022）、Smith（2021）的文献。

本章重点总结

- 在教学过程中，教师有责任选择适当的策略和学习活动，而学生有责任准备、参与和使用学习技巧，以确保他们有能力进行安全的护理实践。
- 有效的教学强调教师备课和学生主动参与课堂的重要性。
- 在过去十年中，有效教学的证据呈指数级增长，特别是在护理教育领域。
- 针对本科生和研究生以及执业护士的有效教学策略的证据，旨在协助教师洞悉如何有效选择和使用策略。
- Bloom 修订的知识维度（事实性、概念性、程序性和元认知知识）指导着护理教育工作者选择最佳策略，为在当今医疗保健系统中各级毕业生实施安全的实践做好准备。

- 各种教学策略的主要优势是提高了教师对预期教学成果和预期学习成果的意识。
- 决策时，将特定教学策略的已知劣势纳入考量可以帮助教师避免出现意外或失败的结果。

对证据的反思

1．关于教与学的基础性工作通常是由教育学、心理学和社会学等其他学科的工作所衍生出来的。护理教育工作者如何在这些研究的基础上继续发展自身学科？

2．护理教育工作者如何利用研究和循证实践过程来改变护理教育，同时增强学生的学习成果？

3．在提出的教学策略中，哪一种最能激发你的兴趣来针对事实性知识、概念性知识、程序性知识和元认知知识设计出吸引学生的课堂体验？又有哪些更符合你的教学“风格”？你对于使用它们有多自信？你的学生又需要什么？

4．如何将教学和学习策略与认知领域结合起来？

5．如何将一些教学 / 学习策略整合到一门课程或课程体系中？

6．可以使用哪些教学策略来使学生在项目、课程体系和课程水平上获得学习成果，并获得学位所要求的临床能力？

7．你正在考虑使用的策略还需要哪些额外的证据来支持？

参考文献

Agarwal, P. K., Nunes, L. D., & Blunt, J. R. (2021). Retrieval practice consistently benefits student learning: A systematic review of applied research in schools and classrooms. *Educational Psychology Review, 33*(4), 1409–1453.

Alberti, S., Motta, P., Ferri, P., & Bonetti, L. (2021). The effectiveness of team-based learning in nursing education: A systematic review. *Nurse Education Today, 97*, 104721.

Alfayoumi, I. (2019). The impact of combined concept-based learning and concept mapping pedagogies on nursing students' clinical reasoning abilities. *Nurse Education Today, 72*, 40–46. https://doi.org/10.1016/j.nedt.2018.10.009.

Al-Jubouri, M. B. (2021). Debate as a teaching strategy in nursing. *The Journal of Continuing Education in Nursing, 52*(6), 263–265.

Allert, C., Dellkvist, H., Hjelm, M., & Andersson, E. K. (2022). Nursing students' experiences of applying problem-based learning to train the core competence teamwork and collaboration: An interview study. *Nursing Open, 9*(1), 569–577.

Anderson, L. W., & Krathwohl, D. R. (2001). *A taxonomy for learning, teaching, and assessing: A revision of Bloom's taxonomy of educational objectives*. Longman.

Anderson, L. W., & Krathwohl, D. R. (Eds.). (2016). *A taxonomy for learning, teaching, and assessing: A revision of Bloom's taxonomy of educational objectives*. Longman.

Amir, S., Mehboob, U., Sethi, A., & Jamil, B. (2022). Problem-based learning: An overview of its process and impact on learning. *Pakistan. Journal of Physiology, 18*(1), 68–69.

Arends, R., & Callies, D. (2022). Dissemination enhancement in Doctor of Nursing Practice students. *Journal of Professional Nursing, 40*, 34–37.

Association of American Colleges & Universities (2021). High impact educational practices: What they are, who has access to them, and why they matte. *14*(3), 28–29. https://www.aacu.org/node/4084

Bartsch, L. M., & Oberauer, K. (2021). The effects of elaboration on working memory and long-term memory across age. *Journal of Memory and Language, 118*, 104215.

Bjerkvik, L. K., & Hilli, Y. (2019). Reflective writing in undergraduate clinical nursing education: A literature review. *Nurse Education in Practice, 35*, 32–41.

Bodrožić-Brnić, K., & Thiessen, T. (Eds.). (2022). Digitalization as a challenge for mindful leadership: *Mindful leadership in practice* (pp. 147–158). Springer.

Bristol, T., Hagler, D., McMillian-Bohler, J., Wermers, R., Hatch, D., & Oermann, M. H. (2019). Nurse educators' use of lecture and active learning. *Teaching and Learning in Nursing, 14*(2), 94–96.

Brod, G. (2021). Predicting as a learning strategy. *Psychonomic Bulletin & Review, 28*, 1839–1847. https://doi.org/10.3758/s13423-021-01904-1

Brown, P., Roediger, H., McDaniel, M., & Stick, M. I. (2014). *The science of successful learning*. The Belknap Press of Harvard University Press.

Brunmair, M., & Richter, T. (2019). Similarity matters: A meta-analysis of interleaved learning and its moderators. *Psychological Bulletin, 145*(11), 1029.

Burt, L. (2021). *Self-explanation use in nurse practitioner student diagnostic reasoning* [Doctoral dissertation, University of Illinois at Chicago]. Proquest.

Burt, L., Finnegan, L., Schwartz, A., Corte, C., Quinn, L., Clark, L., & Corbridge, S. (2021). Diagnostic reasoning: Relationships among expertise, accuracy, and ways that nurse practitioner students self-explain. *Diagnosis (Berlin, Germany)*, *9*(1), 50–58. https://doi.org/10.1515/dx-2020-0137.

Cabalsa, M., Samuel, V., Llaguno, M. B., & Mary Beth, M. R. (2022). Digital gamification: An innovative pedagogy for anatomy and physiology course among digital natives-nursing students. *Assiut Scientific Nursing Journal*, *10*(28), 10–20.

Cariñanos-Ayala, S., Arrue, M., Zarandona, J., & Labaka, A. (2021). The use of structured debate as a teaching strategy among undergraduate nursing students: A systematic review. *Nurse Education Today*, *98*, 104766. https://doi.org/10.1016/j.nedt.2021.104766.

Carter, H., & Townsend, D. R. (2022). A rationale for integrating writing into secondary content area classrooms: Perspectives from teachers who experience the benefits of integrating writing frequently. *Journal of Writing Research*, *13*(3), 329–365.

Casler, K. (2022). Escape passive learning: 10 steps to Building an Escape Room. *The Journal for Nurse Practitioners*, *18*(5), 569–574.

Cerezo, E., Aguelo, A., Coma-Roselló, T., Gallardo, J., & Garrido, M. A. (2022). Working attention, planning and social skills through pervasive games in interactive spaces. *IEEE Transactions on Learning Technologies*, *15*(1), 119–136. https://doi.org/10.1109/TLT.2022.3155993.

Chen, O., Paas, F., & Sweller, J. (2021). Spacing and interleaving effects require distinct theoretical bases: A systematic review testing the cognitive load and discriminative-contrast hypotheses. *Educational Psychology Review*, *33*(4), 1499–1522.

Chen, X., Zhang, B., Jin, S. X., Quan, Y. X., Zhang, X. W., & Cui, X. S. (2021). The effects of mindfulness-based interventions on nursing students: A meta-analysis. *Nurse Education Today*, *98*, 104718.

Choi, J. A., Kim, O., Park, S., Lim, H., & Kim, J. H. (2021). The effectiveness of peer learning in undergraduate nursing students: A meta-analysis. *Clinical Simulation in. Nursing*, *50*, 92–101.

Choi, S., Slaubaugh, M., & Tian, X. (2021). Integrating learning interpersonal skills through team-based learning (TBL) in a management course. *Journal of Education for Business*, *96*(8), 498–509.

Church, F. C. (2021). Active learning: Basic science workshops, clinical science cases, and medical role-playing in an undergraduate biology course. *Education Sciences*, *11*(8), 370.

Conelius, J., & Iannino-Renz, R. (2021). Incorporating a mindfulness program in a graduate family nurse practitioner program. *Journal of Holistic Nursing*, *39*(4), 369–372.

Considine, J., Berry, D., Allen, J., Hewitt, N., Oldland, E., Sprogis, S. K., & Currey, J. (2021). Team-based learning in nursing education: A scoping review. *Journal of Clinical Nursing*, *30*(7–8), 903–917.

Cornell University. (2022). *Examples of collaborative learning or group work activities*. Resource Library. https://teaching.cornell.edu/resource/examples-collaborative-learning-or-group-work-activities

Corwin Visible Learning Meta. (2021). *Spaced vs. mass practice*. https://www.visiblelearningmetax.com/influences/view/spaced_vs._mass_practice

Curators of the University of Missouri. (2021). *Cooperative learning strategies*. https://sites.google.com/a/emints.org/cooperative-learning-strategies/page2?authuser=0

Cusanno, B. R., Davidson, L. G., & Ketheeswaran, N. (2022). Fostering vulnerability, making brave spaces, and transforming worlds in 55 words: Writing 55-word stories for healthcare teaching, research, and practice. *Imagining new normals. Brave space-making through storytelling*, 319–348. https://www.researchgate.net/publication/358078995_Fostering_vulnerability_making_brave_spaces_and_transforming_worlds_in_55_words_Writing_55-word_stories_for_healthcare_teaching_research_and_practice/citation/download.

Cust, F. (2018). Increasing confidence of first-year student nurses with peer mentoring. *Nursing Times [online]*, *114*(10), 51–53. https://eprints.staffs.ac.uk/5520/.

de Bono, E. (1985). *Six thinking hats*. Penguin Books.

Dabbagh, A., Abtahi, D., Aghamohammadi, H., Ahmadizadeh, S. N., & Ardehali, S. H. (2020). Relationship between "simulated patient scenarios and role-playing" method and OSCE performance in senior anesthesiology residents: A correlation assessment study. *Anesthesiology and Pain Medicine*, *10*(5), e106640. https://doi.org/10.5812/aapm.106640

Demir, B., & Sönmez, G. (2021). Generation Z students' expectations from English language instruction. *Journal of Language and Linguistic. Studies*, *17*(1), 683–701.

Dodson, T. M., & Ferdig, R. E. (2021). Understanding nursing student choice in completion of presimulation activities. *Clinical Simulation in. Nursing*, *59*, 52–60.

Dorri, S., Ashghali Farahani, M., Maserat, E., & Haghani, H. (2020). Comparison of role play and conventional training methods on long-term learning of nursing students. *Development Strategies in Medical Education*, *7*(1), 61–77.

Epstein, I., Stephens, L., Severino, S. M., Khanlou, N., Mack, T., Barker, D., & Dadashi, N. (2020). "Ask me what I need": A call for shifting responsibility upwards and creating inclusive learning environments in clinical placement. *Nurse Education Today*, *92*, 104505.

Evans, L., Bosch, M. L. V., Harrington, S., Schoofs, N., & Coviak, C. (2019). Flipping the classroom in health care higher education: A systematic review. *Nurse Educator*, *44*(2), 74–78.

Ferguson, C., Hickman, L. D., Phillips, J., Newton, P. J., Inglis, S. C., Lam, L., & Bajorek, B. V. (2019). An mHealth intervention to improve nurses' atrial fibrillation and anticoagulation knowledge and practice: The EVICOAG study. *European Journal of Cardiovascular Nursing*, *18*(1), 7–15.

Fletcher, K. A., Hicks, V. L., Johnson, R. H., Laverentz, D. M., Phillips, C. J., Pierce, L. N., Wilhoite, D. L., & Gay, J. E. (2019). A concept analysis of conceptual learning: A guide for educators. *Journal of Nursing Education*, *58*(1), 7–15.

Fusco, N. M., Foltz-Ramos, K., & Ohtake, P. J. (2022). An interprofessional escape room experience to improve knowledge and collaboration among health professions students. *American Journal of Pharmaceutical Education, 86*(9), ajpe8823. https://doi.org/10.5688/ajpe8823.

Gallardo, J., López, C., Aguelo, A., Cebrián, B., Coma, T., & Cerezo, E. (2019). Development of a pervasive game for ADHD children. In A. Brooks, E. Brooks, & C. Sylla (Eds.), *Interactivity, Game Creation, Design, Learning, and Innovation*. Lecture Notes of the Institute for Computer Sciences, Social Informatics and Telecommunications Engineering (Vol. 265). Springer. https://doi.org/10.1007/978-3-030-06134-0_56.

Gallegos, C., & Nakashima, H. (2018). Mobile devices: A distraction, or a useful tool to engage nursing students? *Journal of Nursing Education, 57*(3), 170–173.

Garrison, C. M., Ritter, F. E., Bauchwitz, B. R., Niehaus, J., & Weyhrauch, P. W. (2021). A computer-based tutor to teach nursing trauma care that works as an adjunct to high-fidelity simulation. *CIN: Computers, Informatics, Nursing, 39*(2), 63–68.

Garwood, J. K., Ahmed, A. H., & McComb, S. A. (2018). The effect of concept maps on undergraduate nursing students' critical thinking. *Nursing Education Perspectives, 39*(4), 208–214.

Giddens, J. F. (2019). *Concepts for nursing practice E-Book*. Elsevier Health Sciences.

Glendon, K., & Ulrich, D. (1997). Unfolding cases: An experiential learning model. *Nurse Educator, 22*(4), 15–18.

Gómez-Urquiza, J. L., Gómez-Salgado, J., Albendín-García, L., Correa-Rodríguez, M., González-Jiménez, E., & Cañadas-De la Fuente, G. A. (2019). The impact on nursing students' opinions and motivation of using a "Nursing Escape Room" as a teaching game: A descriptive study. *Nurse Education Today, 72*, 73–76.

Goolsarran, N., Hamo, C. E., & Lu, W. H. (2020). Using the Jigsaw technique to teach patient safety. *Medical Education Online, 25*(1), 1710325.

Graber, M. L., Rencic, J., Rusz, D., Papa, F., Croskerry, P., Zierler, B., Harkless, G., Giuliano, M., Schoenbaum, S., Colford, C., Cahill, M., & Olson, A. P. J. (2018). Improving diagnosis by improving education: A policy brief on education in healthcare professions. *Diagnosis, 5*(3), 107–118.

Greenleaf Brown, L., Briscoe, G. S., & Grabowsky, A. (2022). The influence of journaling on nursing students: A systematic review. *Journal of Nursing Education, 61*(1), 29–35.

Gregory, L. R., Ramjan, L. M., Villarosa, A. R., Rojo, J., Raymond, D., & Salamonson, Y. (2022). Does self-efficacy for medication administration predict clinical skill performance in first-year nursing students? An inception-cohort study. *Teaching and Learning in Nursing, 17*(1), 77–83.

Griffith, P. B., Doherty, C., Smeltzer, S. C., & Mariani, B. (2021). Education initiatives in cognitive debiasing to improve diagnostic accuracy in student providers: A scoping review. *Journal of the American Association of Nurse Practitioners, 33*(11), 862–871.

Guo, L. (2022). How should reflection be supported in higher education? A meta-analysis of reflection interventions. *Reflective Practice, 23*(1), 118–146.

Gutierrez de Blume, A. P. (2022). Calibrating calibration: A meta-analysis of learning strategy instruction interventions to improve metacognitive monitoring accuracy. *Journal of Educational Psychology, 114*(4), 681–700.

Halstead, J. (2019). *NLN core competencies for nurse educators: A decade of influence*. National League for Nursing.

Hanover Research (2017, April). *Best practices in education equity*. https://www.wasa-oly.org/WASA/images/WASA/1.0%20Who%20We%20Are/1.4.1.6%20SIRS/Download_Files/LI%202017/May%2019%20-%20Best%20Practices%20in%20Educational%20Equity.pdf

Harlan, M. D., Rosenzweig, M. Q., & Hoffmann, R. L. (2021). Preferred teaching/learning strategies for graduate nursing students in web-enhanced courses. *Dimensions of Critical Care. Nursing, 40*(3), 149–155.

Harris, N., & Bacon, C. E. W. (2019). Developing cognitive skills through active learning: A systematic review of health care professions. *Athletic Training Education Journal, 14*(2), 135–148.

Hasanica, N., Ramic-Catak, A., Mujezinovic, A., Begagic, S., Galijasevic, K., & Oruc, M. (2020). The effectiveness of leaflets and posters as a health education method. *Materia Socio-Medica, 32*(2), 135.

Hattie, J. A. (2018). *Backup of Hattie's ranking list of 256 influences and effect sizes related to student achievement*. www.visiblelearningplus.com/content/250-influences-student-achievement

Heale, R., & Twycross, A. (2018). What is a case study? *Evidence-Based. Nursing, 21*(1), 7–8.

Herrman, J. W. (2019). *Creative teaching strategies for the nurse educator* (3rd ed.). FA Davis.

Higher Learning Commission (2022). *Criteria for accreditation*. https://www.hlcommission.org/Policies/criteria-and-core-components.html

Hoogerheide, V., Staal, J., Schaap, L., & van Gog, T. (2019). Effects of study intention and generating multiple choice questions on expository text retention. *Learning and Instruction, 60*, 191–198.

Huang, T. H., Liu, F., Chen, L. C., & Tsai, C. C. (2021). The acceptance and impact of Google Classroom integrating into a clinical pathology course for nursing students: A technology acceptance model approach. *PLoS One, 16*(3), e0247819.

Hughes, M., Kenmir, A., Innis, J., O'Connell, J., & Henry, K. (2020). Exploring the transitional experience of first-year undergraduate nursing students. *Journal of Nursing Education, 59*(5), 263–268.

Hurst, N. B., Grossart, E. A., Knapp, S., Stolz, U., Groke, S. F., Solem, C. R., & Walter, F. G. (2022). Do mnemonics help healthcare professionals learn and recall cholinergic toxidromes? *Clinical Toxicology*, 1–3.

Ibrahim, M. E., Al-Shahrani, A. M., Abdalla, M. E., Abubaker, I. M., & Mohamed, M. E. (2018). The effectiveness of problem-based learning in acquisition of knowledge, soft skills during basic and preclinical sciences: Medical students' points of view. *Acta Inform Medica*, *26*(2), 119–124.

Immekus, J. C. (2019). Flipping statistics courses in graduate education: Integration of cognitive psychology and technology. *Journal of Statistics Education*, *27*(2), 79–89.

Ironside, P., & McNelis, A. (2009). *Clinical education in prelicensure nursing programs: Results from an NLN national survey*. National League for Nursing.

Iverson, L., Connelly, S., & Potthoff, M. (2018). Teaching About zebras. *Journal of Nursing Education*, *57*(2). 126–126.

Jamshidi, H., Parizad, N., & Hemmati Maslakpak, M. (2021). Problem-based learning; a new pathway towards improving patient safety-based communication skills in nursing students. *Journal of Preventative Epidemiology*, *6*(2), e25.

Janssens, O., Haerens, L., Valcke, M., Beeckman, D., Pype, P., & Embo, M. (2022). The role of ePortfolios in supporting learning in eight healthcare disciplines: A scoping review. *Nurse Education in Practice*, 103418.

Jefferies, D., McNally, S., Roberts, K., Wallace, A., Stunden, A., D'Souza, S., & Glew, P. (2018). The importance of academic literacy for undergraduate nursing students and its relationship to future professional clinical practice: A systematic review. *Nurse Education Today*, *60*, 84–91.

Johnson, D.W., & Johnson, R.T. (2018). Cooperative learning: The foundation for active learning. In S. Brito (Ed.), (2019). *Active learning—Beyond the future* (pp. 59–70). IntechOpen.

Joshi, T., Budhathoki, P., Adhikari, A., Poudel, A., Raut, S., & Shrestha, D. B. (2022). Team-based learning among health care professionals: A systematic review. *Cureus*, *14*(1), e21252. https://doi.org/10.7759/cureus.21252

Jowsey, T., Foster, G., Cooper-Ioelu, P., & Jacobs, S. (2020). Blended learning via distance in pre-registration nursing education: A scoping review. *Nurse Education in Practice*, *44*, 102775.

Kaddoura, M., VanDyke, O., Cheng, B., & Shea-Foisy, K. (2016). Impact of concept mapping on the development of clinical judgment skills in nursing students. *Teaching and Learning in Nursing*, *11*, 101–107. https://doi.org/10.1016/j.teln.2016.02.001.

Kamaliah, N. (2018). Use of the three-step interview technique in teaching ESL speaking. *English Education Journal*, *9*(1), 82–101.

Karikari-Martin, P., Zapata, D., Hesgrove, B., Murray, C. B., & Kauffman, K. (2021). Academic–service partnerships: Increasing the advanced nurse workforce. *Journal of Nursing Education*, *60*(4), 190–195.

King, T. S. (2020). Using QR codes on professional posters to increase engagement and understanding. *Nurse Educator*, *45*(4), 219.

Kinzie, J. (2017). The use of student engagement findings as a case of evidence-based practice. *New Directions for Higher Education*, *2017*(178), 47–56. https://doi.org/10.1002/he.20233.

Kuh, G.D., & Kinzie, J. (2018). What really makes a "high-impact" practice high-impact? Inside Higher Education. https://www.insidehighered.com/views/2018/05/01/kuh-and-kinzie-respond-essay-questioning-high-impact-practices-opinion

Kuzma, E. K., Graziano, C., Shea, E., Schaller, F. V., Jr, Pardee, M., & Darling-Fisher, C. S. (2019). Improving lesbian, gay, bisexual, transgender, and queer/questioning health: Using a standardized patient experience to educate advanced practice nursing students. *Journal of the American Association of Nurse Practitioners*, *31*(12), 714–722.

Latimier, A., Peyre, H., & Ramus, F. (2021). A meta-analytic review of the benefit of spacing out retrieval practice episodes on retention. *Educational Psychology Review*, *33*(3), 959–987.

Lee, S.K., & Sanders, S.T. (2020). *Best practices in undergraduate nursing education: Concept-based curriculum*. Sigma Theta Tau Repository. https://sigma.nursingrepository.org/bitstream/handle/10755/21165/SKLee_Abstract.pdf?sequence=2

Leyland, A., Rowse, G., & Emerson, L. M. (2019). Experimental effects of mindfulness inductions on self-regulation: Systematic review and meta-analysis. *Emotion*, *19*(1), 108.

Liang, H. Y., Tang, F. I., Wang, T. F., & Yu, S. (2021). Evaluation of nurse practitioners' professional competence and comparison of assessments using multiple methods: Self-assessment, peer assessment, and supervisor assessment. *Asian Nursing Research*, *15*(1), 30–36.

Mahaffey, A. L. (2020). Mock urinalysis demonstration: Making connections among acid–base chemistry, redox reactions, and healthcare in an undergraduate nursing course. *Journal of Chemical Education*, *97*(7), 1976–1983.

Maheshwari, S. K., & Kaur, P. (2019). Mnemonics and nursing. *International Journal of Nursing Science Practice and Research*, *5*(2), 19–25.

Makhene, A. (2019). The use of the Socratic inquiry to facilitate critical thinking in nursing education. *Health SA Gesondheid*, 24. https://doi.org/10.4102/hsag.v24i0.1224.

Markowski, M., Bower, H., Essex, R., & Yearley, C. (2021). Peer learning and collaborative placement models in health care: A systematic review and qualitative synthesis of the literature. *Journal of Clinical Nursing*, *30*(11–12), 1519–1541.

McClure, N., & Brame, C. (2020). Asthma medications: A think-pair-share-square activity for nursing students. *Nurse Educator*, *45*(1), 16.

McConnell, D. A., et al. (2017). Instructional utility and learning efficacy of common active learning strategies. *Journal of Geoscience Education*, *65*, 604–625.

McEnroe-Petitte, D., & Farris, C. (2020). Using gaming as an active teaching strategy in nursing education. *Teaching and Learning in Nursing*, *15*(1), 61–65.

Menon, S. S., Wischgoll, T., Farra, S., & Holland, C. (2021). Using augmented reality to enhance nursing education. *Electronic Imaging*, *2021*(1), 304.

Michaelson, L. K., Parmelee, D. X., McMahon, K. K., & Levine, R. E. (2008). *Team-based learning for health professions education: A guide to using small groups for improving learning*. Stylus.

Mollahadi, M., Khademolhoseini, S. M., Mokhtari-Nouri, J., & Khaghanizadeh, M. (2018). The portfolio as a tool for mentoring in nursing students: A scoping review. *Iranian Journal of Nursing and Midwifery Research, 23*(4), 241.

Morgan, R. (2019). Using seminars as a teaching method in undergraduate nurse education. *British Journal of Nursing, 28*(6), 374–376.

Morsy, A. A. I., & Darweesh, H. A. M. (2021). Effect of six hats thinking technique on development of critical thinking disposition and problem-solving skills of nursing students. *American Journal of Nursing, 9*(1), 8–14.

Nasim, A., Ghani, M., Kausar, S., & Khatoon, K. (2022). Effectiveness of problem-based learning in developing knowledge of undergraduate nursing students. *Annals of King Edward Medical University, 28*(1), 19–25.

National Survey of Student Engagement (NSSE). (2016). *NSSE annual results2016: Engagement insights: Survey findings on the quality of undergraduate education.* http://nsse.indiana.edu/html/annual_results.cfm

National Survey of Student Engagement (NSSE). (2017). *NSSE annual results2017: Engagement insights: Survey findings on the quality of undergraduate education.* https://scholarworks.iu.edu/dspace/handle/2022/23392

National Survey of Student Engagement (NSSE). (2018). *NSSE annual results2018: Engagement insights: Survey findings on the quality of undergraduate education.* https://scholarworks.iu.edu/dspace/handle/2022/23391

National Survey of Student Engagement (NSSE). (2019). *NSSE annual results2019: Engagement insights: Survey findings on the quality of undergraduate education.* https://scholarworks.iu.edu/dspace/handle/2022/25321

National Survey of Student Engagement (NSSE). (2020). *Overview.* https://nsse.indiana.edu/nsse/reports-data/nsse-overview.html

Nemec, R., Brower, E., & Allert, J. (2021). A guide to implementing role-play in the nursing classroom. *Nursing Education Perspectives, 42*(6), E163–E164.

Ng, P., Kranz, K., Abeles, R., Schwartz, D., & Lane, S. (2020). Using the Jigsaw teaching method to enhance internal medicine residents' knowledge and attitudes in managing geriatric women's health. *MedEdPORTAL, 16*, 11003. https://www.mededportal.org/doi/10.15766/mep_2374-8265.11003.

Ogilvie, J. M. (2019). The mysterious case of Patient X: A case study for neuroscience students. *Journal of Undergraduate Neuroscience Education, 18*(1), C1.

Ohio State University Veterinary Program, (n.d.). *10 learning strategies for rotations and courses.* https://otl.vet.ohio-state.edu/node/203

Ong, K. Y., Ng, C. W., Tan, N. C., & Tan, K. (2022). Differential effects of team-based learning on clinical reasoning. *The Clinical Teacher, 19*(1), 17–23.

Oruche, U. M., Moorman, M., deRose, B., Berlanga King, G., & Antisdel, J. A. (2022). Preparing nurse practitioner students to recognize health inequities and global health issues. *Indiana University Perdue University Indianapolis ScholarWorks Repository* https://scholarworks.iupui.edu/handle/1805/28422.

Pålsson, Y., Mårtensson, G., Swenne, C. L., Mogensen, E., & Engström, M. (2021). First-year nursing students' collaboration using peer learning during clinical practice education: An observational study. *Nurse Education in Practice, 50*, 102946.

Park, J. H., & Park, M. H. (2022). Effects of core fundamental nursing skills practical education based on problem-based learning. *The Korean Data & Information Science Society, 33*(2), 269–281.

Phillips, C. J., & Ford, K. (2021). The next gen pharmacology classroom: A quality improvement approach to transformation. *Teaching and Learning in Nursing, 16*(4), 379–383.

Pike, N. A., Kinsler, J. J., Peterson, J. K., Verzemnieks, I., Lauridsen, L., Love-Bibbero, L., & Ramos-Gomez, F. (2022). Improved oral health knowledge in a primary care pediatric nurse practitioner program. *Journal of the American Association of Nurse Practitioners, 34*(5), 755–762.

Pleshkan, V., & Boykins, A. D. (2022). Cognitive preceptorship: An emerging nurse practitioner role transition to practice model. *Journal of Professional Nursing, 39*, 194–205.

Pront, L., Müller, A., Koschade, A., & Hutton, A. (2018). Gaming in nursing education: A literature review. *Nursing Education Perspectives, 39*(1), 23–28.

Putri, S. T., & Sumartini, S. (2021). Integrating peer learning activities and problem-based learning in clinical nursing education. *SAGE Open Nursing, 7* 23779608211000262.

Quizlet (2022). *Home.* https://quizlet.com/

Rao, B. J. (2019). Innovative teaching pedagogy in nursing education. *International Journal of Nursing Education, 11*(4).

Reed, J. M. (2020). Gaming in nursing education: Recent trends and future paths. *Journal of Nursing Education, 59*(7), 375–381.

Robertson, B., & Disch, J. (2021). Improving quality and safety with transition-to-practice programs. In G. Sherwood, & J. Barnsteiner (Eds.). *Quality and Safety in Nursing: A Competency Approach to Improving Outcomes* (3rd ed., p. 560). Wiley-Blackwell.

Robertson, D. A., Padesky, L. B., & Brock, C. H. (2020). Cultivating student agency through teachers' professional learning. *Theory Into Practice, 59*(2), 192–201.

Rowe, N. (2017). Tracing the "grey literature" of poster presentations: A mapping review. Health *Information and Libraries. Journal. 31*(2), 106–124. https://doi.org/10.1111/hir.12177.

Sabet, R., Geckil, E., & Semra, K. (2022). Electronic-portfolio: A tool for nursing students' evaluation. *Genel Sağlık Bilimleri Dergisi, 4*(1), 62–67.

Saeedi, M., Ghafouri, R., Tehrani, F. J., & Abedini, Z. (2021). The effects of teaching methods on academic motivation in nursing students: A systematic review. *Journal of Education and Health Promotion*, 10, 271. https://doi.org/10.4103/jehp.jehp_1070_20

Sanaie, N., Vasli, P., Sedighi, L., & Sadeghi, B. (2019). Comparing the effect of lecture and Jigsaw teaching strategies on the nursing students' self-regulated

learning and academic motivation: A quasi-experimental study. *Nurse Education Today, 79*, 35–40.
Sarker, U., Kanuka, H., Norris, C., Raymond, C., Yonge, O., & Davidson, S. (2021). Gamification in nursing literature: An integrative review. *International Journal of Nursing Education Scholarship, 18*(1), 20200081. https://doi.org/10.1515/ijnes-2020-0081
Sartain, A. F., Welch, T. D., & Strickland, H. P. (2021). Utilizing nursing students for a complex role-play simulation. *Clinical Simulation in. Nursing, 60*, 74–77.
Scheel, L. S., Bydam, J., & Peters, M. D. (2021). Reflection as a learning strategy for the training of nurses in clinical practice setting: A scoping review. *JBI Evidence Synthesis, 19*(12), 3268–3300.
Seckman, C., & Van de Castle, B. (2021). Understanding digital health technologies using mind maps. *Journal of Nursing Scholarship, 53*(1), 7–15.
Seibert, S. A. (2022). Validated instructional resource to engage nursing students in critical thinking. *Teaching and Learning in. Nursing, 17*(3), 263–266.
Sherwood, G., & Barnsteiner, J. (Eds.). (2021). *Quality and safety in nursing: A competency approach to improving outcomes*. John Wiley & Sons.
Silva, H., Lopes, J., Dominguez, C., & Morais, E. (2022). Lecture, cooperative learning and concept mapping: Any differences on critical and creative thinking development? *International Journal of Instruction, 15*(1), 765–780.
Smith, T. (2021, April). Guided reflective writing as a teaching strategy to develop nursing student clinical judgment. *Nursing Forum, 56*(2), 241–248.
Soneru, C. (2021). Fostering resilience during COVID-19 epidemic through reflection and writing. *ASA Monitor, 85*(5), 13.
Soroush, A., Andaieshgar, B., Vahdat, A., & Khatony, A. (2021). The characteristics of an effective clinical instructor from the perspective of nursing students: A qualitative descriptive study in Iran. *BMC nursing, 20*(1), 1–9.
Stevens, T. E. (2019). Just one more thing: Getting the most out of one-minute papers. *Pennsylvania Libraries: Research & Practice, 7*(1), 38–45.
Sullivan, J. M. (2022). Flipping the classroom: An innovative approach to graduate nursing education. *Journal of Professional Nursing, 38*, 40–44.
Tennyson, C. D., Smallheer, B. A., & De Gagne, J. C. (2022). Microlearning strategies in nurse practitioner education. *Nurse Educator, 47*(1), 2–3.
Thelen, M. (2022). Medication competence: a concept analysis. *Nurse Education Today, 111*, 105292.
Torres, E. R., Williams, P. R., Kassahun-Yimer, W., & Gordy, X. Z. (2022). Crossword puzzles and knowledge retention. *Journal of Effective Teaching in Higher Education, 5*(1), 18–29.
Tsimane, T. A., & Downing, C. (2020). A model to facilitate transformative learning in nursing education. *International Journal of Nursing Sciences, 7*(3), 269–276.
Tornwall, J., & McDaniel, J. (2022). Key strategies in scholarly writing instruction for doctor of nursing practice students: A Q-methodology study. *Nurse Education Today, 108*, 105192.
van Peppen, L. M., Verkoeijen, P. P., Heijltjes, A., Janssen, E., & van Gog, T. (2021). Repeated retrieval practice to foster students' critical thinking skills. *Collabra: Psychology, 7*(1), 28881.
Veldkamp, A., van de Grint, L., Knippels, M. C. P., & van Joolingen, W. R. (2020). Escape education: A systematic review on escape rooms in education. *Educational Research Review, 31*, 100364.
Vos, J. (2018). *Meaning in life: An evidence-based handbook for practitioners*. Bloomsbury Publishing.
Welch, T. D., & Parker, K. (2020). Complex conversations: Tips, tools, and strategies. *Nursing Management, 51*(7), 11–13.
Weiss, J. A. (2018). Creative gaming: A new approach to engage students in pathophysiology. *The Journal for Nurse Practitioners, 14*(9), e177–e183.
Wessling, S. B. (2019). Conver-stations: A discussion strategy. *Teaching Channel*. https://www.teachingchannel.org/video/conver-stations-strategy.
White, B. J., & Lansom, K. S. (2017). The evolution of a writing program. *Journal of Nursing Education, 56*(7), 443–445. https://doi.org/10.3928/01484834-20170619-11.
Windle, S., Berger, S., & Kim, J. E. E. (2021). Teaching guided imagery and relaxation techniques in undergraduate nursing education. *Journal of Holistic. Nursing, 39*(2), 199–206.
World's Database of Medical Mnemonics, 2022. *About*. http://www.medicalmnemonics.com/cgi-bin/about.cfm
Wu, H. Z., & Wu, Q. T. (2020). Impact of mind mapping on the critical thinking ability of clinical nursing students and teaching application. *Journal of International Medical Research, 48*(3). 03000605198 93225.
Xu, Y., Lau, Y., Cheng, L. J., & Lau, S. T. (2021). Learning experiences of game-based educational intervention in nursing students: A systematic mixed-studies review. *Nurse Education Today, 107*, 105139.
Yip, Y. C. (2021). Using Socratic inquiry to enhance critical thinking in nursing students. *Nursing2021, 51*(11), 13–16.
Zawadzka, K., & Hanczakowski, M. (2020). Knowing more or thinking that you know more? Context-dependent illusions of knowing. In A. M. Cleary & B. L. Schwartz (Eds.), Memory quirks: The study of odd phenomena in memory (pp. 175–189). Routledge.
Zhang, J., & Chen, B. (2021). The effect of cooperative learning on critical thinking of nursing students in clinical practicum: A quasi-experimental study. *Journal of Professional Nursing, 37*(1), 177–183.
Zou, P., Visayanathan, A., Whyte, C., Pak, A., Brathwaite, A. C., Zhu, Q., & Vanderlee, R. (2019). Successful vs. unsuccessful small group reflection: A narrative inquiry. *Journal of Nursing Education and Practice, 9*(5), 6. https://doi.org/10.5430/jnep.v9n5p6
Zwart, D. P., Goei, S. L., Noroozi, O., & Van Luit, J. E. (2021). The effects of computer-based virtual learning environments on nursing students' mathematical learning in medication processes. *Research and Practice in Technology Enhanced Learning, 16*(1), 1–21.

第17章

护理多元文化教育

Carolina G. Huerta，EdD，RN，FAAN
翻译：颜　萍　审校：毕怀梅

在过去的5年中，美国少数族裔和边缘化人群的多样性、公平性和包容性经历了历史性的变革。成千上万的移民不断涌入南部边境，许多难民最终可能成为合法的美国公民，影响了经济、社会，当然还包括教育体系。乔治·弗洛伊德（George Floyd）和艾哈迈德·阿尔贝里（Ahmaud Arbery）的死亡事件是数起种族主义事件中的两例，它们引发了“黑人的命也是命”运动（Black Lives Matter Movement），也引起了人们对几十年来种族和族裔群体之间存在的不平等现象的关注。随着对种族不平等的日益关注，我们的教学、学术和实践的各个方面都需要考虑多样性（Villarruel & Broome，2020）。对多样性、公平性和包容性的日益重视使得学生和教职员工的种族和族裔构成更加多样化，这就要求护理教师展示出阐明和增强教学实践的能力，以指导多元化学生的成长（Zambrana et al.，2020）。为了培养多样化的护士，护理教育必须首先承认教育中可能存在的种族主义结构，并采取行动消除护理院校固有的种族主义（Thompson，2021）。代表性不足的少数族裔护理学生在其教育旅程的各个方面都面临着挑战，包括入学、升学、留校和毕业。国家人口结构的深刻变化正在让护理教育面临新的现实问题。

美国人口普查局的数据显示，种族和族裔多样性在过去10年中有所增加。非西班牙裔白种人人口从2010年的63.7%下降到2020年的57.8%。西班牙裔现在占总人口的18.7%，而黑种人或非裔美国非西班牙裔占人口的12.1%。这些统计数据表明，美国人口比以往任何时候都更加多族裔和多样化（Jensen et al.，2021）。根据皮尤研究中心的数据，美国是移民最多的国家。美国有4000多万人出生在另一个国家，占世界移民的20%。美国的多样性体现在世界上每个国家都有人移民到美国（Budiman，2020）。如果这样的人口趋势继续下去，到2065年，移民及其后代预计将占美国人口的88%（Budiman，2020）。根据这些人口预测，学术机构成员无疑将大部分由受教育不足的人群组成。

国家人口结构的深刻变化正在让护理教育面临新的挑战。需要加强护理人员队伍的多样性，并需要吸引来自少数族裔的学生加入护理队伍。护理专业学生统计数据显示，2010—2019年，少数族裔学生的入学人数从77265人增加到184050人，增长了1倍多（National Advisory Council on Nurse Education and Practice，2020）。美国护理学院协会（AACN，2020a）的年度调查统计数据显示，近年来少数族裔学生有所增加，目前的数据显示，37.9%的本科生及37.1%、33.8%和37.2%的硕士生、研究型博士生和护理实践博士生分别来自少数族裔。

与其他注册护理岗位相比，护理教师的多样性最低。目前，美国有近27000名护理教育工作者。大多数护理教育工作者是白人女性（69.7%），大约20%是黑种人、非裔美国人、西班牙裔或拉丁裔。男性占护理教育工作者总数的12.1%，14%的护理教育工作者自认为是LGBTQ+（ZIPPIA，2021）。这些统计数据表明，大多数文化多样性和少数族裔护理专业的学生都是由非少数族裔护理教师授课的，这些教师可能不知道如何为他们的学业成功提供必要的支持。护理教师缺乏多样性可能会向学生传达出该机构不重视学生多样性的信号。护理教师缺乏多样性可能会影响那些正在寻找导师和归属感支持的少数族裔学生（AACN，2021a）。许多护理和慈善组织要求高等教育机构增加对护理领域少数群体的招生，并提高他们的毕业率。因此，高等教育机构必须确保护理教育工作者意识到多元文化教育方法对少数族裔护生的成功所产生的影响。

一项大型社会科学研究表明，高等教育无法摆脱美国社会不平等现象的影响。这项研究大部分侧重于研究大学生的经历和结果，其表明拉丁裔、非裔美国人和美洲原住民学生的大学入学率和留校率低于非西班牙裔白种人学生。事实上，研究表明，不同族裔的大学入学率和毕业率存在差异，而且少数族裔学生在获得高质量教育方面存在许多系统性障碍（American Council on Education，2019）。护理教师必须采用新的方法来增加少数族裔学生的数量，承认有许多因素会影响他们的学业成功，并设计文化融入的环境和课程来满足所有学生的需求，以帮助学生获得学业成功。留校率和毕业率是少数族裔护理专业学生面临的主要挑战。他们面临着许多可能影响学业成绩的障碍（Murray，2021）。

自2010年以来，美国大学入学人数每年稳步下降1.67%。据估计，美国大学有1750万本科生就读于授予学位的机构，430万人就读于研究生院。大约19.5%的学生是西班牙裔或拉丁裔，自1976年以来增长了441.7%。自1960年以来，女性大学入学人数也增加了34.7%（Hanson，2021）。自1976年以来，黑种人大学生的比例增加了39.6%；然而，自2010年以来，黑种人学生总数减少了10.1%。在美国大学注册的所有学生中，有10%是亚裔或太平洋岛民，0.07%是美洲原住民或阿拉斯加原住民，其比例比1976年以来没有明显增长。值得注意的是，自1976年以来，非西班牙裔白种人学生人数减少了近35%，这是一个相当大的数字。尽管少数族裔的入学人数有所增加，但事实上，近60%的大学生是非西班牙裔白种人（Hanson，2021）。这些统计数据对护理学校来说很重要，因为学校试图招收、注册和留住未来可能在美国社会执业的学生群体。

美国的学生群体正变得越来越多样化；然而，大多数全职教师职位总体上仍由白种人男性和白种人女性担任。学术界的人员特征和文化特征明显偏向白种人、异性恋、中层及中上层阶级。根据国家教育统计中心（National Center for Education Statistics，NCES）（2021）的数据，35%的大学教师是女性，这在一定程度上体现了性别平等。相比之下，由种族和族裔多样化的个体担任的教职职位几乎没有增加。只有25%的全职教师职位由有色人种担任。此外，在教授级别的全职终身教职员工中，只有19%是有色人种（NCES，2021），而81%的全职大学教授是非西班牙裔白种人（DeWitty & Murray，2020）。与少数族裔女性相比，非西班牙裔白种人教师更有可能获得终身教职。实现终身教职赋予了教师在学术环境中更多的特权和权力。终身制赋予教授发表深层次问题的学术自由，通过职位的稳定性为其提供权力，并促进改进和开放式学习（Indeed，2021）。由于非西班牙裔白种人教师更有可能获得终身教职，他们在高等教育中比其他有色人种教师拥有更多的权力，尤其是有色人种女性在学术界的占比仍然不足。例如，在2018年秋季，有色人种女性仅占全职教师职位的11%。此外，有色人种女性的比例随着学术地位的上升而逐渐下降。有色人种女性占教师和讲师的15%、助理教授的15%、副教授的17%、正教授的6%（NCES，2020）。

学术界缺乏多样性对创造包容性的学习环境具有影响。尽管为消除偏见做出了努力，但学术界的偏见仍然存在。护理实践缺乏多样性也是一个令人担忧的问题。美国医学研究所（IOM，2020）

《护理的未来2020—2030：绘制实现健康公平之路》明确指出，需要增加医疗保健劳动力的多样性。该报告重点关注各级护理教育中实现多元化劳动力的系统促进因素和障碍，包括性别、种族和族裔。增加学术课程的多样性将增加劳动力的多样性，并为学生解决健康的社会决定因素和实现健康公平做好准备。

本章的目的是为护理教师、工作人员和学生创造一个包容护生多样性的学习环境提供指导。本章首先讨论了一些关键术语和概念，这些术语和概念对于护理教育者理解并为他们的多元文化护理学生提供包容性教育至关重要。这些概念和关键术语包括多样性、公平性和包容性。在讨论了这些基本概念和术语之后，将描述多元文化和包容性教育，教师将学习如何为教学创造一个包容的环境。潜在的隐性偏见可能会破坏提供多元文化和包容性教育环境的任何尝试。隐性偏见是一种无意识行为，会影响护理教师对多元化和边缘化的学生教学的理解、决策和行动［Center for the Study of Social Policy（CSSP），2019］。本章还提供了创建文化响应性学术课程体系的策略，并举例说明了解决课堂和整个课程多样性所必需的教学策略和方法。

基本概念和术语

在本章中，多样性、公平性和包容性被描述为提供护理教育的核心，以促进所有学生的学习。多样性一词非常广泛，指的是各种个体、群体和社会特征。这些特征包括但不限于年龄、性别、种族、族裔、性取向、身份地位、家庭、地理位置、国籍和宗教信仰。多样性也可能指语言、身体、功能和学习能力以及社会经济地位（AACN，2021b）。护理教育多样性的部分益处包括培养能够解决健康差距以及促进健康社会和结构的专业人才（AACN，2021b，p.5）。公平是根据个人或团体的需求提供不同程度的支持。公平的最终目标是实现结果的公平，理解公平的必要性需要认识到个人/团体的起点不平等（CSSP，2019）。包容性则是指可以培养出优秀且多样性的教师、学生和工作人员的环境和组织文化（AACN，2021b），其核心在于决策者和合作者被公平地重视和欢迎（CSSP，2019）。

多元文化教育

多元文化教育是指促进所有学生之间教育公平并增强其学业成果的教学实践。多元文化教育增强了教育者对文化和学习影响的认识，并促进了所有学生的学业成功，包括少数族裔和代表性不足的学生。它利用广泛的策略来帮助学生理解和欣赏他们之间的差异。采用多元文化教育方法的护理教师可以增强学习，并为多样化的学生提供支持。多元文化的教学方法融合了来自不同文化背景学生的价值观、信仰和观点。Banks（2013）认为所有学生，无论其性别、性取向、社会阶层、种族、族裔或文化特征等定义特征如何，都有权获得平等的学习机会。多元文化教育要求护理教师必须看到学生的本质，而不是他们的不足，并认可和建立学生的优势（Mee，2021）。多元文化教育在解决学生学习成果和成功方面的问题的前提与文化能力在解决健康差距方面的前提相同。表17.1描述了这两个概念之间的差异。

多元文化教育对教育工作者和教育管理者提出了挑战，要求他们考虑平等和包容，以造福所有学生。Banks（2013）概述了多元文化教育的5个维度，包括：①内容整合；②知识构建；③公平教学法；④减少偏见；⑤赋予学校文化和社会结构权力。虽然不是发展性的，但这5个关键组成部分强调了在课堂环境中赋予文化群体权力的规划和行动步骤。例如，内容整合可以通过开放课堂进行对话来使用，为学生提供学习不同观点（例如与西方国家文化价值观不同的）的机会，并提供反思的机会，从而极大地提高学生的学习效果，最终提供高质量的护理。当教师使用有助于培养对文化多样性群体的积极态度的学习活动时，偏见就会减少。采用多元文化方法教授不同护理学生的教师，使他们能够以文化相关和反应灵敏的方式学习。教师对护理课堂多元文化教育重要性的认识有助于他们能够采用提高学业成绩、学术自我效能、文化能力、学生的政策意识的教学策略（Choi & Mao，2021）。

教师必须首先发展文化知识、文化敏感性和技能，并使自己具备文化能力。护理教师在决定学生成功方面发挥着关键作用。在教授少数族裔或代表性不足的护理学生时，他们必须乐于接受自身对学生存在的偏见和成见。他们对少数族裔学生学习方式和智力能力的假设可能会削弱学生的学业成功。护理教育者应该进行内省，发现自身存在的偏见和刻板印象。

文化知识

文化知识是获取不同文化群体的真实信息。文化知识不仅是基于刻板印象了解一个人的文化，它还涉及对人的核心文化特征的理解，如语言、家庭结构、信仰、价值观和行为。获得文化知识要求个人具有文化谦逊感。文化谦逊被定义为保持一种对不同文化的个人和社区开放的人际关系立场。它认识到对文化差异进行自我批判的重要性，以及对文化之间权力不平衡的认识（CSSP，2019）。拥有文化知识对教师和学生在课堂和临床领域都很重要。教师可以为学生安排作业，以评估他们自己的文化知识。教师可以使用各种概念模型和框架来帮助学生获取文化知识。例如，Giger 和 Davidhizar（2017）开发了一个跨文化评估模型，其中包括6个文化组成部分：沟通、时间、空间、社会组织、环境控制和生物变异。这种模式可以应用于任何文化的服务对象或学生，可以通过将这些组件作为评估框架，以及在不太正式的对话中用于特殊任务和参考点，帮助学生了解自己和其他人。护理领域还发现了其他模式，这些模式强调文化知识在照顾患者方面

表17.1 多元文化教学和文化能力教学

	多元文化教学	文化能力教学
重点	创建课程并运用教学策略和材料支持多元化学生（如公平）	帮助学生了解自己的价值观、信仰和态度，并了解有其他文化背景的学生
过程	发展性的、连续的	发展性的、连续的
知识评估	在教学计划中考虑文化背景和态度、学习方式、歧视、偏见和需求	考虑文化背景、态度、价值观和信仰，促进文化理解
学习环境	重视对多元文化学生的了解，关注教育公平性 促进所有学生之间的尊重 确保教学材料中不带任何偏见；加强使用课外活动来协助学生学习	重视有关患者护理的各个文化层面 促进人们对彼此差异的理解和尊重 确保包含有关各种文化的内容
教学指导	使学生更有责任担当，让学生有更多的学习选择 为促进学生理解，运用多种传达信息的方式	促进理解 运用多种策略和手段促进知识的获取
教学策略	团队、教学媒体、游戏、期刊、民族志、嘉宾演讲、专题小组、角色扮演、教科书、模拟、文章、讨论、反思	角色扮演、游戏、视频片段、案例研究和小组、媒体、流行书籍、参观博物馆和其他社区设置、小组讨论、访谈、讲故事、体验式沉浸、交流经验、服务性学习、民族志、工作坊、教育计划、参与
评估进展	观察学生的参与度 课程和项目回顾 课堂评估	衡量文化观念知识（如文化意识、文化敏感度、文化素养），评价课程，评价学生感知文化能力的程度
最终评价	学生评价课堂和教学 师生自评 教师互评：包容性教学的实例 多元化教育课程的外部评审 学生和校友对课程和教学的评价	测试、写作、角色扮演、讨论、模拟，以及提供适当文化照护的能力

的重要性。

例如，Leininger（1970，1993）是最早整合了关怀和文化的人之一，在她的《文化关怀、多样性和普遍性理论》（*Culture Care，Diversity，and Universality Theory*）中，她描述了文化因素知识在为患者提供优质护理方面的重要性。其他模型还有Purnell（2013）的文化胜任力模型，其中包括一种组织理论，该理论声称所有文化都有相似之处，文化是解释和应对医疗保健的强大力量（Purnell，2019）。Campinha-Bacote（1999）的模型侧重于文化胜任力和医疗服务的提供，其中融合了文化知识、意识、技能、期望和患者接触。

随着知识的共享和学生寻求了解特定的文化群体，教师可以确保学生了解异质性（如多样性、多样性和亚群体差异）的概念，而不是同质性（同一性）的概念。对差异的理解必须通过提问的方式来体现。根本要点是不做出假设；是在进行文化评估时，教师应该问开放式问题，而不是直接提问。他们还应该认识到，即使在被认为拥有相同文化的学生中，也存在文化多样性和异质性。

文化理解、文化认知、文化敏感性和文化技能

文化理解是对有多种观点、多元事实、多种解决方案和多种认知方式的认识，有必要培养护生的跨文化准备度。当教师们想到文化理解的重要性时，通常是关于照顾不同的患者（O'Brien et al.，2021）。事实上，护理学生的文化理解对于学生成功完成护理研究课程也至关重要。文化理解要求护理教师自发地看到学生的世界观，反映其价值观、规范、表达、仪式，甚至忌讳和荒谬之处。教师必须摆脱任何种族中心主义的表象，或者他们自己的文化信仰和生活方式。尽管只有很少的人没有轻微的种族中心主义，护理教师进行自我评估以确定他们的种族中心模式和行为也

是很重要的。教师和学生都必须培养洞察力，并了解到“单一的文化不是放之四海而皆准的”。为了评估学生的文化理解程度，教师应该设计能够让学生展示出对不同文化理解的活动。除了临床实践，学生还可以积极参与强调文化理解和文化能力的活动。具有一定文化理解的学生会认识到，个人的价值观、信仰和习惯并不因此而受到损害。教师了解文化或亲自了解和认识文化对学生学习的影响对于产生积极的学生成果至关重要。Carper（1978）确定了 4 种基本的认知方式或模式，即经验认知、审美认知、伦理认知和个人认知或包含文化认知的个人意义。尽管经验、审美和伦理认知模式很重要，但包括文化认知在内的个人认知对护理教育也很重要。护理教师必须在学习环境中全面考虑护理学生，这一整体包括教师和学生的个人文化。要实现文化认知，护理教育者必须首先了解自己。文化认知要求护理教师认识到文化对护理教育结果的重要性。

随着师生对文化差异的理解、尊重和重视，文化敏感性得以发展。仅仅通过课堂学习活动难以发展文化敏感性，因此在本地的另一个地区，甚至美国的另一个地区进行临床经历交流是一个有效的策略。这样一来，学生有机会与来自不同的社会经济阶层和文化群体的人建立人际关系。在学生获得这些经验之后，教师可以提出引导性问题或观点，以帮助学生流利地进行交流。文化敏感性与文化能力的发展密切相关。培养文化敏感性需要一个人具有开放的思想，接受非评判的态度，并有积极的自我概念。

文化技能与面对文化多样性个体时的有效表现有关。根据 Campinha-Bacote（2002）的说法，文化技能侧重于心理社会、文化和身体评估，是指收集文化数据并有效利用它来实现结果的能力。例如，沟通方面的技能提升可以通过使用访谈和视觉媒体来实现，后者可以分段显示，并且在时间允许的情况下讨论和评估沟通或面谈技巧的有效性。教师可以提供反馈，并允许学生在选择突出文化的学生活动后进行自我评估。当把信仰、价值观和习惯融入教学设计，当沟通变得有效，当做出适当的评估和干预措施时，技能方面的提升就会突显出来。文化能力本身就是通过技能组合证明的技能。请参阅框 17.1，了解突出和提高文化理解、文化知识、文化敏感性和文化能力的精选学生活动。

框 17.1　提升文化理解和文化能力的学生活动

- 读书俱乐部讨论
- 文化自助餐
- 案例研究
- 城市旅游
- 文化自我评估
- 系列文化活动
- 小组讨论
- 多元化投资组合
- 沉浸式体验
- 列出并描述居住的地方
- 电影分析
- 音乐集锦
- 参观博物馆
- 文化场景的摄影拼贴
- 角色扮演
- 价值观澄清练习
- 视频片段

文化能力

护理教育工作者的目标是招募、保留不同背景的护理专业学生并使其毕业，以满足日益多样化的患者群体的特定医疗保健需求。他们必须采用最佳教学实践来提供具有文化敏感性和包容性的护理教育和环境（Sommers & Bonnel，2020）。因为教师往往是角色榜样和文化代表，他们必须具备必要的知识、技能和态度，以促进包容性教学，并引导学生提供具有文化素养的护理。同样重要的是，教师和学生要意识并理解他们的个人信仰，以及可能对教学和护理患者带来的影响。有关评估个人文化能力的工具见表 17.2。

文化能力被定义为“医疗服务提供者不断努力实现的能力，以便在客户、个人、家庭或社区的文化背景下有效地工作”（Campinha-Bacote，2002，p. 54）。Purnell 和 Paulanka（2008）将文化能力定义为：一个人在发展自我的存在、思想和环境的意识中，不让其影响来自不同背景的人；展现对患者文化背景的认识和理解；尊重和接受文化的差异和相似之处；并提供与患者的文化卫生保健的信仰、价值观和规范相符合的护理。Purnell（2013）确定了从无文化能力到具备文化能力的进程，包括无意识的无文化能力，或者没有意识到文化知识的缺失；有意识的文化能力缺失，或意识到缺乏知识；有意识的文化能力，

表17.2 个人文化能力评估

对以下有关特质进行特定的提问	
文化意识	我是否意识到了自己对不同于自己文化的歧视、刻板印象和偏见？我在多大程度上意识到了这个问题？ 我是否意识到英语水平有限并不等于无知或智力低下？
文化知识	对于不同文化群体之间，尤其是对于他们的卫生保健、信仰和传统的异同点，我是否具有事实依据？特别是在健康照护实践、信念和传统方面
文化理解	我是否理解有很多文化因素可能导致我的学生、同行、同学或患者之间可能会像他们那样做出反应？我在多大程度上理解这个问题？ 我是否理解在种族和族裔之间存在差异？如果我不理解，我应该做出什么改变？
文化敏感度	我是否足够敏感地传达了我对他人文化差异的理解、尊重和重视？我在多大程度上表现出了这种敏感性？
文化交互能力	我是否有意地与来自不同于我自己文化群体的个人接触？我是否读书、看文章和看电影，或者吃民族食品？我是否思考我所看、所读、所闻？达到何种程度？ 我是否利用学校交流项目，如出国留学或宣教旅行，让自己身处与自己有文化差异的社区？我是否经常去社区内的文化场所？ 我是否征求有关个人文化庆祝活动的信息？
文化技能	当进行文化评估和身体评估时，我是否拥有与患者有效沟通的技能，以表明我是准确、高效和可靠的？达到何种程度？
文化能力	在教学或临床照护时我是否在一定程度上体现文化服务能力？下列的结果提供了例证： • 加强或提供尊重患者价值观、信仰和健康实践的护理，并且这样的护理是安全和令人满意的 • 将他人的文化信仰、价值观、语言和健康实践体现到评估计划和实际护理中 • 考察文化上的信仰和做法对个人医疗保健需求的影响 • 满足个人及其家属的文化需求 • 在实际护理工作中进行评估和沟通时，融入了有关健康与疾病的文化内容 • 应用国家标准向个人和家庭提供适当的护理

包括共同努力学习文化；以及无意识的文化能力，包括自动提供具有文化能力的护理（p. 15）。Campinha-Bacote 等（1996）将文化能力定义为“一个过程，而不是一个终点，在此过程中，护士需要不断努力，达到在来自不同文化和种族背景的个人、家庭或社区的文化情境下有效工作的能力”（pp. 1-2）。这意味着照护者需要不断努力以实现目标。因此，文化能力可以被视作一段具有发展性的旅程。

此外，文化能力被描述为一个连续的过程。这些定义都为教师提供了一个起点，进而努力促进学生之间对文化能力的理解。Burchum（2002）确定了文化能力的八大特征：文化意识、文化性知识、文化理解力、文化敏感、文化交互、文化技能、文化能力和文化精通。同样，Lister（1999）确定了按分类学分类的 7 个术语：①文化意识；②文化性知识；③文化理解；④文化敏感；⑤文化交互；⑥文化技能；⑦文化能力。

Wells（2002）提出了一个融合认知和情感两个阶段的文化能力模型。认知阶段涉及知识的获取，而情感阶段涉及态度和行为的变化。两者都被认为是可发展的。文化能力的提升是循序渐进的，是从知识的缺乏或局限到具有文化知识，再到具有文化意识的过程。情感过程的特征是文化敏感、文化能力和文化精通的发展。文化能力的要素与这几个模型中的要素相似。

培养有文化能力的毕业生是所有护理项目的目标。要实现这一目标，教学活动和指导应着眼于意义、文化自信的发展、属性、评估、教学策略、资源和评估等方面。

包容性学习环境

学习环境可以是不平等的权力空间，但当教师创设包容性的学习环境时，他们会培养学生的归属感，并增加他们学业成功的可能性（Murray，2021）。包容性学习环境是重视和促进深思熟虑、相互尊重、多元文化观点、多种经验和学术成就的场所，创造和维持这样的学习环境需要教师和学生的共同努力。在这样的环境中，每位学生都可以自由地表达自己的观点和疑虑，并获得支持与鼓励。包容性学习环境是有意创造的，涉及来自不同背景、学习风格和智力能力的学生需求的教学策略。包容性教学策略需要深思熟虑的设计和意向性、对课堂的独特性意识和敏感性（Kachani et al.，2020）。在课堂上，讲授内容尽量避免让学生感觉被“边缘化”，并尽量使学生了解个人经验、价值观和观点在各个领域或学科中知识构建所产生的影响。

为了营造一个包容的学习环境，学校里的每个人都有责任让学生感到受欢迎和舒适。在一个包容的环境中，具备相互尊重、信任、多元化的认识、公平的奖励和认可、获得机会和文化能力的特征。如果一个人与大多数人不同，那么，对事态的管理就不只是简单地使其与大家和睦共处，而是要传达归属感和安全感的信息，这是十分重要的。护理学院不同类型学生的入学直接影响教学单位（校园和护理学院）的学习环境、社会环境和招生率（和留存率）。因此，我们必须共同努力，引导对所有学生产生积极影响的干预措施。在构建包容性教学环境时要遵循的一个重要原则，就是支持承认每个学生个性，并培养所有学生归属感的课堂氛围。其他重要原则包括选择承认多样性的课程内容，意识到包容的障碍，并最大限度地提高自我意识和对包容的承诺（Columbia Center for Teaching and Learning，2017）。

由于大部分师生之间的互动发生在课堂和临床机构中，教师必须准备好创造一个学习环境。在此环境中，我们可以敏锐地识别学生互动的状态，辨认和管理微歧视、性别歧视和语言歧视，并了解学生学习风格中的种族差异。关于学习风格的讨论，请参阅第 2 章。关于创建一个受欢迎和包容的课堂，请参见框 17.2。

框 17.2　创建具有文化包容性教学环境的策略

- 建立有意义的联系。了解一些学生的情况。联系他们，询问他们是否需要帮助。每周为学生安排定期会议时间（固定预约）。通知学生，如果他们愿意，你可以单独与他们见面。
- 提供包含一些关于你自己的文化根源和任何你曾经有过的跨文化教学经历的信息。分享一些关于你自己的事情可以帮助学生了解如何与你建立联系。
- 提高讲座和作业的相关性。将作业与学生经历联系起来。让学生在网络讨论板上回应他们自己的经历，并让他们将这些经历与讲座和（或）作业联系起来。
- 问学生在提到他们时想用什么代词。有些人不使用任何代词，而是直呼其名。
- 许多人使用他、她、他的、她的和他们的组合。使用正确的代词表示尊重，有助于沟通。
- 询问学生他们更喜欢哪种称呼方式。注意正确发音和拼写这个名字。使用不采用西方名字形式的包容性语言。使用姓名，而非姓氏；使用名字，而不是教名。来自正统教育家庭的学生非常重视年龄和学历的阶层差异，他们可能不习惯对教师直呼其名；合适的做法是让学生在称呼老师的姓名之前加上称谓（例如玛丽教授、伊万博士）。
- 小心使用幽默。学生们可能不理解你的幽默，并认为这是针对他们的。指定一位导师作为榜样。如果可能的话，利用种族榜样。
- 让护理变得有吸引力。在书面材料中使用少数族裔护士形象和文化敏感的措辞，邀请社区中成功的少数族裔护士向学生展示，让他们看到少数族裔的榜样。
- 建立由少数族裔背景的护士和教师组成的支持网络，以支持少数族裔学生。
- 确定可以作为新生导师的少数族裔护理学生。
- 在安静时，要求学生以匿名的形式写下其当时的感受及其原因；同时引导学生讨论各种不同反应的异同点。

课堂动力

文化能力教育必须融入护理课程并在课堂上得到体现。少数族裔护理专业的学生在成功完成课程时面临多重障碍，包括榜样不足、偏见和缺乏包容性（Murray,2021）。对少数族裔学生而言，学习的主要障碍之一是对课堂参与的恐惧，以及被同学拒绝的恐惧。在课堂上，教师必须意识到学生的背景和反应模式，以及课堂规范和规则形成的课堂权力。教师还必须意识到自己的偏见和对文化多样性学生的反应。了解少数族裔学生面临的障碍以及文化对其自身教学影响的教师，更能够从教学上准备好应对学生的问题。教学开始就创造一个温馨的环境，可以在很大程度上消除学生因缺乏归属感所带来的压力。关怀教学法允许学生在课堂上展现自我，即使是在安静的课堂上。保持以学生为驱动力、以学生为中心尤其重要，这需要对适应性有敏锐的感知力，同时可采取补充参与式学习方式。

微歧视

“微歧视”一词是切斯特·M.皮尔斯在1978年民权时代之后创造的，旨在引起人们对种族主义行为的关注，这些行为是对少数群体，尤其是有色人种的微妙、令人震惊、往往是自动的、非身体的侮辱；女同性恋、双性恋、男同性恋、跨性别者和性少数群体以及女性（Harwood et al.，2015）。根据Ackerman-Barger等（2020）的研究，微歧视会加大个人排斥和边缘化。它们阻碍了护理学院中代表性不足和少数族裔学生的最佳学习。微歧视是常见的口头或行为上的侮辱，无论是出于有意还是无意，这种微小的歧视会引起接受者的负面情绪，可能让他们产生抵触（Ackerman-Barger et al.，2020）。据报道，除种族外，微歧视也同样存在于性别、性取向、宗教信仰和能力地位之中。微歧视的举例见表17.3。排斥种族多样性或少数族裔学生的持续性微歧视的影响是真实存在的。在加州大学戴维斯分校和耶鲁大学，Ackerman-Barger等（2020）访谈了自认为代表性不足的医学和护理专业学生，以了解种族微歧视对他们学习的影响。结果显示，所有学生都存在一致的微歧视行为，同伴、教师甚至课程结构元素都促成了微侵犯行为。教师的微歧视行为会导致学生学习退步（Steketee et al.，2021）。这意味着教育者要考虑采取多种语言交流的方式消除可能被认为是微歧视的言论。

当微歧视发生时，教师或任何在场的人都有责任处理这次事件，其目的是保护当事人的尊严：

- 对所看和所感展开讨论、探索和阐述，换句话说就是“关注紧张局势”。
- 观察学生，并注意心不在焉的学生的肢体语言及其暗示，这将极大有助于产生信任和建立积极的关爱关系。
- 当一个人透露自己的种族或性别身份时，要注意避免刻板印象。
- 简单地说一句“抱歉”，这是许多情况下都可能需要的。
- 减少歧义和不确定性，明确隐含的意义。
- 利用机会教育社区内的所有人。教育是反对和消除微歧视带来损害的关键途径之一。
- 一开始就应提出，不论是有意还是无意，在场的任何人都有可能做出带有微歧视的行为，尤其是通过我们的语言。

当一个人被卷入微歧视的时候，无论是受害者还是作恶者，都需要有特别的敏锐度（案例研究17.1）。有时，微歧视是以赞美的形式出现的，比如“你能想象你的族人和你一样聪明吗？”作为微歧视的目标，学生可能会问，“我真的理解他说的话了吗？”教师和学生可以就一个人的行为是否带有偏见和实行自卫展开探讨。这包括暂时搁置对那些质疑观点者行为的解释，而去关注其价值观、偏见和对人类行为的假设。

当团队工作中出现了微歧视时，师生应处理

表17.3 微歧视的示例

文化和学习	陈述或行为	语句的感知意义
种族和族裔	当我看着你时，我看不到肤色 世界上只有一个种族：人类在教室里被忽视 你出生在哪里？ 你来自哪里？ 你似乎比这里的其他学生都更有都市意识	否认个人的种族和族裔经历 否认个人的种族和文化存在 否认种族主义或白种人特权的存在 来自某些文化群体的学生不受重视 有一种隐含的假设，即有色人种是外国出生的或不是美国公民 这意味着你看起来比这个地区的有色人种学生更世故
性别	任何人都可以成功，无论男女，只要他或她努力工作 获得学术奖学金对你来说很容易，因为你是双重少数族裔——既是女性，又是有色人种	不承认因为性别而享有不公平待遇 暗示成就不是基于学术的
能力	你口才真好。你为你的种族和社区争光	有色人种可能会认为这种说法是消极和贬低的，而不是积极和令人振奋的

案例研究 17.1 管理微侵犯

一名西班牙裔的美国第二代学生就读于一个本科护理班。在所有学生完成考试并离开教室后，教师要求该学生留在教室里。作为一名受教师认可的教育项目的 MSN 学生，你在场并积极倾听师生交流。教师会告诉学生他的成绩是全班最高的，然后说："恭喜你。我很惊讶看到你毫不费力地完成了考试并取得了这么高的分数。你是本地人吗？我猜你可能来自这里，因为你比其他一些不是出生在这个地区的学生更善于表达。"

1. 教师说的话算是微侵犯吗？在这种情况下你的责任是什么？
2. 你解决这件事的目标是什么？
3. 微侵犯是如何影响学生的学习的？

发生的过程而非歧视的内容。这就需要在恰当的时候认识语言表达的准确性，帮助大家了解言者无心、听者有意的区别。同时，鼓励人们探究如果有人议论自己时是何感受，询问团队中其他人对这次事件的看法并请求帮助。当有人鼓起勇气这样做时，教师应对这种勇于表达想法的行为给予高度认可和赞赏。这样一来，教师便树立了健康的人际关系和行为榜样。

性别与语言歧视

每个人都可能发生偏见，因此我们无法做到无所不知而且完全客观。在真诚地认为自己拒绝了偏见或偏颇思维的同时，也有可能以偏见或偏颇的方式行事。人们虽然可能会真诚地拒绝偏见或刻板印象的想法，但他们的信仰可能根深蒂固。刻板印象思维因种族、族裔、国籍、性取向甚至职业而将某些特征强加给一个群体。虽然刻板印象可能包含一组人的所有特征，但它们通常将身份的各个方面联系在一起，一旦被相互吸取特征，就可能会在有意无意的情况下影响行为（Nittle，2021）。因此，对于教师来说，了解自己的偏见以及学生的信仰和偏见是文化尽职调查的一个组成部分，也是建立包容性学习环境的先决条件。

在一个有不同学生的班级里，教师们应谨慎而必要地关注班上任何可能被视为不屑一顾或最小化人的反应。无意识的偏见在教师和学生被他人感知的方式中起着重要作用。教师和学生可以通过使用评估工具来确定他们的偏见，这可以成为以安全的方式接触个人潜意识偏见的跳板。研究结果显示，在自我意识方面可能具有变革性。哈佛大学的隐性项目是帮助培养个人偏见自我意识的来源之一。该网站提供在线测试，可在以下网址轻松访问 https：//implicit.harvard.edu/include/iatdetails.html。促进教学的公平也意味着教师意识到潜意识中的偏见和差别待遇。正如心理学家 Claude Steele（2010）的研究所表明的，即使根据现存的刻板印象来评判一个人，也会削弱学业表现。护理教育中有很多偏见和刻板印象的例子。偏见的例子包括性别偏见及对文化和语言多样学生的反应。对学生刻板印象的例子包括期望亚洲护理专业的学生在智力上优于其他学生，或者期望男生在药物计算测验中表现得更好，因为男生在数学方面总是优于女生。

关于课堂和临床环境中的性别偏见的研究支持了教师与一种性别的互动多于另一种性别，或根据性别进行任务分配的趋势（Samuriwo et al.，2020）。特别是在以多数学生为主的课堂上，教师倾向于与白种人男生互动，而不是与有色人种的男女生互动。教师应该共同努力，让所有学生都参与进来，以提供平等的待遇，这包括不常说话的安静学生。可以通过设计一个不分性别和种族的系统，让学生参与进来，从而实现这一目标。一种常用的技术是以易于访问的方式放置索引卡，个人可以匿名写下他们的评论或问题，或者使用学习管理系统调查工具的匿名评论组件。这可以让教师了解到学生在哪些方面遇到了概念上的困难，或者有哪些需要解决的问题。

随着护理专业男生人数的增加，性别动态变得越来越重要，除非性别的特殊性影响所教授的课程或提出的观点，否则必须使用性别中立的语言。性别中立的语言也应在考试和所有测试材料中得到体现（见第 24 章）。

护理教育与性少数群体（LGBTQ+）学生

关于性别偏见的讨论还应包括认识到提高护理学生对性少数群体（LGBTQ+）文化能力的必要性。盖洛普新闻社报道（Jones，2021）称，5.6% 的美国成年人认为自己是 LGBTQ+。这一数字较 2017 年有所增加，当时 4.1% 的美国人认为自己是 LGBTQ+。根据这些统计数据，大约 0.6% 的美国人是变性者（跨性别人），3.1% 的人是双性恋，1.4% 是同性恋，0.7% 是女同性恋。《美国健康公民2030》(HealthyPeople.Gov，2020）报告的目标之一是改善女同性恋、男同性恋、双性恋和变性人的健康、安全和福祉。这一目标解决了LGBTQ+群体面临的具体差距和挑战。根据King等（2021）的研究，目前尚缺乏在LGBTQ+问题上具备文化能力的医疗保健者，这种文化能力的缺乏和歧视仍然存在于护理学校，并延续形成社会规则，让LGBTQ+学生远离护理行业。King等（2021）在对护理专业学生使用的解剖学和生理学教科书的审查中发现，对LGBTQ+群体的描述违反了护理的伦理原则。这项研究建议，护理教育工作者须考虑LGBTQ+群体的描述方式，以及语言、图像和课堂材料对LGBTQ学生和所有学生的影响。

注重将LGBTQ+内容纳入护理课程的文化能力教育，能有效减少歧视和偏见，提高护生的知识和态度。将这一内容纳入课程的一些策略可能包括小组讨论、与LGBTQ+相关的临床经验、邀请LGBTQ+个人专家咨询组到课堂、分析LGBTQ+文学和（或）电影评论以及案例研究。模拟练习和角色扮演也可以增加对LGBTQ+特定问题的了解，减少歧视和偏见。除了这些策略，护理教师还必须考虑如何解决学生的问题。代名词可以传达性别和性别含义，应该被视为是有意义的工具，它可以传达身份和经历，也可以传达文化、语言和种族身份［Center for Sexual and Gender Diversity（CSGD），2021］。LGBTQ+学生在高等教育中面临着许多挑战，这些挑战可能会阻碍他们取得成功。使用正确的代名词展示了一个尊重和体贴包容的课堂环境。根据CSDG（2021）的说法，目前尚没有详尽的代名词列表，其中大多数代名词是日常使用的。许多人选择一种或多种组合的代名词：他、她、他的、她的、他们、他们的、他们等。有些人不喜欢使用代名词，而是用他们的姓名来称呼。当提及变性人和性别中立学生时，代名词非常重要。代名词使用不当可能会导致这些学生每天都会经历有意或无意的性别错误。

语言歧视

教师对具有文化和语言多样性的学生也可能存在偏见。事实上，有语言差异的护理专业学生是教师面临的主要挑战，因此导致英语不是其母语或唯一语言的学生感到不被学校和教师重视（Onovo，2019)。护理教师在教授文化和语言多样性不同（culturally and linguistically diverse，CALD）学生群体时面临着许多挑战，他们感到没有支持和准备去教授学生。在一项旨在确定护理教师教授CALD学生所面临的挑战的研究中，结果表明，教师发现语言障碍和缺乏支持是最具挑战性的。最终这些教师发现他们没有得到支持，也没有准备好教授和评估CALD学生（Guler，2022)。

英语作为第二语言（English-as-a-second-language，ESL）［或英语作为附加语言（English as-an-additional-language，EA)］的学生必须能够用两种语言学习、写作、参加考试，并与同学和患者交流。他们需要首先将概念或对话翻译成自己的语言，然后再翻译回英语。对于许多ESL学生来说，学业失败是由于在多项选择题考试中因语言错误而导致成绩不佳。Mulready-Shick等（2020）发现，对于以英语为第二语言的学生来说，对教师笔试问题进行语言修饰可以达到最佳的可读性和理解力。如果学生有口音，ESL学生和其他学生之间或ESL学生与教师之间可能会有交流上的障碍；需要语言答复的课堂参与对他们来说可能是一个挑战。在这种情况下，教师可能会建议学生参加减少或修正口音的课程。需注意的是口音修正是由想要改善口音的学生自由选择的一项服务。Freysteinson等（2017）报告称，参加为期12周口音矫正计划的护理和卫生保健管理专业学生取得了良好的效果。研究结果表明，经过口音修正训练后，学生的自尊和整体沟通能力显著提高。

一个人的假设和信念是与他人互动的基础。例如，蹙额、皱眉和注意力高度集中等非语言行为虽可能是无意为之；但是，这些动作与学生此刻的内心活动有关，教师和学生应设法了解这些行为的意义，而不是胡乱猜测。除非猜测得到澄清，否则这些非言语行为可能会影响学生参与课堂互动和讨论的积极性。在课堂上，他们可能会克制自己不再参与课堂活动、对教师的提问不做出回应或不主动提出疑问，他们可能因为要在课堂上发言而感到紧张。

教师可以使用一些技巧来促进与ESL/EAL护理学生的沟通。教师可以注意提问的技巧，例如，问以“为什么”和“如何”开头的问题，鼓励和要求学生做出回应，从而探索更多“可能性”。让学生使用语言的另一种方法是开展学习活动，要求他们每周写一个与作业相关的问题，并要求他们在课堂或小组中读出该问题。这一活动具有开放对话、减少羞怯、加强班级团队建设的潜能。

与此同时，教师必须主动解决影响学生使用英语的情感问题。对于英语不是母语的学生来说，他们会遇到许多挑战，包括感觉他们自己被不同地看待，承担不同文化角色的压力，缺乏支持服务，以及对学校几乎没有任何了解（Merry et al.，2021）。英语作为第二语言或附加语言的护理专业学生面临着许多障碍，包括缺乏教师支持、缺乏任何形式的指导、对不同学习风格的认识不足、学习环境中的种族主义和歧视，以及缺乏应对机制（Onovo，2019）。Onovo（2019）在一项探索多元文化 ESL 护理学生的经历和挑战的研究中发现，这些学生在护理课程中的学习经历令人不知所措，因为语言障碍使他们很难理解复杂的护理概念，学生们觉得缺乏校园支持和资源，应提供课堂外非正式对话的机会。Choi（2016）在她对 ESL 学生的积极护理支持项目的描述中，采用由教师导师组织的每 2 个月一次的小组聚会。这些聚会不仅为社交互动提供了场所，还探讨了许多护理教育问题，如临床环境中的有效沟通方法。Choi 和 Brochu（2022）在一项针对 EAL 护理专业学生的研究中发现，EAL 学生报告说，EAL 护理学生支持小组有助于减少成功的障碍，并为他们提供了各种参与和领导的机会。让学生参加小组聚会为学生提供了一个平台，让他们可以在一个支持性的非学术环境中公开探讨相关问题。这样一来，学生的自信心得到增强，他们可能会更频繁地参加到正式和非正式的课堂活动，包括讨论中来。

此外，教师还必须了解学生对音域的使用。Joos（1967）发现，在同一个对话中减少一个音域是社会上可以接受的。但是，在同一个谈话中减少两个或更多的音域是不符合社交礼仪的。教师必须识别学生发声中的细微之处，以及他们使用的音域的敏感度；例如，在一些文化中，被主流文化认为是“轻言细语”或“大声”都可能是得体的。所使用的语调也可能是冒犯性的，是造成有效沟通的障碍。Hellbend 和 Sammler（2016）的研究发现，一个人的声调可以揭示个人的意图，从而影响人际交往。请参阅框 17.3 课堂偏见管理技巧。

框 17.3 关于在课堂上管理偏见的技巧

做一个文化自我评估来确定个人潜意识的偏见。

培养如何与少数族裔、不同文化背景的学生互动的意识。

- 使用一个系统来吸引学生，比如提供匿名评论 / 问题的索引卡。
- 在课堂上或考试中描述护士时，请使用中性词汇。
- 用学生们最喜欢的代名词来称呼他们。
- 如有需要，请推荐学生参加口音减轻课程。
- 为学生寻找大学学习援助资源，比如写作中心。
- 注意自己的非语言交流。
- 识别学生的非语言交流。例如，点头并不意味着理解或同意。眉头紧锁可能意味着深度专注。
- 以一种开放的方式构建讨论问题，允许提供多个答案。
- 为学生制定学习指南。
- 提供一份围绕要点的演讲提纲。
- 让学生有足够的时间回答问题；等待 12 ~ 15 秒的回复。
- 认识到音域和音调很重要，有时不清楚（轻声说话）或令人反感。

在学术机构、项目、课程体系和课程中培养包容性卓越

为实现护理教育中的多样性，并培养一支能满足患者多样性护理需求的职工队伍，管理人员、全体职工及教师必须在机构层面上和护理学院内形成包容性的文化，必须研究出能接纳团体中所有成员长处的学术项目（案例研究 17.2）。根据 Appert 等（2020）的研究，为了实现包容性卓越，学术界必须遵循 5 个原则：建立和支持一种培养所有学生归属感的课堂氛围；设定明确的学生期望；选择认可多样性并承认包容障碍的课程内容；设计所有课程元素以实现可及性；反思自己对教学的信念，最大化自我意识的教学和对包容的承诺。另外，学校也要招收和保留来自不同文化的学生，使其顺利毕业。同时还要提供支持这种包容性文化的项目、课程体系和课程。

政府和立法问题

为了确保对大学的少数族裔护理学生的包容性文化，联邦政府制定了支持所有背景的学生获

案例研究 17.2 创建一个具有文化包容性的教学和学习环境

一名教师被指派给护理研究生讲授护理理论。这是第一门有几名来自亚洲的交换生参加的护理专业毕业课程。尽管他们有一定的书面英语能力，但英语不是他们的母语。在上课的第一天，教师们注意到这个班的学生来自不同种族、族裔和文化。该学院在教授护理学生方面有丰富的经验，但对教授这些多元化的学生存在担忧，包括那些被认为有英语作为附加语言（EAL）的学生。教师们认识到，对于所有的护理研究生来说，要想取得成功，课堂环境必须要有包容性，并提供一种包容性的学习方法。

1. 教师们如何理解他们自己创造一个包容性学习环境的方法？

2. 有什么原则可以指导教师在课堂上实现包容性卓越？

3. 教师可以使用什么策略来创建一个具有文化包容性的教学和学习环境？

4. 什么立法能促进在机构层面建立包容性文化？该项立法对向护理专业的学生提供多元文化的教育有什么影响？

5. 如何利用整体录取标准来增加护理学生招生的多样性？使用整体录取标准与学术录取标准有何不同？

得和适应的政策和立法。美国护士协会（ANA）和美国护理学院协会（AACN）等组织密切关注联邦政策，甚至可能制定自己的联邦政策议事项目。例如，AACN 制定了 2021—2022 年联邦政策议程，重点关注优先领域，包括推进高等教育、护理研究之外的护理人力配置以及重新定义护理模式（AACN，2021c）。在高等教育领域，AACN 的议程强调了教育多样性作为影响课堂和专业环境的重要性。其重点是消除高等教育的障碍，为代表性不足的种族和族裔群体以及经济贫困背景的群体提供接受高等教育的机会。人力资源的多样性进一步确保了患者将获得文化上适应和敏感的护理。增加多样性以更好地匹配人口的变化，以开辟护理职业道路，并提高质量和以群体为中心的护理。护理多元文化教育要求护理教师意识到立法如何影响护生和护理教育。因此，护理教师可以监督州和联邦政策，并参与到为学生和护理行业的倡导中。

对护理学生和护理教育产生积极影响的一个立法案例是《护理人力再授权法案（第八版）》。该法案为护理教育提供了最大的联邦资金来源。这笔资金对于教育注册护士的大学和学院至关重要，这些护士将在农村和医疗服务不足的社区执业，扩大对急需地区的准入（AACN，2020b）。第八版法案还为贷款偿还计划提供资金，特别针对物质使用障碍的群体。

另一个对护理教育产生积极影响的立法案例是 1972 年的《教育修正案》第九条。第九条于 1972 年通过，规定在接受联邦财政援助的机构接受教育的所有学生，无论性别如何，都应受到平等待遇。这项立法消除了对性别的歧视，并确保所有学生都能获得优质教育（U.S. Department of Education，2021）。根据 Kilpatrick（2018）的论述，第九条改变了教育，允许男女都可以参加他们想要学习的课程，而不受性别刻板印象的影响，女性可以获得更多学位，可以在体育运动中获胜。第九条还增加了大学女性教授的人数，并为怀孕期间上学的妇女提供了法律保护，使其免受歧视。这种保护措施也扩大到对校园性侵犯的对抗。由于这项立法，第九条要求所有接受联邦资助的机构指定一名合规的协调员，负责调查违规行为并实施指导和管理。根据第九条，任何因大学不遵守法律而受到伤害的人都可以起诉学校。

机构价值观

培养包容性文化始于机构层面，为了实现这一点，需要在其价值观中明确体现出多样性和包容性；需要一些实践和流程，以支持招收和保留来自少数族裔人群的教职工和学生；还需要不容忍歧视行为的政策。一种具有多样性的文化开放地接受各种各样的观点、信仰、文化、宗教和性取向，而包容性文化将这种多样性带到了决策机构、学术项目和教室，接受并排除障碍，让其全面融入机构的使命中（Bleich et al.，2014）。2014 年，Bleich 等已经确定能尽快建立一个包容性组织的 6 种策略，分别是：①改进准入流程；②减少教职员工和学生中少数群体的不可见性；③创建一个相互支持的群体；④确保晋升与终身任期结构平衡；⑤消除排外现象；⑥反对象征主义。另外，学院、大学以及其中的护理学院必须声明他们对于多样性和包容性的承诺，以及针对年龄、性别、种族、肤色、国籍、残疾和退伍军人身份等因素歧视的具体校园行为行为政策。

学术项目

为在校内建设包容性的学习环境，管理者和

教师可以先评估周围环境是否支持包容性。包容性学术项目中要有支持少数族裔学生的招收、保留和毕业的项目。为了确保对所有学生的多样性和包容性，学院和大学都有一个多样性办公室。许多护理学院也通过在学院内设立一个职位来解决多样性、公平性、正义性和包容性问题，为学生、教职员工的包容性学习环境发声。大学多样性办公室为少数族裔和代表性不足的教职员工和学生提供服务和资源。向残疾人、LGBTQ+ 人群、经济弱势群体，以及第一代、非传统或国际学生提供服务。该办公室还负责监督与多样性和包容性有关的大学法律的遵守情况，并在整个大学或学院建立基准，以衡量在多样性和包容方面取得的进展。大学和护理学院的多样性办公室都是护理学生和护理教师的良好资源。护理教师可能会发现，如果学生正在处理移民身份问题或在大学入学时遇到困难，则有必要将其转介给护理学院或大学的多样性办公室。认为自己受到偏见、骚扰或歧视的学生也应被转介给护理学院和（或）大学的多样性办公室。归国退伍军人也可能发现多样性办公室有助于提供他们成功所需的资源、指导和帮助。大学的多样性办公室通常由多样性首席官或多样性主任领导。表 17.4 提供了支持包容性学术环境的服务信息。

招生

不断变化的美国人口数据和持续存在的健康不平等现象强调护理教育行业需要确定和实施最佳实践，以招募来自不同种族和族裔背景的人，并确保这些人从护理学校毕业。因此，护理项目有责任招募和留住男性、LGBTQ+ 人群、原住民大学生、少数族裔人群、残疾人和弱势背景的人（DeWitty & Byrd，2021；Relf，2016）。成功的招生要求护理学院与潜在学生和潜在学生的来源建立关系，如中学辅导员、社区学院的顾问和潜在生源学校的工作人员。Woods Giscombe 等（2020）在一项关于少数族裔护理本科生的研究中发现，家人和朋友以及媒体对护理的描述决定其将护理作为职业选择的主要因素。研究发现，人们对护理和护理职业存在许多误解。没有接触过护理的人缺乏对护理的认识，对护士和护理职业存在刻板印象。因此，招收少数族裔学生的项目可以尽早在本科开始，此时学生刚开始进行职业选择。这些项目传达了护理是一种职业的理念。另一种策略是与高中签订衔接协议的护理项目，以便学生毕业后可以过渡到护理项目。这些衔接协议将在高中、本科教育和研究生项目之间建立伙伴关系或学术过渡项目，以简化课程，促进在接下来的学术准备阶段的入学和进展（Bowles et al.，2020）。

为代表性不足的少数族裔学生提供的财政支持和奖学金也有助于招生。在一项针对二年级少数族裔或弱势护理学生的研究中，DeWitty 等（2016）发现，财务和家庭责任的矛盾是这些学生面临的最大挑战。研究发现，教师支持是学生完成教育项目完成的主要促进因素，在参加这些项目的学生中，入学和毕业率的上升与导师制以及学术和社会心理方面的支持相关。

录取

项目录取标准也会影响招生工作。入学要求如果仅看重测验成绩或平均分数，就可能限

表17.4　支持包容性学术计划的服务

广告材料	应有利于招聘和多元性；宣传册、传单、小册子、公告和网站应通过使用少数族裔护士的形象来体现多样性 在学生及其家人和教师寻找学校或寻求就业机会的过程中，广告材料经常被仔细审查
校园和护理项目	应该促进不同人群所需要的服务。学术和学生服务应该欢迎并反映校园或学校的潜在群体 提供各种各样的服务，包括导师和同伴导师、时间管理课程、写作中心、邀请学习区域、图书馆和拥有具有代表性人群藏书的设备 在政策中制定中性中立和符合文化要求的语言 对于招聘和保留方面，提供教师榜样、多样化的员工和学生群体（包括男性）。提供包括导师和同伴导师在内的学术服务
教室	应设计多用途和多样化的学习方式；可移动的桌子、椅子，桌子可用于点、对点的互动和小组工作
社会环境	计划各种活动，将不同人群的学生聚集在一起进行社交和学习。提供来自不同族裔的杰出的和著名的演讲者及特别的节目

制少数族裔学生的报考率和录取率，并限制学校拥有更多元化学生群体的机会。例如，Hampton等（2022）在一项关于南部与西北部和西部地区黑种人学生被注册护士项目录取可能性的研究中发现，南部招生在很大程度上依赖于学术录取标准，从而对黑种人学生构成了潜在的录取障碍。作者得出结论，超过50%的注册护士项目使用学术指标进行录取，即使是声称使用全面录取标准的项目也严重依赖学术指标。在全国范围内，护理学校正在重新思考录取过程，并正在完善全面录取标准，除了学术成绩外，还注重个人素质、专业技能和经验。全面录取过程的目标是录取多元化的学生，他们将在学业上表现出色，并具备在工作环境中取得成功所需的素质（Yung et al.，2021）。全面录取标准可包括对能力、个性特征、经历和学术指标的评估。

保留

一旦这些少数族裔学生被录取，护理学院就要制订能确保其毕业的计划。影响学生顺利毕业的因素包括缺乏财政支持、缺少家庭支持、英语能力欠缺、文化能力不足、进入大学准备不充分、不具备基本技能、对学术建议无反应及缺乏榜样作用等。要采取有效的举措帮助他们克服这些障碍，就应尽早识别容易失败的学生，利用社会工作者、写作指导和动员会议，提供指导建议、学习技巧和应试技巧培训、同伴辅导。学生能否完成护理项目很大程度上取决于其是否有恒心和毅力（Fagan & Coffey，2019）。

毕业准备与过渡到实践

临近毕业之际，学生可以采用一些其他方法来过渡到临床实践。参加备考课程能帮助他们通过执照考试或认证考试。高级实践课程、实习以及选修课能帮助学生做好就业准备。事实证明，规范化培训项目能够成功地促进学生向实践过渡、发展专业角色和获得自信等（Wright & Scardaville，2021）。除了影响毕业生的过渡和毕业留任外，与没有参与规范化培训的人相比，规范化培训项目还提供了更高的员工满意度（Sampson et al.，2020）。大学里有些侧重于领导力、职业生涯和专业发展的课程，能培养学生成为终身学习者和专业护理组织中积极的一员。

课程体系

课程设计应采用通用设计原则（见第10章）。多元文化应贯穿于整个课程体系。Banks（2013）设计的多元文化模型可应用于所有层次的课程。正如Banks（2015）所建议的，教师不能再停留在只讲授名字和节日这些浅显的文化层面上，而应让学生获得更多关于文化群体的实质性信息。教育工作者应共同努力，展示对多样性的支持态度，明确指出多样性的价值。教育工作者应共同努力，让学生了解不同的文化规范、健康信念、实践理念，布置作业时让学生阅读有色人种教师和LGBTQ+群体所撰写的文章或参与他们的研究，或与边缘化群体一起讨论热点话题，这些都是使课程多样化的第一步。

应明确指出课程目标，并根据目标制订相应的教学内容、学生作业和评价。这样随着课程的进展，可以同步监测和评价学生文化能力的进展。该课程体系为课程规划提供了一个框架，并为评价设定了标准。最终评价应说明习得了哪些特定知识、技能和态度。

课堂设计

全面深入的课堂分析是向多元文化课程转变的一个重要环节。其本身的改进可通过很多途径体现出来。课堂设计的改进不是孤立发生的，只有教授该课程的教师参与课程设计是不可行的。参与特定课程教学的教师可以被纳入课程设计，以确保课程之间的一致性，并在前期课程内容的基础上完善。第一步是确定教师希望学生学习什么。下一步是确定预期结果并确定课程内容。例如，课堂的目标之一是增加关于偏见和族裔优越感方面知识的介绍，因为不同文化群体的学习会涉及这些知识。在明确这一目标之后，教师可能会认为课堂内容应包括不同文化群体的各种示例。然而，有些课堂可能不适合开放地交流各种观点和价值观。因此，变革性工作可以从课堂教学和临床实践开始。

教学大纲

课程大纲的设计需充分体现多元文化包容性。内容是教学大纲设计中的基本要素之一，但也需考虑其他因素，如传达的语气、多角度的机会、吸引不同学习者的教学活动，以及学习目标旨在实现多样性的程度。教学大纲应传达包容的理念，而不仅仅是一份对课程很重要的规章制度清单。因为教学大纲相当于一份具有法律效应的合同，教职员工应确保其中使用的语言尊重不同种族的差异，且赋予所有人同等的机会。大多数教学大纲都会提及残障服务、关于性骚扰和欺凌的政策，却遗漏了关于宗教纪念仪式的政策。推行这类政策并在教学大纲中指明其存在，可显示学校对宗教节日的尊重，毕竟大多数学校都用基督教日历。这类政策应包括：如果宗教节日与考试日期或作业完成截止日期冲突，学生有义务通知老师并商议其他合理的时间。对课程中多元文化包容性非常重视的教师会明确表示，如果与宗教节日和纪念活动发生冲突，将会做出调整。通过承担通知教师宗教仪式的责任，学生还能为以后的工作做铺垫，这也是他们的责任。

课程材料和教学资源

当教育工作者选择教科书、虚拟临床体验或多媒体等教学资源作为基础或支持教学时，教师应特别注意其中的材料是否存在隐含的或明显的措辞、刻板印象或概括。这也就意味着需要大量不同的材料、文章和媒介来弥补教科书上有限的信息和例子的不足。教师还应检查教师自编的教学材料中是否有兼容性、是否存在排斥和偏见。例如，课程教学大纲、讲义、工作表和评价工具可能无意中存在文化或性别偏见。

此外，包含照片或插图的书籍和网络资源等特殊材料可能无法包括足够的种族、族裔或性别代表。为了促进更公正教学材料的可用性，教师应该寻求同行评估和在该项目中任教的其他教师的反馈。这样做可以为教师提供有关哪些内容有助于支持课程改革的建议。

学习活动

当教师和学生共同参与学习活动时，会涉及 4 种文化接触：作为学生、作为教师、在学术机构或临床学习，以及在特定国家或地区学习。如果大家都相互尊重，学习就会双向进行。然后可以制订一套系统，让学生有机会与不同种族和族裔、不同年龄和性取向、不论男女的同伴一起参加学习活动。除了学生之间的互动，来自社区的各种专家也可参与课堂活动。教师应利用这些愿意参与学生教育的专家来增强包容性。

在课堂上，学习活动应促进不同群体学生的知识获取以及互动和协作。所有的互动都是文化接触，每种变化都会带来不同的经历和观点。也就是说，在课堂上，教师不能只关注讲授，还要注重学习活动和学生的多样性，以促进学生间的交流，寻求理解，尊重不同的学习方式、观点、信仰和态度。

作为一种文化学习的指导者和榜样，教师应采取措施，弥合学生的原籍文化与校园文化间的鸿沟。这就意味着，学校要提供各种各样的、能激发学生各自学习风格的学习活动，并让学生了解他们的风格偏好如何影响学习效果。有证据表明，认知和心理特征会影响学习风格、学习成绩以及学生的参与度。

使用各种策略和学习机会，能有效帮助学生提高文化理解和文化能力。教师可以给学生布置短论文描述自己，然后根据描述展开思考。鼓励学生参加其他族裔或文化背景的学生的婚礼、毕业典礼、聚会、成人仪式等，以开阔其视野。

学生和教师应该利用校园和社区的项目。当教师陪伴学生时，他们可以鼓励一种共享的、共同的体验，教师可以与学生单独交谈，解释学生所看到、学习和可能经历的事情。教师可以列出文化活动和机构，如民族餐厅和特殊博物馆，与学生分享。

鼓励反思能增进学生的自我意识。教师可通过布置记录日志或学习日记等书面作业促进学生思考。要求学生在每次临床体验后在书面临床作业中加入自我反思部分，也有助于提高文化能力和理解力。学生写的个人反思既能消除内心的畏惧，释放情绪，表达出对某种经历或族群及年龄组的期望和感受，又能基于对这些内容的反思，为以后写论文做准备。原文与反思之间的联系可能就是一种服务性学习经历。学生可在经历后阅读反思文稿，思考与之前的想法、感受和假设有何异同，从而为更深入的反思及大量学习提供途径。请参阅框 17.2 创建文化包容性教学环境的策略。

临床实践课程

不仅要在课堂教学中强调包容性教学和学习，临床实践也是如此，随着对课程和内容变化的关注，还必须为临床实践提供机会，以巩固所学知识，发展专业技能，并且转变学生的态度。尽管许多研究确定了少数族裔学生成功完成护理学校学业的障碍和促进因素，但这些障碍主要集中在课堂中的学术因素上，通常不包括少数族裔学生的临床教育经历。Metzger 等（2020）在一项关于包容性和促进攻读护理学士学位学生包容性策略的范围研究中发现，所有少数族裔学生在教育经历中都经历了某种形式的歧视。护理专业的学生在临床环境和课堂上都受到了来自教师、同龄人和临床医生的歧视。这种歧视从微妙到显而易见，在某些情况下涉及忽视少数群体信仰和（或）行为的政策，并呼吁遵守主流文化。Graham 等（2016）对临床教育的感知障碍和促进因素进行了系统性综述，发现少数族裔学生在临床环境中遇到了重大障碍。这些障碍包括少数族裔学生与护理临床教师、少数族裔学生与其同龄人以及少数族裔学生与护理人员之间的负面互动。这项回顾研究还发现了临床环境中感知和隐蔽的种族主义和歧视的证据。很明显缺乏对少数族裔学生的教育性临床经历的关注，因为临床教育是培养护理技能和知识的重要因素。

许多临床经历是为学生与指导教师合作而设计的，以此作为他们的主要指导和评估来源。由于指导教师在与学生共事时拥有一定的权力，因此学生在接受指导的过程中有可能会遭遇偏见和种族歧视。Johnson 等（2021）建议教师将临床指导教师纳入反种族主义培训课程，并审查指导教师培训计划，以确定是否需要在这些计划中纳入多样性、公平性和包容性策略。

在临床实践中，沟通技能至关重要。教师可以通过鼓励学生主动观察不同的沟通方式来向他们介绍沟通方式的多样性，如阅读新闻文章、收看电视节目、收听当地广播新闻等。同时，教师应指导学生观察眼神交流，并告知具有欧洲中心主义背景的教师和学生喜欢眼神交流，他们通常认为不直视他们眼睛的人不诚实。教师还可以用视频短片向学生展示医疗成员之间沟通的实例，并通过与医疗团队成员进行模拟和跨专业模拟来训练不同的沟通方式。

选择临床实习基地时，教师应规划使用医院和社区。教师应共同努力，确保安排给学生临床实习的患者中有 1/5 来自不同文化的群体。可以建立供学生和教师使用的检查清单或数据库，来监测和记录患者的性别、年龄、种族和族裔组成及社会经济地位。使用这种记录系统时，教师应花时间向学生解释所使用的系统及其使用原理。

通过走访城市地区或特定文化区域，学生可以考察与自身文化不同的场所，教师还可以组织一次环境考察作为学生的作业。杂货店、商店、教堂、诊所、企业等都可作为目的地。通常情况下，制造工厂和废物处理场往往靠近低收入人群的居住社区。学生可以从书籍、电影和舞台剧中体验不同的生活文化。为使这些经历更有价值，教师可以帮助学生在体验前后制定焦点主题，以指导他们的观察、对话和讨论。

沉浸式体验

沉浸式体验是另一种能整合学习内容、激发学生兴趣、引发思考、提高文化能力的有效方法。沉浸式体验有多种可利用的形式，其中之一就是与服务于不同文化群体患者或特定患者群体的机构进行服务性学习。这样的经历可以带来多方面的益处。例如，Dyches 等（2019）通过使用体验后反思，研究了高年级护理学生在海地文化沉浸式服务性学习之旅中的经历和学习。要求所有学生在临床体验后完成一份与患者日常互动的报告。报告中包括了与文化如何影响患者护理相关的问题以及案例。研究显示，学生们表示对文化的理解和自我认知有所提高，学生了解了影响护理活动和医疗保健的社会和文化因素。Conroy 和 Taggart（2016）还发现，参加文化沉浸式留学项目的护理本科生和研究生在他们的反思作业中表示，他们发现这种经历对中国人的生活和学习具有变革性。沉浸式体验的另一种方式是利用民族志研究方法。民族志是基于实地考察，对人类社会信息进行的定性书面陈述。它通过对社会和文化现象的细致考察，通过在自然环境中的沉浸式体验收集数据。民族志使学生能够深入了解不同文化背景及不同文化群体的种族中心主义。民族志是识别具有跨文化影响现象的绝佳方法。

在线课程

在线学习是美国护理教育的一种成熟的方法。在线课程可远程提供高质量教学，为缺乏教育资源的人们提供帮助，可针对学生不同的学习方法和进度，打破时间和空间限制，还能让学生接触不同的语言和文化。新冠病毒感染大流行催生了前所未有的向在线和远程学习的转变，覆盖了高等教育的所有领域，而不仅仅是护理教育。这一转变加剧了代表性不足的少数族裔和第一代高等教育学习者面临的不平等（Barber et al., 2021）。Barber 等（2021）进行了一项研究，专注于提供完全的在线课程。这项研究调查了参与在线学习的注册学生，以探索他们在大流行期间远程学习方面的相关经历。结果表明，向远程学习过渡对所有学生来说都是一个挑战。然而，研究结果表明，由于家庭责任和经济不安全感的矛盾，代表性不足的少数族裔和第一代大学生受到了不同比例的影响。该研究还发现，在线教学的教师也面临着许多挑战。

开发具有文化敏感性的在线课程材料和资源时，首先要认识到教学设计难以做到完全文化中立。在线环境中教授多样化的学生需了解到必须考虑学生的文化。文化应在线上课程和交流中显而易见，尤其是在线上讨论和电子邮件交流时。在课程开始时，必须建立明确的规范和网络礼仪，以此表明原则，如尊重多样性的原则。哥伦比亚大学教学中心（2017）已经确定了对包容性在线教学和学习很重要的领域，包括将文化响应活动纳入在线课程的技巧。其中一些建议是：①反映我们自己对在线教学的看法，以确保对包容性的承诺；②在选择在线课程内容和作业时，承认包容的局限性；③通过与学生合作创造一个支持他们需求的环境来吸引学生；④为学生提供在线互动的机会（例如小组讨论）；⑤通过定期的网上办公和定期签到与学生在线互动；⑥在作业方面保持灵活性，需注意并非所有学生都能获得可靠的互联网软件和硬件支持。

在线课程中教师和学生的角色可能引发文化问题。例如，在某些文化中，学生质疑教师或在课程中所传达的知识被认为是不恰当的。对来自这种文化背景的学生来说，可能会不适应在线课程中与教师共同创造和学习知识的场景，以及教师在此过程中作为平等参与者的角色。相反，对于一个更具公共性、重视小组过程的学生来说，以独立学习为主要教学模式的课程也会使其难以适应。

教师应尽力让学生在线上课堂中接触不同的文化。例如，教师可以采用各种方法帮助学生理解文化差异，如在上课前讨论美国线上课堂动态与其他文化的差异。同时，使用发展性策略促进在线课堂中的开放交流，如结构化小组练习，允许学生以小组形式口头进行作业展示，让学生克服参与课堂互动的畏惧感，在实现这一目标方面取得巨大成功。线上课程和体验能通过网络将所有以建立文化交流为目的的课堂联系在一起。此外，线上课程的教师可以通过使用同行评审学习策略帮助所有学生进一步了解自己和别人的信仰，从而帮助学生深度学习。网上问卷和期刊也能促进这种讨论。

学习成果评价

护理教育工作者最重要的职责之一是确定学生是否实现了课程或项目的学习成果。护理教育已经受到公众的监督，以承担对项目（教育）质量的责任，并确保从护理院校毕业的从业者具备相应能力。随着对责任和能力的日益关注，评估和测试实践是护士教师的主要职责，他们必须确保所有学习评估对所有被评估的群体都是公平、适当和公正的（Oermann & Gaberson，2019）。在评价代表性不足的少数族裔学生时，教师必须遵循最佳实践，如明确学生的学习结果、提供学习和实践机会及提供明确的评价准则。对于不同的护理专业学生，特别是那些母语不是英语的学生来说，测试和评价可能会成为他们学业成功的主要挑战。这些学生的大部分困难在于无法用英语、口头和书面交流。以测试、书面作业和临床表现作为评价策略时，必须与学生的多样性和语言能力相结合（另见第23～25章）。

如果评估有偏见，那么所有学生的测试和评估分数的有效性都会受到质疑。教师必须认识到，残疾人考试成绩低可能是因为学生需要更多的考试时间，而不是因为缺乏知识，应根据需要调整。同样，护理教师必须认识到，受到语言歧视的少数族裔学生的评估分数可能低于非少数族裔的护理学生（Oermann & Gaberson，2019）。教师自编的试卷通常是无意识多元文化偏见的来源。教师应遵循美国心理学会（2021）关于公平、多样性和包容性的语言指南，并审查当前的测试，以消除任何性别或文化刻板印象；避免使用美国俚语、习语或方言；确保所用的语言能被所有学生理解。

避免这种试卷错误的方法之一就是让其他教师先试做教师自编的试卷，并提供同行评审（见第24章）；其他教师通常都会有新的见解，因为他们是客观的，更容易发现试卷的构念错误和（或）语言偏见。对考试进行语言修饰可以提高学生的考试成绩，增加学生学业成功的机会。语言修饰是在保证内容完整性的前提下，在语义和句法方面减少试卷中语言内容的过程。对极易受影响的学生来讲，每一项考试都是对语言能力的测试。非英语母语的学生在考试时要阅读英文语句，理解其中与本族语言不同的含义，耗费的精力较以英语为母语的学生要多得多。

教师在编制试卷时，要考虑到词频、单词长度、句子长度、语言结构，如被动语态结构、长名词短语、疑问短语、介词短语、条件从句、否定结构、抽象结构和非人称结构。除了语言偏见，一些试题也可能有文化偏见。文化偏见是指包含的测试题目涉及特定文化，少数族裔学生可能会回答错误。语言偏见发生在表达不清、构思不全的问题中，这些问题要求学生完成句子填空题，包含要求列出优先行动事项但未加粗或突出显示的语句，或者使用从句和不清晰的措辞。所有这些问题都可能会对学生的考试成绩、自尊甚至是重要的录取考试有不利影响。

学生作业评价

批改书面作业时，教师应考虑到非英语母语学生的需要，在最终评分之前给予反馈，并给予学生检查的机会。这样做需要教师额外的付出，但回报是将看到少数族裔护理学生取得学业成功。批改作业要有详细的评分说明，以便解释评分原因。

护生临床表现评价是护理教师的重要教学职责。对临床领域学生的评价取决于是否有明确的学习结果、实践机会和有效的临床评价工具。评价护生的临床能力仍然是一项重大的挑战。评价临床领域的学生是护理教师的基本职责，但对于教授或评价护理学生临床技能的最佳方法尚未达成共识（Marquez-Hernandez，2019）。在评价来自不同文化背景的学生时，教师必须考虑到当这些学生护理来自不同文化背景的患者时所面临的挑战（案例研究 17.2）。在一项关于教师在临床环境中对学生考试做出通过或不通过决策的定性研究中，DeBrew 和 Lewallen（2014）发现，一些教师试图将不恰当的学生临床行为解释为与患者沟通时文化差异的结果。作者认为，经过刻意练习、目的明确的实践和反思性实践将确保学生得到适当的评价。教师应该对临床评价对于教师、学生和患者的益处有清晰的认识。关于临床表现评价的更多信息，请参阅第 25 章。

本章重点总结

- 美国在过去 5 年里经历了历史性的变化。“黑人的命也是命”运动（Black Lives Matter Movement）让人们越来越关注少数族裔；新冠病毒感染疫情促进了线上学习方式前所未有的改变。
- 护理课程中不同学生群体的入学人数不断增加，为教育工作者提供了参与变革的机会，并利用多元文化教育、公平教学法和不同学生的生活经验的最新知识来创造丰富的学习环境，使所有学生都有平等的机会在学术和专业上取得成就。
- 学术界缺乏多样性教师，对创造一个没有偏见的包容性学习环境产生了影响。教师必须具备知识、技能和态度，以促进包容性教学，并引导学生成为有文化能力的人。
- 必须实施最佳实践，以招募、录取和留住来自不同种族和族裔背景的个人、第一代学生、残疾人、男性和 LGBTQ+ 人群。
- 教师必须制定课程和课程要求，其中可能包括新的内容呈现方式，明确阐述文化能力和文化谦逊的目标。
- 鉴于所有的接触都是文化接触，因此其也是教学机会，教师必须营造包容性的学习环境，在这种环境中，所有学生都受到欢迎，相互学习，变得有能力，处理差异，避免偏见，并学会为患者提供具备文化能力的护理。
- 包容性卓越原则建议教师考虑课程组成部分，包括管理环境、内容、教学策略、学生知识评估和课堂动态。很重要的一点是，工作场所、现实世界和学术界存在权力不平等。
- 使用包含公平、包容和积极参与概念的教学策略有助于促进主动学习。
- 文化能力可以作为应用多元文化教育的一些原则的典范，同时促进对其在优质护理中的价值的理解。通过将文化能力展示为一个过程或一段旅程，学术领袖和学生都会意识到终身学习是固有的，也是教学、学习和培养毕业生在包括多个不同群体的社会中工作的要求。

对证据的反思

1．多元文化教育的目的是什么？多元文化教学方法中包含什么？

2．机构价值观如何影响护理学院的招聘实践、课程和多样性政策？

3．教师如何将 LGBTQ+ 内容纳入课程？如何纳入课堂中？

4．教师可以采取哪些策略来确保考试不带有语言偏见？

参考文献

Ackerman-Barger, K., Boatright, D., Gonzalez-Colaso, R., Orosco, R., & Latimore, D. (2020). Seeking inclusion excellence: Understanding racial microaggressions as experienced by underrepresented medical and nursing. *Academic Medicine*, *95*(5), 758–763.

American Association of Colleges of Nursing. (2020a). 2019–2020 *enrollment and graduations in baccalaureate and graduate programs in nursing*. https://www.aacnnursing.org/News-Information/Press-Releases/View/ArticleId/24802/2020-survey-data-student-enrollment

American Association of Colleges of Nursing. (2020b). *AACN applauds increased federal investments in nursing education and research*. https://www.aacnnursing.org/News-Information/Press-Releases/View/ArticleId/24546/Federal-Investments-FY20

American Association of Colleges of Nursing. (2021a). *Enhancing diversity in the workforce*. https://www.aacnnursing.org/news-information/fact-sheets/enhancing-diversity

American Association of Colleges of Nursing. (2021b). *Diversity, equity, and inclusion faculty toolbox*. https://www.aacnnursing.org/Portals/42/Diversity/Diversity-tool-kit

American Association of Colleges of Nursing. (2021c). 2021–2022 *Federal policy agenda*. http://www.aacnnursing.org

American Council on Education. (2019). *Race and ethnicity in higher education*. https://www.equityinhighered.org/

American Psychological Association. (2021). *Inclusive language guidelines*. https://www.apa.org/about/apa/equitydiversity-inclusion/language-guidelines.pdf

Appert, L., Bean, C. S., Irvin, A., Jungels, A., Klaf, S., & Phillipson, M. (2020). *Guide for inclusive teaching at Columbia*. Columbia Center for Teaching and Learning. https://mi.mcmaster.ca/app/uploads/2020/01/CTL-Inclusion-Guide-Web-082019.pdf.

Banks, J. A. (2013). Multicultural education: Characteristics and goals. In J. A. Banks & C. M. Banks (Eds.), *Multicultural education: Issues and perspectives*. John Wiley and Sons.

Banks, J.A. (2015). *Approaches to multiculturalism reform*. http://www.teachingforchange.org/wp-content/uploads/

Barber, P. H., Shapiro, C., Jacobs, M. S., Avilez, L., Brenner, K. I., Cabral, C., Cebreros, M., Cosentino, E., Cross, C., Gonzalez, M. L., Lumada, K. T., Menjivar, A. T., Narvaez, J., Olmeda, b, Phelan, R., Purdy, D., Salam, S., Serrano, L., Velasco, M. J., Marin, E. Z., & Levis-Fitzgerald, M. (2021). Disparities in remote learning faced by first-generation and underrepresented minority students during COVID-19: Insight and opportunities from a remote research experience. *Journal of Microbiology and Biology Education*, *22*(1). https://doi.org/10.1128/jmbe.v22i1.2457. 22.1 54.

Bleich, M. R., MacWilliams, B. R., & Schmidt, B. J. (2014). Advancing diversity through inclusive excellence in nursing education. *Journal of Professional Nursing*, *31*(2), 89–94. https://doi.org/10.1016/j.profnurs.2014.09.003.

Bowles, W. S., Sharpnack, P., Drennen, C., Sexton, M., Bowler, C., Mitchell, K., & Mahowald, J. (2020). Beyond articulation agreements: Expanding the pipeline for baccalaureate nursing in Ohio. *Nursing Education perspectives*, *41*(5), 274–279.

Budiman, A. (2020). *Key findings about U.S. immigrants*. Pew Research Center. https://www.pewresearch.org/?p290738.

Burchum, J. L. (2002). Cultural competence: An evolutionary perspective. *Nursing Forum*, *37*(4), 5–15.

Campinha-Bacote, J. (1999). A model and instrument to address cultural competence in health care. *Journal of Nursing Education*, *38*(5), 203–207.

Campinha-Bacote, J. (2002). *The process of cultural competency in the delivery of healthcare services: A culturally competent model of care*. Transcultural C.A.R.E. Associates.

Campinha-Bacote, J., Yahie, T., & Langenkamp, M. (1996). The challenge of cultural diversity for nurse educators. *Journal of Continuing Education in Nursing*, *27*(2), 59–64.

Carper, B. A. (1978). Fundamental patterns of knowing in nursing. *Advances in Nursing Science*, *1*(1), 13–23.

Center for Sexual and Gender Diversity. (2021). *Gender pronouns resource guide*. Duke University. https://studentaffairs.duke.edu/csgd.

Center for the Study of Social Policy. (2019). *Key equity terms & concepts: A glossary for shared understanding*. https://cssp.org/resources/key-equity-terms-concepts/

Choi, L. L. S. (2016). A support program for English as an additional language nursing students. *Journal of Transcultural Nursing*, *27*(1), 81–85. https://doi.org/10.1177/1043659614554014.

Choi, L. L. S., & Brochu, N. (2022). English-as-an-additional-language nursing student support group: Student leadership and engagement. *Nursing Education Perspectives*, *43*(1), 41–43. https://oce.ovid.com/article/00024776-202201000-00011/HTML.

Choi, S., & Mao, X. (2021). Teacher autonomy for improving teacher self-efficacy in multicultural classrooms: A cross-national study of professional development in multicultural classrooms. *International Journal of Educational Research, 105* https://doi.org/10.1016/j.ijer.2020.101711.
Columbia Center for Teaching and Learning (2017). *Guide for inclusive teaching at Columbia*. https://ctl.columbia.edu/resources-and-technology/resources/
Conroy, S. F., & Taggart, H. M. (2016). The impact of cultural immersion study abroad experience in traditional Chinese medicine. *Journal of Holistic Nursing, 34*(3), 229–235. https://doi.org/10.1177/0898010115602995.
DeBrew, J. K., & Lewallen, L. P. (2014). To pass or to fail? Understanding the factors considered by faculty in the clinical evaluation of nursing students. *Nurse Education Today, 34*(4), 631–636. https://doi.org/10.1016/j.nedt.2013.05.014.
DeWitty, V., & Byrd, D. A. (2021). Recruiting underrepresented students for nursing schools. *Creative Nursing, 27*(1), 40–45.
DeWitty, V. P., Huerta, C. G., & Downing, C. A. (2016). New careers in nursing: Optimizing diversity and student success for the future of nursing. *Journal of Professional Nursing, 32*(5S), S4–S13. https://doi.org/10.1016/j.profnurs.2016.03.011.
DeWitty, V., & Murray, T. (2020). Influence of climate and culture on minority faculty retention. *Journal of Nursing Education, 59*(9), 483–484.
Dyches, C., Haynes-Ferere, A., & Haynes, T. (2019). Fostering cultural competence in nursing students through international immersion experiences. *Journal of Christian Nursing, 36*(2), E-29–E-35. https://doi.org/10.1097/CNJ.0000000000000602.
Fagan, J. M., & Coffey, J. S. (2019). Despite challenges: Nursing student persistence. *Journal of Nursing Education, 58*(7), 427–430.
Freysteinson, W. M., Adams, J. D., Cesario, S., Belay, H., Clutter, P., Du, J., Duson, B., Goff, M., McWilliams, L. P., Nurse, R., & Allam, Z. (2017). An accent modification program. *Journal of Professional Nursing, 33*(4), 299–304. https://doi.org/10.1016/j.profnurs.2016.11.003.
Giger, J., & Davidhizar, R. (2017). *Transcultural nursing: Assessment and intervention* (7th ed.). Mosby.
Guler, N. (2022). Teaching culturally and linguistically diverse students: Exploring the challenges and perceptions of nursing faculty. *Nursing Education Perspectives, 43*(1), 11–13.
Graham, C. L., Phillips, S. M., Newman, S. D., & Atz, T. W. (2016). Baccalaureate minority nursing students perceived barriers and facilitators to clinical education practices: An integrative review. *Nursing Education Perspectives, 37*(3), 130–137.
Hampton, M. D., Dawkins, D., Rickman-Patric, S., O'Leary-Kelly, C., Onglengco, R., & Stobbe, B. (2022). Nursing program admission barriers in the United States: Considerations for increasing Black enrollment. *Nurse Educator, 47*(1), 19–25. https://doi.org/10.1097/NNE.0000000000001071.
Hanson, M. (2021). College enrollment & student demographic statistics. *Education Data Initiative* https://educationdata.org/college-enrollment-statistics.
Harwood, S. A., Choi, S., Orozco, M., Browne-Hunt, M., & Mendenhall, R. (2015). *Racial microaggressions at the University of Illinois at Urbana-Champaign: Voices of students of color in the classroom*. University of Illinois at Urbana-Champaign.
HealthyPeople.Gov (2020). *LGBT overview and objectives*. US Department of Health and Human Services. https://health.gov/healthypeople/objectives-and-data/browse-objectives/lgbt.
Hellbernd, N., & Sammler, D. (2016). Prosody conveys speaker's intentions: Acoustic cues for speech act perception. *Journal of Memory and Language, 88*, 70–86. https://doi.org/10.1016/j.jml.2016.01.001.
Indeed. (2021). *The role of tenure and why it is important. Career Development*. https://www.indeed.com/career-advice/career-development/the-role-of-tenure
Institute of Medicine. (2020). The future of nursing 2020–2030: Charting a path to achieve health equity. *National Academy of Sciences* https://nam.edu/publications/the-future-of-nursing-2020-2030/.
Jensen, E., Jones, N., Rabe, M., Pratt, B., Medina, L., Orozco, K., & Spell, L. (2021). *2020 U.S. Population more racially and ethnically diverse than measured in 2010*. United States Census Bureau. https://www.census.gov.
Johnson, R., Browning, K., & DeClerk, L. (2021). Strategies to reduce bias and racism in nursing precepted clinical experiences. *Journal of Nursing Education, 60*(12), 697–701.
Jones, J.M. (2021). *LGBT identification rises to 5.6% in latest US estimate*. https://news.gallup.com/poll/329708/lgbt-identification-rises-latest-estimate.aspx
Joos, M. (1967). The styles of the five clocks. In R. D. Abrahams & R. C. Troike (Eds.), *Language and culture diversity in American education*. Prentice-Hall.
Kachani, S., Ross, C., & Irvin, A. (2020, February 19). 5 principles as pathways to inclusive teaching. *Inside Higher Ed*. https://www.insidehighered.com/advice/2020/02/19/practical-steps-toward-more-inclusive-teaching-opinion
Kilpatrick, S. (2018). *Title IX: 5 ways it changed education for the better*. http://www.campusanswers.com/title-ix-positive-changes/
King, K. R., Fuselier, L., & Sirvisetty, H. (2021). LGBTQ+IA+ invisibility in nursing anatomy / physiology textbooks. *Journal of Professional Nursing* https://doi.org/10.1016/profnurs.2021.06.004.
Leininger, M. (1970). *Nursing and anthropology: Two worlds to blend*. Wiley.
Leininger, M. (1993). Culture care theory: The relevant theory to guide nurses functioning in a multi-cultural world. In M. Parks (Ed.), *Pattern of nursing theories in practice* (pp. 105–121). NLN Press.
Lister, P. (1999). A taxonomy for developing cultural competence. *Nurse Education Today, 19*(4), 313–318. https://doi.org/10.1054/nedt.1999.0642.
Marquez-Hernandez, V. V., Gutierrez-Puertas, L.,

Granados-Gamez, G., Rodriguez-Garcia, M. C., Gutierrez-Puertas, V., & Aguilera-Manrique, G. (2019). Development of a web-based tool to evaluate competencies of nursing students through the assessment of their clinical skills. *Nurse Education Today, 73*, 1–6. https://doi.org/10.1016/j.nedt.2018.11.010.

Mee, C. L. (2021). Insights from Dr. Kenya Beard on health inequities and multicultural education. *Teaching and Learning, 16*(3), A1–A2. https://doi.org/10.1016/j.teln.2021.03.005.

Merry, L., Visandjee, B., & Verville-Provencher, K. (2021). Challenges, coping responses, supportive interventions for international and migrant students in academic nursing programs in major host countries: A scoping review with a gender lens. *BMC Nursing, 20*(1), 1–37.

Metzger, M., Dowling, T., Guinn, J., & Wilson, D. T. (2020). Inclusivity in baccalaureate nursing education: A scoping study. *Journal of Professional Nursing, 36*(1), 5–14. https://doi.org/10.1016/j.profnurs.2019.06.002.

Mulready-Shick, J., Edward, J., & Sitthisongkram, S. (2020). Developing local evidence about faculty written exam questions: Asian ESL nursing student perceptions about linguistic modification. *Nursing Education Perspectives, 41*(2), 109–111.

Murray, T. (2021). Inclusivity: The margins or the mainstream? *Journal of Nursing Education, 60*(4). https://doi.org/10.3928/01484834-20210322-01.

National Advisory Council on Nurse Education and Practice. (2020). *Preparing nurse faculty and addressing the shortage of nurse faculty and clinical preceptors*. https://www.hrsa.gov/sites/default/files/hrsa/advisory-committees/nursing/reports/nacnep-17report-2021.pdf

National Center for Education Statistics. (2021). *Post-secondary education, chapter 2, the condition of education 2020*. https://nces.ed.gov/pubs2020/2020144.pdf

Nittle, N.K. (2021, February 7). *What is a stereotype?* https://www.thoughtco.com/what-is-the-meaning-of-stereotype-2834956

O'Brien, E. M., O'Donnell, C. O., Murphy, J., O'Brien, B. O., & Markey, K. (2021). Intercultural readiness of nursing students: An integrative review of evidence examining cultural competence educational interventions. *Nurse Education in Practice*, 50. https://doi.org/10.1016/j.nepr.2021.102966.

Oermann, M. H., & Gaberson, K. B. (2019). *Evaluation and testing in nursing education* (6th ed.). Springer Publishing Company.

Onovo, G. (2019). Fundamentals of nursing practice and the culturally diverse ESL nursing students: The students' perspectives for teaching and learning in nursing. *Teaching and Learning in Nursing, 14*(4), 238–245.

Purnell, L. (2013). *Transcultural health care: A culturally competent approach* (4th ed.). F.A. Davis Company.

Purnell, L. (2019). Update: The Purnell theory and model for culturally competent health care. *Journal of Transcultural Nursing, 30*(2), 98–105. https://doi.org/10.1177/1043659618817587.

Purnell, L., & Paulanka, B. (2008). *Transcultural health care: A culturally competent approach* (3rd ed.). F.A. Davis Company.

Relf, M. V. (2016). Advancing diversity in academic nursing. *Journal of Professional Nursing, 5*(5S), S42–S47. https://doi.org/10.1016/j.profnurs.2016.02.010.

Sampson, M., Melnyk-Mazurek, B., & Hoying, J. (2020). The MINDBODYSTRONG intervention for new nurse residents: 6-month effects on mental health outcomes, healthy lifestyle behaviors, and job satisfaction. *Worldviews on Evidence-Based Nursing, 17*(1), 16–23.

Samuriwo, R., Patel, Y., Webb, K., & Bullock, A. (2020). Medical students' perceptions of gender and learning in clinical practice: A qualitative study. *Medical Education, 54*(2), 150–161. https://onlinelibrary.wiley.com/doi/full/10.1111/medu.13959.

Sommers, C. L., & Bonnel, W. B. (2020). Nurse educators' perspectives on implementing culturally sensitive and inclusive nursing education. *Journal of Nursing Education, 59*(3). https://doi.org/10.3928/01484834-20200220-02.

Steele, C. M. (2010). *Whistling Vivaldi and other clues to how stereotypes affect us*. W. W. Norton and Company.

Steketee, A., Williams, M., Valencia, B., Printz, D., & Hooper, L. (2021). Racial and language microaggressions in the school ecology. *Perspectives on Psychological Science, 16*(5), 1075–1098. https://doi.org/10.1177/1745691621995740.

Thompson, R. A. (2021). Increasing racial/ethnic diversification of nursing faculty in higher ed is needed now. *Journal of Professional Nursing, 37*(4), A1–A3.

U.S. Department of Education. (2021). *Title IX and sex discrimination*. https://www2.ed.gov/about/offices/list/ocr/docs/tix_dis.html

Villarruel, A. M., & Broome, M. E. (2020). Beyond the naming: Institutional racism in nursing. *Nursing Outlook, 68*(4), 375–376. https://doi.org/10.1016/j.outlook.2020.06.009.

Wells, M. I. (2002). Beyond cultural competence: A model for individual development. *Journal of Community Health Nursing, 17*(4), 189–199. https://doi.org/10.1207/S15327655JCHN1704_1.

Woods-Giscombe, C. L., Johnson-Rowsey, P., Kneipp, S., Lackey, C., & Bravo, L. (2020). Student perspectives on recruiting underrepresented ethnic minority students to nursing: Enhancing outreach, engaging family, and correcting misconceptions. *Journal of professional Nursing, 36*(2), 43–49.

Wright, C., & Scardaville, D. (2021). A nursing residency program: A window into clinical judgement and clinical decision-making. *Nurse Education in Practice* https://doi.org/10.1016/j.nepr.2020.102931.

Yung, D., Latham, C., Fortes, K., & Schwartz, M. (2021). Using holistic admissions in pre-licensure programs to diversify the nursing workforce. *Journal of Professional Nursing, 37*(2), 359–365. https://doi.org/10.1016/j.profnurs.2020.04.006.

Zambrana, R.E., Allen, A., Higginbotham, E.,

Mitchell, J., Perez, D.J., & Villarruel, A. (2020). *Equity and inclusion, effective practices and responsive strategies: A guidebook for college and university leaders*. https://crge.umd.edu/2020/07/09/equity-and-inclusion-effective-practices-and-responsive-strategies-a-guidebook-for-college-and-university-leaders/

ZIPPIA. (2021). *Nurse educator demographics and statistics in the U.S.* https://www.zippia.com/nurse-educator-jobs/demographics/

第18章

临床学习环境中的教学

Paula Gubrud-Howe，EdD，RN，CHSE，ANEF，FAAN
翻译：毕怀梅　审校：颜　萍

护理教育，特别是临床护理教育，在应对COVID-19大流行中做出了重大调整（NCSBN，2022）。由于疫情期间无法像以前一样开展传统的临床实践，教育者需要重新审视长期以来的临床实践教育模式。对虚拟和在线临床实践的快速转向，创造了一个激发创造力和创新的时期。最重要的是，护理课程开发了新的方法、模型和实践，重点是促进实践知识和能力的整合（Oermann，2021）。护理教育工作者和实践合作伙伴正在重新考虑临床教育活动，以纳入各种策略、方法和环境（Jones-Schenk，2021）。

除了临床教育方式发生前所未有的转变外，实践还确定有必要确保应届毕业生更好地做出合理的临床判断，促进跨医疗保健机构的安全和质量护理（Kavanagh & Szweda，2017；Kavanaugh & Sharpnack，2021）。全国护理委员会（NCSBN）做出响应，为提高临床推理和判断能力，开发了NCSBN临床判断模型（NCSBN-CJM），并计划修改NCLEX，包括更多关注如何保障准护士在照护患者时做出正确临床判断能力等问题（Dickison et al.，2019）。美国护理学院协会（AACN）为毕业生能够在护理实践环境中做出正确临床判断，提出了十大基本胜任力和八个用于组织及评估学士学位教育和高级护理实践教育的概念（American Association of Colleges of Nursing，2021；Giddens et al.，2022）。临床判断的理念应该贯穿到课程的各个方面，包括临床教育（Giddens et al.，2022）。

教师必须为毕业生们提供注重安全和质量文化、以患者为中心、包括社区和人群照护的健康照护体系，供毕业生实践学习。毕业生需要使用基于循证实践的先进技术技能，并必须获得作为跨专业卫生保健团队的成员和领导者进行实践所需的能力。临床学习可以在真实的卫生保健环境、虚拟仿真平台以及实验室和模拟环境中进行。临床学习环境为学生提供获得知识和理论的机会，使用解决问题的技能以做出合理的临床决策，并获得在各种已建立和不断发展的实践环境中作为合格和有道德的护士工作所必需的专业价值观。

临床学习是一种典型的教学方法（Benner et al.，2010），为护理专业学生适应当今的卫生保健环境做准备，对学生、教师和卫生保健机构来说，这也是一项重要的时间和资源投资。COVID-19大流行和最新研究表明（McKay et al.，2022；Oermann，2021），依赖传统临床教育模式已不再可行或必要（Hill et al.，2020；McKay et al.，2022）。单一的依赖真实环境下的临床学习，即由一名指定的教师，将一小组学生分配到急症护理环境，每人护理1～2名患者，教师予以指导和评价，这种模式无法提供合适的机会培养学生的能力（Goers et al.，2022；Hill et al.，2020；McKay et al.，2022；McNelis et al.，2014）。护理教育工作者在各种环境中实施和评估学习活动，使用多种方式确保学生获得当今复杂和多方面的医疗保健环境所需的临床能力（Bowles et al.，2022；Donovan et al.，2022）。

本章目的是描述临床教学和学习环境，讨论传统和新的教学方法、技术和模型，以促进知识、理论和临床推理在患者护理中的应用。我们将讨论临床教学的相关课程设置，并讨论临床教师的角色和责任。

临床学习环境

实习环境可以是任何一名学生与患者及其家庭进行互动的场所，通过学习，学生可获得所需的认知技能，提升临床推理和决策能力以及精神运动和情感技能。实习环境又称为临床学习环境（clinical learning environment，CLE），是影响学生临床实习效果的一个各种因素互动的网络。它为学生提供了将护理理论知识转化为护理照顾、培养临床推理、判断能力和专业认同感的机会（Cant et al.，2021；Donovan et al.，2022）。

临床学习环境引导学生形成对实习环境的行为期望，以及对医护人员的角色和职责的理解。为了实现这些培养目标，学生需要在多种环境中获得丰富的实践经历，这些训练场合包括校内、急症护理环境和社区等。目前的临床环境包括如远程医疗的虚拟设施，现已成为一种新的患者护理和临床学习方式（Donovan et al.，2022）。无论设施配置如何，临床教师都必须提供支持学生学习、提供学习活动从而促进理论转化为实践、形成积极职业认同的实践环境，帮助学生成为具有知识、技能和情感胜任力的专业人员（Cant et al.，2021）。下面部分介绍了这些环境，包括临床实训中心、急症和过渡照护病区，以及虚拟仿真和社区环境等。

了解临床学习环境

临床学习环境对护理教育至关重要，包括提供患者护理以及影响卫生政策的环境。常见的环境包括医院、诊所、长期照护机构、家庭护理机构和以社区为基础的卫生保健组织。由于招生人数的增加以及获得传统临床学习场所的限制，临床学习环境已拓展至如学校、工作场所的诊所以及毗邻的社会服务机构（如无家可归者收容所、食物银行）等。高级实践（advanced practice，AP）项目正面临严峻挑战，需要寻找学生临床学习的场地以及导师，以确保满足学生直接照护患者的时长要求。新冠病毒感染大流行增加了远程医疗作为患者照护环境的使用（Eckhoff et al.，2022）。技能/临床实训实验室是临床学习环境的重要资源，通常包括模拟教育实践（simulation-based experience，SBE）。

临床学习环境是学生综合运用课堂上获得的知识并应用于实际情况的地方。许多因素影响着预期学习成果，包括教师指导和辅导的能力以及临床教师表现出的以学生为中心的程度（Cant et al.，2021；Donovan et al.，2022）。此外，学生追求个人学习成果的机会决定了临床环境的有效性（Donovan et al.，2022）。临床环境在护士工作价值、提供包容性文化的程度，影响着学生的革新以及创新能力。此外，灵活的工作方式是形成有效学习的另一个重要因素（Cant et al.，2021；Hill et al.，2020）。

上述因素，再加上需要适应一个需整合思维技能和表现技能的环境，可能会导致学生的焦虑增加。促进独立的临床环境包括学生对环境的预先定位，确保他们准备好实践操作必要的技能，并鼓励临床推理的发展（Donovan et al.，2022）。创造一个欢迎学生、促进学习和促进实践的环境，将理论应用于实践，确保学习者成为具有胜任力的护士（Sommer et al.，2021）。

在患者护理环境中的临床学习经历对护理教育工作者提出了独特而复杂的挑战。在传统临床教学中，本科临床轮转由一段段碎片化的时间组成，在一个单元照顾1～2个患者，主要是执行护理操作，很少或根本没有时间专注于理论整合、评判性思维的应用和临床推理。他们通常很少关注干预措施执行后的反馈或进行有效评估。此外，临床学习环境的活动通常集中在病区单元，多强调完成个人任务和病区单元的任务。护理人员需要完成工作量任务，在复杂多变的机构中照顾具有多种健康照护需求的重症患者。护士们想成为好榜样和培养学生，但通常没有时间这样做。教师必须平衡病区工作任务与确保学生获得反馈，关注学生临床推理、安全、职业社会化和临床课程结果等日常学习目标。研究生教育则倾向于集中时间在更少的环境中与导师密切合作，培养掌握实践所需的能力。

临床学习资源中心

临床学习资源中心（clinical learning resource center，CLRC）通常也被称为技能实训室，是护理项目课程的关键组成部分之一。护理教育传统中的精神运动、认知和情感技能的初步教学和学习，开始于一个指导学生可以实践和证明他们掌握了护理患者时可能使用的最常见技能的环境中。临床学习中心用于学生学习的几个阶段，以塑造一个无风险的、安全的学习环境。这些中心促进指导性体验，使学生能够练习和掌握一系列精神运动、情感和认知技能。技能/临床资源实验室也是AP护理项目的基础部分，AP的学生必须掌握专业高级技能。技能/临床实验室提供先进的技能，如缝合技术和中心静脉导管置入技术，有足够的时间来开发提供安全的患者护理所需的技术。高级身体评估实验室是AP护理教育的必要组成部分。

Benner 等（2010）的标志性研究发现护理毕业生缺乏临床推理技能，并建议在过渡期设计技能发展学习活动，以纳入情境化学习。这意味着精神运动技能是情境化的，因此学生在案例情境中练习该技能，包括的不仅是记忆完成任务所需的手动步骤。在患者案例中嵌入技能，并形成操作流程，以此为学生提供学会安全和优质护理的基本原理和理论的机会。此外，技能实训室中设计的教学应该包括提出“假设”问题，以便学生学会根据患者的个人需求调整技能的表现。例如，在讲授导尿术时，教学计划可能会询问学生在应对困惑和恐惧的患者或处于不同年龄的患者时如何调整不同的方法。AP 学生的技能实训室应针对学习者的水平进行设计，以确保学生了解每种基于技能的干预的基本原理，并在实践时与患者沟通。

刻意练习理论认为，学习者需要通过重复练习来提高掌握水平，以确保他们的技能水平足以在临床环境中应对真实的患者。掌握性学习使用刻意练习理论，并与基于能力的教育有关。掌握性学习理论假设所有学习者通过反复地练习获得基本知识、技能和态度，并将能够表现出可衡量的表现行为，以表明他们精通明确的预期学习结果或能力（McGaghie，2020）。精通技能的人的表现，其决定性特征是刻意练习（Gonzalez & Kardong-Edgren，2017；McGaghie，2020）。掌握性学习通常没有时间限制，依赖于学生的学习意图。达到掌握水平所需的时间受到几个变量的影响：学习者的毅力、基础能力、教学质量、能力以及将教学转化为理解和表现的愿望（McGaghie，2020）。与临床技能发展相关的质量指导涉及几个步骤（McGaghie，2020）。框 18.1 中概述了一种旨在促进临床技能掌握的教学设计示例，以及该设计每个步骤的基本原理。

一旦学生通过培训，教师证明其掌握了该技能，教师就应将该技能设计为模拟患者护理情况的情境中。刻意训练理论认识到技能回退的现象，这种现象发生在最初掌握技能和实际使用护理技能之间的时间间隔很长的时候。刻意练习需要与定期练习整合，并通对技能审查的反馈，确保学生保持对技能的掌握（Gonzalez & Kardong-Edgren，2017；McGaghie，2020）。

模拟教学

国际临床模拟和学习护理协会（International Nursing Association for Clinical Simulation and Learning，INACSL）将基于模拟的体验（SBE）定义为“一系列结构化的活动，代表教育、实践和研究中的实际和潜在情况。这些活动使参与者能够发展或增强知识、技能和（或）态度，并提供在模拟环境中分析和应对现实情况的机会”（INACSL Standards Committee，2021）。

在文献中，将模拟作为标准临床学习活动的报道很多（Foisy-Doll & Leighton，2018），一项多中心研究证实了该模式可应用于临床教学中（Hayden et al.，2014）。每个州的护理委员会都对 SBE 的使用进行监管，确定可作为临床教育组成部分的 SBE 临床小时数。教师需要访问相关信息，了解并遵守其所在州关于 SBE 的监管要求。AP 项目使用 SBE，但目前在模拟中花费的时间不能计入认证所需的直接患者护理小时数［National Task Force（NTF），2022］。

国际临床模拟和学习护理协会目前已经制定并定期更新发布，现在称为“医疗保健模拟最佳实践标准”，解决了卫生专业中 SBE 的多个方面的指导方针，包括：专业发展、引导前准备和引导、模拟设计、实施、引导性反馈过程、操作、结果和目标、专业诚信、模拟增强的 IPE 以及学习和成效评价（INACSL Standards Committee，2021）。遵循 INACSL 标准可确保 SBE 达到预期的临床教育成效，并促进在模拟临床环境中进行高质量的循证学习（关于 SBE 的深入介绍见第 19 章）。

虚拟临床学习环境

新冠病毒感染大流行引发了从传统临床教育到虚拟体验的快速转变，因为许多护理项目禁止学生在住院护理环境中实习（NCSBN，2022）。因此，虚拟仿真技术被广泛使用，并越来越多地被接受成为传统患者护理临床体验和基于现场的仿真的替代方案（Shorey & Ng，2021）。鉴于为学生寻找足够的临床经历和虚拟技术的进展所面临的持续挑战，教师正在整合可以创建虚拟临床环境的在线技术所带来的虚拟临床体验（Shorey & Ng，2021）。虚拟仿真的使用能够模拟医院、诊所、社区、邻里和家庭环境。虚拟仿真为临床体验创造了机会，允许作为跨专业团队的一员，专

框 18.1 掌握性学习法教授精神运动技能的教学活动

教学活动	基本原理
预备工作——观看现场或录制的讲座/讨论：例如观看现场或录制的简短讲座/讨论，阅读期刊文章，或阅读教科书中的指定章节，完成测验，复习与技能相关的实践标准	这项活动向学习者介绍或重新介绍与技能相关的理论基础。例如，导尿术要求学习者理解无菌技术的各个方面。可以考虑与操作相关的潜在并发症。可以强调实践标准和机构政策/程序
真实演示——使用中或高保真度模拟人或患者演员：教师/培训师在不提供教学评论的情况下实时演示技能，教师/培训师应在整个过程中与模拟病人互动。这一步可以实时进行，也可以通过数字录像进行	这一步让学习者观察到掌握技能的样子。例如，导尿术的演示包括在操作过程中与患者沟通。展示掌握技能为学习者提供了一个心理框架，使他们知道熟练表现是什么样的
教师/培训师讲解——培训师重复操作，同时解释每个步骤，并提供如何执行技能的提示。培训师/教师可以使用任务训练器进行这一步，让学习者专注于技能的精神运动方面。这可以实时进行，也可以通过数字录像提供。这一步可以多次重复使用录像	这一步将操作技能分解为顺序步骤。为学习者提供提问和澄清要点的机会。培训师可以重复学习者想要更仔细观察的特定步骤
学习者讲解——受训者随后指导教师/培训师完成每个步骤和精神运动动作，而教师/培训师执行技能。此阶段通常使用任务训练器。如果指示与实践标准相冲突，培训师会提供提示并引导学习者。这一步实时进行，要么在临床技能实验室，要么使用具有摄像功能的同步远程学习技术	与培训师/教师在实验室中的交流强化了执行技能所涉及的步骤，同时减轻了学习者的认知负担，因为他们专注于技能的顺序和手动灵巧性。使用任务训练器不会让学生感到与患者沟通和安抚的压力。这一步的音频/视觉记录允许学生在练习时回顾提示和重新引导
监督实践——学习者在教师/培训师提供指导提示和必要时的引导下执行技能——此阶段通常使用任务训练器。学习者练习，直到他们对自己的独立执行技能的能力感到自信。这一步可以被记录下来，以便学习者可以回顾并完善自己的表现	形成性反馈是掌握性学习的一个重要组成部分，因为学习者在学习过程中获得知识、技能和信心（McGaghie，2020）
学习者练习——如果学习者能够在监督实践期间展示对精神运动技能的掌握，则可能不需要此步骤。学习者独立练习技能或与同伴合作。这一步通常在技能实验室进行。如果学习者需要确认自己正确执行了技能，通常会有教师/培训师提供提示或引导	学习者发展自信和展示掌握能力所需的时间将会有所不同。为学习者提供时间、地点和练习资源，而不受指定的课堂时间的限制，可以营造一种无压力的学习氛围
掌握演示——学习者在一个有情境的环境中执行技能。提供在真实模拟环境中执行技能的整个过程，并呈现患者的病史。技能在中等保真度、高保真度或患者演员上执行。学习者接收执行技能的指令，在操作过程中与患者互动，并根据标准实践进行记录。允许学习者重复此阶段，直到展示熟练程度。如果学习者遇到困难，他们可以重复之前的步骤	这一阶段提供了情境化学习机会，确保学习者在练习以患者为中心的护理时，能够理解技能/操作的合理性，处于一个以学习为中心的环境中

注于评判性思维、临床推理、沟通和团队合作的实践（Fogg et al.，2020）。虚拟病人被呈现给个人或学生团队，学习者与虚拟环境和真实的临床场景互动，以管理患者问题。基于计算机的技术支持灵活、可重复的临床体验，可以在更多学生中传播，并允许在传统临床环境不可及时使用。早期研究表明，当活动设计得当、顺序得当，并且场景有助于学生和患者之间的真实互动时，虚拟 SBE 是有意义的，并产生积极的学习成果（Fogg et al.，2020；Rim & Shin，2021）。教师在

设计虚拟 SBE 时，应使用 INACSL 发布的“医疗保健模拟最佳实践标准”，以确保学习体验符合最佳实践。

以触觉技术为特征的虚拟现实正在成为一种帮助学生练习和发展基本精神运动技能的方法，例如 Foley 导管置入（Shorey & Ng，2021）。学生戴上虚拟现实头盔和定制触觉技术，使用基于游戏的学习原理练习和掌握技能（Havola et al.，2020）。这种技能学习系统允许学生随着时间的推移练习和保持技能熟练度。内科和外科已经成功地使用触觉技术多年，随着这项技术的不断发展和越来越实惠，它可能会成为一种无处不在的临床教育方法，可确保学生在将技能应用于实际的患者护理情况之前能够安全地执行这些技能（Coyne et al.，2021）。关于模拟和技术的深入讨论，请参阅第 19 章。

远程医疗

远程医疗为医疗保健提供者提供了广泛的医疗、健康和教育干预技术和方法（Foster et al.，2021）。现有技术正在不断扩大，远程医疗在患者护理中的使用预计将大幅增长，以改善对可能在获得医疗资源和提供者方面遇到挑战的个人和家庭的护理（Rambur et al.，2019）。COVID-19 大流行进一步增加了对远程医疗服务的需求。当局预测，30% 的患者访视将以虚拟方式提供，医疗保健消费者表示，他们计划在疫情后继续使用远程医疗（Drees，2020）。因此，护士特别是 AP 护士在远程医疗中的作用预计将显著增加（Rutledge et al.，2021）。

与远程医疗使用增加相关的新兴趋势表明，入门级和 AP 护理教育课程必须整合与远程医疗服务相关的核心竞争力，并将实践经历作为临床教育的一部分（AACN，2021；Eckhoff et al.，2022；Rambur et al.，2019；Rutledge et al.，2021）。Rutledge 等（2021）开发了一个全面的框架，可用于设计远程医疗中的课堂和临床学习体验。Rutledge 等（2021）的框架基于远程保健的 4P 框架。第一阶段的临床活动涉及远程医疗计划的实施规划（planning）。Rutledge 为 AP 课程的临床作业提供建议，以解决医疗保健系统远程医疗计划的问题。第二阶段涉及为远程医疗服务提供者做好准备（preparing）。在这个阶段，供应商面向设备和软件。准备阶段涉及通过远程医疗提供护理时使用的远程医疗礼仪和实践标准。高级实践和预注册学生都应该通过远程医疗参与这一阶段的临床学习。第三阶段是提供（providing），包括三个部分。在第一部分，学生学习病历，包括回顾患者病史和就诊原因。学习者一旦为远程医疗会议做好准备，就会使用该技术与患者进行联系。第二部分包括介绍参与会面的所有各方，在提供者和患者之间建立对就诊原因的共同理解，确认期望，并重新确认知情同意。学生还应复习如何在发生这种情况时处理患者的技术困难。提供阶段的下一部分包括对患者进行病史采集和身体评估，并重点关注所述的就诊原因。这一部分包括陈述问题或诊断，并制定护理计划。远程医疗访问的这一阶段应包括文件记录、按指示转诊和安排随访。在整个过程中，进行远程健康访问的学生应由合格的导师或教师进行监督和指导。4P 框架的第四阶段是表现（performance）评估（Rutledge et al.，2021）。这一阶段的临床教育活动包括为远程医疗计划制定总体评估计划，如评估患者的可及性、财务影响、患者和医务人员的经验以及所提供护理的有效性。该框架的第四阶段为学习者提供了参与卫生系统评估过程的机会（Rutledge et al.，2021），可用于 AP 学生和高级预注册学生的临床学习活动，重点是临床环境中的领导力。

远程医疗模拟越来越多地用于本科生和 AP 学生的临床教育中，包括旨在关注护理和其他学科之间协作的跨专业体验（Eckhoff et al.，2022）。模拟远程医疗也被用于通过动机式访谈提供临床学习体验（Badowski et al.，2019），但很少有研究报告远程医疗临床经验的学习成果。随着护士在社区环境中对慢性病管理承担更多责任，并在启动新的、更有效的护理提供系统方面发挥领导作用（National Academies of Sciences，Engineering，and Medicine，2021），需要将远程医疗护理标准和临床学习经历纳入预注册和 AP 课程，以弥合教育和实践之间的差距（Foster et al.，2021）。

急症和过渡性护理环境

急症和过渡性护理环境可为准备成为高级实践护士的本科生和研究生提供临床经验。在这些环境中的经验能锻炼学生的照护能力，并在与患者及其家人互动时锻炼使用认知、精神运动以及沟通能力。临床环境变得越来越复杂，最近的一项多中心研究发现，复杂性涉及多种因素，包括技术广泛使用（例如电子病历）、患者周转快、员工流动率大、患者敏感性高、患者需求复杂等（McNelis et al.，2014）。此类护理环境适合为学生提供复杂临床环境下的工作经验，但教师必须考虑不同学生的水平、学习的侧重点以及学生实习可能给患者带来的风险等。由于患者的敏感度和复杂的环境，急症护理 CLE 被认为适合中高级学生，教师应将学生的水平与环境相匹配，以便在早期经验强调稳定和可预测的工作流程时，初学者可能会有更好的学习成果（Donovan et al.，2022）。

临床案例、展开式案例研究、场景和模拟

模拟体验为学生提供了整合精神运动、评判性思维、临床推理决策技能的机会，同时还能够帮助学生评判性地评价自己的行动和反思自己运用理论于实践中的能力。基于模拟的体验（SBE）是使用真实情境训练学生临床经验的一个例子，可替代难以获得或难以预测的临床经验，也可在安全的环境中提高临床经验。使用 SBE 有助于学生从课堂过渡到临床实习，SBE 学习法有助于学生提高学习效果，优化护理方法，提高护理安全性。同时还提供了无风险的学习环境，促进学生互动学习，使学生能够重复练习，并及时得到教师或导师的反馈（更多讨论见第 19 章）。临床案例、展开式案例研究和场景有助于学生为临床实践做好准备，为学生提供机会，让他们在多种环境（如急症护理、康复机构和家庭）中了解患者的疾病发展过程，并允许有目的性地设计临床学习，以弥合课堂和实践之间的差距（Li et al.，2022）。

以社区为基础的环境

随着远程医疗保健服务系统和基于价值的医疗保健支付需求的发展（Buerhaus & Yakusheva，2022），护理实践将从急症护理医院环境过渡到家庭医疗（Rauch & Malloy，2020）及其他门诊和社区环境。这些变化导致社区机构提供的护理明显增加，如门诊、长期照护中心、居家卫生服务以及护士诊所临终关怀中心、无家可归者收容所、社会机构（如受虐妇女之家）、医生诊所、健康维护组织以及工作场所和夏令营等（National Academies of Sciences，Engineering，and Medicine，2021）。

向社区为基础的教学转型，要求教师确保在临床实习中提供的学习机会能够让学生实现学习目标。《护理的未来 2020—2030》报告（National Academies of Sciences，Engineering，and Medicine，2021）明确了社区和基于人群的临床经验对于培养学生解决健康的社会决定因素（SDOH）的重要性。专注于护理协调和人口健康的学术 - 实践伙伴关系是一种有前景的模式，旨在促进护士在整个医疗保健连续体中的作用，以改善社区和人群的健康，同时降低成本（Nahm et al.，2022；Porter et al.，2020；Yoder & Pesch，2020）。教师还需要适应通过手机短信等方式进行临床监管。

在社区中获得适当和充分的临床经验可能比较困难和具有挑战性。这些挑战通常与经济限制和护士人员配置模式的变化有关，导致专业人员缺乏时间来促进技能发展和发挥榜样作用。这就要求教师要创造性地选择和利用这些资源，并考虑与服务机构建立伙伴关系（Yoder & Pesch，2020）。以社区为基础的学习环境为学生提供了培养评判性思维、了解卫生保健系统以及发展沟通交流技能的机会（Zeydani et al.，2021）。教师可以通过模拟或临床学习实验室提供其他学习途径，以帮助学生获得在急症护理环境中需要的技能及其他经验。

以学习者为中心的临床教育环境

每个医疗环境和这些环境中的各个科室都有自己的文化，这种环境文化影响着教与学（Whitcomb et al.，2022）。例如，卫生保健专业人员的文化和行为模式会从他们的态度、互动、团队合作以及护理质量与安全中表现出来。人员配备水平、患者的敏感程度、工作人员的焦虑和工作负荷都会影响这些行为举止。这些环境文化反过来影响工作人员投入给学生的时间，环境文化也可能导致与横向暴力（lateral violence）有关的行为，学生常会察觉到、见证或听到横向暴力。通过这些描述，教师可以采用针对性策略，引导学生的看法与感受，减少这些行为对学生学习的影响。例如，教师可以举行汇报会议听取学生的看法，并通过使用适当的策略来软化而不否认文化的现实性，共同努力平衡学生的感受和想法（Pusey-Reid & Blackman-Richards，2022）。

高级实践护理的临床环境

高级实践项目的临床教育环境选择必须与执业护士（NP）人群专业相一致。临床学习环境因护理重点（急症、初级、社区）而异，必须允许有机会与专科人群（即成人、儿科、精神心理健康人群）接触。每个专业方向在与患者群体接触方面都有不同的临床要求，目的是培养高级实践（AP）临床能力（Doherty et al.，2020）。

一些 NP 项目要求学生确定他们的临床实习地点和导师（Doherty et al.，2020）。国家执业护士教育质量特别工作组呼吁学校确保所有学生都有适当的临床实习场所和带教老师（NTF，2022）。此外，相关调查结果表明，各院校必须要求教师加强对临床实习经历的监督和管理（NTF，2022）。直接护理患者的临床实习小时数的最低要求正从 500 小时增加到 750 小时（NTF，2022），这将增加对合适的临床实习地点和带教老师的需求，而目前整个系统因缺乏这些必备资源而面临压力（Gigli & Gonzalez，2022）。

总之，NP 学生的临床实习环境更侧重于专科人群，必须谨慎选择，以满足监管要求。课程教师的作用对于确保临床实习环境能让学习者达到课程目标至关重要。

选择临床学习的卫生保健环境

不管实习环境和课程层级如何，教师都要在卫生机构和学校、社会服务机构等其他组织中选择合适的临床学习环境（CLE）。教师必须知道什么样的医疗系统符合教学要求，以便与理念相一致的机构商谈合作协议。必须明确相关方的责任和权利，考虑因素包括政策制度、是否获得认证、工作人员是否充足、患者种类是否符合所需的实习经验要求、预期的课程结果，以及实习模式是否符合预期用途和课程需要等。此外，应确保学生和教师充分可用的硬件设施（例如会议空间）。

由于一些因素与卫生保健服务相关，因此寻找一个满足所有特定需要的实践环境成为一个挑战。例如，患者的快速周转往往意味着教师必须选择可用的患者，而不是那些最能满足学生学习需求的患者。这种患者可用性的限制可以为教师创造机会，在选择学习经历和使用教学策略的方式上具有创造性。无论其局限性如何，教师的作用都是帮助学生建立理论与实际的联系，将课堂内容应用到临床实践中。教师的临床和课堂教学双重工作有助于在临床和课堂之间建立必要的联系。“基于临床环境教学方法的优点是具有整合护理课程中的知识、临床推理，加深认知和伦理行为的作用”（Benner et al.，2010，p.159）。由于在临床护理环境中学习会有一些局限性，教师在帮助学生建立临床与课堂经验之间的必要联系以及帮助学生像护士那样思考和行动等方面具有重要作用（Donovan et al.，2022；Jesse，2021）。

与卫生医疗机构工作人员建立联系

与临床机构建立有效的工作关系，有助于提高临床教师教导学生的能力。有效的人际关系始于有效的沟通，这种交流必须持续进行，以维持关系并促进学生学习（Donovan et al.，2022）。这需要了解环境及个人在环境中的角色，以选择适合情境的教学方法和建立旨在提高教育体验的关系。这些元素不是孤立存在的，而是与其他条件相吻合或互补的。总目标、胜任力、对学生的期望、学生的水平及对实践的期望、临床安排表以及相关信息应持续准确地共享，这些资料能够协助教师选择适合学生的学习经历。

临床教师对临床环境中的教学和指导学生负有主要责任，其他人员通常会协助这一过程，因此与同事分享教学期望至关重要。确保学生适应临床环境，更早地让学生与临床护士接触，促进学生与临床护士的积极互动，为明确角色和发展合作关系提供了机会。通过内在尊重的行为，让医院对使命和价值观有较为一致的认识也非常重要，后续的沟通为实践环境中的师生及时适应环境变化提供了一条途径。

不论实习地点在哪里、培训的层次如何，临床教学人员都应为学生提供一个具有人文关怀的环境。临床实习环境应该是一个让学生有归属感的地方，并且学生所做的贡献能够得到与其互动人员的赞赏（Cant et al.，2021；Chicca & Shellenbarger，2020a；Noone，2022）。《护理的未来 2020—2030》报告（National Academies of Science，Engineering and Medicine，2021）指出，护理教育计划必须：①挑战和消除导致歧视和种族主义的做法；②接受支持包容性学习环境的做法。临床教师负责评估临床环境的包容性，确保学生被医院工作人员接纳。最近的一项研究发现，当教职员工尊重、接受和鼓励他们时，临床环境中代表性不足的少数群体（underrepresented minority group，UMG）的学习是最佳的（Metzger et al.，2020）。该研究还发现，如果发生歧视行为，UMG的成功需要临床教师进行干预（案例研究18.1）。临床教师可能需要直面实施不当行为的个人，并通过组织架构将问题上报或升级处理（Chicca & Shellenbarger，2020a；Pusey-Reid & Blackman-Richards，2022）。角色塑造包容性行为，如温暖、获得学习体验的支持、直接沟通以及参与以学习为中心的关系的意愿，被认为是促进积极CLE的重要方面（Chicca & Shellenbarger，2020a；Donovan et al.，2022）。

评估临床环境

评估临床环境是临床教师角色中的一项重要活动。许多监管和认证标准都将临床环境评估作为所需的程序性评估的一个方面。临床学习环境、监管和护士教师量表（clinical learning environment，supervision and nurse teacher scale，CLES+T）在全球范围内被广泛使用，以满足设备的可靠性和有效性等要求（Cant et al.，2021）。CLES+T中包含的9个问题涉及学生对特定病房或单位学习氛围的看法。CLES+T主要用于急症护理环境，也可用于长期护理和其他社区环境（Cant et al.，2021）。Johnson等（2021）建议临床教师对临床地点进行评估，以确保学习环境没有偏见和种族主义。他们建议在临床环境评估中纳入有针对性的问题，包括“教师（或导师）是否创造并维持了一个没有种族主义的学习环境？”和“学生在与教师（导师或患者）的任何互动中是否观察到或经历了种族主义？”（p. 700）。

案例研究18.1 管理临床环境中的歧视

学生们在郊区一家小型社区医院的分娩室。所有学生都达到了课程目标，完成了周报，并收到了积极的口头报告。在期中评估期间，一名学生开始哭泣，并告诉教师，他们被分配到一些无关紧要的任务，例如叠衣服和给供应室准备物资，并且有几次分娩手术没有参加，因为工作人员解释说某些患者会因为她的棕色皮肤和口音感到不舒服。

1. 教师应如何处理与学生的关系？
2. 教师应如何处理与工作人员的关系？

贯穿课程体系中的临床实习经历

理解课程

该课程包含一系列组织合理的内容，指导选择学习经历和临床作业，组织教学-学习活动，并安排学生考核，按照学习过程的合理顺序来规划课程安排。课程设计框架以逻辑合理的顺序指导学习体验的规划，旨在使临床学习活动与课程目标保持一致。课程的设计建立在先前的知识基础之上，并加强学生对知识的应用。虽然课程类型与教学过程有关，但这并不妨碍教师在临床环境中使用创造性和创新的方法。创新的方法能激发学生积极性，可以激励学生并促进知识的构建，以应用于实践。对临床教师和学生观点的研究表明，理解整个课程是临床教学的一个关键方面（Benner et al.，2010；Donovan et al.，2022；Hill et al.，2020）。作为学生，应参与并提升不同方面的实习经历，教师负责解读课程和描述课程目标与实习经历之间的关系（Jesse，2021）。

理解学生

临床经历为学生提供了实践护理艺术和科学的机会，从而提高他们的学习能力。为了最大限度地利用这些经验，教师必须对每个学生都有充分的了解和理解（另见第2章）。护理学生群体具有文化多样性，包括不同年龄段、多族裔和种族群体的成员，以及越来越多的男性。这一人群还可能包括拥有（或没有）其他学科学位的人，以及拥有许多不同医疗保健经验和技术技能水平的人。此外，学生的学习风格、知识水平和学习体验偏好各不相同，因此，在选择临床教学活动时，教师必须齐心协力，平衡学生的学习需求、兴趣和能力，且不忽视课程和预期的能力与结果。评估学生的知识、文化和技能有助于为其创造积极的、以学生为中心的教学（Chicca & Shellenbarger，2020a）。完成基线评估有助于教师确定学生在CLE学习方面所需的知识、认知习惯、评判性思维、临床推理、临床决策以及心理活动和情感技能方面的初始能力。

选择临床实习经历

实习经历是学生参与护理实践的所有活动，这些经历对知识应用、技能发展以及专业社会化很重要。实习经历让学生可以在临床环境中护理各种各样的患者，并将课堂所学的知识应用到临床中去。临床经历应该强调与促进健康和预防疾病有关的护理角色，《护理的未来 2020—2030》报告提出将 SDOH 纳入课程的各个方面，包括临床教育（National Academies of Sciences，Engineering，and Medicine，2021）。实习的选择要求所有教师都具有临床医学教育知识并对课程、学生和学习环境有充分的了解。临床教师应深入了解课程目标，了解能力评估过程、标准和用于评估学生达到临床能力阶段性目标的工具。

实习经历应有助于学生以循序渐进、发展的方式实现学习目标，应提供与不同健康水平人群互动的实践机会。教师还应充分利用机会，发挥自身的创新才能、临床技能和专业知识，确保所有学生都有机会与各种患者群体进行直接或间接的交流。

当教师制订实习内容时，重点在于确定当天特定的实习目标。对于刚开始进行临床实习的学生来说，重点在于学生能够专注于特定目标，并实现特定能力。结合个人学习需要，教师需创建集中的以目标为导向的学习活动（Donovan et al.，2022）。在集中的临床学习活动中，学生不必为一名或两名患者提供所有必需的护理，而是通过在多名患者身上进行技能操作，来专注于某项特定技能的学习。例如学生可以通过访视多名患者来学习沟通技巧，对多名患者进行生命体征评估来学习技能组合，或专注于专科领域的护理标准开展学习。集中的学习活动还包括组织学习经历，让学生分配任务、委托他人执行照护或提交报告、接收报告。集中临床学习的目的侧重于结合学生的个性化学习需求和课程目标，设计与特定技能相关的重复性临床实践（Donovan et al.，2022；Epp et al.，2022）。

其他的学习目标可能更强调促进学生综合信息的能力、整合教学和临床知识、发展临床推理和判断技能，并做出照顾患者群体的计划（Benner et al.，2010；Gonzalez et al.，2021）。在照顾患者群体的计划中，要考虑到患者的复杂需求和照护多名患者的合理性选择。通常在培训结束时，这些综合的临床经历可以为学生过渡到临床实践做好准备。

临床实习经历的选择应与课程预期目标和结果相一致，这些目标可能有多个且与具体的护理项目有关，例如在护理本科学位课程中，学生的预期成果不同于研究生学位课程的学生。因此，学生所选择的临床实习经历和临床环境以及提供给学生的实践机会应与课程结果相一致。

跨专业的临床教育

学习和参与患者照护的多团队合作是一项艰巨的任务。通过这些经历，护生能够学会与多学科协同工作（Marion-Martins & Pinho，2020）。因此，应该给学生提供机会在联合计划、实施、结果、护理评价的模拟实践环境中进行与跨专业团队成员协作的训练。跨专业教育（interprofessional education，IPE）的目标是培养团队协作能力，增强各专业的贡献（Gonzales-Pascual et al.，2021；Williams et al.，2020）。

跨专业模拟可以帮助卫生保健学科，如护理、医学、药学、呼吸治疗专业学生去了解各类患者的临床管理。最近的几项研究表明，跨专业模拟提高了患者护理协作所必需的知识、技能和态度（Sanko et al.，2020；Walker et al.，2019）。通过共同学习、协作团队功能的发展和共享知识创造来改善患者护理，从而产生信任和深思熟虑的决策（Ganotice et al.，2022）。

护理教师越来越多地参与到团队中来，并设计跨专业的临床课程和学习经历。成功的课程设计和实施取决于教师对专业实践的目标和其他广泛因素的掌握，例如，教育工作者必须保证专业性和角色定位清晰。教育工作者还必须有能力确保临床设施的安全，并为临床实践体验制定日程安排，使其与各学科同期课程作业及课程进度相适配。其他因素包括对相似、差异或重叠的内容和经历的辨别，还要明确自主权以及角色互相依存的关系。成功与否取决于能否识别临床实践中的理念异同，以及能否通过频繁的跨学科临床会议等途径建立明确的沟通机制。

跨专业教育能够促进未来不同专业间的合作（Ganotice et al.，2022；Marion-Martins & Pinho，2020；von der Lanchken & Gunn，2019）。其设想是，一起接受跨专业学习的学生今后在综合医疗系统任职时将更加行之有效。跨专业实践和教育的优势包括更清晰的角色定位和提供更好的毕业生就业机会，从长期来看提高了医疗护理质量，提升了患者满意度和安全性（另见第 11 章）。

随着课程整合了跨专业协作的核心能力，跨专业临床实践正在增加［Interprofessional Education

Collaborative Expert Panel（IPEC），2011］。6个医疗保健专业组织于2011年制定了跨专业教育合作的核心竞争力，并于2016年更新（跨专业教育合作）。IPE临床经验的例子包括农村卫生诊所（Walker et al.，2019）、门诊护理机构（Saunders et al.，2018），以及在临床环境中追踪跨专业团队成员（von der Lancken & Gunn，2019）和专门用于提升IPEC能力的模拟场景（Marion-Martins & Pinho，2020）。新冠病毒感染大流行对临床教育造成了障碍，并可能对跨专业临床经历也产生障碍。随着疫情的消退，跨专业学习活动可能会增加。

评估经历

学生被要求在认知、精神运动和情感领域中表现出多种行为。因此，临床教师必须对学生的这些领域进行评价，评价包括帮助学生学习，并持续进行形成性评价，以及评定学生是否达到学习目标的终结性评价。评价必须包含促进学生取得成就及成长的即时反馈，并且要具有建设性。对临床表现评价的讨论详见第25章。

临床实习任务安排

尽管目前教师安排的学习计划有助于促进学生学习，但最合理的计划仍然有待进一步商榷，讨论重点包括实习时间（每日时间、每周天数、每学期周数）、与课程教学相关联内容的实习时间、学生需求等。教师应考虑理论与实践教学的目标，在安排计划时整合理论内容与临床实习经历。由于临床场所短缺和所有患者护理环境日益复杂，人们正在重新考虑利用在各种环境中进行短期轮转的传统本科临床教育方法（Goers et al.，2022；McKenna et al.，2019），允许学生在临床科室停留更长时间或返回到同一科室进行临床实习，可以减少入职培训时间和导师指导时间（Goers et al.，2022）。

当把学生融入临床环境作为学习目标，或者学生与其导师一起工作的时候，学生会与指定的带教护士一同轮班。许多医院的急诊科护理工作是8小时制，而有的是12小时制。为学生提供12小时轮班的实习机会，可以让学生在任何一个工作日了解完整的护理实践范围，学生能够很快地看到并感受到护士的作用。

虽然对学生学习结果与学生关于临床实践时间及安排满意度的研究可以提供一些指导，但教师也必须考虑其他变量，如患者数量、临床设施、课程安排以及学生的需求。临床实习任务的时间安排会经常受到希望课堂学习与临床实践同步进行这一想法的影响，以便知识可以立即转化和应用。由于需要协调多个护理学院学生的时间安排，临床排班将会更加复杂。因此，理想的临床实习安排可能很难实现。

有效的临床教学

临床教学所需的角色和职责是多而复杂的。2016年，美国国家护理联盟（NLN）成立了一个任务组，旨在探索学术教师在履行临床护理教育者角色时的角色和责任的证据（NLN，2022a）。NLN临床护士教育工作者的核心竞争力包括：①在医疗环境中应用临床专业知识；②在医疗保健环境中促进学习；③展示有效的人际沟通和跨专业合作关系；④在医疗保健环境中运用临床专业知识；⑤促进学习者的发展和社会化；⑥实施有效的临床和评估评价策略。这些能力是支撑执业护士和本科生临床教育者能力的合理框架（Sebach，2022；Shellenbarger & Sebach，2022）。

临床教师必须了解课程，运用教学技能促进学习，在临床环境中与工作人员互动，并成为护理专家典范。有效的临床教学必须运用多种教学技术和教学策略，以培养学生适应所处的环境。临床教师必须保持与工作人员和患者的关系，同时开展旨在促进学生相互尊重和相互支持的活动，使学生能够取得确定的学习成果。实习环境中临床带教教师的指导是学生获得成功实践体验的关键环节。他们还会与护理人员及管理层通力合作，确保参与学生学习过程的患者能够得到安全且优质的护理服务。

长期以来有关临床教学的研究始终表明，合格的临床带教教师需要具备临床胜任力、传达明确的期望、和蔼可亲并能指导学生应对棘手的患者情况（Donovan et al.，2022）。此外，学生认为优秀的临床教师应对临床环境和课程有一定的了解，能通过支持性的举措让临床学习变得有趣，富有同理心，并且对护理专业充满热情（Subke et al.，2020）。让临床学习变得有趣的方式包括帮助学生学会理论联系实际，采用以患者为中心的方法，以及通过临床推理解决问题（Hill et al.，2020）。

教师知识渊博和能够在临床环境中与学生分享实践智慧至关重要。这些知识包括对护理实践的理论和概念的理解，同样重要的是，教师要有一种以通俗易懂的方式传授知识的能力。

护理专业学生在临床学习情境中会经历压力和焦虑。与教师的负面关系可能会加剧这种焦虑（Subke et al.，2020）。高效的临床教师认识到学生对支持和专业关系的需求，并会形成一种有助于营造同侪学习环境的人际交往风格。对工作人员表示赞赏和尊重学生、纠正错误而不轻视学生、支持和理解学生的担忧等行为是基本的临床教学行为（Reising et al.，2018；Subke et al.，2020）。积极的教学环境在很大程度上取决于教师是否能够随时提供帮助、是否有明确的期望、是否平易近人以及是否经常提供形成性反馈（Hill et al.，2020）。

文献指出，在临床课程或轮转的早期建立学生和教师之间的关系非常重要。花时间确定每个学生的优势、感知到的挑战和个人目标，可以创造积极的期望，防止教师对学生的知识差距、误解或糟糕的表现做出假设和反应。关于学生意图或动机的未经证实的假设可能会被学生视为不尊重，并可能造成不必要的焦虑。在关系的早期与个别学生联系有助于教师确定满足学生学习需求所需的方法和策略（Subke et al.，2020）。

教师自信是增强学习的另一个因素；缺乏自信的教师可能会营造一种氛围，损害他们自己和所教学生之间的亲近感。教师信心的一部分建立在护理知识的基础上，并培养在可理解的框架内向学生传达这些知识的技能（Reising et al.，2018）。当临床教师利用他们的护理和教学专业知识来支持学习时，师生关系就得到了加强。框18.2 列出了有效教师的其他特征。

框 18.2 临床教师有效教学的特点

1. 营造有利于学习的环境，这需要：
   - 了解实践领域的知识
   - 具备临床能力
   - 知晓教学方法
   - 有教学意愿
2. 对学习者给予支持。这种支持需要：
   - 了解学习者
   - 熟悉实践领域
   - 相互尊重
3. 掌握教学技能，最大限度地提高学生的学习效果。这需要具备以下能力：
   - 了解学生的学习需求
   - 了解学生个体，包括他们的需求、个性和能力
4. 培养学生的独立性和责任感，使学生学会如何学习
5. 鼓励探索和提问，且不因此对学生进行惩罚
6. 接受学生之间的差异
7. 阐明临床经历如何有助于临床能力的培养
8. 掌握有效的沟通和提问技巧
9. 发挥榜样作用
10. 热爱护理和教学工作
11. 待人友好，平易近人，善解人意，对教学充满热情且教学时充满自信
12. 精通学科内容，并能够在学生的实践领域中将这些知识传授给他们
13. 在评价时做到公平公正
14. 经常提供反馈
15. 处理临床环境中明显存在的偏见和种族主义问题

促进临床推理和判断能力的发展

安全和高质量的护理要求护士在不确定的情况下做出准确的临床判断（Tanner，2006）。此外，有人担心护理教育并没有让应届毕业生在复杂、快速变化的护理环境中为患者提供安全、称职的护理做好准备（Kavanaugh & Sharpnack，2021；Kavanaugh & Szweda，2017）。

熟练的临床推理要求学生从自身、患者和即将面对的临床情景等多个方面进行反思（Tanner，2006）。有效的临床教学需要教育者在学生学习临床推理和判断时给予指导。总之，临床推理是“使用认知、元认知和特定学科知识收集和分析患者信息、评估其重要性、权衡替代方案的复杂过程”（Simmons，2010，p. 1151）。

临床判断是临床推理过程的结果，被定义为“对患者的需要、顾虑、健康问题和（或）是否采取干预的解释或结论，以及使用或修改标准方案，或根据患者的反应制订新方案”（Tanner，2006，p. 204）。临床推理要求一个人有能力推理特定的临床情况并确认重要信息（Benner et al.，2010；Tanner，2006）。有效的临床推理源于对患者的了解、掌握基本数据以及了解患者对当前情况的反应（Tanner，2006）。临床推理需要基于证据的知识、技巧和能力，并通过实践和实践中的反思来促进（Tanner，2006）。因此，要鼓励学生根据他们对患者和临床情境的预期思维进行对话，为完成深思熟虑的临床推理奠定基础。在困难或具有挑战性的临床情况下花时间反思，是一

种基本的临床教学策略。创建临床实习后任务并提交书面反馈有助于培养反思习惯，这对发展专家实践非常重要。

刚进入专业学习的学生需要掌握临床推理的方法，才能做出正确的判断。他们没有能力识别患者的病情变化，以及病情改变和并发症开始出现的细微线索。教师应该指导学生识别这些微妙和相互关联的线索，并与其他医务人员合作，提供潜在问题所需的干预措施，思考消除或治疗并发症的方案（Gonzalez-Pascual et al.，2021）。

促进学生发展高阶思维技能的教学行为包括帮助学生识别情境中的突出线索、确定优先级、检索和应用课程中的理论和事实性知识。有效的临床指导最重要的是侧重于帮助学生进行情境思考，以了解患者当前情况的独特特征（Gonzalez-Pascual et al.，2021）。框 18.3 提供了教师可以用来指导和促进基于 Tanner 更新的临床判断模型的临床推理的策略示例（Tanner et al.，2022）。

临床教学涉及使用动机策略来帮助学生认识课堂和理论之间的联系，同时承认他们在获得课

框 18.3 促进临床推理的发展

Tanner 模型

组成	活动	线索
接触前的思考	事先介绍——反思性对话或书面指南	你认为这个患者的主要问题是什么？ 你以前对类似的患者有什么经验？ 你对这些初级健康问题了解多少？ 你还想知道些什么？ 如何与这个患者的健康问题相联系？ 你认为什么对这个患者很重要？ 在照顾这个患者时，应该考虑哪些文化影响？ 在照顾这个患者时，需要考虑的实践标准是什么？ 你对这个患者或需要了解的情况有任何偏见（积极的或消极的）吗？
关注点	一对一的指导 临床后指导 临床后任务	患者的表现与你的预期思维如何一致？ 有什么意想不到或令人惊讶的事情吗？ 这位患者身上有哪些情况是需要进一步考虑的重要因素？
解释	一对一的指导 临床后指导 临床后任务	你觉得这位患者怎么了？ 要解决的最重要的问题是什么？ 你还考虑过什么其他的可能性呢？ 是什么数据或信息导致你确定了这个优先级？ 作为患者，你了解到什么可能会影响你对优先问题的理解？ 在考虑患者的问题时，你是否有任何预感或情绪？ 你注意到哪些体征和症状导致你识别出这些问题？ 什么标准的护理适用于这个患者的问题？
回应	一对一的指导 临床后指导 临床后任务	你在照顾患者时遇到了什么挑战？ 你对管理这位患者的护理有多少信心？ 在照顾患者时，你对最初的计划做出了什么调整或改变？ 患者对你的护理有何反应？ 参与这位患者护理的其他学科如何影响你的干预措施？
实践中的反思	一对一的指导 临床后指导 临床后任务	在照顾这位患者期间，让你印象最深刻的是什么？ 有没有什么令人惊讶的事情不如你预想的那么顺利？ 你会做些什么不同的事情呢？ 你有什么需要了解更多，或者你需要进一步发展的技能来照顾类似情况的患者？ 你将使用什么策略来改善你的护理？

程和项目能力方面的发展。临床教师应该讨论课程目标，帮助学生进入实习领域，要展现出对专业的热情，辨别学生的期望，建立反馈系统，并尝试新的和不同的教学策略。使用案例研究、有意义的反思活动和其他作业，如概念图，帮助学生将课堂内容联系起来，为临床实习做好准备，以此弥合教学课程和临床学习经历之间的差距。

有效的临床教学涉及优化环境的能力，以提供专注于预定目标的有意义的学习体验。促进合作式学习、积极参与和使用各种学习方法可以带来高效的临床学习（Gonzalez-Pascual et al.，2021）。

提问、指导和给予反馈

在整个临床过程中对学生进行提问是一项必要的基本教学技能。临床环境繁忙，临床教师的职责可能会产生优先级的矛盾，因此向学生提供信息可能比提问更易行。提供信息似乎是一种节省时间的策略，在涉及必须立即解决的安全问题的情况下是合适的。然而，提出能够激发学生学习知识的问题（Davis & Wood，2022；Gonzalez-Pascual et al.，2021；Hill et al.，2021）有助于让学生构建自己的理解，促进评判性思维和临床推理的发展。提问是一种促进知识从教学向实践迁移的重要策略（Cook，2016；Gonzalez-Pascual et al.，2021）。

教师应该认识到，在与学生交流的过程中，不同类型的提问可以发现一系列重要的主题，并且应该从学生基本知识和理解水平的问题开始提问。Cook（2016）描述了几类提问的方式：澄清问题，例如“你能告诉我更多相关内容吗？”或“告诉我影响你评估的细节”；分析性问题，例如“与这一决定相关的预期结果是什么？”；在模棱两可的情况下解决临床推理的问题，例如“你注意到什么引起了对这位患者病情进展的担忧？”；质疑假设的问题，例如“这位患者的病情还有其他可能的解释吗？”；以及鼓励学生制定解决方案的问题，例如“根据你所知道的，推荐的行动过程是什么？”

Benner 等（2010）建议问“如果……怎么办”的问题，这样学生就能学会灵活性和适应性思维。“如果……怎么办”问题的例子是：“如果这位患者患有糖尿病，术后护理计划需要如何改变？”或“如果血氧饱和度降至 85%，你的第一步行动是什么？”教师还应该注意学习者的水平以及问题的构建方式。教师应避免通过不断说明学生的知识缺陷或差距来提出会引起羞愧或尴尬的问题。教师可以通过邀请提问及树立重视好奇心及其行为榜样来营造积极的提问氛围。

指导和向学生提供反馈以帮助他们培养临床推理技能的过程包括一系列步骤（Cook，2016）。第一步是通过创建一个对话，让学生清楚地表达他们知道和不知道的内容，从而确定学生当前的知识和理解水平。第二步是教师增加更多相关知识并纠正误解，可能还包括展示一项技能。在第三步中，学生应用知识或执行技能，同时教师需要提供提示和线索来指导学生。第四步包括强化积极因素，确定需要改进的地方，并鼓励学生反思在未来的情况下应用所学知识。

反馈是教和学中的一个基本要素，被描述为为了提高学生的技能而向他们传达的信息（Cook，2016）。正确的反馈对促进学习和进步有很大作用。在临床实践中需要对临床能力达到何种程度进行评价，临床教师有各种机会提供与精神运动、认知和情感相关行为表现的反馈。不管采取什么评价方式，都要考虑关键因素，这些关键因素具有特异性、时间性、一致性、连续性和方法性。该方法非常重要，能够缓解学生焦虑和增加参与度（Thomas & Asselin，2018）。

由于学生需求的变化，每次临床经历都应该给予反馈。创造一种反思的文化，需要教师将观察学生完成技能或任务后尽快提供形成性反馈作为标准做法，而不应该只在规定的、指定的形成性和终结性评价的时间提供。教师需要识别需要即刻反馈的行为，以及那些可以推迟一些但不能太晚反馈的行为。需要建立能够提供即时反馈的数据保存方法，以辨别学生表现的优势和挑战。教师应建立一个有效的系统来制作简短的书面、电子轶事或心理记录。反馈的形式多种多样，取决于具体的情况，如面对面反馈、即时反馈、短会（例如几分钟）、电子对话或谈话等。

无论用何种反馈方式，都必须遵循指导原则，并提供反馈的学习目标。教学的一个重要内容是知道如何给临床表现和书面临床作业提供反馈。指出表现的积极方面以及需要改进的领域是其中的一个方法，有些情况会为树立榜样提供契机。例如，如果一名学生在完成一个任务的过程中不会沟通，教师可以补充缺失的语言。这种行为可能（或不能）给学生以提醒并进入“顿悟”学习的时刻：“我没有沟通……”。教师的干预引导可能会产生长期影响的效果。评价临床学习和传递反馈的信息详见第26章。

引导性反馈和指导性反思是进行护理操作、查房、模拟实践、演讲以确定达到预期目标的程度、确定值得关注领域的常用反馈方式。结构化的引导性反馈通常包括三个阶段（Eppich & Cheng，2015）。在第一阶段，教师提出一个开放式问题，让学生描述他们对当前情况的感受。教师协助反馈，使学习者将对话从讨论感受过渡到描述事实，以客观地回顾发生的事情，从而创建一个事件和行动序列的共享心理模型。在第二阶段，参与者分析发生了什么以及采取了什么行动。确认知识的准确应用和采取的适当行动，并验证行动背后的理由或想法，通过参与式对话发现并纠正误解。在第三阶段，学生总结所学内容，并承诺通过额外的练习或学习来提高表现。通过引导性反馈，讨论往往转变为确定需要改进的领域。尽管引导性反馈通常在小组环境中进行（例如在临床会议中），但一对一的形式也很常见，教师可以通过提出具体问题和听取回答来引导进一步的讨论。

临床教学的教师准备

临床教师的准备和发展需要两种不同的技能：护理能力和教学能力（Mann & De Gagne，2017）。临床专家通常希望在执业领域进行教学，满足临床专家的教师发展需求具有一定挑战性。对于那些全职临床工作的教师来说，使其具备一名合格的临床教师所需的教学技能是非常困难的。有些临床专家已经是导师，还需要进一步的指导和辅导，才能完全掌握过渡到临床教师新角色所需的技能。应鼓励这些人，并向他们提供有关在何处以及如何参与活动的信息，以促进他们获得临床教学角色所需的知识和技能。由经验丰富的临床教师进行持续的指导是支持新临床教师发展的重要策略（McPherson，2019）。美国国家护理联盟的“学术型临床护理教育者核心能力”是培养和支持新教师的指南（National League for Nursing，2022b）。

为临床教学培养新的教师至关重要。基于预期结果的强制性入职培训和清晰的组织架构可以提高新教师的满意度并减少人员流动（McPherson，2019）。可以考虑灵活的时间安排，因为许多临床教师还从事临床护理工作，并兼职担任教育工作者（McPherson，2019）。迎接培养临床教师挑战的一种方法是使用在线课程来指导临床从业者以应对从临床专家角色转变为临床教师。核心主题包括课程概述、法律-伦理准则和机构框架。在教师发展计划中，应解决促进临床环境中学习的策略、临床推理的指导、如何应对具有挑战性的学生、形成性和终结性评价以及如何给学生分配照护患者的任务。但优秀的临床护士并不意味着会成为优秀的教师，而是经验丰富的教师的持续指导和支持将增加其成功的可能性。

总之，合格的临床教师应知识渊博，并懂得如何传递知识；临床能力强，能够指导学生开展临床推理和判断，并使用能够积极促进学生学习的沟通方式，在特定课程或项目外同样保持良好的师生关系。临床教师需要被引导、指导，并获得理论和经验，为他们的角色做好准备。随着护理课程越来越依赖临床实践中的护士承担临床教育者的角色来作为解决师资短缺的策略，这一领域的研究可能会继续进展（McPherson，2019）。

培养学生为患者照护做好准备

患者照护的教学应包括为完成特定教育目标而采取的有序和合乎逻辑的行动。特定策略的实际选择和使用应以预期成果、学习原则和学习者需要为基础。本节重点介绍临床教学中常用的几种方法——患者照护任务、临床会议、护理查房和书面作业。

学生在进入医疗环境时可能并不真正了解与保密性相关的医疗保健标准。学生必须了解并理解1996年《健康保险可携性和责任法案》（HIPAA）的隐私和安全法规。教师的作用是指导学生在所有患者就诊中实施HIPAA规则和规定的必要性。它们旨在保护患者的隐私权。学生应该被告知他们在保密方面可以做什么和不能做什么，这些规定必须强制执行。

患者照护任务

患者照护为护生提供了整合、综合和使用以前学习的知识和技能的机会。一些护理课程要求学生提前为他们的临床经历做准备，并可能在入学早期成为首选。临床接触最少的学生将从研究患者中受益，做好准备会影响学生的信心，并让患者和工作人员放心，因为他们会重点关注患者护理。此外，如前所述，学生的背景知识将影响临床推理，因此准备程度也成为判断临床教学的重要方面（Tanner et al.，2022）。提前准备的临床任务，可能是临床教师、教师和学生（尤其对初学者有用）、学生单独、教师指导下的学生、护理保健人员和带教导师的共同责任。允许学生在选择临床任务时提出一些意见，可鼓励他们自主学习，并根据他们的个人学习需要选择临床经历。在分配患者时需要考虑的变量请参考框 18.4。框 18.5 提供了进行临床任务分配的提示。

学生与他人合作选择临床任务的做法具有诸多益处。学生可以基于个人学习需求选择，体验一定程度上对自己学习的主动权，以及在选择过程中与实践专业人士的沟通互动。学生可以自己根据课程的目标或预期结果、临床教师的理念，以及学生在临床环境中的可用资源（如答疑和提供选择患者的指导）选择学习内容的程度以及机构政策。

当学生选择他们的临床实习时，临床教师的参与很重要。例如，教师充当资源顾问和情感支持来源，传达目标和预期结果，协助学生评估个人学习需求与课程目标之间的一致性，促进经历规划，在学生努力实现目标时与他们合作，并评

框 18.4　制定临床任务

变量	注意事项
患者需求	考虑患者的病情对于确保学生能够参与护理并确保患者的安全非常重要。患有复杂和多种健康问题的患者可能不适合初学者。当学习目标侧重于管理急症和复杂的健康需求时，准备过渡到家庭或社区护理的患者可能不符合学习需求。也应将家庭需求考虑在内。管理复杂的家庭动态可能不适合初学者
学生的需求和特点	学生的水平可能需要教师提供更多的指导。教师主导的任务更适合早期临床经验。随着学生的进步和自学能力的提高，学生主导的任务是合适的。在课程后期，护士导师和学生可能会使用以协作学习为中心的方法完成任务
课程目标和内容	完成患者护理任务时应了解课程目标和内容。将课堂学习与临床学习相结合，使学生能够将理论应用于实践，并加强经验整合以构建新知识
临床环境	了解当前学习环境的文化和氛围至关重要。当环境因复杂的患者负担或人手不足而受到压力时，临床教师可能希望在安排患者任务方面发挥更积极的作用

框 18.5　分配临床任务的提示

新教师往往不知道从哪里开始。以下提示可帮助新教师在执行这项任务时感到得心应手。

- 带着了解到的学生具体需求来上课。
- 准备一张任务情单，上面有当天的学生名单。
- 从主管护士和病房护士那里获得意见。
- 与主管护士交谈，询问有关该病房患者的简要建议。这种简单的沟通行为是与病房工作人员建立信任、支持关系的一种方式，因为他们非常有助于指导患者如何完成一项好的任务。
- 巡视并与你计划在第二天照顾的所有患者和家属交谈。仅仅几分钟的聊天就可以帮助你决定该患者是否适合让实习护士进行护理。
- 获得患者和家属的许可，因为这可能可以避免因患者拒绝有学生参与而造成的清晨工作分配变动。
- 考虑你所在病房所属的专科。了解患者群体将有助于确定何时进行分配。例如，如果是外科病房，您可能希望在下午晚些时候安排任务，因为患者在手术后可能会晚些时候进入病房。如果你过早地进行分配，你可能会面临患者被重新分配到其他病房或出院的风险。
- 确保学生知道谁是主管护士，以防在教师缺席时需要修改任务。为此制定协议将减少学生的沮丧情绪。
- 始终有一个备用计划。在任务清单上增加几名额外的患者，以防在教师不在场的情况下发生变化。创建一些备用观察任务，例如跟踪另一位医疗保健提供者，如呼吸治疗师或物理治疗师。创建学习成果，重点关注旨在提供以患者为中心的护理的协作行为。

估成就（案例研究 18.2）。

实施临床任务的策略

临床任务是护理实习体验的组成部分。在临床教学上有几种关于进行临床实践任务分配的策略。传统的策略是在教师与学生的比例各不相同的临床环境中教授护理专业的学生。这个比例应以促进最佳学习、了解监管和机构要求并考虑病房或机构的工作流程为准。最重要的是，优先考虑患者安全和护理质量（Mella，2021）。从学生的角度来看，这种策略包括一名学生分配到 1 ~ 2 名患者。学生承担护理患者所需的护理干预的责任，并应与指定的护士合作开展计划、实施和评价的护理活动。

双重和多重分配是可以替代传统临床分配方案的策略。双重分配方法是指 2 名学生分配到 1 名患者，当护理水平和复杂性超出学生的能力时，这一方法是有用的。因为学生必须密切合作来实施护理，所以学生之间的协作和交流是有效使用这一策略的条件。这种策略的优势包括改善时间管理、协作和同伴支持，以及减少带教老师负责的患者数量。双重分配法要求带教老师有责任确保每名学生了解自己的具体职责。对于为期 2 天的临床轮转，可以在第二天进行角色互换，这种互换可以使 2 名学生都有可能直接照护患者。

在双重任务分配中，每个学生的角色必须明确界定。必须为学生和教师之间的合作和讨论留出足够的时间。目前缺乏针对与多重任务模式相关的学习结果的评价和研究，随着临床资源的日益稀缺，这种模式的使用可能会增加。临床教师应制定一个系统的计划来评估多重分配策略的有效性，以便根据需要进行调整。

案例研究 18.2　分配临床任务

一位教师正在一个有 30 张床位的外科病房里教 8 名学生，这是他们的第二次临床轮转。临床时间为早上 7 时至下午 4 时。这是学生在该病房的第二天，也是他们在急诊护理中的第一次医疗手术轮转。第一天，学生们在外科病房跟随一名护士学习病房的常规和文化。计划是让每个学生照顾他们在临床体验中遇到的一名患者。教师来到该病房布置任务，发现住院人数为 9 人，4 名患者计划出院。

1．教师应该如何布置任务？

2．在这种临床环境中，教师可以使用哪些学习活动来帮助学生学习？

建立一个与患者的沟通流程是临床教师的责任。临床教师应与病房负责人合作，确定首选流程，以确保负责患者护理的病房护士能够判断是否有学生被指派到患者护理工作中。学生对将承担的角色和任务的理解对于确保其为患者实施安全护理并按照实践标准实施护理至关重要。临床教师还应确保在整个临床实习期间向护理人员提供有关患者状态和治疗反应的最新信息。学生离开临床科室时，应向指定的病房护士报告。

总之，教师、工作人员和学生在确定任务分配方面发挥着重要作用。任务分配是通过平衡许多因素来完成的，包括课程目标、学习者需求、技能水平、临床环境的复杂性和患者的敏感度。

临床会议

临床会议是小组学习的一种形式，是临床经历不可或缺的一部分。临床会议常应用于护理中，在模拟教学中进行复盘的标准可以应用于临床会议。会议可以提供有意义的经验和绝佳的机会，来弥合理论与实践之间的差距。通过会议可以培养学生的临床推理和临床决策技巧，更好地提高他们清晰的逻辑表达能力，并由此获得信心（Vezeau，2016）。

成功的临床会议应该是有计划的，也可以是灵活的，以适应与临时学习经历相关的小组反思。会议计划应考虑课程和学生的情况。会议前应明确目的、主题、过程和讨论策略。如果教师要在弥合理论和临床实践之间的差距方面发挥作用，评估临床会议如何以及是否解决课程和项目成果的方法至关重要（Vezeau，2016）。

会议类型

会议可以包括临床实习前期会议、临床实习期间会议以及临床实习后会议。由于技术进步，会议可以通过电子媒介和在线方式召开，因此应用电子媒介召开临床会议的小组要遵守《健康保险可携性和责任法案》（HIPAA），以及《卫生信息技术促进经济和临床卫生法案》相关的规章制度，这一点至关重要。学生们必须意识到利用电子设备展示患者资料时必须尊重患者的隐私权。召开线上会议可利用技术手段满足学生的需要，在不同地点从事临床工作的学生可以利用视频会议交流，而不需要再聚集到某个地点。

传统会议

临床实习前期会议、临床实习期间会议和临床实习后期会议通常采用小组讨论法，为每个学生提供机会进行讨论。在临床前期会议上，学生分享关于即将开始的临床体验，提出问题，表达担忧，并明确护理计划。临床前期会议还为教师提供机会，纠正学生的错误观念，找出问题范畴，评估学生的想法，并确认学生的准备情况。临床实习前会议为临床教师提供了提前思考的机会，使学生能够确定他们应该探索的问题（Tanner et al.，2022）。

临床实习期间会议有别于临床实习前期会议和临床实习后期会议，是一种将学生聚集在一起采用某种方式的临床汇报形式。在进行 12 小时的临床活动时，召开临床实习中期会议可能特别有用。这样给学生提供一个分享相关患者信息的机会，并讨论下一步计划，包括患者的宣教和出院计划。这种会议时间也有助于学生集体评价前期的干预效果。这种临床实习期间会议的信息交流是为了传授知识以及积极应对患者护理而共享信息的一种方法，目的是对患者护理产生积极影响。

临床实习后期会议提供了一个学生和教师探讨其临床经历、分享信息、分析临床情况、理清关系、找出存在问题、分享感受及发展支持系统的平台。在临床实习后期会议中，教师和学生之间进行互动学习和交流，这既为学习提供了平台，也为交流提供了有意义的体验。

线上会议

线上会议可以在临床事件发生之前或之后进行，可以帮助学生在虚拟环境中交流思想、解决问题、讨论替代方案，并获得临床护理前或临床实践中发生问题的相关信息。新冠病毒感染大流行期间线上会议的使用包括同步和异步模式（Petrovic et al.，2020）。最近的一项文献综述（Petrovic et al.，2020）发现，在线课后会议为学生提供了充分的机会，让他们将理论与实践联系起来进行反思，并考虑临床学习如何影响未来的临床实践。在线课后会议使教师能够有效地提供反馈，并促进对所提供反馈的有意义反思。在线课后会议增强了同伴对话和学习，通过让学生反思和描述他们的思维和推理，可以提供与临床推理相关的有针对性的讨论。疲劳是一种在一天漫长的临床实习结束后面对面会议产生的一种负面感受（Petrovic et al.，2020）。安排同步在线课后会议或使用同步会议模式可以缓解这一问题。文献中缺乏强有力的证据证明面对面会议对基础的临床教育实践的影响（Petrovic et al.，2020）。如果没有一个既定的基线，很难将面对面的课后会议结果与在线课后会议结果进行比较（Petrovic et al.，2020）。

会议期间的学生和教师角色

学生和教师在会议中有特定的角色，学生应明确自己在会议中作为积极参与者的角色。因此，他们应该探讨所选择的护理措施，阐明观点，探索替代方案，并实践决策。学生也可以担任会议组长，教师作为会议主持人，支持、鼓励学生共享信息；提出问题并引导学生思考其他可能的假设；给出反馈；帮助学生识别模式；指导汇报过程。在主持会议时，应努力引导讨论更高阶的问题，帮助学生将知识应用于临床问题（Petrovic et al.，2020；Vezeau，2016），会议还应提供给学生开展团队运行和发展团队建设能力的机会。

会议评价

教师应评价会议的有效性和目标实现程度，获得并提供反馈意见，包括目标完成情况、教学方法或策略的效果，以及学习成果。评价数据可用于策划以后的会议。

总之，传统会议和线上会议在促进学生学习方面发挥了重要作用。会议有助于提高评判性思维，发展临床推理和决策技巧，赋予护理问题新的内涵，以及加强团队协作和团队建设能力。成功的会议是有计划进行的，并适应不断变化的情况及学生的学习风格和偏好（Vezeau，2016）。计划的内在含义是确定目标、选择主题、选择教学方法、指导运用和评估这些方法。

临床经历拓展

护理查房

护理查房是一种教学策略，可以在患者床旁获得直接、有目的的体验。这些过程可能包括对患者问题和护理措施的示范、访谈或讨论。查房还提供了一个交流患者护理状况的好机会，参与者可以包括临床带教教师、学生和工作人员。

查房作为一种教学策略，需要提前计划，包括获得患者的许可、说明查房的性质和患者扮演的角色。查房结束后，应该感谢患者的参与并组织一些形式的汇报，为后续的查房做计划。

基于概念的学习活动

近年来，基于概念的学习活动作为一种经历被应用于临床教育（Gonzalez，2018；Nielsen，2016）。该学习活动旨在培养对某一特定健康问题或医学诊断的深度学习和模式识别。在患者护理环境中，学生需要明确学习的概念。例如，水、电解质是学生学习的概念，每个学生都要完成对一位水、电解质失衡患者的深入评估，探讨病理生理、治疗、药理和患者的反应。教师组织对每一个病例进行全面讨论并指导讨论，使学生开始看到患者之间的相似性和差异性，以便识别患者病情的重要信息。教师还要帮助学生辨识概念相关的意外情况的发生，帮助学生识别当前或潜在并发症。学生不负责护理工作，但需要指出在评估过程中出现的患者安全问题。这项活动使学生能够专注于对概念的评判性思考，而不必分心去完成一般患者护理相关的任务（Nielsen，2016）。为避免对学生角色的误解，与工作人员沟通这项任务和学习活动的重点是必不可少的（Nielsen，2016）。

书面作业

书面作业一般用于补充临床经历，促进评判性思维和临床推理能力的发展，使学生更易理解学习内容。这些作业包括短论文、临床推理报告、护理计划、临床记录、日志和概念图。研究结果表明，使用临床日志为学生提供了反思临床经历、与教师沟通、识别错误和负面经验以及从这些经验中学习的机会。相关的日志问题见框 18.6。

框 18.6 日志问题示例

- 今天的临床实习日感觉怎么样？
- 今天的临床实习日中你觉得最棒的部分是什么？
- 让你感到最自信的部分是什么？
- 如果重新开始一天临床实习日，你会做些什么不同的事？
- 在对患者的护理中，你最关心的是什么？
- 你今天学到了什么可以应用到未来有类似问题的患者身上？
- 你认为你还需要学习什么？
- 描述与其他职业的联系。怎样能使进展顺利？描述多种不同职业之间的联系如何以患者为中心或不以患者为中心。
- 描述任何一个你必须处理或管理的患者质量或安全问题。你的下一个临床实习日的目标是什么？

床旁照护技术和移动医疗

在临床上，护士正在越来越多地使用手持设备、电子病历和其他床旁照护技术，教师必须提供学生熟悉设备的机会。模拟电子病历可以在模拟临床环境中使用，学生可以在临床实习前练习使用这些设备，如果实习机构不允许学生接触这些设备，学生则可以将其作为替代方式使用。配备有参考软件的智能手机使人们能够获得临床信息、护理计划、护理流程、循证实践指南、技能视频和健康教育的材料（Firth，2022）。越来越多的护士使用手机上的应用软件在社区中诊断、监控和教育患者，学生也必须有使用这些床旁照护和移动医疗的经验。Kenny 等（2020）发现，当学生在临床学习体验中被允许使用智能手机等移动技术时，他们的焦虑感降低，自信心增强。有关在临床环境中使用技术的内容，请参阅第 21 章。

临床环境下的教学模式

临床教学有几个常用的模式。这些模式替代了传统模式，包括带教导师制、助理制、配对模式、学术与临床服务伙伴关系以及兼职教师联合任用。这些模式有助于提高临床实习的能力，促进实践能力发展，弥补教师的短缺，锻炼毕业生胜任实践要求，与临床机构建立更紧密的联系（Forber et al.，2016）。鉴于医疗保健环境的多样性、师资短缺、师生比降低，新模式能有效地提高学生的学习能力、临床技能，促进角色发展。比较各种临床教育模式的结果是具有挑战性的，因为缺乏证据表明传统的学徒制方法可以带来理想的学习成果和获得临床能力（Leighton et al.，2021）。

带教导师制

带教导师制是指护士担任指定学生带教导师的一种教学模式。带教导师都是经验丰富的护士，他们在指定的时间及临床领域指导和评价学生的学习，同时需要平衡临床角色的职责（Griffiths et al.，2022）。导师的角色是和临床环境中与患者护理相关的其他职责一起实施的。带教导师模式认为，持续的一对一师生关系有助于学生进入专业社会化的角色，并搭建了理论与实践之间的桥梁。带教导师制可以在不同的学习阶段运用，在高级实践护士项目的研究生培养中，普遍使用带教导师制（McQueen et al.，2018；Pleshkan & Hussey，2020）。带教导师制对高年级学生特别有用，可以更好地为完成预注册课程的毕业生做好准备（Chicca & Shellenbarger，2021）。这些阶段的带教导师制能促进学生在实践环境中整合理论知识和应用相关信息，包括循证研究。这种模式也是锻炼学生合作与社交能力的好方法。

从理论上讲，带教导师提供一对一的教学、指导和支持，树立角色榜样。带教导师、教师和学生通常组成三人组合的模式，能促进学生临床能力的提高。带教导师和学生在第一次临床实践之前会面，讨论学习风格、能力实现的目标以及临床实践的预期成果。尽管专职教师对课程和学生的学习成果承担最终责任，但学生和带教导师有权对学生的临床表现和学习成果进行形成性和终结性评价。学生应该承担积极主动的角色，不仅作为学生，而且作为医疗团队的一员。带教导师承担作为一名临床教师、导师和角色榜样的责任，专职教师也要树立榜样，并作为促进者和咨询者（Chicca & Shellenberger，2020b）。

带教导师应该是临床专家，愿意教学并能够有效教学（Griffiths et al.，2022）。带教导师制的益处包括增强学生理论联系实际的能力、提高精神运动技能、增强自信心和促进社会化。

在带教导师制中，护理教师的角色从直接指导向以促进和评价为重点转变。教师和带教导师之间必须在工作上合作默契，架构起实践和教育之间的桥梁。在这一环节，教师监督学生完成学习任务，实现预期效果。评价是教师、学生和带教导师的共同责任，但大多数护士执业法要求教师负责评价学生的学习效果。

带教导师对于确保为 NP 学生提供符合课程目标的患者护理至关重要。专职教师是学校和带教导师之间的联络人，必须提供足够的监督和监管以确保最佳的学习环境并且能满足学生的需求。专职教师有责任让带教导师为他们在带教 NP 学生中的角色做好准备。带教导师的指导侧重于角色体验、指导和教学策略、政策和课程成果。研究表明，带教导师培训改善了学生和导师的临床环境（Davis et al.，2021；Perryman，2022）。学术 - 实践伙伴关系是另一种旨在增加 NP 项目可用临床场景和带教导师数量的策略（Padilla & Evans-Krieder，2020；Padilla & Evans-Kreider，2022）。对带教导师的入职培训、支持和继续教育被证明是 AP 项目积极体验和成功临床学习的关键因素（McQueen et al.，2018）。

开展带教导师模式需要制定计划以确保导师了解他们的角色。在理想的情况下，可以通过有计划的入职培训和后续的会议学习来实现；一些护理学院提供工作坊或相关课程指导带教导师定位自己的角色（Wu et al.，2020）。这些会议提供了分享与带教导师的理念、预期成果、教学策略和评价方法相关信息的平台，这些对各级导师都至关重要，带教导师应了解减少临床环境中的偏见和种族主义的策略（Johnson et al.，2021）。带教导师入职培训还应通过讲座、讨论和案例研究等形式，帮助导师识别对偏见意识等的认识，并在发生种族主义或偏见事件时采取干预策略（Johnson et al.，2021）。同时，带教导师培训还应解决在学生评价中可能存在的偏见，并提供做出客观、无偏见反馈的策略（Johnson et al.，2021）。

带教导师模式的价值在于为学生提供独立护理患者的感受和发展其职业认同。带教导师和临床机构也非常重视带教导师模式，因为它能让带教导师发展相关的教学能力，而临床机构也因此能招募到做好充分就业准备的毕业生。需要明确的是，教师、学生和带教导师对自己角色和责任的了解是成功的临床实践的必要条件（Chicca & Shellenbarger，2020b）。

配对模式

配对模式是将一名学生和一名病房护士配对后开展实习，是“一名患者一名学生”模式的改进，是带教导师模式的另一种方式。该模式通常与专门教育模式结合使用，并在社区环境中使用，如门诊护理中心或诊所（Hill et al.，2020）。在课程中，每个学生在指定的时期内采用配对关系模式，剩余的时间用传统模式来获得经验。护士计划需要学习的内容；教师监督临床实践，为学生创造一个学习环境。然而，教师的大部分时间仍然用于指导那些没有配对的其他学生，进行传统的实习教学。为了提高配对模式的有效性，在分配任务之前对人员排班进行评估至关重要。

学术 – 临床服务伙伴关系

临床教学伙伴关系模式通过服务组织和学术机构合作，以达到提升护士实践能力和创造安全实践环境的共同目标。新的合作伙伴关系也创建了新的临床教学模式，以提高学生和教师在护理项目中的能力（Gilliss et al.，2021）。虽然这些伙伴关系采取了不同的形式，但都是通过合作，重新设计了学生、教师和临床机构的护士的临床教育经历。学术 - 服务伙伴关系是解决护理师资短缺的一种很有前景的方式，确保应届毕业生具备成为领导者和跨专业团队成员所需的新能力，使他们能够充分发挥自身所受教育赋予的能力（Robertson et al.，2021）。

学术 - 实践伙伴关系为制定与创建最佳临床学习环境（CLE）相关的共同目标提供了基础架构，这些 CLE 支持学生、教师和医疗机构护理人员以及组织使命。NP 的临床规范化培训是学术 - 实践伙伴关系的一项成果，允许学术单位和临床机构在这两种情况下集中资源并强化护理工作（Gilliss et al.，2021）。

Wros 等（2015）的报告称，参与到伙伴关系模式中的学生能更好地融入临床环境，并对那些关注社区环境中服务不足人群的医疗保健环境有所了解。该模式涉及一名驻点教师，这名教师在社区环境中被赋予医疗服务提供者的角色。该教师会负责一定数量的患者，并且在学生轮岗到该地点并参与健康宣教以及护理协调活动时，监督护理的连续性。初步研究结果表明，在积极的临床学习体验（CLE）中，服务不足的患者的健康状况会得到改善，而且学生也能参与到有意义的临床实践中。

随着对初级医疗服务提供者的需求增加以及研究生护士高级实践（AP）项目入学人数的增长，这些项目依赖于学术 - 实践合作项目。随着 AP 护士在医院、诊所、零售药店、校医院、长期护理机构和职业健康领域提供护理，学术 - 实践合作伙伴关系将扩大（DeBiase et al.，2022；Gilliss et al.，2021；Robertson et al.，2021）。随着学术 - 实践伙伴关系的增加和范围的扩大，教师必须花时间参与政策制定，设计有意义和创新的临床学习实践，持续评估和促进带教导师的发展（Spector et al.，2021）。与实践伙伴的合作提供了创建护理模型的机会，旨在让高级实践专业的学生能够在其执业许可的全部范围内开展实践活动（Nahm et al.，2022）。

专门的教育单元

专门的教育单元（dedicated education unit，DEU）是学术 - 实践伙伴关系的一个例子。DEU 为学术机构和医疗保健组织的合作提供了患者护理环境，为学生提供高质量的临床实践环境。合作伙伴的关系将患者照护环境改造为支持学生和病房护士学习的环境，同时继续为患者提供优质护理的关键服务（Rusch et al.，2018）。DEU 起源于急症护理环境，并已扩展到诸如家庭医疗机构、长期护理机构以及社区机构等其他医疗保健机构（Morgan et al.，2019）。多项研究发现，DEU 模式有助于加强学术界和实践领域的护士之间的关系，与传统的临床实习经历相比，学生反馈的学习体验明显更积极（Musallam et al.，2021）。DEUs 促进积极的学生成果，包括：①提高临床自我效能和信心；②团队合作和协作技能；③发展护理知识和能力；④提高学生满意度（Musallam et al.，2021）。成功的 DEU 需要学术和实践合作双方持续不断地协作，并可能对学生满意度及担任带教导师和顾问的病房护士产生积极影响（Lapinski & Ciurzynski，2020）。

兼职教师

兼职教师是受雇于服务机构并有学术兼职的医疗专业人员。兼职教师可以承担多种角色，包括带教导师、临床教学助理（clinical teaching associate，CTA）、顾问、客座讲师和监督者。他们也可以合作研究项目。兼职教师一般是注册专业护士或临床实践、研究、领导、管理、立法和法律等领域的专家。应为兼职教师提供强有力的入职培训和教师发展支持，以解决与临床教学角色相关的能力问题（McPherson，2019）。随着护理师资短缺成为一个突出的挑战，专家们认为，临床教学对兼职教师的依赖程度越来越高（McPherson，2019）。对兼职教师的入职培训应包括确保他们掌握指导学生的临床判断能力的策略（Tyo & McCurry，2019）。

规范化培训模式

人们期望应届毕业生在毕业时表现出入门级的能力，但研究表明，他们在应用护理知识和做出合理的临床判断方面存在差距（Kavanagh & Sharpnack，2021；Rush et al.，2019）。护士规范化培训项目支持专业人员向实践过渡，并已被证明可以提高新护士的留任率（Cantrell et al.，2022）。已经制定了护士规范化培训的认证和监管标准。

已有多项研究对护士规范化培训项目的结果进行了评价（Laflamme & Hyrkas，2020）。研究结果表明，该项目提高了护士的整体信心和能力，特别是在组织、优先级排序、有效沟通和领导力方面（Laflamme & Hyrkas，2020；Spector et al.，2018）。规范化培训项目对护士留任率、减少失误、降低应届毕业生的压力水平以及提高工作满意度具有显著的积极影响（Makic et al.，2022；Spector et al.，2018）。还需要进一步的研究来确定研究生护士规范化培训项目对患者预后的影响（Makic et al.，2022）。

本章重点总结

- 在临床环境中有多种教学模式，比如使用带教导师或者让学生与护士配对。教师在设计临床学习经历时，应当考虑学生的特点、可用资源以及课程学习成果等因素。
- 掌握性学习法是一种有助于提升临床能力的合理教学方法。
- 临床学习环境可能包括实验室、急症护理场所、过渡性护理场所和社区场所，社区场所包含无家可归者收容所、诊所、学校、营地和社会服务机构。
- 临床护理教育工作者应评估临床环境，以确定其是否有助于学习。
- 教师有责任确保临床环境具有包容性，不存在偏见或种族主义。
- 教师必须深入了解有助于学生学习和发展的教学行为，全面掌握实践领域的文化知识，并且必须保持临床工作能力。美国护理学院协会（NLN）的《护理教育者核心能力》为专业发展提供了指导。
- 模拟教学、虚拟仿真、远程医疗及其他技术正在为临床护理教育开创一种新模式。
- 鉴于医疗保健情况的变化、师资短缺以及传统急症护理临床学习环境的稀缺，学术与实践机构的合作关系将继续得到推广。
- 《护理的未来 2020—2030》报告将影响临床学习，使其涵盖涉及健康的社会决定因素方面的体验。
- 关于临床环境中各种教学模式有效性的实证研究较为匮乏，有必要就这些模式对学生学习以及为就业做准备方面的有效性开展进一步的评估和研究。

对证据的反思

1. 为一组学生选择一套临床教学策略。在做这个决定时，你需要考虑学生、教学环境和患者的哪些方面？你会依据什么实践证据来做出决定？

2. 虚拟教学和学习活动在临床教学中扮演什么角色？临床实践可以通过完全在线课程来学习吗？

3. 临床教学的科学现状是怎样的？正在探讨哪些研究问题？正在使用什么研究方法？研究中包含了哪些变量？

4. 哪些临床教学策略是基于证据的？哪些策略还需要更多的有效性证据？

参考文献

American Association of Colleges of Nursing. (2021). *The essentials: Core competencies for professional nursing education*. https://www.aacnnursing.org/Portals/42/AcademicNursing/pdf/Essentials-2021.pdf

Badowski, D. M., Rossler, K. L., & Gill-Gembala, L. (2019). Telehealth simulation with motivational interviewing: Impace on learning and practice. *Journal of Nursing Education, 58*(4), 221–224. https://doi.org/10.3928/01484834-20190321-06.

Benner, P., Sutphen, M., Leonard, V., & Day, L. (2010). *Educating nurses: A call for radical transformation*. Jossey-Bass.

Bowles, W., Buck., Brinkman, B., Hixon, B., Guo, J.,

& Zehala, A. (2022). Academic-clinical nursing partnership use an evidence-based practice model. *Journal of Clinical Nursing*, *31*, 335–346. https://doi.org/10.1111/jocn.15710.

Buerhaus, P., & Yakusheva, O. (2022). Six part series on value-informed nursing practice. *Nursing Outlook*, *70*, 89. https://doi.org/10.1016/j.outlook.2021.10.005.

Cant, R., Ryan, C., & Cooper, S. (2021). Nursing students' evaluation of clinical practice placements using the clinical learning environment, supervision and nurse teacher scale: A systematic review. *Nurse Education Today*, *104*, 104983. https://doi.org/10.1016/j.nedt.2021.104983.

Cantrell, F. L., McKenzie, K., & Hessler, K. (2022). Task layered clinical orientation for new graduate registered nurses. *Journal for Nurses in Professional Development*, *38*(2), E13–E18. https://doi.org/10.1097/NND.0000000000000841.

Chicca, J., & Shellenbarger, T. (2020a). Fostering inclusive clinical learning environments using a psychological safety lens. *Teaching & Learning in Nursing*, *15*, 226–232. https://doi.org/10.1016/j.teln.2020.03.002.

Chicca, J., & Shellenbarger, T. (2020b). Implementing successful clinical nursing preceptorships. *Nurse Educator*, *45*(4), E41–42. https://doi.org/10.1097/NNE0000000000000750.

Chicca, J., & Shellenbarger, T. (2021). Preparing, maintaining, and evaluating remote preceptorships: Considerations for nurse educators. *Teaching and Learning in Nursing*, *16*, 396–400. https://doi.org/10.1016/j.teln.2021.04.006.

Cook, C. (2016). A "toolkit" for clinical educators to foster learners' clinical reasoning and skills acquisition. *Nursing Praxis in New Zealand*, *32*(1), 28–37.

Coyne, E., Calleja, P., Forster, E., & Lin, F. (2021). A review of virtual-simulation for assessing healthcare students' clinical competency. *Nurse Education Today*, *96*, 104623. https://doi.org/10.1016/j.nedt.2020.104623.

Davis, L., Fathman, A., & Colella, C. (2021). An immersive clinical experience to create sustainable clinical learning opportunities for nurse practitioner students. *Journal of the American Association of Nurse Practitioners*, *33*(1), 66–76. https://doi.org/10.1097/JXX.0000000000000297.

Davis, R. G., & Wood, F. (2022). Cultivating clinical judgment in pharmacological decision-making through reflection on practice. *Journal of Nursing Education*, *61*(3), 143–146. https://doi.org/10.3928/01484834-20221128-10.

DeBiase, V. M., Coburn, C. V., More, L., & Parsons, L. (2022). Changing landscapes: Academic-practice partnerships in evolving ambulatory care settings-Part 1. *Nursing Economics*, *22*(2), 98–303.

Dickison, P., Haerling, K. A., & Laster, K. (2019). Integrating the national council of state boards of nursing clinical judgment model into nursing educational frameworks. *Journal of Nursing Education*, *58*(2), 72–78. https://doi.org/10.3928/01484834-20190122-03.

Doherty, C. L., Fogg, L., Bigley, M. B., Todd, B., & O'Sullivan, A. L. (2020). Nurse practitioner student clinical placement process: A national survey of nurse practitioner programs. *Nursing Outlook*, *2020*, 55–61. https://doi.org/10.1016/j.outlook.2019.07.005.

Donovan, L. M., Strunk, J. A., Lam, C., Argenbright, C., Robinson, J., Leisen, M., & Puffenbarger, N. (2022). Enhancing the prelicensure clinical learning experience. *Nurse Educator*, *47*(2), 108–113. https://doi.org/10.1097/NNE.0000000000001085.

Drees, J. (2020, June 22). 30% of Johns Hopkins in-person visits will convert to telehealth post pandemic, CEO says. *Becker's Hospital Review*. https://www.beckershospitalreview.com/telehealth/30-of-johns-hopkins-in-person-visits-will-convert-to-telehealth-post-pandemic-ceo-says.html.

Eckhoff, D., Diaz, D., & Anderson, M. (2022). Using simulation to teach intraprofessional telehealth communication. *Clinical Simulation in Nursing*, *67*, 39–48. https://doi.org/10.1097/NHH.0000000000001061.

Epp, S., Reekie, M., Denisen, J., de Bosch Kemper, N., Wilson, M., & Marck, P. (2022). An innovative leap: Embracing new pedagogical approaches for clinical education. *Journal of Professional Nursing*, *42*, 168–172. https://doi.org/10.1016/j.profnurs.2022.07.005.

Eppich, W., & Cheng, A. (2015). Promoting excellence and reflective learning in simulation (PEARLS): Development and rationale for a blended approach to health care simulation debriefing. *Simulation in Healthcare*, *10*(2), 106–115. https://doi.org/10.1097/SIH.0000000000000072.

Firth, K. H. (2022). How technology can aid in competency-based nursing education. *Nursing Education Perspectives*, *43*(1), 67–68. https://doi.org/10.1097/01.NEP.0000000000000934.

Fogg, N., Kubin, L., Wilson, C. E., & Trinka, M. (2020). Using virtual simulation to develop clinical judgment in undergraduate nursing students. *Clinical Simulation in Nursing*, *48*, 55–58. https://doi.org/10.1097/NHH.0000000000001143.

Foisy-Doll, C., & Leighton, K. (2018). *Simulation champions: Fostering courage, caring, and connection*. Wolters Kluwer.

Forber, J., DiGiacomo, M., Carter, B., Davidson, P., Phillips, J., & Jackson, D. (2016). In pursuit of an optimal model of undergraduate nurse clinical education: An integrative review. *Nurse Education in Practice*, *21*(2016), 83–92. https://doi.org/10.1016/j.nepr.2016.09.007.

Foster, M., Lioce, L., & Adams, M. (2021). Telehealth in nursing education: A systematic review. *Journal of Nursing Education*, *60*(11), 633–635. https://doi.org/10.3928/01484834-20210913-06.

Ganotice, F. A. Jr, Chan, C. S., Chan, E. W. Y., Chan, S. K. W., Chan, L., Chan, S. C. S., Lam, A. H. Y., Leung, C. Y. F., Leung, S. C., Lin, X., Luk, P., Ng, Z. L. H., Shen, X., Tam, E. Y. T., Wang, R., Wong, G. H. Y., & Tipoe, G. L. (2022). Autonomous motivation predicts students' engagement and disaffection in interprofessional education: Scale adaptation and application. *Nurse Education Today*. https://doi.

org/10.1016/j.nedt.2022.105549
Giddens, J., Douglas, J. P., & Conroy, S. (2022). The revised AACN essentials: Implications for nursing regulation. *Journal of Nursing Regulation, 12*(4), 17–22.
Gigli, K. H., & Gonzalez, J. D. (2022). Meeting the need for nurse practitioner clinicals: A survey of practitioners. *Journal of the American Association of Nurse Practitioners, 34*(8), 991–1001. https://doi.org/10.1097/JXX.0000000000000749.
Gilliss, C. L., Poe, T., Hogan, T. H., Intinarelli, G., & Harper, D. C. (2021). Academic/clinical integration in academic health systems. *Nursing Outlook, 69*, 234–243. https://doi.org/10.1016/j.outlook.2020.09.002.
Goers, J., Mulkey, D., & Oja, K. (2022). A call to reform undergraduate nursing clinical placements. *Nursing Outlook, 70*, 371–373. https://doi.org/10.1016/j.outlook.2022.01.006.
Gonzalez, L. (2018). Teaching clinical reasoning piece by piece: A clinical reasoning concept-based learning method. *Journal of Nursing Education, 57*(12), 727–735. https://doi.org/10.3928/014834-20181119-05.
Gonzalez, L., & Kardong-Edgren, S. (2017). Deliberate practice for mastery learning in nursing. *Clinical Simulation in Nursing, 13*(1), 10–14. https://doi.org/10.1016/j.ecns.2016.10.005.
Gonzalez, L., Nielsen, A., & Lasater, K. (2021). Developing students' clinical reasoning skills: A faculty guide. *Journal of Nursing Education, 60*(9), 485–493. https://doi.org/10.3928/01484834-20210708-01.
Gonzalez-Pascual, J. L., Lopez-Martín, I., Saiz-Navarro, E. M., Oliva-Fernandez, O., Acebedo-Esteban, F. J., & Rodríguez-García, M. (2021). Using a station within an objective structured clinical examination to assess interprofessional competence performance among undergraduate nursing students. *Nurse Education in Practice, 56*, 103190. https://doi.org/10.1016/j.nepr.2021.103190.
Griffiths, M., Creedy, D., Carter, A., & Donnellan-Fernandez, R. (2022). Systematic review of interventions to enhance preceptors' role in undergraduate health student clinical learning. *Nurse Education in Practice*, 62. https://doi.org/10.1016/j.nepr.2022.103349.
Havola, S., Koivisto, J. -M., M€akinen, H., & Haavisto, E. (2020, September). Game elements and instruments for assessing nursing students' experiences in learning clinical reasoning by using simulation games: An integrative review. *Clinical Simulation in Nursing, 46*(C), 1–14. https://doi.org/10.1016/j.ecns.2020.04.003.
Hayden, J. K., Smiley, R. A., Alexander, M., Kardong-Edgren, S., & Jeffries, P. R. (2014). The NCSBN national simulation study: A longitudinal, randomized, controlled study replacing clinical hours with simulation and prelicensure nursing education. *Journal of Nursing Regulation, 5*(2 Suppl), S3–S40. https://doi.org/10.1016/S2155-8256(15)30062-4.
Hill, R., Woodward, M., & Arthur, A. (2020). Collaborative learning in practice (CLIP): Evaluation of a new approach to clinical learning. *Nurse Education Today*, 85. https://doi.org/10.1016/j.nedt.2019.104295.
INACSL Standards Committee. (2021). Onward and upward: Introducing the Healthcare Simulation Standards of Best Practice™. *Clinical Simulation in Nursing, 58*, 1–4. https://doi.org/10.1016/j.ecns.2021/08.006.
Jesse, M. A. (2021). An update on clinical judgment in nursing and implications for education, practice, and regulation. *Journal of Nursing Regulation, 12*(3), 50–58.
Johnson, R., Browning, K., & DeClerk, L. (2021). Strategies to reduce bias and racism in nursing precepted clinical experiences. *Journal of Nursing Education, 60*(12), 697–701. https://doi.org/10.3928/01484834-20211103-01.
Jones-Schenk, J. (2021). Redesigning clinical learning. *The Journal of Continuing Journal in Nursing, 52*(9), 402–403. https://doi.org/10.3928/00220124-20210804-03.
Kavanagh, J. M., & Szweda, C. (2017). A crisis in competency: The strategic and ethical imperative to assessing new graduate nurses' clinical reasoning. *Nursing Education Perspectives, 38*(2), 57–62. https://doi.org/10.1097/01.NEP.0000000000000112.
Kavanagh, J. M., & Sharpnack, P. A. (2021). Crisis is competency: A defining moment in nursing education. *OJIN: The Online Journal of Issues in Nursing, 26*(1). https://doi.org/10.3912/OJIN.Vol26No01Man02. Manuscript 2.
Laflamme, J., & Hyrkas, K. (2020). New graduate orientation evaluation: Are there any best practices out there? *Journal for Nurses in Professional Development, 36*(4), 199–212. https://doi.org/10.1097/NND.0000000000000642.
Lapinski, J., & Ciurzynski, S. (2020). Enhancing the sustainability of a dedicated education unit: Overcoming obstacles and strengthening partnerships. *Journal of Professional Nursing, 36*, 659–665. https://doi.org/10.1016/j.profnurs.2020.09.007.
Leighton, K., Kardong-Edgren, S., McNelis, A. M., Foisy-Doll, C., & Sullo, E. (2021). Traditional clinical outcomes in prelicensure nursing education: An empty systematic review. *Journal of Nursing Education, 60*(3), 136–142. https://doi.org/10.3928/01484834-20210222-03.
Li, Y. Y., Au, M. L., Tong, L. K., Ng, W. I., & Wang, S. C. (2022). High-fidelity simulation in undergraduate nursing education: A meta-analysis. *Nurse Education Today*, 111. https://doi.org/10.1016/j.nedt.2022.105291.
Mann, C., & De Gagne, J. C. (2017). Experience of novice adjunct faculty: A qualitative study. *The Journal of Continuing Education in Nursing, 48*(4), 167–174. https://doi.org/10.3928/00220124-20170321-07.
Marion-Mantins, A. D., & Pinho, D. (2020). Interprofessional simulation effects for healthcare students: A systematic review and meta-analysis. *Nurse Education Today, 94*(104568). https://doi.org/10.1016/j.nedt.2020.1404568.
Makic, M. B. F., Casey, K., Oman, K. S., & Fink, R. M. (2022). Developing the graduate nurse residency: An oral history with Dr. Colleen Goode and Dr. Mary Krugman. *The Journal of Continuing*

Education in Nursing, 53(4), 171–177. https://doi.org/10.3928/00220124-20220311-07.
McGaghie, W. C. (2020). Mastery learning: Origins, features and evidence from the health professions In W. C. McGaghie, J. H. Barsuk, & D. B. Wayne (Eds.), *Comprehensive healthcare simulation: Mastery learning in the health professions*. Springer.
McKay, M. A., Pariseault, C. A., Whitehouse, C. R., Smith, T., & Gunberg Ross, J. (2022). The experience of baccalaureate clinical nursing faculty transitioning to emergency remote clinical teaching during the COVID-19 pandemic: Lessons for the future. *Nurse Education Today*, 111. https://doi.org/10.1016/j.nedt.2022.105309.
McNelis, A. M., Ironside, P. M., Ebright, P. R., Dreifuerst, K. T., Zvonar, S. E., & Conner, S. C. (2014). Learning in practice: A multisite, multimethod investigation of clinical education. *Journal of Nursing Regulation*, *4*(4), 30–35. https://doi.org/10.1016/S2155-8256(15)30115-0.
McKenna, L., Cant, R., Bogossian, F., Cooper, S., Levett-Jones, T., & Seaton, P. (2019). Clinical placements in contemporary nursing education: Where is the evidence? *Nurse Education Today*, *83*, 104202. https://doi.org/10.1016/j.nedt.2019.104202.
McPherson, S. (2019). Part-time clinical nursing faculty needs: An integrated review. *Journal of Nursing Education*, *58*(4), 201–206.
McQueen, K. A., Poole, K., Raynak, A., & McQueen, A. (2018). Preceptorship in a nurse practitioner program: The student perspective. *Nurse Educator*, *43*(6), 302–306. https://doi.org/10.1097/NNE.0000000000000498.
Mella, A. J. (2021). An integrative review on selecting assignments for undergraduate nursing students in the clinical setting. *Nurse Education Today*, 107. https://doi.org/10.3928/01484834-20190321-03.
Metzger, I., Anderson, R. Funlola, A., & Ritchwood, T. (2020). Healing interpersonal and racial trauma: Integrating racial socialization into trauma-focused cognitive behavioral therapy for African American youth. *Child Maltreat*, *26*(1):17–27. https://doi.org/10.1177/1077559520921457.
Morgan, J. L., Weierbach, F. M., Sutter, R., Livsey, K., Goehner, E., Liesveld, J., & Goldschmidt, M. K. (2019). New Education Models for Preparing Prelicensure Nursing Students with Enhanced Skills upon Entering Community-based Nursing Practice. *Journal of Professional Nursing*, *35*(6), 491–498. https://doi.org/10.1016/j.profnurs.2019.05.004.
Musallam, E., Alhaj, A., & Nicely, S. (2021). The impact of dedicated educational model on nursing students' outcomes. *Nurse Educator*, *46*(5), E113–ED116. https://doi.org/10.1097/NNE.0000000000001022.
Nahm, E.-S., Mills, M. E., Raymond, G., Costa, L., Chen, L., Nair, P., Seidl, K., Day, J., Murray, L., Rowen, L., Kirschling, J., Daw, P., & Haas, S. (2022). Development of an academic-partnership model to anchor care coordination and population health. *Nursing Outlook*, *70*, 193–203. https://doi.org/10.1016/joutlook.2021.09.005.
National Academies of Sciences, Engineering, and Medicine. (2021). *The future of nursing 2020–2030: Charting a path to achieve health equity*. The National Academies Press. https://doi.org/10.17226/25982.
National Council of State Boards of Nursing. (2022). The NCSBN 2022 environmental scan: Resiliency, achievement, and public protection. *Journal of Nursing Regulation*, *12*(4), S1–S56. https://doi.org/10.1016/S2155-8256(22)00015-1.
National League for Nursing (NLN). (2022a). *Certified academic clinical nurse educator examination candidate handbook*. https://www.nln.org/awards-recognition/certification-for-nurse-educators-overview/cne-cl/Certification-for-Nurse-Educatorscnecl/cne-cl-handbook
National League for Nursing (NLN). (2022b). *NLN core competencies for academic nurse educators*. https://www.nln.org/education/nursing-education-competencies/core-competencies-for-academic-nurse-educators
National Task Force. (2022). Standards for quality nurse practitioner education, A report of the national task force on quality nurse practitioner education (6th ed.). https://www.aacnnursing.org/-Portals/42/CCNE/PDF/NTFS-NP-Final.pdf
Nielsen, A. (2016). Concept-based learning in clinical experiences: Bringing theory to clinical education for deep learning. *Journal of Nursing Education*, *55*(7), 365–371. https://doi.org/10.3928/01484834-20160615-02.
Noone, J. (2022). Creating inclusive learning environments: Challenging and changing the paradigm. *Journal of Nursing Education*, *61*(3), 115–116. https://doi.org/10.3928/01484834-20220215-01.
Oermann, M. H. (2021). COVID-19 disruptions to clinical education. *Nurse Educator*, *45*(1). https://doi.org/10.1097/NNE.0000000000000947. 1–1.
Padilla, B. I., & Kreider, K. E. (2020). Communities of practices: An innovative approach to building academic-practice partnership. *Journal for Nurse Practitioners*, *16*, 308–311. https://doi.org/10.1016/j.nurpra.2020.01.017.
Padilla, B. I., & Kreider, K. E. (2022). The added value of clinical faculty in building effective academic-practice partnership. *Journal of the American Association of Nurse Practitioners*, *34*(2), 66–76. https://doi.org/10.1097/JXX.0000000000000644.
Perryman, K. W. (2022). Nurse practitioner preceptor education to increase role preparedness. *Journal of the American Association of Nurse Practitioners*, *34*(5), 763–768. https://doi.org/10.1097/JXX.0000000000000702.
Petrovic, K. A., Hack, R., & Perry, B. (2020). Establishing meaningful learning in online nursing postconferences: A literature review. *Nurse Educator*, *45*(5), 283–287. https://doi.org/10.1097/NNE.000000000000762.
Pleshkan, V., & Hussey, L. (2020). Nurse practitioners' experiences with role transition: Supporting the learning curve through preceptorship. *Nurse Education in Practice*, 42. https://doi.org/10.1016/j.nepr.2019.102655.
Porter, K., Jackson, G., Clark, R., Waller, M., & Stanfill, A. G. (2020). Applying social determinants of health to nursing education using a concept-based approach. *Journal of Nursing Education*, *59*(5), 293–296. https://

doi.org/10.3928/01484834-20200422-12.

Pusey-Reid, E., & Blackman-Richards, N. (2022). The importance of addressing racial microaggression in nursing education. *Nurse Education Today, 114*, 105390. https://doi.org/10.1016/j.nedt.2022.105390.

Rambur, B., Palumbo, V., & Nurkanovic, M. (2019). Prevalence of telehealth in nursing: Implications for regulation and education in the era of value-based care. *Policy, Politics, & Practice, 20*(2), 64–73. https://doi.org/10.1177/1527154419836752.

Rauch, L., & Malloy, S. (2020). Home hospitals: Maximizing nursing student clinical placements. *Journal of Nursing Education, 59*(5), 269–273. https://doi.org/10.3928/01484834-201200422-06.

Reising, D. L., James, B., & Morse, B. (2018). Student perceptions of clinical instructor characteristics affecting clinical experiences. *Nursing Education Perspectives, 39*(1), 4–9. https://doi.org/10.1097/01.NEP.0000000000000241.

Rim, D., & Shin, H. (2021). Effective instructional design template for virtual simulations in nursing education. *Nurse Education Today, 96*, 104624. https://doi.org/10.1016/j.nedt.2020.104624.

Robertson, B., McDermott, C., Star, J., & Clevenger, C. K. (2021). The academic-practice partnership: Educating future nurses. *Nursing Administration Quarterly, 45*(4), E1–E11. https://doi.org/10.1097/NAQ.00000000000487.

Rusch, L., Beiermann, T., Schoening, A. M., Slone, C., Flott, B., Manz, J., & Miller, J. (2018). Defining roles and expectations for faculty, nurses, and students in a dedicated education unit. *Nurse Educator, 43*(1), 14–17. https://doi.org/10.1097/NNE.0000000000000397.

Rush, K. L., Janke, R., Duchscher, J. E., Phillips, R., & Kaur, S. (2019). Best practices of formal graduate transition programs. *International Journal of Nursing Studies, 94*, 139–158. https://doi.org/10.1016/j.ijnurstu.2019.02.010.

Rutledge, C. M., O'Rourke, J., Mason, A. M., Chike-Harris, K., Behnke, L., Melhado, L., Downes, L., & Gustin, T. (2021). Telehealth competencies for nursing education and practice: The four P's of telehealth. *Nurse Educator, 46*(5), 300–305. https://doi.org/10.1097/NNE.0000000000000988.

Sanko, J., Mckay, M., Shekhter, I., Motola, I., & Birnback, D. J. (2020). What participants learn, with, from and about each other during interprofessional encounters: A qualitative analysis. *Nurse Education Today*. https://doi.org/10.1016/j.nedt.2020.104387.

Saunders, R., Dugmore, H., Seaman, K., Singer, R., & Lake, F. (2018). Interprofessional learning in ambulatory care. *The Clinical Teacher, 16*, 41–46.

Sebach, A. (2022). Psychometric testing of a toll assessing nurse practitioner clinical educator competence. *Journal for Nurse Practitioners, 18*, 217–220. https://doi.org/10.1016/j.nurpra.2021.11.010.

Shellenbarger, T., & Sebach, A. M. (2022). Development of psychometric testing of the academic clinical nurse educator skill acquisition tool. *Nursing Education Perspectives, 43*(4), 217–221. https://doi.org/10.1097/01.NEP.0000000000000956.

Shorey, S., & Ng, E. D. (2021). The use of virtual reality simulation among nursing students and registered nurses: A systematic review. *Nurse Education Today, 98*, 104662. https://doi.org/10.1016/j.nedt.2020.104662.

Simmons, B. (2010). Clinical reasoning: Concept analysis. *Journal of Advanced Nursing, 66*(5), 1151–1158. https://doi.org/10.1111/j.1365-2648.2010.05262.x.

Sommer, S., Johnson, J., Clark, C., & Mills, C. (2021). Assisting learners to understand and incorporate functions of clinical judgment in practice. *Nurse Educator, 46*(6). https://doi.org/10.1097/NNE.0000000000001020. 373–372.

Spector, N., Blegen, M. A., Silvestre, J., Barnsteiner, J., Lynn, M. R., Ulrich, B., & Alexander, M. (2018). Transition to practice study in hospital settings. *Journal of Nursing Regulation, 5*(4), 24–38. https://doi.org/10.1016/S2155-8256(15)30031-4.

Spector, N. M., Buck, M., & Phipps, S. (2021). A new framework for practice-academic partnerships during the pandemic and into the future. *American Journal of Nursing, 121*(4), 39–44.

Subke, J., Downing, C., & Kearns, I. J. (2020). Practices of caring for nursing students: A clinical learning environment. *International Journal of Nursing Sciences, 7*, 214–219. https://doi.org/10.1016/j.ijnss.2020.03.005.

Tanner, C. A. (2006). Thinking like a nurse: A research-based model of clinical judgment in nursing. *Journal of Nursing Education, 45*(6), 204–211.

Tanner, C. A., Messecar, D. C., & Deelawska-Elliott, B. (2022). Evidence-based practice In L. Joel (Ed.), *Advanced practice nursing: Essentials for role development fifth edition*. FA Davis.

Thomas, L. J., & Asselin, M. (2018). Promoting resilience among nursing students in clinical education. *Nurse Education in Practice, 28*(2018), 231–234. https://doi.org/10.1016/j.nepr.2017.10.001.

Tyo, M. B., & McCurry, M. K. (2019). An integrative review of clinical reasoning teaching strategies and outcome evaluation in nursing education. *Nursing Education Perspectives, 40*(1), 11–17. https://doi.org/10.1097/01.NEP0000000000000375.

Vezeau, T. M. (2016). In defense of clinical conferences in clinical nursing education. *Nurse Education in Practice, 16*(1), 269–273. https://doi.org/10.1016/j.nepr.2015.10.006.

von der Lancken, S., & Gunn, E. (2019). Improving role identity by shadowing interprofessional team member in a clinical setting: An innovative clinical education course. *Journal of Interprofessional Care, 33*(5), 464–471. hhttps://doi.org/10.1080/13561820.2018.1538940.

Walker, L. E., Cross, M., & Barnett, T. (2019). Students' experiences and perceptions of interprofessional education during rural placement: A methods study. *Nurse Education Today*. https://doi org/10.1016/j.nedt.2018.12.012.

Whitcomb, J., Stanley, L., Valentine, K. L., Bush, H., Wetsel, M. A., Mejia, S., Parker, V., Higgs, L., McFarlane, A., Gonzales, L., Farmer, K., Mayfield, M., & Garrison, A. (2022). A commitment to caring when preparing the bedside nurse: Evaluating perceived quality across university academic and clinical learning environments. *International Journal for Human Caring*, *26*(1), 3–15. https://doi.org/10.1891/HumanCaring-D-20-00065.

Williams, E., Presti, C. R., Rivera, H., & Agarwal, G. (2020). Preparing students for clinical practice: The impact of a TeamSTEPPS® interprofessional education session. *Nurse Education Today*. https://doi.org/10.1016/j.nedt.2019.104321.

Wros, P., Mathews, L. R., Voss, H., & Bookman, N. (2015). An academic-practice model to improve the health of underserved neighborhoods. *Family Community Health*, *38*(2), 195–203. https://doi.org/10.1097/FCH.0000000000000065.

Wu, X. V., Chi, Y., Chan, Y. S., Wang, W., Ang, E. N. K., Zhao, S., Sehgal, V., Wee, F. C., Selvam, U. P., & Devi, M. K. (2020). A web-based clinical pedagogy program to enhance registered nurse preceptors' teaching competencies—An innovative process of development and pilot program evaluation. *Nurse Education Today*, 84. https://doi.org/10.1016/j.nedt.2019.104215.

Yoder, C. M., & Pesch, M. (2020). An academic-fire department partnership to address social determinants of health. *Journal of Nursing Education*, *59*(1), 34–37. https://doi.org/10.3928/01484834-20191223-08.

Zeydani, A., Atashzadeh-Shoorideh, F., Abdi, F., Hosseini, M., Zohari-Anboohi, S., Skerrett, V. Effect of community-based education on undergraduate nursing students' skills: a systematic review. *BMC Nurs*. 2021 Nov 18;*20*(1), 233. https://doi.org/10.1186/s12912-021-00755-4.

第4篇

技术引领学习

第 19 章

运用模拟教学法进行教学和学习

Susan Gross Forneris，PhD，RN，CNE，CHSE-A
翻译：马　腾　审校：蒋玉宇

护理教育中模拟技术和教学法的不断发展，拓宽了体验式学习的边界。1911 年，哈特福德医院护士培训学校推出了首款用于护理教学的病人模拟器"Chase 夫人"。如今，护理教育已转向使用人工智能和虚拟现实技术相结合的高保真人体模型。模拟体验不再仅涉及教授和练习精神运动技能。模拟是一种循证情境化学习教学策略，有助于促进体验式学习，培养评判性思维和临床推理能力（Franklin & Blodgett，2020；Morse et al.，2020）。护理教育工作者可以通过有效引导以及复盘的方式，达到模拟体验教学的目的。

在当今复杂、快速发展的医疗环境中，随着对高质量、有效患者护理的要求提高以及护理学生临床实习机会日益减少，模拟教学已成为一种能够再现实践情境的有效教学策略。通过模拟体验，护士、学生和健康从业人员有机会在受控的学习环境中进行学习，这种环境与实际接触病人的情形相差无几，可以让他们与近乎真实的病人模拟器进行互动，并在此过程中来运用专业知识（Lioce，2020）。临床模拟技术的保真度正在日益提高，而在护理课程方面，投入了大量的教学设备，学习场所面积大幅增加。随着模拟技术以及相关的教学和学习策略引入护理课程，有证据表明临床模拟可以作为实际临床经历的替代方案，因此护理教育工作者必须做好准备，采用这种方法进行教学。

本章探讨模拟作为一种以学生为中心的体验式教学方法，首先阐述了模拟类型，包括模拟目的、面临的挑战以及临床模拟的优势，最后对护理课程中贯穿使用的循证模拟训练法进行了回顾。本章重点阐述了：①护理教育项目中正在开发和实施的临床模拟类型；②关于护理课程引入模拟教学的注意事项；③对模拟学习的评价；④提供开发和使用模拟时需考虑步骤的模拟与复盘理论；⑤支持在当今教学和学习环境中使用模拟的护理教育文献中的最新证据。

模拟的定义和专业术语

模拟是：

> "通过创造一种情境或环境，使人们能够体验真实事件的再现，目的是进行练习、学习、评估、测试，或理解系统或人类行为的技术。"
>
> *Healthcare Simulation Dictionary*，*Society for simulation in Healthcare.*（*Lioce*，*2020*，*p. 44*）"

有关使用模拟技术的例子，包括在病人模拟器上提供基本生命支持以实现心搏骤停管理，以及为病人模拟器或感到呼吸短促的模拟病人（simulated patient，SP）提供护理服务。如果实际操作培训的成本过高，无法实施，很少用到或者会让参与者（病人）遭受不必要的风险，则可以使用模拟技术。它有机会让学生在实践范围内应用自身所学的知识，进行评判性思考，解决问题，做出临床判断，并在安全、没有威胁的环境中照护不同的病人。将模拟作为教学和学习策略纳入护理课程中，为护理教育工作者提供了通过互动的、体验式的教学策略来支持学习者教育需求的机会。

模拟的专业术语

保真度与真实度

模拟的保真度或真实度是一个连续体，由低到高，并与其接近真实的程度相对应。模拟分为各种类型。本章阐述了用于描述模拟体验各个方面的专业术语。模拟专业术语矩阵按照保真度的类型进行分类。保真度指通过模拟体验反映现实的能力。保真度越高，体验就越真实。需要谨记的是，真实度是由学习者来解释的，这点很重要。因此，教育工作者必须认真考虑利用学习环境、工具以及其他资源来提高保真度。有关保真度的等级区别请参见表 19.1。

保真度分为三个不同的维度：概念保真度——与模拟场景中的细节一致，并且对于学习者有意义（例如，血氧饱和度水平与病人模拟器或模拟病人显示的呼吸费力程度相匹配）；物理 / 环境保真度——在模拟场景展开的物理空间中，从细节上考虑了环境的类型、噪声、气味、人体模型与模拟病人的使用以及其他道具；心理保真度——模拟体验中塑造的细节唤起参与者的情感、信念以及自我意识（INACSL Standards Committee，Watts，et al.，2021）。

模拟的模式

模拟的结构由模拟场景的学习结果决定。固定的模拟模式能最好地帮助学习者达成学习效果。模拟模式提供了一种特定的平台，让学习者可以实现模拟体验。具体的模式包括沉浸式临床模拟、原位模拟、计算机辅助模拟、虚拟现实和操作模拟。这些模式可通过使用标准化病人、人体模型、局部任务训练器、触觉设备、虚拟化身等方式进一步强化。例如，使用身体某个部位、塑料模型或部分人体模型作为部分任务训练器，帮助学生练习精神运动技能，如插入导管或胃管；或使用唤起身体感觉的触觉，如练习插管。诸如 VitalSim Kelly 的模拟人可用于帮助学习者掌握身体评估技能；诸如 SimMan 的模拟人则提供客观的生理反应（例如血压、脉搏、眨眼、出汗等），以便让参与者沉浸在模拟情境或模拟分娩的过程中。有关保真度各等级对应的模式对比，请参见表 19.2。

区分模拟模式 / 学习环境

从 2016 年以来，针对模拟技术的使用和有效性的研究范围已拓展，转向更高层次的证据（例如，超出信心和满意度等衡量标准之外）（Jeffries，2016，2022）。现在研究的重点关注基于模拟的护理教育如何对学习、实践行为和病人结局的变化产生影响。此外，通过研究以技术为基础的各种模拟类型来不断为学生和新手护士提供支持，例如基于计算机的交互式模拟或基于虚拟屏幕的模拟和虚拟现实。模拟类型除了根据使用的设备或人体模型分类之外，还有根据实现模拟时使用的教学方法分类。在以下小节中将说明这些模拟类型。

混合模拟

混合模拟是指在一个场景中将标准化病人和病人模拟器相结合来使用，向学习者描述一个临床事件。例如，在模拟场景中，面对发生车祸后抵达急诊科就医的标准化病人，学生可能会首先询问健康史。随着案例进展，模拟器在场景中发挥积极作用，再现临床症状（例如心率或血压下降），提供客观的生理反应来反映现实。本次体验中同时使用了标准化病人（即提供病史的病人）和模拟器（即显示客观生命体征等），因此属于混合模拟类型。产科中常见的混合模拟场景包括一个低保真度的任务训练器和一位标准化病人，比如用于模拟正常分娩或肩难产等并发症，可以是一位标准扮演者和一个分娩模拟器的骨盆，也可以是一种低成本的可穿戴设备 Mama Natalie——通过手动分娩婴儿和胎盘并模拟产后并发症。另一种混合模拟学习方法是使用 QR 码（可快速响应的二维码），可将其设置在人体模型或模拟病人上进行扫描，生成一个连接到网站或在线内容区域的即时链接，提供更详细的信息，以帮助学习者在场景中进行更多的互动，特别是互动技能练习（Herrington & Wang，2017）。

展开式案例模拟

另一种模拟类型是展开式案例。展开式案例会随着时间进展，且无法预料。其中可能包含 3 ～ 4 个相互联系的事件，让学生有机会针

表19.1　保真度等级

低保真度	中等保真度	高保真度
• 指导学生了解病人情况的个案研究 • 角色扮演 • 任务训练器	• 技术先进的二维专注体验 • 在临床场景中解决问题、实施技能并做出决策	• 全尺寸高保真病人模拟器、虚拟现实或标准化病人 • 非常逼真，为学习者提供高水平的交互性和真实感

表19.2 模拟模式和保真度等级

低保真度		中等保真度		高保真度			
人体模型：部分任务训练器 / 静态人体模型 • 最常用 • 表示身体某个部位或结构 • 示例：用于测量血压的手臂		**人体模型：中等保真度模拟器** • 比静态的低保真度人体模型更加真实 • 展现生命体征——呼吸音、心音、脉搏		**人体模型：高保真度模拟器** • 最真实的模拟病人体验 • 具备外观保真度和响应保真度 • 展现所有生命体征，例如呼吸、说话、眨眼、回应等		**SP：标准化 / 模拟病人** • 现实生活中的人通过接受训练扮演真实的病人或处于某种特定条件下的其他人	
优点	**缺点**	**优点**	**缺点**	**优点**	**缺点**	**优点**	**缺点**
• 重视技能 / 练习 • 成本较低	• 缺乏真实性 • 没有背景关联	• 适用于更深层次的主题和能力考查	• 功能有限	• 真实性提高 • 给予学习者生理回应	• 成本高 • 需要定期维护	• 通过训练描绘大量案例，以此与学生的水平相匹配 • 通过训练对学习者进行评估	• 相对于投入专门的教学人员 / 设备，成本较高
虚拟环境							
• 涉及使用针对主题或情境模拟开发的软件							
优点				**缺点**			
• 检测学生的知识、技能和能力水平，例如评判性思维 • 学习者可以在任何时候、任何地点使用 • 可包括实时元素 • 可包括以游戏为基础的学习方法，回应学习者；可涵盖跨地域的团队合作和协作				• 设定的场景代表某一类特定环境，且无法更改 • 需要其他支持 • 在 2D 图像与 3D 图像的质量方面，存在真实性差异			
虚拟环境：触觉							
• 在虚拟环境中给予学习者或玩家触觉方面的反馈。示例包括虚拟插管、手术工具等							
优点				**缺点**			
• 真实性提高				• 任务训练受限 • 成本高			

对临床事件、住院治疗、过渡期护理或整个生命周期制定护理计划（Hobbs & Robinson，2022；Moench，2019）。展开式案例可用于实现各种学习目标：

1. 展现层次顺序，使学习者可以跟进健康问题和相关护理的进展情况。例如，第一个场景中演示了病人因跌倒导致头部受伤而入院，学习者必须重点进行神经系统评估。在第二个场景中，病人出现了特定的神经系统症状（例如严重头痛和舒张压升高），学习者必须采用其他的评估技能。在第三个场景中，病人已接受了开颅手术并完成了硬膜下血肿的清除，需要接受术后护理。

2. 可视化并优先考虑病人入院的行为轨迹和护理进展。例如，病人通过急诊科收治入院，学习者进行评估。接下来的第二个场景则描述了病人被送进过渡监护病房，而第三个场景则是让学习者根据出院须知为病人做好出院准备而设计的。

3. 为学习者提供过渡期护理的视图，显示健康受到扰乱或疾病过程产生的影响以及特定病人所需的护理干预措施。例如，第一个场景中描述了一位住院病人刚被确诊患有慢性阻塞性肺疾病（COPD）。在接下来的第二个场景中，病人病情进展到换气功能因 COPD 而受损，并因此住进日间护理中心接受治疗。第三个场景则描述了病人病情进展到终末期，进行临终关怀。

4. 将各种重要的评估和发现纳入其中，使一个事件引发另一个事件，从而形成一种机制。例如，第一个情景侧重于低血压和脓毒症的细微表现，而第二个情景则聚焦于患有脓毒症和低血压的危重患者。

一些组织已经开发了与特定主题相关的展开式案例研究，供教师免费使用。关注可能处于风险中的人群，并解决其护理中决策复杂性的展开式案例，可在美国国家护理联盟（NLN）网站上找到，网址为 http：//www.nln.org/professional-development-programs/advancing-care-excellence-series。与患者安全相关的展开式案例，可在护士质量和安全教育（QSEN）网站上找到，网址为 https：//qsen.org/tag/case-studies/。

模拟参与者

模拟教学包括使用真人角色扮演者，他们将以多种方式与学习者互动。这些人通常被称为标准化病人（standardized patient，SP）。真人角色扮演者还可以扮演家庭成员或其他医疗团队成员，与学习者进行互动，从而将 SP 的角色扩展为模拟参与者。标准化病人教育工作者协会（Association for Standardized Patient Educators，ASPE）发布了《ASPE 最佳实践标准》，这些标准帮助人们理解角色扮演者的性质、范围和功能（Lewis et al.，2017）。术语“标准化病人”和“模拟病人”可以互换使用，指的是以真实且可重复的方式扮演病人角色的个体。然而，标准化病人以“标准或可复制”的方式执行其角色，以确保每位学习者获得一致的学习体验，并在评估体格检查技能、病史采集、沟通技巧、患者教育、精神运动技能或客观结构化临床考试（OSCE）时保持可靠性。ASPE 建议使用“模拟参与者”或“模拟病人”来指代在模拟场景中使用的真人，这些人不需要经过专门培训以标准或可复制的方式执行其角色（详见 ASPE 官网 https：//www.aspeducators.org/）。

原位模拟

原位模拟是指在通常给病人提供护理的现实环境中进行模拟培训（Wang & Podlinski，2021），目的是在实际临床环境中通过模拟来实现高保真度，并在提供临床和学习环境的同时将两者相结合。通常，基于模拟的体验式学习重点在于组建一支跨学科的专业团队。这些实践专业人员精通各自特定的领域，拥有相当丰富的经验，并且喜欢将学习重点放在解决问题上，使学习的内容对职业生涯的发展有意义。对于成人而言，能够将所学知识立即付诸实践，会获得最佳的学习效果。传统的教学方法（例如教师以单向模式向学生传授知识）在成人学习中并非特别有效，因为对于成人而言，理解自己所经历或观察到的事物很重要。

扩展现实（XR）模拟和数字平台

模拟也可以在虚拟环境中进行。扩展现实（extended reality，XR）模拟是目前涵盖了虚拟现实（virtual reality，VR）、虚拟现实模拟（virtual reality simulation，VRS）、增强现实（augmented reality，AR）和混合现实（mixed reality，MR）的一个总称。这些术语的区别如下：VR 指利用技术创建一个 3D 环境；AR 指将数字内容直接投射到学习者环境中；MR 则将数字内容与学习者的环境融合在一起，使互动体验成为可能；VRS 包括使用在虚拟环境中操作的场景（Aebersold &

Dunbar，2021）。医疗保健模拟协会（Society for Simulation in Healthcare，SSIH）词典对XR给出的定义最能体现该术语所涵盖的内容。

> XR是所有现实的融合——包括AR、VR和MR。它通过各种各样的硬件和软件来实现由技术介导的体验，包括感官界面、应用程序和基础设备。XR通常被称为沉浸式视频内容、增强的媒体体验以及多维互动式人类体验。（Lioce，2020，p. 20）

虚拟现实模拟程序可以在线托管，并且可以通过导航软件访问，其中设定了各种学习目标，从高度集中的技术技能培训，到更广泛的基于案例且需要评判性思维和临床决策的病人场景。虚拟病人模拟技术经过不断发展，使学习者和虚拟病人（即虚拟化身）之间的互动更加稳固，并构造了以数字媒体平台为基础的学习环境。在这些虚拟的模拟世界中，用户可以进行探索，满足其他用户的需求，进行社交，参与个人或团体活动，为彼此创建服务，或者环游世界。该软件是一种意在为用户描绘现实的三维建模工具（Aebersold & Dunbar，2021）。

模拟软件程序能够复制临床实践并对学习者的互动做出响应（即虚拟现实模拟，VRS），同时为学习者提供书面反馈，建议和证据都可作为反馈内容。目前在线护理教育中一些流行的虚拟模拟软件产品包括Sentinel U、Shadow Health和vSim for Nursing。模拟教学基于刻意练习理论，为学生提供反复练习某项活动的机会，以达到熟练掌握的目标。通过游戏化学习进行的模拟可以独立完成，也可以由教师引导进行。这种模拟方式帮助学生为临床环境做好准备，使学习者能够在安全的学习环境中做出决策，并与病人互动，获得实时反馈。

有越来越多的证据表明，虚拟模拟技术在护理教育中得到了应用。Lea（2020）报告称，65%的护理院校使用了某种形式的虚拟模拟或自适应技术。Aebersold等（2018）使用了基于平板电脑的程序让学习者练习插胃管。该技术结合了增强现实，研究结果同时表明，这些学习者比使用传统方法训练的学习者表现出更好的能力。在护理教育中使用虚拟产品的沉浸学习者日益增多，而近期Kyaw等（2019）提供的研究证据显示，这些学习者的认知得分提高，也为这种大趋势提供了印证。一项关于医疗保健教育的系统回顾研究和荟萃分析发现，与传统学习者相比，使用虚拟模拟产品的学习者获得了更高的干预后认知得分（Kyaw et al.，2019）。目前，护理教育界正在展开针对这些技术应用的相关研究（Wüller et al.，2019）。

模拟：一种教与学的策略

模拟的目的

护理教育中的临床模拟教学法有多种用途，例如，作为一种教学策略或用于评估和评价，或者作为一种支持跨专业教育（IPE）的途径。学生可以在一个模拟场景中沉浸式学习，他们可以真正扮演责任护士、接受入职培训的新上岗护士或是护理实践范围内分配给学习者的任何角色。在护理专业课程中，可以通过模拟调整学生的课程，以满足需求和护理实践中由于限制用于教学空间的临床环境变化，因此，采用模拟方法时必须深思熟虑，将所有内容有意地结合在一起，才能实现学生和专业课程预期的学习效果。

作为体验式学习的模拟

模拟方法的使用是与强调教学转变为强调学习相对应的，这其中由教师鼓励学生发现或构建知识和意义，以此来促进学习（例如主动学习方法；另见第16章）。模拟是一种主动学习方法的示例。在这当中，学生成为教学的中心，参与体验，而不仅是消费信息。模拟是体验式学习，可以让学习者获得情境认知或进行情境化学习，这种理念处于当代教育改革的前沿（Argawal，2019；Roth & Jornet，2013）。情境化学习将课堂和临床相结合，模拟则让学习者从不同的角度思考和重新构建对实践的理解，将思考和实践相结合。

当关注点从教学转向学习时，学生的学习效果将成为制定具体学习活动的框架。例如，无论是护理专业的学生还是进入专业实践的初级护士，两者都很难将理论知识转化为临床实践。通过模拟，学生能够在安全的环境中体验如何应用理论，并且可以在这种环境中犯错，同时不会给病人带来风险。

将高度逼真和复杂的模拟方法用于教学可能并不总是合适。在某些情况下，初学者可以使用低保真度的模拟方法来获得基本技能，包括与病人的有效沟通、精神运动技能表现和基本评估技能。通过使用任务训练器或标准人体模型，学生可以在一个安全的环境中练习技能，并允许他们犯错，从错误中吸取经验教训，同时还能培养自身在临床环境中与病人接触、沟通的信心。此外，学生有机会在教育环境中使用技术先进的设备，如临床信息系统和血流动力学监测系统，这有助于他们在临床环境中遇到此类设备时更加得心应手。

高保真度的模拟方法适用于高级实践护理专业的学生。这类模拟提供复杂、逼真且富有互动挑战性的体验，可以帮助学生发展和实践领导力、团队合作和决策技能（Nye，2020）。例如，通过使用病人模拟器或标准化病人，学生可以在临床实践中练习复杂的评估技能（Ndiwane et al.，2017）。教师可以创建场景和设定设备的程序来模拟急救护理（Keiser & Turkelson，2019）和随时待命的情况（Griffith et al.，2019；Kelly et al.，2019；Woroch et al.，2018）。模拟也适用于精神科执业护士。这类学生要对更复杂的情况做出反应，展示确定事项优先级、做出决策、采取适当行动以及团队合作的能力（Reising et al.，2017）。

用于学习评估和评价的模拟

由于模拟的广泛使用，其也有可能用来评估和评价学生的学习情况。在涵盖学习规划、实施、评估和评价等更为全面的教学流程中，应该通过模拟来评估和评价学习情况。教师应在前期阶段确定评估或评价的目的，以确保评估具有相关性以及评估的对象能达到预期的学习效果。虽然目前仍然沿用更为传统的评估形式，例如采取多项选择题测试和临床评判性思维测试类型的预测试和课程结束后的测试，但评价过程中正在越来越多地采用基于模拟的评估方式，无论是在教育活动或培训过程中开展的形成性评价，还是在结业或认证过程中开展的终结性评价。

当模拟用于评估或评价时，可具体分为两类情形——“低利害评估”和“高利害评估”，具体取决于评价的重要性（Oermann et al.，2016a）。低利害评估是一种形成性的学习体验，即学习者和教师通过模拟来标记个人、课程或项目完成学习目标的进度情况。教师可以通过模拟将低利害评估结果作为终结性评价（即提供反映学习成绩的等级）。高利害评估也是一种终结性评价，不同之处在于对学习者的影响。其结果只有合格或不合格，学习者没有机会补救。因此，高利害评估活动提供高利害评价，这类评估包括执业资格考试和认证考试、认证流程以及就业决策（Hunsicker & Chitwood，2018；INACSL Standards Committee，McMahon et al.，2021；Oermann et al.，2016a，b）。评估中使用的模拟技术可以是个案研究和标准化病人（例如 OSCE），也可以是触觉任务训练器和高保真模拟人。

与任何类型的评估一样，教师必须考虑效度和信度问题（Holland et al.，2020）。在低利害或学习情境下的评估中，应关注结构效度和同时效度。结构效度是指评估工具在多大程度上能够测量预期的知识或技能发展维度。同时效度通过评估个体在新评估工具（在此指模拟）中的表现与他们在传统（标准）评估工具中的表现之间的关系来确定。例如，具有高同时效度的评估是指学习者在模拟器评估中的得分与其在标准化病人身上进行相同考试并使用核查表评分时的得分具有可比性。

在涉及执照考试、资格认证或就业的高利害评估中，模拟需要具备预测效度。确定高利害评估中的预测效度是一个复杂的过程。预测效度是指特定模拟中的表现能够在多大程度上预测未来的表现，例如临床决策能力或精神运动技能。评估预测效度不仅需要关注当前的表现，还需要长期跟踪特定个体的临床技能或决策能力。目前，专门针对模拟评估活动对学生或从业者学习效果量化影响的研究和循证信息还较为有限。

模拟技术也被用于评估学生的临床技能能力和临床决策能力。客观结构化临床考试（OSCE）是一种临床考试形式，其具体安排可能有所不同，但通常包括一段固定的时间，让学生与标准化病人（扮演具有特定诊断和临床症状的病人）进行互动和评估。自 20 世纪 70 年代初引入护理教育以来，OSCE 作为一种评估临床技能的手段一直备受青睐。高级护理实践教育继续探索使用 OSCE 来确定学习者是否能够在模拟环境中展示特定的能力（Nye et al.，2019）。Prion 和 Haerling（2020）以柯克帕特里克（Kirkpatrick）的评估层次为框架，回顾了护理教育中模拟评估的历史。柯克帕特里克（1994）的评估层次提供了一个概念模型，将模拟评估分为 4 个层次：①反应层：评估学习者的感受和反应；②学习层：评估知识、技能和能力的掌握情况；③行为层：评估学习者在实践中直接应用所学内容的情况；④结果层：

评估学习对患者结局的影响。他们的结论是，在护理教育的整个过程中，所有层次的评估都需要对模拟学习环境中的结果进行评估。

将模拟用作评估机制时，护理教育工作者还应考虑标准化病人使用的改进、基于计算机的评估技术的复杂性、新型生理机电模型的应用以及沉浸式触觉设备的保真度。由于这些技术进步，护理教育工作者现在能够更好地评估学习效果，推动更优质的教育工作，改进学术课程和项目，并最终帮助学生为提供高质量、专业且安全的患者护理做好准备。在本章后续部分，将进一步讨论护理教育中模拟的评估，特别是模拟设计、实施、学习效果和项目的评估。

跨专业教育中的模拟

传统上，护理及其他医疗保健教育主要以单一专业为基础进行传授，忽视了日常跨专业协作临床实践的现实。跨专业教育（interprofessional education，IPE）正在弥合这一差距（参见第 11 章）。利用模拟促进跨专业教育和跨专业实践（interprofessional practice，IPP）具有诸多优势，包括打破不同临床领域之间真实和感知的壁垒，增强跨专业凝聚力和意识，并为跨学科团队成员之间建立相互尊重提供机会。复盘讨论强调了跨专业实践的重要性和价值，特别是当复盘内容通过真实场景的呈现而得到良好情境化和引导时（Iverson et al.，2018；Poore & Cooper，2020；Tankimovich et al.，2020）。

课堂上的模拟

随着 COVID-19 疫情的暴发，护理教育经历了前所未有的变革。模拟作为一种教学策略，在帮助教师从面对面教学转向虚拟教学的过程中变得至关重要。本节将讨论如何通过运用标准实施高质量模拟教学策略，从而实现教与学的最佳实践。

疫情让护理教育工作者意识到一个至关重要的事实：创建和实施能够替代传统被动课堂学习环境的教学方法的重要性。例如，采用虚拟模拟可以轻松地将临床情境带入课堂（无论是虚拟课堂还是面对面课堂），或者提供实时展开临床场景的机会。教师将学生分成小组，讨论在大屏幕上实时展开的病人场景。教师会暂停场景，让学生决定模拟护理情境的下一步行动。这一过程鼓励学生运用课堂上所学的知识，在情境中协作，并在教师的引导下围绕模拟故事展开课堂讨论。在课堂中扩展模拟的使用，进行虚拟概念图绘制，为学生提供了另一种学习如何全面审视护理的机会。当教师引导课堂讨论时，他们通过角色榜样展示自己的思维策略，从而示范资深护士如何思考患者护理情境、发现未知领域、利用资源等。学习者则解释他们的决策过程及行动依据（Forneris & Fey，2021）。

几十年来，护理教育工作者一直在使用低保真度的模拟教学方法，例如人体模型、角色扮演和案例研究。20 世纪 90 年代末，高保真模拟技术（例如经济实惠的便携式多功能人类病人模拟器）的引入改变了整个医疗健康教育行业，已成为现代医疗健康专业人员必备的一项基本策略。其不仅用于教学，而且用于评估和评价，发展跨专业团队技能，替代临床环境，以及弥补缺失的临床实践经验。

用于替代临床环境和弥补临床实践经验的模拟

美国国家护理委员会（National Council of State Boards of Nursing，NCSBN）进行的一项具有里程碑意义的多中心研究，探讨了新毕业生在过渡到实践阶段的临床能力，研究基于他们是否参与对照组、用模拟替代 25% 实际临床时数的组别，或用模拟替代 50% 临床时数的组别（详见 https：//www.ncsbn.org/685.htm）。研究报告指出：

> 这项研究提供了实质性证据，表明在符合研究描述的条件下，高达 50% 的模拟可以有效地替代传统临床经历，适用于所有执照前核心护理课程。这些条件包括：教师需接受过正式的模拟教学培训，有足够数量的教师支持学生学习，由主题专家进行基于理论的复盘，以及配备设备和物资以创建逼真的环境。护理委员会（Board of Nursing，BON）应确保护理项目承诺支持模拟项目，并拥有足够的专职人员和资源以持续维护该项目。（Hayden et al.，2014，p. S38）

NCSBN 召集了一个专家小组，评估研究结果、以往的研究以及国际护理模拟学会（INACSL）的“最佳实践标准：模拟™”，以制定在执照前课程中使用模拟的指南。这些指南为教师和项目负责人提供了基于证据的信息，以指导护理课程中模拟使用的准备和规划（Alexander et al.，2015；NCSBN，2015）。这些发现对护理教育界具有重要意义，因为高质量的临床实习场所往往难以找到；医疗机构限制了学生在临床环境中实际可以进行的实践和操作的数量；急救护理环境中的患者数量减少，导致临床经验有限，且仅集中在需要急救护理的人群上。

NCSBN 为各州护理委员会制定了以下指南，用于评价执照前护理课程是否具备使用模拟替代传统临床经历的条件。这些指南也适用于护理教育项目，以帮助他们建立循证的模拟项目（https://www.ncsbn.org/9535.htm）。

在使用模拟作为教学 / 学习策略之前，要参考的指导方针包括以下内容：

1. 学校已承诺支持模拟的使用。

2. 具备适当的设施以开展模拟，包括教育资源和技术资源，以实现学习目标。

3. 教师和模拟实验室支持人员具备引导、推进模拟教学和进行模拟复盘的资格。

4. 教师已经为带领学生完成模拟学习做好准备。

5. 项目中需要制定流程来指导模拟教学的最佳实践，其中包括基于理论的复盘方法，对引导模拟、进行复盘的教师予以培训和评价，以及使用针对模拟学习的评价方法。

新冠病毒感染疫情大流行对护理教育提出了挑战，学生在取得学习效果，提高知识、技能和能力的同时还要直接照护患者。随着许多医疗保健机构不再接纳医疗保健专业的学生，模拟已成为学生可以依赖的一种教学和学习策略，确保学习者达到课程目标所需的临床护理经历。除了新冠疫情大流行这一因素，护理教育研究中对模拟在精神运动技能教学以外效果的探讨也日益增多（Smiley，2019；Waxman et al.，2019）。模拟已成为一种可行的教学策略，其形式包括用于身体评估的互动模型、用于增强沟通技巧的标准化病人，以及用于临床推理的虚拟现实和基于屏幕的模拟（Aebersold，2018；Bradley et al.，2019）。除了因新冠疫情大流行而难以找到优质、合适的临床中心，以模拟方式帮助护理院校开展教学工作之外，目前模拟教学仍然在其他领域继续开展，特别是在儿科或生育期健康等专业领域（Karding-Edgren et al.，2020）。

美国护理委员会（BON）的调查显示，采用模拟教学法来替代临床实践经历的情况在增多（Cipher et al.，2020；Smiley，2019）。2008 年，Nehring（2008）报告称，61 个司法管辖区中只有 17 个区允许使用模拟教学法来替代传统的临床实践经历。但到了 2014 年，这一数字增至 47 个（Hayden et al.，2014）。虽然新冠疫情大流行让许多司法管辖区颁布了新的临时政令，使模拟教学的应用率得到提高，但作为临床实践的替代方法，模拟教学也在持续不断地发展变化（Bradley et al.，2019；Smiley，2019）。最近的研究证据表明，模拟教学法帮助提高了学生的临床推理能力，因此护理教育界正在推进支持模拟教学法来作为传统临床实践的可替代方法（Sullivan et al.，2019）。

如今，模拟被越来越多地用于协助护理教育工作者完成“校外”临床时间（即在医疗机构中获得的实际经验）和“校内”临床时间（即在模拟实验室中获得的临床经验）。模拟还被用于“临床补课”日，为那些因疾病、天气或其他不可预见原因错过临床的学生提供补课机会。模拟实验室可以安排一整天的“临床日”来完成临床时数。一些护理教育工作者使用虚拟模拟（基于计算机的学习），这些模拟包含复盘环节和评分，可以在需要时且内容符合课程需求的情况下用于满足临床补课时数的要求。

使用模拟方法面临的挑战和具备的优势

模拟可以为护理教育工作者和医疗保健提供者提供一种重要的教育方法，通过提供基于实践的互动教学策略，满足当今学习者的需求。在教育实践中实施和测试模拟教学法的使用既面临挑战，也具备一定的优势。

采用临床模拟教学所面临的大部分挑战，都集中于教育工作者如何为使用模拟和跨专业模拟的教学方法做好准备。具体参见表 19.3。

将模拟技术与课程有机结合

使用模拟作为教学策略需要提前规划。规划中应考虑对资源的需求、如何将模拟教学有机结合到护理课程中，如何让学生做好准备以及教师发展规划等。

资源

模拟操作需要用到物理空间和设备，包括不同类型的模拟设备和技术［如人体模型、虚拟现实、视频会议技术（例如 Skype、Zoom）和

表19.3 模拟具备的优势和面临的挑战

优势	挑战
让学生积极参与学习过程	
• 沉浸在学习的情境中 • 使用内容知识来思考学习活动中提出的挑战——将思维扩展到更高阶的层次 • 决策和评判性思维能力得到加强	• 保真度和虚拟契约的重要性，可以让学习者抛开怀疑 • 学习者的心理安全感，可以放心分享行动背后的思维逻辑 • 教师在塑造角色榜样和引发评判性思维方面的教学经验
在临床技能和干预教学中更有效地发挥教师的作用	
• 有机会更近距离地观察学生 • 让学生更充分地发挥潜能 • 有机会发现学生的思考和理解	• 教师所具备的专业知识及其对于模拟学习效果相关考核指标的清晰理解 • 为学习者创造一个心理安全环境，让他们愿意犯错误 • 在事后复盘的过程中采取对话与独白（演讲）的方式
增加学生根据日程安排进行练习的灵活性	
• 独立访问模拟环境（即虚拟场景或实验室）的能力 • 能够与同伴 / 教师同步和异步练习，以额外加强学习 • 能够在安全、没有威胁且有利于学习的环境中多次重温一项技能	• 为学习者的参与提供支持，以帮助其独立学习 • 为支持实验室 / 教室活动之外的模拟活动安排人员和资源
改进学生教学	
• 提高教学一致性 • 同时在课堂和临床环境中提高学习者的满意度 • 提供更安全、没有威胁的技能和决策实践机会 • 提供最先进的学习环境	• 教师和工作人员在使用模拟作为教学 / 学习策略方面的最佳实践能力发展
本科生、应届毕业生、新护士入职培训中的有效能力考核	
• 在一个无威胁、安全的环境中，对学员的知识、技能和解决问题的能力进行检查	• 教师和工作人员在使用模拟作为教学 / 学习策略方面的最佳实践能力发展 • 教师在学习者、教师和模拟计划相关学习和表现评价方面的最佳实践能力发展
纠正即时讨论的错误	
• 沉浸式体验式学习，同时在事后立即进行复盘 • 揭示已采取或未采取行动背后的思考和理由 • 清晰了解具备知识或缺乏知识如何对推理能力产生影响	• 教师在模拟前准备和事后复盘的模拟学习活动中的最佳实践能力发展
为所有学生提供标准、一致、可比较的体验	
• 开展一致、标准化的教学活动 • 能够确保所有学习者经历重要的临床事件、评估活动或其他重要的临床学习接触机会	• 教师在模拟案例推进和引导方面的最佳实践能力发展
协作和 IPE 机会	
• 借机了解其他专业人员的角色和技能，并且临床课程上的所有学生都可以进行相关体验	• 教师在通过模拟加强跨专业教育（IPE）方面的最佳实践能力发展

电子健康记录]、教师和支持人员。针对模拟的人员配备，需要仔细考虑，配备最佳实践标准规定所需的人员（Farina & Bryant，2020）。随着模拟方法在新冠疫情大流行期间的广泛使用，教师现在了解实现有效模拟所必需的专用资源，其远远超出了使用一个人体模型、一间房间、一名专业教师的范畴。实现有效模拟所需要的是团队模式，包括认真规划必需的教师人员和资源 / 房间，以容纳整个学习计划内的学习者（Blodgett et al.，2018；Howard，2019）。具体而言，必须仔细考虑模拟期间教师如何就案例推进与引导以及事后复盘做好时间、模拟空间、复盘室的可用性规划，工作人员需准备好快速进入准备区以维持模拟计划表正常运转，以及人员配备和物资用品的必要预算等（Blodgett et al.，2018；Zamora，2019）。模拟所需的物理空间必须足够大，以容纳教学和学习活动、教职员工的办公空间、存储空间、复盘会议空间以及（如有使用）视频录制空间。资源充足的空间可以用来模拟急救护理环境或手术室。这些资源当中还包括协助教师管理设备并提供视听和模拟器技术支持的工作人员。

课程考虑

应进行需求评估和分析，以了解课程的整体复杂性以及各具体课程之间的相互关联。通过检查具体课程内容和临床实习安排，可以全面了解学生所接触的经历类型以及如何实现目标。应考虑所有学习者都需要具备管理常见临床情境的经验（即低危高发与高危低发情况）。这意味着教师应针对常见健康问题设计患者经历，而不仅仅是为脑卒中或心脏病发作等高危患者提供模拟（Peddle et al.，2020）。进一步分析质量与安全教育（QSEN）能力、国家患者安全目标、NCSBN 执照考试蓝图、医学研究所倡议以及标准化测试结果，可以帮助设计和规划模拟内容。通过思考学习者的身份、学习动机、学习内容及学习方式，可以为每门课程制定规划图，以确定理论、模拟和临床目标之间的相互联系，并确定模拟在课堂内（虚拟模拟）或模拟实验室中的适用性。

让学习者做好准备

模拟可以是一种学习策略，它对学生来说是一种新的体验。要让学生为模拟顺利做好准备，重要的第一步是模拟前准备。模拟过程中的模拟前准备是指为顺利体验模拟学习而开展的先导培训。在参与模拟之前，让学习者有充足的时间做好准备，有助于为达成学习效果奠定基础（INACSL Standards Committee，McDermott，et al.，2021；Rudolph et al.，2014）。模拟前准备活动包括回顾学习目标，建立“虚拟契约”（即学习者同意接受模拟的保真度水平并充分参与，尽管环境“并非真实”），以及向参与者介绍设备、环境、人体模型、角色等。

模拟前准备的主要目的是为学习者建立一个心理安全的环境。为心理安全的学习环境奠定基础，是在学习体验之前开始的（Daniels & Onello，2017）。心理安全是指学习者对学习环境和人际交往潜在风险的感知。教师必须有意识地为建立一个安全的学习环境创造条件，但他们无法决定安全的本质，学习者必须感知到空间的安全性。教师需要创造一个学习空间，为学习者提供在学习体验中冒险的机会，同时允许错误的发生，并以开放、诚实的对话和多角度的思考来应对这些错误。学生的准备工作还包括引导他们熟悉设备的使用，并明确他们作为积极参与的学习者的角色。学生必须理解学习目标、在模拟期间应完成的任务或掌握的信息、模拟与临床实践现实的关系，以及复盘环节的重要性。如果模拟用于评估或评价，教师必须保持透明公开的态度，并在评估表现前为学生提供熟悉和使用设备的机会。明确用于评估表现的评分标准至关重要（Daniels & Onello，2017）。

教师发展

随着教师和学习者从内容丰富的课程转向强调体验式学习的课程，护理教育工作者必须具备必要的知识和技能才能充分发挥模拟的潜力（National League for Nursing，2015a）。

为使用模拟做好准备的教育工作者对于在课程中成功融合模拟方法至关重要。然而，与传统的课堂环境不同的是，模拟不再是以教师为中心，而是以学生为中心，同时，教育工作者在学生的学习过程中发挥引导者的作用。在模拟过程中，教育工作者发挥的作用各不相同。Lioce 等（2018）讨论了教师在模拟过程中的角色演变。不再允许仅由一人管理实现模拟最佳实践所需的所有不同角色。应根据实施模拟的目的——是为了学习还是为了评估——给予额外的考虑。教育工作者必须在整个模拟过程中根据需要为学习者提供支持，并在体验结束时推进或引导复盘。如果模拟用于评估目的，教师的角色将转变为观察者和评分者。美国各地的护理委员会（BON）继续为传统临床经验的使用制定指导方针和法规。随着护理教育中采用模拟技术和证据取得进步，各地的护理委员会在制定指导方针方面遭遇挑战，它们需要允许护理院校用模拟教学代替传统的临床实践。现在包括的标准有：①临床替代的百分比；②模拟与临床时数的比例；③模拟的定义；④模拟教育工作者的要求。国际临床模拟与学习协会（INACSL）下设一个模拟法规委员会，提供了有关上述标准的信息（INACSL，2020）。目前，美国已有30个护理委员会制定了模拟法规（Bradley et al.，2019；Waxman et al.，2019）。

第一次使用模拟方法时，教师必须要在使用这种方法时是感到熟悉的。教师在模拟教学法和复盘方面的能力发展至关重要（NLN，2015a，2015b）。教师可能需要协助进行模拟设计、技术使用以及为活动安装设备。教师发展还需要确保模拟项目在设计、实施和评估中的保真度。在模拟中实施评判性思维学习以及结构化复盘需要具备引导技能。

模拟是一种积极的体验式教学策略，而为了实现最佳模拟实践，也需要考虑以下对教师能力发展有影响的因素：

1．坚实的体验式学习基础

2．明确的模拟体验学习目标

3．详细的设计，考虑到教育工作者的作用是促进学习（而非直接告知学习者）

4．为学习者提供充足的时间体验模拟、反思体验并理解体验的意义

5．模拟教学法领域的教师发展；教学策略以学生为中心，这对许多教师来说是一种教学模式的转变

6．量化和记录临床模拟时间以获得许可或认证的策略方法

7．使用跨专业教育（IPE）模拟时，必须确保各专业学生的临床实习安排一致、所有参与的教师和导师的准备、各专业承诺将跨专业教育体验作为优先事项，以及充足的财力、人力和空间资源（另见第11章）

护理院校发现，让教师参加学习入职培训课程或找准自己的发展定位，对培养教师在教学中使用模拟方法是有帮助的。这些课程涵盖的信息涉及模拟方法的选择和使用、与课程相结合、教师的角色以及如何进行事后复盘等。教师在参加这些课程时会亲自体验模拟教学（案例研究19.1）。

模拟操作

模拟应经过仔细规划。最好使用有组织的系统性方法来选择、设计、实施和评价模拟，为护理教育学习提供支持。为了在这个开发过程中帮助护理教育工作者和研究人员，目前已制定了一套模拟理论（Jeffries，2022），用来确定该过程的各个组成部分以及它们之间的关系，以此指导如何设计、实施和评价这些活动。

一旦完成了模拟设计，教师就要准备在护理课程中予以实施。以下指导准则可能对教育工作者在护理课程中实施模拟有所帮助：

1．确保具体目标与模拟的实施阶段相匹配。当教师设计一个模拟活动时，应针对学生和教师明确定义模拟的目标和性质。此外，假设模拟活动是围绕如何照护胰岛素依赖型糖尿病患者而设计的，则应使用通常遇到的问题以及解决这类患者护理需求所需的技能来创建场景。模拟应侧重于目标，而不是潜在的合并症或其他无关的问题。

2．为模拟和复盘环节设定时间限制并严格遵守。教师经常观察到，在模拟过程中，学生会

案例研究 19.1　在护理课程中推进和引导案例模拟，使教师能够使用模拟教学

在负责将模拟融入课程的护理课程委员会中，担任领导者角色的教师正准备在整个课程中提高模式方法的使用率。教师成员已经使用模拟教学法约2年，是将模拟方法作为教学/学习策略的倡导者。在过去的1年里，护理学院的教师流动率上升，许多在模拟教学应用方面经验丰富的教师已经退休。学院正计划为新入职的教师制定一项入职培训计划。其决定首先开始采用医疗保健模拟的最佳实践标准（INASCL，n.d.），对模拟实践实行基础性审查。

使用上述INACSL标准：

1．新聘教师的入职计划中应包括哪些内容？

2．教师应在计划中包括哪些教学方法？

3．什么样的体验活动将促进新教师对模拟教学法的理解？

4．教师应如何记录新教师在入职培训中所习得的能力？

在某段特定的时限内进入沉浸式学习，但却无法完成教师期望达成的各项评估和干预结果。有时，教师设定的场景时长可能会超过特定的时间段，但如果模拟计划为20分钟，那么要达到这个特定的时限就需要20分钟。如果学生未能达到预期目标，可以在反思观察时间内讨论他们的体验及其意义。

3. 对学生进行模拟实验室介绍，他们将在此与模拟器互动。这是帮助消除与初次接触模拟相关的焦虑和对未知的恐惧的重要步骤。与学生签订保密协议也很重要，这为师生创造了一个安全的复盘环境。最后，签订“虚拟契约”，要求学生将模拟环境视为真实的临床情境。

4. 在本科护理课程中，建议提前分配任务，以便学生了解他们在模拟中的具体角色。除非是为了培养或测试团队领导技能，需要在模拟前给学生分配角色（如护士、观察者、家属），以便为体验带来组织性。如果未分配角色，学生将浪费时间决定扮演什么角色。在高级实践护理课程中，角色划分可由学生自行处理。可以设想，高级实践护士可以共同确定具体角色和职责。这也是一个很好的复盘主题。

5. 当学生尝试独立解决问题时，避免打断模拟体验。在模拟中，学习者以专业人士而非学生的身份运作，因此他们被要求走出舒适区，在场景中互动，而无需他人指导如何行动。教师应远程观察模拟，例如通过单向镜或闭路电视，以便学生无法看到面部表情、听到评论或看到非语言手势。教师最好在模拟结束后立即进行复盘。如果未在模拟结束后立即进行复盘，则可能会与其他场景混淆，或者忘记应该采取哪些行动、不应该采取哪些行动。

6. 除了安排1～2名观察员或记录员以外，还要限制参与模拟体验的学习者人数。通常，2～6名学生被分配在模拟体验中扮演角色。模拟中的角色需要在模拟前确定并在模拟过程中识别。例如，学生可以佩戴姓名标签或特定角色的服装，或使用某些道具来帮助区分角色。当学生人数超过模拟所需时，这些学生可以被分配为观察者角色。

7. 确保模拟适合学习者的技能水平和认知能力。虽然开发模拟时的一个突出设计特征是保真度，但模拟的现实程度需要与学生群体的学习水平相匹配。在接触模拟环境的早期，学生受益于与其理论学习相当的场景。低保真或中保真的人体模型和具有基本护理需求的标准化病人提供了专注于基本技能和知识获取的机会。当模拟目标包括学生尚未学习的技能或能力时（例如在静脉注射课程之前进行静脉注射管理，或在心脏或肺部模块之前学习异常心音或呼吸音），模拟场景中可能会出现失败和焦虑。随着对模拟环境的接触增加，学习者受益于更高水平的复杂性和保真度的混合，包括复杂环境中的挑战，例如涉及评判性思维、积极互动、团队合作以及与医疗团队协作以实现共同目标的模拟紧急事件。模拟帮助学生在一个安全的环境中练习决策、问题解决和团队合作技能。环境需要足够逼真，以允许学生暂时忽略不真实感，从而将知识从理论过渡到实践。在模拟中，没有事物是“假装”的。所有必要的设备都应可用，并应遵循标准和协议以模仿临床环境。如果患者需要服药，则应采用正确的给药步骤。

8. 计划将模拟融入课程时，要确保有教师发展规划。教师要知道如何进行模拟和复盘，以实现教学策略的预期结果。教师需要在实际进入学习实验室或与学生在模拟情境中进行临床实习之前，准备好设计和实施模拟。所有在课堂或临床教学中使用这种策略的教师都需要了解并明确模拟活动的目的。在模拟结束时，所有教师进行清晰的总结和重点强调，特别是当有多名教师在课程中使用相同的模拟教学时。关于模拟及其如何实施的讨论以及对模拟学习目标的明确需要在模拟实施前由教师达成一致。所有教师都应遵循明确的场景目标和复盘模型。每个场景的预设计概念图可以帮助教师进行持续的复盘（案例研究19.2）。

护理课程中对模拟的评价

模拟学习活动可以通过几种方式进行评价：①学习者的成果；②模拟体验/设计；③案例推进和引导/事后复盘。如前所述，对于学习者的评价可以是形成性评价，也可以是终结性评价。为了评价护理教育工作者开展的模拟设计和开发工作，Jeffries（2022）制定了模拟设计量表（simulation design scale，SDS）。该工具的目的是为教育工作者提供可用来改进模拟设计和实施的信息与反馈意见。SDS包含20项内容，由学习者在参与模拟后完成，以便提供有关预期模拟设

案例研究 19.2 将模拟融入课程

教授基础课程的教师希望在课程中融入模拟活动，以帮助学生进行身体评估。教师对模拟及其相关的学习效果进行审查（参见下文）。

模拟学习成果

1. 对患者进行全面评估
2. 使用适当的循证工具完成总体评估并评估是否存在混淆
3. 确定关键评估发现
4. 讨论相关的评估发现，并说明哪些发现常见于老年患者
5. 在与医疗保健团队的其他成员沟通时使用SBAR 沟通模式

模拟

患者是一位 84 岁的白人女性，独自居住在一所小房子里。她有一个 50 岁的女儿，住在附近，是患者的主要支持系统。她目前的医疗问题包括高血压、青光眼、膝骨关节炎、压力性尿失禁、骨质疏松症和高胆固醇血症。该场景的目标包括识别和使用适当的评估工具来评估意识模糊的老年人，识别血压升高，并使用 SBAR 模式通知初级保健提供者。

1. 教师应该采取什么步骤来将这种模拟融入课程?
2. 做好哪些准备工作会对教师有帮助?
3. 教师应该如何让学生做好准备?
4. 什么样的实施策略会有帮助?
5. 教师如何确定使用这种模拟方法的有效性?

计功能是否存在的反馈意见。表 19.4 简要介绍了 SDS 的 5 个组成部分。

对实施阶段的评价

模拟的实施阶段需要包含特定的组成部分，以确保学生有良好的学习体验，让学生满意的同时有良好的表现。根据 Chickering 和 Gamson（1987，1991）的观点，将最佳教育实践原则纳入其中有助于教育工作者实施高质量的教学活动并提高学生学习效果。作为模拟理论（Jeffries，2022）的一个组成部分，教育实践使用模拟教育实践量表（educational practices in simulation scale，EPSS）（Jeffries，2022）进行评估。EPSS 是一个包含 16 个条目的工具，学习者在模拟后完成。EPSS 中评估的最佳实践要素包括主动学习、多样化学习方式、高期望和协作，如表 19.5 所示。

对学习效果的评价

如前所述，学习效果可以通过低利害和高利害模拟活动来衡量。学习效果是针对学习活动定义的，其可以通过精心设计的临床模拟活动来衡量。目前，有关该领域的研究正在增多，因为教育工作者希望通过衡量模拟活动的学习效果，缩小学术理论和实践中掌握知识与习得技能之间存

表19.4 模拟设计量表：组成部分

组成部分	说明
目标 / 信息	在模拟开始之前，学生需要有明确的模拟目标和时间框架。需要提供信息，说明学习者需要知道什么以及期望他们学习哪些内容
对学生的支持	在模拟之前、期间和之后为学生提供支持 这包括在模拟之前向学生提供信息和指导。在模拟期间，可以通过实验室测试、胸部 X 线（CXR）报告、医师或护理管理人员来电问询或其他方式，为参与模拟的学生提供线索。在模拟之后的事后复盘时提供支持。学生发现事后复盘是模拟过程中最重要的部分；在学会纠正错误信息或场景中发生的不适当行为时，教师可以提供帮助，此外，还会强调那些应该做但没有做的内容或做得很好的护理部分
解决问题 / 复杂性	模拟需要在设计时将解决问题的部分内容嵌入所编写的场景或案例中。这其中需要考虑到学生解决问题的水平（例如，简单的任务和决定，如果学生学习的是基础课程，则设置完成简单的任务和决策；如果学生学习的是高级课程，并且距离结业有 6 个月的时间，则设置解决更为复杂的问题）
保真度	模拟的设计应尽可能接近为促进学习而开发的真实事件或活动。一个真实的临床模拟情境需要具备 3 个要素：①应该提供相对较少的信息；②应该允许学生自由研究，以任何顺序引入问题；③学生在模拟过程中随着时间推移获得重要的临床信息
引导式反思 / 事后复盘	通过引导式反思，可以强化体验中积极的一面，同时还可以鼓励参与者进行反思性学习，使其能够将理论与实践和研究联系起来，进行评判性思考，并探讨如何在复杂的情况下实现专业干预。在会议结束时，应就场景模拟的过程、学习效果以及在临床实践中的运用进行小组讨论，以便对相关的教学点进行审查。模拟活动的最后一步是与学生分享和归纳信息

来源：Jeffries，P. R.（2012）. *Simulations in nursing education*：*From conceptualization to evaluation*. The National League for Nursing. 使用获得授权。

表19.5　模拟教育实践量表

组成部分	说明	示例
主动学习	通过模拟，学习者直接参与活动，并获得即时反馈和加强学习。学习活动可以从简单到复杂。教师可以采取多种方式促进主动学习。例如，在案例场景中，模拟现实生活中发生的临床问题，这需要使用到评估和决策技能，由演员进行角色扮演，并对某一位学习者或同行在录像带中展现的特定技能操作予以点评。这种积极、互动式的学习环境可以鼓励学生与书本概念建立联系，并使他们参与到学习过程当中	例如，在插管患者烦躁不安、情绪激动并且因为咳嗽影响其氧合状态的情况下，可以要求学生选择最适当的干预措施，并说明干预的基本原理。对于更为复杂的主动学习策略，可以使用病人模拟器，因为这样可以让学生通过测量生理参数并与"病人"进行沟通的方式来评估关键健康事件（例如肺萎陷或哮喘持续状态），执行现场计划，以便快速完成适当的护理干预，同时通过模拟器获得实时响应，以便进行真实评估和进一步的干预
多样化的学习方式	模拟的设计应适应不同的学习风格和教学方法，同时让具有不同文化背景的学生和群体从体验中受益	场景的设计要包含视觉、听觉和动觉等构成要素。例如，使用监测仪或实验室报告（视觉），针对病人模拟器预先设定有关症状的询问对话（听觉），并说明其需要完成的操作（动觉）
高期望	在学习过程中，教师的高期望对学生很重要，因为期望学生做得好会暗示学生去实现自我。学生应该与教师一起设定目标，并就如何实现这些目标寻求建议。当教师和学生对模拟过程和结果都有很高的期望时，就可以取得积极的结果	对于需要接受挑战并且需要提升到下一知识和技能水平的学习者，可以设置一个病人面临多种疾病问题的场景。护士可以在一个安全的学习环境中受到鼓励，去拓展自身的能力水平，使自己实现更大的学习目标
协作	协作是指在模拟中让学生组队合作。为学生分配角色，让他们去共同确认评估结果，做出有关干预措施的决策，并对学习效果进行评价	例如，给一名学生分配主管护士的角色，为另一名三年级的医学生分配主治医生的角色。然后将两名学生置于一个模拟环境中。他们将面临一名病情正在恶化的病人，需要为这位病人做出决策，立即进行干预，同时对其完成快速、准确的评估

来源：Jeffries，P. R.（2012）. *Simulations in nursing education*：*From conceptualization to evaluation*. The National League for Nursing. 使用获得授权。

在的差距（Prion & Haerling，2020）。

模拟教学理论

NLN Jeffries 模拟教学理论（图 19.1）概述了模拟开发步骤，并提供一致且有实证支持的模型，以此来指导教育工作者设计和实施模拟教学，对模拟学习效果进行评估（Jeffries，2022）。该理论中提出了 7 个概念，为模拟的设计、案例推进和引导以及评价提供了理论支撑（Jeffries et al.，2022）。

开发场景时，要在开发的过程中考虑设计功能。例如，论述场景进展时要考虑包括解决问题的部分内容。教师可以考虑在场景中设计由初学者解决 1 ~ 2 个问题，由高级别学生完成 2 ~ 4 次决策，这样或许可以起到促进和强调的作用，以此实现这个阶段的事项优先级排序。模拟模板完成后，建议由内容专家对方案进行同行审查，以确保将循证实践纳入设想方案，并确认内容的准确性和时效性。最后，必须针对最终目标用户开展场景试点测试，以便教育工作者能够确保场景可以匹配学习者的能力，并且可以通过审查场景发现足够的决策点和线索，使学生参与到模拟活动当中。有关如何开发临床模拟模板的指南，可访问模拟创新资源中心（SIRC）网站 http：//sirc.nln.org/ 查询。

循证复盘和反思

复盘是模拟操作时要考虑的一大关键设计特征（图 19.1）。复盘是教育工作者促进学习者反思或重新审视临床接触的过程（Morse et al.，2020）。教师在复盘中面临挑战，包括对表现进行指责，诸如“这在真实临床中不会发生”的陈述；对学习环境公开表示不喜欢的学习者；以及因自身表现对教师产生敌意和戒备心理，或基于表现自我批评和沮丧的学习者。如前所述，做好充分的模拟前准备，可以避免出现这些问题。教师应提供一个安全、非评判性的环境，并指导学生反思他们所看到、听到和经历的内容。

3 个核心概念为理解复盘的本质提供了基础：将学习概念化为意义构建，评判性认知策略，以及通过有目的的学习对话来吸引学习者（Forneris & Fey，2020）。复盘的挑战在于将重点从传递内容转移到通过思考过程引导内容的使用。这是一种从“让我告诉你如何做”到“告诉我你如何理解”的对话。在模拟背景下的复盘涉及从简单应用事实和规则转向意义构建的过程。意义构建的核心是学习者组织周围环境元素的能力。这需要反思、换位思考，并审视自己的偏见和信念，以理解整个情况——真正具有评判性。评判性教育学虽然并非新鲜事物，但它是支撑和指导许多当代教学策略的哲学基础，例如以反思为核心属性的复盘（参见第 14 章）。

复盘涉及认知领域（知识评估）、动力学领域（技能和行动评估）以及情感领域，即学习者如何感受或与患者或其他工作人员互动。

教师在促进复盘中所起的作用是为参与者的反思过程提供支持。复盘的目标包括让学习者有机会描述他们的个人体验，这可能包括释放关于体验的情绪紧张感、引导回顾患者和目标、识别和整理思路、强化教学以及纠正误解。复盘是一个引用现实生活经历、使行为正常化以及认可情

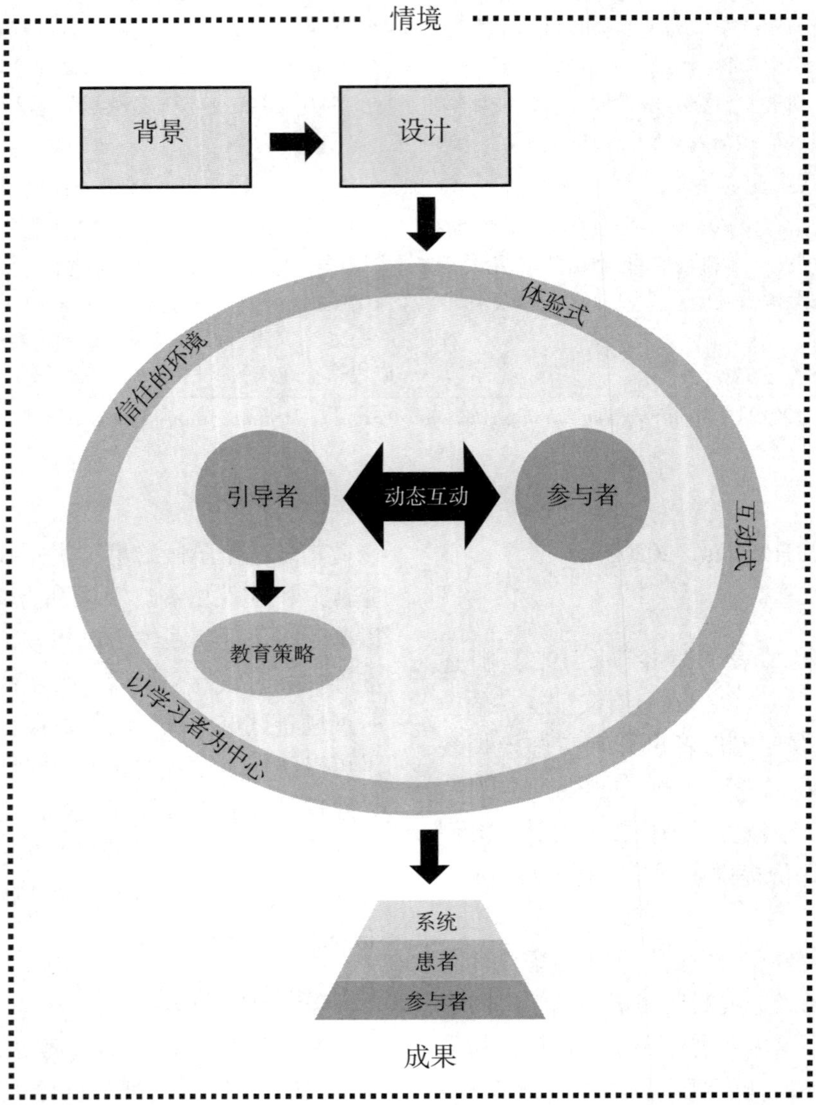

图 19.1　NLN Jeffries 模拟理论图解

来源：Jeffries，P. R.（Ed.）.（2016）. The NLN Jeffries simulation theory. National League for Nursing. 使用获得授权

绪的机会。这些对话需要更多时间，应该进行良好的规划和设计。在使用基于理论的复盘时，复盘时间应为模拟场景时间的 2 倍，并让所有学习者（从护理人员到观察者）积极参与。

美国国家护理委员会（NCSBN）指南建议，对促进和复盘模拟的教师进行基于理论的复盘方法培训。基于理论的复盘方法多种多样，模拟环境中采用了多种模型（Dreifuerst，2012；Eppich & Cheng，2015；Rudolph et al.，2006；Waznonis，2014）。美国国家护理联盟（NLN）的“贯穿课程的复盘”（debriefing across the curriculum）（2015b）愿景声明建议，教师应使用循证资源来培养自己的复盘技能。为了协助教师培养引导反思对话的能力，Forneris 和 Fey（2017a，2017b）开发了《美国国家护理联盟教学思维指南》（表 19.6）。这是一种以学习者为中心的方法，包括 3 个部分的对话结构：背景（context）、内容（content）和路线（course）。《美国国家护理联盟教学思维指南》为苏格拉底式探究奠定了基础。教育工作者在实施基于理论的复盘方法时，可以以此 3 个部分的对话结构为基础（Forneris & Fey，2017a，2017b）。

医疗模拟复盘评估（debriefing assessment for simulation in healthcare，DASH）工具旨在评价和促进教师的复盘技能发展。该工具用于评价教师在特定行为后进行复盘的能力。这是一个循证工具，根据人们在体验式学习中学习和改变的方式设计，并经哈佛大学专家小组审核（https：//harvardmedsim.org/debriefing-assessment-for-simulation-in-healthcare-dash/）。

护理教育中循证模拟教学的应用

模拟可以整合到护理课程、实验室经历和临床课程中，以促进护理教育中更积极和体验式的学习。随着使用的增加，将模拟深思熟虑地整合到课程中是必要且一致认可的方法，而不是仅在某一学习项目中提供一两次体验（Leighton，2018）。将模拟深思熟虑地整合到课程中被解释为评估模拟如何以及在何处增强学生学习效果的达成。“低危高发”是一种课程规划策略。教师可以使用护理实践标准、NCLEX 蓝图、患者安全目标等，来确定所有学生在进入专业实践时应具备管理常见、基础、低危但频繁发生的护理情

表 19.6 评判性对话：美国国家护理联盟教学思维指南

引导学习者的问题	指导方向
情境	**确认患者的经历**
• 照顾这位患者 / 家人让你感觉如何？ • 这位患者是谁？ • 你主要担心的是什么？	• 揭示思维和情感 • 描述照护患者的过程 • 确定所有情境中各个重要方面是否都已确定
内容	**理解和引导思维**
• 我看见了…… • 我觉得…… • 我想…… • 描述你在这段经历中的想法 • 哪些知识来源影响了或应该影响你的思维？ • 过去的经历如何帮助你理解当前的情况？	• 用具体的客观数据来阐明观点 • 谈谈你对他们的想法有什么印象 • 根据过去的经验提出你的观点 • 传递过去行之有效的策略 • 了解引导他们进行思考的知识
路线	**融入实践中**
• 设定当前路线： • 那么，根据……你下一步的计划是什么？ • 设定长期路线： • 如果您……比较和对比护理情况（例如患者年龄变化和环境变化），会发现有哪些不一样的地方？ • 接下来你会采取哪些不同的行动？	• 讨论这一经历可能如何影响到未来的思考和实践 • 讨论这种情况下影响学习并将帮助他们记住这次经历的各方面内容

来源：Forneris，S.，& Fey，M.（Eds.）.（2017）. *Understanding the NLN guide for teaching thinking. Critical Conversations*：The NLN guide for teaching thinking（pp. 1-11）. National League for Nursing. 使用获得授权。

况（例如低血糖、呼吸窘迫）的能力。模拟为每个学生提供了体验相同遭遇的机会。教师还可以修改模拟以增加其复杂性，使学生能够识别当体征和症状在基本水平上发生变化或被忽视时会发生什么，以及这如何影响危重护理管理的变化。低频高危的反向策略（例如模拟代码）也可以是一种有效的课程整合策略（Tagliareni & Forneris，2016）。如前所述，将展开式案例整合到模拟中，有可能将传统的以教师为中心的课堂转变为互动、引人入胜的学习环境。

目前，教师已在各门课程中融入了模拟教学法。Beroz（2016）在高级领导力课程中使用多病人临床模拟，以更好地准备和引导新毕业生向临床实践的过渡。多病人模拟采用了3个基于循证并经过同行评审的外科情境。其中2个情境是基础级的，第3个情境较为复杂。该研究使用西雅图大学模拟评估工具（Seattle University simulation evaluation tool，SUSET）（Mikasa et al.，2013）来评价学生的表现水平，包括评估/干预/评价、评判性思维/决策、沟通/协作、直接患者护理和职业素养。数据分析显示，25%的学生无法使用监护技能来识别患者并发症的微妙线索。研究得出结论，将多病人模拟作为教学-学习策略进行整合，可能会提高监护能力，并最终改善决策。

在新冠疫情大流行期间，远程模拟不仅用于医疗保健，而且还被用作学习者获得临床经历的一种手段。远程模拟是指“利用远程通信和模拟资源为异地学习者提供教育、培训和（或）评估的过程”（Papanagnou，2017，p. 137）。考虑到需要向农村地区提供医疗健康服务，而且在管理急危重症患者方面存在局限性，远程医疗不仅提供了获得保健服务的途径，而且当社交距离限制了现场面对面模拟体验时，它也可以得到有效利用。在这方面有一个研究示例，其中涉及使用远程模拟方法为护士及时提供关于呼吸机使用的培训（Naik et al.，2020）。该模拟包括学习者对呼吸机管理的准备工作。然后，学习者参加了一个虚拟同步在线模拟。作为学习者，他们组成了护理团队，目标是管理一名出现呼吸窘迫的患者。模拟由一名模拟操作员使用平板电脑控制模拟人进行，该平板电脑能够在屏幕上显示呼吸机设置。在整个模拟过程中，学习者都可以看到模拟人的图像和生命体征监测仪。学习者需要根据生命体征、肺顺应性、呼吸机压力和动脉血气值来调整呼吸机参数。在对此次体验中的学习者进行复盘时，他们说由于能够远程管理呼吸机设置，实现了与现场学习相同的学习效果（Naik et al.，2020）。

Foronda等（2016）在一项混合方法研究中使用护理虚拟模拟（vSim for Nursing）来了解学生管理急诊内科-外科患者的体验。他们得出结论，这种学习体验对学生来说非常积极，可以作为内容准备来扩展课堂体验，从而增强和巩固学习。

本章重点总结

- 教育工作者利用模拟来增强学习成果，并提供安全的患者护理环境——为了实现学生的学习成果，始终应考虑将模拟深思熟虑地融入护理课程。
- 当前的护理教育文献支持模拟设计与实施有助于实现学习效果，并增强临床推理能力。护理组织、高等教育委员会、认证机构、学术机构及护理院校需要持续开展研究，以继续支持、批准并在各级护理教育中实施模拟教学。
- 教育工作者和研究人员必须携手合作，开展更严格的研究，测试模拟教学的效果。
    - 目前，护理教育工作者正在全国范围内开展多地模拟研究，以便进一步了解护理模拟教学在护理教育中起到的作用。
    - 当模拟作为教学干预方法使用时，学习效果是否得到改善？
    - 如何使用模拟来为临床经历做准备或替代临床经历？
    - 模拟教学方法如何有助于推进下一代的护理教育发展？
    - 模拟的使用如何有助于改变患者护理结局？
- 教育工作者需要确保所开发的教学和学习技能用于模拟教学和复盘，并随时了解模拟的可能性、模拟在加强学生教育方面的可行性，以及在护理教育中使用模拟进行教育研究工作的进展。

对证据的反思

1．什么证据能证明使用模拟方法可以为学习有效地提供支持?

2．当使用模拟理论时，你会如何构建一个研究项目来检测框架?

3．确定在研究反思性观察时可能要解决的 3 个研究问题。

4．在护理教育中，模拟与实际临床实践之间的最佳平衡点是什么?

参考文献

Aebersold, M., & Dunbar, D. M. (2021). Virtual and augmented realities in nursing education: State of the science. In T. A. (2021). Schneidereith (Ed.), *Annual review of nursing research: Healthcare simulation* (39, pp. 225–242). Springer Publishing.

Aebersold, M., Voepel-Lewis, T., Cherara, L., Weber, M., Khouri, C., Levine, R., & Tait, A. R. (2018). Interactive anatomy-augmented virtual simulation training. *Clinical Simulation in Nursing*, *15*, 34–41. http://doi.org/10.1016/j.ecns.2017.09.008. https://doi.org/10.1891/9780826166340.

Alexander, M. A., Durham, C. F., Hooper, J., Jeffries, P. R., Goldman, N., Kardong-Edgren, S., & Tillman, C. (2015). NCSBN simulation guidelines for prelicensure nursing programs. *Journal of Nursing Regulation*, *6*(3), 39–42. https://doi.org/10.1016/S2155-8256(15)30783-3.

Argawal, P. K. (2019). Retrieval practice and Bloom's Taxonomy: Do students need fact knowledge before higher order learning? *Journal of Educational Psychology*, *111*(2), 189–209.

Beroz, S. T. (2016). Exploring the performance outcomes of senior-level nursing: Students in a multiple-patient simulation. *Nursing Education Perspectives*, *37*(6), 333–334. https://doi.org/10.1097/01.NEP.0000000000000045.

Blodgett, N. P., Blodgett, T., & Kardong-Edgren, S. E. (2018). A proposed model for simulation faculty workload determination. *Clinical Simulation in Nursing*, *18*, 20–27. https://doi.org/10.1016/j.ecns.2018.01.003.

Bradley, C. S., Johnson, B. K., Dreifuerst, K. T., White, P., Conde, S. K., Meakim, C. H., Curry-Lourenco, K., & Childress, R. M. (2019). Regulation of simulation use in United States prelicensure nursing programs. *Clinical Simulation in Nursing*, *33*, 17–25. https://doi.org/10.1016/j.ecns.2019.04.004.

Chickering, A. W., & Gamson, Z. F. (1987). Seven principles for good practice in undergraduate education. *AAHE Bulletin*, *39*(7), 3–7.

Chickering, A. W., & Gamson, Z. F. (1991). Applying the seven principles for good practice in undergraduate education. *New Directions for Teaching and Learning*, *47*, 5–12.

Cipher, D. J., LeFlore, J., Urban, R. W., & Mancini, M. E. (2020). Variability of clinical hours in prelicensure nursing programs: Time for reevaluation. *Teaching and Learning in Nursing*, *23*, 41–46. https://doi.org/10.1016/j.teln.2020.05.005.

Daniels, A., & Onello, R. (2017). Psychological safety. In S. F. Forneris & M. Fey (Eds.), *Critical conversations: The NLN guide for teaching thinking* (pp. 13–26). National League for Nursing.

Dreifuerst, K. T. (2012). Using debriefing for meaningful learning to foster development of clinical reasoning in simulation. *Journal of Nursing Education*, *51*(6), 321–333. https://doi.org/10.1016/j.ecns.2016.01.009.

Eppich, W., & Cheng, A. (2015). Promoting excellence and reflective learning in simulation (PEARLS): Development and rationale for a blended approach to health care simulation debriefing. *Simulation in Healthcare*, *10*(2), 106–115. https://doi.org/10.1097/SIH.0000000000000072.

Farina, C.L., & Bryant, K. (2020). Simulation-based Operations. *Annual Review Nursing Research*, *39*(1), 181–200. https://doi.org/10.1891/0739-6686.39.181.

Forneris, S. G., & Fey, M. (2017a). *Critical conversations: The NLN guide for teaching thinking*. National League for Nursing.

Forneris, S. G., & Fey, M. (Eds.). (2017) *Understanding the NLN guide for teaching thinking. Critical conversations: The NLN guide for teaching thinking* (pp. 1–11). National League for Nursing.

Forneris, S. G., & Fey, M. K. (Eds.). (2021). *Critical conversations Vol. 2: Moving from Monologue to Dialogue*. National League for Nursing.

Foronda, C. L., Swoboda, S. M., Hudson, K. W., Jones, E., Sullivan, N., Ockimey, J., & Jeffries, P. R. (2016). Evaluation of vSIM™ for nursing: A trial of innovation. *Clinical Simulation in Nursing*, *12*(4), 128–131. https://doi.org/10.1016/j.ecns.2015.12.006.

Franklin, A. E., & Blodgett, N. P. (2020) Simulation in undergraduate education. *Annual Review Nursing Research*, *39*(1), 3–31. https://doi.org/10.1891/0739-6686.39.3.

Griffith, P. B., Kelly, M. M., & Becker, D. (2019). On-call simulation for adult gerontology acute care nurse practitioner students: A comparative descriptive study. *Journal of the American Association of Nurse Practitioners*, 1–12. Advance online publication. https://doi.org/10.1097/JXX.0000000000000355

Hayden, J. K., Smiley, R. A., Alexander, M. A., Kardong-Edgren, S., & Jeffries, P. R. (2014). The NCSBN National SImualtion Study: A longitudinal, randomized, controlled study replacing clinical hours with simulation in pre-licensure nursing education. *Journal of Nursing Regulation*, *5*(Suppl), s3–s40.

https://doi.org/10.1016/S2155-8256(15)30062-4.

Herrington, A., & Wang, C. (2017). QR codes and augmented reality: What are they and how can I use them in the nursing classroom?

Hobbs, J. R., & Robinson, C. (2022). Learning and transfer effects of an unfolding case study in an adult health nursing course. *Nursing Education Perspectives, 43*(1), 47–48. https://doi.org/10.1097/01.NEP.0000000000000801.

Holland, A., Tiffany, J., Blazovich, L., Bambini, D., & Schug, V. (2020). The effect of evaluator training on inter and intra-rater reliability in high stakes assessment in simulation. *Nursing Education Perspectives, 41*(4). https://doi.org/10.1097/01.NEP.0000000000000619.

Howard, V. M., Leighton, K., & Gore, T. (2019). Simulation in healthcare education. In R. Nelson & N. Staggers (Eds.), *Health informatics: An interprofessional approach* (2nd ed., pp. 454–471). Elsevier.

Hunsicker, J., & Chitwood, T. (2018). High-stakes testing in nursing education: A review of the literature. *Nurse Educator, 43*(4), 1. https://doi.org/10.1097/NNE.0000000000000475.

INACSL Standards Committee, McDermott, D. S., Ludlow, J., Horsley, E., & Meakim, C. (2021). Healthcare Simulation Standards of Best Practice™ prebriefing: preparation and briefing. *Clinical Simulation in Nursing, 58*, 9–13. https://doi.org/10.1016/j.ecns.2021.08.008.

INACSL Standards Committee, McMahon, E., Jimenez, F. A., Lawrence, K., & Victor, J. (2021). Healthcare Simulation Standards of Best Practice™ evaluation of learning and performance. *Clinical Simulation in Nursing, 58*, 54–56. https://doi.org/10.1016/j.ecns.2021.08.016.

INACSL Standards Committee, Persico, L., Belle, A., DiGregorio, H., Wilson-Keates, B., & Shelton, C. (2021). Healthcare Simulation Standards of Best Practice™ facilitation. *Clinical Simulation in Nursing, 58*, 22–26. https://doi.org/10.1016/j.ecns.2021.08.010.

INACSL Standards Committee, Watts, P. I., McDermott, D. S., Alinier, G., Charnetski, M., Ludlow, J., Horsley, E., Meakim, C., & Nawathe, P. A. (2021). Healthcare Simulation Standards of Best Practice™ simulation design. *Clinical Simulation in Nursing, 58*, 14–21. https://doi.org/10.1016/j.ecns.2021.08.009.

Iverson, L., Bredenkamp, N., Carrico, C., Connelly, S., Hawkins, K., Monoghan, M. S., & Malesker, M. (2018). Development and assessment of an interprofessional education simulation to promote collaborative learning and practice. *Journal of Nursing Education, 57*(7), 426–429. https://doi.org/10.3928/01484834-20180618-08.

Jeffries, P. (2012). *Simulation in nursing education: From conceptualization to evaluation* (2nd ed.). Lippincott Williams & Wilkins.

Jeffries, P. R. (Ed.). (2016). *The NLN Jeffries simulation theory* (1st ed.). National League for Nursing.

Jeffries, P. R. (Ed.). (2022). *The NLN Jeffries simulation theory* (2nd ed.). National League for Nursing.

Jeffries, P. R., Rodgers, B., & Adamson, K. A. (2022). NLN Jeffries simulation theory: Brief narrative description. In P. R. Jeffries (Ed.), *NLN Jeffries simulation theory* (*2nd ed*., pp. 45–49). National League for Nursing.

Keiser, M. M., & Turkelson, C. (2019). Using simulation to evaluate clinical performance and reasoning in adult-geriatric acute care nurse practitioner students. *Journal of Nursing Education, 58*(10), 599–603. https://doi.org/10.3928/01484834-20190923-08.

Kelly, M. A., Blunt, E., & Nestor, K. (2019). After-hours/on-call simulation in primary care nurse practitioner education. *Clinical Simulation in Nursing, 26*, 49–53. https://doi.org/10.1016/j.ecns.2018.05.002.

Kirkpatrick, J. (1994). *Evaluating training programs: The four levels*. Bernett-Koehler.

Kyaw, B. M., Saxena, N., Posadski, P., Vseteckova, J., Nikolaou, C. K., George, P. P., Divakar, U., Masiello, I., Kononowicz, A. A., Zary, N., & Car, L. T. (2019). Virtual reality for health professions education: Systematic review and meta-analysis by the digital health education collaboration. *Journal of Medical Internet Research, 21*(1), 312959.

Lea, M. (2020). How virtual training is set to change nursing education. https://healthtechmagazine.net/article/2020/05/how-virtual-training-set-change-nursing-education

Leighton, K. (2018). Curriculum development in nursing simulation programs. In C. Foisy-Doll & K. Leighton (Eds.), *Simulation champions: Fostering courage, caring and connection* (pp. 397–428). Wolters Kluwer.

Lewis, K. L., Bohnert, C. A., Gammon, W. L., Holzer, H., Lyman, L., Smith, C., Thompson, T. M., Wallace, A., & Gilva-McConvey, G. (2017). The association of standardized patient educators (ASPE) standards of best practice (SOBP. *Advances in Simulation, 2*(1). https://doi.org/10.1186/s41077-017-0043-4.

Lioce, L. (Ed.). (2020). *Healthcare* simulation dictionary—Second edition. Agency for Healthcare Research and Quality; September 2020. AHRQ Publication No. 20-0019. https://doi.org/10.23970/simulationv2

Lioce, L., Graham, L., & Young, H. M. (2018). Developing the team: Simulation educators, technical, and support personnel in simulation. In C. Foisy-Doll & K. Leighton (Eds.), *Simulation champions: Fostering courage, caring, and connection* (pp. 429–444). Wolters Kluwer.

Mikasa, A., Cicero, T., & Adamson, K. (2013). Outcome-based evaluation tool to evaluate student performance in high-fidelity simulation. *Clinical Simulation in Nursing, 9*(9), e361–e367. https://doi.org/10.1016/j.nepr.2020.102818.

Moench, B. (2019). *Unfolding case studies to develop clinical forethought in novice nursing students*. QSEN Institute. https://qsen.org/using-unfolding-case-studies-to-develop-clinical-forethought-in-novice-nursing-students/

Morse, K. J., Fey, M. K., & Forneris, S. G. (2020). Evidence-based debriefing. *Annual Review Nursing Research, 39*(1), 129–148. https://doi.org/10.1891/0739-6686.39.129

Naik, N., Finkelstein, R., Howell, J., Rajwani, K., & Ching, K. (2020). Telesimulation for COVID-19 ventilator management training with social-distancing restrictions during the Coronavirus pandemic. *Simulation and Gaming*, *51*(4). https://doi.org/10.1177/1046878120926561.

National Council of State Boards of Nursing. (2015). National simulation guidelines for pre-licensure nursing programs. https://www.ncsbn.org/9535.htm

National League for Nursing. (2015a). A vision for teaching with simulation. http://www.nln.org/docs/default-source/about/nln-vision-series-(position-statements)/vision-statement-a-vision-for-teaching-with-simulation.pdf?sfvrsn=2

National League for Nursing. (2015b). Debriefing across the curriculum. http://www.nln.org/docs/default-source/about/nln-vision-series-(position-statements)/nln-vision-debriefing-across-the-curriculum.pdf?sfvrsn=0

Ndiwane, A. N., Baker, N. C., Makosky, A., Reidy, P., & Guarino, A. J. (2017). Use of simulation to integrate cultural humility into advanced health assessment for nurse practitioner students. *Journal of Nursing Education*, *56*(9), 567–571. https://doi.org/10.3928/01484834-20170817-11.

Nye, C. (2020). State of simulation research in advanced practice nursing education. *Annual Review Nursing Research*, *39*(1), 33–51. https://doi.org/10.1891/0739-6686.39.33.

Nye, C., Campbell, S. H., Francher, S., Short, C., & Thomas, M. (2019). The use of simulation in advanced practice nursing programs: A North American perspective. *Clinical Simulation in Nursing*, *26*, 3–10. https://doi.org/10.1016/j.ecns.2018.09.005.

Oermann, M. H., Kardong-Edgren, S., & Rizzolo, M. A. (2016a). Towards an evidence-based methodology for high-stakes evaluation of nursing students; clinical performance using simulation. Teaching and Learning. *Nursing*, *11*(4), 133–137. https://doi.org/10.1016/j.teln.2016.04.001.

Oermann, M. H., Kardong-Edgren, S., & Rizzolo, M. A. (2016b). Summative simulated-based assessment in nursing programs. *Journal of Nursing Education*, *55*(6), 323–328. https://doi.org/10.3928/01484834-20160516-04.

Peddle, M., Livesay, K., & Marshall, S. (2020). Preliminary report of a simulation community of practice needs analysis. *Advances in Simulation*, *5*, 11. https://doi.org/10.1186/s41077-020-00130-4.

Poore, J. A., & Cooper, D. D. (2020). Interprofessional simulation: From the classroom to clinical practice. *Annual Review Nursing Research*, *39*(1), 106–125. https://doi.org/10.1891/0739-6686.39.105.

Prion, S., & Haerling, K. (2020). Evaluation of simulation outcomes. *Annual Review Nursing Research*, *39*(1), 149–180. https://doi.org/10.1891/0739-6686.39.149.

Reising, D. L., Carr, D. E., Gindling, S., Barnes, R., Garletts, D., & Ozdogan, Z. (2017). Team communication influence on procedure performance: Findings from interprofessional simulations with nursing and medical students. *Nursing Education Perspectives*, *38*(5), 275–276. https://doi.org/10.1097/01.NEP.0000000000000168.

Roth, W. M., & Jornet, A. (2013). Situated cognition. *WIREs Cognitive Science*, *4*, 463–478. https://doi.org/10.1002/wcs.1242.

Rudolph, J. W., Raemer, D. B., & Simon, R. (2014). Establishing a safe container for learning in simulation: The role of the presimulation briefing. *Simulation in Healthcare*, *9*(6), 339–349. https://doi.org/10.1097/SIH.0000000000000047.

Rudolph, J. W., Simon, R., Dufresne, R. L., & Raemer, D. B. (2006). There's no such thing as "nonjudgmental" debriefing: A theory and method for debriefing with good judgment. *Simulation in Healthcare*, *1*(1), 49–55.

Smiley, R. A. (2019). Survey of simulation use in prelicensure nursing programs: Changes and advancements, 2010–2017. *Journal of Nursing Regulation*, *9*(4), 48–61. https://doi.org/10.1016/S2155-8256(19)30016-X.

Sullivan, N., Swoboda, S. M., Breymier, T., Lucas, L., Sarasnick, J., Rutherford-Hemming, T., Budhathoki, C., & Kardong-Edgren, S. (2019). Emerging evidence toward a 2:1 clinical to simulation ratio: A study comparing the traditional clinical and simulation settings. *Clinical Simulation in Nursing*, *30*, 34–41. https://doi.org/10.1016/j.ecns/2019.03.003.

Tagliareni, E., & Forneris, S. (2016). Sim beyond the Sim Lab (white paper). http://www.nln.org

Tankimovich, M., Swail, J., & Hamburger, M. (2020). Nurse practitioner and medical students' perceptions of teamwork before and after a standardized patient pilot simulation. *Nursing Education Perspectives*, *41*(3), 171–173. https://doi.org/10.1097/01.NEP0000000000000503.

Wang, C., & Podlinski, L. (2020). Hospital-based simulation. *Annual Review Nursing Research*, *39*(1): 83–103. https://doi.org/10.1891/0739-6686.39.83.

Waxman, K. T., Bowler, F., Forneris, S. G., Kardong-Edgren, S., & Rizzolo, M. A. (2019). Simulation as a nursing education disruptor. *Nursing Administration Quarterly*, *43*(4), 300–305. https://doi.org/10.1097/NAQ.0000000000000369.

Woroch, R. A., Alvarez, D. V., Yingling, C. T., & Handrup, C. T. (2018). Family nurse practitioner/psychiatric mental health nurse practitioner collaboration in drug-seeking telephone triage simulation in an advanced practice registered nurse curriculum. *Clinical Simulation in Nursing*, *18*, 14–19. https://doi.org/10.1016/j.ecns.2018.01.002.

Wüller, H., Behrens, J., Garthaus, M., Marquard, S., & Remmers, H. (2019). A scoping review of augmented reality in nursing. *BMC Nursing*, *18*(1), 19. https://doi.org/10.1186/s12912-0190-0342-2.

Zamora, Z., Shedd, J., & Kittipha, P. (2019). Budget friendly simulation for clinical nursing education: Putting it all together. *Nursing Education Perspectives*, *40*(2), 123–124. https://doi.org/10.1097/01.NEP.0000000000000357.

第20章

技术对课堂学习的促进

Karen H. Frith，PhD，RN，NEA-BC，CNE
翻译：蒋玉宇　审校：马　腾

学习是获取知识、技能和价值观的过程，教师的作用是促进学生的学习和发展 [National League for Nursing（NLN），2021]。一直以来，教师在课堂上向学生传递知识，而学生专注于接受教师传递的信息。然而，由于知识的信息量庞大且更新速度快，没有人可以成为唯一的信息来源。未来，护理专业教师有责任引导学生学习本领域最新的知识，以及发展学生的信息素养技能。教师可以通过运用教育技术或者能够实现教育目的的某种技术来促进学生学习。当教师发挥创造力，为学生精心策划学习体验时，护理专业的学生就能更多地参与自主课题研究，并与其他同学一起学习（Smart et al.，2020）。

本章将重点讨论如何在课堂上运用技术来促进学习。除了介绍专门的技术，我们还将重点关注如何在教学中选择合适的技术，确保满足学生的学习需求，提高学习效果。本章将提出具体的建议，探讨在以患者为中心的复杂医疗保健环境中，如何有效地利用技术吸引学生参与学习，并传授护理实践知识。

高等教育对技术的需求

当运用技术进行教学时，教育工作者能够为学生打开更广阔的视野，让学习变得更加有趣，并且为学生提供了超越传统讲座的学习体验。至今，护理教育领域还缺乏有关技术和学习模式（传统、在线或混合模式）对全国护士执业资格考试（NCLEX-RN）通过率影响的充分证据。Spector等（2020）对43个护理委员会过去5年的年度报告进行了量化研究，发现采用混合模式的课程在国家护士执业资格考试（NCLEX-RN）中的通过率（80%或以上）显著高于传统课程或完全在线课程。尽管单纯的学习模式选择并不能完全解释通过率的差异，但值得注意的是，在混合模式中运用技术对学生的学习成果产生了重要影响。

美国教育部为高等教育和后中等教育的教师设定了一个目标：通过利用技术，设计能够更好地支持和促进学生学习体验的教学方案，同时建立使用技术的证据，并应用证据来改进和发展教师的教学方法（Office of Educational Technology，2017，p. 24）。这一目标明确地体现了国家呼吁使用教育技术，因为技术不仅具有可用性，还可以创新教学方法、学生学习成果的评估和教学实践的评价。

新型冠状病毒感染大流行突然改变了护理教育的面貌，要求教师必须在课堂、实验室和临床环境中采用多种技术手段，从而保证能够持续推进学生的课程学习进度。在线教育的突然转变促使教师学习新兴的教育技术技能。面对这一挑战，教师不断地将这些技能应用于校内护理课程，以及混合护理课程中（EDUCAUSE，2021）。在需求的推动下，教师积极运用技术进行护理教育的创新（Fogg et al.，2020；Horvath et al.，2020；Lubarsky & Thomas，2021；Williamson et al.，2021）。

教育框架和教学创新

过去三十年来，教师的教学方式受到了多重因素的影响，包括高等教育的变革、学习技术的日益普及、护理教育研究的新证据以及新型冠状病毒感染等。21世纪初，互联网的出现推动了高等教育的深刻变革，使在线教育成为可能。早期采用在线教育的教师采用了基于文本的教育技术工具。在线教育的批评者抱怨说，文字量较大的在线课程是按学生独立学习、教与学异步的方式运行的，缺乏与学生的互动。如今，在线教学的教师可以选用异步或同步的教学策略，或者将两者结合。为了满足在线学习者的需求，产生了能够通过视频直播（如 Zoom）连接教师和学生的技术。市场上还有许多其他教育技术，可以帮助教师激发学习者积极参与。然而，对于教师来说，重要的是要根据技术对学习体验的贡献来选择技术，教师可以利用学习理论和框架来指导他们的决策。

使用技术的理论和框架

其中一项最具影响力的理论是探究共同体（community of inquiry，CoI）框架，因为它强调了人们在学习过程中的相互参与（Castellanos-Reyes，2020）。CoI 是一个协作 - 建构主义的框架，它呈现了三个关键要素，即认知存在、社交存在和教学存在。使用 CoI 框架的研究表明，教学存在感会对认知存在感和社交存在感产生积极影响。从直观上看，这些研究结果是有道理的。教师使用教学策略来创建学习情境；这些策略使学习者在听讲时处于被动状态，在解决问题时处于主动状态。例如，学生可以通过展开式案例和概念图解来建构知识，从而进行头脑风暴式的护理干预，这两种方法都能促进认知存在。为了让学生体验到社交存在感，教师制定了一些策略，如在社交媒体上建立学生私人小组，让学生之间相互了解。CoI 框架不仅为在线教育提供了指导，也为课堂教学决策提供了参考。如果运用得当，教师可以将自己的角色转变为学习的引导者、指导者和促进者（促进参与式学习的更多策略，请参见第 16 章）。

数字资源在互联网、智能设备、学习管理系统（learning management system，LMS）、模拟实验室和教室中无处不在。选择使用数字资源的教学策略可能令人望而生畏。然而，认知学习理论、认知负荷概念和元认知等框架具有指导意义。认知理论侧重于刺激如何在工作记忆中处理并最终保留在长期记忆中（Schneider et al.，2022）。很多时候，包括图像、动画和视频在内的刺激物有助于引起学习者的注意。然而，在某些情况下，数字材料中的刺激物可能会使学习者难以集中注意力于最重要的信息，这个问题被称为认知过载（Skulmowski & Xu，2022）。与元认知方法相结合，如提出问题、让学生有机会运用信息解决实际问题、鼓励学生出声思维，以及要求学生反思所学内容，教师可以有效地利用教育技术来促进深度学习（Schneider et al.，2022）。

教育技术办公室在 2017 年的报告中强调了技术在教学中的必要性。报告列出了在高等教育中使用技术的三个理由。这些理由清楚地表明了以学生为中心的教学实践的转变。

- “技术可以为教师提供创造积极学习环境的手段，以不同的方式将学生与学习内容联系起来”（Office of Educational Technology，2017，p. 28）
- “教师可以利用技术支持的工具为所有学生提供个性化的、相互联系的体验”（Office of Educational Technology，p. 30）
- “所有学生，包括那些有特殊需求的学生，都应该能够获得技术带来的学习体验”（Office of Educational Technology，p. 55）

教学创新

在线教育及其配套技术的兴起带来了一种被称为“翻转课堂”的教学创新。之所以使用翻转这一术语，是因为它颠倒了传统的先课堂讲授后家庭作业的顺序（Njie-Carr et al.，2016）。在翻转课堂教学中，教师为课堂教学准备材料，例如课程概念相关的演示幻灯片、视频和播客；他们还会为学生指定阅读材料和学习案例。教师甚至在课前进行测验，帮助学生进行思考。学生通过练习和应用课程材料的活动来参与学习，并在此过程中获得关于自身在达成课程设定学习目标方面进展的及时反馈。在翻转课堂中，学生使用数字设备获取信息，与其他同学一起参与学习活动，并在整个课程中监控自己的学习进度。可以借助一些工具监控学习，例如 LMS 中的测试软件可以进行学习评估，即时教学反馈系统（audience response system，ARS）可以记录学生对问题的回答。

评估学生的学习成果和教师的教学实践

护理学科的认证标准规定教师必须对学生的学习成果进行评估［Accreditation Commission for Education in Nursing（ACEN），2020；Commission on Collegiate Nursing Education（CCNE），2018；National League for Nursing（NLN），2023］。最简单的理解是，教师设计教学策略和评估方法，教学和评估是相辅相成的，是为了确定学生是否达

到学习效果。护理专业最重要的学习效果是具备作为一名护士的实践能力。教师可以在课程实施期间、课程结束前或之后使用技术来准确评估学生的学习效果（Office of Educational Technology，2017）。三项评估学生的原则证明了在学生学习效果评估中使用技术的合理性：

- “技术使形成性学习活动的评估得以完成”（Office of Educational Technology，2017，p. 40）。
- “教师可以利用收集到的学生学习数据，为学生提供有针对性的干预和量身定制的反馈”（Office of Educational Technology，p. 25）。
- “技术支持的评估可以根据明确的学生培养能力要求，更精确地测量学生的学习情况”（Office of Educational Technology，p. 39）。

教师也应该定期评估他们自己的教学实践。通过这种评估，教师可以深入了解教学策略的有效性，以达到预期的学生培养结果。技术可以提升教学实践，因为教师可以利用技术同时进行教学，以及收集学生学习参与、学生学习成果的数据。教育技术办公室列举了高等教育使用技术促进教学实践的三项原则。

- “教师和机构可以利用学生学习数据来评估新的教学实践或教育技术的效果”（Office of Educational Technology，2017，p. 27）
- “院校可以促进教师的持续专业学习，支持他们发展在线和混合环境中应用教学技术的技能，并提升他们对研究支持的教学实践的理解”（Office of Educational Technology，p. 34）
- “学校可以为掌握教学技术的教师和讲座老师创造新的职业发展阶梯”（Office of Educational Technology，p. 35）

做好在课堂上使用技术的准备

学生准备情况

大多数护理专业的学生在数字世界中成长，习惯了即时的娱乐和信息获取。这一代学生因对技术的熟悉而被称为“数字原住民”。而许多护理学院的教师则是“数字移民”，意指他们在互联网和移动应用广泛普及之前就已出生。尽管存在这些代际差异，但护理学院的教师切不可将技术的熟悉度与技术在教学过程中的运用专长或智慧相混淆。在课堂上促进学习的教师还需要明确使用技术的原因：学生需要了解，技术强化型学习活动将为他们未来的角色提供必要的新知识、技能或态度。

在完成一项学习活动时，学生做好准备的必要条件是正确认识教育技术及其对学习的支持（Smart et al.，2020）。当学生们带着一个或多个自己的设备（如笔记本电脑、平板电脑、电子书阅读器和智能手表）上课时，他们需要帮助才能熟练使用通过各种设备提供的教学技术（Smart）。他们还需要熟练掌握文件管理、文字处理、LMS、通信软件、护理课程提供的学习资源，以及基于互联网或移动技术（Smart）的护理教育或医疗保健服务。技术专家或教师可以提供指导或开发一门必修课程，包括计算机素养、信息素养和护理信息学。另一种策略是在学生需要支持时为其提供及时的视频帮助指导。教师提供的二维码（QR）技术使学生可以使用智能手机的 QR 扫描器轻松访问帮助指南（Karia et al.，2019）。

学生已将技术视为日常生活的一部分。Gaddis（2020）报告称，在关于教育技术的一项调查中，93% 的学生对技术对学习的影响持乐观态度。大多数学生表示，技术使他们能够随时随地获取更多的学习资料，是一种高效的学习方式。学生还表示，技术增加了他们与同学和教师之间的互动。然而，教师必须精心设计基于技术的教学，以确保学生对技术的满意度和接受度（Silva et al.，2019）。

教师准备情况

护理教育的变革要求教师转变角色。为了创建技术强化型学习活动，教师必须学会以新的方式使用标准的教育技术，并且要学习新的技术。大多数学院和大学都会为教师使用技术提供集中或分散的教学支持。集中式技术支持专家可能负责 LMS、机构软件许可证、教学设计支持和教师培训。如果由院系提供教师支持，则可能由一个人或一个小团队为教师提供教学设计支持和教学软件培训。各个系部可以让教师作为教学软件或测试软件的超级用户（即系统管理员）。但归根结底，护理教师有责任向所在系、学院或大学的指定教师或工作人员寻求帮助。教师还必须定期阅读护理教育期刊上的技术发展趋势，参加教育技术应用会议，这样才能制定或遵循有效的护理教学策略。

技术支持

无论身处何地，教师和学生每天都需要技术支持。一些院校要求在提供技术支持之前先注册设备，以便允许无线接入。教师在课堂上使用硬件和软件之前，需要了解如何获得教室的技术支持。在使用之前，教师应该练习连接投影仪、使用电脑演示或将视频的音量放大、使用麦克风、升高或降低屏幕、控制室内灯光和任何其他技术，如智能板或即时教学反馈系统（ARS）。

教室中的移动技术

移动设备进入课堂改变了教学和学习的环境。学生人均有 2 台移动设备连接到了校园的无线网络（Gierdowski et al.，2020）。教师需要建立学生在课堂上使用移动设备（笔记本电脑、平板电脑或智能手机）的学习体验，这不仅可以提高学生的信息素养，还可以提高学生终身学习的能力。教师必须参与在课堂上使用移动技术的项目决策，确保课程计划中各课程的一致性。

要求学生使用移动设备

一些护理课程要求学生自备笔记本电脑、平板电脑或智能手机。教师需要在学生开始护理课程之前通知他们，并提供设备的最低标准。学生更喜欢在课堂上使用自己的设备（Gierdowski et al.，2020），因此，教师应该保持灵活性，避免选择特定的设备类型或品牌。幸运的是，大多数软件程序都适用于苹果的 iOS、微软的 Windows 和谷歌的 Android 操作系统。

在要求学生使用移动设备时，需要考虑两个问题：①设备可能很昂贵；②教师可能不熟悉用于教学的技术，或者不愿意改变教学和学习方法。护理课程在要求学生使用移动设备之前，需要解决这些问题。项目负责人必须考虑如何为教师和学生提供培训，特别是如果使用测试软件。

学生在课堂或临床环境中使用设备和软件之前应该有机会进行练习。课堂是学生学习如何使用移动资源来提供患者护理的最佳场所。教师可以为学生创建情境，让他们单独或以小组形式使用资源来规划患者护理（框 20.1）。

电子设备政策

教师可能不愿意允许学生在课堂上使用设备，因为他们担心学生会因社交媒体和上网搜索而分心（Burnsed，2016）。因此，护理课程需要制定关于在课堂上使用电子设备的明确政策。这些政策应该足够宽泛，以涵盖当前和未来的技术，有明确的期望表述，并概述违规后果。课堂电子设备政策通常旨在防止课堂干扰和违反学术诚信的行为。以下是一个设备使用政策的示例：“在课堂上，仅允许出于与课程相关的活动理由使用笔记本电脑和平板电脑。若发现学生使用电子设备从事与课程无关的活动，将要求其停止使用”（The University of Alabama in Huntsville College of Nursing，Fall 2021 Syllabus Template）。还有一些与考试有关的重要政策，例如，“考试将在个人笔记本电脑上进行。需要准备笔记本电脑、以太网电缆、电源线和安全屏幕。Chromebook、平板电脑（如 iPad）、Microsoft Surface 和 Linux 计算机不兼容。考试期间不允许使用其他任何电子设备，包括智能手机、智能手表和智能眼镜”（The University of Alabama in Huntsville College of Nursing，Fall 2021 Syllabus Template）。学生可能会使用这些设备在考试中作弊，或拍摄考试题目的视频和照片。

框 20.1　在技术强化型课堂中使用移动设备的建议

- 在学习药理学时，让学生使用药物指南来解释为何会开具某种特定药物。要求学生说明药物的益处、风险和用药注意事项。
- 创建一个词汇测验，让学生在移动设备上使用字典查找单词的含义。
- 呈现一个简短的案例分析，并让学生利用自己的资源来制定所需的评估、护理诊断和干预措施。
- 呈现一个案例研究的实验室检查结果。让学生使用移动实验室参考值指南来评估这些值的意义，并制定所需的护理措施。
- 在讨论护理程序时，让学生搜索该程序的循证实践研究文献。要求学生将文献与他们在临床机构的所见进行比较。
- 给学生提供需要进行公制转换的药物计算题。例如，给出一个患者的体重（以磅为单位），然后让学生将体重转换为千克。之后，学生可以应用这个体重来进行 mg/kg 药物剂量的计算。
- 呈现使用临床计算器辅助的案例评估，如计算身体质量指数、格拉斯哥昏迷量表评分和预产期计算等。

技术强化型课堂

技术以其多样化的模式如音频、视频、动

画、游戏、虚拟现实体验等极大地丰富了教学内容，从而改善了教学 / 学习环境（Krautscheid，2021）。这些多模式资源为学生营造了一个真实的学习场景，促使他们进行思考、行动和行动后的反思。技术强化型课堂可以提高学生的参与度，增加学习反馈量，并为学生的临床实践提供知识应用的机会（Lin，2019；Logan et al.，2020；Sailer & Sailer，2021；Tseng et al.，2021）。接下来将介绍创建技术强化型课堂的方法，包括物理空间、云空间、设备和教学软件。

技术强化型教室的物理学习空间

传统教室的讲台通常设在教室前面，学生的椅子排成一排。而完全技术强化型教室则有所不同，它设计成可移动的桌椅，满足学生进行团队合作或单独学习的需要。教室四周可以安装壁挂式屏幕、智能板和书写板，供师生使用。技术强化型教室还可以支持视频会议或远程医疗体验。尽管可移动桌椅的灵活性似乎与主动学习方法一致，但关于教室物理布局对学生参与度和满意度的研究结果并不一致（Clinton & Wilson，2019；Jarocki，2019；Swart & MacLeod，2021）。一些研究表明，可移动桌椅可以创造更好的学习空间，但如果教师在教学中采用结合移动技术的多模态技术方法，可能就不需要重新设计昂贵的教室。

基于云的技术强化型课堂空间

学习管理系统

许多机构购买或使用开源学习管理系统（LMS），将技术融入课堂，为存储课程资料、管理成绩、与学生交流、进行测验和提交作业提供一体化解决方案。LMS 还可以追踪学生掌握既定学习成果的进度。LMS 的在线协作工具可以促进学生在班级之间的相互联系以及和教师的联系。LMS 的一个重要方面是，教师可以通过限制授权用户访问信息来控制访问权限。这种访问限制有助于维护课程资料的完整性和保护学生的隐私。

云存储系统

Google 的 Education™、Microsoft 的 Teams™ 和 Amazon 的 Web Services™ 等大型技术公司都提供高等教育云解决方案。通常，高校会与技术公司签订合同，由其提供电子邮件、视频会议和存储空间。教师在课程中使用 Google Drive™、Box、Microsoft OneDrive™ 或 Dropbox™ 中的共享文档设计协作。有些 LMS 还集成了云存储系统，为教师的课程提供了灵活性。

技术强化型教室的设备

技术强化型教室必须有以太网或 Wi-Fi 连接互联网。使用以太网连接互联网最稳定。Wi-Fi 连接是建立联网教室的一种较为经济的方法，但 Wi-Fi 在同时连接的设备数量和教室覆盖范围方面有一定的限制。学生首次使用 Wi-Fi 时，教师或技术支持人员会提供 Wi-Fi 名称和密码。如果学校与 Eduroam 签订了协议，师生就可以在自己的大学和全球其他 10000 多个地点访问互联网。Eduroam 是一项面向高校和研究中心的全球热点服务，对师生免费开放（Eduroam global site，2021）。这项服务既安全又方便：学生使用相同的用户名和密码就可以在家里和其他校园地点使用 Eduroam。一旦连接到互联网，教师就可以通过笔记本电脑或台式电脑显示演示软件、网站和软件。教室通常已经安装了投影仪或视频显示器，但重要的是要知道如何连接投影仪。主要有两种连接方式，一种是老式的视频图形阵列（VGA）视频线，附带音频线；另一种是较新的高清多媒体接口（HDMI）。HDMI 电缆可传输更高质量的视频和声音，因此，如果计算机有 HDMI 端口，教师应使用 HDMI 电缆。HDMI 会自动格式化视频显示，并控制投影仪或显示器的音量。

即时教学反馈系统

即时教学反馈系统（ARS）是一种用于课堂或会议的交互式设备。使用 ARS 能够提高学生的参与度和满意度，同时也能改善学生的元认知能力，这是改善学习过程的一项重要技能（Papadopoulos et al.，2019）。每位学生都有一个带有个人标识符的无线电发射器，或使用智能手机连接 ARS。当教师提问时，学生在远程系统上按下回复，通过网络将其传输到主讲人计算机上的预装软件，并将结果显示给教师和学生。ARS 可用于民意调查、给出单项选择题、进行分级测验或考勤。匿名的 ARS 可以减少学生因回答问题时选择错误答案而产生的焦虑。关于使用 ARS 的其他建议请参见框 20.2。

为课堂教学策划学习对象

利用技术促进学习的起点之一是规划学习材料，这些材料包括图像、视频、动画和游戏等。根据美国版权法的合理使用规则，这些学习材料可以用于面对面教学或通过受密码保护的学习管

框 20.2　使用即时教学反馈系统（ARS）

- 确保所有教师都知道如何将 ARS 问题纳入授课内容。鼓励教师在现场课堂使用之前进行练习。
- 如果学生必须购买 ARS 发射器，他们希望能经常使用，让它成为大多数课堂的一部分。
- 如果需要 ARS 发射器，则需说明不带发射器上课的后果。
- 定时展示问题，让学生参与其中。
- 在公布课堂回答问题的得分情况之前，要求学生解释自己的答案，从而提高学生的推理能力。
- 改变提问时间。提问不一定要在每节课结束时进行，也可以在课后或者另一天提问，这样可以帮助学生测试自己对知识的掌握程度。
- 提供考试样题。这有助于学生学习如何解决问题，并学会在实际考试时如何推理。

理系统（LMS）进行在线教学。具有知识共享（Creative Commons）许可协议的学习材料可以免费使用。教师需要了解知识共享许可协议内不同的选项，并遵守其限制。更多信息可访问 https：//creativecommons.org/ 网站获取。

教师可以使用梅森开放教育资源元搜索器（Mason OER Metafinder，网址为 https：//oer.deepwebaccess. com/oer/desktop/en/search.html）进行联合搜索，从已有的 15 个开放教育资源（OER）资源库中寻找学习材料。如果教师需要浏览学习材料，那么开放存储库是免费且易于使用的。多媒体教育资源和在线教学资源库（multimedia educational resource for learning and online teaching，MERLOT）是最全面的资源库之一，拥有近 10 万个学习材料，注册用户均可免费使用（MERLOT，2021）。MERLOT 聘请各学科的内容编辑提供专家评审，并对学习材料进行同行评审。MERLOT 的用户可以按学科和学习材料类型进行浏览，并使用过滤器查找专为大学生设计的高评分学习材料。其他精选资源库包括开放教育资源（open educational resource，OER）和开放获取资源集成搜索平台（openly available sources integrated search，OASIS）。

图像

教师花时间搜索和寻找真实图像、信息图表和教育图形是值得的，这有助于他们在课堂上更好地授课。教师们可以通过图像这种更容易理解的方式呈现抽象的概念，如细胞解剖、器官系统的功能和病理生理。Google 图像搜索可以在几秒钟内快速检索相关图像。教师可以使用过滤器来获取有知识共享许可证的图像。与护理相关的图像库包括 MedPix（https：//medpix.nlm.nih.gov/home）、PHIL（美国疾病控制与预防中心的公共卫生图像库，https：//phil.cdc.gov/）和美国国家医学图书馆数字馆藏（https：//collections.nlm.nih.gov/）。

流媒体视频和动画

流媒体视频和动画可以展示精神运动技能、情感情境和患者护理情境。在精神运动领域，观看操作步骤的视频有助于学习者掌握这些步骤。在认知领域，像可汗学院（Khan Academy）为护理专业学生设计的独特概念动画也能辅助学习（网址：https：//www.khanacademy.org/）。由于视频可以创建真实的患者情境，教师可以使用这些学习材料开展案例分析，或作为课堂上展开式案例的一部分。教师可以在 YouTube 和 Vimeo 等常见视频网站上找到流媒体视频，也可以从护理视频供应商处获得商业视频。互联网访问的中断导致流媒体视频无法播放是一个潜在的问题。有些流媒体视频可以下载并保存到 U 盘，以便在网络不可用或网速不够快时使用。

游戏

学生都喜欢游戏！他们熟悉游戏的竞争性质，并享受赢得数字徽章或小奖品的感觉。教师可以使用游戏来设定目标、推动学生完成学习过程、给予反馈并强化良好的表现（Krath et al.，2021）。学生可以依托数字化游戏的复杂性来追求目标和做出决策，游戏会根据学生所做的决策来呈现结果。例如，教师将密室逃脱的想法融入课堂教学或远程教学中（Diaz et al.，2021；Evans et al.，2020；Kubin，2020；San Martin et al.，2021；Vestal et al.，2021）。在这些“密室”中，学生需要寻找线索，这有助于巩固他们的知识。学生需要通过正确地分析临床数据来解锁密室，这个过程提高了他们的临床判断能力。教师可以通过使用演示软件的模板创建游戏节目，如《危险边缘》（Jeopardy）、《谁想成为百万富翁》（Who Wants to Be a Millionaire）、《家庭问答》（Family Feud）和《幸运之轮》（Wheel of Fortune）。这些模板可以通过在互联网上搜索找到。

社交媒体

社交媒体是用于创建在线社区和共享信息的电子通信形式。社交网络和社交媒体非常受欢迎，这些网站每天有数百万的访问量，如Facebook、Twitter、Instagram、TikTok、LinkedIn、Pinterest、YouTube和个人博客等网站。教师可以利用社交媒体发布与健康相关的帖子引出关于卫生保健问题、卫生政策、患者教育和替代治疗的讨论。一项关于护士药理学教学的研究，比较了分别通过Facebook与电子邮件分享学习成果、满意度的差异。研究结果表明，护士的知识水平之间没有差异，但他们更喜欢在社交媒体上发布相关内容（May et al.，2021）。尽管教师可以在教学中使用社交媒体，他们也应该注意潜在的风险，例如发布的错误信息和侵犯隐私（Edwards & Roland，2019；Steers & Gallop，2020）。

为学生创建内容

演示软件

演示软件如微软PowerPoint、苹果Keynote、谷歌Slides或Prezi在护理教学课堂中应用很普遍。在使用演示软件之前，重要的是考虑学习效果和演示软件的最佳使用。“幻灯片”能用于为教师提供讲稿吗？能帮助学生学习新的概念吗？有利于做笔记吗？能在课前分享给学生，帮助他们提前准备吗？能用来为有视觉学习偏好的学生提供学习便利吗？能用来促进学生的互动吗？

制作和使用有效的演示软件需要认真的规划。常见的错误包括每张幻灯片上的文字过多、演示文稿幻灯片太多，以及颜色或字体选择不当而导致的阅读困难。一个很好的经验法则是“少即是多”。图像可以帮助有视觉学习偏好的学生专注于关键概念。演示软件应围绕学习成果进行组织，并建立在以前的学习基础上，传授护理概念的要点，并将新内容与临床环境联系起来。

教师有时会犯从幻灯片上照读的错误。这种做法会让学生感到无聊，有时甚至会被认为是不尊重学生。教师可以预先排练演示，以确保在规定的时间内完成。理想情况下，教师们应该在教室里进行排练，以检查投影和灯光效果。之后，教师可以判断幻灯片的清晰度、色彩对比度和文字清晰度，并寻找可以删除或简化为短语的词汇。

教师需要考虑背景与文字颜色的对比，确保文字在不同的光照条件下都是清晰可见的。具有深色背景的幻灯片应选择对比度较大的文本颜色，例如白色或黄色。在一个照明充足、便于学生做笔记和互动的房间里，白色背景以及黑色或原色的文字的组合通常是清晰可见的。

演示文稿幻灯片可以包括图像、视频和图表。教师可以使用搜索引擎上的过滤器查找图像和视频剪辑。演示评估技术、设备操作和治疗性沟通的视频可以嵌入演示幻灯片中。将视频嵌入演示幻灯片中可避免教学时再次联网，或教学时出现插播广告等问题。此外，教师可以使用简单的视频编辑器将下载的视频剪辑为所需的视频部分。插入演示幻灯片的MP4文件需要有一个播放控制器。上述插入的文件虽然显著增加演示幻灯片的文件大小，但避免了通过电子邮件的方式进行共享。

虽然数字化演示幻灯片通常被认为是一种影响较小的教学策略，但如果使用得当，该软件可以促进高阶学习。教师可以在演示软件中嵌入互动活动，以实现高阶思维训练。教师可以在案例分析中嵌入问题、知识考查以及全国护士执业资格考试（NCLEX）风格的问题，来帮助学生准备课堂测试、执照考试或认证考试。当教师结合课堂讨论给出反馈时，这些案例分析或问题可培养学生的临床判断技巧。教师可以使用短视频、音频或带有相关图像的文本来展开案例。然后，学生们以班级或小组的形式完成案例。教师们可以利用在线软件（如Kahoot!或Mentimeter™）开发简短的问题，在整个演示过程中检查学生的知识掌握情况。教师还可以直接在演示幻灯片中放置全国护士执业资格考试风格的问题，并且可以用即时教学反馈系统立即进行评分。护理教育工作者还可以使用其他内容创建应用程序，包括Animoto（一个拖放式视频制作工具，网址：https：//animoto.com/）、Glogster（一个在线海报工具，网址：https：//edu.glogster.com/）、Powtoon（一个动画制作软件，网址：https：//www.powtoon.com/）、Voki（一个头像创建工具，网址：https：//www.voki.com/）和WebQuest（一个探究式教学计划网站，网址：http：//webquest.org/）。这些方法可以促使学生在课堂上发挥积极的作用，而不是被动地听或记笔记。有关制作演示幻灯片和使用演示软件的其他信息见框20.3。

实时录制

实时录制为教师们提供了一种记录讲座以供异步使用的方法。这项技术可能很简单，也可能需要制作人员的协助。一些教室配备了教师可自行启动的自动化系统。系统随后会录制教师的视

框 20.3　制作和使用演示软件

制作演示软件

- 在浅色的背景上使用深色文本，在有灯光的教室里更容易看到。
- 使用较大的（24 号或更大）无衬线字体，如 Arial、Helvetica 或 Calibri。
- 给每个页面加上标题，让学生了解当前的主题。
- 限制标点符号（例如行尾的句号）。
- 避免全部使用大写字母，因为很难阅读。
- 尽可能使用图片而不是文字来说明概念。
- 避免使用“剪贴画”：它已经过时，且很少能提供帮助。
- 对视频和音频进行剪辑是有益的，可避免不必要的音效。
- 除非需要，否则应避免不必要的动画或过渡。
- 较少的单词和较大的文本有利于学习，幻灯片起到提示和纲领性作用，而不是讲稿的作用。
- 使用图表来呈现数据，但要保持简单，并能说明主要观点或概念。
- 添加互动问题或展开式案例分析以吸引学生。
- 提前分发幻灯片，制作每页 3 ～ 6 张幻灯片的讲义，并以 PDF 格式保存。学生将能够做笔记，不需要演示软件来查看。

在课程之前排练演示文稿

- 把屏幕放在教室的中间，讲台放在屏幕的右边。安排好座位，让所有学生都能看到屏幕。通过站在教室后面，并且开着灯，就像学生在课堂上一样，来测试演示文稿的可读性。
- 获取并测试所需的 Wi-Fi 访问密码。
- 测试互联网连接到网页。
- 如果使用链接的视频或音频剪辑，请测试音响系统，并设置好适当的音量。
- 使用内置的检查器检查拼写错误和语法。
- 为演示计时，要意识到如果有学生提问，实际的课堂要花更多的时间。

频以及演示软件或白板上书写的任何内容。此系统支持那些无法通过仅支持音频的播客来完成的演示。在护理教育中，讲座录制可供在线课程的学生、缺课的学生或希望回顾演示的学生远程观看。

Krautscheid（2021）描述了一项技术创新，即无需讲台的讲座录制，称为“无线讲座录制”。教师们使用 iPad ™和无线接收器将 iPad 的内容镜像到视频监视器上。无线设置具有以下几个优点：①使教师能够在学生中走动；②录制演示和白板绘图；③使用 iPad 触控笔进行标注；④放大图像或媒体以便更好地在屏幕上观看（Krautscheid）。课后，教师们保存文件并将其上传到自己的 YouTube 频道，添加字幕，然后在学习管理系统（LMS）中为视频创建链接。

播客

播客是通过互联网分发的压缩音频文件。尽管播客已经由于实时录制而变得不那么流行，但教师可以使用软件录制授课内容并将音频文件分发给学生。音频文件作为一个压缩文件（通常是 MP3 格式），具有快速传输、占用空间小和录制时间久的特点。学生可以通过蓝牙技术在他们的电脑、智能手机、平板电脑和汽车上收听播客。播客对那些不在宽带网络服务区域的学生来说是有益的，因为它的文件很小。

教师可以在上课前为学生准备播客，或者用播客代替课堂讲课或讨论，这是上述翻转课堂策略的一部分。此外，当学生因为疾病或天气等情况无法上课时，播客可以帮助他们了解课堂最新情况。许多学生用他们参加讲座的播客录音来复习讲座的内容和他们的笔记。

大多数笔记本电脑和台式电脑都有麦克风和录音功能，因此，当教师在录播客时，最好将一个质量好的麦克风放在嘴边。如果需要录制高质量语音，带麦克风的游戏耳机是绝佳的、价格适中的选择。这种设备可以降低环境噪声，并且录制更清晰的录音。

播客的转发可以是公开的或私密的。公开使用的播客需要正确的格式和可公开访问的网络空间。如果文件仅转发给本地使用，则不需要复杂的格式。最简单的转发方法是使用学习管理系统（LMS）的文档发布功能。有关制作和使用播客的建议，请参见框 20.4。

共享文档

维基（Wiki）是用户可以输入、编辑或查看文档的在线空间（Microsoft，Inc.，2018），旨在促进协作并达成群体共识。虽然如今使用维基的频率有所降低，但在数字文档中进行协作仍然是让学生参与解决问题或形成学术产出的有效方式。例如，教授循证实践的教师可以给学生分组，让他们使用谷歌表格（Google Sheets）等共享文档，为改善老年人行动能力的研究制定证据表。共享文档还可以帮助团队制作概念图，为经历跌倒受伤的老年人制定计划。学生可以通过确定支持内容所需的资源、添加相关内容以及评判

框 20.4 制作和使用播客

- 使用笔记本电脑或专用 MP3 录音机。
- 使用高质量的麦克风。
- 将文件保存为 MP3 格式，单声道和每秒 64 ~ 128 千字节（kbps），以节省空间，而不会影响音频质量。较低的 kbps 将节省空间，但会降低录音的音频质量。
- 在保存时，给文件起一个有意义的名称（如 Class 5-Postop-Feb28-2019.mp3），以帮助识别录音。
- 将制定学习目标和预期成果作为播客的开始。
- 注意播客的长度，听众能够集中注意力约 10 分钟。
- 通过提出问题、要求学生执行任务或撰写问题的答案来进行互动。

其他学生添加的信息来学习。在护理学中，共享文件还有无数其他可能的用途，例如社区评估、伦理问题辩论、复杂健康问题患者的深入案例研究，以及学生创建的学习指南。共享文档可以帮助学生建立联系，学习评判他人的工作，并学习如何证明自己的观点或临床决策的合理性。

教学软件

教育软件包

为护理教育而开发的软件程序在市场上非常丰富。教育软件市场的一个细分领域专注于管理数据，如免疫接种、背景调查、临床安排、临床教师认证和评估、学生电子档案袋和课程规划。另一部分市场集中在基于计算机的测试、监考和身份认证系统、主观评价指标的管理、客观结构化临床考试（OSCE）和课程地图绘制。

教科书出版商通常会提供一套与电子教科书（电子书）配套的教育软件。配套的教育软件通常在出版商的密码保护门户中。学生可以使用强大的搜索引擎在出版商的标题中查找视频、动画、图像、学习案例和参考资料。这种对教育资源的访问为学生的学习体验增加了价值。一些电子书可以高亮显示和注释，学生们可以将注释作为学习小组共享的一部分。教师可能会选择开源电子书，以减少学生的教科书成本。大多数大学图书馆都提供图书馆指南，可以链接到它们馆藏的电子书和在线电子书库。

执照和认证考试的培训公司提供课程复习、测试和补习。大多数情况下，该软件会对测试结果进行测试分析，为学生和教师提供有关全国护士执业资格考试或认证考试中预期表现的信息。最后，第 19 章介绍了用于增强模拟体验、提供电子健康记录体验和提供虚拟临床体验的软件程序。

参考资料软件

电子参考资料包括药物信息、实验室检查标准、医学术语词典、护理诊断和循证实践指南。拥有这些参考资料的移动版本的学生可以随时随地查阅。电子参考资料的成本与印刷版相当。诸如，Skyscape Nursing Constellation 或 Unbound Medicine 的 Nursing Central 等应用程序为 iOS 和 Android 操作系统提供了参考资料和工具。其他产品，如 PEPID 和 Epocrates，提供了对临床有用的可搜索参考资料。电子药物指南可以通过互联网每天更新，可立即获得有关新药、黑框警告[①]或禁用药物的信息。药物指南通常还具有其他功能，如药片识别器、药物剂量计算器和药物相互作用检查器。对于参加高级实践课程的学生来说，循证实践指南也是便利的资源。所有参考资料包都可以通过书店或直接从供应商处获得一定期限的授权许可。在校园书店选择参考资料软件作为必备资源，可以让学生通过经济资助购买软件。授权期限可从数月至数年不等。大多数参考资料在订阅结束后仍可在移动设备上使用，但除非学生在毕业后续订，否则它们将不再更新。

移动健康应用程序

在过去的 5 年里，iTunes 和 Google Play 商店提供的智能手机、智能手表和电脑的健康相关软件的数量呈爆炸式增长。超过 100000 个移动健康应用程序是免费或低成本的（Statista，2021a，2021b）。教师可以考虑在他们的课程中使用移动健康应用程序来教授健康促进、慢性病自我管理和照护者支持等。例如，布置对比各种糖尿病移动健康应用程序的功能等作业，可以帮助学生更好地使用移动医疗应用程序，并更好地成为患者教育者。

许多移动健康应用程序是专门为医疗保健专业人员设计的，包括临床计算器、健康评估工具、专用参考工具、心电图监测、血液检测和青光眼筛查。临床计算器可用于确定儿童的生长百分数、糖尿病患者的胰岛素需求和转换测量单位。评估工具可以使用经过验证的工具，如疼痛

[①]在美国，黑框警告是一种出现在某些处方药的说明书上的关于药物不良反应的警告标志。——译者注

量表、神经系统评估、功能能力或行为评估，加快患者评估工作。

选择供学生使用的应用程序有几个步骤。首先，教师应该下载并试用几种类似的应用程序，并评估其质量、易用性以及在课堂或临床实践中的适用性。然后，教师必须核实应用程序中使用的参考材料是最新的，并且已经过同行评审。教师购买时还可以考虑成本，包括许可或订阅费用，以及学生将从使用的收获。选择移动医疗应用程序的教师需要确保该应用程序可用于 Android 和 iOS 系统（案例研究 20.1）。

护理教育的未来技术

要求学生在学习过程中使用技术的教师，是在为学生适应数字健康、医疗物联网（internet of medical thing，IoMT）、远程医疗和个性化健康等新兴医疗生态系统做准备。这些技能很快将成为护理实践的必备技能。在虚拟现实和增强现实技术得到更广泛应用之前，资源充足的护理教育项目可实现学生的模拟体验，鼓励学生进行此类尝试。虽然很难成功地预测未来的技术，但目前有一些明显的趋势（框 20.5）。

综合应用

仅采用讲授式教学会导致学生死记硬背，而不是将知识应用于患者护理。当教师制定需要在课堂上开展高阶思维和达成实践应用的学习目标时，他们将利用技术的可供性，而不是根据技术来确定学习目标。教学技术，如授课录制、叙事演示和播客，可实现课堂的翻转，即学生在上课前就已经听过讲座或进行过预习，然后在课堂上成为学习过程的积极参与者。

医疗保健信息的爆炸式增长要求学生学习如何查找和使用新信息。教师可以帮助学生学习如何使用新兴的医疗保健技术进行健康评估、患者教育和循证实践。教授学生如何使用电子资源，也为他们毕业后的学习做好了准备。同时，移动健康应用程序的使用为学生提供了课堂和临床环境中的宝贵实践工具。通过共同解决现实世界的问题，学生还能够更好地为在医疗保健专业人员团队中的实践做好准备（案例研究 20.2）。

框 20.5　护理教育的新兴技术

- 增强现实：移动设备可以将物体的三维图像放置在设备的相机图像中。设备或虚拟病人等对象可以叠加到真实的场景中。
- 虚拟现实：使用 3D 眼镜，用户可以探索三维虚拟世界。虚拟世界可以通过手势和空间中的实际移动来操纵。
- 自然用户界面：使用触觉反馈给用户以“感觉”对象。可用于虚拟或模拟病人的模拟手术。
- 下一代学习管理系统（LMS）：具有更多可定制性、学习评估工具、游戏化和分析的 LMS。
- 医疗物联网（IoMT）：IoMT 是指物体与互联网之间更大的互联。传感器可以跟踪学生的位置或活动，促进小组学习，或维护实验室的物资库存。
- 人工智能应用于大数据、临床决策支持工具和移动健康应用程序。

案例研究 20.1　利用技术进行协作学习

教授内外科护理课程的教师希望在课堂活动中培养学生对输液概念的临床判断。教师希望学生能够合作，以便他们互相学习。教师从供应商处选择一个虚拟病人，要求学生对其进行入院评估，进行药物重整，制定问题清单，并确定护理计划的优先顺序。教师计划将此活动作为学生理解输液概念的形成性评估。

1．有一间具有固定桌椅的阶梯教室，可容纳 60 名学生。教师如何在这个物理空间中创造学习体验？

2．哪些技术可以用来创造一个小型团队的体验？

案例研究 20.2　学生使用的技术

药理学教师希望学生将他们的药物知识应用于患者教育中。抗凝药模块的学生学习成果如下：①明确抗凝药的使用指征；②讨论抗凝药的作用机制；③描述抗凝药的副作用；④为服用抗凝药的患者制定安全计划。教师设计了一个达成学生学习目标的主动学习策略。他们将班级学生分成几个小组，并指导他们进行专注于一类抗凝药的患者教育。第 1 组使用视频制作一个关于直接凝血酶抑制剂的广告宣传片。第 2 组制作一个播客来教授华法林的相关知识。第 3 组制作一个教授关于肝素相关知识的画外音演示软件。第 4 组选择因子Ⅹa 抑制剂并决定制作一个信息图。

1．教师对学生使用技术可能会有什么顾虑？

2．教师应该要求学生采取哪些计划步骤？

3．教师可以使用哪些策略来支持学生创建项目？

4．在评分标准中可以制定哪些类别，以公平地评估学生的学习成果？

本章重点总结

- 期望教师能够促进学习者学习，并将其培养成称职的护士。
- 建议使用教育技术来吸引学生，评估学习，并评估教学对学生学习成果的影响。
- 教师使用技术将学生在复杂、技术密集的医疗保健系统中，培养成称职的护士和终身学习者。

反思问题：利用技术促进学习

1．设计一个理想的技术强化型课堂。哪些元素对您和您的学生来说是重要的？

2．许多护理教师可能不太精通在课堂上使用数字技术。您对新教师在教学中使用技术有什么期望？有什么计划可以帮助新教师学习技术？以及如何将其合理地应用于教学方法中？

3．从您所在学校找到技术和社交媒体政策。怎么把它传达给学生？不遵守政策的学生有何后果？这项政策与贵校指导学生和教师伦理、法律和道德行为的其他政策有何关系？

4．在护理教育中实施技术时，您面临哪些促进和障碍因素？

5．最近新闻报道了哪些新的医疗保健或学习相关技术？它们将如何影响您的课堂教学？

6．虚拟现实技术在护理教育中的应用越来越广泛，教师应如何评估这项技术在教授护理概念和临床评判能力方面的有用性？

参考文献

Accreditation Commission for Education in Nursing [ACEN]. (2020). *ACEN accreditation manual*. https://www.acenursing.org/acen-accreditation-manual/

Burnsed, R. R. (2016). Differences between faculty and students' perceptions of the disruptiveness of electronic device usage in the classroom. *ProQuest*, 1–83. 10191965.

Castellanos-Reyes, D. (2020). 20 years of the Community of Inquiry Framework. *TechTrends*, *64*(4), 557–560. https://doi.org/10.1007/s11528-020-00491-7.

Commission on Collegiate Nursing Education [CCNE]. (2018). *Standards for accreditation of baccalaureate and graduate nursing programs*. 1–32.

Clinton, V., & Wilson, N. (2019). More than chalkboards: Classroom spaces and collaborative learning attitudes. *Learning Environments Research*, *22*(3), 325–344. https://doi.org/10.1007/s10984-019-09287-w.

Diaz, D. A., McVerry, K., Spears, S., Díaz, R. Z., & Stauffer, L. T. (2021). Using experiential learning in escape rooms to deliver policies and procedures in academic and acute care settings. *Nursing Education Perspectives*, *42*(6), E168–E170. https://doi.org/10.1097/01.NEP.0000000000000691.

EDUCAUSE. (2021). *2021 EDUCAUSE Horizon Report*. https://library.educause.edu/-/media/files/library/2021/4/2021hrteachinglearning.pdf?la=en&hash=C9DEC12398593F297CC634409DFF4B8C5A60B36E

Eduroam global site. (2021). https://eduroam.org/

Edwards, S., & Roland, D. (2019). Learning from mistakes on social media. *Emergency Medicine Journal*, *36*(8), 453–455. https://doi.org/10.1136/emermed-2019-208501.

Evans, J. J., Wiles, L. L., Tremblay, B., & Thompson, B. A. (2020). Behind the scenes of an educational escape room: Using an immersive gaming experience as a learning strategy. *AJN American Journal of Nursing*, *120*(10), 50–56. https://doi.org/10.1097/01.naj.0000718636.68938.bb.

Fogg, N., Wilson, C., Trinka, M., Campbell, R., Thomson, A., Merritt, L., Tietze, M., & Prior, M. (2020). Transitioning from direct care to virtual clinical experiences during the COVID-19 pandemic. *Journal of Professional Nursing*, *36*(6), 685–691. https://doi.org/10.1016/j.profnurs.2020.09.012.

Gaddis, M. L. (2020). Faculty and student technology use to enhance student learning. *International Review of Research in Open & Distance Learning*, *21*(4), 39–60.

Gierdowski, D., Brooks, D., & Galanek, J. (2020). *EDUCAUSE 2020 Student Technology Report: Supporting the whole student*. https://www.educause.edu/ecar/research-publications/student-technology-report-supporting-the-whole-student/2020/technology-use-and-environmental-preferences

Horvath, C., Everson, M., Goode, V., & Schoneboom, B. A. (2020). Innovation during disruption: Implementing a nurse anesthesiology educational program during a pandemic. *Maryland Nurse*, *21*(5), 12–14.

Jarocki, Z. (2019). It looks nice, but does it work? Using student learning outcomes to assess library instructional spaces. *Performance Measurement & Metrics*, *20*(3), 213–218. https://doi.org/10.1108/

PMM-08-2019-0039.
Karia, C. T., Hughes, A., & Carr, S. (2019). Uses of quick response codes in healthcare education: A scoping review. *BMC Medical Education*, *19*(1), 456. https://doi.org/10.1186/s12909-019-1876-4.
Krath, J., Schürmann, L., & von Korflesch, H. F. O. (2021). Revealing the theoretical basis of gamification: A systematic review and analysis of theory in research on gamification, serious games and game-based learning. *Computers in Human Behavior*, 125. https://doi.org/10.1016/j.chb.2021.106963.
Krautscheid, L. (2021). Untethered lecture capture: Stimulating educational affordances through technology-enhanced teaching. *Nursing Education Perspectives*, *42*(6), E176–E178. https://doi.org/10.1097/01.NEP.0000000000000771.
Kubin, L. (2020). Using an escape activity in the classroom to enhance nursing student learning. *Clinical Simulation in Nursing*, *47*, 52–56. https://doi.org/10.1016/j.ecns.2020.07.007.
Lin, Y. -T. (2019). Impacts of a flipped classroom with a smart learning diagnosis system on students' learning performance, perception, and problem solving ability in a software engineering course. *Computers in Human Behavior*, *95*, 187–196. https://doi.org/10.1016/j.chb.2018.11.036.
Logan, R. M., Johnson, C. E., & Worsham, J. (2020). The sandbox: Development and implementation of a technology-enhanced classroom. *Nursing Education Perspectives*, *41*(5), E50–E51. https://doi.org/10.1097/01.NEP.0000000000000522.
Lubarsky, S., & Thomas, A. (2021). Thinking inside the box: Using old tools to solve new problems in virtual learning. *Medical Education*, *55*(1), 108–111. https://doi.org/10.1111/medu.14388.
May, C. C., Mahle, J., Harper, D., & Smetana, K. S. (2021). Pharmacy-based nursing education utilizing a social media platform. *Critical Care Nursing Quarterly*, *44*(4), 360–367. https://doi.org/10.1097/CNQ.0000000000000372.
Multimedia Educational Resource for Learning and Online Teaching [MERLOT]. (2021). https://www.merlot.org/merlot/
Microsoft, Inc. (2018). *Create and edit a wiki*. https://support.microsoft.com/en-us/office/create-and-edit-a-wiki-dc64f9c2-d1a2-44b5-ac59-b9d535551a32
National League for Nursing [NLN]. (2021). *Nurse educator core competencies*. http://www.nln.org/professional-development-programs/competencies-for-nursing-education/nurse-educator-core-competency
National League for Nursing [NLN]. (2023). *Standards of Accreditation*. https://cnea.nln.org/standards-of-accreditation
Njie-Carr, V., Ludeman, E., Lee, M., Dordunoo, D., Trocky, N., & Jenkins, L. (2016). An integrative review of flipped classroom teaching models in nursing education. *Journal of Professional Nursing*, *33*(2), 1–12. https://doi.org/10.1016/j.profnurs.2016.07.001.
Office of Educational Technology. (2017). *Reimagining the role of technology in higher education*. Office of Educational Technology. https://tech.ed.gov/higherednetp/.
Papadopoulos, P. M., Natsis, A., Obwegeser, N., & Weinberger, A. (2019). Enriching feedback in audience response systems: Analysis and implications of objective and subjective metrics on students' performance and attitudes. *Journal of Computer Assisted Learning*, *35*(2), 305–316. https://doi.org/10.1111/jcal.12332.
Sailer, M., & Sailer, M. (2021). Gamification of in-class activities in flipped classroom lectures. *British Journal of Educational Technology*, *52*(1), 75–90.
San Martin, L., Walsh, H., Santerre, M., Fortkiewicz, J., & Nicholson, L. (2021). Creation of a "patient" hospital escape room experience to reduce harm and improve quality of care. *Journal of Nursing Care Quality*, *36*(1), 38–42. https://doi.org/10.1097/NCQ.0000000000000485.
Schneider, S., Beege, M., Nebel, S., Schnaubert, L., & Rey, G. D. (2022). The Cognitive-Affective-Social Theory of Learning in digital Environments (CASTLE). *Educational Psychology Review*, *34*(1), 1–38.
Silva, I., Ângelo, J., Santos, F., Lumini, M. J., & Martins, T. (2019). Satisfaction and usability of an information and communications technology in nursing education: A pilot study. *Revista de Enfermagem Referência*, 4(21), 143–150. https://doi.org/10.12707/19013.
Skulmowski, A., & Xu, K. M. (2022). Understanding cognitive load in digital and online learning: A new perspective on extraneous cognitive load. *Educational Psychology Review*, *34*(1), 171–196.
Smart, D., Ross, K., Carollo, S., & Williams-Gilbert, W. (2020). Contextualizing instructional technology to the demands of nursing education. *CIN: Computers, Informatics, Nursing*, *38*(1), 18–27. https://doi.org/10.1097/CIN.0000000000000565.
Spector, N., Silvestre, J., Alexander, M., Martin, B., Hooper, J. I., Squires, A., & Ozemeni, M. (2020). NCSBN regulatory guidelines and evidence-based quality indicators for nursing education programs. *Journal of Nursing Regulation*, *11*(2, Supplement), S1–S64. https://doi.org/10.1016/S2155-8256(20)30075-2.
Statista. (2021a). *Healthcare apps available Apple App Store 2021*. Statista. https://www.statista.com/statistics/779910/health-apps-available-ios-worldwide/
Statista. (2021b). *Healthcare apps available Google Play 2021*. Statista. https://www.statista.com/statistics/779919/health-apps-available-google-play-worldwide/
Steers, M., & Gallop, S. (2020). Ethical tipping point. *Nursing*, *50*(12), 52–54. https://doi.org/10.1097/01.NURSE.0000694768.02007.f1.
Swart, W., & MacLeod, K. (2021). Evaluating learning space designs for flipped and collaborative learning: A transactional distance approach. *Education Sciences*, *11*. https://eric.ed.gov/?q=collaborative+learning+classroom+design&id=EJ1300959.
Tseng, L., Hou, T., Huang, L., & Ou, Y. (2021). Effectiveness of applying clinical simulation scenarios and integrating information technology in medical-surgical nursing and critical nursing

courses. *BMC Nursing*, *20*(1), 1–14. https://doi.org/10.1186/s12912-021-00744-7.

The University of Alabama in Huntsville College of Nursing, *Fall 2021 Syllabus Template*, Huntsville, AL.

Vestal, M. E., Matthias, A. D., & Thompson, C. E. (2021). Engaging students with patient safety in an online escape room. *Journal of Nursing Education*, *60*(8), 466–469. https://doi.org/10.3928/01484834-20210722-10.

Williamson, K. M., Nininger, J., Dolan, S., Everett, T., & Joseph-Kemplin, M. (2021). Opportunities in chaos: Leveraging innovation to create a new reality in nursing education. *Nursing Administration Quarterly*, *45*(2), 159–168. https://doi.org/10.1097/NAQ.0000000000000464.

远程教与学

Barbara Manz Friesth，PhD，RN

翻译：蒋玉宇　审校：马　腾

远程教育在高等教育中的应用越来越广泛。越来越多的学生希望在更灵活的教育项目中学习，以求最优化地安排他们的时间和其他生活责任，所以学生乐于接受远程教育。无论教师教授哪种类型的护理教育课程，在他们教学生涯中，都很有可能使用远程教育技术来教授学生。如果在设计和实施远程教育时采用基于循证的教学策略，远程教育可以非常有效地帮助学生达成培养目标。

远程教育被广泛定义为：学生在学校以外的地区使用技术接受教育。运用这种技术的目的是支持学生与教师之间定期、真实的交互。远程教育项目中的教师和学生可能同在一个社区或学校，也有可能远在不同的国家或大洲。

远程教育有大量同义术语，包括在线教育、电子学习、混合式教育、混杂式教育、分散式教育和分布式学习（Downs，2017）。这些术语的定义各不相同，了解这些定义的最佳做法是询问当地院校对远程教育的定义，因为这些院校是按照国家和州认证机构规定的标准来定义远程教育的。但这些标准对远程教育的定义方法也不尽相同，其中很多定义是根据远程教育的内容占比来确定的。远程教育技术包括同步和异步两种主要授课模式。同步授课允许教师和学生跨越地理距离进行同时、实时交互。异步授课允许学生在他们方便的时间和地点灵活地获取学习材料。很多课程在设计上都采用了同步和异步两种远程教育技术形式进行授课，使学生既能有机会与教师进行实时交互，又能方便灵活地使用学习材料。

随着新型冠状病毒感染的出现，教师与学生之间的社交距离受到限制，很多教师接触远程教育领域是很突然的，学生和教师经历了前所未有的大规模远程教育。对很多人来说，传统教育和远程教育模式的转变有着惊人的速度，而且远程教育使学生在新型冠状病毒感染期间可以继续接受教育。虽然面对面教学已经恢复，很多教师和学生还是感受到了远程教育技术带来的潜在益处，他们很可能将远程教育技术当成一种可接受的教学方式。初步报告表明，学生仍然倾向于更灵活的教学方式，在学生渴望更灵活的时间安排和在线学习的前提下，新型冠状病毒感染未来将如何影响学生使用远程教育的意愿仍有待观察（Johnson et al，2021）。然而，“应急远距离学习”的远程教育产品与那些经过深思熟虑、严谨设计的在线或其他远程教育产品不是同一种类产品。在使用不同远程教育产品时，应当在着重辨别它们之间的差异后使用（Hodges et al.，2020）。

新型冠状病毒感染并不是高等教育中远程教育技术使用率增加的唯一原因。在新型冠状病毒感染前，高等教育融合数据系统（integrated postsecondary education data system，IPEDS）的数据分析显示，尽管高等教育受众总体有所下降，但远程教育在高等教育的使用增长率却持续上升（Seaman et al.，2018）。大多数学生都是在自己州内参加远程课程（Seaman et al.，2018）。越来越多的学生希望在更灵活的教育项目中学习，以求最优化安排他们的时间和其他生活责任（Adams Becker et al.，2017）。

使用远程教育还有其他潜在的益处。例如，远程教育能够为农村和教育服务缺乏的地区提供更多卫生保健人员和专业教育，对农村地区的人们进行远程教育，他们很可能在完成学习后，留在家乡进行医疗服务。在最近一项农村地区执业护士劳动力需求的调查研究中，近80%的受访者出于本身来自农村的原因选择在农村地区工作（Toerber-Clark et al.，2021）。

远程教育的另一个潜在优势是它可以用来改善当前护理教师师资短缺的问题。随着教师年龄的不断增长和退休人数的增加，这一趋势预计在未来几年将进一步恶化（Rosseter，2019）。然而，无论学生身处何处，远程教育都能让专业知识丰富的教师给学生上课，从而在某种程度上解决了教师的短缺。当教师与学生分别处于不同地区时，远程技术能够将学生特定的学习兴趣与教师的专业教学连接起来（National Advisory Council on Nurse Education and Practice，NACNEP，2021）。

创新和灵活的远程教育系统能够最大限度地利用学校的基础设施，提高学分制课程的可及性，以提供多地点学习的同质化。远程教育实施的课程和教育计划取得成功需要教师发展、教学资源和教学规划。本章旨在介绍各种形式的远程教育技术，以及成功规划和实施高质量远程教育所需的资源和要素。

远程教育技术的使用

提供远程教育传输系统的大学教育或继续教育项目已经变得越来越有竞争力，但通常受成本、管理者和教师的学识，以及对远程教育的接受度和准备程度的影响。此外，计算机、移动设备和基于计算机的通信系统是远程教育的宝贵工具，它们对教学和学习产生的持续影响是积极、引人注目的。在远程教学和实践过程中，教师作为教育工作者必须熟练掌握和运用远程教育技术（Matthias et al.，2019）。

远程教育传输系统正在经历快速变化。在大多数情况下，传输技术或已与其他技术融合并形成了混合的传输技术，或被新的传输技术所取代。由于技术更新的速度加快，在未来的5～10年里，现有媒体的淘汰将变得司空见惯。然而，在远程教育环境中，有关引导、规划、使用、支持、管理和评估学生学习的概念仍然适用。虚拟教室被定义为学生可以在任何地方获取信息的学习环境，随着大学努力为学生提供高效的高等教育机会，虚拟教室将变得越来越普遍。

与整体高等教育市场的增长速度相比，在线教育的持续增长速度更快（Seaman et al.，2018）。美国教育部（US Department of Education，DOE）在2009年对传统学习模式和远程学习模式进行里程碑式元分析后，得出结论：远程学习模式至少相当于传统的面对面学习模式，而结合使用在线和面对面形式的混合式方法或混杂式方法可能会产生最佳的整体效果。

虽然大规模的元分析结果总体上支持使用远程教育，但是很少有大规模的研究专门关注护理教学的等效性。最近一项专门针对护理教育的范围审查评估了本科教育中的混合式学习成效（Leidl et al.，2020）。审查发现，各式各样的护理教学主题均采用混合式学习法进行教学；学生学习成果至少与传统方法相当；学生的参与度和满意度均有所提高。尽管该范围审查所参考的文献明显少于美国教育部的元分析，但其着重考虑到护理教育的原因。所以研究人员得出的结论是，在线或混合式学习指导至少是等效的，并且在评估学员参与度和满意度方面具有特殊的积极意义。

有很多学习技术可用于提供远程教育。例如，视频同步技术提供的方法可为远程的学生提供混合式课程，而无需花费到授课地点产生的相关时间消耗和费用。在高等教育中，混合式学习方法的使用有所增加，并且预计还将继续增长。因为教师们将采用学生能够在线参与的学习活动和学习体验的教学策略，而不是面对面参与的类型（Seaman et al.，2018）。如今可使用的远程教育技术提供了多种远距离实现混合式学习法的策略。

远程学习技术的使用需要在课程开始很早以前就规划和开发教学材料（Hodges et al.，2020）。培训和支持教师使用及发展新技术，为教学材料的开发提供最先进的资源。此外，在远程技术的使用中必须为学生提供支持。通过开发教学资源和技术支持，教师可以提供远程教学项目，满足注册学生的在线课程教育需求。

在线课程管理软件通常被称为学习管理系统（learning management system，LMS），有利于构建在线学习社区。学习管理系统主要指用于课程管理的支持系统，提供的教学环境包括课程信息和内容、公告、同步和异步信息的交流，以及对学生学习的评估。学习管理系统使用同步和异步结合的策略，建立连接学生与同学、教师交流的平台，并在在线学习社区中提供富媒体内容资源。

随着向计算机教学的转变，单一面对面教学形式提供的课程数量正在大幅减少。不过，许多课程提供与其他技术混合的教学方法，如视频会议、音频会议、流媒体视频、播客和其他专门基于网络的计算机应用程序，以提供同步和异步混合式学习体验。一些技术使用同步技术，或者是同步连接用户的技术。另一些技术使用异步方式，允许学习者在不受时间或地点限制的情况下进行学习。本章介绍了远程教育的选择策略以及基本的同步和异步方式。关于远程教育传输系统的概述（包括优点和缺点以及针对每种媒体的相关信息）详见表 21.1。

同步学习技术

随着混合式高等教育持续发展，使用相关远程技术与学生面对面的交流互动的需求日益增加。同步技术提供了向远程学生传输混合式课程的方法，不需要到学生所在地授课。本章将讨论的同步视频技术包括基于学校的视频会议系统、以学校为中心的网络会议解决方案，以及一对一或小组的网络会议程序。同步音频技术包括音频会议技术，一般通过现有的电话线或音频互联网协议系统实现。音频互联网协议本质上是一种使用计算机或硬件和互联网来进行数字传输音频通话的系统。

语音会议

一些进行远程教学的院校将音频会议与其他技术结合在一起，例如网络研讨会技术，可以在互联网上用可视化的方式呈现更多的学习内容。对于那些生活在偏远或农村地区、无法使用高速互联网或宽带连接的学习者来说，使用纯音频技

表21.1　远程教育传输系统

类型	主要优势	主要劣势	相关的技术成本
基于学校的视频会议系统	• 质量最高的音频和视频 • 使用方便 • 具有多站点的可能性 • 学生可根据自己的喜好参加集体学习或在家独立学习	• 需要所有远程硬件 • 所有远程站点都需要技术支持 • 没有能力为小组提供分组会议	• 比较昂贵，需要在学校层面上进行集中访问 • 主机和所有远程站点都需要硬件单元 • 在主机和远程站点需要支持人员
以学校为中心的网络会议和基于云的软件系统（双向）	• 来自多个参与者的互动视频	• 对参与者人数有限制 • 视频质量随着参与者人数的增加而下降 • 所有参与者都需要高速互联网	• 学校购买软件 • 主办方和接收方提供计算机、网络摄像头、带麦克风的头戴式耳机以及高速互联网接入的费用 • 对音频和视频障碍提供支持
网络研讨会	• 互联网上的实时视频可传输至个人计算机	• 单向视频 • 可以响应音频或即时消息 • 所有参与者都需要高速互联网	• 学校购买软件 • 计算机、网络摄像头、带麦克风的头戴式耳机以及提供高速互联网接入的费用 • 接收方需要计算机和高速互联网
个人或小组网络会议系统	• 非常低成本或免费软件 • 易于安装和使用	• 仅限于一对一或非常少量的互动视频参与者	• 通常是免费软件
音频会议系统	• 以学习者为中心 • 成本低 • 可以在任何有电话或高速互联网接入的地方教学或接收	• 可以从远程教室或家庭中接电话 • 课堂演示风格可能需要改变 • 视觉学习者和听力受限的学生可能处于劣势	• 长途电话费 • 如果超过一名学生注册，在接收地点的音频会议设备费用 • 服务提供者的费用
播客、增强型播客、视频播客系统	• 以学习者为中心 • 可在任何地方访问 • 实时和随时交付 • 不同学习风格都可参与 • 便携 • 便宜	• 要求智能手机或其他移动设备以移动模式使用 • 教师需要学习新技术 • 跨平台的潜在兼容性问题	• 高速互联网接入 • 个人计算机或台式计算机 • 生产制作员工的工资

术可以为他们提供帮助。音频会议可以使用现有的电话会议服务。一些学习管理系统在它们的软件中内置了语音互联网协议音频会议功能，也可以使用 Skype 和 Google Hangouts 等免费软件。

如果所选的教学内容不包括视觉教学部分，可以在课程开始时通过电子或其他方式共享教师和学生的照片或视频。此外，应鼓励学生在音频课上发言，介绍他们自己以及所处地区，以帮助学生感受教室氛围。为了获得最好的音频效果，应该要求学生使用带有内置麦克风的耳机。在电话会议中，应要求参与者不要随意讲话，并将自己的麦克风设置成“静音”状态，以消除干扰和多余的噪声。为一些学生提供的社会化实践活动也应该被纳入早期课堂教学中，同时应为学生提供使用该技术的指导。因为教师无法识别一些非语言的信息，教学策略应该包括更多的提问，确定学生对已讲授内容的理解。应该提前计划在课程中让学生参与讨论的方法，并以适当的方式纳入课堂。在远程教育中吸引学生的一个常见策略是利用远程电话轮流联系学生。

以学校为中心的专用教室视频会议系统

许多教育机构都建立了专用于建设高质量互联网的会议室。这些教室和会议室利用多个麦克风和专用摄像头提供尽可能高质量的音频和视频，以支持同步学习。有些系统可以手动控制摄像头，而更高端的系统则会利用技术对房间内的发言者进行地理定位，并自动对焦于一个或多个正在发言的人。这些专用房间可与州内或全国各地的其他类似房间连接，甚至可连接到世界上的任何地点。

会议的视频输出通常在大教室用高清视频投影设备实现，可视化地连接跨地区的学习者。会议的视频输出样式可以自己设定，以便在屏幕上显示单方或多方参与者。当使用远程站点的单视图选项时，能够自动切换显示当前正在进行讲话的站点的视频信号。这些专用视频会议系统通常都具有处理复杂音频的能力。专用单元使用的回声消除技术消除了远程会议的系统回声和混响，以及音频反馈中听到自己声音的问题。这些基于学校的设备拥有当今市场上最高质量的音频和视频系统，而且易于操作。大多数系统也允许远程参与者使用专业软件和带摄像头及麦克风的个人计算机。

使用以学校为中心的视频会议技术系统的主要优势是高质量的视频。最先进的系统通过高清晰度视频可让参与者看到自己的面部表情和肢体语言，这在角色扮演或学生演示的课程中尤为重要。该系统的主要缺点是管理大型团队或查看大量学生的能力有限，而且视频连接需要所有参与者均具备良好的宽带连接条件。

基于计算机的视频会议系统

对于无法利用学生所在地区和学校的视频会议设备的情况，基于计算机的会议为远程学生提供了另一种易于获得且方便的选择。以学校为中心的视频会议技术软件允许同时连接两个或两个以上的个体。拥有“云计算”的公司可提供这些服务，这些公司利用互联网为那些不想维护或提供硬件的学校提供视频会议解决方案，帮助其在本地提供视频会议。

基于计算机的视频会议系统是一个高速发展的领域，市场上不断涌现该领域相关的新产品和新技术。由于使用的快速增长，许多学习者以前都有过使用这些系统的亲身经历。这些软件的例子包括 Webex、GoTo Meeting、Microsoft Teams 和 Zoom。一些视频会议软件需要每个参与者均安装软件，而另一些则是严格基于网络的应用程序，并不需要安装。一些基于计算机的视频会议系统直接部署在学校的学习管理系统上。

每一个连接到视频会议的人都是通过连接高速互联网的计算机来实现这一功能的。参与者可以从其他参与者处接收音频和视频，但如果需要共享他们自己的视频，就必须有网络摄像头。为了避免音频回声问题，应鼓励参与者使用内置麦克风的耳机，并且应在不讲话时置于静音状态。

虽然可以通过网络摄像头看到所有参与者，但视频的实际大小和质量可能因参与者的数量和带宽的情况而有明显差异。在不同的系统中，在不同的人之间切换，同时查看多个参与者的能力也有所不同。由于许多学生可能会选择关闭视频，以节省网络流量或不被教师和同学看到。因此，教师必须提出希望学生能够在课堂上打开视频的要求。

大多数基于计算机的视频会议软件都具有许多可用于支持课堂学习的功能。例如，可以通过共享桌面的功能鼓励学生之间的协作，从而共享来自主机或参与者计算机的演示软件或文件。许多系统还有轮询和即时信息提醒或聊天功能。网络会议视频可以存储，供学生后期观看，也可以供那些缺课的学生查看。有些系统允许学生或教师创建跨区域小组，允许小组项目成员进行小组协作。还可轻松邀请行业专家远程参与课程，与学习者分享知识并进行互动。除了使用视频会议形式进行面对面的课堂教学外，办公时间也可以使用软件，这样就可以为想要利用这种技术的学生提供面对面交流的机会。如果视频会议软件是用来支持异步课程中的同步会议，那么教师就必须提前做好计划，在课程开始时就确定同步课堂会议的日期，以便学生安排好自己的时间。

另一个版本的视频会议技术是网络研讨会，通常是单向播放视频的。用于网络研讨会的软件是相同的，其显示演示软件和桌面应用程序的能力也相似。交互式双向视频会议的网络研讨会具有可提供较多的参与者数量的优点。由于视频是单向播放，故宽带限制通常不受参与者数量的影响，一般可供 100 人以上共同参与。参与者可能仍然会参与现场直播，但通常仅通过轮询机制、聊天和音频交流。尽管不需要网络摄像头参与远程访问，网络研讨会仍然需要高速的互联网接入。网络研讨会的明显缺点是不具备与远程站点的面对面视频交互能力。

个人或小组视频会议

许多学校可能会订购专业级的网络会议软件解决方案，软件也可以用于连接一个人或一个小群体，也不需或仅需很少的费用。这类软件包括 Skype、FaceTime 和 Google Chat。大多数网络会议解决方案都可免费下载，并为客户创建账户进行服务。这些软件易操作，仅需一台带有摄像头的计算机和带有麦克风的耳机以及高速的互联网接入。

大多数此类软件还允许即时消息传递和提供“状态指示器”功能，让人们知道对方是否能参与网络会议。虽然这种软件不允许在同一时间内使用多个视频连接，但是以低成本高效益的方式建立师生间一对一、面对面的交流，或在学生小组之间进行面对面的交流。这类软件可用于面对面辅导课程，或为跨区域的远程教学项目提供支持。教师也可以利用该软件通过向学生发布可用时间表，并在每周指定时间在线，来与学生进行线上答疑或办公时间交流。一些软件允许桌面共享，但与基于学校的网络会议解决方案相比，其功能相对有限。尽管如此，由于使用这些产品的成本低廉，其仍是与学生交流的有效方式。

同步连接的支持与策略

每种同步连接媒体都有特定的技术识别特征，但是都具有需要支持的相似性。在线和在课堂使用该技术是共同的焦点。虚拟课堂教学要求教师仔细规划最佳的远程教学策略。在整个过程中，应向学生介绍如何使用这些相关技术并且给他们以明确的要求。学生的学习效果会受学习过程和内容的影响。清晰而简明的指导是帮助学生建立学业自我概念的关键。表 21.2 提供了针对同步技术教学的调整教学策略的摘要。

与其他教学传输策略一样，同步教学系统需要市场营销、网站选择、有效的沟通和持续的课程协调，以便有效地进行管理。教师和管理人员必须紧密合作，确保所有教学计划都顺利进行。

同步系统的选择

制订学校视频会议决策应根据现有资源和学生群体的不同而有所不同。该学校是否已经存在基于区域的视频会议单元，将会影响到方案的选择。在某些情况下，也可通过协作关系借用或租用远程设备。对于区域视频会议模式，因为不同的学生在同一远程教室共同学习，可以有机会认识与其地理位置相近的人。在农村地区或宽带接入较差的地区，区域医院或小城镇图书馆的视频会议单元可能是一种解决虚拟同步教室的方法，特别是当学生无法在家中使用宽带的时候。

在学生可以使用高速网络的区域，使用网络会议解决方案能为访问虚拟教室提供很大的灵活性。许多学校都可订购一种适合自己的特定方案产品，而这将是最划算的。值得注意的是，视频的质量虽然会影响面部表情和细节的观看效果，却可以提供面对面交流的机会。在考虑网络会议技术时，必须考虑到远程站点上预期的学生数量，并据此选择合适的远程同步产品，以满足使用要求。对于有大量参与者的情况，切换到网络研讨会的模式可能是最佳选择，但此选择会影响双向交互视频效果，因此需要具体权衡。

在此技术领域，一个显著发展的领域是将智能手机和其他平板设备等手持移动设备连接到网络会议上，学生连接移动设备的能力是很重要的。关于当前学生使用移动设备学习情况的研究

表21.2 调整教学策略以适应同步技术

在同步技术提供的课程中使用的教学策略	调整的教学策略
讲课 为在短时间内对事实性的资料进行讲述提供了一种有效的方式	• 在简短的小型讲座（10 ~ 15 分钟）或播客中介绍关键概念，穿插着反馈、互动、提问和应用机会 • 通过运用自我评估策略、反思、先行组织者理论，让学员参与关键概念资料的学习 • 利用网络和基于电脑的材料，以及演示软件、视频和计算机图形等其他媒体加强小型讲座的效果 • 指导客座讲师设计互动演示，利用充足的提问 - 回答方式与学习者进行交流
讨论 提供以学生为中心的学习环境 促进协作学习过程 让学习者参与主动学习 为评判性研究提供机会	• 激发学习者的多角度、多观点和多方面思考 • 事先分配个人进行具体的报告以加强讨论 • 经常点名学生；在不同的接收站点建立与学习者之间的对话 • 鼓励所有的网点参与，让学习者有足够的时间回答问题和参与讨论 • 提出高阶问题，要求学生比较、应用、综合、假设或评价 • 在等待学生答复时，重复和以不同的方式将问题复述一遍 • 鼓励学习者参与，通过有效地利用摄像头与学习者进行眼神交流，并将注意力集中在那些说话者身上
访谈 专家或客户以访谈的形式向课堂提供额外的信息或观点	• 预先录好客座讲课者的片段，让本人在网络“现场直播”中出场，以进行基于网络的问 - 答交流或者通过电话联系 • 主持人应总结和澄清要点，并及时、准确地进行访谈
小组讨论 促进以有效的方式集思广益	• 学习者应对事先指定的学习活动做好准备 • 学习者应该确保小组成员了解他们在小组中的角色以及他们对讨论的贡献。每组最好有 3 名或 4 名成员。选取不同观点的人或某个专业领域的专家参加专题讨论小组。保持演讲简短，这样所有小组成员都有足够的时间来传达他们的信息。根据需要，在课前与小组成员进行排练 • 小组成员可以在不同地点同时上线——要引导所有小组成员参与讨论 • 主持人的总结对于确定重要观点至关重要，并让小组成员严守分配的时间，确保大家都有机会发言
角色扮演 鼓励学生模拟决策、共同协作和参与	• 角色扮演情景可以预先录制并在课堂上播放；考虑在不同的接收站点以小组的形式进行 • 角色扮演可以用来继续之前布置的任务，比如“在这种情况下你会怎么做？” • 学习者提前准备，因为自发的活动比面对面的课堂要少 • 角色扮演的部分保持简短，这样所有接收站点的学生都能做出反应和回应 • 对角色扮演场景的总结应联系讨论，强调关键的学习、反思、感受等问题
学习圈、讨论组和学习组 在更大的课堂中促进讨论 在一个协商和协作的环境中为实践工作提供机会 鼓励参与和主动学习，并在课堂上建立团队融洽的关系	• 使用支持同步或异步团队的技术；将全班学生分成 5 ~ 10 人一组，以便学生进行讨论。在学生人数较多的班级，将学生分成若干小组，要求每个小组选出一名“报告者”来介绍本组的工作 • 运用团队建设技能，培养协作性学习 • 给小组明确的任务指示，如“提出一个问题”或“在一个问题上达成一致”。保持指示清晰、简单 • 与基于问题的学习和基于团队的学习情景一起使用 • 让小组在视频会议课堂上汇报。
问答 为教师和学习者提供反馈意见 模拟讨论 鼓励学习者参与课堂	• 在课堂进程中，应鼓励学习者在课堂上记下问题或评论，以便他们随时准备回应 • 尊重学习者的问题至关重要，通过异步论坛、聊天功能、直播或打以 800 开头的电话号码（在美国，以 800 开头的电话号码通常被称为免费电话），为教师提供机会回答那些在课堂上没有机会参与的学习者的问题

续表

在同步技术提供的课程中使用的教学策略	调整的教学策略
案例研究 / 模拟 帮助个人衡量和测试价值观，区分事实和观点，发展评判性思维能力	• 案例研究应该在课前提供给学习者，以便学习者能够预习和准备个人或小组的应答 • 如果有口头的案例研究，他们可以改变报告进程；保持精炼，时间控制在 10 分钟左右，这样团队中的其他人就可以了解重点 • 结合演示软件、视频剪辑或其他媒体以增强案例研究的展示；同时也鼓励学习者这样做来增强他们对案例研究的理解
辩论 澄清要点和立场 有助于澄清价值观，发展评判性思维和沟通能力 支持情感领域的学习	• 提前计划并给出明确的指示 • 小组制定评估报告的标准 • 确保所有接收站点的学习者都能听到要点；在有必要时重复 • 可以预先给特定的小组分配辩论的任务
多媒体、图形、演示文稿 保证选定的材料视觉清晰度并提供特写镜头	• 保持图形简单 • 使用“水平”或“横向”的角度 • 使用大字号 • 使用有一定对比度的背景和前景（以蓝色、灰色和淡色为佳）

表明，远程设备连接移动设备的能力对于学习至关重要，因为一般学生很可能会有至少两部可上网的设备，其中一部就是智能手机（Gierdowski，2019）。鉴于学生可能拥有的可上网设备数量和类型的复杂性，考虑使用一个不受设备和操作系统限制或灵活的平台是很重要的，这样的平台可以容纳各种品牌、操作系统和型号的设备（案例研究 21.1）。

异步学习技术

尽管使用各种同步技术的数量有所增加，但异步技术也在不断发展，且变得更具交互性。异步技术不要求学生在特定的时间或地点绑定异步设备，因此在课程安排和学生参与方面具有更大的灵活性。由于各种音频和视频增强技术的存在，所以可根据学生的时间表向学生提供学习相关内容。

> **案例研究 21.1　评估视频会议技术**
>
> 某大学目前只向 4 个校区中的 1 个校区提供护理硕士学位课程。由于全州需要更多的高级执业护士，因此这所大学决定开始向其他 3 个校区提供护理硕士学位课程。教师赞成使用视频会议技术，在其他 3 个校区以混合的方式开展护理硕士学位课程项目。
>
> 1．需要哪些额外信息来评估潜在的视频会议软件？
>
> 2．您会推荐使用哪些硬件和软件来进行视频会议？
>
> 3．在过渡到在所有 4 个校区提供该项目时，可能需要哪些额外的资源？

播客

播客程序是近来受欢迎的互联网接收流媒体的工具之一。播客原是苹果公司开发的便携式音乐播放器 iPod 的一个术语，可以订阅并自动下载网络音频。现在“播客”通常指的是任何可以自动下载到计算机或移动设备上的音频程序。播客最常见的下载文件类型为 MP3 文件。学生可在他们的学习管理系统或其他免费程序中订阅播客，以便自动接收新文件。

播客可以捕捉实时的画面并进行面对面的授课。对于教师来说，授课的简单方法就是用便携式的闪存式录音机为学生直接录制 MP3 格式的授课音频。音频播放可以每秒低比特率（建议 32 kbps）的速度进行，这样能减少文件的大小，而且不会对音频质量造成较大影响。佩戴式话筒有助于确保高音频质量。在播放音频时教师应提前告知学生音频文件的名称和日期，以便其提前了解音频的主题和内容。除了重命名外，这些文件不需要进行任何后期处理，同时文件可以上传到学习管理系统中，甚至可以通过电子邮件直接发送给学生。

这种类型播客软件的优势是内容可供学生讨论，能增加学生对有难度概念的理解，并允许他们在课外时间学习课堂上遗漏的内容。已存档的课程可以在恶劣天气或教师生病不能到课的情况下使用。这种类型播客软件的缺点是不能促进学生主动学习，而且一些学生可能会因此而不来上课。可以在课堂上使用交互式学习活动的策略，如在播客中引入概念讨论，以避免这种情况的出现。另一个缺点是它不能向课堂补充任何额外的信息。

播客的另一种学习形式是在上课时间播放预先保存的内容，提供学生学习使用。利用播客在课堂之外传递课程内容可能是一种相对较新的“翻转”课堂形式。有关翻转课堂的更详细信息，请参阅本书第 16 章。

使用播客的另一种策略是利用播客播放课堂教学的拓展学习材料。这使学生可以深入探索主题和拓展他们的知识。播客的其他常见用法包括利用播客解答本周课堂的难题；将客座讲师邀请至播客平台与学生交流；使用播客复习每周最重要的知识；在上课前预留下次学习内容，以便提前做好准备。

增强型播客和视频播客

增强型播客包括与音频旁白同步的静止图像的音频播客。在教育领域常见的增强型播客形式是伴随语音叙述的讲课风格的演示文稿。演示文稿和音频同步，分别传输到计算机和其他移动设备上播放。

视频播客（vodcast）是指能播放视频的播客。视频可包括增强材料，如带有同步叙述的演示文稿，但通常能播放实时影像和音频。影像播客可用来提供学习内容、对学生提供指导或发布作业的要求，或者在日常的基础上解答疑问。其要求本科生采用的技术是将讲座内容制作成视频播客（Galanek & Brooks，2019）。视频播客文件往往相对较大，当需要传输学习资料时，应考虑清楚视频是否为必须传输的学习材料。如果视频必须下载，建议进行编辑并将片段拆分为较短的段落（少于 5 ~ 10 分钟），以限制文件下载的大小。还可以通过减小播放窗口的大小，从而缩小需要发送的视频文件的大小。

创建播客及视频播客制作工具

各种便携式录音机可以制作简单的音频文件。如要获得最专业的录音效果，使用带隔音的房间和特殊的麦克风将会得到最佳的音效。然而，条件有限时，在一个安静的房间里使用好的麦克风有时甚至会带来更高质量的音效。音频文件的编辑可通过诸如 GarageBand（Mac 平台）或 Audacity（Mac 或 PC）这样的软件来完成，这些软件均可从互联网上免费下载。

视频播客的制作包括摄像机捕捉现场视频以及后期编辑视频。视频可以通过使用智能手机或内置网络摄像头捕捉，或使用专业摄像机和麦克风进行拍摄。专业设备的使用将会达成更高质量的音频和视频效果。编辑和处理这些文件的软件包括 Adobe Premiere、Adobe Rush 和 iMovie。如果需要对视频文件进行大量编辑，建议邀请这一领域有熟练经验的专业人员操作，因为学习使用这些软件可能会耗费大量的时间。与增强型播客相类似，当可以使用视频播客时，了解用户群的需要非常必要。最好提供多种文件格式或者使用学生最常用的文件格式。

网络环境中的教与学

如今，高等教育提供的在线课程和项目不仅吸引着校园里的学生，而且也吸引着偏远地区的学生。学生希望能够灵活地学习课程，而不需要在特定的地点和特定的时间上课。在线学习允许学生在方便的时间和地点使用在线工具和资源进行学习。在某些情况下，学生和教师可以完全在网上以异步方式进行交流；在其他情况下，课程可以采用混合或混杂式设计交付，这样可将同步和异步学习技术结合起来。需要教师和学生在教学过程中重新定义他们作为教师和学习者的角色，才能保证他们成功地参与在线学习。

在线学习中教师的角色

在教授在线课程时，教师作为教育工作者的身份发生了转变。首先，实时面对面地与学生交流互动变得比较有限，而且很多交流都不是同步进行的。更重要的是，在线课程对于学生来说，教育工作者已不是主要的资讯来源。相反，教育工作者的角色变成了学生学习体验的促进者。学生要对明确自己学习的需求负起更多责任，而且要自己掌控好如何去满足既定的学习目标。对一些新近从事在线教育的教师来说，他们可能会产生一种对学习过程失去控制的失落感。从事在线教育可能要求教师重新思考定位他们长期以来笃信的关于教育工作者在教与学过程中所扮演的角色，并且去探索新的教学方法。

不过，教育工作者在学习中扮演“促进者”的角色，这并没有减少对教育工作者的需求，也没有削弱其在学习过程中所发挥的重要性。教育工作者仍然负有以下责任：确保课程达到预期目标；设计促进学生全程参与学习、进行高阶思考的教学活动；以及评价学生表现。指导在线讨论是又一项进行在线教学的教师需要扮演的重要角色。教师应鼓励同学间的交流，而不是专注于学生与教师间的对话。应该有形式多样的讨论，包括反思、评判性思维，以及临床实习课后会议等。对在线讨论有清晰的评分标准，能够给学生及时的反馈意见，让其了解自己是否达到预期的学习目标。

管理在线讨论

管理异步的在线讨论，使其保持互动性、学生驱动性和主题性，是教师作为学生学习促进者角色的一个重要方面。教师应努力成为讨论的促进者，鼓励学生参与课程内容并与同学展开讨论。有时，教育工作者可能会发现有必要改变讨论的方向，或纠正学生在发帖中可能出现的事实型错误；但是，教师应努力避免主导学生之间的对话。如果要成功地管理异步在线讨论，教育工作者必须清楚地确定与讨论相关的预期学习目标，并确保所有学生都参与课程活动。

因为在线课程提倡的是对学生学习方面的灵活性和便利性，学生常常会在全天候任何时间进入课堂、发表见解，以及给教师发电子邮件。由此在在线课程中产生了大量的学生交流，时间管理便成为教师在教授时遇到的一个问题。如果教育工作者事先没有考虑如何管理在线课程中学生产生的交流，那么这些交流可能会让教师感到不知所措，所以教师在课程开始之前实施时间管理策略至关重要。有计划在手，教师才可以既及时回复学生的问题，又在课程中胸有成竹。

下面是一些被证实行之有效的有助于管理在线交流的策略，包括：①决定要多久回复学生的提问（如 48 小时内），并且事先告知学生这个规则，以便他们等待答复时有思想准备；②为每一位学生建立电子学习档案袋，将课程交流存档；③利用学习管理系统中可用的通信选项（视频会议、消息传递、聊天和电子邮件）；④设立“电子”办公时间与学生进行交流；⑤写好并储存一些对常用问题的标准式回复，在需要用的时候可以很快拿出来，并做个性化处理。教师也会发现，每周“专门拨出”预设的时间用于在线课程，可能会比较有帮助。

另外一种有效管理在线交流的办法是让学生在讨论室对同学的帖子发表意见。学生可以评判同学的作业、引领和总结小组讨论，并参与集体协作的学习活动。学生也可以被指定在讨论室负责综合与分析各种反馈意见，然后再让教师或其他小组的同学有机会对其总结报告做出反馈。教师可以指定学生轮流任小组长，以便让全体同学都具备体验领导者角色的机会。这些经验不仅会促进及时反馈和减少对教师的依赖，同时也促进了主动学习。教师不必要对学生在线讨论的每一个见解都做出回应。教师应努力避免在对话里喧宾夺主，其所做的评语只是强调或总结要点，鼓励学生参与，以及在适当的时候提供反馈和其他类似的意见。这些策略对有效管理学生人数比较多的班组讨论也十分有效。

管理在线课程的大量注册学生

教师短缺，招生数量增加，以及护理专业接受额外生源的压力等因素，使教师面临为班级人数庞大的课程授课的问题，其中也包括传统的在线课程。虽然没有证据表明一个班的学生比较多时教学质量就会降低，从而使学生产生不满，教师仍然有责任保证在注册人数增加的课程里，学生有好的学习体验，由此他们需要考虑制订促进学习的策略。

什么是大班？这取决于教师授课内容的性质，与高级课程和研究生课程相比，基础课程更适合大规模的班级。虽然很少有实证文献给出远程教育班级的最佳人数，但 Taft 等（2019）通过在线课程班级人数的文献研究，指出大规模招生的课程班级是指有 40 名或更多学习者，中型到大型是指有 31 ～ 39 名学习者，中型是指有 24 ～ 30 名学习者，中小型是指有 16 ～ 23 名学习者，小型是指有不大于 15 名学习者。虽然文献整合有助于明确学校的招生人数，但不同的学校对班级人数的限定却大相径庭。

在为大班教授在线课程时，教师必须确保课程和教育实践的设计是为了促进和最大限度地提高学生高阶学习的能力。如果一个班级超过15名学生，教师发现将学生分成更小的学习小组可以更有效地促进学生和教师之间的互动。教师应该精心设计和布置作业任务，以促进学生参与学习，开展高阶学习，促进知识应用。教师使用评分标准使学生明确学习目标，提高作业的完成度，也使教师更容易评估学生的学习效果。

设计在线课程以及学习活动

将一个模块、课程或者学术项目的全部或部分搬到网络上来，为教师提供了对课程或项目的设计和排序方式安排进行重新构想的机会。课程的设计影响到学生如何学习、这门课怎样让学生支配学习时间，以及怎样更为有效地利用学生的学习时间。最理想的情况是，教师可以得到专业的课程设计专家，如教学设计师、图案艺术师和网络技术员的支持。然而，任课教师必须对上线到在线学习社区的课程设计和整体性负责任，对课程设计的基本原理要有所了解。

对学生使用非考试的形式进行评估，推动了评定细则的普及。在创建评估活动时，评分细则不应作为事后考虑的内容添加进去，而是要与开发程序有机结合起来。在讨论论坛中使用通用的评定标准可以减少教师评分的时间，明确学习者的期望，并提高发帖的整体质量（Mckinney，2018）。

护理教育工作者应该遵循教与学及教学设计方面的理论来开发自己的在线课程（见第14章和第16章）。这些理论提出了如下设想：当学生主动参与并在一个社会与应用的环境里进行交流，而且是在可以理论联系实践的情况下，他们的学习会卓有成效。

在设计在线课程时，教师首先要考虑课程本身、课程的内容，以及学生的需求是否可以完全用在线课程的形式得到满足。课程是实时或是非实时的，或者是混合式在线活动、校园的课堂面授，或实验室或临床实践等。此时，教师也需要考虑选用何种现有的学习或课程管理工具及在线资源，抑或需要采购，以便能够支持教学目标的实现。

课程设计还应以理论框架和模式为指南，以保证教与学过程的所有步骤都得到充分关注（见第10、14和16章）。课程开发还应以良好的教育实践为指导，如高预期、主动学习、反馈、与教师的互动、与同学的互动、完成作业的时间，以及尊重不同的学习方式（Chickering & Gamson，1987）。

课程设计基本原则

遵循以下课程设计原则可以帮助教师设计有效的在线课程。建议教师在设计第一次在线课程时与教学设计团队进行合作。

1．从学习者开始。学生是设计在线课程的中心。教育工作者必须先评估学生的学习方法、学习需求、知识基础、学习动机以及适应性需求（详见第2章）。虽然并非所有学生都希望选择在线学习，也并非所有学生都具备在线或混合式教学模式所必需的良好自主学习能力，但是在需要进行在线课程时，大多数学生都可以适应并利用自身的优势和资源促进学习。教育工作者应了解学习者对技能的掌握程度，并对其提供支持和充足的资源，尤其是在首次开设在线课程的时候。

2．明确学习效果、目标和胜任力。清楚地说明学习效果是课程设计的程序，应该在课程开发阶段及课程内容中完成（详见第10章）。在线课程可以促进完成所有认知领域的学习效果。课程设计也适用于各种认知领域以及领域内的不同层次。

3．将内容组织成简短、逻辑清晰的单元，如一节课程或模块。为课堂设计的课程通常是根据学校的学期和课时安排来规划的。然而，网络课程的排课则灵活得多，所以内容组织好后，应把更多注意力放在教学方法原则上。使用故事画板和课程计划会有助于组织模块和课程。每个单元应包括综述、效果和目标、学习活动、阅读和作业，以及评价。

4．让学生有机会进行练习，并将课程原则应用于实践环境中。根据布鲁姆分类法，学习活动应该为高阶认知领域而设计，以帮助学生从理解向综合与评价转移，并将学习与临床实践结合起来（参见第27章）。

课程应从建立清晰的高期望值开始。这些要求应在教学大纲里公布出来。学习活动应要求主动学习和参与——即与内容、课程、同学和教师进行交流。通过形式多样的学习活动，如辩论、游戏、概念图、网络追寻、案例研究、提问、寻宝，或者诸如写文章及反思日记和做参与项目等书面作业，能够激发学生积极学习。大部分教科书出版商创建了与教科书配套的虚拟环境和交流学习活动，教师可以将这些丰富的资源整合到课程设计中，以便为学生提供主动和自主学习的机会。

可以促进高阶主动学习的作业，会要求对某一个理论概念进行剖析和评判。这类作业包括概念辨识、案例研究和辩论。另外一些促进讨论和交流的高阶讨论技巧的例子包括识别临床问题，或者涉及伦理的医疗问题，可以先让学生进行头脑风暴，寻求答案，或者对某个解决方案的优劣之处进行辩论。这些方法与促进讨论和互动相比，是其他高层次讨论方法的范例。对学生来说，在有关护理实践的现实生活中找到一些案例进行在线讨论，相对比较容易。有关展示使用各种教学策略来促进主动学习的讨论论坛示例，请参见框 21.1。

学生在学习过程中必须得到反馈。在线课程中的反馈形式可以包括认可（例如，确认学生已提交作业）、信息（提供信息或指导）以及评价（例如，对学生的作业做出评分并提供改进信息）。反馈也可以来自学生自己、同学和教师。其形式包括使用自动回复和计算机评分的练习试题。自我评分的案例研究是一个让学生了解自己学习进展的简单途径。对书面作业的同伴评定或小型学习和讨论组，可以给学生以相互学习的机会。教师必须在学习过程的每一个阶段都给予学生反馈，其做法可以是监督学生的作业、修正错误以及提供要求达到何种期望的例子。教师的角色也包括帮助学生培养自我反思的能力。

在在线学习中，交流互动是基本的元素。学生必须有机会在一起工作、分享想法、协作，并进行小组活动。学生在一起工作的时候，会有一种社会存在感，以及与课程的联系感。在线课程的孤立性可以通过鼓励互动的课程设计来克服。如前文所述，教师必须积极参与课程，通过回答学生的问题、提供反馈，以及建立起合作学习环境的方式，总是“出现”在课程里。教师可以用提供反馈、及时回答学生提问，以及传达同情心这样的做法，来体现对学生的关怀。大多数现代学习管理系统（LMS）中内置的视频会议、消息传递、电子邮件和评论功能均可用于促进互动和协作。

尊重不同的学习方式

在线课程的设计也必须尊重学生不同的学习

框 21.1　论坛示例

自我介绍

告诉大家你在哪里工作，为何选修这门课，以及其他你想告诉大家的有关自己的情况

模块 1：以学生为关注焦点

发一个描述你的学生的帖子，描述你是如何评估他们的需求的，你将在网络课程中给他们提供怎样的支持

模块 2：辩论

问题：你认为是否所有的护理课程都应设计成在线课程？请同学中姓氏以 A ～ M 开头者做正方，姓氏以 N ～ Z 开头者扮演反方。请名字首字母是 A 的同学代表正方做总结发言，名字首字母是 Z（或者最后一个字母）的同学代表反方做总结发言

模块 3：寻宝

在这门课程中，找出可以用来通知学生课程要求及需要达到的预期学习效果的各种策略。贴出你的意见，并对每一条策略的价值做出评价

模块 4：轮转发言

针对问题“我们如何能够帮助网络课程的学生获取反馈意见？”做出回复

模块 5：聊天总结

对聊天室里的讨论做一个总结

模块 6：写一篇一分钟论文“在线学习社区”

写一篇“一分钟论文”，描述你需要怎样的帮助才能成为这门课程在线学习社区里的一员

模块 7：最模糊点

在这门课的现阶段，还有什么是你不清楚的地方？请贴出你的问题，全体人员（教师及参与的学生）将会试图为你答疑

学生休息室

这是可以让大家放松休息的地方

答疑办公室

将有关这门课内容的问题、流程或技术层面的问题发到这里。将在 24 小时内提供答复

方法，以及学生本身的多样性。要做到这一点，可以采用在课程中提供参与的选择、学习课程资料方法的选择，以及评估和评价学习效果方法的选择得以实现。由于护理学校学生的种族、族裔、代际和语言多样性，教师在设计课程时，必须明确传达出尊重不同意见和学习方式的期望。

1. 建立评估、评价和分级计划。评估和评分标准应当明确规定，并且需要制定适用于在线学习环境的各种策略（详见第24章）。其中包括了测验、案例研究、模拟、日记、辩论、讨论和作品集等多种评估技术。现如今，很多课堂评估技术（classroom assessment technique，CAT）都被修改成“电子CAT”，学生和教师都可以有效地利用这些策略来评价学习效果（详见第16章和第24章）。应选择评价策略，在学生学习的过程中，为其提供形成性评价；同时也应在模块结束时、一节课后，或课程完成时评价学习效果。教师必须在课程开始时向学生公布评分计划及指南。

2. 运用图像设计原则。通过使用色彩、字体和视觉图像来优化课程设计。如使用这些颜色和字体，则必须符合设计标准，使用图像不得侵犯版权，教师与设计专家通力合作就可以达到这个目的。课程设计师应该将诸如视频、音频和图像等媒体全面融合在一起。

3. 尊重版权法。因为图表、文字、视频等媒体都是唾手可得的，令人很想随手就把众多资料加入课程中去。不过，教师和教学设计师都必须在美国版权法及《技术、教育和版权协调法案》（TEACH法案）的框架之下操作。教师要熟悉这些法律，要考虑到有版权的作品只能用于教育目的，“公平地使用”，并且要获得版权持有人的许可。

创建社区

由于在线社区中缺乏面对面的交流，教师有必要采取一些具体的策略克服距离上的障碍，营造一个让学生感到彼此联系、感受到每个成员存在的学习环境。在课程开始时，教师可以通过进行促进学生个人交流、让学生互相认识一类的活动，建立学习社区。

在课程的第1周，通过视频，教师和每个班级成员相互介绍，此时结合破冰活动，可以有效地提高学生的参与度，培养学生的学习社区意识（Center for Innovative Teaching and Learning，n.d）。创建讨论室，让学生可以就课程提问，以及鼓励学生在教师不在的时候互相对话，对促进学习社区的建设都很有帮助。同时，通过视频会议确定学习时间，也是一种推动学生成功和学习社区发展的方法。

促进文明行为

多个因素促使人们日益关注护理教育领域中的不文明行为。虽然不文明行为具有主观性，但通过识别不文明的行为，可以帮助教师认识并采取措施，避免不文明行为的发生。

在面对面的在线学习环境中，几乎没有不文明行为的发生，但在线讨论是一个例外。习惯于在社交媒体上坦率发表想法的学生，在讨论版和论坛上陈述观点时，可能会口无遮拦。教师可以采取一些措施来构建一个文明的在线讨论环境，如制定规则和指引，并且描述在线讨论中可接受的言辞，以及哪些言辞属于越界。许多课程都采用了学生应遵守的网络礼仪规则（Sanderson et al.，2020）。不遵守这些规则的学生可能会根据评分标准进行扣分，或者受到该项目的其他惩罚。

教师也需要意识到他们的评论是如何被学生理解的，学生可能会声称他们之所以做出攻击性的回答，是因为教师对学生的负面评论。特别是在小组讨论中，为了避免这种局势的升级，教师可主动“离线”，并打电话给学生进行同步对话。同时考虑邀请一个中立的第三方作为证人或调解人参与师生的同步对话。关于管理学生的不文明行为的深入讨论，请见第15章。

临床教学与网络环境

虽然护理专业的临床实习经历不能通过在线课程来完成，但在线社区的优势同样可以被用来支持学生及护理人员的临床经历。一些临床内容比较集中的课程也可以在在线环境中进行。例如，在身体评估课程中，学生可以通过访问在线资源来学习与临床技能操作相关的概念，并练习临床决策技能，从而达到该课程的预期目标，然后才能将知识应用于临床实践。教师可以通过电子邮件、聊天以及讨论室等形式，将学生与教师、同学、带教导师、护理专家、医疗专业人员和患者以及更广泛的专业实践领域中的客户联系起来。

在临床教学环境中，在理论课程中所学到

的知识被付诸应用。在这里，学徒方式、使用带教老师，以及同事间的交流都可以促进知识的传递。在线学习环境也被应用在实习课前和课后会议上，就临床的某些经历进行讨论，以促进对临床经历的准备、反思和日志记录。对于那些学生被分散到不同临床实习点的课程来说，在线环境可以提供一个理想的场地，让学生集中在一起分享体验，以及演示如何应用课程内容来实现临床实习的学习目标。

学生和从业护士越来越多地把在线学习作为一种资源环境。在这里可以链接科研成果、循证护理，以及有关药物和治疗干预的信息，为基于丰富信息的实践提供了基础。由于学生可以从中掌握新技能、知识以及职业价值观，而非对事实进行死记硬背，加上移动设备对网络的随时可及性，在线资源变得越来越重要。

远程技术和远程医疗

正如教育在2020年春季转变为在线或远程学习，许多医疗也转变为非接触性医疗，远程医疗技术的需求进一步增加（Rutledge & Gustin，2021）。远程医疗主要包括通过电子通信设备共享临床和健康相关的信息。远程护理是利用这些电子通信设施和设备远程传输、管理和协调护理服务（Adgigigirey et al.，2019）。类似的技术既可用于远程地点的护理与监控，在偏远地区还可用于远程监控学生或联系教师（Zournazis & Marlow，2015）。

模拟教学也被验证在为高级执业注册护士（APRN）学生提供远程医疗和技术体验方面是一种有效的方法（Cassiday et al.，2020）。模拟教学技术包括视频和音频会议、计算机以及专门设计的远程监控设备。远程传讯技术也被用于促进学生的临床实习。然而，在使用这些技术前，必须注意隐私和安全问题，这是临床医患接触时遵守职业操守的保障（Guenther et al.，2021）。

在线课程中的学术诚信

在线社区与教室一样，必须遵守和维护学术诚信。对高等教育学术诚信缺失的担忧，促使教师们重新思考应该如何管理校园和线上课堂中的抄袭和在考试中的作弊行为。

抄袭包括使用他人的作品而不提及原作者的名字。互联网公司向护理专业学生发布“协助”广告，广告包括销售论文、利用学生证书登录参加考试、发帖和提交作业。当招生人数众多时，容易使护理教育计划目标弱化。学生寻求快速、轻松的途径购买作业和通过课程，教育机构则从学生身上攫取利益。

教师有责任帮助学生学会如何规范引用已发表的文章，并且要积极采取措施，将抄袭行为防患于未然。简单的措施包括制订诚信法则，要求学生提交所有引用的参考资料原文。每个学期布置的作业不雷同，或者布置一些必须使用原始资料才能完成的作业，如针对某个特定患者的护理计划。请参见框21.2中关于学术证明声明的示例。

抄袭检测软件（例如Turnitin）使教师能够对学生的书面作品进行比对，发现与其他学生论文或已发表作品之间的相似之处。在使用抄袭检测软件时，用户可以提交文件并生成报告，该报告会检测互联网资源和学生存储库中的以往递交作品之间的相似性。许多学习管理系统（LMS）内置了抄袭检测软件，教师和学生可以通过个人账户或机构访问该服务。

虽然Turnitin和类似的软件应用程序是帮助教师检测抄袭的工具，但它们并不能确定是否发生了作弊。教师需要接受如何解读相似性报告的培训，清楚地了解哪些相似性不代表发生了抄袭，如长标题、参考文献、表格中的措辞，以及其他相互匹配的词语。

教师同样有责任确保考试安全，创造一种学术诚信文化氛围。确保考试安全性的方法既可以是简单、低成本的，也可选择复杂且需要额外人力和财政资源的方式确保考试的安全。在线考试中的安全性体现在学生使用个人账号登录，设定定时测试，为每个测试添加新问题，提供“开

框21.2　学术证明声明

学生可以检查他们是否阅读了该声明，或者将其输入文本框。未能完成则可能是没有进行到公开访问课程内容阶段，或者未通过课程考核。

我承诺，作为[　]的学生，我有责任全面遵守学术诚信的所有条例，包括防止剽窃。我明白我将对所有违反学术诚信规则的行为负责，缺乏对规则的了解并不能成为对违反行为的辩护理由。

[姓名]

包括指导、学术诚信规范的链接、完成的截止日期，以及如何询问有关该规范的任何问题。

卷”测试，以及使用测试软件功能来随机组卷和生成答案，或生成考试的替代版本。

持续存在的担忧是学生可能会寻求他人代替参加在线考试。如果进行高利害考试，可以要求在线考试的学生前往校园或监考中心进行考试，这样可以确保考生身份的真实性。尽管该措施确保了考生的真实参与，但仍存在日程安排、交通和花费等方面的障碍。

越来越多的机构选择采用远程监考软件，提供实时的监考服务，从而确保学生身份真实和考试安全。尽管这种方法具有一定的效果，但由于劳动强度大，成本可能过高而无法实施。为了应对这个问题，Examsoft 等公司提供自动数字远程监考服务。学生们可以将该软件下载到配备网络摄像头的电脑上，在整个考试过程中进行身份监控。这些在线监考方案允许学生随时随地参加考试，并且可以根据需要灵活地安排考试时间。然而，学生普遍反映软件的侵入性可能会对其考试成绩产生不利的影响。尽管如此，学校由于在核实学生身份，以及认证在线学位的合法性方面承受着巨大压力，以至于学校认为利大于弊。

依靠学生评价来评估教师表现的课程可能会存在一个潜在的问题：部分教师因担忧学生给出的评教分数低，而不愿深入调查学生中潜在的学术诚信案件。此外，繁琐的案件处理程序可能会遏制调查行动。应当积极倡导诚信文化，鼓励教师上报可疑的作弊行为，而不是阻止教师上报。当教师不知道学生的先前表现时，就需要不断地随访被渐进式处罚的学生。护理教育项目需要采用全面的方法来培育诚信文化，解决作弊问题的各个方面，并从根源上进行预防。有关导致学术不端的因素及减少学术不端的方法，请参见表 21.3。关于学术不端问题的进一步讨论见第 3 章。

远程教育的监管影响

政府的立法机构对在线教育及远程教育的实施有许多影响。在联邦政府层面，美国教育部（DOE）制定了与美国《高等教育法》第四章相关的州授权政策。远程教育项目必须遵循其所在州法律的证据，否则这些学校的学生将失去获得联邦奖学金及贷款的资格。

大部分州都通过管理高等教育的政府机构制定了远程教育的实施条例，这也包括州护理委员会在内。州教育委员会与护理委员会在对远程教

表21.3 导致学术不端的因素及减少学术不端的策略

作弊的促成因素	减少作弊的策略
不了解什么是作弊和管理作弊的规范	制定明确的学术诚信规范，说明哪些行为构成作弊 发布或链接到这些规范，以增加其在课程教学大纲、课程目录、学生手册等处的可见度 在作业指导方针中提醒学生注意学术诚信政策 要求学生签署或键入一份声明，表明他们了解学术诚信规范。考虑对在线课程进行把控，以便在学生完成学生证明声明之前不会显示内容 将有关诚信的内容融入课程中，强调学术诚信的必要性
没有足够的时间完成作业	为大型项目创建阶段性的作业，这些较小的项目产出可以在整个课程中提交 建议学生在交作业前几周内完成作业，并敦促学生避免拖延 教授时间管理技巧，帮助学生找到工作 - 生活 - 学习间的平衡 告知学生完成作业的预计时间
在学业上没有准备好完成作业	针对学生难以掌握的科目提供辅导服务 在学生方便的时间提供辅导 评估学生，发现那些可能需要补习数学或英语等科目的学生，并提供有助于提高学生这些科目成绩的补习课程
对英语理解困难	为非英语母语者提供帮助，帮助他们掌握内容，并指出他们在用英语写作表达思想方面所存在的问题
受到那些提供作弊手段的人的诱惑	告知有良好意愿的同学，通过向其他同学提供答案、论文和帖子来帮助他们作弊并不会对他们有所助益，而且违反了学术诚信规范 创建学术诚信规范，明确那些为作弊提供便利者的后果

育项目的要求上有时有矛盾冲突之处。这种情况对必须满足两者要求的护理项目来说很容易引起困惑。同一个州的教育委员会与护理委员会在规定的政策上可以有很大的不同。此外，美国各个州的护理委员会之间也有很多政策上的差异。国家护理委员会（NCSBN）考察了各州护理委员会对远程教育的政策规定，发现在要求上有许多不一致之处（Lowery & Spector，2014）。

NCSBN（Lowery & Spector，2014）指出，跨州的在线教育在护理教育中迅速发展，但它也存在障碍。那些希望向为本州以外的居民提供护理课程的机构可能需要与多个州的监管机构合作，以满足不同的要求。有的州只要求教师在授课项目所在地的州持有执业资格就足矣。其他州则要求教师不但需要持有所在州的执照，还得有学生居住的州及进行临床实习的州的执业资格。其他区别涉及教师的学位要求、执业资格，以及对带教老师的监察方面。在线教育项目发现由于它们不可能满足每一个州的护理委员会相互矛盾的要求，可能不被允许在某些州招收潜在的护理学生。2013 年美国成立了国家授权互惠协议委员会（NC-SARA，n.d.），该委员会旨在帮助其成员州扩大向本州居民提供的教育项目，降低跨州获取项目的成本和障碍，并提高全美远程教育项目的质量和一致性。NC-SARA 是一个由 4 个区域性教育联盟管理的私立非营利组织。对于由美国教育部认可并通过机构认证的州和院校而言，加入该组织是自愿的。NC-SARA 使各成员州的在线教育更加有效、高效和统一。在编写这本书时，已有来自 49 个州、哥伦比亚特区、波多黎各和美属维尔京群岛的 2200 多家机构加入 NC-SARA（NC-SARA，n.d.）。

除了联邦和州的高等教育监管问题，护理教育还面临着州护理委员会（BON）的监管合规问题。尽管 BON 之间已达成共识，即临床教师必须在学生所在州获得执业许可，并从事实习工作，但目前对于仅从事课堂教学的教师是否也必须在每个州获得执业许可，尚未达成一致意见（NCSBN，2015）。此外，有人指出，BON 希望了解来自本州以外课程的学生何时在本州进行临床实习的情况。护理执照互惠协议解决了一些提供互惠协议的州之间的执照问题（Oyeleye，2019）；然而，这个问题仍然复杂多变。关于护理执照互惠协议状态的最新信息，最好咨询国家护理委员会，或者从 NCSBN 网站上获得。

远程教育和在线学习的机构规划

当一个机构决定从事包括在线教育在内的远程教育时，必须考虑许多问题。为了成功地规划、实施和评估远程教育，政府和认证机构关注的问题是影响机构和每个项目做出决策的关键部分。即使学校为在校学生提供在线学习，上述问题也是存在的。

机构必须确定远程教育所需的基础设施、如何维持，以及如何满足教师和学生的发展和支持需求。通常由管理人员、技术人员、学生支持人员和教师组成的计划委员会负责处理和监督这些问题。在设计一个可以在机构内持续运行的远程和在线教育模式时，每个人的不同观点都很重要。机构内部可能需制定针对远程或在线教育的特定政策和流程。

在实施在线教育之前，机构和项目实施者需要考虑的是，如何使在线课程或教育项目符合机构的宗旨。管理人员和教师应该清楚地了解推动在线教育的要素。机构或护理教育项目感兴趣的主要有 3 点：服务并维护现有的学生群体，将课程或项目提供给更广泛的受众目标，有无服务于全球市场的可能。了解参与在线教育的原因将有助于指导营销决策。

如果开发在线课程或项目的目的是扩大市场范围，那么进行环境扫描以评估市场，并确定提供在线课程的大学有哪些、在线课程的性质如何，以及其他教育机构无法满足的需求是拟开设的课程或项目可以弥补的，这些对于开发工作是很有帮助的。除了对目标人群的计算机技能水平和互联网接入情况的了解之外，还可以对潜在的学生进行需求评估，以确认他们对在线课程或项目的感兴趣程度以及对在线教育感兴趣的原因。在策划在线课程之前掌握这些信息，有助于确保学习者的教育需求得到满足。

机构的规划与承诺

在大学机构方面，必须下决心在人力、财力和物力上，对施行在线教育有所担当。需要面对的问题包括组织与管理架构、资金来源、技术支持服务、学生支持服务等。例如，在学校的组织架构里，由谁负责对在线教育的开发、实施和评价提供监管？学校是否已经聘请了技术及教学设计人员进行课程设计并提供支持，或者需要新增职位和资金？而且还需要决定，上述服务哪些可以由学校集中配置，哪些需要下放到所属的各个学术部门。

另外，关于在线课程和项目在开发、实施与评价的阶段，如何获得资金支持也是一个需要做出决策的关键部分。虽然很多护理项目在前期是由基金拨款来支持开发的，如何保证基金的来源以便继续把项目运行下去亦至关重要。为了在校内继续提供在线教育，学生很有可能在缴纳学费之后，还必须被收取若干技术费用或远程教育费用。如果学校开始收取技术费和远程教育费，则需要考虑如何在各个学术部门及服务部门间分配这些收费。

为教师和学生提供可靠和有效的技术支持，对于提供高质量的异步和同步远程教育至关重要。如前所述，校方需要决定哪些技术支持服务要在学校的架构下集中配置，哪些可以下放到各个学院和项目。集中管理和分散管理相结合可能是一种更有效的支持模式。外包支持服务是另一种可以考虑的方式。如果机构内部已经具备了一定程度的技术专业知识，那么外包可能在经济上更为可行。

机构还需要确定学校要给教师和学生提供的技术支持的水平与层面（Halstead & Coudret, 2000）。许多学校发现有必要为师生提供24小时全天候的支持服务，以尽量减少由于技术使用问题而产生的过度挫败感和停机时间。教师和学生对在线学习的满意度，常常与对技术支持的满意度密切相关。

购买和维护用于支持线上教育、促进使用率的硬件和软件是另外一个需要校方认真关注的问题。目前，学校现有的计算机网络系统和宽带是否足以在速度和可靠性能方面为大量同时使用的用户提供在线访问，还是需要升级？教师是否方便获取支持在线授课的硬件和软件？学校是否计划按部就班地更新教师办公室和学生计算机群中的计算机硬件和软件，以保障他们能够访问足够的技术资源？学生在居住地是否有宽带网络服务？如果答案是否定的，那么在开发在线课程时必须考虑到宽带的限制，并且需要尽量减少或避免使用需要大量带宽的内容传输选项，如流媒体视频。

学校还要考虑为教师和学生提供教与学技术上的持续培训。需要解决的教师培训问题包括知识版权政策和对开发网络课程的所有权，为设计和教授在线课程的教师提供额外补偿和免课时间（如有的话）的相关政策，以及具体帮助教师设计在线课程并转为在线教学所提供的资源数量和种类等。机构或项目可能还需要考虑在线课程的平均学生注册人数应该是多少的问题。学生发展问题主要与确保学生具备参与在线学习所需的技术访问和技能，以及促进学生过渡到在线学习有关。

诸如上面提到的种种问题要得到校方足够的重视，才可以使远程教育工作获得成效。同样重要的是，学校的基础设施必须建立起来，使在线学习的规划持续开展，并且纳入所有利益相关方的意见。因为学校需要监测日益进步的教育技术，以便掌握在线教育的发展趋势，并与之同步发展。

教师发展与支持

教育技术的进步改变了教与学的方式。在课堂上的教学专家，可能发现自己在在线授课方面是个新手。

面临从课堂教学向在线教学转型的教师，需要为其在学习的过程中所扮演的角色重新定位，并重新设计自己促进学生学习的教学策略。教师发展的需要包括以下几个方面：授课设计及课程开发、技术管理、工作量与时间管理、对角色的重新定位、学生的培训、学生与教师的互动交流，以及对学习效果的评估与评价。

在教师开始任何在线课程开发之前，都必须先评估他们对从传统教室课程向在线课程转变的认知和适应程度，以确定需要给他们提供什么层面的授课设计支持。培养教师在线授课的专业技能是一个渐进的学习过程，甚至有经验的教师开始时也可能有所畏惧。在整个学年连续安排系列教育讲座，把重点放在诸如这样的主题上：网络技术与时间管理，开发提高主动学习及促进学生与教师交流互动的在线课程，评价学生的学习结果等。这些可以帮助教师掌握成功设计及讲授在线课程的必要知识和技能。

对学生的培训和支持

在一个专业项目里尝试引入在线教育，对学生支持服务来说会产生重大影响，尤其是在线教育不限于个别课程的情况下。学校学生支持服务的所有方面都最终会受到影响，并且被重新考虑，以便为住在远离校区的学生和住校的学生提供同样的最佳支持。这是国家高等教育认证机构的要求，同时也是护理认证组织的要求。也就是要为在线学生提供与住校学生相似的学术支持服务。为了给在线项目的学生提供支持而需要重新考虑及设计的项目包括：学术咨询、辅导、经济资助、图书馆和书店等服务。还有一个校方需要考虑的重要问题是，如何保障残障学生同样可以获取好的在线体验。入学和注册流程同样需要重构，以便居住在远离校区的学生不必亲自前往，也可以方便地完成这些任务。

在决定提供在线教育的同时，也要求校方做出如学费和额外的技术费、远程教育费等有关经济方面的决定。很多学院和大学自动收取学生校园使用费，如活动费和停车费等。那么对那些从来不来校园的在线学生，是否应免收这些费用？诸如此类有关学生支持服务方面的决定，需要校内各个部门的思考和协作，以便为学生提供高质量的学习体验。

教师应主动去应对在线学习学生的发展需要。通常在开始修课的时候，需要给在线学习的新生提供一些诸如怎样管理好时间之类的指导。在线教育相对独立的本质，要求学生了解，他们必须为自己的学习负相当大的责任，而这是他们过去所不习惯做的事情。学生从传统规范的课堂，向不需要每周在固定的时间里面对教师和同学的相对自由的学习环境转变。有些学生可能觉得在线课程比传统课程“容易一些”，而这样的幻想通常在课程开始不久就破灭了，在线课程要求学生自己针对学习的需要独立管理时间，他们很快就对这样的要求感到不知所措。学生很容易低估在线学习的要求，这就需要学生有自主调节、自主掌握节奏的能力，才能取得成功。

教师可以通过解释清楚参与在线学习的要求，以及上交作业的时间等来帮助学生。如果每周要求学生在线讨论，这个要求应在教学大纲里加以说明。在刚开始上课的 2 ~ 3 周里，教师必须主动联系那些不参加在线讨论的学生。不参与学习的原因有可能是网络技术问题，或者是学生本身没有自主调节学习的能力。在课程的这个关键时刻向学生伸出援手，可能会在他们成功完成这门课程方面起到决定性的作用。

内容所有权

先进的科技让复制、传播和展示有版权限制的材料变得快捷而容易。但是不要因为可以做到，就认为是合法的。包括教师、图书管理员和系统开发者在内的利益相关方，都需要了解在线课程中选用有版权限制资料的相关法律。

美国目前一共有 4 种知识产权：版权、商标、专利和商业秘密。对在线课程影响最大的是版权法，因为该法律涵盖了以下权限：对资料的复印、传播、衍生、展示，以及将内容直接演示、数字化演示，或者通过通信设备演示。版权限制只适用于表达观点的方式，如一段视频作品或一段文字，而不包括这个观点本身。避免侵犯版权的一种办法是将这个观点的表述做重新演绎。

教育界可以在合理范围内享受版权资料的公平使用豁免。要知道是否可以沿用豁免法，必须考虑 4 个因素。市场效应使非营利教育机构比较容易获得豁免权，因为营利性质的学院和大学可能会被认为是通过销售在线课程来获得资金上的收益。

面对面教学豁免法与 TEACH 法案允许非营利教育机构用数字化的方式将版权资料进行传播，只要其数量与传统的课堂教学相仿，并且符合其他条件。很重要的一点是让教师和学生都知道版权法，以免无意中触犯。

一件有版权的作品并非就不能插入课件中使用。可以从持有人那里获取使用版权材料的许可。有些使用协议包括要求使用者标注所有人的姓名及版权现状，另一些则要求付费才能使用其中的内容。有些大学可能愿意一次性付费，而避免付版税，因为要不断地记录、记账和持续产生费用是件麻烦事。在确定合理使用和获取可供所有学生访问的教育资源方面，教学机构的图书馆员是宝贵的资源。

在线课程综合了由教师、第三方和学校开发的内容。其版权或所有权的归属，应依据各方所签署的合同协议来办理，同时也要遵循有关知识产权在教育界使用的法律规定。传统的做法是由学院或大学把在线课程的内容提供给已经在该校注册和身份做过认证、属于在校生的特定学生群体。

这些在线课程的学生对他们提交的文章和讨论帖子享有知识产权。

评估学生的学习成果

持续评估学生的学习成果是衡量学习成功的最佳标准，并可以为教师提供信息，以改进教学策略和使用远程学习技术。远程教育系统的评价既要有形成性评价，也要有终结性评价。形成性评价对于远程学习环境中教师和学生的成功都是极其重要的。这些评价可以确定学生对教学内容的理解程度和教师的教学效果。简单地询问学生"到目前为止，这门课上你最喜欢什么？"或者"到目前为止，这门课你最不喜欢什么？"是获得有价值反馈的有效方法。也可以在课程结束时使用各种在线调查技术进行终结性评价。关于形成性评价和终结性评价的更深入的信息可以参考第23章。

由熟悉所用技术和混合式学习环境的其他教育工作者对课程进行同行评审是很重要的。同行评审可在学校或机构的层面开展，也可通过诸如"Quality Matters"的项目由个人来开展。"Quality Matters"是一个全国公认的评审过程，它使用基于证据的标准来评估和认证在线课程和混合式课程，并对同行评审员进行认证。这些同行评审员可以使用基于证据的评价标准对在线课程和混合式课程进行同行评审（Quality Matters，n.d.）。

除了学生在课程中的成功人数，还应探讨学生和教师对技术和交付效率的看法。应该研究学生流失的原因，并制定策略来解决负面问题。

评估数据还应包括大学或学院的课程费用。需要考虑的因素包括教师、技术人员、现场协调员和其他支持人员的薪水，设备、硬件和软件，设施和通信系统的潜在租赁费，教师差旅费，邮寄或快递费用，以及课程实施所需的其他资源费用。所有支出都必须与通过学费和其他财政支持来源产生的收入进行权衡。

远程教育项目评价

第27章和第28章讨论了总体的项目评估和认证，本章将讨论关于远程教育项目评估和认证的一些差异或需要额外考虑的问题。在评估和认证标准中，首要问题是验证和确认学生身份，即确保参与课程的学生和参与评价的学生为同一人。2008年的《高等教育机会法案》要求提供远程教育课程的项目建立学生核查程序，以确保被录取的学生和参加远程课程的学生一致（WCET，n.d）。目前，安全登录和密码是常用的身份识别方法；但许多大学正在采取另外的一些措施，如监考评估、生物特征识别或使用网络摄像头监控课堂作业或考试。

从护理教育项目认证的角度来看，3个主要认证机构中的2个，即美国国家护理联盟护理教育认证委员会（NLN CNEA，2021）和美国大学护理教育委员会（CCNE，2018）都要求无论项目交付方式如何，均要达到所有标准。护理教育认证委员会（ACEN，2020）规定了与传统交付项目相类似的标准，但他们还有一项政策，更明确地阐明了有关远程教育、自主学习的关键要素的定义。

在评估远程交付项目时，应特别考虑所有的评估标准。例如，在审查与远程交付项目相关的资源时，必须能够证明技术基础设施足以支持远程学习者。远程注册的学生还必须能够访问学生支持服务、图书馆和学习资源等资源。评估支持远程教育的财政资源是否充足也是必要的。在进行远程课程的评估时，确保教师已经接受了远程教学最佳实践的培训也是一个特殊考虑因素。上述只是在评估远程交付的项目时需要考虑的一些特殊情况的例子，但重要的信息是，无论交付方法如何，交付项目都必须满足相同的标准（案例研究21.2）。

案例研究21.2 转换为在线课程

根据需求评估，强烈的需求表明，现有的面对面的RN-BSN课程需要转换为在线课程。该评估支持将大部分课程转换为完全在线和异步形式。迄今为止，该学院仅有少数几名教师教授在线课程，还有一些教师拥有混合式授课的经验。

1. 您预计需要哪些资源来支持在线教育的教师发展？您所在单位或校园内有哪些现有资源？可能需要哪些额外的资源？

2. 将课程转换为在线形式的合理时间表是什么？在向在线课程转变的过程中，是否有任何监管障碍需要解决？

3. 您如何评价转换的成功与否？

本章总结重点

- 远程和在线教育的需求预计将持续增长，因为学生喜欢这些学习方式提供的灵活性和便利性。
- 远程教育被广泛定义为学生在教师教学地点之外，通过技术手段接受教育，并利用技术促进学生和教师之间定期和实质性的互动。
- 远程教育可以通过同步或异步交付方式提供。同步交付允许教师和学生跨越距离限制同时进行实时通信。异步课程交付允许学生在最方便的时间和地点灵活地访问学习材料。
- 随着技术不断发展，同步和异步技术为远程学习者提供了更多的选择。
- 护理教师必须具备用最先进的远程技术吸引学习者的技能。
- 在在线课程中，教育工作者的角色从学生的单一信息传递者转变为学生学习经历的促进者。
- 为了让教师提供高质量、有效的远程和在线教育，教师发展需要包括以下几个方面：教学设计和课程开发、教育技术管理、工作量和时间管理、角色重新定义、学生发展、学生与教师的互动和社会化，以及学生成果的评估和评价。
- 远程课程和项目的顺利实施需要机构的承诺、资源和支持。
- 国家高等教育认证机构和护理认证机构要求，远程教育学生获得的学术支持服务与在校学生获得的学术支持服务相似。
- 无论采用何种教学方式，都必须通过持续的评估来表明学生和课程的成果。

对证据的反思

1．考虑到学校现有的资源，将目前的面对面课程转换为混合形式还需要哪些额外的资源？

2．在你的课程中为你的学习者设计利用远程医疗技术的机会。

3．为了支持完全在线或远程学习课程的学生，必须建立什么样的支持结构？

4．你将如何评估远程或在线课程的效果？如何评价远程学生的表现？

参考文献

Accreditation Commission for Education in Nursing. (2020). *ACEN accreditation manual*. https://www.acenursing.org/acen-accreditation-manual/

Adzhigirey, L., Berg, J., Bickford, C., Broadnax, T., Denton, C., Leistner, G., McMenamin, J., Nims, P., Smedley, L (2019). *Telehealth nursing: A position statement*. https://www.americantelemed.org/wp-content/themes/ata-custom/download.php?id=3444

Cassiday, O., Nickasch, B., & Mott, J. (2020). Exploring telehealth in the graduate curriculum. *Nursing Forum, 56*, 228–232.

Center for Innovative Teaching and Learning, Indiana University (n.d.). https://citl.indiana.edu/teaching-resources/guides/icebreakers.html

Chickering, A., & Gamson, Z. (1987). *Seven principles of good practice in undergraduate education*. Johnson Foundation.

Commission on Collegiate Nursing Education. (2018). *Standards for accreditation of baccalaureate and graduate nursing programs*. https://www.aacnnursing.org/Portals/42/CCNE/PDF/Standards-Final-2018.pdf

Downs, L. (2017). *What is distance education?—Definitions and delineations*. https://wcet.wiche.edu/frontiers/2017/11/07/what-is-distance-education-definitions-and-delineations/

Hodges, C., Moore, S., Lockee, B., Trust, T., & Bond, M. (2020). *The difference between emergency remote teaching and online learning*. https://er.educause.edu/articles/2020/3/the-difference-between-emergency-remote-teaching-and-online-learning

Galanek, J., & Brooks, D. (2019). *Enhancing student academic success with technology: What students want from their instructors (in their own words)*. https://www.educause.edu/ecar/research-publications/enhancing-student-academic-success-with-technology/what-students-want-from-their-instructors

Gierdowski, D. (2019). *ECAR study of community college students and information technology, 2019*. https://www.educause.edu/ecar/research-publications/ecar-study-of-community-college-students-and-information-technology/2019/device-access-ownership-and-importance

Guenther, J., Branham, S., Calloway, S., Hilliard, W., Jiminez, R., & Merrill, E. (2021). Five steps to integrating telehealth into APRN curricula. *The Journal for Nurse Practitioners, 17*, 322–325.

Johnson, N., Seaman, J., & Veletsianos, G. (2021). *Teaching during a pandemic: Spring transition, fall continuation, winter evaluation*. https://www.bayviewanalytics.com/reports/teachingduringapandemic.pdf

Leidl, D., Ritchie, L., & Moslemi, N. (2020). Blended learning in undergraduate nursing education—A scoping review. *Nurse Education Today, 86*, 1–9.

Matthias, A., Gazza, E., & Triplett, A. (2019). Preparing future nurse educators to teach in the online environment. *Journal of Nursing Education, 58*(8), 488–491.

McKinney, B. (2018). The impact of program-wide discussion board grading rubrics on student and faculty satisfaction. *Online Learning, 22*(2), 289–299. https://doi.org/10.24059/olj.v22i2.1386.

National Advisory Council on Nurse Education and Practice (NACNEP). (2021). *Preparing nurse faculty, and addressing the shortage of nurse faculty and clinical preceptors*. National Advisory Council on Nurse Education and Practice 17th Report to the Secretary of Health and Human Services and the U.S. Congress. https://www.hrsa.gov/sites/default/files/hrsa/advisory-committees/nursing/reports/nacnep-17report-2021.pdf

National Council for State Authorization Reciprocity Agreements (n.d.). https://nc-sara.org/about-nc-sara.

National League for Nursing Commission for Nursing Education Accreditation. (2021). *Accreditation standards for nursing education programs*. https://irp.cdn-website.com/cc12ee87/files/uploaded/CNEA%20Standards%20October%202021.pdf

Oyeleye, O. (2019). The nursing licensure compact and its disciplinary provisions: What nurses should know. *Online Journal of Issues in Nursing, 24*(2), 1–11.

Quality Matters. (n.d.). https://www.qualitymatters.org

Rutledge, C., & Gustin, T. (2021). Preparing nurses for roles in telehealth: Now is the time!. *The Online Journal of Issues in Nursing, 26*(1). Manuscript 3.

Sanderson, C., Cox, K., & Disch, J. (2020). Virtual nursing, virtual learning. *Nurse Leader, 18*(2), 142–146. https://doi.org/10.1016/j.mnl.2019.12.005.

Seaman, J., Allen, I., & Seaman, J. (2018). *Grade increase: Tracking distance education in the United States*. https://www.bayviewanalytics.com/reports/gradeincrease.pdf

Singer, N. (2015, April 5). Online test-takers feel anti-cheating software's uneasy glare. *New York Times*. https://www.nytimes.com/2015/04/06/technology/online-test-takers-feel-anti-cheating-softwares-uneasy-glare.html.

Taft, S. H., Kesten, K., & El-Banna, M. M. (2019). One size does not fit all: Toward an evidence based framework for determining online course enrollment sizes in higher education. *Online Learning, 23*(3), 188–233. https://doi.org/10.24059/olj.v23i3.1534.

Toerber-Clark, J., Jamison, M., & Scheibmeir, M. (2021). Workforce demands of rural nurse practitioners: A descriptive study. *Online Journal of Rural Nursing and Health Care, 21*(1). https://doi.org/10.14574/ojrnhc.v21i1.656%C2%A0.

WCET. (n.d.). *Student identity verification*. https://wcet.wiche.edu/policy/student-identity-verification/

Zournazis, H., & Marlow, A. (2015). The use of video conferencing to develop a community of practice for preceptors located in rural and non traditional placement setting: An evaluation study. *Nurse Education in Practice, 15*, 119–125.

第5篇

评 价

第22章

评价过程介绍

Judith A. Halstead，PhD，RN，CNE，ANEF，FAAN
翻译：刘民辉　审校：杨晔琴

护理教师在其教师角色中最重要的职责之一就是评价。在参与学生学习情况的评价时，教师需全权负责评价学生在课堂和临床环境中的表现。然而，教师的评价责任不仅限于学生学习的评估，还包括对该专业各方面的运行是否有效地达到了预期的专业成果的评价。例如，评价过程适用于与学生学习、课程和教与学策略的有效性、教师工作产出效率、课程资源的充足性、学生支持服务、技术和教学资源的充足性，以及其他与课程使命和目标相关的课程要素。

教师还需对多方利益相关者负责，包括学生、同行、管理人员、雇主、监管机构和认证机构以及社会等。参与评价过程要求教师表现出持续投入，在教学项目内创建一种持续改进质量的组织文化。

本章旨在概述护理专业评价过程，通过该过程，护理专业教师可以对护理专业的各种要素进行评价，分析并使用数据来审查结果并支持专业决策，按需进行调整，并向利益相关者报告结果。本章介绍了评价的基本概念，并为教师提供了一个分步骤的评价流程，以评估课程的有效性。此外，本章还介绍了评价模型的使用、工具的选择、数据收集程序，以及解释、报告和使用评价结果的方法，以支持项目决策。本章为理解评价过程奠定了基础，后续章节将在此基础上讨论具体的评价活动和策略。

评价的定义

评价是一个广义的术语，描述确定价值或质量的过程；Stufflebeam 和 Coryn（2014）断言，"评价本质上涉及价值判断"（p. 8）。这些价值判断基于精心收集和分析的数据。在护理教育中，评价是一个系统的、持续的过程，首先由教师指定预期或期望的课程成果，并制定相关的基准，提供实现预期成果的机会。评价过程还包括通过收集和分析有关实现预期成果进展情况的数据，来衡量预期成果的实现情况，并最终对与预期成果相关的预设基准的实现程度进行评价或判断。评价过程适用于衡量系统性的项目成果，如课程和教学效果、师资队伍、学生总体成果（毕业率、执照或证书通过率、就业率）以及项目资源的充足性。同时，评价也适用于衡量学生在课堂和临床环境中的个人学习成果，包括课程和项目层面。

评价包括收集、分析和评价，这些数据通常通过一种或多种测量方法收集到。分析后的数据不仅会传播给相关利益者，还为教师未来的项目决策提供依据，如关于项目成果的实现和个人成果，包括学生或教师的成果。评价是使用预先确定的标准或基准进行判断的过程，这些标准或基准需在使用前明确选定并告知利益相关者。在护理教育中，教师会出于多种原因参与评价过程。例如，教师会评价学生在课堂和临床环境中认知、精神运动和情感领域的学习成果；确定教学和学习策略的有效性，以及教学资源和技术的充足性；评价学生支持系统的有效性；以及衡量课程成果的实现情况。

评价也是教育者开展的一项专业活动，目的是反思自己在教学、学术和服务等教师角色方面的表现，正如机构和项目使命以及为帮助他们实现目标而提供的支持的质量所规定的那样。参与评价活动并根据可靠的评价数据做出改进实践的决策是一种职业责任（Stufflebeam & Coryn，2014），也是护理教育工作者的核心能力（National League for Nursing，2019）。评价可根据其进行的时间框架进一步定义：形成性评价或终结性评价。

形成性评价

在形成性评价中，对结果或表现的判断是在被评价事件发生的同时进行的。形成性评价的重点是确定在实现与课程目标和成果、学生学习成果、课程和课程结束成果相关的基准方面所取得的进展。形成性评价提供了反馈和改进的机会，被认为是一种主动的设计，为改进活动成果提供指导（Stufflebeam & Coryn，2014）。形成性评价的目的是监测实现成果的进展情况（例如学生学习、实施新的教学策略或课程开发和修订活动），并不断进行调整，以确保实现预期的最终结果。

形成性评价的优势之一在于相关事件都是近期发生的，因此保证了数据的准确性，可以防止时间所产生的偏倚。形成性评价对教师有价值的领域包括：在课程结束和最终成绩评定之前，可以利用评价结果来监控和提高学生的成绩；教师可以监控课程的有效性，以确定课程改革是否按计划进行。形成性评价的劣势包括在活动（课堂或临床表现、项目实施改革）完成之前过早下结论，以及在做出判断之前无法看到结果。形成性评价也能干扰结果的连续性。也可能有这样的错觉，即形成性评价是积极的，因而有一种安全感，但最终结果却不如预期的那么好。

终结性评价

终结性评价是指在活动、教学、课程或项目结束时收集的数据。终结性评价的核心是对成果进行评价，并确定其是否达到预期目标。其重点关注整个教学活动的最终成效，并强调教学目标和结果：以前是什么，现在是什么，在多大程度上满足了教学目标、资源配置、分数评定（学生）、绩效和晋升（教职员工）和专业认证的要求。终结性评价最有效的方法是在单元、课程或项目结束时衡量学生的学习成果。对一门课程中的单个学生的学习成果进行终结性评价，通常会给学生一个期末成绩。对学生在课程成果（即 NCLEX 或认证通过率、毕业率、就业率）方面的总体成就进行终结性评价，可用于衡量课程的有效性。

终结性评价还有利于确定与任何项目举措（如课程修订、政策实施、教师发展工作、资源分配、教学技术采用）相关的预期成果是否已经实现。

在项目活动全面实施后进行评价的好处是，所有工作都已完成，评价结果表明在多大程度上实现了预期成果。终结性评价的主要缺点是，评价是在实施阶段结束时进行的，而此时再修改策略并期望对结果产生积极影响为时已晚。

评估

评估指收集数据，并以数据为基础，根据特定标准，改善待评价的要素。评估数据用于确定进展情况，并为达到预期结果提供指导。评估活动的结果具有诊断性，用于改进，而非是对评价要素赋予价值或做出判断。例如，教师可以利用评估数据来深入了解教学策略的有效性和对学生学习的影响，或通过辅导和引导学生提高能力或掌握知识。虽然与形成性评价相似，评估的目的之一是监测实现成果的进展情况，但评估更注重改善教与学的体验。评估主要是师生之间的互动过程，以提高学习成果和教学效果。然而，评估数据也可用于确定利益相关者的需求，并改善其他项目要素的成果，如学生支持服务、教师工作产出效率或教学资源的充足性。

评分等级

评分等级指对学生表现的相关数据进行量化，并赋予特定数值。该值以“等级”或是能代表学生学习表现的数值表示。期末成绩即所学课程结束时获得的成绩，通常是学术项目所要求的，由教师评定，并用于与学生、大学和公众交流以展示学生学业成就的一种形式。评分等级标准必须在分数评定之前就向学生公布。评分标准可公开获取，通常在教学大纲中体现，既包括作业评分标准，也包括期末课程成绩的计算标准。

评价的理念性方法

进行评价时，首先要明确个人对于评价的理念、价值观和信念。理念体现在一个人的态度和行为中。教师对评价所持的理念会影响到评价者如何进行评价、何时进行评价、使用什么方法以及如何解释评价结果。

在护理教育中，需要对表现（学生和教师）、项目的有效性（护理课程或护理项目）、教学媒介（教科书、视频）或教学（课程、教师）进行评价或判断。护理教育中的评价活动是多元的，评价的多元性可对评价结果产生影响。因此，评价者应意识到评价的理念性观点和导向，因为它们与评价的过程相关。

一些理念性观点往往会影响评价。那些依靠目标、宗旨和成果来指导项目、课程或课堂教学的教育工作者，在进行评价活动时可能更加具有目标导向。这些目标导向性的教学活动或项目的优点很大程度上通过学生实现这些目标来体现。以服务为导向的评价强调学生的学习过程，并包括自我评价，从而帮助教育者做出关于学习者和教与学过程的决策。尽管所有评价都会涉及判断，但带有判断视角的评价者更侧重于确立员工、学生、产出或项目的价值或优点。一些以研究为导向的评价则强调测量和统计分析的精确度，以便解释学生或教育项目成功与否的原因。这种观点的评价将焦点放在评价的工具、方法和设计上，因为这些与评价工具的效度和信度有关。评价的另一个导向是建构主义理论观点，强调利益相关者的价值观，对需要做出何种改变建立共识。尽管教师作为评价者的角色综合应用了这些观点，但可能某一个观点是占主导地位的，并且教师应意识到他们的评价观点，因为他们对评价的理念导向将引导评价过程并影响结果。更重要的是，教师应将结果用于改进课程，并最终促进学生在学业上取得成功。

评价过程

评价是一个系统的过程，涉及一系列行动（框 22.1）。这些步骤可根据评价目的、评价内容（如学生、教学、项目或系统）以及评价要素的复杂程度进行修改。

明确评价目的

评价过程的第一步是确定评价的目的。教师希望回答关于被评价内容的哪些问题？教师需要哪些信息来对课程及其利益相关者做出明智的决定？这些问题可以是广泛的，如在课程评价中；也可以是集中的，如在课堂评价或学生成绩评价中。评价的目的见框 22.2。无论评价的范围如何，所有参与评价的人都应该清楚进行评价的目的或原因。案例研究 22.1 讨论了在制定评价计划时确定评价目的和相关问题的重要性。

框 22.1 评价过程的步骤

- 明确评价目的
- 确定评价时间
- 选择评价者
- 选择评价设计、框架或模型
- 选择评价工具
- 采集数据
- 解读数据
- 报告结果
- 应用结果
- 考虑评价的成本

确定评价时间

评价者必须权衡每项评价活动，并确定最恰当的评价时间。通常情况下，使用形成性和终结性评价方法都能提供翔实的数据，并使评价计划各具优势。

在确定何时进行评价时，评价者还必须考虑评价的频率。评价过程可能比较费时，但是在大多数情况下经常性评价还是有益且必要的。例如，当学习过程复杂而学习者又不熟悉时，或者当失败的风险很高而预测潜在的问题可尽量减少失败时，经常性评价就很重要。框 22.3 还指出了在哪些情况下经常性评价可能会有帮助。

框 22.2 评价的目的

- 促进学习——或改变员工或学生的行为
- 诊断问题——发现学习的不足、低效的教学实践、课程计划的缺陷、资源的短缺等
- 做出决策——等级评定、绩效加薪、晋升或终身教职、资源分配、政策修订
- 改进产出——修订课程、添加或删除课程内容、修改教学策略、增加学生支持资源
- 判断有效性——判定是否达到项目目标、成果或基准
- 评估成本效益——判断一个项目、教学策略、师生支持服务等是否具有可持续性

案例研究 22.1 制定评价计划

在过去的 2 年中，某护理专业的 NCLEX-RN 通过率一直在下降，分数低于全国平均水平。如果这种趋势在未来 1 年内得不到扭转，州护理委员会已表示该项目可能会面临被置于留察期（probation）的风险。州护理委员会要求该专业提交一份提高 NCLEX-RN 通过率的评价计划。教师们不确定如何启动制定和实施评价计划的过程。

1. 如何利用评价过程来支持该专业应对这一挑战？

2. 评价计划的目的是什么？在考虑如何制定评价计划时，教师们可能想寻求哪些问题的答案？

框 22.3　适用于经常性评价的情况

- 复杂的学习情境
- 希望跟踪出现的新趋势
- 可预期的问题
- 已明确的问题
- 个人或项目存在较高的失败风险
- 结果不佳将导致严重后果的情况
- 课程体系或项目要求近期发生了重大变化

框 22.4　选择评价者时要询问的问题

- 评价者的理念导向是什么？
- 评价者有什么样的经历？
- 评价者使用什么方法或手段？有这方面的经验吗？
- 评价者是否会对委托人做出回应？
- 评价者与其他人合作得融洽吗？
- 评价者是否使用建设性和支持性的策略向利益相关者提供反馈？

选择评价者

评价过程中的一个重要因素是评价者。评价者的选择涉及决定谁应该参与评价过程，以及是否应从“内部”（内部评价者）或“外部”（外部评价者）选择评价者，或者二者兼有。下文将讨论使用内部和外部评价者的优缺点。

内部评价者

内部评价者是指直接参与学习、课程或项目评价的人员，如学生、教师、管理者或员工。许多利益相关者在评价过程中能受益，可以选择其参与评价。采用内部评价者有利也有弊，内部评价者通常有助于获取最准确和客观的数据。

使用内部评价者的优势包括：他们熟悉机构和项目、评价活动的背景和目的以及评价的标准（基准）、成本效益以及减少破坏性评价的可能性。此外，还可以更快地对评价结果采取行动，并将其传播给教师，以便他们及时审查和考虑。

使用内部评价者的缺点包括偏见、控制评价，以及不愿意分享有争议的结果。当选择和雇用内部评价者时，应注重他们在机构中的职位、职责和汇报程序，以避免潜在的利益冲突。

外部评价者

外部评价者是不直接参与被评价事件的评价者，他们经常被聘为顾问。州监管机构（护理委员会）和国家认证机构也是外部评价者的例子。外部评价者的优势在于他们不太可能表现出偏见，不参与机构政策，可能拥有被评价要素或特定类型评价的专业知识，并且与评价结果没有利害关系。使用外部评价者的缺点包括费用相对较高、不熟悉评价背景、时间限制和潜在的交通限制。由于评价者对评价过程至关重要，所以教师应慎重选择评价者。框 22.4 列出了选择评价者时要提出的问题。

选择评价设计、框架或者模型

使用评价框架或模型有助于确保设计和实施全面的评价过程。评价模型代表了如何安排、观察或处理待评价的变量、项目或事件，以回答评价问题。评价模型有助于明确待评价变量之间的关系，并为评价提供一个系统的计划或框架。

使用评价模型有以下优点。一个模型可以明确变量，并且可以反映出变量的优先级，明确哪些变量需要优先或频繁评价。模型也使结构对所有利益相关者都一目了然，从而使各部分间的关系显而易见。使用评价模型有助于关注评价重点。它使评价工作落实到具体目标上，这些目标纳入了有待评价的要素，排除了非评价要素。最后，模型可以被测试和验证。

护理教育的评价模型可以在教育和护理文献中找到，或改编自商业领域的评价模型，或由护理教育者依据特定用途开发。模型应根据评价问题、评价背景及利益相关者的需要进行选择。下文对护理教育中常用的评价模型进行介绍，并在第 26 章描述模型的具体应用。

高等教育中经常采用项目评价和认证模型。常用的模型包括：Chen 的理论驱动模型，该模型直接决定了对哪些变量进行测量（Chen，2004）；Stufflebeam（1971）模型，该模型将变量分为背景、输入、过程和产出进行评价；由 Lincoln 和 Guba（1985）提出的自然主义模型，包含了利益相关者的参与，他们可以就模型中哪些变量需要改变达成共识（见第 26 章）。

创新采用模型和改变模型侧重于教与学策略在多大程度上被应用到实践中。这些模型可用于指导变革以及对过程和结果进行评价，Kirkpatrick 和 Kirkpatrick（2014）的四级评价模式评价了变化的四级水平：反应、学习、行为和结果。前两级（反应和学习）表明了投入到教学和学习的时间和资源，三级和四级（行为和结果）揭示了教育的持续性效果。有关该模型在跨专业教育方面的应用，请参见第11章。Rogers（2003）的创新采用模型提出一个框架，用于帮助人们理解创新是如何在组织中普及的。创新的采用，如开发新课程或新的教学策略，取决于创新的本质、组织的内部沟通、时间跨度和社会制度。Rogers（2003）指出，并非所有参与变革的人都在同一时间进行改变。他提供了一条曲线，描述了从早期到晚期采用者的范围，其中晚期采用者也被称为落后者。

护理教育中也使用质量保障模式或全面质量改进模型，如采用Quality Matters模型（2022）评价在线课程（见第21章）。该小组制订了带有评分量表的在线课程参照标准，用于评价在线课程设计的水平，并组织经过培训的评价者对课程进行审查。

选择评价工具

在确定了评价模型、要评价的变量与变量间的关系后，评价者应选择最易使用的评价工具来获取必要的数据。收集的数据可以是定量或定性的。评价工具的选择由评价问题和评价模型决定。

工具的类型

很多用于评价的工具可以通过文献综述找到。但若要使用他人已发表的评价工具，教师必须联系该评价工具的开发者并获得使用授权。

问卷调查。问卷是一种答卷人通过问卷提供的书面形式回答问题的工具。问卷通常由受访者自行填写。问卷调查具有成本效益，可为受访者提供匿名性，但可能缺乏实质内容。问题必须清晰、简洁、简单，并且不能有偏见（Polit & Beck，2021）。这类工具通常用于测量定性变量，如感受和态度。问卷还可用于测量利益相关者对护理专业成效的满意程度，如学生、校友、雇主和临床实践合作伙伴。

访谈。访谈涉及与参与评价的个人的直接接触，可以以个人或焦点小组的形式进行。例如，离职访谈通常在教师离开护理学院或学生毕业时进行。访谈可用于获取定性和定量数据。可以指定教师、学生或外部评价人员来收集数据。访谈应安排在访谈者和被访谈者都方便的时间进行。重要的是，访谈者与被评价的变量和参与者之间不存在明显或实际的利益冲突。同样重要的是，访谈者和参与者都应了解访谈的目的和重点，以及项目将如何使用和传播访谈结果。

访谈者应为访谈提供一个安静、私密的环境。如果参与者认为谈话是私密的，他可能会更坦率地回答问题。应让参与者了解访谈回答的匿名性和保密性。如果要对访谈进行录音，或者如果信息将与特定参与者的身份直接相关，则应在访谈开始前获得书面许可（Adams，2015；Stufflebeam & Coryn，2014）。在访谈过程中，应制定并遵循客观的访谈提纲，并将访谈记录存档。访谈过程必须小心，避免将信息个人化。访谈的一个缺点是其时间集中性，建议在50分钟内完成访谈（Sufflebeam & Coryn，2014）。成功进行访谈的其他指南包括：避免使用行话，保持问题相对简短；在进行更实质性的提问之前与参与者建立融洽的关系；保持中立，不做评判；在寻求改进信息或其他更消极的问题之前，首先提出积极的问题（Adams，2015）。

评定量表。评定量表是通过一系列描述性问题测量某个抽象概念的量表，可用于提高评价的客观性。虽然在评价中，评定量表不一定是最好的评价工具，但是它有常模参照评价，可以很好地对评价结果划分等级。

核查表。核查表是二维的，一个维度是预期的行为或能力，另一个维度是该行为最终达到预期的程度。通过一份详细条目列表和已定义的测量标准，评价者可以很容易地识别预期的行为或可接受的能力。这种工具可用于形成性评价和终结性评价。核查表可以用于评价学生在临床工作中的表现。要遵循的步骤可以按顺序排列，然后观察者可以检查是否执行了每一个步骤。

态度量表。态度量表测量的是被调查者回答问题时对某一主题的看法或观点。此类量表采用的是连续性分数，可在此基础上测量被调查者的感受（Polit & Beck，2021），从而收集有关个人对特定主题不同程度的看法或态度的量化数据。

护理教育评价中常用的态度量表有几种类型。最常用的是Likert量表，通常采用5～7分制。在Likert量表中，用陈述条目表达对特定问题的看法，每个条目都代表了所测量问题的一个构念。参与者要表明他们在某一问题上同意或不同意的程度。在一种测量工具中，正向问题与反向问题的数量应该是相等的，以避免回答偏倚。

语义分化量表是测量态度的另一个量表。双

极量表用于测量参与者的反应。量表上的每个条目后面都是双极形容词，如好的 - 坏的、主动的 - 被动的、积极的 - 消极的。双极形容词之间的间隔数目通常是奇数，以保证中间的形容词是中立的。一般以提供 5 ~ 7 个间隔区间为最佳。分析时通常要对每个选项进行赋值，这一点类似于 Likert 量表（Polit & Beck，2013）。用于测量被试的反应的双极量表就是一个语义分化量表。读者可参阅统计学教科书，进一步了解分析 Likert 量表数据的最合适方法。

档案袋。档案袋是通过收集记录学生在整个课程学习过程中的作品来证明学生取得了课程学习成果。作品是学习经历的成果，可以是书面作业、PPT 演示文稿、概念图、护理计划等形式。在学习活动开始前，作业收集指南将被发放给学生，以方便顺利完成作业。档案袋可以是电子文档，也可以是纸质版的。通常，每份作业都会获得反馈，用以显示作业如何达到学习目标。对作业的反馈增强了学生的学习能力，并能够确保学生为达成学习目标而不断进步。

护理教育中评价工具的信度和效度

在使用任何一种评价工具时，都要确保其信度和效度。通过特定的步骤确定临床表现评价、项目评价、课堂效果评价中所用的评价工具信度和效度。具体步骤将在本书的相应章节讨论。此处主要对信度和效度的概念进行一般性概述。

效度。一个工具的效度可以定义为该工具在多大程度上测量了它想要测量的内容（Polit & Beck，2021），以及教师事实上正在收集和分析他们想要测量的结果。工具必须有效，教师才能对结果做出适当的解释（McDonald，2018）。尤其是在教育评价和评价领域，测量效度具有关联性、准确性和实用性等属性。当工具能够尽可能地直接测量教育目标时，便达到了测量工具的关联性；当工具能够精确地测量教育目标时，便体现了测量工具的准确性；若测量工具能提供形成性和终结性结果，用于指导评价和改进，便体现了测量工具的实用性。因此，有效的评价工具与课程相关，并能提供有意义的结果，以支持教师在考虑课程改革时做出决策。

虽然有多种效度类型，但是测量效度被视为一个单一概念。效度可以分为内容效度、效标关联效度和结构效度（McDonald，2018）。为了对数据进行最准确的解释，理想的做法是提供来自所有效度类别的证据，因为这样可以提高效度的支持度。当教师了解了评价设计的内容和规定的性质、评价工具与重要标准的关系以及评价工具所测量的构念或心理特征时，就能最好地确定评价工具的有效性。

内容效度是指评价工具在多大程度上代表了所评价的构念（主题或行为）。在使用临床评价工具和课堂测试对学生的学习进行评价时，与内容相关的证据尤为重要。例如，对于课堂测验，就会提出以下问题："试题样本是否代表了课堂所讲授的内容？"在临床表现评价中，提出的问题是："临床评价工具是否测量了作为一名护士的态度、行为和技能？是否代表了该课程对该层次项目所期望的学生表现结果？"

效标关联效度用于将一种工具的结果与另一种工具的结果联系起来。从这个意义上说，无论是同时进行还是将来进行，它都是用来预测一种测量结果的成功与否，或确定一种测量结果与另一种测量结果的可预测性。效标关联效度是通过使用相关测量来建立的。建立效标关联效度有两种方法：同时效度和预测效度。同时效度证据是指一个分数与同时出现的另一个测量指标之间的相关性。同时效度的一个常见例子是临床课程成绩与课堂课程成绩的相关性。例如，当一个班级学生的临床表现评价和考试成绩之间存在高度相关性时，就可以说该工具具有同时效度。预测效度是指在完成测试、课程或课时等活动或干预后，一个分数或测量结果能预测未来测量结果的相关性（Polit & Beck，2021）。例如，预测学生的项目入学考试与未来的课程学习成绩之间的效度。预测效度的另一个例子是平均学分绩点与执照或证书考试成绩之间的相关性。当平均学分绩点与考试成绩之间高度正相关时，就可以说存在效标关联效度。

结构效度的定义是，确定所使用的测量工具确实在测量所要测量的变量，而不是其他无关变量。结构效度用于推断测试工具与被测变量之间的关系，而被测变量是无法直接观察到的（Polit & Beck，2021）。例如，一个测试工具对学生临床推理的理论构念的实际测量（操作化）效果如何？还是在测量其他一些无关的概念？

信度。信度是指评价工具（自评量表、观察量表、核查表）的可靠性、精确性、预测性和稳定性的程度。信度是指测验分数不存在测量误差的程度，且重复施测时，测验结果的一致性。信度回答了这样一个问题："不同组的学生或者不同的评价者使用同一种工具时会产生相同的结果吗？" Newby（1992，p. 253）认为"测量信度指的是测试的结果应与测试实际表现一致"。

信度的几个类型——稳定性信度、等值信度和内部一致性信度——与评价工具和成果考核有关。一个工具的稳定性信度是指在任何时间测量都具有结果一致性特征，确保其结果稳定。等值信度则是指一个测量工具的两种测量形式得到相同结果的程度。例如，当使用两套试卷时，两套试卷应具有相同数量的问题和相同的难度级别。两套试卷可以同时进行或者之后再进行等效测试。内部一致性信度是指测量工具的所有条目测量同一变量的一致性程度。只有每次都测量同一个单一概念或构念时，才会考虑信度问题。因为当一种测量工具不可靠时，得出的效度就会受影响，所以教师应采取相应的措施以保证工具的信度。

采集数据

评价过程的下一步是使用评价工具采集数据。尽管这种工具将在某种程度上决定采集什么数据，以及怎样采集数据，但是也应同时考虑一些其他因素，包括数据采集者、数据来源、数据量、采集数据时机以及是非正式还是正式的数据采集。

数据采集者

必须考虑到数据采集者对数据可靠性的影响。例如，采集数据的评价者可以是评价学生临床表现的教师。在其他情境中，可能由学生或研究助理使用工具执行测量。如果数据采集者不熟悉数据采集程序，应该为他们提供了解有关任务的培训。当有多个数据采集者时，必须确保评分者的内部一致性。

数据来源

在设计评价活动之前，评价者必须确定收集数据的来源，是观察数据（如临床表现评价）、存档数据（如从学生档案中获得的平均成绩），还是报告数据（如从毕业生纵向问卷中获得的数据）？如果需要查阅记录来收集数据，则必须核实是否获得查阅记录的许可。

数据量

采集的数据量必须明确并且详细说明。必须明确是要采集全部数据还是选取充足的样本量。例如，在临床表现评价或课堂测试中，不可能采集到每一次临床实习或课堂学习的数据。在这种情况下，就必须根据临床表现评价方案、大纲或课堂测试计划进行抽样。值得注意的是，如果要使用抽样计划，则必须在评价过程的这一阶段明确规定抽样数据的标准，以确保数据采集过程的一致性。

采集数据的时机

采集数据的最佳时机是什么时候？理解评价背景对于掌握数据的采集时机是有帮助的。采集数据是在评价开始、中间还是结束时？当从学生那里采集数据时，应给他们足够的时间，并且在学生能够给出没有偏见的响应时进行数据采集很重要（例如在公布考试结果之后立即采集课程评价数据就可能不会产生最具有效反馈性的响应）。

正式与非正式的数据采集

必须做出使用正式数据还是非正式数据的决定。数据既可以通过正式方法获得，如采用结构化评价工具，也可以通过使用非正式方法采集，如项目利益相关者的自发评论。虽然非正式的数据采集方法可以获得翔实的数据，但依赖非正式方法的缺点是缺乏系统性，可能导致数据不充分或有偏差，并最终缺乏有效性（Stufflebeam & Coryn，2014）。评价者必须决定在评价计划中，正式和非正式的数据是否都要被采用。

解读数据

评价过程的解读步骤包括解读数据以回答在评价过程开始时制订的评价问题。这包括将数据填入可用的表格、整理数据用于分析，并根据预先确定的标准解读数据。在解读数据时，还必须考虑评价背景、参照标准、客观性、合法性和伦理问题。

参照标准

参照标准是指用于解读数据的参考点。在护理教育中，在评价学术政策的效度以及学生的总体和个体表现等项目要素时，参考框架尤为重要。这里讨论两种参照框架：常模参照解读和标准参照解读。

常模参照解读。常模参照解读是指以一组被评价的个体的数据为常模来解读数据。小组分数构成了将每个人与他人进行比较的基础。在常模参照评价中，总会有达到最高水平的人，也会有处于最低水平的人。

常模参照解读允许评价者以多种方式比较学生的成就。对同一组学生可以进行比较和排名，也可以让学生和另一组或另一班级的学生进行比较，或者与国内的群体常模标准进行比较，如进行执业考试或护士资格考试时。因此，常模参照解读的优点是能够进行组内或组外对比，并且能够使用数据预测目标，如录取标准。常模参照解读的缺点在于重视对比，这种对比可能会助长学生的竞争意识。

标准参照解读。在标准参照解读中，结果是根据预先确定的标准来判断的，并反映达到标准的程度。标准参照解读通常用于基于能力的学习模式，这种模式意在帮助学习者达到或熟练掌握特定的学习结果。由于学生是与结果相比较，而不是彼此间比较，因此所有学生都能获得某种能力。

标准参照解读的优点包括强调所有学习者的掌握程度以及潜能以提高学生的学习动机、学生间的分享与协作，并能向学习者提供清晰的进度报告。标准参照解读的缺点是学生之间或学生与其他群体之间不能进行比较。

客观性和主观性问题

解读数据时会出现评价的客观性和主观性问题。不同的评价者面对同样的数据会做出不同的解读（判断）。这些差异可能是评价者的偏见或客观性程度的差异造成的。在某种程度上，教师需要接受评价的主观性的存在，毕竟这是“评价”，而不是“测量”。然而，教师应认识到主观性及其在结果解读中所起的作用。

法律和伦理考量

对结果的解读可能涉及法律方面的因素。在学生权益方面，法律考虑尤为重要。如何以及向谁分享评价结果？可以收集哪些有关学生的数据？评价过程和所收集数据的性质是否需要保护人类受试者？谁会受到评价的影响？在报告数据时是否会出现道德或伦理困境？他们将如何对结果做出反应？评价会对师生、项目或课程产生什么影响？只有与评价活动的目的和背景有意义地结合起来，才能采集数据。请参阅第 3 章，以获取有关评价学生学术表现和临床表现的法律和伦理方面的进一步讨论。案例研究 22.2 解决了一位教师因担心数据会被如何使用而对参与评价过程的顾虑。

> **案例研究 22.2 改进评价程序**
>
> 某护理专业刚刚完成了一次认证评价考察，该专业被指出缺乏系统的评价计划。认证机构注意到，该专业评价数据的收集很零散，且经常不进行分析，评价结果也没有用于指导项目决策。该护理系教师经常不愿意参与评价工作，理由是教师工作量大，担心数据会被用来改变他们的教学方式，并对他们的绩效考核产生负面影响。认证机构给予该项目 12 个月的时间来解决目前项目中存在的评价程序无效的问题。
>
> 1. 该项目可以采取哪些措施来发展一种持续改进质量的文化，让教师参与评价过程，并利用数据为他们的决策提供信息？
>
> 2. 可以实施哪些策略来提高教师参与评价过程的舒适度？

报告结果

在评价过程的这一步骤中，评价结果将传达给适当的利益相关者。在报告评价结果时需要考虑的因素包括：谁将收到评价结果？何时以及如何报告评价结果？

由谁接收结果

评价者必须知道数据应该向谁报告，并且报告过程必须透明。通常情况下，被评价的个人或群体和要求评价的人都会收到评价报告。在评价开始时就应确定评价报告的议题和保密性问题。必须保证评价报告的机密性。只有那些被指定的人才能接收报告。评价者应在完成报告后销毁那些不需要的背景信息。

在所报告的研究结果中，考虑报告的接收者也很重要。接收者想要知道什么？需要知道什么？例如，接收考试成绩的学生通常只关注成绩，而不关注用来确定成绩或数据分析的复杂方法。如果报告的重点是课程审查，并指出可能需要改变课程的实施方式，那么这可能会对教授课程的教师产生什么影响？即使接收者没有足够的背景信息来接收这份报告，评价报告对他们也会有所帮助。

何时报告结果

报告的时机安排也至关重要。人们倾向于尽早知道评价结果。如果报告的结果被推迟，则可能会使接收者失去兴趣。例如，学生更喜欢即时结果，如果结果被延迟，他们可能会增加焦虑或失去兴趣。报告的时机也可能取决于何时需要此类信息，如在学期末时，以及什么时间向教务人员报告成绩。

如何报告结果

评价报告可以采用多种形式，可能是书面或口头的、正式或非正式的。举一个非正式评价的例子：与学生讨论其在临床实践中的表现，没有使用结构化的评价。这种类型的评价并不理想，并且学生和指导老师缺乏客观标准和公正感。如果学生不及格，没有正式的评价文件，教师也无法为其决定辩护。

在正式报告中，将对数据进行统计分析，并对结果进行讨论。向学生、教师、管理人员及外部受众报告学生成绩和项目评价结果的具体方法将在后续章节中讨论。

应用结果

评价需要评价者与被评价的个人、群体或项目之间的共同努力。尽管使用评价结果是评价过程的最后一步，并且经常被遗忘，但各方都有责任审查和使用评价结果，为今后的决策提供信息，以保持和提高项目的有效性。

要有效地利用评价结果，就必须进行有目的的战略规划。目的、人员、规划和展示是四大核心策略。所有利益相关者都必须理解评价的目的。要成功地使用评价结果，就应让参与评价的人员参与评价过程。促进评价的主要策略是规划活动和传播评价信息。优先考虑的问题是编写评价报告并向利益相关者（那些将使用评价报告并受其影响的人）介绍评价报告。报告的格式应通俗易懂，必要时应使用图表和其他可视化辅助工具。

评价结果可以有多种用途，在护理项目中常见的用途有：衡量学生的学习成果和评定等级；修改教/学策略、课程和教学大纲；修改项目政策或学生支持服务；展示项目在实现预期成果方面的有效性。

改进评价过程的几种方法如下：

1．鼓励参与评价结果的人参与设计评价计划。

2．应使所有利益相关者参与评价过程。

3．及时报告评价结果。

4．提出切实可行的建议，用于支持项目的持续质量改进工作。

5．制定计划，与相关者分享和传播评价结果。

6．鼓励报告接收者考虑如何根据评价结果适当地改变行为。

7．建立信任，以建设性的方式分享敏感的评价结果，注意避免指责。

8．将评价结果与实际情况相结合，鼓励接收者考虑评价结果的意义以及如何将其用于自己的情况中。

考虑评价的成本

评价过程要求护理专业拥有成功实施计划所需的财力和人力资源，并解决评价结果可能揭示的与专业有效性有关的问题。项目管理人员和教师需要仔细考虑与所选评价策略相关的成本，并确保有足够的资源可用。解决以下问题有助于确定与任何建议的评价计划相关的潜在成本：

- 与建议的评价计划相关的财政或人力资源（如费用、评价材料、教师的时间）有哪些？
- 开发和管理工具、分析和解释数据以及向利益相关者报告结果需要多少教师时间？实施评价过程是否需要专人管理？
- 被评价者需要多少时间来完成调查工具或接受访谈？时间承诺是否会成为参与评价过程的潜在制约因素？
- 如果评价结果表明需要对课程、政策或程序进行修改，那么该计划是否有足够的资源进行必要的修改？
- 如何培养组织文化，鼓励教师和学生参与持续的质量改进工作，并积极参与所有评价工作？
- 如果评价反馈表明利益相关者的需求没有得到可接受水平的满足，该项目是否准备好分配资源来解决这些问题？
- 当对学生个人表现的评价表明学生没有达到预期的学习成果时，项目可以提供哪些资源来支持学生取得学业成功？

本章重点总结

- 评价是通过一种或多种测量方法对收集到的数据进行评价或估值的手段。
- 评价过程用于确定护理专业在实现预期专业成果方面的有效性，包括但不限于与学生学习结果、课程、教/学策略、教师产出和资源相关的成果。

- 教师有责任参与评价过程，并利用评价结果指导项目决策。
- 对预期项目成果的评价是一个持续的系统性过程，最好在不断提高质量的文化氛围中完成。
- 评价过程包括一系列系统性的行动，首先要明确评价目的，鼓励受影响的利益相关者参与。
- 评价模式或框架可用来指导评价过程、工具的选择、数据采集方法和报告程序。
- 评价结果应传播给受影响的利益相关者，并以建设性和支持性的方式透明地处理。
- 教师应准备好解决评价过程中发现的任何问题或疑虑，以保持或提高护理专业在培养合格毕业生方面的有效性。
- 有关评价过程的更多信息，请参见框 22.5。

框 22.5 与评价有关的网络资源

- 大专院校规划协会——http://www.scup.org/
- 综合中学后教育数据系统（IPEDS）——http://nces.ed.gov/ipeds/
- 国家教育统计中心（NCES）、美国教育部，即联邦收集和分析教育相关数据的主要实体——http://nces.ed.gov/
- 全国中等后教育合作组织促进在联邦、州和院校各级使用高质量的中等后教育数据，以支持政策制定——http://nces.ed.gov/NPEC/
- 教育资源信息中心（ERIC），由美国教育部下属的美国教育科学研究所主办——http://ericed.gov/Council
- 高等教育认证委员会——http://wwv.cnea.crg PROGRAM-Based
- 基于项目的审查和评价：促进项目改进的工具和方法——http://www.umass.edw/oapa/sites/default/files/pdfhand.books/program assessment handbook.pdf
- 项目评价的基本指南——https://managementhelp.org/evaluationprogram-evaluation-guide.htm

对证据的反思

1．对于评价过程，特别是应用于评价学生学习成果的过程，你有什么理念？考虑你目前在所教班级中使用的教与学策略，这些策略如何受到你的评价理念的影响？

2．思考你所在护理专业的组织文化。你能在多大程度上保证持续质量改进（CQI），并将其应用于评价你的项目所确定的结果？为了进一步加强对 CQI 的承诺，项目的管理部门和教师可以做些什么？

3．作为教师，拟以何种方式参与评价过程，以衡量护理专业在实现预期专业成果方面的有效性？

参考文献

Adams, W. C. (2015). Conducting semi-structured interviews. In K. E. Newcomer, H. P. Hatry, & J. S. Wholey (Eds.), *Handbook of practical program evaluation* (4th ed., pp. 492–505). Jossey-Bass.

Chen, H. T. (2004). A theory-driven evaluation perspective on mixed methods research. *Research in the Schools, 13*(1), 75–83.

Kirkpatrick, J. D., & Kirkpatrick, D. L. (2014). *The Kirkpatrick Four Levels: A fresh look after 55 years—1959–2014.* Kirkpatrick Partners. https://www.kirkpatrickpartners.com/Our-Philosophy/The-Kirkpatrick-Model.

Lincoln, Y. S., & Guba, E. G. (1985). *Naturalistic inquiry.* Sage.

McDonald, M. E. (2018). *The nurse educator's guide to assessing learning outcomes.* Jones & Bartlett Learning

National League for Nursing. (2019). *The Scope of Practice for Academic Nurse Educators and Academic Clinical Nurse Educators* (3rd ed.). Author.

Polit, D. F., & Beck, C. T. (2021). *Essentials of nursing research: Appraising evidence for nursing practice.* Lippincott Williams & Wilkins.

Quality Matters. (2022). *Why quality matters.* Retrieved from https://www.qualitymatters.org/why-quality-matters/process.

Rogers, E. M. (2003). *Diffusion of innovations* (5th ed.). Free Press.

Stufflebeam, D. L. (Ed.). (1971). *Educational evaluation and decision-making.* Peacock.

Stufflebeam, D. L., & Coryn, C. (2014). *Evaluation theory, models, & applications.* Jossey-Bass.

第23章

评价学习成果的策略

Jane M. Kirkpatrick，PhD，RN，ANEF and Diann DeWitt，PhD，RN，CNE
翻译：杨晔琴　审校：孙瑞芬

本章旨在探讨教师用于评估及评价学生学习成果的多种策略。本章讨论了每种策略的用途、优点、缺点及其相关问题。内容包括选择策略的方式、提升策略的信度与效度，以及增强策略使用效果的方法。

教学评价过程正面临着前所未有的挑战。国家发展趋势对护理教育的优先事项产生了持续影响。美国护理学院协会（2021）和美国国家护理联盟（2012）发布的护理教育新纲要已纳入美国医学研究所（2011）关于护理未来的报告中。行动倡导运动（2021）以及美国医学科学院（2021）的报告《护理的未来2020—2030：绘制实现健康公平之路》也给护理课程设置带来了很多影响。2016版跨专业教育合作组织（IPEC）核心能力已于2023年发布新版本。美国国家护理委员会计划于2023年推出新版执业资格考试方案，该方案将强调通过案例研究提升临床判断能力（National Council of State Boards of Nursing，2021；Sturdivant & Allen-Thomas，2022）。上述的影响课程设置的因素都非常强调领导力、多样性、健康的社会决定因素以及政策对健康和医疗保健的影响等结果。以上提及的多种能力均包含了情感领域的因素。教育工作者在努力培养学生的深度学习和反思性实践能力的同时也在不断探索学生学习成果的评价方法（Masuku et al.，2021）。在评价复杂能力（如需要高阶思维的能力）时，使用多种测评方法尤为重要（Oermann et al.，2022；Ying，2020）。鉴于终身学习在护理专业中的重要作用，这就需要让学生参与评价过程，以提高他们的自我评价能力（Cardwell，2020）。让学生参与评价过程将有助于培养他们的社会责任感（Masuku et al.，2021）。

评估和评价

评估与评价到底有什么区别？在许多情况下，这两个词似乎可以互换，其实它们之间存在显著差别。评估是为了改善教学及学习活动而获取有关教学和学习的信息。评估过程中收集的信息可以是定量的，也可以是定性的。评估过程要求教师对学生学习成果有明确的预期及质量标准。在此基础上，制定评估学习成果的最佳策略，并对学生的学习情况进行收集、分析和解释。评估过程中获取的信息能够为当前的学习提供证据，然后用于促进进一步的学习（Oermann & Gaberson，2021；Oermann et al.，2022）。通常情况下，评估贯穿于学习、课程或项目的整个开展过程中，以便教师随时做出调整及改进。

而评价是指判断学生是否达到了特定的学习成果（Oermann & Gaberson，2021；Oermann et al.，2022），通常在学习、课程或项目结束时进行。评价可以分为形成性评价及终结性评价。形成性评价是在学习过程中开展的评价，隐含了旨在提供反馈、改进及改善的机会。终结性评价则更为全面，考虑到了影响获得学习成果的各个方面。终结性评价标志着教学-学习过程的结束，对学生的学习成果已经做出了判断，通常以学习成绩表示。在临床学科中，教师必须对学生的课程学习成果及获得的项目能力进行评价，以确保学生做好了在临床工作中安全实践的准备。

选择评价策略

本章讨论了教师用于评估及评价学习成果的多种策略，其中有一些评价策略可能是作为教学策略所熟悉的。将教学策略用于评价的想法，使得学生能够在最终经历终结性评价的同一过程中进行练习，并接受形成性评价。虽然大多数策略既可用于形成性评价，也可用于终结性评价，但需结合每种策略的侧重点和特点选择不同的评价手段，即形成性评价、终结性评价，以确定最终的学习成果和赋予等级。

教师考虑使用不同的评价策略主要是为了更好地评价：①学习涉及的所有领域（包括情感领域）；②较高阶的认知领域（如分析、综合、创造）；③评判性思维和临床推理；④学生执业资格考试或认证考试的准备情况。通过让学生以与现实世界紧密相关的方式展示或表现其所学内容，教师能够提供更为真实的评价，从而获得关于学生学习成果的更丰富、更深入的证据（Jeffries，2021；Killam & Camargo-Plazas，2021）。

在选择评价策略时，必须考虑教师对有关学习责任、义务以及项目的预期成果的理念。如果项目目标是培养终身自主学习能力，那么教学和学习的策略应该注重加强这方面相关技能的培养。许多评价策略与主动教学策略相匹配。例如，评判性反思、短文和指导性写作作业能促进学生采取不同方式与相关材料进行交互，而如果仅仅是为了应付多项选择题测试，那么学生就不会采用这种方式学习。

使用这些评价策略主要存在以下挑战：①师生使用评价策略需要耗费的时间；②收集相关数据的工具及方法的信度、效度确立方面存在困难。为了避免这些策略中的常见问题，并从评价工作中获得最大收益，教师应做到以下 6 点：

1．清楚地描述评价目的。
2．考虑学习和评价发生的环境。
3．根据目的选择最佳评价策略。
4．确定所选评价策略的程序。
5．确立评价策略的信度和效度。
6．评估评价过程的整体效果。

目的

评价的目的是确定是否开发了学生的潜能，以及是否达到了课程及课程体系中设定的知识、技能与能力目标。教学目标及课程目标中指出了哪些行为类型（如认知、情感或精神运动）需要被评估或被评价。教师应设计与学生相关的学习经历，评价活动也应在评分体系中体现价值。在开展评价前，教师应与学生说明评价标准。

环境

另外一个需要考虑的关键因素是教学和评价的环境。大多数教师适应在传统课堂中开展评价，但随着完全在线教学或混合式教学的出现，教师和学生在这些环境中都将面临新的问题（有关远程和线上学习最佳实践的更多讨论，详见第 21 章）。本章涉及的大多数策略都可以用于在线社区。例如，线上开题讨论（threaded discussion）可用于评论，甚至可作为一个口头提问的论坛。概念图可以电子版的形式开发出来。学生或教师在整个课程或项目中可以持续使用纳入学生有代表性作业的电子档案袋。考虑在线环境中评估或评价策略时，必须确保该策略与评估目的有关，还应该设置学习时间，让师生能够学习并熟练使用该策略（Oermann et al.，2022）。Bearman 等（2020）提出大学需要协助学生为数字化工作做好准备，仅仅在评估前加上“e”（即简单地将评估转移到线上，或将其数字化）并不是一种足够有效的方法。

跨专业教育的延展为不同专业教育工作者之间的合作创造了新的机会。Gleason 等在 2021 年的研究中提出，跨专业实践在诊断过程中能赋予护士更多的能力，使他们能够实现更安全的患者护理结局。此外，国家跨专业实践与教育中心（National Center for Interprofessional Practice and Education）在其网站上（https://nexusipe.org/）提供了与评估和评价相关的多种资源和工具。这些资源旨在帮助医疗专业人员和教育者更好地进行跨专业实践的评估和评价。明确共享的能力（IPEC，2016）对于跨专业教育至关重要。和其他团队教学一样，稳定的标准应用必不可少。本章所讨论的评价策略适用于所有专业。

选择评价策略

当根据目的来选择最佳策略时，教师必须权衡每种策略的优缺点。教师也应考虑每种策略的准备、实施及评分所需的时间。像成本这样的一些问题也可能是决定因素。另外，教师还必须决定评价的频率、谁来评价，以及如何让学生为评价做好准备。当选定一种评价策略时，确保学生有充分的练习机会来适应该评价策略很重要。

程序

尽管运用评价策略的程序变化多样，但任何一种被选定的程序都必须经过精心的设计。评价策略在正式全面实施之前应进行预试验。预试验将有助于防范意料之外的困难发生，也可以在全面实施之前对评价策略进行精炼和质量改进。另外，对评价策略使用方法的职责描述也非常重要。例如，就档案袋评价来说，教师必须做出决定是由学生还是由教师来收集和保存资料。另一个值得关注的领域是评价发生的环境。因为学生在被评价的过程中会产生焦虑和压力，教师必须尝试提供一种有益于评价的氛围。适当地使用幽默可以帮助学生放松。

信度和效度

信度和效度至关重要，尤其是在以评价为目的时。第 22 章已对信度和效度进行了定义及描述。根据本章的目的，下面具体举例说明在使用非多项选择题评价方法时如何确立信度和效度。

在确立效度时，教师必须询问这项评价策略是否适用于评价目的，以及是否可以提供有用及有意义的数据（Miller et al.，2013）。教师必须考虑这个评价策略与指定目标之间的适用性。换言之，这个评价策略衡量的是否是教师预期的测评内容。例如，如果要评价学生展现书面交流的技能，那么通过口头提问将不能提供有效的评价数据。同样，在护理学系层面，教师应协调跨课程的评价策略，如循证实践、临床推理和沟通等课程。制订一个有效的评价标准来准确反映具体效果、目标和内容是一项挑战。

为了确立表面效度，教师必须通过向同事征询意见，提出诸如“这些标准是否可以用来测量指定的目标？”的问题。此外，获取其他内容专家的意见有助于确定是否有足够的内容效度样本量。这些用于确立效度的传统方法正被一个基于多种不同证据类型（如表面相关证据、内容相关证据）的单一概念所取代。这些用来确立效度的现有证据能够决定效度是处于低等、中等还是高等水平（Miller et al.，2013）。

评价标准一旦被开发出来，就必须确立它的信度或者测量预期学习成果的可靠性。通常，评价标准要放在评分表中，为明确评分等级提供标准。一种常用于确立评价量表的方法是让 2 名或多名教师采用统一标准来独立地对样本进行评价。评定结果之间的相关性即评价者间信度（interrater reliability，IRR），通常用分数间的一致性百分比表示。当一致性百分比小于 80% 时，教师应继续对每条评价标准的特异性和清晰性进行精炼，使一致程度达到 80% 及以上（Gray & Grove，2021）。框 23.1 中举例说明了如何使用评价标准来确立评价者间信度。

当多名教师对同一份作业进行评分时，确立评价者间信度尤其重要。Belur 等（2021）研究了犯罪预防领域系统综述的 IRR。他们的研究发现，随着时间的推移，个体之间和个体自身的编码行为都会发生变化，这强调了定期测试 IRR 的重要性。因此，在教学团队或教师个人使用评分量表进行评分时，定期建立和测试评价者间信度是非常必要的。

评价策略的多样性可以为学生的能力提供更全面的描述，有助于提高评价过程的可信度，评价策略单一则会严重限制可信度。每一种评价策略都有局限性和问题，这些限制和问题会影响为学生群体所制订的评价策略的信度、效度和适用性。运用多种评价策略能为做出决策提供一个更有力和更精确的框架。

有效性

在实施完评价策略以后，有必要确定其整体

框 23.1 确立评价者间信度的范例

程序：

制定评价标准并将其应用到样本中。

让两名或多名评价者独立评定表现，然后进行相关分析。

评价者评分一致性（%）计算公式如下：

评价者一致的总数 / 总的可能的一致评分数

例：3 名评价者按照以下 4 条标准来评定书面交流能力。

1. 清楚地表达观点
2. 逻辑通畅，有条理性
3. 正确使用语句、语法和美国心理协会（APA）格式
4. 研究结果的整合

评分：

- 条目 1：2 名评价者同意，1 名不同意
- 条目 2：3 名评价者都同意
- 条目 3：2 名评价者同意，1 名不同意
- 条目 4：3 名评价者都同意

评价者间信度：

10（评价者一致的总数）/ 12（总的可能的一致评分数）= 10/12 = 0.83 或 83%

（> 80% 表示评价者间信度良好）

引自 Gray，J. R.，& Grove，S. K.（2021）. Burns and Grove’s the practice of nursing research（9th ed.）. Elsevier.

效果及实施过程中出现的潜在问题。教师应询问以下问题：这种评价策略是否有效地利用了资源（如学生和教师的时间、财务资源）？是否有足够的数据来判断达到学习成果与否？这种评价策略的实施是否存在问题？需要做出哪些修正？教师是否认为在将来使用这种评价策略是一个好的选择？

将评价策略与学习领域相匹配

教育工作者必须留心被评价的学习领域。第 10 章和第 16 章分别详细讨论了学习领域和教学策略。认知领域分为 6 类：①记忆；②理解；③应用；④分析；⑤评价；⑥创造（Anderson & Krathwohl，2001）。应用于护理中时，情感领域的分类具有 5 种行为类别：①接受；②回应；③重视；④价值体系的组织；⑤价值或价值复合体的特征描述（Anderson & Krathwohl，2001）。精神运动领域表征为：①模仿；②操作；③准确；④表达；⑤习惯化（Anderson & Krathwohl，2001）。对认知的评估通常通过测验和考试（见第 24 章）以及其他书面作业一起来完成。更高阶认知领域的评估则更需要创造性，或许可以将其整合到一个可以对多种学习成果进行评估的综合性作业中。精神运动领域的评估可以是技能考查的一部分。然而，情景模拟和模拟病人以及最终的临床实践（见第 19 章）都将精神运动与认知领域相结合，偶尔也会融入情感领域。例如，知道如何执行操作是精神运动领域的组成部分，理解操作实施的原因及时限是认知领域的组成部分，重视患者偏好则是情感领域的组成部分。

当使用评价策略收集数据用于评分时，必须在学生完成任务前将评分要求告知他们。通过课程大纲将评分标准的相关信息提供给学生是较为经典的方式，也可以通过核查表、学生指南或评分表等其他方式告知。

情感领域的关注点

在护理工作中，对情感领域进行评价极具挑战性，但也尤为重要。因此，本节将对这一领域的评估进行阐述。情感领域的发展是渐进的，可以与临床推理联系在一起。由于情感领域的发展呈现渐进性特征，让形成性评价贯穿于整个课程可能是最合适的，在毕业时则进行终结性评价。本章列出的许多评价策略均适用于情感领域。例如，运用文化能力这个概念，可在整个课程中设计形成性评价和终结性评价。在初始阶段，可以期望学生通过对自己的文化、卫生保健实践及价值观进行探究来形成自我意识。在中间阶段，可以期望学生能够意识到要关注他们所照护患者的文化取向。毕业时，可以期望学生达到（包括知识、技能和态度目标）能够以一种文化敏感的方式为所有患者提供照护，并能够展示出满足患者个性化需求的能力。

新知识的爆发式增长，以及在本就充实的课程中再插入额外内容的挑战，可能会导致专门用于情感领域的教学时间减少。Olantunji（2014）和 Ondrejka（2014）认为，学院和大学往往过度强调认知领域而忽视情感领域，并提出在教育过程中重新平衡认知领域和情感领域会提高毕业生的质量。Donnelly 等（2020）发现，全方位观看手术过程有助于提升护理和医学生在情感领域的学习，并对该领域的评估有益。

多种评价策略可用于评价情感领域。Ying（2020）建议所选的评价策略应与学习成果保持一致，以尊重学习者和评估者的付出。以获得文化敏感性为例，教师可以考虑让学生通过书面论文的方式，首先确认自己的文化背景，然后对照回顾来自另一文化背景患者的互动进行批判性分析；评估医疗政策对特定文化社区中个体的影响可以进一步补充评估的全面性；另外一种可行的方法是让学生利用媒体（如视频记录、网页开发甚至是一张拼贴画）来展现一种文化所特有的关键概念及价值观。这些学习活动不仅可以激励学生对价值观和价值冲突领域的自我意识和认知，以及在存在价值冲突时做出判断，也可以帮助学生领会如何在不同文化背景下表达尊重和关怀。针对这些学习活动的评价标准必须强调所期望的学习成果。例如，如果选择一项书面作业作为评价策略，过分强调程序（如写作风格）可能会否定学生的洞察力及自我意识的重要性。

护理专业的其他领域也适合在情感领域进行评价，包括但不限于护士角色的社会化、职业认同的建立、重视其他健康从业人员的角色、照料临终患者、满足精神需求、处理性方面的问题，以及理解文化和公共政策对个人和社区的健康和医疗服务的影响。护理质量与安全教育（quality and safety education for nurses，QSEN）能力尤其注重护士所需要的态度、知识和技能（Cronenwett et al.，2007）。QSEN范例对知识、技能及目标有明确的定义及一系列效果列表。例如，在以患者为中心的护理类别中确定的一种态度能力是“从患的视角来看待卫生保健状况”（http：//qsen.org/compe-tencies/pre-licensure-ksas/）。McCoach等（2013）为希望更好地测量情感领域的教育工作者和雇主提供了深入的工具开发指导。他们探讨了价值观和自我效能感等构念如何与学业成就或企业质量与绩效相关。国家跨专业实践与教育中心网站提供了用于评估跨专业协作实践学习成果的各种工具信息（https：//nexusipe.org/advancing/assessment-evaluation）。

使用评价量表作为学生表现的评分标准

评价量表是指用来衡量学生表现的评分量表。评价量表不仅提供了清晰的评分标准，还能让学生了解不同评分期望值的评分机制。评价量表有两种基本类型：整体性量表和分析性量表。整体性量表将学生的表现看作一个整体，通常每一个领域都根据数字评分系统进行描述，而分析性量表则涉及书面作业或档案袋中的每一个有意义的特征。例如，Stanley等（2020）认为，根据分析性量表，需要对作品的条理性、观点、风格等逐一做出评价。整体性量表似乎更适用于终结性评价，而分析性量表能为学生提供具体的反馈，帮助学生改进（Stanley et al.，2020）。整体性

框23.2 整体评分标准范例

A等

最终的课程综述论文清楚地详述了一个可研究的问题；检索策略提供了充分的相关数据来阐明该问题；编码表重点集中，能够指导资料分析；明确了信度和效度；综合分析了文献，而不仅仅是回顾及总结文献；基于研究综述，论文以提出恰当的建议而结尾；本文写作参考了印第安纳大学护理学院的写作指南。

参与讨论和学习活动整合了课程概念，反映了研究综述过程中的评判性思维。参与是深思熟虑、恭敬、信息充分和实质具体的。综述论文的同行评审以一种合议的方式呈现，意味着评论者理解综述过程，并提供实质性建议。

研究结果的传播方式包括一份书面的论文发表计划和针对教师及同学的口头演讲。发表计划包括精心选择学术期刊、起草介绍信和投稿信，以及根据需要修改文章以符合期刊发表指南的要求。专业演讲经过精心组织，采用视觉辅助工具如PPT，并使用适合受众的专业交流方式。

B等

最终的综述论文清楚地详述了一个可研究的问题；检索策略提供了主要相关资料来阐明该问题；编码表缺少至少一个方面的重点资料或陈述问题范围不全面；信度和效度不清楚；参考文献资料时，主要采取综合文献，总结文献较少；论文以较为恰当的建议而结尾；本文写作在语法或格式上没有大的错误。

参与讨论和学习活动通常整合了课程概念，反映了研究综述过程中的评判性思维。参与是有益的，但可能不会对课程重点带来主要贡献。综述论文的同行评审没有包含有关方面的同行评审审核表，或者忽略了需要提供反馈意见的一些领域。

研究结果的传播方式包括一份书面发表计划和针对教师及同学的口头演讲。发表计划包括恰当地选择学术期刊、起草一封大体符合情况的介绍信和投稿信，做了大致的修改但没有考虑学术期刊的投稿指南。专业演讲组织有序，采用视觉辅助设备如PPT来提高演讲效果，也考虑了受众的情况。

C等

最终的综述论文中提出了一个不明确的问题；检索策略提供了不相关的或离题的资料来阐明该问题；编码表没有重点，忽略了关键变量或包括不相关的变量；信度和效度不明确或被忽略；在文献回顾方面，对文献的总结超过对文献的综合；论文没有给出建议，或论文给出了建议，但这些建议并不是从资料中提取出来的。论文中存在大量的语法或书写格式错误。

参与讨论无章可循，并没有建立在课程概念基础上，评论未体现评判性思维，违背了课程规范和礼节。综述论文的同行评审没有给同学提供实质性或有益的反馈意见。忽略了同行评审审核表中有意义的部分。

研究结果的传播方式包括一份书面发表计划和针对教师及学生的口头演讲。对发表未做计划，或选择的学术期刊与论文内容不匹配；介绍信和投稿信不清晰，不能吸引读者的注意；不清楚论文中需要做哪些修改来满足期刊的要求；专业演讲组织不良，视觉辅助工具如PPT或可视化教具不清晰，或者没有突出演讲的关键点；演讲超时，或不适合受众。如果听众提出了一些有关资料中的问题，演讲者无法应答。

评价量表示例见框 23.2，分析性评价量表示例见表 23.1。

任何一种类型的评价量表都由以下 4 个部分组成：①任务描述（作业）；②评分等级范围；③作业评分的各个维度；④每种表现水平的描述。评价量表的第一部分是清晰地描述作业，而作业设置应与课程的学习目标相匹配。第二部分是作业表现水平的评分等级范围，可能包括“优秀”“合格”“还需完善”等不同水平。第三部分是作业评分的各个维度，即把作业分成几个组成部分。最后一部分是对不同表现水平进行差异化描述。评价量表由此提供了清晰的评分期望值来帮助学生圆满地完成作业，也可以让教师更客观地对每份作业进行评分。Lee 等（2021）描述了针对护理学生的临床推理评估量表（clinical reasoning assessment rubric，CRAR）的心理测量学测试，这一过程虽然繁琐，却至关重要，是建立护理教育量表信效度的极好示例。根据 Nkhoma 等（2020）的文献综述，量表“有助于学生学习和取得更好的成绩，同时也帮助教师和教育工作者对学生的表现做出准确的评估”（p. 239）。最近的研究表明，学生共同创建量表对学生和教师都有益处（Kilgour et al.，2020）。具体而言，学生报告说对评估过程有更好的理解，而教师则报告说学生对量表的看法有所改善（Kilgour et al.，2020）。

美国高校协会（AACU）发起了“本科教育有效的学习评价”（valid assessment of learning in undergraduate education，VALUE）项目，它是一套标准化的评价量表，用来评价在大学期间学习的多种技能，如推理、评判性思维和写作能力（McConnell et al.，2019）。这 16 种评价量表被视为一种标准化测试的方式，用于评价学生的学习成果，并且帮助传达与学业成就和学生成功相关的标准。这些量表并非用于个人评分，而是应用于专业项目及大学层面。AACU 还拥有一个数据库，可以在其中存储学生的作品，并使用 VALUE 量表来对其进行评分（https://www.aacu.org/value/rubrics）（案例研究 23.1）。

评价学习成果的策略

护理教师有众多可利用的评价策略来评价学

表23.1　共享在线分析评分量表用于评估小组演示的范例

小组演示评分标准				
	优秀	良好	一般	差
	40 分	**30 分**	**20 分**	**10 分**
组织	演示条理清晰，易于理解。小组成员之间的过渡计划周密，衔接流畅	演示条理相对清晰，比较容易理解。小组成员之间的过渡稍有不连贯，但并未对整体演示造成太大影响	演示条理不清晰。成员之间的过渡生硬或不协调	演示缺乏条理。团队成员和各部分之间的过渡不当。演示缺乏条理，很难理解
团队合作/参与	小组成员之间的合作非常默契，演示内容由小组成员平均分摊	小组成员之间配合默契，沟通良好。一些成员的参与度略高于其他成员	小组沟通相对顺畅，但演示过程中出现了一些失误；一些学生主导了演示，而其他人参与较少	小组成员之间配合不佳。演示中存在明显的沟通不畅和失误
内容	小组成员对内容掌握得非常牢固，内容讲解得非常全面，没有出现任何知识性错误	大多数小组成员对内容有扎实的理解，内容缺少一些小细节或包含一些小错误	小组成员对内容仅有肤浅的理解，演示过程中出现了一些错误	小组成员对演示过程中涉及的内容几乎不理解
视觉辅助工具	在整个演示过程中视觉辅助工具使用得非常有效。小组成员将视觉辅助工具作为补充，而不是依赖它们	视觉辅助工具的使用在一定程度上有效，但在整个演示过程中使用得不够一致	所使用的视觉辅助工具没有为口头陈述提供支持。它们缺乏信息，或者小组成员照本宣科	根本没有使用视觉辅助工具

摘自：http：//www.rcampus.com/indexrubric.cfm

> **案例研究 23.1 制定评分量表**
>
> 一门本科临床课程的教学团队正利用会后时间实施一个患者护理计划的口头描述。该课程有多个章节和6位教师。团队对此非常兴奋，因为这将为学生和教师节省时间。这个过程将展示学生的思维方式，教师能够提供快速且相关的反馈。目前的挑战在于如何在多个章节和多名教师中保证评估的一致性。
>
> 1．哪种类型的评分量表最适合患者护理计划的口头描述演示？
>
> 2．教学团队在制定评分量表时应考虑哪些要素？
>
> 3．教学团队应使用什么方法确保不同教师之间的评分一致性？

生的学习。在这一节将介绍几个已知有效的护理学专业评价策略。表23.2对这些评价策略提供了概述。

档案袋

描述及用途

从最基础的层面来看，档案袋其实就是学生作品的集合。尽管过去档案袋主要以印刷介质存在，如今电子档案袋（e-portfolios）已在高等教育，包括护理教育中广泛应用。Farrell（2020）追溯了档案袋从纸质到电子格式的发展历史，并指出，自2000年技术普及以来，档案袋已成为全球高等教育的一个重要组成部分。在过去十年

表 23.2 评价策略概述

策略	领域／评价目的	可能应用的领域	优点	缺点	相关问题
档案袋（纸质型和电子型）	高阶认知领域 情感领域 精神运动领域（如果录像） 形成性评价 终结性评价	课程安排 提供进步的证据 个人或项目的成果测量 就业的营销工具 专业发展展示	学生作品种类多 记录进展 识别学生的优缺点 学生反思过程中的评判性思维 对于在线课程项目来说，电子档案袋更容易更新也更便捷	收集作品及评分耗时 需要存储空间 非直接观察 信度有限 电子档案袋的额外费用 需要时间学习使用档案袋	收集资料的所有权责任 非选择性档案袋还是选择性档案袋？ 评估过程还是结果？ 决定档案袋的类型
角色扮演	认知领域 情感领域 精神运动领域 形成性评价	对精神运动技能、沟通技巧、问题解决技能给出形成性反馈意见	学生主动参与 激发创造力 变量可控 可重复 提供同行评审技能练习	可能不能即时反馈 参加者的自觉性	需要时间建立对这种策略的自在感 需要熟悉资料
反思	高阶认知领域 情感领域 形成性评价 终结性评价（用于趋势）	自我评价 展示学习的整合 适合评估较高阶的认知能力，可以评估评判性思维	学生主动参与 鼓励学生在内容之间以及内容内建立联系 帮助学生在评价标准的基础上开展自我评价 鼓励学生意识到在生活体验中学习	学生与教师都需花费时间 作业不清晰让学生产生挫败感	共同制订评分标准要求有高度信任感 学生需要适应这个过程 可能需要考虑匿名评分
论文	高阶认知领域及情感领域 形成性评价 终结性评价	评判性思维技能 写作技能 形成论点 综合观点	在感兴趣的领域中挖掘更多深入的信息 待评估的公开作品 写作是自我表达的学术模式	学生和教师都需要花费时间 评分的主观性 展示的能力类型有限	信度 评分标准

续表

策略	领域 / 评价目的	可能应用的领域	优点	缺点	相关问题
短文	高阶认知领域及情感领域 形成性评价 终结性评价	评判性思维技能 形式自由 展示问题解决能力、决策能力及理性分析能力	比论文短 在一个时间段里而不是分多次回忆和综合创造力 容易建构及管理	内容及展示的能力类型较少 需要时间来写作及评分	信度 评分标准 澄清问题 使用一个测试计划来更好地覆盖内容
口头提问	所有认知领域 情感领域 形成性评价 终结性评价	提问“为什么”和苏格拉底式提问让学生回答以展示其思考过程 证明语言技能 辩护：确定内容掌握情况及综合内容证据	准备快 便宜 学生能立即获得正确的反馈 对非线性观点很有效	被学生视为一种威胁 评价者偏倚	必须明确为了教学而提出的问题与为了评价而提出的问题之间的差异 在提问之前必须确立评价标准 具有主观性
概念图	所有认知领域 情感领域 形成性评价	以一种可视的方式表达观念 显示话题之间的关联	对那些视觉高度敏锐的学生有效 基于计算机的可用工具实现电子版提交	对具象型思想者而言有令人挫败感 掌握电子格式需要时间	信度 必须设置评分标准 评分需要时间 允许学生发挥创造力
录音与录像	所有认知领域 情感领域 精神运动领域的视频证据 形成性评价 终结性评价	语言技能 访谈 小组讨论 视频捕捉非语言表现	考虑到教师在场可能会对学生造成干扰，或因为某些原因教师不能到现场，视听录像可为学生的表现提供证据 相对便宜 永久记录 可反复观看 对自我评价有效	受到录像模式的限制 可能很难获得团队中每个成员的优质录像需要时间来听 设备经费及设备维护	要求获得知情同意 学生应知道这些录像的用途 必须决定使用整个录像还是截取录像中的一部分进行评估 患者资料的保密非常重要
模拟病人	精神运动领域 高阶认知领域 情感领域	精神运动技能的安全实践环境 为临床实践做准备 临床替代方案 基于屏幕，不需要实际到现场	学生和教师主动参与 团队互动 模拟现实世界	昂贵 经过专门培训的人员（包括教师） 每个脚本中只涉及少量的主动参与者 培训人员担任病人角色 用于 IPE 的额外协调	融入课程中 情境的选择 在评价之前要让学生有机会练习 设备的维护 教师发展 / 培训人员需求 学生的有效安排
服务性学习	高阶认知领域 情感领域 形成性评价 终结性评价	复杂的沟通及解决问题能力的证据 小组项目中的团队合作	真实的学习和评估；对学生、指导教师和社区带来影响 学生接触到多样化和（或）服务匮乏的人群	教师需要时间办调学生及机构人员 有学生和机构对项目范围的期望值不一致的风险	评价内容应包括学生的学习成果、指导教师和机构满意度，以及对目标社区的影响 小组成绩无法体现个人的努力

中，已有研究证实档案袋对学生学习有显著影响（Farrell，2020）。美国高校协会（AACU）将电子档案袋确定为高影响力实践（HIP），并设有一个专门网站（Publications on e-Portfolio：Archives of the Research Landscape—PEARL），用于发布与电子档案袋相关的研究成果。

研究显示，当学生能清晰理解并认识到使用这种评价方法的重要性时，电子学习档案的使用效果最佳（Kahn，2019；Lu，2021）。Kahn（2019）支持电子学习档案是一种具有高影响力的教学、学习和评估实践，尤其是在课程中教授有助于学生反思学习的技能时。此外，评估电子档案袋可以了解学生如何学习以及达到的学习成果（Kahn，2019）。Lu（2021）回顾了与电子档案袋相关的理论和研究文献，认为电子档案袋是记录学生整个学习过程成就的高影响力工具，并主张教育工作者应将电子档案袋整合到学生的整个教育过程中。Tan 等同样回顾了医学生的学习档案袋，并建议在整个项目中设置微能力里程碑，以记录与职业认同形成有关的知识、技能和态度的成就。他们指出，档案袋的意义与形成性评价的有效性有关，有助于形成更广泛的终结性评价方法（Tan et al.，2022）。

不管哪一种类型的档案袋，都是被用来获取有关学生表现的更广泛的作品样本。档案袋有多种用途，例如：①课程成就的证明；②项目成果的衡量手段；③就业营销工具；④按水平分班级的项目的参考依据；⑤支持学生学习；⑥作为专业发展或终身学习的证据。

在收集作品之前必须明确使用档案袋的目的。学生评价档案袋是学生在课程或学习项目中所做工作的集合，旨在展示学习的进展。根据学习成果确定档案袋应包含哪些具体资料。对于档案袋是用于形成性评价、终结性评价还是两者，教师需要做出决定。另外，教师还需决定要收集的作品及作业种类、收集作业的时间以及是否要包含评分备注。非选择性的档案袋收集规定时间内的所有学生作品，其重点是对学生的进步提供形成性评价。选择性档案袋是对学生已经完成的某些作品进行汇编。一个选择性的档案袋常包含学生最出色的作品，通常可以作为终结性评价的一部分。

档案袋评价可以发生在学习计划阶段或在学习过程中（形成性评价），也可以发生在学习结束时（终结性评价）。一个全面的档案袋可展示学生在项目学习中获得的能力（Kahn，2019；Lu，2021）并有可能应用于临床。对档案袋的评估、评价及评分确立清晰的标准非常重要，这些标准需要在项目开始的时候就告知学生。

随着档案袋在课程、临床实习或学习计划阶段中发展起来，学生可能需要对自身的发展进行评判性评价。当使用明确的评价标准时，这一练习可以让学生参与自我评估和评判性反思，这些技能可以更有效地为他们的实际操作做好准备。Parker 和 McMillan（2020）创建了一项调查，帮助 MSN 学生识别他们的性格优势，以作为进一步发展的基础。使用电子档案袋为学生提供了一种形式，以展示他们在临床实践中的软技能（如团队合作和沟通能力）的发展（Parker & McMillan，2020）。

Stec 和 Garritano（2016）考察了电子档案袋在护理实践博士（DNP）项目中的应用，作为评估学生是否达成项目目标的一种手段。他们建议，要有效地将档案袋作为项目成果的衡量工具，必须做到以下几点：档案袋的组织方式必须保持一致，达成目标的标准必须明确规定，并且文档结构良好。

档案袋作为一个项目的成果测量手段，可以纳入整个课程中选择的学生作品。这些档案袋中的一些样本可以用来评价学生在某一方面（如写作技巧）的进步，并为项目的有效性提供反馈（Stec & Garritano，2016）。

数字徽章是一种电子化的认可和奖励方式，用于展示个人在某一领域或技能上的成就（Noyes et al.，2020）。这个数字徽章可与学生的电子简历或档案袋组合起来。雇主打开这个数字徽章可以查看徽章评价标准以及一些完成的作品样本。在一些地区，就业对于应届毕业生来说充满竞争，而一个优秀的档案袋可能有助于他们就业。

在对向学术机构申请继续深造时，档案袋或档案也有帮助。档案袋是一种展示先前学习和经历的方法。

档案袋在护理教育中的大学预修课程跳级时常被使用。它是一个客观证据的汇编，这些证据可以证明学生之前的学习、实践经历或在这两者中获得的专业知识和技能。对档案袋的汇编和评价指南必须明确说明。档案袋收集的文档类型可包括（但不限于）简历、表现评价、课程大纲或概要、专业活动的证据和证书。

当教师要晋升或要展示绩效评价的证据时，他们可能使用档案袋。尽管各机构之间的具体要求有所不同，但这种档案袋的指南构建通常包括教学、学术以及服务的证据及评价。

优点

档案袋可提供广泛的学生作品，能够证明其取得的进步或成就，尤其是与项目目标或能力相关联的进步与成就。识别学生的优点和缺点有助于学生取得进步。学生在档案袋中对工作的反思可以激发学生的深度思考，同时也能为情感领域的发展提供证据。在大学预修课程中使用档案袋可使学生获得先前学习过的课程的学分，并减少重复内容的学习。电子档案袋给学生和教师提供了更多的访问权限，能收集大量的资料，增加了资料的全面性。电子档案袋适合在线课程或项目使用。

缺点

虽然档案袋资料收集费时不多，但其主要缺点是需要花费很多时间来提供反馈和评分。此外，教师需要对已建立的评分标准或评价量表的信度和效度进行确定，既困难又费时。电子档案袋还需要花费一些额外的资源，如软件授权的费用或者在线存储的费用、教师及学生学习这项技术的时间。

相关问题

与学生档案袋相关的主要问题包括档案袋的所有权、收集资料的责任、评分的公平、使用非选择性的档案袋还是选择性的档案袋以及档案袋的类型。纸质版档案袋和电子版档案袋现在都在使用，虽然电子版档案袋越来越普遍。当档案袋用于课堂、课程评估或评价时，教师必须明确使用档案袋的目的（如评价写作技能或评判性思维）、确定需要收集哪些作品、谁来负责维护档案袋、采用什么样的标准来评价收集过程、评分方法以及反馈时机。

当档案袋用于项目评价目的时，教师的认同及足够的师资培训是关键（Kahn，2019；Stec & Garritano，2016）。这些作者强调厘清开发并参与对档案袋的审核过程中的教师角色期望、建立奖励机制来认可教师的付出、开发一些能充分体现项目效果的工具等是成功实施档案袋评估项目的需要。这种方案评估策略能够影响和支持组织文化变革。

评判性反思

描述和用途

自我评价技能的发展是学生成功的关键，也是专业发展的一个重要组成部分。反思常常被整合到学习策略中（例如服务性学习、案例研究的解读、书面作业、模拟实践和临床经历的复盘），以评估学生在领导力、文化和社会意识以及情感领域的学习成果。反思也是一种策略，可用于跨专业教育，以提高人们对实践经历中应用的心智模型的认识。共享的心智模型被定义为“团队所从事任务的关系及团队成员间如何互动的知识框架”（Lioce，2020，p. 42）。反思性实践的概念是从 Schoen（1983）的著作中发展而来的。Schoen 把反思性思维分为两类。一类发生在当下，其特点可以用短语“头脑即时反应”或“正念”来描述；另一类是事后反思。这两种反思活动对健康实践专业人员非常重要。鼓励学习者参与评估和评价过程是必要的（Cardwell，2020；Masuku et al.，2021）。护理学生以及医学和其他卫生保健学生应当培养对临床实践的自我监控（关注当下的临床行为，有意识地审视自己的行为带来的影响，利用这些洞察来改善未来的思维、临床推理和实践）（National Academy of Medicine，2021；Park et al.，2022）。自我反思的目的是培养一批更深思熟虑、有自知之明和会自省的执业者，他们最终将为提高护理质量做出贡献。在评判性反思中，教师和学习者之间的学习和评估具有合作性。Masuku 等（2021）认为，这种合作式的责任有助于学习者主动参与，促进其深度学习、评判性思维和对知识的个人认同。

反思能够鼓励学生对一个问题、一次经历或一篇论文进行深入思考，并处理他们的想法。反思可以通过多种方式实现，如撰写短论文（1 ~ 2 页）、进展日志、个人之间或小组内的口头提问及讨论。反思可以让教师评估学生的理解力水平，能引导学生意识到自己的心智模式，并帮助学生提升评判性思维能力，这将促进学生的专业发展（形成性评价）。日志作为一种反思策略，可以在课前（为上课做准备）、课中（课堂上或临床经历中进行的活动结果）、课后（如通过家庭作业展示学生对关键概念的理解）组织。例如，反思可以侧重于对临床前经历的价值观探索、对一种经历的临床后反应，或者对专业发展的一个组成部分的自我评价。Lee 等（2021）通过系统综述发现，在模拟实践后进行结构化复盘，有助于促进学习、评判性思维、临床推理和临床判断，在某些情况下还能提高学习动机。Macartney等（2021）发现，在视频模拟之后进行评判性反思，得到了学生的积极评价，他们认为这有助于提升临床推理能力。Brown等（2022）的系统综述表明，写日志有助于促进临床判断能力和情感能力。

基于一种教育鉴赏模式来对反思进行评价时，学生就成为了鉴赏评论家。Eisner（1985）认为一个鉴赏家应能从微不足道的事物中鉴赏和区分出重要的事物。虽然学生可能没有足够的经验成为一位真正的鉴赏家，但教师能成为榜样，可以指导学生发展这些技能。Bevis和Watson(1989)在Eisner的成果基础上提出了评判的6个水平：看、看见、感知、描述、解释和判断，即识别一个事件、关注事件的重点、个人层面上解释事件（采用价值澄清法完成），以及辨别事件的意义所在。可以围绕这些步骤建立评价标准。Flournoy和Bauman（2021）提出，学生的反思实践可以作为评估项目预期目标达成的方法，这种方法超越了课堂和临床实践的评分，而是对整个项目的成果进行基于目标的评价；关于项目成果评价的更多内容，详见第26章。

优点

反思作为一种策略，为检验评判性思维及价值观意识提供了机会。无论采取何种形式反思，都有助于向教师展示这些深刻的见解。

反思可以以口头形式或书面形式进行，并且很容易借力于在线形式。情感领域的学习结果可以使用评判性反思进行评估。连续的反思可以提供学习进展的证据，让学生看到自己在课程和项目目标方面的进展。对反思性实践的反馈既可以用作形成性评价，也可以用作终结性评价。因此，教师需要明确评价的目的。

缺点

采用评判性自我反思进行评价需要花费教师和学生的时间。如果作业范围不明确，评判性技能也没有得到实践，学生最初可能会产生挫败感。Park等（2022）在对医学生自我反思的纵向研究中发现，教师对自我反思方法的支持以及对这一实践在专业发展中价值的解释，对提高学生自我反思技能和对其实践的鉴赏至关重要。评分的过程必须明晰。对于这一类型的作业，评分不应过多关注形式，而应更多地关注见解。教师确定评价标准并清楚地传达给学生是关键（Masuku et al.，2021），同时还需要进一步开发有效且可靠的评分量表（Brown et al.，2022）。

相关问题

必须对学生介绍那些对高质量反思至关重要的元素。作者从对反思的最初经验中发现，学生在书面反思作业中大篇幅描述事件，提供的分析较少。如果反思活动的目的是提供分析和应用的证据，那么作业和评分标准就应围绕这个目的来完成。一个包含三部分的日志框架可以帮助学生达到这个目的。第一部分是描述事件；第二部分要求学生通过把课程内容中的概念应用到实践中来展示对这些概念的理解；第三部分要求学生将从分析过程中获得的认识应用到将来的职业活动中。评分标准应该给予相应的权重，以反映所期望结果的重要性。

时间是教师和学生面临的一个问题。无论采取何种形式，进行深思熟虑的反思都需要学生投入时间和精力。那些拖延的学生可能无法从这个练习中获益。例如，一些学生可能会一次性完成所有的日志，错失了逐步成长和自我觉察的机会。对于教师来说，阅读学生的反思作业及做出反馈是一个耗时的过程。如果是以连续性日志或博客框架形式来布置反思作业，教师必须根据评价目的决定是阅读每一篇反思日志，还是只抽取其中的一部分进行评价。

作业的目的必须明确，学生在自我反思的过程中需要得到指导，以充分发挥其效益。在学生完成作业之前，教师确立的评分标准能给学生传达效果期望。与学生共同制定评分标准是一种有效的方式，这不仅可以使学生参与其中，还能帮助他们认识到活动的价值。教师的反馈实质上也应是一种评判性反思，可能是一种最有效的形成性评价方式。这类作业的评分可能适合采用匿名的方式，因为这种方式不仅能提高评价者的客观性，也尽可能地减少了学生的恐惧对其诚实性及创造力的抑制。

在评判性反思的学习情境中，师生关系转变为权力共享。师生关系变得更协作化，主要表现在他们之间的高度信任感和共同的成长愿望。此外，学校的理念和教师的支持对评判性反思的实践也很重要。学生也应知道谁会看到他们的反思。如果同伴可以看到这些反思作业（如通过主题讨论、小组合作），那么学生自我披露的程度可能会受到影响。因此，需要重视对学生的反思进行保密。

论文和短文

描述及用途

论文和指定的短文或考试中的论述题可用于展示被评价者的组织技能、评判性思维、临床推理和书面交流能力，同时也能激发其创造力。论文是一些书面报告，而短文则是对开放式问题的自由回答。鼓励学生在回答论述题时要有创造性。论文和短文可以用来测量情感领域及较为高阶的认知领域。

教师对学生书面反思的反馈可以采取多种形式。虽然当前有计算机程序可以提供自动化的指导和反馈，以提高大学生的写作技能（Roscoe et al.，2017），但对高阶技能的评价仍需教师做出深思熟虑的回应。有效的评估应包括对学生努力的反馈；提供个性化且清晰的评论，重点关注作业本身而非学生个人；以及关注学生学习的学习进展。教师的反馈应侧重于作业中的学习成果。Beccaria 等（2019）发现，在线“即时”辅导反馈能够支持一年级本科护理学生的论文写作，进而提高论文质量，反映出更深层次的学习。Mitchell 等（2020）对护理学生学术写作反应进行的定性系统性评价发现，写作作业有助于培养职业认同感。然而，当过度强调写作技巧时，会对学生的学习和参与产生负面影响（Mitchell et al.，2020）。这强调了将反馈焦点从“机械式写作”转向“变革性写作”的必要性，以便形成性反馈能更好地激发学生兴趣并积极影响最终成果（Mitchell et al.，2020，p. 1）。Beach 和 Marshall（1991）确定的 7 个写作反馈要素为教师提供了经典的书面作业反馈框架，详见框 23.3。

框 23.3 对写作进行反馈的 7 个要素

1. 赞扬：为学生提供积极的强化。
2. 描述：从读者的角度对学生的写作进行反馈，其中暗含了你对这些写作的判断。
3. 诊断：测定学生自身独特的知识、态度、能力及需求。
4. 判断：评价学生写作的充分性、水平、深度、完整性、效度和洞察力。
5. 预测和回顾成长：根据具体的标准预测学生可以改进的方向，以及回顾学生对比以前写作取得的进步
6. 记录保存：对学生的表现进行记录，以此跟踪学生的改变。
7. 认可 / 表扬成长：对学生的成长给予认可及表扬。

节录自 Beach，R. W.，& Marshall，J. D.（1991）. Teaching literature in the secondary school（pp. 211-212）. Harcourt Brace & Company.

优点

撰写论文可以获得深入的信息，有助于学生厘清自己对论题的思考，并提高写作能力。论文是一项公开的作品，可以被其他专业人士评价。写论文要求学生把自己的观点和其他来源的观点整合起来。同样，短文也有助于评估较高阶的认知技能，如分析和综合能力。

测试中使用论述题的优势在于出论述题比多项选择题容易。论述题的表述清晰易懂、重点突出非常重要。教师给学生提供评分标准可帮助他们更有效地分配考试中的作答时间。短文测试可以展示学生在不引用资料的情况下，综合运用所学知识的能力以及清楚表达自己观点的能力。

缺点

对于学生及教师来说，采用论文及短文这种评价策略的主要缺点是写作及评分花费的时间。如果一个学生的写作技巧较差，那么教师在评分时可能会偏离论文的内容。同样，即使他们说明他们反馈的目的是提高学生的技能，但实际的反馈可能会更侧重于支持他们评定的分数。提供建设性建议是需要通过给予促进性评论，而不是权威式的断定。Davis（2009）建议运用促进式的问题如“你希望读者对你的论文做何理解？”而不是像“更清楚地陈述你的论文”这类命令式的陈述（p. 328）。教师在评分时也应避免重写论文的冲动。论述题比多项选择题涉及的内容范围要窄。

相关问题

论文评分的信度是一个问题。清晰地确立评价标准，并让多人进行评分可以提高论文评分的信度。这对那些评分低或不及格的论文来说尤其重要。匿名评分的方式可以提高评分者的客观性。教师应根据论文的目的和预期目标来设置评价计划。例如，如果论文的目的是要展示评判性思维和创造力，那么论文格式在总分中的占比可能就比较小。同样，如果论文的目的是要学生展示学术性写作能力，那么评价可能会强调写作格

式和风格。

编制一道清晰、重点突出的论述题对教师来说是一个挑战。论述题的陈述应让学生清楚它的作答范围。教师根据考试计划构建论述题，使其内容有充分代表性也很重要。在对论述题进行评分之前，教师必须确立清晰的评分标准。当不止一名教师进行评分时，必须确立评价者间信度。教师也需要确定给予学生回答论述题的时间。Davis（2009）建议，在考试时给学生提供的作答时间大约是教师作答时间的 2 倍。

概念图

描述和用途

概念图也称思维导图、护理程序图，都是指学生可以应用可视化形式来表达概念以及概念之间的相互关系的一种策略。它基于建构主义学习理论，是常用的主动学习策略（Krieglstein et al.，2022；Novak & Gowin，1984）。概念图可以评估学习进度以及学生对主题的理解程度（Bank & Daxburger，2020；Kapuza et al.，2020；Kroeze et al.，2021）。这种策略是一种可视化方法，帮助学生展示概念之间的关系。概念图中的概念可以由教师提供，也可以由学生生成。概念图的架构可能有所不同。可用于构建概念图的计算机软件越来越多，对在线学习和评价大有裨益。在线概念图每一个组成部分都能链接一个资源，这种功能称为概念资源图。图 23.1 提供了概念图的示例。

针对学生对指导护理患者的理论基础和影响因素、影响领导力决策和质量提升计划的因素的理解，护理专业教师可以采用概念图来评估。复杂的概念图可以包含多个患者问题，允许学生展示有关患者照护问题之间的关系。数十年来，护理、医学、教育和其他学科的文献中的多项研究证明了概念图对学生学习的积极影响。Lafave 等（2021）发现，概念图是学生展示其循证实践掌握情况的有效工具。Krieglstein 等（2022）指出，概念图通过使用语言和视觉两种信息处理通道，从而降低了认知过载的风险。

创建和评估概念图的过程对学生和教师来说都很耗时，因此在大班授课中，概念图的作用可能并未得到充分的发挥（Bank & Daxburger，2020）。O’Day 和 Karpicke（2021）研究了将概念图和检索策略结合是否能产生协同作用，以增强学习成果。他们发现，与自由形式的检索练习相比，学生在制作概念图时花费的时间明显更多。然而，他们还发现，概念图的学习保留效果并未优于单独使用检索策略或将概念图与检索结合使用的方式。

当概念构图用于评价时，任务目的决定了评价标准。例如，评价标准可能包括概念图中的节点数目、节点间关系数目、组织结构的清晰性、关系的准确性以及内容的分门别类。让学生对概

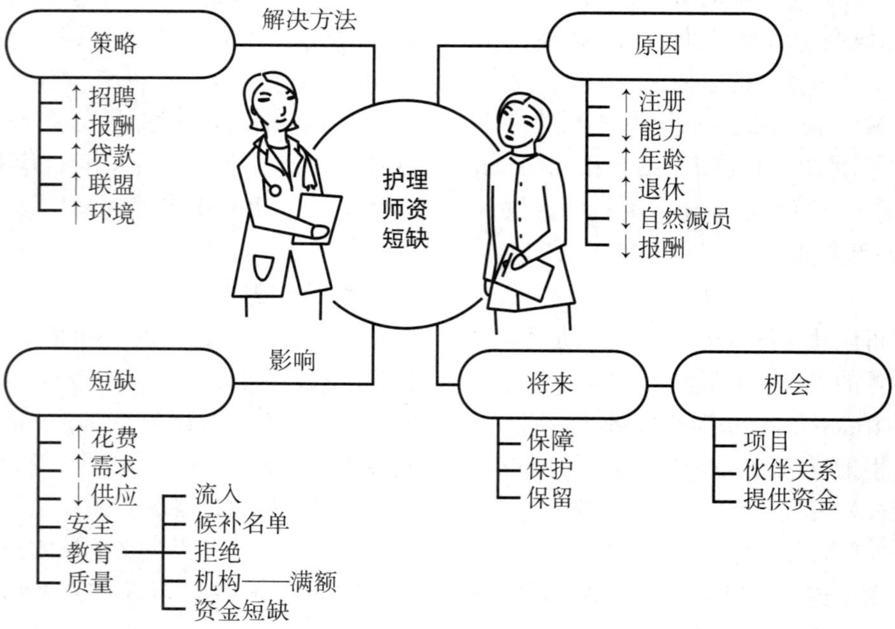

图 23.1　分析护理师资短缺的概念图

授权自 Carolyn Low，RN-BSN，科罗拉多基督教大学

念图进行自评及互评可作为帮助学生发展自评及互评的职业技能的一种方法。这作为最好的形成性评价，需要学生的不断练习和教师的指导。对于终结性评价，建立清晰的标准和评价者间信度（IRR）是至关重要的。Bank 和 Daxburger（2020）开发了一套评分标准，基于 3 个标准：概念、连接概念的前置词以及视觉表现，以此作为科学课程最终评价的一部分。自动化评分概念图的工作前景良好，可能最终会减少教师提供反馈所需的时间（Bank & Daxburger，2020；Hubal et al.，2020；Kroeze et al.，2021）。

优点

概念图有助于激发和展示元认知，即认知自己的思维方式。这项技能有助于了解信息在关键决策中的使用方式，这对于临床医生来说至关重要（Hubal et al.，2020）。概念图也有助于评价，尤其是用来评价学生掌握所学知识之间关系的方式。学生进行概念图的口头解释可以让教师更清楚地理解概念图上线条所表达的关系。概念图要求学生以最少的文字展示其认知综合能力。概念图可以让教师洞察学生吸收新知识的方法，以及联系这些资料的方式。

缺点

不熟悉概念图的学生需要花时间来做好准备。阅读概念图及对概念图做出反馈评价也需要花费教师较长的时间。同一主题的概念图可能各不相同，而且可能会尺幅很大、很难懂。概念图中仅使用了一些关键词和短语，所以学生用概念图来表达其意图会更具有挑战性。在手绘的概念图中，其艺术性、整体外观以及可读性都会对教师产生影响。为了避免评估中的主观性，还必须建立评分者间和评分者内信度。评价工具（例如评价量表）需要具有确定的效度和信度。数字化概念图则需要一些特殊的软件。还需要认识到师生都需要时间来学习使用这些软件。

相关问题

在将概念图作为评价策略前，教师必须教会学生如何成功地创建概念图，并让其进行练习。在课内教授并练习概念图能使学生对这个过程更加熟悉（Bank & Daxburger，2020）。在课堂上，可以小组为单位完成概念图，然后与同伴进行分享。学生根据评价量表对同伴提供反馈，不仅给予学生练习反馈技能的机会，同时也让其熟悉这项任务的预期目标。专门的在线软件可以改善概念图的性能。支持概念图制作的软件确实为学生改善了学习曲线。但无论使用何种方法构建概念图，要揭示概念之间相互关系的基本原理均具有挑战性，这是概念图的一个缺陷。解决这个缺陷的方法是采用面对面或线上会议的方式，把概念图作为教师 - 学生会议的焦点进行讨论。除非建立清晰的评分标准，否则对概念图的评分就很容易变得主观。在学生提交作品之前，就应清晰告知学生评分标准。教师还应确立这些用于评价概念图的工具的信度和效度。

口头提问

描述和用途

为了评价学生的评判性思维能力及发展其临床推理能力，教师历来都采用口头提问。在研究生阶段，硕博论文的答辩采用口头提问。在这个过程中，学生必须展示对这个学科的知识应用以及口头辩论的能力。这些问题的答案展示了学生掌握的知识、技能和态度。

对于健康相关专业来说，在临床学习过程中，口头提问是为了评价认知领域和情感领域所有层次，并为评判性思维提供证据。这些问题可以是要求进行比较、排优先顺序和叙述基本原理。在提问环节中，可以要求学生详细叙述答案，并证明他们的答案是正确的。作为一种形成性评价方法，提问可以按照顺序进行，使学生从一个基础层次（事实信息）过渡到高阶的认知水平（澄清关系）。

师生之间为了学习成长而形成的高度信任感及协作感是成功运用这种方法的关键。苏格拉底式提问策略是一种提问模型（Abou-Hanna et al.，2021；Dewald，2020）。教师通过提出与当前学习内容没有直接关联的问题，来引导学生思考，从而帮助学生发现答案或识别需要解决的知识空白。这种方法并不直接提供答案，而是通过提问的方式促使学生探索和发现解决问题所需的知识。有关苏格拉底式提问的示例，请参阅框 23.3。有关如何使用布鲁姆分类法来提出问题的示例，请参阅框 23.4。

教师应解释口头提问的目的和价值，并在这个过程中尊重学生的想法。教师通过提出具有学习挑战性的问题，帮助学生在已有知识基础上进行扩展，这种方法通常能提高学生的课堂参与度（Thammasitboon & Brand，2021）。为学生提供即兴思考的机会，能帮助他们为临床工作环境的实际需求做好准备。苏格拉底式提问也可以应用于在线教学环境中（Dewald，2020）。无论在何种教学环境中，提问都应保持相关性，并考虑学生的时间。

优点

口头提问不需要特殊的设备，成本低，教师可以快速发起口头提问。在口头提问时，学生可以获得即时反馈，这是一种形成性评价的好方法。

框 23.4 评估学生在认知领域中运用知识能力的问题示例

记忆

定义________。

列出________的5项原则。

根据你的作业，你能回忆起________吗？

理解

解释________的意义。

请用你自己的语言解释什么是________。

这些例子中，哪一个例子证明了________？

应用

什么是________的一个新的例子？

怎样让________应用到________中？

如何把这些信息用图表呈现出来？

分析

________暗示着什么？

________的意义是什么？

哪些是________的关键组成部分？

评价

请解释这种方法的有效性。

你会选择哪一种方法？请给出理由。

________的后果是什么？

创造

对于________问题，可能的解决方法是什么？

根据这些信息，请为________创建你自己的模型。

假如你可以________，你将如何处理________？

Cognitive taxonomy dimensions based on Krathwohl，D. R.（2002）. A revision of Bloom's taxonomy：An overview. Theory into Practice，41（4），212-218. 改编自 Hansen，C.（1994）. Questioning techniques for the active classroom，and King，A. Inquiry as a tool in critical thinking. In D. F. Halpern（Ed.），Changing college classrooms：New teaching and learning strategies for an increasingly complex world（pp. 13-38，93-106）. Jossey-Bass.

缺点

口头提问可能会让学生感到压力很大。Abou-Hanna 等（2021）研究显示，39% 的医学生在回答错误时都有羞耻感；然而，只有 5% 的学生认为教师提问的目的是羞辱他们。他们发现教师低估了学生对探究性问题的重视程度。除非这段对话被记录下来，否则就没有永久的记录。评价者在评价过程中可能会受到各种各样因素的影响而有偏倚。例如，如果一名学生在开始阶段表现良好，但随着对话的进行，其表现变差，那么早期的表现可能会因随后的表现产生偏倚。因此，在提问环节开始之前，需要确立评价标准。建立口头提问测试的信度需要教师进行额外的工作。

相关问题

教师必须区分用于评价的提问及用于鼓励学生主动学习的提问，避免仅限于现实的问题、有引导性或有偏见的问题。教师应考虑给学生一点时间写答案，这能最大限度地减少提问环节带来的压力。还有一点很重要，就是在学生回答问题的时候，教师应避免打断学生。教师在对学生进行口头反馈时，尤其是纠正学生的错误答案时，应把促进学生进步这个目的作为优先考虑，这样才能让口头提问更适合作为一种评价策略。并不是所有教师在口头提问这种策略上均受到过良好的培训。在向学生提问之前，教师必须确立评价标准。由于对会话环节缺乏永久记录，这种评价策略的主观性风险更大。

录音与录像

描述及用途

录音可以用来评价沟通技巧、小组过程、临床护理模拟和面试技巧。录音能让评价者在没有其他干扰的情况下专注于口头交流。录像可以更全面地捕捉要评价的能力要素。例如，可以通过视频捕捉来对精神运动技能和临床推理方面进行评价。录音及录像作为一种评估方法，在开始实施之前，教师就必须确定它们的用途是提供反馈，帮助学生改进他们的表现，还是对学生的表现进行评价和评分。

使用摄像机记录学生的表现是一种可以评价多个表现参数的方法。记录学生表现的视频对评价沟通技巧很有用，因为它记录了学生使用的词汇、语气以及肢体语言。视频栩栩如生的特点可以证明学生的动手操作技能的操作顺序。这种方法可以很好地用于技能验证，也有助于学生运用评价量表对自己的表现进行自评。视频录制学生的技能表现可以直观地记录他们的动作，并可能帮助他们进行改进。Fieler（2020）的研究中，学生完成物理评估时进行了视频录制，并将自我评估与未录制视频的学生进行比较。结果表明，没有视频录制的学生可能会高估自己的能力水平，因此鼓励在技能习得过程中使用视频录制（Fieler，2020）。Jonassen 和 Yarbrough（2021）在实验室中使用智能手机录制学生进行尿管留置的过程，学生和同伴通过自我反思和相互反馈进行改进，并减少了焦虑感。

视频捕捉一直被用于模拟之后的复盘。基础视频录制设备相当便宜，许多手机、平板电脑及计算机中都有质量较好的摄像头。专门设计的用于高保真情景模拟的综合音频 - 视频捕捉设备则非常昂贵。近年来，出现了商业化的协作多媒体幻灯片工具。它可以存储图像、文档和视频，并允许用户通过 5 种方式浏览页面并发表评论：语音（使用麦克风或电话）、文本、音频文件或视频（通过网络摄像头）。这些工具可以与学习管理系统对接，使学生展示多种技能。

优点

录音设备很便宜。大多数数码相机、手机、平板电脑和计算机都有录音、录像功能，而且相当便宜。在录音时，麦克风的存在对学生造成的压力比使用摄像机或教师现场观察给学生造成的压力要小。视频录制可以很好地评价技能掌握情况，尤其是精神运动技能。这些技术可以让学生私下练习并记录他们的技能，可以听、观看和评价自己的表现，在提交评分作品之前甚至可以不断地重新录制，直到对自己的表现满意为止。

这种策略为学生及教师的时间安排提供了灵活性。如有必要，教师可以对录音、录像进行二次分析。通过录音及录像，教师可以评估学生照护患者的表现，而不干扰学生与患者之间的互动。

缺点

在听一段录音的时候，很难分辨出团队中每个参与者的声音。建议每个团队成员在录音开始时说出自己的名字，以此帮助识别发言者的声音。另外，沟通包括语言成分及非语言成分。因此，录音作为一种评价策略，其局限性表现在仅能评价沟通技能的语言成分。

摄影师应具有正确调试摄像机的能力，以保证高质量的录音及录像效果。摄影师的技能以及摄像机的角度会影响拍摄的质量。小型麦克风可能会被用来充分保证录音的质量。高保真情景模拟室通常有更昂贵的设备，摄像头可能被安置在整个房间的多个位置，每个摄像头拍摄到的画面可以同步到一个控制室中。通常需要额外的技术人员维护设备。如果有患者参与，必须征求患者的知情同意。无论何时从患者那里获得数字资料，都需要考虑 1996 年的《健康保险可携性和责任法案》（Health Insurance Portability and Accountability Act，HIPAA）中的隐私规则要求。因此，应有协议来维护患者隐私安全。教师应教育学生有关录音及录像资料的使用，尤其是资料的保密性问题。学生需签署协议，以表明他们理解了相关内容。

被录像的体验可能会给一些学生带来压力，因为他们面对镜头时可能会感到难为情。然而，在某些情况下，这种压力水平可能会低于被教师直接观察而产生的压力水平。如果录像中涉及了患者，在录像开始前应先征求患者的知情同意，并向患者解释对其的要求。评价者需要有良好的观察技能。

相关问题

在使用这种评价策略之前，必须先确定评分标准。在学生运用这种策略完成待评分的作业前，他们应有机会练习这种策略。教师需要做出决定，是对整个录音、录像进行评价，还是选择其中一些样本进行评价。保密性及获得参与者的知情同意都是录像过程中涉及的问题。收集患者的相关数字资料时，要求遵循 HIPAA 指南中的有关要求。

角色扮演

描述和用途

在角色扮演中，学习者扮演了一个特定的个体，通常被赋予了很大的自由度来自发地扮演这个角色。角色扮演尤其适合与患者、同伴及其他卫生保健提供者发展人际关系（Oermann & Gaberson，2021）。角色扮演过程提供了一个活生生的人类行为样本，可以为学生提供以下工具：①探索情感；②洞察自己的能力、价值观及认知；③培养解决问题的能力及态度；④以不同的方式探索主题。角色扮演为学生提供了在相关的日常情境中应用知识的机会，这种方法能够促进更深入的学习，且可能优于传统教学方法（Vizeshfar et al.，2016），也为在模拟教学中使用角色扮演提供了依据。课堂中的角色扮演能够激发学生的积极参与，无论他们是参与角色扮演还是观察互动。Nemec 等（2021）提供了一份实用指南，帮助在护理课堂中将角色扮演作为一种促进临床推理能力发展的主动学习策略。

近年来，不同程度的虚拟现实（VR）游戏在护理教育中得到了广泛探索。Ma 等（2021）使用了计算机角色扮演游戏（computer role-playing game，CRPG），结果显示护理学生的同理心得到了提升。McEnroe-Petitte 和 Farris（2020）回顾了有关护理教育中游戏应用的文献，认为游戏对于促进学生的参与度非常有效，但未对具体的结果指标进行评估。Chen 等（2020）进行的荟萃分析发现，VR 可以提高学生的知识水平，但在技能、满意度、自信心和操作时间上并未显示出统计学上的显著差异。显然，仍需要更多研究来探讨各种类型游戏在护理教育中对学生学习成果的影响。

角色扮演所需的时间取决于可利用的时间、扮演角色的复杂性。学生被告知要表演的概念或实践，并给予时间在其呈现上发挥创造力。教师应对学生表演的内容而不是表演能力进行评价。根据表演内容及表演过程，可以对学生的沟通技巧进行评价。在一些出于改变态度的目的情境中可以使用角色互换，这有助于理解对立的信念。在角色扮演结束时，学生观察者应分析发生了什么、产生了什么感觉、获得了什么见解、事情为什么会这样发生，以及如何将发生的情况与现实相关联。

优点

标准化病人以及低保真度、高保真度模拟为评估和评价高质量护理实践所必需的技能提供了安全的环境。低保真度模拟可以为学生提供一个更真实的环境来练习精神运动技能。例如，与其设置单独的站点让学生验证他们执行操作的能力，不如提供一个更真实的模拟机会让学生练习同伴互评。这种技术积极地让学生参与练习并且能培养他们的创造力。

缺点

如果在评估或评价之前未进行角色模拟的练习，那么对于教师和学生来说可能会感到尴尬。如果许多小组同时进行角色模拟，对于教师而言很难提供即时反馈。

相关问题

在使用角色模拟作为评价方式之前，在教学中应用它可以帮助师生熟悉相关技术和素材，但所有可能发生的情况都无法预料。应用该技术进行评估需要提前告知学生，学生建立对这种策略的适应感可能需要时间和经验。

模拟病人

描述与用途

模拟是指创建一个真实情景的模型或演绎，使学生能够体验对真实生活情况的模仿，其目的是练习、学习、评估、测试，或了解系统或人类行为（改编自 Lioce，2020）。在护理领域中，模拟被用于提供一个让学生学习、评估和评价的安全的实践环境（Dreifuerst et al.，2021a）。模拟的连续性从角色扮演到高保真度，计算机支持的模拟使用仿真的模型人和计算机驱动的设备尽可能还原真实的临床情景。

使用标准化病人（经过培训扮演患者角色的个体）是另一种用于评估学生模拟表现的角色扮演形式。客观结构化临床考试（OSCE）已在本科和研究生层面的护理教育中应用。研究表明，教师和学生一致认为这是一种现实的临床能力评估方法（Vincent et al.，2022）。学生对这种方法反应积极，研究生在经历这种训练后自我效能感也有所提升（Montgomery et al.，2021）。

虚拟现实的使用正在扩展，虚拟现实被定义为“在任何非当前物理环境中提供的学习”（Dreifuerst et al.，2021b，p. 240）。虚拟现实可以是二维或三维的，具体取决于可用的设备。这些基于屏幕的模拟可能非常强大，有些甚至能够追踪参与者的反应并提供提示和反馈。美国国家护理委员会的一项关于模拟的研究表明，本科生最多可通过模拟完成高达 50% 的临床教学体验（Hayden et al.，2014）。由于临床资源日益紧张以及 COVID-19 疫情带来的挑战，模拟训练在临床场所和校园关闭期间成为护理教育的重要手段（Dreifuerst et al.，2021b；Shea & Rovera，2021）。评估和评价过程与复盘密切相关。Lioce（2020，p. 15）将复盘定义为“模拟事件后，教育者 / 指导者 / 教师与学习者重新审视模拟体验的会议，目的是将学习内化并适应未来的情境”。研究表明，结构化的复盘效果最佳（Lee et al.，2021）。Arrogante 等（2021）发现，学生对模拟作为形成性评价的接受度高于其作为终结性评价。评估工具的可靠性和有效性尤其重要，特别是在模拟用于终结性评价时。教师需要选择最合适的方式来评估和评价临床学习。师生双方都应清楚模拟的具体目的。例如，明确区分用于评估（以改进为目的的反馈）的模拟和用于评分的模拟非常重要。

优点

标准化病人、低保真度以及高保真度情景模拟提供了一个安全的环境，以此评估及评价优质护理实践所需的技能。低保真度模拟可以让学生在一个更真实的环境来练习精神运动技能。例如，一个更真实的模拟涉及在某个病人身上执行新的医嘱，要求学生根据当时的情况对病人进行护理，从而表现出相应的技能，而不是设置一些站点，让学生在每个站点展示他们执行操作的能力。视频录制与模拟相结合，为教师提供了一个对学生进行复盘的机会。教师必须仔细考虑这些情境更适合评价，还是更适合促进学生学习。学期中的时间安排可能会决定如何选择。除了评估学生个人技能表现及高阶思维能力外，模拟还能评估团队合作及跨学科互动。高保真情景模拟已被用于不同学科的学生，以提高跨学科交流及团队合作。学生和教师都发现模拟的病人护理环境既有趣又刺激。同样，在这些情况下，教师必须慎重考虑使用模拟进行评分和评价。

缺点

使用高保真度模拟用于评价的主要缺点是其涉及的时间和费用。尽管设备成本正在下降，但对于最初的购买，其成本仍然很高。另一个缺点是在给定的时间内，模拟只能接纳少量主动参与者。同样，使用标准化病人的缺点包括所需的培训、所涉及的费用，以及增加的教师评价工作量。Arrogante 等（2021）发现，模拟作为形成性评价比其作为终结性评价更受学生的欢迎。学生们在终结性评估中提到了时间有限和焦虑。作者建议，在将模拟用于终结性评价之前，应增加对学生进行模拟的引导和体验。对于教师来说，建立评分者间信度（IRR）在总结和评估学生表现时至关重要。Bradley 等（2021）确定了“有意义的学习复盘量表”是一个有效且可靠的工具，并为复盘提供了一种建立教师 IRR 的方法。Schaye 等（2022）验证了修订后的 IDEA 评估工具，旨在通过建立共享的心理模型，为医学院住院医师和专科培训医师入院记录中的临床推理提供反馈。他们计划利用该工具开发一种自动反馈程序，以提高反馈的及时性并减少教师的工作负担。Lewallen 和 Van Horn（2019）与 Lee 等（2021）在他们的系统评价中指出，目前可以用来评估临床能力的构建或复盘的有效且可靠的工具很少。两者都提议应该通过大规模的学生样本来测试标准化评估工具的有效性和可靠性。

相关问题

使用模拟作为一种评估策略涉及的主要问题包括但不限于情景的选择、评价之前的练习机会、设备的维护、足够的技术支持、教师培养和培训、人员需求以及学生的合理安排。用于评价的情境形式应与用于练习的情境相匹配。在评价之前，学生应有充足的机会进行练习，这有助于提高学生在被评分（无论该成绩令人满意还是不满意）之前对模拟环境的适应感。

使用可靠且有效的评价工具来进行评价，并确保复盘和评估其使用情况的评分者间信度是另一个问题。国际护理临床模拟教育协会（INACSL）制定了针对模拟所有组成部分的标准，其中，复盘的标准尤其与本讨论相关（INACSL，2021）。另外，教师的培训和发展的时间也是一个需要考虑的因素。

由于模拟只能接纳少量主动参与者，无论是用于教学、评估还是评价策略，有效安排学生的时间都是一个需要解决的问题。跨专业的模拟体验还面临着需要协调多个学科学生时间表的额外挑战。当学校和临床之间建立了合作伙伴关系，共享模拟设备和空间时，调度问题可能会变得更加复杂，例如设备使用的优先级、技术支持及负责模拟实施的人员安排。当大量学生需要在几天内完成模拟评价时，考试的保密性可能会受到威胁。解决这个问题的一种方法是设计多个模拟场景来测试相同的能力（案例研究 23.2）。

服务性学习

描述及用途

许多大学校园已将社区参与作为学校愿景的一部分，并积极参与 Campus Compact（https://compact.org）。无论是作为一门课程的框架还是课程中的一个组成部分，服务性学习都创造了让学生参与社区的方式，并在学习专业技能的同时创造公民参与的机会。服务性学习经历可以满足培养公民和社区参与的课程目标（另见第 12 章和

案例研究 23.2 选择一种模拟评估策略：使用跨专业合作

为了达到与团队合作、沟通和冲突解决相关的跨专业合作能力要求，毕业班学生正在进行一次模拟训练。该团队由来自护理、医学、药学、营养学和社会工作专业的学生组成。案例围绕一名因糖尿病酮症酸中毒从急诊科入院的无家可归退伍军人展开。请选择一种评估策略以确定学生如何满足以下能力要求：

1. 哪种评估策略可以确定学生是否达到了以下能力？

"评估跨专业沟通工具和技术的有效性，以支持和提高基于团队的互动效率。"（AACN，2021，p. 42）

2. 哪种评估策略可以确定学生是如何达到以下能力的？

"与健康和其他专业人员共同参与以患者为中心和以人群为重点的问题解决。"（IPEC，2016，p. 14）

3. 在为跨专业合作开发评估策略时可能出现哪些挑战？

第13章）。

一个服务性学习项目可以采取多种形式。它可以作为一个个人项目，让一名学生来完成这个项目以满足一个机构的需求（如在一个特定的主题上给一个护理单元开发一种服务）。它也可以作为一个团体项目，让多名学生共同完成（如在社区中心为老年人设计并实施一次健康博览会）。此外，它还可以是国际留学项目的一部分（例如，一个跨专业团队为某发展中国家的社区提供清洁水源）。Zhu 等（2022）在对护理学生服务性学习的系统综述中发现，服务性学习可以提高学生对文化问题和背景的理解，并且学生在这个过程中获得了领导力和协作技能。

Venter（2020）提出了鉴赏性探究（appreciative inquiry，AI）与服务性学习之间的协同作用，这种协同作用可以增强团队成员的参与感，促进团队关系，并促使产生有意义的行动。采用形成性评价策略，例如在项目中期与服务性学习小组至少进行一次鉴赏性探究（AI）反思，可以有效解决团队中出现的挑战。在项目中期进行 AI 反思，允许团队调整他们的工作流程，并有助于提高团队成员的自我意识。

通常，最终的小组汇报或报告用于评估和评分。表 23.1 展示了一个小组汇报的评分量表示例。Rodriguez-Nogueria 等（2020）发现，物理治疗专业的学生通过为期 1 学期的服务性学习项目，社会情感技能如同理心、包容性和协作能力得到了提升，同时也更加欣赏自己应对压力的能力。他们在评价过程中使用了 3 次反思会议和个人反思日记。Naumann 等（2021）发现，来自 4 个不同专业的学生表示，服务性学习项目使他们在患者照护团队中更重视团队合作，并且对其他专业在改善糖尿病患者预后方面的贡献有了更深入的认识。他们还指出，学生珍视这种学习体验的真实性，并认为这种体验最适合在项目的后期进行。

优点

服务性学习项目对学生来说是有意义的，因为这种学习体验是真实的，并且基于现实生活的情况。在现实环境中进行学习，会让学生面临一些毕业后可能遇到的情况，这能给他们提供机会来找到自己的解决方式，同时还能得到教师的支持。通过服务性学习，学生有机会亲自体验医疗保健的差异、如何与自己文化不同的社区进行合作，并在个人层面上学习社区组织与医疗保健系统之间的互动方式。服务性学习项目给学生提供了更好地了解个人和社区的需求的机会，这与国家强调护士的工作是致力于改善国民健康是清晰契合的。当服务性学习项目做出的贡献满足社区需求时，它可以为学校带来积极的社会关注度。服务性学习项目的评价还有助于记录项目的文化和社会敏感性以及跨专业能力和领导力技能等成果。

缺点

教师管理服务性学习项目所需的时间被视为项目的一个缺点，因为教师需要利用课外时间与各个机构的人员见面、安排服务性学习活动经历、定期对学生及各个机构进行随访。确保机构对学习要求的期望值与教师对学习要求的期望值一致非常重要。确保评价标准与机构、教师的期望值相匹配也非常重要。教师可能需要帮助学生澄清和解决与机构或团队成员间的冲突。另外一个存在的风险是学生团体可能达不到机构的期望值，从而使学校的声誉在这个社区中受损。

相关问题

服务性学习的最终问题即如何评价。同样，教师必须聚焦于期望的学习成果。例如，如果服务性学习的主要目的是帮助学生学会团队合作，那么评价策略应强调学习自我意识的加强、沟通能力以及冲突解决能力的提高。

在开展跨专业服务性学习项目时，教师之

间需要合作以确保该项目满足每个专业的课程目标。跨专业安排小组会议可能是个挑战。可以使用多种策略进行评估。反思及论文通常作为评价学习成果最常用的策略。除了教师和机构人员的观察之外，还可以通过查看个人和小组报告来评价小组工作或团队合作。在某些情况下，学生可能会被要求开展同伴互评。

对服务性学习项目进行评价时，应注重评价此项目给学生、机构、教师以及被服务的社区所带来的一些可测量的效应。为了组织、监管及评价服务性学习活动，教师需要花费时间来发展、培养及维护与社区合作方之间的关系。

本章重点总结

- 使用不止一种评价策略可以更全面地展示学生的学习成果。
- 使用任何一种评价策略进行评分前，学生都应有机会练习这种策略。
- 本章介绍的评价策略包括档案袋、反思、论文、短文、论述题、概念图、口头提问、录音录像、模拟、角色扮演及服务性学习。
- 为了选择最佳的评价策略，教师必须考虑评价的目的及场所、准备的时间、实施的时间、评分的时间、成本，以及每种评价策略的优缺点。
- 虽然策划评价学生的学习成果需要时间、精力和毅力，但这种努力最终会让学生以及学生将要服务的患者受益。
- 实施评价策略的教师将为最佳实践不断增加证据基础，为教学学术做出贡献。
- 运用评估及评价策略得到的结果有多种多样的用途：
  - 给学习者提供反馈，以及指导修订教学及学习活动。
  - 评判性思维、临床推理及治疗性沟通的证据是系统化项目评价计划中的一部分。
  - 评估及评价资料对于教师个体而言也有帮助。
- 由于护理教育当前面临的挑战，评估及评价策略的完善将随着教学策略的发展而不断扩展，从而为不断提高未来护士的教育质量做出贡献。

对证据的反思

1. 您如何评估学生对贫困文化及其对群体健康和相关医疗政策影响的认识和重视？

2. 您的课程通过小组项目来实现特定的学习目标。请根据本章内容制定一个评估计划，以评估学生团队合作和解决问题的能力。此外，您还需要评估每个组员对项目的个人贡献。

3. 结合一种在您课程中使用的学习体验，并遵循本章讨论的评估原则选择一种方法，将学习体验转变为评估策略。

4. 您所教授的研究生护理课程具有以下学习目标：

- 将科学证据评价作为为弱势群体倡议的工具

根据本章节的观点，制定一项计划来评价该课程的学生学习成果。

参考文献

Abou-Hanna, J., Owens, S., Kinnucan, J., Mian, S., & Kolars, J. (2021). Resuscitating the Socratic method: Student and faculty perspectives on posing probing questions during clinical teaching. *Academic Medicine, 96*(1), 113–117. https://doi.org/10.1097/ACM.0000000000003580.

American Association of Colleges of Nursing. (2021). *The essentials: Core competencies for professional nursing education*. https://www.aacnnursing.org/AACN-Essentials

Anderson, L. W., & Krathwohl, D. R. (Eds.). (2001). *A taxonomy for learning, teaching, and assessing: A revision of Bloom's taxonomy of educational objectives*. Pearson.

Arrogante, O., Gonzalez-Romero, G., Lopez-Torre, E., Carrion-Garcia, L., & Polo, A. (2021). Comparing formative and summative simulation-based assessment in undergraduate nursing students: Nursing competency acquisition and clinical simulation satisfaction. *BMC Nursing, 20*(92). https://doi.

org/10.1186/s12912-021-00614-2.
Bank, C. -G., & Daxburger, H. (2020). Concept maps for structuring instruction and as a potential assessment tool in a large introductory science course. *Journal of College Science Teaching, 49*(6), 65–75. https://www.nsta.org/journal-college-science-teaching/journal-college-science-teaching-julyaugust-2020/concept-maps.
Beach, R., & Marshall, J. (1991). *Teaching literature in the secondary school*. Harcourt.
Bearman, M., Dawson, P., Ajjawi, R., Tai, J., & Boud, D. (2020). *Re-imagining university assessment in a digital world*. Springer.
Beccaria, L., Kek, M., & Huijser, H. (2019). Using "just in time" online feedback to improve first year undergraduate nursing students' essay writing performance. *Journal of University Teaching & Learning Practice, 16*(4), 2019. https://ro.uow.edu.au/jutlp/vol16/iss4/7.
Belur, J., Tompson, L., Thornton, A., & Simon, M. (2021). Interrater reliability in systematic review methodology: Exploring variation in coder decision-making. *Sociological Methods & Research, 50*(2), 837–865. https://doi.org/10.1177/0049124118799372.
Bevis, O. M., & Watson, J. (1989). *Toward a caring curriculum: A new pedagogy for nursing*. National League for Nursing.
Bradley, C. S., Johnson, B., & Dreifuerst, K. T. (2021). Psychometric properties of the revised DML evaluation scale: A new instrument for assessing debriefers. *Clinical Simulation in Nursing, 56*, 99–107. https://www.nursingsimulation.org/article/S1876-1399(21)00047-5/fulltext.
Brown, L., Briscoe, G., & Grabowsky, A. (2022). The influence of journaling on nursing students: A systematic review. *Journal of Nursing Education, 61*(1), 29–35. https://doi.org/10.3928/01484834-20211203-01.
Campaign for Action. (2021). *Campaign for action dashboard*. https://campaignforaction.org/resource/campaign-dashboard-indicators
Cardwell, L. (2020). Engaging learners in the evaluation process. *Continuing Education in Nursing, 51*(4). https://doi.org/ezproxy.lib.purdue.edu/10.3928/00220124-20200317-02.
Chen, F. -Q., Leng, Y. -F., Ge, J. -F., Wang, D. -W., Li, C., Chen, B., & Sun, Z. -L. (2020). Effectiveness of virtual reality in nursing education: Meta-analysis. *Journal of Medical Internet Research, 22*(9). https://www.jmir.org/2020/9/e18290.
Cronenwett, L., Sherwood, G., Barnsteiner, J., Disch, J., Johnson, J., Mitchell, P., Sullivan, D. T., Sullivan, D. T., & Warren, J. (2007). Quality and safety education for nurses. *Nursing Outlook, 55*(3), 122–131. https://doi.org/10.1016/j.outlook.2007.02.006.
Davis, B. G. (2009). *Tools for teaching* (2nd ed.). Jossey-Bass.
Dewald, R. J. (2020). How would Socrates enhance online learning in nursing education. *Nursing Education Perspectives, 41*(4), 253–254. https://doi.org/10.1097/01.NEP.0000000000000582.
Donnelly, F., McLiesh, P., & Bessell, S. (2020). Using 360° video to enable affective learning in nursing education. *Journal of Nursing Education, 59*(7), 409–412. https://doi.org/10.3928/01484834-20200617-11.
Dreifuerst, K. T., Bradley, C. S., & Johnson, B. K. (2021a). Debriefing: An essential component for learning in simulation pedagogy. In P. R. Jeffries (Ed.), *Clinical simulations in nursing education: From conceptualization to evaluation* (3rd ed., pp. 45–68). Wolters Kluwer.
Dreifuerst, K. T., Bradley, C. S., & Johnson, B. K. (2021b). Using debriefing for meaningful learning with screen-based simulation. *Nurse Educator, 46*(4), 239–244. https://doi.org/10.1097/NNE.0000000000000930.
Eisner, E. (1985). *The educational imagination* (2nd ed.). Macmillan.
Farrell, O. (2020). From portafoglio to eportfolio: The evolution of portfolio in higher education. *Journal of Interactive Media in Education, 2020*(1), 19. https://doi.org/10.5334/jime.574.
Fieler, G. (2020). Utilization of video for competency evaluation. *Nursing Education Perspectives, 41*(4), 255–257. https://doi.org/10.1097/01.NEP.0000000000000645.
Flournoy, E. L., & Bauman, L. C. (2021). Collaborative assessment: Using self-assessment and reflection for student learning and program development. *The Canadian Journal for the Scholarship of Teaching and Learning, 12*(1). https://doi.org/10.5206/cjsotl-rcacea.2021.1.14207.
Gleason, K., Harkless, G., Stanley, J., Olson, A., & Graber, M. (2021). The critical need for nursing education to address the diagnostic process. *Nursing Outlook, 69*(3), 362–369. https://doi.org/10.1016/j.outlook.2020.12.005.
Gray, J. R., & Grove, S. K. (2021). *Burns and Grove's The practice of nursing research* (9th Ed.). Elsevier.
Hayden, J. K., Smiley, R. A., Alexander, M., Kardong-Edgren, S., & Jeffries, P. R. (2014). The NCSBN national simulation study: A longitudinal, randomized, controlled study replacing clinical hours with simulation in prelicensure nursing education. *Journal of Nursing Regulation, 5*(2), S3–S40. https://doi.org/10.1016/S2155-8256(15)30062-4.
Hubal, R., Bobbitt, L., Garfinkle, S., Harris, S. C., Powell, B. D., Oxley, M. S., Anksorus, H. N., & Chen, K. Y. (2020). Testing of a program to automatically analyze students' concept maps. *Pharmacy, 8*(4), 209. https://doi.org/10.3390/pharmacy8040209.
INACSL Standards Committee, Decker, S., Alinier, G., Crawford, S. B., Gordon, R. M., & Wilson, C. (2021, September). Healthcare Simulation Standards of Best Practice™ the debriefing process. *Clinical Simulation in Nursing, 58*, 27–32. https://doi.org/10.1016/j.ecns.2021.08.011.
Institute of Medicine. (2011). *The future of nursing: Leading change, advancing health*. The National Academies Press. https://doi.org/10.17226/12956.
Interprofessional Education Collaborative (IPEC). (2016). *Core competencies for interprofessional collaborative practice: 2016 update*. Interprofessional

Education Collaborative. https://www.ipecollaborative.org/ipec-core-competencies.

Jeffries, P. R. (Ed.). (2021). *Clinical simulations in nursing education: From conceptualization to evaluation* (3rd ed.). Wolters Kluwer.

Jonassen, S., & Yarbrough, A. (2021). Integrating technology in skills lab: Using smartphones for urinary catheter validation. *Journal of Professional Nursing*, *37*, 702–705. https://doi.org/10.1016/j.profnurs.2021.04.005.

Kahn, S. (2019). Transforming assessment, assessing transformation: ePortfolio assessment trends. In S. P. Hundley & S. Kahn (Eds.), *Trends in assessment: Ideas, opportunities, and issues for higher education (Chapter 9)*. Stylus Publishing LLC.

Kapuza, A., Koponen, I. T., & Tyumeneva, Y. (2020). The network approach to assess the structure of knowledge: Storage, distribution and retrieval as three measures in analyzing concept maps. *British Journal of Educational Technology*, *51*(6), 2573–2590. https://doi.org/10.1111/bjet.12938.

Kilgour, P., Northcote, M., Williams, A., & Kilgour, A. (2020). A plan for the co-construction and collaborative use of rubrics for student learning. *Assessment in Higher Education*, *45*(1), 140–153. https://doi.org/10.1080/02602938.2019.1614523.

Killam, L. A., & Camargo-Plazas, P. (2021). Revisioning assessment and evaluation in nursing education through critical caring pedagogy: Using authentic examinations to promote critical consciousness. *Advances in Nursing Science*, *45*(1), E15–E30. https://doi.org/10.1097/ANS.0000000000000382.

Krieglstein, F., Schneider, S., Beege, M., & Ray, G. D. (2022). How the design and complexity of concept maps influence cognitive learning process. *Education Technology Research Development* https://doi.org/10.1007/s11423-022-10083-2.

Kroeze, K. A., Van Den Berg, S. M., Veldkamp, B. P., & De Jong, T. (2021). Automated assessment of and feedback on concept maps during inquiry learning. *IEEE Transactions on Learning Technologies*, *14*(4), 460–473. https://doi.org/10.1109/TLT.2021.3103331.

Lafave, L. M. Z., Yeo, M., & Lafave, M. R. (2021). Concept mapping toward competency: teaching and assessing undergraduate evidence-informed practice. *Competency Based Education*, *6*(2). https://doi.org/10.1002/cbe2.1242.

Lee, J., Park, C. G., Kim, S. H., & Bae, J. (2021). Psychometric properties of a clinical reasoning assessment rubric for nursing education. *BMC nursing*, *20*(1), 177. https://doi.org/10.1186/s12912-021-00695-z.

Lewallen, L., & Van Horn, E. (2019). The state of the science on clinical evaluation in nursing education. *Nursing Education Perspectives*, *40*(1), 4–10. https://doi.org/10.1097/01.NEP.0000000000000376.

Lioce, L. (Ed.). (2020). *Healthcare simulation dictionary* (2nd ed.). Agency for Healthcare Research and Quality Publication. No. 20-0019. https://doi.org/10.23970/simulationv2.

Lu, H. (2021). Electronic portfolios in higher education: A review of literature. *European Journal of Education and Pedagogy*, *2*(3), 96–101. https://ej-edu.org/index.php/ejedu/article/view/119/57.

Ma, Z., Huang, K. T., & Yao, L. (2021). Feasibility of a computer role-playing game to promote empathy in nursing students: The role of immersiveness and perspective. *Cyberpsychology, Behavior, and Social Networking*, *24*(11), 750–755. https://doi.org/10.1089/cyber.2020.0371.

Macartney, M. J., Pathmavathy, N., & Cooper, J. (2021). Student nurse perceptions of video simulation and critical reflection for developing clinical-reasoning skills: A cross cohort study. *Student Success*, *12*(1). https://doi.org/10.5204/ssj.1653.

Masuku, M. M., Jili, N. N., & Sabela, P. T. (2021). Assessment as a pedagogy and measuring tool in promoting deep learning in institutions of higher learning. *International Journal of Higher Education*, *10*(2), 274–283. https://doi.org/10.5430/ijhe.v10n2p274.

McCoach, D. B., Gable, R. K., & Madura, J. P. (2013). Defining, measuring, and scaling affective constructs: *Instrument development in the affective domain* (3rd ed.). Springer.

McConnell, K. D., Horan, E. M., Zimmerman, B., & Terrel, L. (2019). *We have a rubric for that: The VALUE approach to assessment*. Association of American Colleges and Universities.

McEnroe-Petitte, D., & Farris, C. (2020). Using gaming as an active teaching strategy in nursing education. *Teaching and Learning in Nursing*, *15*(1), 61–65. https://doi.org/10.1016/j.teln.2019.09.002.

Miller, M. D., Linn, R. L., & Gronlund, N. E. (2013). *Measurement and assessment in teaching* (11th ed.). Prentice-Hall.

Mitchell, K. M., Blanchard, L., & Roberts, T. (2020). Seeking transformation: How students in nursing view their academic writing context—A qualitative systematic review. *International Journal of Nursing Education Scholarship*, *17*(1). https://doi.org/10.1515/ijnes-2020-0074. 20200074.

Montgomery, A., Chang, H., Ho, M., Smerdely, P., & Traynor, V. (2021). The use and effect of OSCES in post-registration nurses: An integrative review. *Nurse Education Today*, 100. https://doi.org/10.1016/j.nedt.2021.104845.

National Academy of Medicine. (2021). *The future of nursing 2020–2030: Charting a path to achieve health equity*. The National Academies Press. https://doi.org/10.17226/25982.

National Council of State Boards of Nursing (NCSBN). (2021). *Next generation NCLEX project*. https://www.ncsbn.org/next-generation-nclex.htm

National League for Nursing. (2012). *Outcomes and competencies for graduates of practical/vocational, diploma, baccalaureate, master's practice doctorate, and research doctorate programs in nursing*. Wolters Kluwer.

Naumann, F., Mullins, R., Cawte, A., Beavis, S., Musial, J., & Hannan-Jones, M. (2021). Designing, implementing and sustaining IPE within an authentic clinical environment: the impact on student learning. *Journal of Interprofessional Care*, *35*(6), 907–913. https://doi.org/10.1080/13561820.2020.1837748.

Nemec, R., Brower, E., & Allert, J. (2021). A guide to implementing role-play in the nursing classroom. *Nursing Education Perspectives (Wolters Kluwer Health)*, *42*(6), E163–E164. https://doi-org.ottawa.idm.oclc.org/10.1097/01.NEP.0000000000000678.

Nkhoma, C., Nkhoma, M., Thomas, S., & Le, N.Q. (2020). The role of rubrics in learning and implementation of authentic assessment: A literature review. In M. Jones (Ed.), *Proceedings of InSITE 2020: Informing Science and Information Technology*. http://proceedings.informingscience.org/InSITE2020/InSITE2020p237–276Nkhoma6195.pdf

Novak, J. D., & Gowin, D. B. (1984). *Learning how to learn*. Cambridge University Press.

Noyes, J. A., Welch, P. M., Johnson, J. W., & Carbonneau, K. J. (2020). A systematic review of digital badges in health care education. *Medical Education*, *54*(7), 600–615. https://doi.org/10.1111/medu.14060.

O'Day, G. M., & Karpicke, J. D. (2021). Comparing and combining retrieval practice and concept mapping. *Journal of Educational Psychology*, *113*(5), 986–997. https://doi.org/10.1037/edu0000486.

Oermann, M., De Gagne, J., & Phillips, B. (2022). *Teaching in nursing and the role of the educator* (3rd ed.). Springer.

Oermann, M. H., & Gaberson, K. B. (2021). *Evaluation and testing in nursing education* (7th ed.). Springer.

Olantunji, M. O. (2014). The affective domain of assessment in colleges and universities: Issues and implications. *International Journal of Progressive Education*, *10*(1), 101–116.

Ondrejka, D. (2014). *Affective teaching in nursing: Connecting to feelings, values, and inner awareness*. Springer.

Park, K. H., Kam, B. S., Yune, S. J., Lee, S. Y., & Im, S. J. (2022). Changes in self-reflective thinking level in writing and educational needs of medical students: A longitudinal study. *PLoS One*, *17*(1), e0262250. https://doi.org/10.1371/journal. pone.0262250.

Parker, F. M., & McMillan, L. R. (2020). Using e-portfolio to showcase and enhance soft skill reflection of MSN students. *Journal of Nursing Education*, *59*(5), 300. https://doi.org/10.3928/01484834-20200422-16.

Rodriguez-Nogueira, O., Moreno-Poyato, A., Alvarez-Alvarez, M., & Pinto-Carral, A. (2020). Significant socio-emotional learning and improvement of empathy in physiotherapy students through service-learning methodology: A mixed methods research. *Nurse Education Today*, 90. https://doi.org/10.1016/j.nedt.2020.104437.

Roscoe, R. D., Wilson, J., Johnson, A. C., & Mayra, C. R. (2017). Presentation, expectations, and experience: Sources of student perceptions of automated writing evaluation. *Computers in Human Behavior*, *70*, 207–221. https://doi.org/10.1016/j.chb.2016.12.076.

Schaye, V., Miller, L., Kudlowitz, D., Chun, J., Burk-Rafel, J., Cocks, P., Guzman, B., Aphinyanaphong, Y., & Marin, M. (2022). Development of a clinical reasoning documentation assessment tool for resident and fellow admission notes: A shared mental model for feedback. *Journal of General Internal Medicine*, *37*(3), 507–512. https://doi.org/10.1007/s11606-021-06805-6.

Schön, D. A. (1983). *The reflective practitioner: How professionals think in action*. Basic Books.

Shea, K., & Rovera, E. (2021). Preparing for the COVID-19 pandemic and its impact on a nursing simulation curriculum. *Journal of Nursing Education*, *60*(1), 52–55. https://doi.org/10.3928/01484834-20201217-12.

Stanley, D., Coman, S., Murdoch, D., & Stanley, K. (2020). Writing exceptional (specific, student, and criterion-focused) rubrics for nursing studies. *Nurse Education in Practice*, 49. https://doi.org/10.1016/j.nepr.2020.102851.

Stec, M., & Garritano, N. (2016). Portfolio implementation as a means for achievement of standards. *The Journal for Research and Practice in College Teaching*, *1*(2), 1–6.

Sturdivant, T., & Allen-Thomas, K. (2022). Teaching with a PURPOSE: An NGN approach to clinical education and assessment. *Teaching and Learning in Nursing*, *17*(1), 7–10. https://doi.org/10.1016/j.teln.2021.10.004.

Tan, R., Ting, J. J. Q., Hong, D. Z., Lim, A. J. S., Ong, Y. T., Pisupati, A., Chong, E. J. X., Chiam, M., Lee, A. A. I. A., Tan, L. H., Chin, A. M. C., Wijaya, L., Fong, W., & Krishna, L. K. R. (2022). Medical student portfolios: A systematic scoping review. *Journal of Medical Education and Curricular Development*, *9*, 1–15. https://doi.org/10.1177/23821205221076022.

Thammasitboon, S., & Brand, P. L. (2021). The physiology of learning: Strategies clinical teachers can adopt to facilitate learning. *European Journal of Pediatrics*, *181*, 429–433. https://doi.org/10.1007/s00431-021-04054-7.

Venter, K. (2020). An appreciative leadership integrated service-learning praxis framework for positive organisations or institutions. *AI Practitioner: International journal of appreciative inquiry*, *22*(1). https://doi.org/10.12781/978-1-907549-42-7-10.

Vincent, S. C., Arulappan, J., Amirtharaj, A., Matua, G. A., & Hashmi, I. A. (2022). Objective structured clinical examination vs traditional clinical examination to evaluate students' clinical competence: A systematic review of nursing faculty and students' perceptions and experiences. *Nurse Education Today*, *108*, 105170. https://doi.org/10.1016/j.nedt.2021.105170.

Vizeshfar, F., Dehghanrad, F., Magharei, M., & Sobhani, S. M. (2016, March). Effects of applying role playing approach on nursing students' education. *International Journal of Humanities and Cultural Studies*, *5*(2). http://www.ijhcs.com/index.php/ijhcs/index.

Ying, J. (2020). Embedding and facilitating intercultural competence development in internationalization of the curriculum of higher education. *Journal of Curriculum and Teaching*, *9*(3). https://doi.org/10.5430/jct.v9n3p13.

Zhu, Z., Xing, W., Liang, Y., Hong, L., & Hu, Y. (2022). Nursing students' experiences with service-learning: A qualitative systematic review and meta-synthesis. *Nurse Education Today*, 108. https://doi.org/10.1016/j.nedt.2021.105206.

第24章

使用课堂测验评价学生学习成果

Diane M. Billings，EdD，RN，ANEF，FAAN
翻译：孙瑞芬　审校：刘民辉

评估学生学习情况是教师职责的重要一环，能够确保学生提供安全的护理服务，并决定教学进度。无论是商业开发的测验还是教师自制的课堂测验，都能用于评估学生的潜在学习成果，并最终决定他们是否完成了项目和课程的学习成果。由于测验能够对大量知识进行抽样并且易于管理，因此被用于很多学术项目中，以确定课程成绩和整个学术项目的进展情况。因此，教师有道德和职业责任来确保其开发的测验和评定的成绩有效、可靠和公平。

尽管制定课堂测验似乎是一项相对简单的任务，但事实上，这是一个复杂的过程，需要时间来完善。Moran 等（2022）在全国范围内对教师的考试命题能力进行的一项研究发现，很少有教师真正准备好编制考试题目。他们建议开发一种基于证据的试题编制流程以及相关的学校政策。Moore（2021）指出，与经验较少（少于 5 年经验）的教师相比，具有 5 年以上经验的资深教师更频繁地采用基于证据的测试实践，例如使用测试大纲、编制能够考查课程学习成果以及高阶思维和判断能力的试题，并使用试题分析程序来修订试题。在本章中，读者将学习到 7 种基于证据的步骤，这些步骤用于通过教师自编的课堂测试来评估学生对课程学习成果的达成情况。这 7 个步骤包括：规划测验、制定测验大纲、编制测验题目并进行同行评审、测验实施与安全维护、测验结果分析、与课程教师和学生进行测后评议，以及成绩评定。

规划测验

设计或使用一种既有效（具有代表性）又可靠（具有一致性）的测验需要经过充分思考和精心策划。在制定测验之前，教师必须审查教 - 学循环的各个方面，包括制定学生应具备的能力和学习成果，提供课堂教学并进行积极学习，通过实践和评估确保所有学生都达到学习成果，最后制定并实施测验。此时，教师必须确保所要制定的测验与教 - 学循环的前几个步骤相衔接。

在规划阶段，教师必须就测验的设计、实施和测验结果的使用做出深思熟虑且明智的决策。这些决策必须以证据为基础，遵循最佳实践，并需要在实施测验和评分之前做出。此外，在教师进行测验之前，必须在课程大纲中的课程评价方法信息中发布有关测验和评分标准的信息。本节将讨论在制定测验之前所需要考虑的计划：确定测验目的，了解测验类型（标准参照测验还是常模参照测验），制定测验大纲，选择题目类型，编制测验题目，以及提高测验的可靠性和有效性。

测验目的

护理教育中进行测验的使用方式及效果情况复杂，教师必须首先明确测验的使用方式。如果选择使用已开发的测验，那么了解测验的有效性、可靠性以及其他指标至关重要，这是因为测验结果对于评估学习成果并确定学生的入学、进展和毕业具有重要意义。

用于确定入学、进展和毕业的测验

护理专业学生首先可能遇到的考试就是入学考试。尽管存在各种标准化的大学入学考试，如学术能力倾向测验（scholastic aptitude test，SAT）和研究生入学考试（graduate record exam，GRE），这些考试可能是申请进入大学或学院的必要条件，但教师正在重新考虑这些测验在确定学生学习课程中潜力的作用。在执照前护理项目中，多所学校使用专门设计的一系列测验来检测护理专业学生的基本学术技能。教师必须持续审视标准化测验对学校整体学生招募和入学实践的作用。

标准化测验也广泛应用于执照前护理项目，

以监测学生在整个课程中的进展，并在课程结束时作为毕业考试，用于确定学生是否能够毕业。由于根据这些测验做出的决定会对学生的录取和课程进展产生重大影响，因此这些测验也被称为高利害测验（National League for Nursing，2021）。当使用主要用于高利害评估的商业开发测验时，除了要考虑参加测验的学生的文化和社会经济多样性外，教师还必须考虑使用这些测验的伦理和法律方面的问题。例如，当教师使用标准化测验来决定学生是否能够升学或毕业时，他们必须考虑以下情况对学生的影响：这些学生已经支付了学费，通过了由教师命题的测验，并在临床实践中展现出了必要的知识、技能和态度。某些学校使用商业化的考试结果来评估学生在该测验中的表现是否符合国家标准，并将这些数据用于指导课程规划，而不是用于决定课程成绩。学院可以制定或修改政策，以确保考试结果能有效促进学习，同时保证任何影响入学、进展和毕业的决定都是公平的，满足学生和外部课程审查机构的顾虑。

用于确定准备情况、定位或作为“预组织器”的测验

如果测验是在教学之前作为预测验进行，就可以用来确定学生的准备情况（即学业成功所需基本技能的掌握情况）或定位情况（即掌握教学目标的程度）。进行与单元考试或期末考试相似的测试，也可以作为一种“预组织器”，提醒学生应该学习并将在随后的测试中考查的重要内容。

用于提高学习效果的测验（练习测验）

在教学过程中，测验可以用作一种评估策略，让学生练习回答考试中可能出现的问题。在这种情况下，测验被视为学习过程中的形成性评价或诊断工具，以发现学生在理解课程概念或回答特定类型的试题时存在的问题。

教师可以通过多种方式使用练习测验题。可以在课前/课后和课堂活动中嵌入练习试题，比如在 PowerPoint 演示文稿中添加试题，让学生以小组为单位回答案例研究问题，或者以团队合作的方式回答考试中可能出现的测验题，还可以在每节课结束后进行简短的小测验。教师可以将练习测验题放置在学习管理系统中，并要求学生参加测验，并对完成作业的学生给予少量分数奖励，或者也可以将练习测验题作为可选项。Sartain 和 Wright（2021）的研究指出，线上或校园教室环境中，经常进行小测验可以显著提高学生的测验成绩。尤其是在短期学习内容结束后立即进行练习测验，并结合演讲或叙述性 PowerPoint 演示作为教学工具时，效果更为显著。

将练习测验纳入学习环境的另一种方法是使用计算机化的自适应测验程序。这种自适应测验通过确定学生能力的基准水平来满足学生的学习需求，随着学生答对更多问题，问题的难度也会相应提高，直到学生达到预设的掌握水平为止。根据文献综述，Binks（2017）发现，测验能够促进学习，特别是当测验要求学生应用信息而不仅仅是识别信息时。类似地，Tu 等（2017）的研究表明，在教学后使用反馈性测验，对于成绩低的学生尤其有效，能够极大地增强学习效果。此外，用于形成性测验的自适应测验系统可以提高学生的学习效果，减少课程不及格率（Simon-Campbell & Phelan，2016），并提高了课程结束时的考试成绩（Presti & Sanko，2010）。随着题库（如教科书附带的题库）的广泛使用，以及在学习管理系统的试题编制组件中创建试题的便捷性，教师可以将测验作为学生练习和评估学习效果的一种方式。

用于确定成绩的测验类型

测验最常见的用途是评定成绩。在这种情况下，测验作为评估学习成果的方式，提供了对学习成果的终结性评价，并且可以基于这种评价做出成绩评定。

标准参照测验。标准参照测验是根据一组特定的学习成果构建和解释的测验（McDonald，2018）。这类测验有助于衡量学生对学科知识的掌握程度，并为评分设定了绝对的成绩标准。护理教育的目标是让所有学生都掌握相关内容，因此护理教育者通常倾向于使用标准参照测验。例如，在药物剂量计算等内容领域，通常会使用标准参照测验来确保安全性。在这种情况下，即使其他学生的表现不同，成绩的绝对标准也可能设定得非常高（可能高达 100%）。

常模参照测验。常模参照测试是那些构建和解释用以提供学生相对排名的测试。这类测验非常有利于衡量学生之间的差异化表现。在评分方面，采用了相对的成绩标准来进行评分。例如，SAT 和 GRE 等标准化测验就是常模参照测验的实例。

使用测验大纲

测验大纲（也称为细目表、测验图、测验计划）是测验项目与课程能力 / 学习成果之间关系的可视化呈现，并显示了每种课程能力所对应的测验题目数量。测试大纲的目的是通过对预期的课程能力 / 学习成果和教学内容进行代表性抽样，使测试达到预期目的。

制定测验大纲的第一步是审查课程能力要求 / 学生学习成果，并确定需要用测验来评估的能力。此时，教师应确定学生预计达到的认知领域水平，并将测试题目与该领域的水平关联起来。测验题目必须与课程能力相一致，教师有时可能会发现需要修订的课程能力要求，以更准确地定义学生预期达到的能力水平。布鲁姆（Bloom）分类法通常被用来指导课程能力的开发和分级，因此也可作为将学习成果的等级与测验题目的等级联系起来的指引（Anderson & Krathwohl，2001）。尽管情感和精神运动领域的认知成分可以通过测验来评估，但测验通常被用于确定布鲁姆认知领域修订版中 6 个水平的成果（见第 10 章）。

NCLEX 执业考试强调护士运用的认知处理技能，如评判性思维和临床判断（Dickison et al.，2017）。用于为学生参加执业考试做准备的测试应开发能够评估认知领域较高阶学习的试题。这一点至关重要，因为更高阶的技能更有助于知识的保留和转移，并且能更好地为学生应对主要测试应用及以上级别的执照和认证考试做好准备。

制定测验大纲的第二步是确定要评估的教学内容以及分配给每个内容领域的权重。这可以通过制定基于课程、单元或课程学习成果的内容纲要来完成。教师可以制定一个简单的大纲，采用双向细目表，列出各项能力、内容以及每个内容领域的问题数量（表 24.1）。一些教师更喜欢使用基于全国护理委员会（NCSBN）执业资格考试的综合测验大纲。该大纲确定了每个内容领域的题目数量，以及与被测验能力相关的信息，包括认知领域水平、题目类型、患者需求类别和相关活动说明（表 24.2）。这种类型的大纲可以确保学生和教师都了解测验的内容，以及每道题目如何与执业资格考试大纲的所有组成部分相关联。教师还可以利用测验大纲来确保考试能够评估预期的学习成果，并与教学、学习和实践活动保持一致。

选择题目类型

在评估学习成果时，可以采用多种不同类型的题目。可以是选择题，提供一组选项供学生选择，也可以是填空题，要求学生提供一种构念性回答。常见的选择题类型包括判断题、匹配题、单选题（在多个给定的选项中选择一个最正确的答案）、多选题（在给定的选项中选择一个或多个正确的答案）、完形填空题、矩阵题和排序题等。填空题类型包括填空题、简答题和论述题。针对执业前护理学生进行教学时，教师应该获取有关 NCSBN（http://www.ncsbn.org）测验题目类型和考试格式的最新信息。

选择某种类型试题而非另一种类型的主要原因，可以通过回答以下问题来确定："哪种类型的试题最直接地衡量预期的学习成果？" 选择题和填空题都可以针对认知领域的各个层次进行开

表 24.1　使用学习成果和内容主题的测验大纲样例

学习成果	主题 A	主题 B	主题 C	主题 D	主题 E
评估患者的药物副作用	问题 1		问题 2		问题 3、4、5
评估患者的心音		问题 6			
为患有心脏病的客户制订护理计划	问题 7	问题 8		问题 9	问题 10

表24.2　使用 NCLEX-RN 执业资格考试大纲要素的测验大纲样例

概念 / 能力	学习成果	患者需求	活动声明	综合过程	认知领域水平	问题类型	问题数量
感染控制	制定隔离传染病患者的计划	安全、有效的护理环境	应用感染控制原则	护理过程	创建	多项响应	1

发，并测验评判性思维和临床护理判断能力。除此之外，还有其他因素可能会影响题目类型的选择。例如，如果班级人数较多，可能会因为评分所需的时间限制而禁止使用填空题。

选择题目难度

确定试题难度，即答对问题的学生百分比，主要取决于测验的目的和类型。如果是为了评定学习成绩而进行测验，则测验的难度应适中，以区分出哪些学生已经掌握了所学内容、哪些学生尚未掌握。如果是标准参照测验，那么试题的难度应该与要掌握内容的学习水平相匹配。因此，对于某些问题，如果预计所有学生都能正确回答，那么该题可能是一个“简单”的题目。标准参照测验通常会排除简单题目，而使用难度适中的题目来突显学生之间的差异。

确定题目数量

测验题目数量取决于需要评估的课程能力/学习成果的数量。尽管测验题目的数量增加会提高测验的可靠性，但实际上测验题目的数量受到许多实际约束的限制。例如，在给定的时间内，学生能够回答更多的是选择题，而不是填空题。同样，需要较高阶思维技能和解决数学问题的题目需要更多的答题时间，而需要较低阶技能的题目则需要较少的时间。

确定时间分配

为了合理安排学生完成测验所需时间，一般可以采用以下原则：对于阅读或计算时间较短的题目，建议每题给予1分钟的答题时间；而对于难度较大、题目较长的测验，例如多选题，可能需要更长的时间，每题大约1.5分钟。在实际操作中，课堂测验（通常是一节课的时间）可能会决定测验题目的数量。

教师还应考虑班级中具有文化和语言多样性的学生人数以及需要特殊帮助的学生数量，并通过为所有学生提供足够的时间来处理问题并做出回答，以此创造一个支持性的考试环境。在一项研究中，Birkhead（2018）延长了测验时间，允许学生在测验预定开始时间的30分钟前到达以缓解学生的考试焦虑，并为那些有学习障碍和母语不是英语的学生提供了额外的时间。同时，这种测验流程并没有对毕业和通过执业资格考试等课程成果产生不利的影响。

编制测验题目并进行同行评审

护理教育工作者使用的大多数类型的测验题目都会涉及一个情景，即对护理情况的描述，这要求学生能够解读各种数据，例如健康史、体格检查结果、护理记录或实验室检查数据，并对患者的需求做出临床判断、制定护理计划以及评估护理成果。每道测验题目一般包含题干、一个或多个正确选项以及其他一系列干扰项。有关编制测验题目的一般指导原则，请参阅框24.1。

教师应在每次测验中使用多种类型的试题，并根据最适合评估或评价学习成果的情况来选择试题类型，从而帮助学生为参加执业或认证考试做好准备。以下是各种测验题目类型的定义、优点、缺点、编制指南和示例。

题目类型

单项选择题

单项选择题通常由以下几部分组成：一个情景描述，提供了患者情况的数据和测验者必须回答的线索；一个题干，即题目本身；以及若干个答案选项，其中一个是正确答案，其余是错误选项（干扰项）。精心设计的单选题能够有效衡量评判性思维、护理临床判断以及高水平的认知能力。

单项选择题能够让教师在单个测验中覆盖大量所学内容。这类题目的评分方式简单、客观。与判断题相比，单项选择题的分数不太容易受到学生猜测的影响。此外，它们具有灵活性，可以测量多种认知过程的学习。然而，编制具有可信干扰项的题目可能会耗费较多时间。这类题目可能对富有创造性、语言能力强的学生造成不利影响。另外，学生的阅读能力和教师的写作风格也可能影响得分。有时，这种题型可能会使只能识别正确答案而无法自己得出正确答案的学生得到更高的分数。

示例。一位老年人因严重腹泻被送入医院。患者口渴，皮肤弹性不佳。血压为92/64 mmHg，脉搏为100次/分。血清钠（Na^+）水平为165 mmol/L。护士应将哪个事项优先纳入护理计划？

1. 保护皮肤免受摩擦
2. 增加液体摄入量
3. 预防肛门区域糜烂
4. 将患者置于“防跌警戒”状态

框 24.1　编制测验题的指导原则

情景

1. 提供一个真实的临床情景，要求学生做出护理临床判断。
2. 提供关于环境/情境、患者及其症状、病历数据以及临床接诊时间的提示，需要考试者分析数据、设定优先级、做出临床判断，并评估结果。包含相关和不相关的数据，以测验学生区分重要数据的能力，但同时避免提供不必要的信息或过多的描述性信息。
3. 只有在对回答问题至关重要的情况下，才指明年龄、性别、种族、族裔或临床情境。
4. 不要使用患者的姓名。

题干

1. 提出问题时，可以写成完整或不完整的句子，并询问护士应该优先考虑哪些行动。
2. 题干应该清晰明了，学生无需查看选项即可理解并回答。
3. 题干应该以简洁明了的方式表达，避免过于复杂，以免学生花费过多时间来理解。
4. 题干应该以肯定语气陈述问题，同时强调（使用下划线、斜体或粗体字体）关键词，如首先、接下来。
5. 使用与所测认知过程相匹配的行动动词，确保问题所测的认知水平与所评估的学习成果相符。
6. 避免在题干中使用提示性词语，以确保学生不会受到干扰。
7. 在题干中尽可能包含足够的信息，避免在选项中重复。
8. 使用主动语态书写题干，以增强表达的清晰度。
9. 使用准确的术语和度量单位，避免使用模糊的词语（如"频繁""经常""一些"等）。

正确和错误答案

1. 确保所有选项在语法上与题干保持一致，避免给出正确答案的线索。
2. 将答案或选项按照字母或数字顺序排列。
3. 保持所有答案的长度相同。
4. 确保所有不正确的答案都是合理且同质的。
5. 只选用所有内容权威人士都会同意的最佳答案。
6. 避免使用"以上都是"或"以上都不是"。学生可能仅凭部分知识就能猜出正确答案。可以使用多项选择题来评估学生对数据分类的能力。
7. 所有答案都必须合乎情理。

多项选择题

多选题旨在测验学生选择多个选项来回答问题的能力。例如，如果题目测试学生判断护理措施是否有效的能力（评估患者结局），可能会有多条信息与该措施的有效性相关。多选题通常包括一个情境、一个问题和多个选项；然而，选项的数量通常在 5 ~ 10 个，并且这些选项被设计为至少有一个是正确的，其他都是错误的。学生被要求选择所有正确的选项（"选择所有适用的选项"），只有选择了全部正确的选项才能获得该题目的分数。另一种评分方法是在问题中说明应该选择多少个答案（选择 *n* 个）。在这种情况下，该题目的评分方式是对每个正确答案给予 1 分，对每个错误答案扣除 1 分。通过给分和扣分来计分的题目可能需要专门的计分程序，但并非所有计算机化的测验编制程序都具备这种功能。

示例。护士正在对一位老年患者开展药物安全教育宣讲。以下哪些陈述表明患者对教育内容理解有效？"我将……"（请选择所有适用的选项）。

1．"丢弃我不再使用的所有药物。"

2．"在不同的药房购买处方药，以获得最优惠的价格。"

3．"告知我的医生我正在服用的任何非处方药物。"

4．"碾碎任何我难以吞咽的药物。"

5．"我的所有药物都将与食物一起服用，以避免胃部不适"。

6．"向我的医生报告药物可能产生的副作用"。

图表和展示题

这类题目旨在考查考生查找和使用患者病例或健康记录中呈现的数据的能力。数据通常来自一个或多个图表"标签"，包括处方、病史和体格检查、实验室检查结果、影像学检查结果、流程表、摄入量和排出量、用药记录、护理进展记录以及生命体征等。在使用计算机进行测验时，应试者需要模拟在患者的病历或电子健康记录中搜索图表标签的方式。这个问题可能类似于一道具有 4 个选项的单选题，其中一个是正确答案，或者是一道多选题，包含超过 4 个选项，要求答题者"选择所有适用的选项"或选择"*n* 个选项"。图表和展示题考查的是考虑护理所需数据的能力，以及在更高认知层次上进行测试的能力。考生需要利用数据做出护理临床判断、制定护理计划，并评估护理结果。此外，这些题目还模拟了从患者病历中获取数据的过程，以此来评估考生是否知道应该获取哪些数据以及在病历中的哪个位置找到它们。教师可以通过从实际的患者诊疗记录和临床案例中获取信息，并根据需要进行修改以保护患者隐私信息，从而使这些测验题更具真实性。

示例。一个家长带着一个4个月大的婴儿来到免疫接种诊所。护士正在查阅进度记录上的免疫接种记录（请参阅进度记录）。

进度说明

11/1/2015	1月龄儿童健康检查；接种了HepB #1
12/3/2015	2月龄儿童健康检查；接种了DTaP #1，IPV #1

在这次接种中，婴儿将接种哪些免疫接种？（请选择所有适用的选项）

1．DTaP #3
2．HepB #2
3．IPV #2
4．MMR #1
5．水痘

拖放题

拖放题要求考生将信息项从一栏拖到另一栏（在执照或认证考试中使用计算机进行测验时使用鼠标；或在纸笔考试中将答案放置正确的顺序或位置上）。试题可能要求应试者按顺序排列操作步骤，或针对特定的患者情景，将正确答案从可能的护理操作列表中移至正确的护理操作列表中。

其他题型

除了之前提到的测验题型之外，护理教育者还可以在课堂测验和小测验中采用其他类型的题目。例如，判断题可用于评估学生对护理信息的记忆和理解能力，如药物副作用或操作步骤。这类题型通常对应于认知领域较低阶的学习目标，通常更适用于小测验。填空题或简答题可用于评估学生回忆信息或进行计算的能力，例如药物剂量或静脉输液速率。这些“填空型”问题通常提供一个情景和提示，并要求考生提供答案。这种类型的问题要求学生将信息应用于具体情境中。此外，论述题可用于评估学生分析数据、制定护理计划和报告的能力。论述题通常要求对一个问题进行简短回答，这类题型需要由教师花费时间进行人工评分。对于论述题，教师可能需要制定评分标准。

新一代的NCLEX问题

美国国家执业护士委员会（NCSBN）不断更新和测试新的题型，以最有效地评估考生对护理实践和安全患者护理的知识掌握情况。截至2023年春季，注册护士和执业护士的执业考试包括3种新的题型、6种考查学生临床判断能力的题型，以及3种评分模式。有关《2023年考试计划》以及编制和评分测验问题的详细信息，请访问NCSBN网站https://ncsbn.org/exams/testplans。

题目类型。题目类型分为3种：案例研究和独立题、蝴蝶结问题，以及趋势题。案例研究是由基于临床情景的6个问题组成，遵循美国国家执业护士委员会（NCSBN）临床判断测量模型（clinical judgment measurement model，CJMM）的6个步骤：识别线索、分析线索、优先考虑假设、生成解决方案、采取行动和评估结果。蝴蝶结问题将CJMM的6个步骤合并在一道题目中。该题目包括一个情景和答案，要求考生将答案从一列移动（拖动）到另一列。趋势问题类型不定，要求考生解释一段时间内在图表或流程表上记录的数据。

问题类型。这些题目包含了多种问题类型，主要包括：①扩展的多项选择题，选项比传统的多项选择题更多，学生需要从列表中选择一个或多个答案，并且评分方式采用部分得分；②扩展拖放，学生需要将答案从一个选项列表拖动到另一个正确位置的列表中，例如将一组评估结果移动到需要立即跟进的评估结果列表中；③填空（下拉式），考生通过“点击”鼠标，从下拉式列表中突出显示并选择正确选项，该下拉式列表可以放在表格或图表中；④增强型热点/高亮，考生通过点击预先确定的单词或短语来标识答案，以回答问题；⑤矩阵/表格，需要在矩阵/表格中查看选项，并点击单选按钮来回答问题。例如，矩阵中的问题可能要求学生从一系列潜在的医嘱中选择，并点击标识该医嘱是否是预期的、非必需的或禁忌的。

评分模式。新一代NCLEX考试试题采用3种不同的评分模式。在0/1评分模式中，每个正确答案得1分。在+/–评分模式中，每个正确答案得1分，而每个错误答案扣1分。理性评分模式在两个答案都正确时给予分数。

审核测验题目的准确性、潜在偏倚和可读性

在测验题目编制完成后，有必要对其进行审

查和修改，然后再将其纳入测验题库或考试中。教师应该对每道题目进行准确性、偏倚和可读性的审查。

在这一阶段，由具有教学内容知识和试题编制技能的同事对试题进行同行评议很有帮助。Hensel 和 Billings（2022）开发并测验了一种用于编制新一代 NCLEX 样式试题的同行评审表格。使用同行评议表和流程的教师能够通过盲审流程提供可行的反馈。此外，进行同行评审的教师还能够提升自己的试题编制技能。详细的测验编辑指南请参见框 24.2。

准确性

教师应该逐一审查每道试题，确保其在内容、使用图表、表格或图像以及答案方面都准确无误。编制解析，并标识出正确和错误答案的来源是记录测验题目准确性的方法。

偏倚

同等能力的学生应该在回答测验题时有相同的正确率。如果特定群体的成员在某一项测验题上的反应存在系统性差异，并且与总分无关，那么该测验题可能存在偏倚。Bosher（2003）将测验题中可能存在的偏倚分为 4 类：测验设计缺陷偏倚、非相关难度偏倚、语言修正偏倚和文化偏倚。测验设计缺陷偏见指的是测验题会在题目或整个测验中暗示出正确的答案，这些可能给具有更多测验经验或培训的学生以及以英语为母语的学生带来不公平的优势，因为他们更容易识别语法和其他线索提示。非相关难度偏倚可能会导致考生避开正确答案，这种偏倚更多地与题目的格式相关，而非内容。这种类型的偏倚可能来自于编制题目时的错误、题干不清晰、提供过多信息或使用否定措辞。语言复杂性、语法错误和词语使用不一致也可能导致题目存在偏倚。语言修正偏倚涉及编制简短且易于理解的题目（Abedi，2014），教师可以通过减少无关信息、使用简单词汇和简短句子来降低测验题的阅读难度。此外，教师还应避免使用只有特定学生群体才能理解的成语或“俚语”，也可以通过使用现在时和主动语态来减少测验题目中的语言负担。

框 24.2 编辑测验的指南

1. 测验题目是否与学生学习成果和测验大纲相一致？
2. 测验题目陈述是否准确且简练？是否采用了简短、简明、直接的句式？
3. 每个测验题目是否有一个明确的最佳答案（多选题除外）？
4. 每个测验题目是否都能独立存在？
5. 句子结构和标点是否准确无误？
6. 是否已经消除了刻板印象、偏见和歧视？
7. 是否已经排除了使用“俚语”或多义词？
8. 题目是否避免了性别偏见，如将护士称为“她”，或者没有使用患者的首选代词？
9. 是否避免了使用幽默？
10. 是否已删除了多余的信息？
11. 是否有同事审阅了试卷？
12. 是否变换了正确选项的位置，以确保没有明显的规律可循？
13. 题目中所用术语是否与课堂和阅读作业中的术语一致？
14. 试卷页面的布局是否有助于轻松阅读问题？是否有足够的“空白空间”？整个问题是否在同一页上（情境、题干和选项之间没有分页）？

教师在设计测验题时也必须注意避免文化偏倚［Bias Free Guidelines，American Psychological Association（2020）；Inclusive Language Guidelines，American Psychological Association（2021）］。这些文化偏倚类题目依赖于特定文化知识，除非题目本身涉及文化实践，否则不应使用。上述题目编制指南旨在消除偏倚。

测验题目的可读性

测验题目的可读性必须与考生的阅读理解水平相匹配。可读性指的是测验题目在语义和句法上的复杂程度。有几种测验方法可用于评估可读性，如 Lexile 框架、Fry 和 Flesch-Kincaid 可读性测验。文字处理软件也提供了简化版的可读性测验。教师如果有兴趣，可以使用这些软件之一来初步评估测验的可读性。NCSBN 使用与 Lexile 量表相关联的年级阅读水平来确定其执业考试的可读性。执业护士考试的可读性水平不应超过八年级，注册护士考试的可读性水平不应超过十年级。

如果测验是由计算机进行的，教师和教学设计师还必须考虑到感知可读性，其中包括屏幕位置、屏幕颜色和字体大小等因素。大多数学院和大学遵循《美国残疾人法案》（ADA）关于计算机屏幕可读性的指导方针。NCSBN 会假设考生能够阅读计算机屏幕上的文本。如果考生在阅读电脑屏幕时遇到困难，并且有残疾证明，可以向所在州的护理委员会申请帮助。

测验题库和测验题编制系统

教师应该尝试建立庞大的试题库，从中可以选取特定测试的题目。虽然积累大量试题需要耗费时间，但这种努力可以获得回报，例如可以为学生提供不同版本的测验，或为那些无法在常规时间参加考试的学生生成“补考”测验。将试题保存在文字处理软件中可以更轻松地对试卷进行修改。所有测验文件都应存放在文件服务器上受密码保护的区域，只有教师才能访问。

许多教科书出版商为采用其教材的教师提供免费的测试题目。通常情况下，这些测验题编制的目的是测验教材各章节中介绍的具体知识，编制水平较低，存在编制缺陷，并且不涉及评判性思维或护理临床判断能力。如果使用这些测验题，教师必须审查它们是否与其学生学习成果和测验大纲相匹配。教师可以修改试题库中的试题，以测验更高的认知水平、护理临床判断技能，并满足特定课程的需求。

通过使用计算机化的测试开发软件，可以简化测试题目的创建任务，这类软件通常是学习管理系统的一部分。该软件可以通过创建一个测试题库（test bank）来促进测试题目的开发，教师可以根据测试大纲选择合适的题目。由于题库足够大，可以随机选择问题，从而生成不同形式的测试。一些测试编制软件还可以用于计算机教室或互联网在线测试，从而简化了测试管理过程。

组卷

完成试题的撰写和编辑后，需要将它们整合成一份测验，以便在线或在课堂上使用打印版本的试卷和答题卡进行管理（如果为了维护学术诚信，还需要提供一份备用试卷）。此步骤包括排列试题、编制测验说明、制作复印试卷（在课堂上分发试卷），以及进行测验。

测验中的题目排列

除非使用随机生成题目的测验管理软件，否则教师就可以决定如何安排测验题目。在试卷开头放置几道简单的问题，可能有助于减轻学生的焦虑，增强学生的信心。为了增强思维追踪，还可将测试相似概念的题目分到一组。在编制备用试卷时，也应该遵循试题排列的原则。

设置测验格式和编制测验说明

使用合适的试卷设计格式可以更易于学生阅读。在设计纸质试卷和光学读卡器分数表时，应使用标准字体和字号，注意布局，以确保测验题目不会跨页。应利用空白空间分隔题目，避免视觉过载。要确保题目按顺序编号，并且只单面打印试题。如果要在测验制作 / 管理系统中进行在线测验，也要考虑类似的设计因素。此外，字体和布局的格式要符合可读性设计指南原则以及学校或护理学院的其他指导原则。

测验说明应不言自明，并包含以下信息：

1. 测验目的：如果在教学过程的早期阶段已经涉及此内容，则可能不需要将其包括在内。

2. 完成测验所需的时间：这可以让学生在答题时掌握自己的节奏。

3. 回答的依据：这为学生提供了选择适当答案的必要信息，例如“只选择一个答案”或“可多次使用匹配选项”。

4. 记录答案：为了加快作答，可以允许以各种方式记录答案，例如在答题卡上使用2B铅笔记录答案，在单独的模板评分答案表上划掉正确答案，或直接在测验册左侧栏标记答案。

5. 猜测：鼓励学生回答所有问题，以防止那些冒险猜测的学生的分数膨胀。

6. 不同类型试题的价值 / 分数：此信息能有助于学生能够有效地规划时间。

7. 学术诚信政策：有些教师会引用该政策或提醒学生注意该政策。教师还可以要求学生签字，以证明他们遵守了该政策。

实施测验和维护测验安全

考试可以在教室里使用试卷和答题纸进行，也可以在计算机考试中心在线进行，还可以在远程考试地点或学生自己的计算机上进行。无论在哪里进行考试，教师都有责任确保考试环境有利于考试，满足学生的便利需求，并在考试前、考试中和考试后对试题进行保护。

建立舒适、安全的测验环境

应为学生安排有利于完成测验的场所进行测试。为了减轻学生的焦虑，教师应保持积极、不具威胁性的态度，在测验前后避免不必要的交谈。一些教师会教给学生一些焦虑缓解策略，例如冥想、深呼吸和积极的自我对话，并在考试前安排几分钟的沉默时间，让学生平静下来。

学生应该了解教师在监考时将采用的政策，以保持安静和安全的测验环境。例如，学生不应在测验期间向教师询问题目以澄清疑惑。如果教师怀疑学生作弊，可能会要求他们坐在教室的其他地方。

在线测验时，教师必须确定测验是在护理学院的监考中心还是校园内进行，或是在规定时间内让学生在自己的电脑上进行测验。在计算机上进行测验时，学生应该有舒适的椅子、桌子、计算机和足够的空间来保护个人隐私。如果允许，学生可以携带草稿纸和铅笔。

考试中的特殊安排

一些学生可能因残疾或特殊情况而需要特殊安排，以确保公平公正地参加考试（详见第 4 章）。可能出于以下原因会考虑给予特殊安排：允许延长考试时间，允许增加休息时间，允许对计算机进行调整（例如增大字体、更改颜色）或使用轨迹球鼠标，听力或其他听觉障碍、视觉或视力困难（例如需要盲文或大字印刷），需要一个安静的空间，没有分心的干扰，需要朗读员朗读或记录考试者的回答，需要手语翻译员，或者在房间里有医疗设备。

在大学或学院，课堂测验的特殊安排政策由教师制定并公布。学生需要在 ADA 合规办公室提交相关文件，以证明他们需要特殊安排，并按照既定程序进行申请。而对于其他考试，如执照考试或认证考试，则由考试管理机构（例如 PN 或 RN 执照考试的州护理委员会）制定政策，考生需要提出书面申请，并附有医疗专业人员出具的诊断或残疾证明信函。是否批准这些请求，可根据残疾对考生在本州从事护理工作的能力所造成的影响来决定。

维护考试期间的学术诚信

教师有责任确保考试环境的安全，并确保所有学生遵守其机构的学术诚信政策（Palmer et al., 2016）。在教室中，防止作弊最有效的策略是使用足够数量的监考人员，通常每 15 名学生配备 1 名监考人员。有关维护安全考试环境和学术诚信的建议，请参见框 24.3。

使用远程监考工具在学生家中、工作场所或远程考试地点进行远程考试的情况越来越多。远程监考有多种选择，取决于所需的安全级别。对于高利害考试，Furby（2021）建议使用实时在线监考服务；对于中等利害考试，建议使用自动化监考系统；如果相信学生可以独立完成考试，建议使用荣誉制度。远程监考面临的挑战包括：学生学习安装和使用监考软件的能力、为残疾学生提供便利以及确保考试安全性。有关在线测验安全性维护的更多信息，请参见第 21 章。

框 24.3　维护测验安全和学术诚信

在进行测验之前

1. 了解校园和护理学院处理涉嫌作弊行为的政策，熟悉学生手册和申诉流程。
2. 以书面形式在学术政策、每门课程的教学大纲、考试前几天的课堂上以及考试前再次传达对学术诚信的期望。解释考试的监考方式，以及如果怀疑有作弊行为将如何处理——例如，将有两名监考人员在教室里巡视，如果怀疑有作弊行为，监考人员将把这些学生安排到教室的另一区域。如果在网络环境下进行考试，是否会使用摄像机监考？
3. 进行公平的测验，使用测验大纲，并为学生提供类似于用于评分的测验的练习机会。
4. 教授学生焦虑管理策略，如深呼吸和积极的自我对话。
5. 保持测验安全（例如，将试卷存放在安全的文件服务器上）。对于纸笔测验，编号试卷和答题卡，如果可能的话，在试卷和答题卡上写上学生的姓名。确保所有试卷在学生离开教室前都已归还。
6. 为每次考试制作备用试卷。
7. 每次测验时都要修改测验内容。

测验期间

1. 要求学生在考试时签署考试诚信承诺书，以确保测试的独立完成，承诺书可以在考试前书写于试卷上（或者在进行在线考试之前）。
2. 在大班授课情况下，教师可能无法认识所有的学生，因此应要求学生在参加考试之前出示身份证明。
3. 要求学生在考试开始前将书包、手机以及可以藏有“小抄”的帽子等物品放置在教室前方。
4. 在整个考试过程中要对学生进行一致的监考，确保至少有两名监考人员在考场内。监考人员应巡视考场，密切关注学生的行为。对于监考人员如何处理发现的或怀疑到的作弊行为，需要有明确的计划。
5. 指定特殊的座位安排，例如在学生之间留有空椅子，或要求学生按照指定的顺序就座。
6. 当怀疑有学生存在作弊行为时，应将涉事学生转移至考场的其他区域。在考试前应提前告知学生，以便对可疑行为进行管理。
7. 如有怀疑学生作弊的情况发生，应及时与课程协调员或系主任进行沟通。

考试和试题库的安全性

大多数教师都拥有可以从中选取特定考试的试题库。教师必须确保试题库保存在安全的文件服务器上，而不是在教职员工个人的台式计算机上。存储在学习管理系统中的试题也必须保持安全。

教师还应该注意，学生可以从网站上获得和购买试题。学生还可以使用随教科书提供的电子资源中的学习试题。为了防止学生访问可利用的题库资源，教师必须确保使用原创或修订过的考试题目，这些题目应与教学-学习循环相一致（案例研究 24.1）。

协作测验

协作测验是一种特殊的评估或评价策略，教师可以利用它来促进学习、培养评判性思维和临床判断能力、提高考试分数以及培养团队合作能力（Phillips et al.，2019；Reid & Hofstetter，2020）。学生分成两人或两人以上的小组进行测验。学生团队共同回答问题，小组内所有学生都会获得小组的成绩。教师采用两阶段的方法组织测验，首先使每个学生独立完成测验并获得个人成绩，然后在几小时或几天后与小组一起再次进行测验。学生的成绩则通过合并分数或使用两次成绩的平均值进行计算。如果协作测验为小组带来了更好的测验成绩，也可以通过在个人成绩上加分的方式来计算成绩。协作测验也可以在测验后回顾中使用，学生分组进行测验并讨论答案，但不评分。小组成员分配可以随机，也可以将成绩好的学生和成绩差的学生混合分配到各小组。Riley 等（2021）的研究发现，使用协作测验时，学生的成绩会有所提高。由于所有学生都能轻松获得测验试题，教师必须监督学生的使用情况，并确保所有试卷已归还给教师。

案例研究 24.1 保持学术诚信和考试安全

一位教师将要监考一份包含 50 个题目的考试，学生们有 1 小时的时间完成。在一个可容纳 100 人的环形教室里，有 70 名学生将参加这次考试。考试结束后，有两名学生报告称他们目睹了两名学生通过查看对方的答题纸来作弊。

1. 教师应该采取何种行动？
2. 对于报告此事件的学生，教师应该如何回应？
3. 教师可以采取哪些措施来防止下次考试中的作弊事件？

分析测验结果

一旦测试完成并开始评分，教师就应使用测量工具和数据分析的方法综合评价结果，并进行成绩评定。大多数护理学院的教师都可以使用测验评分服务，这些服务能够计算测验统计数据并提供题目分析。虽然这项服务可能需要付费，但测验评分服务提供的数据很有帮助，尤其是在最初几次测验时。教师应寻求这些服务机构的帮助，并向测验中心咨询。

测量相关的概念

有各种用于确定测验效果的指标，包括有效性、可靠性和集中趋势。

有效性

有效性概念是指从测验得分中得出的推断是否合适、有意义并且有用。有效性是判断测验是否能够衡量其预期内容的能力。这种判断基于三种类型的证据：内容相关证据、校标相关证据和构念相关证据。

内容相关证据模式应该表明测验充分涵盖了相关教育内容。在护理教育中，相关教育内容由护理教育者、课程和专业确定。内容相关效度证据示例包括测试内容与以下内容的对应关系：

1. 测验大纲
2. 同行的专业判断
3. 专业组织定义的核心材料
4. 机构和专业组织定义的护理标准

无论是同时效度还是预测效度，校标相关证据模式应该显示测验充分衡量了学生的表现。成绩表现必须与某些标准变量进行比较。护理教育者可能将通过执业资格考试（NCLEX-RN 或 NCLEX-PN）的表现作为标准变量（及格或不及格）。

构念相关证据模式应该显示测验表现与要衡量的某种“质量”之间的相关性。这是一个广泛的证据类别，必须包括有关测验的细节（来自内容和标准类别），以及对要衡量的质量或构念的描述。

可能对测验有效性产生不利影响的因素包括不清晰的指示、细目表中的抽样不一致或不充分、编制不良的测验题目和主观评分（McDonald，2018）。仔细准备测验可以提高测验的有效性（框 24.4）。

可靠性

可靠性指的是测验提供可靠和一致分数的能力。可靠性的判断基于两个相似测量结果的一致程度。尽管可靠性是有效性的必要条件，但并非充分条件。即使没有有效性，可靠性也可能很高。护理教育者需要寻找证据来评判测验的可靠性和有效性。

影响测验可靠性的因素包括测验长度不足和群体变异性不足。为了提高可靠性，在课堂测验中，至少需要 25 道多项选择题，并且题目难度应足够确保组内成绩的差异性。有关提高测验可靠性的方法，请参见框 24.5。

可靠性可以通过对同一群体进行相同测验并观察其一致性（再测法）或者给同一群体进行"等价"测验来进行评估。然而，这两种方法在课堂测验中存在较大的缺陷，因此护理教育者通常不采用。在单次测验中，可靠性可以通过分半法或内部一致性方法来评估。分半法将奇数题和偶数题分别计分，然后将奇数题得分与偶数题得分进行比较。测验的内部一致性可通过使用 Kuder-Richardson（KR）公式之一进行计算。大多数测验评分程序都会提供测验可靠性系数作为结果的一部分。

可靠性系数的测量范围为 0 ～ 1.00。可靠性系数为 1.00 表示两个测验或测量之间完全一致。许多标准化测验的可靠性系数通常达到 0.9 或更高。这些具有高可靠性的测试通常具有常模参照性，测试者之间的变异性较大，且针对大量学生进行。但护理学课堂测验通常是针对小规模学生进行的掌握性测验，所以护理学课堂测验通常无法达到高的可靠性系数。对于护理测验来说，可接受的可靠性系数为 0.6（Magaldi et al.，2018）。

框 24.4 提高测验的有效性

- 采用测验大纲
- 根据护理实践的常见情况设计测验题目
- 依据护理标准确定测验题目
- 利用最佳护理实践的证据编制测验题目
- 进行同行评审，审核大纲和测验题目

框 24.5 提高测验的可靠性

- 增加测验题目数量
- 提高区分度水平。
- 增加测验参与者的数量（少于 25 人会降低可靠性）
- 增加分数的变异性（普遍掌握的测验内容具有较低的变异性）

测验统计

各种测验统计数据可以通过测验编制软件计算、生成或通过计算机评分服务报告。这些统计数据可以帮助教师解释测验结果，并为题目修订提供数据。除题目分析数据外，测验评分软件通常还提供学生的原始分数和百分比分数、个别学生报告以及诸如集中趋势和测验可靠性指数等测验统计数据。

原始分数

原始分数是正确回答的测验题目数量。原始分数是最准确的测验分数，但能提供的信息有限。可以使用频率分布来排列原始分数，以创建等级区间。如果测验由计算机评分，可能会得到频率多边形。百分比分数可以将原始分数与最大可能分数进行比较。

集中趋势

集中趋势是一组分数的描述性统计量。集中趋势的测量包括平均数、中位数和众数。平均数（或平均值）的优点是易于计算。平均值的计算方法是所有分数的总和除以分数总数。

中位数将分数从中间分割（即 50% 的分数低于中位数，50% 的分数高于中位数）。如果分数不服从正态分布，中位数能够比平均值更好地表示集中趋势。

变异性

变异性是指分数的离散程度，反映了群体内部的差异程度。分数的变异性会对其他统计指标产生影响。例如，低变异性（分数的同质性）往往会降低 Kuder-Richardson 等系数的可靠性。相对评分标准只有在适用于广泛分数范围时才具有实际意义。从设计上看，掌握性测验可能表现出较低的变异性。随着护理项目学生群体的逐渐进步，由于学生的减少（因为在项目中失败或退出），分数的变异性可能会减小。

范围

范围是衡量变异性最简单的方法，计算方法是用最高分减去最低分。

标准差

标准差（SD）是分数与平均值之间距离的平均值。标准差越大，测验分数的变异性就越高。

标准差是变异性的最佳指标。

正态曲线

正态曲线是一种理论上的分数分布，是钟形曲线且左右对称。在正态曲线上，平均值、中位数和众数相等。此外，对于正态曲线，68% 的分数会落在平均值 ±1 个标准差范围内，而 95% 的分数会落在平均值 ±2 个标准差范围内。该分布可用于评定等级。

测量的标准误差

测量的标准误差是估计观察到的分数与“真实”分数之间可能的差异。换言之，学生的“真实”分数很可能在观察分数加上或减去标准误差的范围内。测量标准误差的计算利用了标准差和测验的可靠性。

题目难度系数

题目难度指数（*P* 值）即正确回答该题的学生群体占比。题目难度的上限为 1.00，表示所有学生都正确回答了问题。而题目难度的下限则取决于可能的答案数量，即猜对正确答案的概率。例如，在有 4 个选项的问题中，$P = 0.25$ 是猜对的下限或概率。当题目难度系数超过 0.80 时，表明题目难度较低；在 0.30 ～ 0.80 表示题目难度适中；而低于 0.30 则表示题目难度较高（Tarrant & Ware，2012）。McDonald（2018）建议保持题目的 *P* 值在 0.70 ～ 0.80 的范围内，以确保题目能够有效区分学习者和非学习者（具有良好的区分度）。Clifton 和 Schriner（2010）建议使用 0.50 作为一个快速参考点，下限为 0.30，上限为 0.80。然而，某些题目可能会略微简单或者更加困难，因此教师可以根据学生和测验的实际情况确定适合的难度范围。

题目区分度

题目区分度即题目区分度指数，用于评估题目如何将掌握内容和不掌握内容的学生区分开来的能力。本指标通常通过点双列相关进行衡量，即将每个学生对单个题目的表现与其整体测验表现进行比较。如果题目的区分度良好，那么对于正确答案的点双列相关将呈现高度正相关，而对于干扰项则呈现负相关。这表明了“学习者”即掌握内容的学生选择了正确答案，而“非学习者”选择了干扰项。通常，指数大于 0.40 表示区分度极佳；0.30 ～ 0.39 表示区分度良好；0.15 ～ 0.29 表示令人满意；小于 0.15 表示区分度较低；指数为 0 表示没有区分度（Tarrant & Ware，2012）。当题目难度过高或过低时，会降低区分度指数。在题目难度适中（$P = 0.5$）时，区分度指数最大。总的来说，测验的可靠性取决于题目的区分度。在常模参照测验加入掌握水平的题目，会降低测验的可靠性，因为很多学生会正确回答这些题目，因此无法很好地区分学生能力。

干扰项评估

除了对每道题目的正确答案进行正向点双列相关评估外，还需要对每个干扰项进行单独评估。有效的干扰项能反映学生未掌握的知识点，正如负向点双列相关值所表明的情况。点双列相关值为零的干扰项表示学生没有选择该选项，可能需要修改或替换为更具说服力的选项，以吸引那些不理解内容的学生。未被选中的干扰项增加了学生通过猜测得到正确答案的机会。开发吸引人的干扰项的一种方法是定期提出开放式问题，以确定学生思维中最常见的错误。对于有数字答案的问题，可能需要根据学生最常犯的错误来确定干扰项。

进行测后回顾

在教师获取了测验题目的分析结果后，各课程教师应当开会讨论分析结果。在得出分析结果之前，教师不应公布成绩。公布成绩后，教师应以个人或小组的形式与学生一起进行测后回顾。

与课程教师一起进行测后回顾

在从测验评分服务处获取题目分析结果后，无论是否参与了试题编制，所有课程教师都应召开会议，讨论题目分析的结果。教师应逐一讨论每道测验题目，并考虑其可靠性（Kuder-Richardson 可靠性系数）、有效性（使用测验大纲、课程学习成果）、测验平均值、标准差、测验范围，以及每道题目的难度和区分度。这些数据应结合测验目的和课程学习成果来考虑。

在审查每道题目之后，教师可以识别出测验题目存在的问题，例如在提交测验进行评分时错误地识别正确答案、测验题目太难、测验题目包含没有在课堂上讲授过的知识点，或者问题的措辞令人困惑等。如果从数据中发现这些问题，教师可以考虑移除有缺陷的题目，或接受多个答案并重新评分，然后再将考试结果告知学生（Magaldi et al.，2018）。当试题存在问题且考试成绩低于预期时，老师可能会考虑到学生实际上可能表现得更好，因此会将标准差加到所有学生的分数上（案例研究 24.2）。

当测后回顾显示许多学生未能通过测验或获得低于课程通常水平的分数时，教师可能会考虑移除一些测验题目，或者让学生参加额外的测验或撰写论文以提高其分数。虽然这些方案解决了低分问题，但它们没有解决低分背后的根本原因。在这种情况下，教师需要审视试题的质量，并考虑对测验题目进行可能的修改，为学生增加测试机会（例如进行未计分的练习测验），并确保教学和测验的一致性。在处理低分原因之前，教师不应再次使用该测验（案例研究 24.3）。

修改测验题目

开发有效可靠的测验是一个持续的过程。因为教师可以回忆起测验题目和学生对题目的反应，因此有助于在实施测验后立即对测验进行修订。题目修订也应在进行题目分析后进行。分析题目以进行修订的一种方法是使用测试题目分析表（图 24.1），在表格中输入每个问题的题目分析结果。

需要考虑修改的试题应具有以下统计特征：

1．试题难度（*P* 值）过高，超过 81%（过于容易）或低于 69%（过于困难）。

2．正确答案的正负双列点数值较低（理想值应超过 0.30）。

在图 24.1 中，那些超出“理想”范围的题目（题目 2、18、26、1、7、13、22、30、8）应该考虑修改。图表中的理想范围表明，题目的区分度应超过 0.30，且难度应属于中等范围（70% ~ 80%）。应优先考虑修改过于容易或过于困难、无法区分学生成绩、处于表格极端位置的题目。在图 24.1 示例中，最有效的题目是第 3、5、25 和

案例研究 24.3　改进学习和测验

两位基础护理学课程的教师正在审阅第一次考试的结果。他们组织了一次 50 道题目的测验，检测认知领域及以上应用水平的课程学习成果。测验题目根据课程学习成果设计。教师已向学生提供了测验大纲。该课程共有 30 名学生。此次测验的平均分为 65 分，有 18 名学生未能及格。

1．教师应该考虑采取哪些策略来提高及格率？

2．题目分析结果的可能解释有哪些？

案例研究 24.2　测验题目分析

4 位任课教师正在进行测后回顾。他们正在审查以下题目的分析结果（平均值 = 82；标准差 = 1.5；Kuder-Richardson 可靠性系数为 0.75）。

	选择各备选项的百分比（题目难度）				每个备选项与总分的相关性（题目区分度）			
问题	A	B	C	D	A	B	C	D
1	3.84	**57.69**	15.38	23.00	0.07	**−0.23**	−0.34	0.00
4	0.00	**88.46**	11.53	0.00	0.00	**0.50**	0.50	0.00
9	**79.92**	19.23	3.84	0.00	**0.45**	−0.44	−0.09	0.00
17	**88.46**	0.00	0.00	11.50	**0.13**	0.00	0.00	−0.13

1．本次考试的平均值和标准差应该如何解释？

2．哪些题目太容易了？哪些太难了？

3．哪些测验题目可能存在问题？

4．教师应该考虑采取什么行动？

5．教师应该优先考虑修改哪些题目？

6．教师应该使用哪些数据来提出这一建议？

7．对于未通过测验的学生人数，教师可能会有哪些担忧

8．教师应该考虑采取什么行动？

P（题目难度）/ D（题目区分度）	≥ 0.50	0.40 ~ 0.49	0.30 ~ 0.39	0.20 ~ 0.29	0.10 ~ 0.19	0.01 ~ 0.09	负数	总计
非常困难 P = 50% 或更低								
困难 P = 51% ~ 69%	20	10	4	2，18，26				6
一般 P = 70% ~ 80%	3，5，25，27	9，14，19，24	12，16，17，23，29					13
容易 P = 81% ~ 100%			6，8，11，15，21，28	1，7，13，22，30				11
题目总数	5	5	12	8				

平均分：75；相关系数：0.75；标准差：3.7；平均误差：2.8

图 24.1 30 道题目的题目分析表样例

27 题；在理想范围内的其他测验题目可以接受并无需修改。本测验中的许多题目都属于容易范围，但可以接受第 6、8、11、15、21 和 28 题的区分度。教师在决定修订测验题目时，必须考虑测验的背景。

修订测验题目的其他考虑因素包括：分数计算错误、题目表达不清晰，或者因语言或文化偏见而未被学生理解的问题。此外，还可能存在与教学过程不一致的情况，包括学习目标不明确、教学指导不清晰以及缺乏练习和反馈机会。

Magaldi 等（2018）建议制定一份文件，用以指导测验后的回顾讨论。另外，教师之间的讨论表明，师资培训可能有益于提高编制高质量测验题目和理解题目分析程序的能力。

与学生一起进行测后回顾

教师将测验结果返回给学生后，就应当与学生一起回顾测验。在确保测验安全的前提下，可以单独回顾，也可以在办公时间以小组形式回顾，还可以全班一起回顾。教师应找出每一名考试成绩不合格的学生，确保学生有机会回顾测验并制定改进计划。

在安排后测回顾之前，教师应该确定回顾的基本规则，所有课程和教师都应共同遵守规则。基本规则包括：①回顾的目的是帮助学生学习内容；②不会更改测验成绩 / 排名；③学生可以学习元认知策略，以提高学习和考试能力。

帮助学生培养考试元认知技能的一个有效策略是教导他们使用“测验回顾表”。“测验回顾表”就是利用一份调查问卷，向学生揭示为什么没有能够正确回答问题，以及如何发展学习技能和元认知思维能力，从而提高考试能力（Schuler & Chung，2019）。通过问卷，学生会回答有关学习习惯的问题（学习时间、课堂出勤率、学习方法、单独学习或小组学习，是否参与测验回顾）以及不能正确回答问题的原因（不理解问题；不知道答案；不理解所使用的术语；“误解”问题；更改答案；测验时间紧张）。使用“测验回顾表”包括三个步骤：首先，学生在看到自己的考试成绩之前回答问题列表并预测自己的考试表现；其次，学生回顾自己的考试，找出自己遗漏的题目和可能的得分技巧；最后，制定改进计划（Williams，2021）。学生使用“测验回顾表”的结果各不相同，但可能会改善学习习惯和应考技能、发展考试元认知能力以及提高考试分数（Sethares & Asselin，2021）。虽然“测验回顾表”是一个有用的学习辅助工具，但有些学生仍然更喜欢与教师交流。

等级评定

测验开发过程的最后一步是评定等级。在学术环境中，等级的评定可能受学校评分政策的指引，但课程评价计划和评分标准必须在每门课程的教学大纲中公布。良好评分的原则包括以下几点：

1. 在课程开始时向学生明确说明具体的评分标准（在教学大纲中明确说明）
2. 根据学习成绩（而不是出勤或努力程度等因素）评定成绩
3. 收集足够的数据（数量和多样性）以便评定有效的成绩
4. 定量记录为评分而收集的数据（例如 89%，而不是 B+）

5．对所有学生公平地实行评分制度

6．成绩保密

7．使用合理的统计原则评定成绩

评级标准

评定成绩的两种基本方法是绝对标准和相对（“曲线”）标准，具体内容将在下文描述。通常情况下，护理学强调对课程概念的“掌握”，并希望所有学生都能掌握课程内容，因此在护理专业中使用绝对评分法。在护理学预科课程中，学生也可能会体验到相对评分标准的使用。

绝对标准

绝对评级标准是根据特定的标准来评价学生的表现（McDonald，2018）。学生获得的分数与可能获得的总分数进行比较，并以获得的百分比表示。该标准应在课程开始时列入教学大纲。理论上，所有学生都有可能在这个标准下获得 A（或 F）等级。实际上，成绩的分布取决于测验的难度。绝对评分表示例参见表 24.3。

相对标准

相对评级标准根据学生在小组中的排名来评定。在这个体系中，教师按照分数的高低顺序进行记录。然后可以使用各种方法来分配等级。其中一种方法是根据分数分布中的自然“断点”来分配等级，这种方法的缺点是主观性强。另一种更好的方法是根据测验统计数据绘制“曲线”：

1．决定使用平均值还是中位数作为中心趋势的最佳度量。如果平均值和中位数大致相同，则使用平均值。如果分布呈偏态，则使用中位数。

2．确定标准差。C 等级将被设置为平均值加上或减去标准差的一半（涵盖 40% 的分数）。表 24.4 是相对评级标准的示例。

表 24.5 展示了对原始分数使用绝对和相对评级标准进行等级评定的比较。

相对评级标准也可以通过使用线性分数，如 *z* 分数或 *t* 分数来进行开发。例如学生在正态分布曲线中的 *t* 分数为 50，则等级为 C。有程序可以根据绝对或相对评分标准计算成绩。但许多评估和评分专家不建议使用相对评分标准（Haladyna，2004；McDonald，2018）。如果平均值和中位数大致相同，可以使用根据绝对或相对等级计算成绩的程序。

等级评定标准、等级膨胀、等级指数化和等级的意义

教师、管理人员、董事会或消费者经常会对等级的相对含义以及潜在或实际的等级“膨胀”提出疑问。造成等级膨胀的可能原因包括：被录取学生的课程准备程度提高；学生保留计划；基

表24.3 绝对评级标准示例

正确率（%）	评级
90 ~ 100	A
80 ~ 89	B
70 ~ 79	C
60 ~ 69	D
＜ 60	F

表24.4 相对评级标准示例

等级	计算	示例	范围
A	大于上限 B	＞ 45.5	＞ 45.5
B	上限 C 加 1 个标准差	40.5 + 5	40.6 ~ 45.5
C	平均值 ±0.5 个标准差	38 ± 2.5	35.5 ~ 40.5
D	下限 C 减 1 个标准差	35.5-5	30.5 ~ 35.4
F	小于下限 D	＜ 30.5	＜ 30.5

表 24.5 三种评级方法的比较

原始分数	得分百分比（%）	等级（绝对）	等级（相对）
49	98	A	A
45（2）	90	A	B
42（2）	84	B	B
40	80	B	C
39（3）	78	C	C
38（4）	76	C	C
37	74	C	C
35（2）	70	C	D
34（3）	68	D	D
33	66	D	D
30	60	D	F
28	56	F	F

于能力的评估；竞争性录取标准；年龄较大、成熟和职业导向的学生群体以及及格 - 不及格的评级系统。

等级指数化是指标明某门课程或某节课程中有多少名学生成绩等于或超过给定学生的成绩。该指数可能会出现在学生的成绩单上。

等级对学生也有意义。Poorman 和 Mastrovovich（2019）在一项采用海德格尔诠释学现象学方法对本科和研究生护理专业学生进行访谈的研究中发现，学生“需要”在每门课程中都获得 A。通常，获得 A 的期望与未能达到该成绩的现实不相符，学生更关注的是成绩，而不是对课程概念的学习。

护理专业教师必须对公平公正的测验和评分达成一致的观念，并制定向学生传达期望的政策。教师还必须不断努力实施有效和可靠的测验，以衡量学生对课程和项目能力的掌握程度。

本章重点总结

- 学生通过参加考试来取得入学、进展和毕业资格，因此教师有责任确保所开发和实施的测验能够评估课程和学习成果，并且有效、可靠和公平。通过制定计划流程，教师可以确保在开发课堂测验时遵循最佳实践。
- 制定测验的第一步是进行规划，其中包括明确目标、制定测验大纲，并确定测验题目的类型、难度和数量。
- 教师必须编制能够评估学生是否达到课程或学习项目标准的测验题目。测验题目必须与课程或学习项目的领域水平相匹配。所有题目都应易于理解、避免偏见，并遵循多样性、公平性和包容性的编制准则。
- 进行测验时需要给学生创建一个安全的环境，同时需要根据学生的要求提供适当的帮助，并确保测验的安全性。
- 教师可以使用测验评分服务来提供有关测验有效性和可靠性的数据，以及诸如平均值、中位数、标准差、题目难度、干扰项有效性和区分度指数等统计数据。这些数据可为考试评分和修订考试题目提供决策信息。
- 所有任课教师都应参加测验后的回顾，思考题目分析的结果，并将结果数据与课程、学生和测验本身的情况联系起来。教师可以决定在将测验结果告知学生之前，删除某些测验题目、奖励特定的分数或重新评分。
- 教师还应以小组、全班或与学生私下会面的形式进行测后回顾。在与学生一起回顾测验结果之前，教师应确立规则和政策，如必须遵守考试保密规定，不得更改考试结果等。回顾的目的是帮助学生理解正确答案、分析选择错误答案的原因，使用测验回顾表是帮助学生发展元认知策略的一种方法，以提高学生的测验表现。
- 测验开发流程的最后一步是评定等级。教师可以采用多种评分方法和标准，但必须在教学大纲中公布相关信息。

对证据的反思

1．将课程学习成果与测验大纲和所使用的测验进行比较，以评估学生是否达到了预期的学习成果？课程学习成果、测验大纲和实际测验题目之间的一致性如何？测验题目是否有效地评估了特定的学习成果？学习成果的认知领域水平是什么？与之相关的测验问题的认知领域水平如何？

2．您对测验的理念是什么？将测验作为评定学生等级的主要或唯一途径的利与弊是什么？

3．制定测验大纲的益处是什么？是否应该给学生提供测验大纲？如果是，何时以及如何提供？

参考文献

Abedi, J. (2014). Linguistic modification, part I: Language factors in the assessment of English language learners: The theory and principles underlying the linguistic modification approach. In National clearinghouse for English language acquisition. http://www.ncela.us/files/uploads/11/abedi_sato.pdf

American Psychological Association. (2020). *Bias free guidelines*. https://www.apa.org/about/apa/equitydiversity-inclusion/language-guidelines.pdf

American Psychological Association. (2021). *Inclusive language guidelines*. https://www.apa.org/about/apa/equitydiversity-inclusion/language-guidelines.pdf

Anderson, L. W., & Krathwohl, D. R. (2001). *A taxonomy for learning, teaching, and assessing: A revision of Bloom's taxonomy of educational objectives*. Longman.

Binks, S. (2017). Testing enhances learning: A review of the literature. *Journal of Professional Nursing*, *34*(3), 205–210. https://doi.org/10.1016/j.profnurs.2017.08.008.

Birkhead, S. (2018). Testing off the clock: Allowing extended time for all students on tests. *Journal of Nursing Education*, *57*(3), 166–168.

Bosher, S. (2003). Barriers to creating a more culturally diverse nursing profession: Linguistic bias in multiple-choice nursing exams. *Nursing Education Perspectives*, *24*(1), 25–34.

Dickison, P., Luo, X., Woo, A., Muntean, W., & Bergstrom, B. (2017). Assessing higher-order cognitive constructs by using an information-processing framework. *Journal of Applied Testing Technology*, *17*(1), 1–19.

Furby, L. (2021). Remote proctoring: What is the takeaway from the student perspective? *Nursing Education Perspectives*, *42*(4), 267.

Haladyna, T. M. (2004). *Developing and validating multiple-choice test items* (3rd ed.). Lawrence Erlbaum.

Hensel, D., & Billings, D. M. (2022). Creating a peer review process for faculty-developed next generation NCLEX items. *Nurse Educator* https://doi.org/10.1097/NNE.0000000000001322.

Magaldi, M., Kinneary, M., Colalillo, G., & Sutton, E. (2018). A guide to postexamination analysis, using data to increase reliability and ensure objectivity. *Nurse Educator*, *44*(2), 61–63.

McDonald, M. E. (2018). *The nurse educators' guide to assessing learning outcomes (* (4th ed.). Jones & Bartlett.

Moore, W. (2021). Does faculty experience count? A quantitative analysis of evidence-based testing practices in baccalaureate nursing education. *Nursing Education Perspectives*, *42*(1), 17–21.

Moran, V., Wade, H., Moore, L., Israel, H., & Bultas, M. (2022). Preparedness to write items for nursing education examinations: A national survey of nurse educators. *Nurse Educator*, *47*(2), 63–68. https://doi.org/10.1097/NNE.0000000000001102.

National League for Nursing. (2021). The fair testing imperative in nursing education: A living document from the NLN, revised. *Nursing Education Perspectives*, *42*(1), 66.

Palmer, J. L., Bultas, M., Davis, R. L., Schuke, A. D., & Fender, J. B. (2016). Nursing examinations: Promotion of integrity and prevention of cheating. *Nurse Educator*, *41*(4), 180–184. https://doi.org/10.1097/NNE.0000000000000238.

Phillips, T., Munn, A., & George, T. (2019). The impact of collaborative testing in graduate nursing education. *Journal of Nursing Education*, *58*(6), 357–359.

Reid, D., & Hofstetter, A. (2020). Collaborative 2-stage testing in nursing education. *Nurse Educator*, *45*(3), 159.

Riley, E., McCormack, L., Ward, N., Renteria, F., & Steele, T. (2021). 2-Stage collaborative testing results in improved academic performance and student satisfaction in a PreLicensure Nursing Course. *Nurse Educator*, *46*(4), 261–265.

Sartain, A., & Wright, V. (2021). Effects of frequent quizzing on exam scores in a Baccalaureate Nursing Course. *Nursing Education. Perspectives*, *42*(1), 39–40.

Schuler, M., & Chung, J. (2019). Exam wrapper use and metacognition in a fundamentals course: Perceptions and reality. *Journal of Nursing Education*, *58*(7), 417–421.

Sethares, K., & Asselin, M. (2021). Use of exam wrapper metacognitive strategy to promote student self-assessment of learning. *Nurse Educator*, *47*(1), 37–41.

Simon-Campbell, E. L., & Phelan, J. (2016). Effectiveness of an adaptive quizzing system as an institution-wide strategy to improve student learning and retention. *Nurse Educator*, *41*(5), 246–251. https://doi.org/10.1097/NNE.0000000000000258.

Tarrant, M., & Ware, J. (2012). A framework for improving the quality of multiple-choice assessments. *Nurse Educator*, *34*(3), 109–113.

Test Plans. (2023). National council of state boards of nursing. https://ncsbn.org/exams/testplans.page

Tu, Y. C., Lin, Y. J., Lee, J. W. & Fan, L. W. (2017). Effects of didactic instruction and test-enhanced learning in a nursing review course. *Journal of Nursing Education*, 56(11), 683-687. https://doi.org/10.3928/01484834-20171020-09

Williams, C. (2021). Exam Wrappers: It is time to adopt a nursing student metacognitive tool for exam review. *Nursing Education Perspectives*, *42*(1), 51–52.

第25章

临床表现评价

Christine L. Hober, PhD, RN-BC, CNE and Wanda Bonnel, PhD, RN, APRN, ANEF
翻译：马　腾　审校：张立力

不断变化的医疗需求，加上患者病情日益严重以及研究发现新入职护士在做出有效临床判断能力上的不足，正推动教师评价学生临床表现方式的变革。此外，认证标准的修订、项目成果的重新定义以及评价策略的重新构想，都要求教师重新考虑如何最有效地评价学生对临床知识、技能和能力的掌握程度。当学生、教师和临床合作伙伴共同努力建立一种安全和优质患者照护的文化时，学生临床表现的评价变得越来越重要。本章确定了临床表现评价的最佳实践，包括教师用来评价学生临床实践成果的过程、模型、方法、策略和工具。

临床表现评价

评价临床表现的目的是确定学生已经达到项目和课程的既定目标，并为实践做好了充分的准备（Lee，2021；Lewallen & Van Horn，2019）。临床表现评价向学生提供有关其表现的信息，并提供可用于学生个体发展、评分和制定课程决策的数据。当教师准备评价学生的临床表现时，他们必须考虑评价的时机、评价发生的文化环境、尊重学生的权利、确保评价的公平性，以及在进行评价和评分时遵循伦理和法律原则。

区分形成性评价和终结性评价

临床表现评价包括促进学习的评价（形成性评价）和评价学习成果的达成（终结性评价和评定等级）。教师应引导学生熟悉这些术语，并向学生明确这些评价发生的时间，例如，指出某次模拟教学是否作为形成性学习活动进行评价，或者是否作为成果完成情况进行评价。教师对学生进行及时的反馈，无论是持续的还是正式安排的，都能减少出现意外评价结果的风险。

形成性评价也称为评估，或带有反馈和改进机会的实践，侧重于学生在临床活动期间的学习和发展过程。形成性评价可以帮助诊断学生的问题和学习需求。持续的形成性评价能够使学生和教师了解达到学习成果的进展情况，并促进设定目标的机会。教师的这种早期干预可以为学生改进提供必要的指导，并防止在临床表现评价中获得不满意的结果。适当的反馈使学生能够从错误中学习，并在行为上得到成长和改进。

而终结性评价发生在特定临床活动结束时，用于确定和记录学生的成就并评定等级。终结性评价证明了能力的达成或既定目标的实现，并向学生提供有关其表现的信息。终结性评价还为教师提供数据，使他们在制定课程计划以及确定需要哪些课程来帮助学生在临床课程中取得成功时做出决策。

确保公平和公正

提供公平、合理的临床评价是教师角色中最重要和最具挑战性的方面之一。教师必须判断学生是否能够在临床环境中进行评判性思考，做出护理临床判断，保持专业水准，适当地与患者互动，优先处理问题，具备基本的临床操作知识，并正确完成护理程序。同时，教师需要在复杂的医疗环境中尽量减少学生的焦虑，以便观察学生的临床表现，而不是诸如焦虑或疲劳等外部因素。

同时，学生有权获得可靠且有效的评价过程，以评价课程成果和能力的达成。评价必须公平，并且评价策略应对所有学生一视同仁。高质量的实践包括通过多种评价方法在一段时间内完成多维评价，寻求学生的成长和进步。所有评价都应尊重学生的尊严和自尊。

维护公正文化

教师在进行临床评价时考虑“公正文化”的

概念也很重要，因为这意味着如果发生错误，不会自动归咎于个人责任，而是会解决潜在的医疗系统缺陷。教师帮助分析错误是由于学生不安全还是医疗系统不安全造成的。这种方法包括确定问题以帮助识别错误是由于个人责任还是更多地与系统相关的问题。例如，学生不会因为一个诚实的错误而失去临床分数，而是可能通过参与事后讨论，并分析发生了什么以及为什么发生来帮助他人学习（Walker et al.，2019）。

观察学生的权利

与评价数据隐私相关的伦理和法律问题可能会影响学生、教师和机构。在进行临床评价之前，教师必须确定谁将有权访问数据。在大多数情况下，详细的评价数据仅在教师和个别学生之间共享。项目政策应确定谁还可以访问评价信息、如何存储以及存储评价信息的时间。评价数据应存储在安全区域。

根据《家庭教育权利和隐私法案》（FERPA），年满 18 岁的学生或高等教育机构的学生有权查看学校维护的记录（U.S. Department of Education，2014）。学校的项目材料，如目录和手册，可以作为确保制定符合法律和认证指南的合理和审慎的政策的工具。此外，轶事笔记、学生表现的文字总结应客观书写。也需要保护书面轶事笔记、计算机文件和移动设备笔记的隐私。信息安全不足可能导致学生隐私泄露。

保护患者隐私的需求也可能成为一个问题，特别是在评价学生使用电子健康记录时。教师需要熟悉临床机构为学生和教师访问所需患者护理文件而制订的指南和程序。关于学生对电子档案袋的使用和其在评价中的作用的持续探讨，对于未来的临床工作者非常重要。如果临床限制使用电子健康档案，评价学生能力的另一种方法即使用模拟的商业产品来教授电子健康档案知识。在学习安全、高质量护理文档的关键时刻，Winstanley（2017）对护理教师的描述性研究支持电子健康记录为学生提供机会，以增加他们在过渡到实践之前的熟悉度、舒适度和文档专业知识。额外的法律因素在第 3 章中讨论。框 25.1 提供了一些评价过程之初需参考的“快速提示”。

框 25.1 临床评价快速提示

- 明确规定学生需要展示的知识、技能和能力。
- 使用多种数据来源进行评价。
- 在评价所有学生时保持合理和一致。
- 使用形成性简短评价，并在需要时建议轻微的、简单的改进。
- 以不带评判性（无偏见）的语言提供反馈和评价，评论仅限于针对学生的行为。
- 提供“三明治”式评价，先评论学生的优点，然后是缺点，最后对学生行为的某一长处进行评价。
- 为每个学生携带轶事记录或等效的移动设备，确保数据隐私。
- 做出具体的记录，关注学生行为的具体细节。
- 通过记录汇编记录学生行为模式。
- 邀请学生完成自我评估并对所学知识进行总结。
- 帮助学生区分学习需求的优先次序，并将其反馈变成学生每天有具体目标的建设性挑战。

使用模型 / 框架进行临床表现评价

临床评价可以由模型或框架指导。通常，模型 / 框架强调临床实践的特定方面，如临床判断或患者安全，因此可以整合到课程或课程评价计划中，链接到帮助学生实现相关学习成果的适当教学策略并作为主要评价工具，或与教师开发的课程评价工具一起使用。

临床判断模型

最近的研究（Kavanagh & Sharpnack，2021；Kavanagh & Szweda，2017）和文献综述（Klenke-Borgmann et al.，2020）表明，新入职的护士在患者护理中所犯的错误占所有护理错误的很大比例，通常是由于无法做出有效的临床判断。鉴于这些发现，美国国家护理委员会（NCSBN）、护理认证机构和护理院校正在修订项目成果和能力，并开发教学和评价策略，以确保护理项目的毕业生更好地准备做出临床判断。因此，教师正在考虑多种促进临床判断教学和评价的模型 / 框架，并将其整合到临床评价实践中。

美国国家护理委员会的临床判断测量模型。受研究发现的启发，新毕业生在患者错误中占很高比例（Kavanagh & Sharpnack，2021；Kavanagh & Szweda，2017），美国国家护理委员会（NCSBN）开发了一个测量模型，带有新的题型，用于美国护士执照考试（NCLEX），测试学生做出临床判断的能力。该模型（Dickison et al.，2017）在护理实践中嵌入了 6 个连续步骤：①识别线索；②分析线索；③优先级假设；④生成解决方案；⑤采取行动；⑥评价结果。

Tanner 的临床判断模型。由 Tanner（2006）

开发的临床判断模型包括4个方面：注意、解释、反应和反思。注意阶段包括护士在情境中看到的内容，而解释则涉及充分理解情况以确定患者的反应。在最后一个方面，护士在考虑患者的反应时进行行动中的反思，并反思行动结果以确定护理行为的结果。Lasater临床判断量表是基于Tanner模型的工具，教师可以用它来指导对学生临床表现的评价，特别是在做出临床判断和Tanner模型的其他方面。

质量和安全模型。护士的质量和安全教育模型（QSEN）侧重于以患者为中心的护理、团队合作和协作、循证实践、质量改进、安全和信息学。Cronenwett等（2007）描述了提供高质量和安全患者护理所需的知识、技能和能力。基于该模型，已经开发了有效的临床评价工具，适用于初级执业护士和高级执业护士（APN）（Altmiller，2017；Altmiller & Dugan，2020）。正如Lewallen和Van Horn（2019）所讨论的那样，准确定义和有效测量护理学生的临床能力需要可靠而有效的工具。

全国临床表现评价模型。临床评价方法不一致、安全实践成果以及需要向利益相关者澄清医疗提供者角色的需求促使几个医疗专业之间进行讨论。为了解决这些差距，医学和药学已经确定了国家标准，即置信职业行为，这些行为在这些项目的课程中得到体现，并在毕业前进行评价，从而确保这些项目的毕业生达到了必要的课程能力。关于以同样方式使用护理国家标准的初步讨论正在进行中。制定护理国家标准需要就具体的护理成果/能力达成一致，随后开发可靠和有效的评价工具（Wilson et al.，2021）。基于能力的教育可以为学科提供一种共同的成果语言，促进增强的沟通和团队合作，以减少错误（Kavanagh & Sharpnack，2021）。

对学生的临床表现评价：参与者

临床表现评价是复杂的。虽然教师对评价学生的临床表现负有主要责任，但当指定的其他人可以为学生评价做出贡献时，获得多人的观点或团队方法可以增强评价效果。参与者可以包括教师、跨学科工作人员、导师、同学和患者。当各种人员对学生进行评价时，每个人都需要熟悉课程和学习成果，并接受如何提供公平公正评价的指导（Johnson et al.，2021）。

教师

教师是评价学生临床能力的主要参与者，因为他们了解评价的目的以及用于判断每个学生表现的学习成果和能力。这种明确的目的为评价工具和过程的选择提供了方向。

教师在完成临床评价时面临的最初挑战包括教师价值观体系、指导学生的数量以及为学生提供合理临床机会的可用性等因素。教师需要意识到自己的价值观体系，以避免在评价过程中产生偏见。当教师监督一组学生进行安全和适当的护理时，教师只能抽样检查学生的行为。抽样检查的有限性或个人偏见可能导致临床表现评价不准确或不公平。由于这种局限性，教师使用各种评价方法来获取学生能力的全貌。教师努力确定公平的任务，并可以考虑来自其他人员的评价，包括护理和健康保健人员、带教老师、学生的自我评价、同伴评价和患者评价。

学生

学生完成自我评价不仅作为评价过程的部分数据，而且可以成为学生的学习经历。学生自我评价为重新审视评价提供了一个起点，可以与教师进行评价资料的比较和讨论。学生参与自我评价有助于促进学生行为的变化，并为学习和改进提供积极的环境。参与对自己的评价还可以赋予学生选择和识别自己优势的权力。自我评价将在本章自我反思和自我评估部分进一步讨论。

护理人员

新的临床教育模型（见第18章），包括整个护理团队参与学生教育的专科单元、指导的带教导师、跨专业团队以及支持临床教学的学院，强调需要将护理人员和各种医疗专业人员作为临床表现评价团队的一部分。护理人员可以为评价过程提供意见，并提供与学生一起工作的视角。即使在较新的临床表现评价模型中，这些团队成员通常也缺乏临床评价经验；教师应指导参与评价的人员了解他们在评价过程中的角色和期望。这包括确定工作人员的反馈是否应直接提供给学生，或也与教师共享。护理人员和其他人在评价过程中的一个缺点是临床环境的期望可能与课程学习目标不同。与工作人员分享课程目标、学生期望和临床表现评价表格，可以促进评价合作伙伴关系。尽管忙碌的护士为评价学生需要付出时间，但这可能是护士职业发展或联合聘任职责的一部分。

带教导师

带教导师在学生临床教育角色榜样和促进的过程中承担着特别的角色。通常，带教导师、学生和教师形成三方关系，定期讨论课程成果的进展。导师应熟悉护理院校的评价计划。虽然教师负责最终评分，但角色应界定清晰，明确带教导师是否只需提供偶尔的评论、仅报告事件或关注事件，还是需要完成特定的评价表格。为辅助评价人员的角色做好充分准备，指定评价的临床活动，并指导他们使用如量表等工具为学生反馈，特别是强调支持性带教导师和安全临床环境在护理临床实习经历中减少偏见和种族主义的重要性（Johnson et al.，2021）。这些作者指出，吸引和指导带教导师使用公平和公正的临床表现评价原则可以促进各方的尊严、尊重和安全。带教导师还表示，当学生未准备好进入临床时，他们需要教师的支持（Ong et al.，2021）。

学生同伴评价者

同伴评价有助于学生培养协作技能、建立沟通能力，并促进专业责任感的提升。学生认为同伴评审的角色具有价值，但同时也指出需要教师的支持和明确的评审指南。由于在临床环境中由学生同伴担任评价者的合适性存在争议，因此学生同伴应仅对他们有能力评判的能力和任务进行评价。一个潜在的缺点是，同伴可能在提供关于学生同事的信息时存在偏见，只给出有利信息，或对他们抱有不切实际的期望。为学生提供同伴评价的机会，并适当权衡其贡献，可以是一种合理的做法。跨专业教育能力将同伴反馈作为做好跨专业实践准备的关键概念。同伴评审是团队和小组工作的重要组成部分，包括学习根据评分标准（如评分细则）进行深思熟虑、客观的批评。为学生提供相互批评和给予反馈的机会，也可以是团队学习的机会。教师可以帮助学生认识到同伴评审的重要性，使用基本的评分标准，并练习专业的同伴沟通技巧。

患者

患者从消费者的角度提供数据。患者满意度被认为是高质量护理的重要指标，可以作为学生评价的一部分。对学生表现的判断来自患者的个人体验，评价的数据应按其价值加权。患者通常对学生有积极的评价，学生听到这些评价反应是积极的。虽然不是一个新焦点，但吸引患者参与自身的健康管理被认为是安全、优质护理的基本组成部分（Quality and Safety Education for Nurses Institute，2021）。特别是随着卫生保健逐渐将患者纳入更强的团队成员成为趋势，患者对学生护理的认可将增加价值。

临床表现评价策略和工具

对临床表现评价进行衡量，以为护理本科生进入实践做好充分准备是必需的（Lewallen & Van Horn，2019；Wilson et al.，2021）。建议教师使用标准化、系统化的临床表现评价工具和记录的过程，以展示学生获得指定能力的程度，确保毕业生能够在各种医疗环境中胜任工作（Wilson et al.，2021）。

可以使用多种评价策略和工具来衡量临床环境中的学习，并应将其纳入临床表现评价中，包括评价认知、操作技能精神运动和情感行为，以及情感领域能力，如职业认同感、文化能力和伦理行为。评价的目标是客观报告学生在多大程度上达到了课程学习成果，并展示了临床表现的能力。教师需要意识到，学生临床表现的评价可能具有主观性和不一致性。即使是基于可衡量和可观察行为的“客观”工具，主观性仍然可能被引入被视为客观的工具中。教师在追求公平和一致性时应对影响评价主观性的因素保持敏感（Kavanagh & Szweda，2017）。

虽然良好的评价原则适用于各个项目层次的学生，但在评价准备担任高级实践角色（APN）的学生时，还需要考虑其他因素。这些学生与本科生不同，通常在远程地点进行导师制实习。

这种方法通常涉及三方评价，结合了教师、学生和带教导师对学习成果实现情况的信息。例如，学生在 Typhon 等软件程序中记录所见患者的数据。带教导师和教师通常会完成与观察和作业相关的临床量表。另一种评价方法是纳入标准化病人和高级临床模拟。学生还必须使用自我评价技能和反思来判断自己的临床实践表现。在对学生自我评价其录制视频的评价中，Fieler（2020）指出，观看视频的学生的平均自我评价分数，与未使用视频录制的学生相比，学生在评分时的客观性有所提高。

在临床环境中对学生进行公平、合理的评价，需要使用适合教师应用的高效评价工具（National League for Nursing，2020）。任何用于衡量临床学习和表现的工具都应具有与课程目标和教学机构的宗旨和理念一致的准则（Butts，2022）。评价工具应展示学生能力的进展，不仅在学期之间，而且在整个课程中。教师团队应参与关于工具的选择和工具使用目的的持续讨论。教师必须根据临床表现评价的目的确定工具的使用。最好的工具是可靠的临床工具，能够指导判断学生在多大程度上达到了目标，验证他们作为安全实践者的能力，并为形成性和终结性反馈提供机会。

临床实践评价的主要策略包括：①亲自和虚拟观察；②书面沟通；③口头沟通；④模拟；⑤自我评价。由于临床实践复杂多样，因此建议在一段时间内结合使用多种方法，以支持公平合理的评价。参见表25.1以了解按照类别总结的常见策略和临床评价工具。

评价策略：观察

观察是临床表现评价中最常用的方法。将学生的表现与课程目标中指定的临床能力期望进行比较。教师观察和分析这些表现，提供反馈并确定是否需要进一步的指导。录像也可以作为一种观察策略使用。如前所述，临床评价中持续存在的问题包括临床环境的高度可变性、患者日益复杂的病情以及学生的多样性。

表25.1 按类别分类的评价策略和工具示例（可用于现场或虚拟）

观察	轶事记录 评分标准 核查表 评定量表
书面	图表和病历记录 概念图 护理计划 过程记录 纸笔测试 基于网络的临床作业
口头表达	学生访谈和案例展示 临床会议（面对面或视频）
模拟	交互式多媒体病人模拟器 角色扮演和临床情景 标准化病人考试
自我评价	反思日志和记录 量表式自我评价 影像记录的自我评价 临床档案袋

观察的优点包括可以直接可视化并确认学生的表现，但观察也可能面临挑战。可能干扰观察的因素包括对特定行为缺乏明确性、特定行为样本不足以得出关于学生表现的结论，以及评价者自身的影响和看法，这些都可能影响对观察到的表现的判断（Oermann & Gaberson，2021）。

教师应寻求支持公平、合理评价的工具和策略。结构化的观察工具通常易于完成，并且在关注特定行为方面很有用。虽然结构化观察工具可以帮助增加客观性，但教师对列出的行为做判断时仍需要进行阐述。当条目描述被不同的评价者赋予不同的含义时，会存在可靠性问题。对教师进行培训可以帮助减少这个问题。

跟踪临床观察评价数据的工具

临床观察中必须跟踪大量信息。教师可以从有助于记录和组织这些信息的系统中受益。教师可以携带评价工具和轶事记录，或者考虑使用移动设备来帮助获取和使用临床评价记录。在研究生临床项目中，例如，学生通常以电子方式记录自己的患者日志，作为能力评价的一个组成部分。记录临床实践中观察到的行为的常用方法包括轶事笔记、核查表、评分量表和评分标准，以及录像。

轶事笔记。轶事或进展记录是对观察到的学生表现或行为的客观书面描述。这些记录的格式可以从松散结构的“优缺点”观察记录到与特定临床目标相关的结构化观察列表不等。作为形成性评价的一部分，随着学生表现记录的累积，就形成了一个模式。这一模式记录或信息模式与学生及其特定临床行为有关，有助于为终结性评价和学生-教师座谈会时回顾学生表现提供依据。确定哪些临床事件需要评价以及识别学生的积极和消极行为的必要性得到了强调。

核查表。核查表是两极应答条目或表现指标列表，如满意-不满意或通过-未通过（表25.2）。核查表是可测量的表现维度或产出的清单，并用简单的“是”或“否”来判断。这些简短、易于完成的工具通常用于评价临床表现。如护理技能核对清单等核查表，在评价定义明确的特定行为方面非常有用，常用于临床模拟实验室

表25.2 核查表条目示例

	期中 / 形成性			期末 / 终结性	
专业领域	满意	不满意	尚未观察	满意	不满意
根据标准在法律范围内的实践					
使用专业护理标准确保患者安全					
遵循护理程序和机构政策为患者提供护理					
在与员工、同伴、导师和患者系统的互动中表现出专业行为					
展现尊重个人和保密性的伦理原则					
适时参与临床会议					
按时到岗；遵循缺勤程序					

环境中。评分量表和评分标准在下一段落描述，它们提供了比核查表更多的关于学生表现质量的细节。

评定量表和评估准则。评定量表结合了对学习者在临床环境中表现的定性和定量判断（框25.2）。临床行为或能力清单按照数值评分，例如5分制或7分制，并带有描述符。这些描述符可以采用抽象标签（例如A、B、C、D和E或5、4、3、2和1）、频率标签（如总是、经常、有时、偶尔、从不）或定性标签（如好、较好、一般、不好）。评定量表为指导教师提供了一种便利的形式来记录对学生表现程度的判断。它与核查表的不同之处在于，相对于“是”和“否”的两极选择，在对行为进行判断时允许更多的区分。

评估准则作为评定量表的一种，能够帮助传达对学生临床任务的期望，为评分者提供了清晰的方向，且提高了多名评分者间的信度。评估准则支持精确、一致和无偏见的评级，并且可以跟踪和监控学生的进展。评估准则内的细节允许教师给学生提供快速和信息丰富的反馈，而无需大量的书面记录（Quality Matters，2021）。学生可以使用这些工具进行自我评价，并参与同伴评价，以促进学习。

框 25.2 评定量表条目和格式示例

说明：请根据以下学生行为，在1～5的评分范围内进行评价：

（等级代码：1＝不合格；2＝合格；3＝满意；4＝良好；5＝优秀；NA＝不适用）

1. 作为患者照顾者（独立提供患者照护，及时完成所有患者的照护）
2. 团队成员的角色功能。
3. 使用正确的操作执行护理干预措施。
4. 根据临床学习目标进行自我评价。
5. 在给予反馈时表现积极。

评估准则的典型部分包括任务或作业描述、作业部分的分解以及某种类型的带有表现水平描述的评分量表。基于技能的评分标准可以为学生的技能实践和学习提供方向。作为评分指南，评估准则帮助集中关注完成技能的最佳实践期望，并改善沟通。

评估准则在美国护理学院协会（2022）资源工具包《跨领域临床判断概念》中扮演着重要的角色。例如，Lasater临床判断评分标准（Lasater，2007）是一个突出的评价工具。基于Tanner的模型，Lasater（2007，2011）进一步开发了一个临床判断工具，重点关注这4个广泛的阶段，并通过11个维度进一步描述了执业前学生临床判断的发展轨迹。这个评估准则可能对指导学生在临床会议或记录活动中反思他们的临床经历有所帮助，并作为给予学生反馈的基础（Lasater & Nielsen，2009）。Lee（2021）回顾了20项关于评价临床判断的研究，发现Lasater临床判断评分标准在临床评价中有价值，但也指出，正如使用所有评价工具时，当一门课程中有多人使用该工具时，必须考虑如评分者间信度和评分者内部信度等问题。

视频——观察资料的来源。另一种记录学生临床表现的方法是通过视频。视频通常在模拟环境中完成，可用于记录和评价与各种临床环境相关的特定表现行为。视频的优势包括其有启动、停止和回放的宝贵功能，这就可以多次回顾观察结果。视频可以促进自我评价，让学生看到自己并更客观地评价自己的表现。视频也可以让教师和学生有机会回顾表现，进而提出是否需要进一步练习的反馈意见。Harris 等（2019）对参与远程临床场所评价的护士执业学生和教师的调查报告显示，该方法不仅消除了远程评价的障碍，还提供了一种高效的指导和监控选择，给学生和教师都带来了良好的体验。

视频特别适用于模拟后复盘以及远程学习情况的评价。视频也可以与评定量表、评估准则、核查表或轶事记录一同使用，以组织和报告在视频中观察到的行为。Fieler（2020）的研究报告指出，视频记录可以支持学习者的自我评价和改善临床能力评价的责任感，同时帮助消除学习者和评价者之间的偏见。

此外，让学生作为评估的观察者参与进来的一种方法是让他们观看并评估在线临床视频，如美国国立卫生研究院卒中量表（NIHSS，2021）培训视频。在此例中，视频案例的开发基于合理使用卒中量表所需的各项能力。学生在参考在线视频案例的同时，完成针对这些能力的专项测试。这种方法可以让学生参与一种标准化测试。学生或许还有其他机会将观看视频作为临床评估的一部分，例如，对教师或其他人员制作的在线视频进行点评。

评价策略：学生书面交流

无论是以纸质形式还是电子形式，书面交流的使用都使得教师可以通过评估学生将所学知识转化为文字的能力来评价其临床表现。通过审阅学生的护理计划或书面记录，教师可以评估学生与其他护理人员沟通的能力。通过写作任务，学生可以理清思路并组织语言。此外，写作还可以巩固新知识，并就某一主题拓展思维。

反思性写作

设计得当的反思性写作任务有助于教师观察学生如何从陈述或描述数据发展到将信息转化为知识。Smith 采用基于临床判断模型的引导式反思性写作，发现学生和教师都认为其具有学习价值。已经开发出针对初任教师的指南，以帮助其发展和评估学生的临床推理技能（Gonzalez et al.，2021）。反思性写作的评价和评分侧重于内容的质量以及学生以书面形式传达信息和想法的能力。评分者可以确定学生的观点，并深入了解学生行为背后的“原因”。使用如针对特定任务制定具体目标的评分细则等评分工具，可以促进对特定任务评分的一致性和效率（Quality Matters，2021）。

患者病程记录和电子健康记录文档

随着医疗保健系统的变革，基于电子文本的沟通方式的使用日益增多，能够撰写条理清晰的护理记录和临床病程记录已成为一项重要的临床技能。审阅学生的记录为教师提供了评估学生处理和记录相关数据能力的机会。通过审阅这些记录，可以考察学生使用医疗术语和记录实践的技能，并展示其评判性思维过程。鉴于电子健康记录已成为患者安全的重要工具，让学生了解这些工具并评估他们在这方面的技能至关重要。在一些临床实践环境中，学生可能难以接触电子健康记录或陌生的电子系统；教师可以先让学生在临床实验室环境中和模拟情境中学习使用学术电子健康记录，然后利用案例研究评估他们的记录技能。随着学生在临床患者护理方面的不断进步，可能需要与临床机构合作伙伴制定持续策略，以继续评估学生的电子记录能力。

概念图

概念图（concept map）是评估学生记录思维过程的另一种工具，它允许学生创建一幅关于患者需求和护理反应的图表，包括概念之间的关系。这些工具可以帮助学生可视化并组织与诊断工作、护理和医疗诊断相关的特定患者数据。概念图可以作为学生的工作表，也可以作为记录的组织工具（Schuster-McHugh，2020）。教师可以通过概念图评估学生对相关概念及其关系的理解，并帮助学生澄清误解。这些工具还为教师提供了快速审查学生思维模式的机会，尤其是在学生做出临床判断时，并在学生提供直接患者护理之前确定进一步的学习需求。在当今复杂的医疗保健环境中，概念图可能比更传统的线性记录模型更能代表护理过程。第 24 章将进一步讨论概念图，它可以为评估学生在特定患者护理中综合概念的能力提供一个有用的工具。Gonzalez 等（2021）在文献综述中发现，概念图等概念方法在临床判断评估和评价中很有用。

护理计划

护理计划允许教师评价学生根据对患者个人卫生保健问题的理解和解释，以确定和区分出照护需求的轻重急缓的能力。护理计划以往被学生用于记录临床思维过程。一些项目报告用概念图或临床日志替代或结合详细的临床护理计划，以帮助学生澄清患者问题的相互关系。虽然关于传统护理计划的价值存在争议，但帮助护理学生获得评判性判断技能并促进患者安全的工具是被广泛接受的。例如，长期护理环境强调继续教授和评价护理计划作为增强客户体验团队方法的一个组成部分。

过程记录

过程记录已被用于评估学生在临床环境中的人际交往能力。这种评估方式要求学生写下他们与患者之间的互动，并自我评估所使用的沟通技巧。过程记录是一种自我反思的形式，它为学生提供了一种自我评估的方式，使学生能够分析自己的互动行为，从而更好地识别其人际交往中的优点和不足。

书面或电子测试形式

书面测试经常被用来评估学生在临床实践中解决问题和做出决策所需的基础知识。各种测试形式（如判断题、多项选择题、匹配题、简答题、论述题）可以融入临床前或临床后的会议中，以衡量学生对特定概念的理解程度（关于编制测试题目的信息，请参阅第 24 章）。

学习管理系统中的书面工作

书面评价还可以包括基于网络的临床评价形式。例如，教师可以在在线学习管理系统（见第 21 章）中实施临床后会议或主导临床病例讨论。在在线学习系统中，学生可以提交电子临床日志，以记录患者的年龄和诊断模式。教师可以利用在线学习系统快速地向学生反馈书面临床论文、讨论版帖子或电子期刊的情况。虽然网络策略不仅限于远程学生，但它特别适用于地理位置分散的学生的临床表现评价。对于在不同社区环境中进行临床课程学习和临床会议的社区卫生课程中的学生评价，网络策略也很有用。

评价策略：口头交流方法

沟通和信息共享是常见的护理任务和重要的护理技能。口头交流策略，如学生访谈、案例展示和临床会议，提供了评价机会。这些可以用来评估学生清晰表达观点和想法的能力。此外，这些策略使教师能够评价学生的评判性思维能力，并提出问题以引出更复杂的思维方式。以下段落描述了被确定为口头或言语交流方法的评价策略。

问题、提示语和案例展示

提问是一种策略，即教师提出问题，学生做出回答。这些问答环节可以用来评估学生的学习情况并提供反馈，同时，在评估模式下，也为教师提供了向学生深入了解细节的机会，以确定其思维和判断过程。教师可以侧重于提出“高阶”问题，超越单纯的事实回忆，以更好地促进学生的评判性思维。学生的案例展示，如患者问题和护理策略的“要点”总结，有助于学生培养简洁的陈述技能。提示语是用来引出信息的具体问题。当用作评估时，教师可以通过提示语来判断学生的知识和判断过程技能。案例展示虽然常用于教学，但也可以用来评估学生组织和评估患者护理的能力。评分标准是评估学生案例展示的有用工具。

临床会议

临床会议为学生提供了将理论与自身临床经历相结合的机会。会议中的问题、反思和讨论鼓励评判性思维，并允许同伴间相互反馈。临床经历总结（类似于模拟的复盘）为学生提供反思和进一步巩固学习的机会。在进行临床经历总结时，学生能够评估临床护理过程中发生的事情，将其与公认标准进行比较，并思考自己的表现如何。临床会议为教师提供了评估学生分析数据和评判性计划能力的机会。临床会议中的多名学生参与使教师能够一次性评价多名学生。让学生参与制定进一步学习的目标也是临床会议总结的另一个重要组成部分（Bonnel et al.，2019）。在主持临床会议时，教师必须告知学生会议的重点是教学和学习（形成性评价）还是评价（评判和等级评定）。

跨专业会议是临床会议的另一种形式，其中，解决问题和制定决策的过程是团队的合作努力。跨专业会议涉及多个医疗保健学科，评价关注学生的小组积极参与程度以及在患者护理计划方面清晰表达观点的能力。随着对跨专业教育的日益重视，现在是培养学生与团队成员清晰沟通和协作解决问题的能力的关键时刻。虽然学生在分享知识并接受其他学科评判性评价时可能会遇到一定的风险，但获得这些能力有助于培养相互尊重和支持跨专业沟通。

评价策略：临床模拟、角色扮演、案例研究和标准化病人考试

模拟

模拟的范围可以从简单的案例角色扮演到与复杂的电子人体模型的互动。通过模拟，指导教师可以识别演示中特定的临床目标，关注在这个案例中定义的学生认知和精神运动行为。模拟可以帮助学生创造一个安全的学习环境。模拟的优势是在标准环境下进行技能的验证，并对真实的患者没有危险。随着卫生保健环境的不断变化，学生不太可能有机会在多变的临床环境中照护不同类型的患者，而毕业后其将负责这些工作。采用案例学习和安全的情景进行模式识别教育，结构化的学习环境正在成为一个越来越重要的策略。案例研究通常作为模拟和基于问题的学习的基础，以增强概念应用、反思和临床判断（见第19章）。学习可以转移到具体的患者和环境中。模拟方法的例子包括基于技术的模拟病人、角色扮演和临床情景以及标准化病人考试。

基于技术的模拟病人

迅速发展的技术为临床表现评价提供了更多的机会，包括虚拟案例模拟和高保真模拟。虚拟案例模拟与高保真模拟的相同之处是在线模拟环境中基于网络的化身。化身作为一种学生的荧屏表现方式，放置在虚拟的卫生保健环境中，为学生提供一个半现实的学习经历来呈现护理角色、与模拟病人的互动，并进行护理决策。通过使用交互式多媒体，护理案例学习可以呈现在一个安全的环境中，而没有临床环境的干扰或学生参与临床决策的风险，因此可以用于结构化环境中的临床表现评价。

高保真病人模拟器作为记录学生能力的机制，在当今的卫生保健环境中越来越重要。关于高保真模拟作为教学和评价工具的研究成果越来越多。教师应向学生明确模拟活动是形成性（用于教学目的）还是终结性（用于结果评价）的。模拟作为临床评价的一种形式，在第19章中进行了进一步讨论。

作为学生形成性评价的复盘和反馈，在高保真病人模拟的教学-学习过程中被认为是至关重要的环节（复盘和反馈指南见第19章）。这些复盘环节为学生提供了深入了解自己表现，并思考改进的机会。

有研究探索了作为终结性评价工具的模拟的潜力，强调了设计良好和协调的场景的必要性，以及在模拟用于高利害测试和评价时需要有效和可靠的评价工具。基于美国国家护理联盟（National League for Nursing，2020）的公平测试原则，教师必须确保学生在终结性评价之前已经充分接触过模拟（参见第19章）。

角色扮演、案例研究和临床场景

角色扮演为学生提供了一个尝试新行为的机会，模拟了与临床实践相关的护理照护的某些方面。当学生在指定的案例研究（或角色扮演剧本）中扮演所需角色时，他们获得了练习合格护士的互动和行为的机会。学生练习人际交往技能，并有机会观察、评估和相互提供反馈。

就像角色扮演吸引学生一样，案例研究或临床场景也可以吸引学生。书面的临床案例或临床场景，或应用音频或视频剪辑而成的临床情景为学生提供了回顾临床情景并由教师促进该过程的主动学习的机会。当学生识别线索和分析案例时，可以在课堂上开始临床判断及其评价。各种与大多数护理领域相关的案例具有潜在的评价价值，可以在各种环境中使用，包括在线环境。这些方法的其中一个优势是作为判断特定临床实践的一种现成、可用的方法，无需在临床环境中等待类似的机会出现。对于大规模的学生群体，这些临床场景在教育环境中经济、有效。

此外，临床场景的案例研究具有应用导向，可以帮助学生为国家执业证书考试中的临床思维测试做好准备（Caputi，2019）。护士质量与安全教育（QSEN，2021）和美国国家护理联盟提供了可用于评估阶段的展开式案例的示例和资源（http：//www.nln.org/acesxpress/）。

标准化病人考试

标准化病人考试有时被称为客观结构化临床考试（objective structured clinical examination，OSCE），是临床教育的另一种评价能力方式。这些客观结构化临床考试被描述为在创建的环境中设计演员或模拟病人来模拟真实临床环境。模拟中心就是配备标准化病人的一个真实临床环境，可以为观察和记录学生能力提供安全的环境。客观结构化临床考试（OSCE）可以用于提高学生的实践独立性和增强他们的理解。在实验室安全、受控的环境中，学生可以根据指定的标准进行评价（Aronowitz et al.，2016；Phillips et al.，2020）。

在对一个 28 名执业护生的高级实践护士项目的客观结构化临床考试可行性进行的试点评价中，OSCE 的实施显著提高了学生的临床能力与自信心（Hickey，2021）。

标准化病人可以为学生提供反馈（形成性评价），并有助于确保学生在接受评估或开始在复杂的“真实”世界环境中实践之前具备所需的能力。在短暂的考试期间，多名评估者有可能观察和测试学生众多技能的表现。OSCE 过程被认为是一种可接受且强大的临床表现评估方法，可以快速地向学生反馈学习成果。许多项目将 OSCE 作为具有形成性反馈功能的学习工具。学生报告了标准化病人体验的学习和满意度（Phillips et al.，2020）。如果 OSCE 被用于高利害测试，教师必须考虑这种评估的影响，正如前面所讨论的，为学生做好准备。

自我反思、自我评价、档案袋、日记和日志

自我反思与自我评价

对实践进行反思是临床学习不可或缺的一部分。反思被视为一个自省的过程，涉及对自我思想和情感的观察，它为人们提供了思考和理解经历的机会。反思可能带来的结果包括获得对经历的新视角、行为上的改变、准备好将所学应用于实践，以及采取行动的决心（见第 16 章）。

自我评价和自我反思是两个相互关联的概念。在自我评价时，学生应用自我反思完成基于标准的评价。针对某个标准的自我评价被认为是帮助学生获得终身学习技能的关键工具。在自我评价时，学生表述并定性评价指定的经历，以此平衡评价的定量本质。基于评估准则或标准的自我评价是学生的重要学习工具，协助学生审视自己的进展，识别自身的优势和劣势，同时为指定领域设定改进目标。自我评价也可以帮助教师更好地了解学生的态度、价值观和思维过程。

自我反思为学生提供了思考所学的机会，同时促进其成为善于反思的临床工作者。临床推理取决于认知和元认知（对思维的思考）技能的发展。将反思融入临床实践的途径包括活动前、活动中和活动后。当教师将反思作为临床评价的重要工具时，就需要持续保持方法的精确和思虑周到，包括目的和学生被要求反思的关键要素。框 25.3 提供了基于 Tanner（2006）临床判断模型的

框 25.3　基于 Tanner（2006）临床判断模型的临床学习的反思性提示示例

1. 注意：立即描述你对患者的观察。描述你在与患者及可能的家属相处更长时间后所注意到的情况。
2. 解释：在临床经历中，你的观察结果让你对患者有什么看法？护理的优先级是什么？提供患者护理还需要哪些额外信息？哪些资源支持了你的解释？
3. 反应：在考虑了你的临床经历后，你为患者设定了什么目标？在临床经历中，你完成了哪些干预措施来实现这些目标？你如何实现与患者的治疗性沟通？
4. 反思：还有哪些其他可能性来支持这位患者？注意、解释、反应和反思在提高你的患者护理方面有什么帮助？

改编自：Smith，T.（2021）. Guided reflective writing as a teaching strategy to develop nursing student clinical judgment. Nursing Forum，56（2）：241-248.

示例性反思提示（Smith，2021）。自我评价为学生提供了一个机会，以根据评分准则或标准审查自己的进展，识别弱点和优势，并设定改善临床学习的目标。

自我评价的一个潜在缺点是，学生为了保护自己免受批评，可能对自己的自我理解程度不够诚实。对个体表现进行评判性反思的能力可能会受到学生的成熟度和自尊心的影响。如果建立了信任的基础，学生更有可能与教师分享总结和反思。如果自我评价从学生临床经历的开始阶段就进行，那么学生就可以从审视自己的持续进步中受益。通过师生互动过程，可以分享观察和感知，讨论学生的优缺点，并改进自我评价策略。随着学生的进步，师生关系可以变得更加牢固和建设性。

档案袋

档案袋为学生提供了汇集不同类型学习证据的机会，从而能够采取一种全面的方法进行评价（Kaplan et al.，2013）。档案袋是由学生准备的一系列证据集合，它们提供了学生学习成果的拼贴画或相册，而非一次性的快照。档案袋能够整合多种评估证据，并有助于逐步记录特定的临床学习成果（见第 24 章）。反思性档案袋旨在帮助学生思考自己在临床学习中的进步，同时也帮助教师了解学生的临床学习过程。教师可以提供档案袋指南，帮助学生组织档案袋的各个部分，并加

入反思性总结。档案袋可以帮助学生学习记录临床能力作为终身学习一部分的策略，包括临床专长。例如，在精神科护理教育中，一项描述性研究支持了学生在使用电子档案袋记录所获得的能力后，在实践和理论方面都取得了专业进步。当档案袋得到妥善实施时，它们既实用又有效，能够帮助学生承担学习责任并支持其专业发展。

日记和日志

日记和日志从本质上讲是自我与指定读者之间的书面对话。这些书面对话为学生提供了分享价值观和评判性思维能力的机会。日记使学生有机会记录他们的临床经历并回顾自己的进步。这使学生能够思考需要改进的方面，并致力于解决问题和克服临床表现上的不足。临床日志和日记的概念有时被当作同义词使用，但临床日志的详细程度可能有所不同，从列出患者类型和学生的护理角色清单，到对每次患者护理经历进行反思的更详细的日志。指导性反思，如基于临床判断模型提供反思性提示的反思，为帮助学生描述他们的临床思维提供了明确的方向。Smith（2021）的定性研究聚焦于本科早期学生和即将毕业的学生对反思性临床日志的看法，学生表示，在使用详细的反思性临床日志时，他们对自己的行为和过程进行了更积极的学习和思考。

教师应该就临床日记或日志所需的详细程度提供具体指导，并就如何（或是否）对日记或日志进行评分提供明确指导，同时为学生提供评分标准作为参考。教师对学生自我反思的反馈为就学习经历进行进一步对话提供了机会。自我反思和自我评价可以成为终身自我导向学习过程的一部分。

临床表现评价过程

在评价过程开始之前，教师和学生需要清晰地了解在学习经历结束前所需取得的成果。临床评价是一个系统性的过程，可以分为3个连续的阶段：①准备阶段；②临床活动阶段；③最终数据解读和反馈阶段。框25.4展示了在每个阶段的示例任务清单和教师应承担的角色。接下来将讨论关于每个阶段选定的要点（案例研究25.1）。

框25.4　教师评估者在评价过程中的角色

第一阶段：准备

确定目标和能力要求。确定评价方法和工具。选择临床场所。

向学生介绍评价计划。注重评价的客观性。

第二阶段：临床活动

使员工和学生熟悉学生角色。为学生提供临床实践机会。确保患者安全。

从多个角度观察和收集评价数据。向学生提供反馈以促进学习。

记录观察结果和维护档案隐私。与学生签订关于认识其不足之处的合同。

第三阶段：最终数据解释和展示

公平、合理和一致地解读数据。评定成绩。

召开终结性评价会议（确保隐私并尊重保密性）。

评价经历。

案例研究25.1　引导新教师进入评价过程

一位负责内外科护理课程的教师正在为一位新聘教师进行临床教学的培训。这位新聘教师曾在X医院担任内外科病房的管理者，但现在将在Y医院教授一年级学生。

1．课程协调员在为新聘教师进行临床教学的入职培训时，应该在培训计划中包含哪些关于临床评价过程的内容？

2．对于评估过程的每个阶段，新聘用的教师应该知道些什么？

3．新聘教师之前作为病房管理者的经验可能会如何影响他们对一年级学生的评价？

准备阶段

选择临床场所和患者任务以作为评价过程的一部分

教师有责任为每位学生提供充足的机会以实现课程目标，并必须仔细选择能够为学生提供这些机会的临床实践场所。尤其是将传统的临床环境作为评估场所时，更需要提前进行规划。即使在理想的临床环境中，患者、医护人员以及科室的活动程度每天都会有所不同，这可能会使评估工作变得复杂。除了学生的科室分配外，还应将具体患者的临床分配视为公平评估的一部分。这既包括分配给学生的患者类型，也包括临床分配的持续时间。

在自然环境中进行教学和学习对学生和教师

都提出了独特的挑战。在学生独立性和监督之间寻求平衡是一项复杂的工作。教师必须提供充分的监督，以确保在将患者的福祉和安全放在首位的前提下安全地提供护理，但教师在临床环境中作为客人以及与医护人员沟通也面临着挑战。

在临床实践开始之前，教师必须制定标准，明确哪些行为被视为不安全或不适当的行为，以及观察到此类行为后会产生什么后果。应考虑学术界和临床机构有关安全和事件报告的政策。如果学生没有做好提供安全护理的准备，教师必须准备好将学生从临床环境中撤出；学生有权了解安全实践和评估所用的标准。这表明需要与学术和临床合作伙伴进行持续的对话。

在临床实践开始之前，教师与学生之间的沟通至关重要，包括对评分过程的介绍。学生应接受临床机构以及将适用于临床实践的政策和程序的介绍。科室介绍以及对评估方法的介绍对于减轻可能妨碍学生临床实践表现的焦虑很重要。

对于医疗系统来说，教师和学生基本上是访客，学生的自如程度和临床环境中的支持都应被考虑在评价过程中。积极的临床学习环境对于学生学习很重要；学生应有机会与教师分享他们对临床基地的评价。

确定标准和评价工具

教师有责任为评估学习者的临床表现选择合适的方法和工具。所选的具体评估工具将是记录和交流对学生表现所做判断的手段。这些工具应记录与课程目标相关的表现预期，并且应具有实用性和时效性。

在选择特定的临床评估工具时，至少应考虑评分者间信度（其他评分者能否得出相同的结果）和内容效度（工具是否测量了所需的内容）这两个概念。有关信度、评分者间信度和效度的进一步讨论，请参阅第 23 章。

教师应以团队方式确定或开发反映随着学生从初学者到高年级毕业生所需的日益复杂能力的工具，以促进课程间的一致性。如果每门课程的协调者独立开发课程工具，将极可能导致评价结果的不一致。

临床活动阶段

在获取和分析评价资料时，教师需对学生的表现做出专业判断，同时留意评价的主观性本质。为防止有偏倚的判断，教师需要留意可能影响决策的因素，且必须积极采用策略来避免偏倚（案例研究 25.2）。可以帮助提高临床评价数据可信度的策略如下：

- 有特定的目标或能力作为评价的基础。
- 使用多种策略和联合评价法来整编资料。
- 包括定性和定量测量。
- 确定实用的抽样计划并追踪评价。
- 在收集和解读数据时，为评价工具提供清晰的评分指南，以提高评分者间的一致性。
- 培训教师使用特定的临床评价工具，以及确保评分一致性和公平的方法。
- 了解常见错误，如光环效应（假设某些行为都是积极的行为）。
- 纳入可能影响评价过程的教师自我评价的价值观、信仰或偏见（Oermann & Gaberson，2021）。

最终数据解释与呈现阶段

临床评价会议

临床评价结果通常在临床实习或课程结束时与学生一对一分享。这时不应出现意外情况。初期的形成性评价应及时反馈给学生，为学生提供充足的信息，并为本次评价做准备。学生的自我评价通常在评价会议前提交，在会议中进行讨论。

评价结果一般有书面和口头两种形式。主要评价工具通常用来展示学生的进步和特别值得谨记的事件。教师应首先阐明这次会议的目的是提供关于学生临床表现的信息。同时应对结果进行解释，列举部分学生有困难、成绩优异、表现充分或得到改进的具体事件。此外，教师需协助学生建立持续性学习目标。最后，教师需对会议进行总结，并积极乐观地结束。

案例研究 25.2 评价一名没有在课程中获得进步的学生

一位教师正在准备与学生举行期中会议。其中一名学生的临床技能处于“临界”水平，未能达到所有课程目标。教师正在审查数据，以提供公平和有帮助的期中评价。

1. 教师应该考虑哪些因素，以防止偏见并引导学生达到课程目标？
2. 这个情况涉及哪些问题？
3. 教师可以使用哪些资源来准备期中会议？
4. 此时对学生最有帮助的反馈是什么？
5. 这个情况的法律和伦理影响是什么？

召开评价会议的环境应使学生感到舒适，同时应保护学生隐私。学生负责患者照护期间或在刚结束一段疲劳的临床经历时不适合召开会议。在办公时间内离开临床基地进行预约，可以给学生提供一个更舒适和私密的环境来听取建设性批评或鼓励发言。在一项关于学生对成绩的看法的研究中，学生压力是一个常见的主题。作者讨论了教师考虑他们话语的权威性以及与评价相关的导向和相互讨论的重要性（Poorman & Mastorovich，2014）。

学生的反应

学生对教师评价的反应也各不相同。通常情况下，如果学生对自己的评价与教师的评价一致，学生会认为这个评价结果是公平的。学生在会议前提交自我评价可以帮助教师深入了解学生的认知，也可以给教师时间做出应对。但是，对于教师来说，确保一致性结果最好的办法是给学生足够的形成性评价频次和时间来反思自身的表现。教师要对学生的需求保持敏感，强调学生的长处、短处及鼓舞人心的目标和启发。

应对与不安全或未达到课程能力标准的学生

在临床实践中撤出不安全的学生。当学生在临床实践中表现出不安全行为时，教师必须立即识别出这些行为，如准备不足、暴力行为或药物滥用等，这些都可能对患者护理构成威胁。一份详尽的教学大纲明确列出了相关政策和预期的临床规范，可以最大限度地减少学生的焦虑情绪，并鼓励他们表现出积极行为（Clark，2017）。需要制定一项广泛且深入的政策，以确保能够采取安全且适当的行动来保护患者和学生的安全。明确的政策有助于防止对事件做出武断或随意的反应。O'Connor（2014）总结了与不安全护理患者的学生的相关关键点，指出在撤出学生时，患者安全是首要考虑因素，但教师也有责任确保所有学生都能被安置在安全的环境中。对于尚未准备好照顾指定临床患者的学生，教师应参考学校针对这一问题制定的相关政策。第一步是如果学生正处于患者护理环境中，则立即将其从当前情境和患者身边撤离。接下来，与学生讨论其行为，并确定下一步应采取的措施。在某些情况下，学生可能正面临健康问题，应立即转诊进行诊断和治疗；而在其他情况下，学生可能尚未准备好提供患者护理，并需要在照顾患者之前进行进一步的准备。最后一步是记录该事件并向相关管理人员报告。

支持处于风险中的学生。营造一个积极的学习环境是促进积极、支持性的学生学习关系的基础步骤。学生有权得到尊重。进行频繁的形成性评价反馈，指出学生需要改进的领域以及实现临床目标的具体方法，能够促进积极的学习机会，并最大限度地降低潜在的法律风险。

教师讨论可以帮助澄清安全和不安全临床实践的定义。拥有明确的政策和指南为处理未能达到课程成果的学生提供了方向（Clark，2017）。在实验室学习时，可以通过观察、考核和记录确保患者安全所需的最基本能力。学校政策应表明学生在进入真实临床环境前，在实验室学习中必须获得的最基本安全能力。学生将患者置于安全风险中的行为同样也会将学生自己置于失败风险中。

支持处于风险中的学生还涉及确保临床经历在安全文化或公正文化的环境中进行。例如，如果学生担心成绩报复，可能会避免披露错误，如用药错误。公正文化和安全文化涉及从错误中讨论和学习，而不是惩罚（Walker et al.，2019）。

当教师注意到学生未能达到课程成果时，首先要记录行为、与学生沟通并提供支持。以下是教师在确定学生未能达到课程成果或临床实践能力时可以使用的指导原则：

- 确保学生理解标准，例如书面课程目标、能力陈述和课程评价计划。
- 记录学生的行为。教师可以使用临床评价工具和轶事记录来记录行为模式。
- 与学生讨论行为并确定期望的行为。
- 制定学习改进计划或合同。教师必须明确期望，即需要学生表现出哪些具体行为才能达到及格状态、学生将被观察的频率以及会议评价的频率。每次辅导会议和学生评价的注释记录应由学生和教师签署，并由教师保存。
- 遵循学校手册中的书面程序；熟悉学生申诉程序（见第3章）。

给予不及格成绩

当学生未表现出安全的临床实践时，教师面临着给予不及格分数的决定。教师可能不愿意给出这样的分数，并可能会考虑不让未达到临床能力标准的学生不及格，这在文献中被称为“未能让不及格的学生不及格”。教师在给出不及格分数时常常感到为难，包括对自己的评价是否准确产生情绪反应和焦虑。

多位作者探讨了向未达到课程成果的学生给予不及格分数的决策所面临的挑战。这些挑战可能包括证据不足、担心学生报复、给予不及格分数的政策不明确，以及行政支持有限或没有支持（Butts，2022）。在一项关于“直觉量表”心理测量特性的研究中，Hussein 等（2021）介绍了一种工具，该工具旨在帮助量化学生在未达到临床课程成果时教师的“直觉”。该工具旨在帮助教师记录与学生缺乏临床判断或必要行动模式相关的问题，并被确定具有可靠性和有效性。

当确定学生表现不合格时，来自大学或学院的支持至关重要，并且应在评分过程早期就向行政部门通报即将出现的问题。Cassidy 等（2017）对 38 名临床教师进行了访谈和焦点小组讨论，发现如果那些给出不及格分数的人能够安心完成这项任务，他们需要得到同事和组织机构的认可，确认他们的决定会得到支持。Couper（2018）对 390 名教师进行的全国性调查也涉及了类似的主题，即在给出不及格分数时需要得到行政部门的支持。

在对文献的范围综述中，Lewis（2020）发现虽然不及格并重修课程的学生可能会有较差的结果，但存在支持性干预的机会。作者将这一情况描述为一个系统性问题，涉及所有相关人员。

当公正地判断出学生的表现不合格或不及格时，应采取策略来避免人际或法律问题。给出不及格分数需要有明确的课程政策，如学生申诉程序（见第 3 章），以及一个清晰的沟通问题指挥链，包括向课程负责人、系主任、院长、法务部门和大学行政人员报告。

一旦决定给予不及格成绩，就必须与学生沟通。来自形成性评价会议和学生合同的文件可以支持这一决定。应遵循已发布的学校政策和程序，涉及适当的行政人员，包括记录决策的过程，确保决策是经过慎重考虑的。

应对学生对不及格分数的反应。导致不合格或不及格表现的最终评估需要特别的谨慎和关注。教师需要分享导致学生未达到预期临床目标和未履行学习合同的具体发现。学生需要时间来处理这些信息，并且不应感到匆忙。教师需要认真倾听学生的看法，并表现出强烈的关心和支持。学生可能需要时间进行反思，并在适应事实后回来参加另一次会议。

收到不及格分数的学生可能会有各种反应。关心学生的教师会识别这些行为并提供具有同情心的支持。学生可能会否认，提供自己对特定事件是否发生的看法，并寻找借口。教师需要将对话引导到学生未达到临床课程目标上，并为学生的情感需求提供支持。学生可能会试图通过谈判获得及格分数。教师需要立场坚定，专注于评估结果。当学生认识到失败的现实时，他们可能会表现出绝望、困惑、缺乏动力、犹豫不决和流泪。教师应该提供支持，认真倾听，并总体上表现出关心的行为；在某些情况下，教师可能还需要建议学生进行专业咨询。学生可能会接受这一结果，并开始为未来做计划。学生通常会寻求教师的帮助来考虑进一步的选择。教师应准备好向学生提供关于临床课程不及格后可供选择的任何课程方案的信息。学生对最终评价的适应程度通常取决于他们为这一结果做准备的充分程度。

在其他情况下，学生可能会以愤怒作为回应。学生可能会变得咄咄逼人或指责他人，并可能有暴力倾向。在这种情况下，教师需要采取措施确保自己和学生的安全。教师不应将愤怒视为针对个人的情绪，而是应提供情绪方面的指导，并将愤怒视为损失的一部分。当会议中存在不文明行为的可能性时，准备好并实施广泛的沟通脚本可能有助于处理实际或潜在的冲突情况（Clark，2017）。

此外，应制定明确的申诉政策。学生和教师都有责任了解并适当运用这一政策。学生有权对申诉做出适当的回应。关于法律问题的进一步讨论，请参见第 3 章。

对评价经历进行评价

在最终的学生会议之后，学生和教师需要对整个经历进行整体评估。对临床实习基地进行评估，以确定其是否满足学生的学习和实践需求、工作人员的理念是否与教师和学生的理念一致、学生是否有机会实现所有课程目标。随着这些问题的回答，评价的准备阶段将再次开始。应考虑临床评价的持续质量改进过程，并关注结构（具有适当临床环境和患者护理机会的适当评估工具）、过程（对临床行为的抽样和评估以及反馈和评估结果的分享制定适当的计划）和结果（令人满意的评估结果，表明毕业生安全且具备能力）。此外，教师可以对评价实践提出质疑，包括进一步纳入学生观点的新方法。

虽然本章重点讨论了传统临床实验室和医疗保健环境中的临床表现评价，但相同类型的评价概念和原则也适用于不断变化的临床环境和策略。临床表现评价对于患者安全、学生技能和信心以及向公众保证护理院校培养出准备良好的学生非常重要。尽管近期疫情经历和对学生能力的新的强调要求新的临床方法、策略和工具，但良好的评价原则仍然适用。

本章重点总结

- 尤其是在不断变化的临床环境中，最佳的临床评价实践包括多维度评价，采用多种评价方法，分阶段完成，旨在寻求学生的成长和进步。
- 国家护理组织及其他机构正在重新定义所有学术项目中学生的临床能力期望。
- 经过验证的模型、策略和工具是最佳评价实践的核心。
- 技术的进步正在为临床表现评价带来新机遇，包括虚拟案例资源和模拟技术。
- 临床表现评价为学生提供了通过临床标准进行评判性反思和自我评价的机会。
- 形成性评估可以帮助教师和学生识别学生的学习需求，并为终结性评价做好准备。
- 适当的终结性评价过程为评估学生能力以及进一步学习奠定了基础。
- 为支持教师记录学生所获得的不满意临床评价结果，需要一个包括适当政策和行政支持的系统性方法。

对证据的反思

1. 你目前完成临床评价的过程是怎样的？你在评价中如何整合多个临床指标（例如访谈、观察和文档审查的数据）？然后你如何综合这些不同的临床评价数据？

2. 你对从学习到实践这一过渡中存在的差距有何担忧？你认为国家对预期项目能力的讨论如何影响这一过渡阶段？制定国家标准而非基于单个项目的临床评价模式，其优势和挑战各是什么？

3. 如评分标准等工具在临床评价记录过程中有什么优势？你的教师团队目前如何使用这些工具？是否有改进或扩展使用这些工具的方法？这些方法在临床评价中如何提高你的效率和效果？

4. 形成性评价或反馈与终结性评价有什么不同？你目前如何向学生提供形成性反馈？

5. 你使用什么过程来识别和帮助那些难以达到课程能力或有不及格风险的学生？可以使用哪些策略来帮助识别和指导那些表现不佳的学生？

6. 你如何利用学生的反思来促进评价？你通过哪些方式使用反思提示来引导学生进行自我评价？你采用哪些策略来促使学生进行自我反思并设定进一步的学习目标？这些策略如何促进主动学习和临床判断？

7. 在何种方面可以让临床团队参与以促进积极的评价环境？“系统因素”在学术和实践环境中如何影响学生评分过程？支持改进的公正文化在其中起到什么作用？

8. 你如何在临床评价中融入持续质量改进？你的教师团队如何协作确定最佳评价流程？你使用什么类型的会议和培训来监督这一过程？在列出你使用的步骤和工具时，你对持续质量改进有何建议？

参考文献

Altmiller, J. (2017). Content validation of a quality and safety education for nurses-based clinical evaluation instrument. *Nurse Educator, 42*(1), 23–27. https://doi.org/10.1097/NNE.0000000000000307.

Altmiller, G., & Dugan, M. A. (2020). Content validation of the quality and safety framed clinical evaluation for nurse practitioner students. *Nurse Educator, 46*(3), 159–163. https://doi.org/10.1097/NNE.0000000000000936.

American Association of Colleges of Nursing (AACN) (2022). *Clinical judgment concept across domains.* https://www.aacnnursing.org/AACN-Essentials/Implementation-Tool-Kit

Aronowitz, T., Aronowitz, S., Mardin-Small, J., & Kim, B. (2016). Using Objective Structured Clinical Examination (OSCE) as education in advanced practice registered nursing education. *Journal of Professional Nursing, 33*(2), 119–125. https://doi.org/10.1016/j.profnurs.2016.06.003.

Bonnel, W., Smith, K., & Hober, C. (2019). *Teaching with technologies in nursing and health professions: Strategies for engagement, quality, and safety* (2nd ed.). Springer.

Butts, P. (2022). Clinical eval in prelicensure baccalaureate nursing programs: A qualitative descriptive study. *Nursing Education Perspectives, 43*(1), 14–18. https://doi.org/10.1097/01.NEP.0000000000000863.

Caputi, L. (2019). Reflections on the next generation NCLEX with implications for nursing programs. *Nursing Education Perspectives, 40*(1), 2–3. https://doi.org/10.1097/01.NEP.0000000000000439.

Cassidy, S., Coffey, M., & Murphy, F. (2017). Seeking authorization. A grounded theory exploration of mentors' experiences of assessing nursing students on the borderline of achievement of competence in clinical practice. *Journal of Advanced Nursing, 73*(9). https://doi.org/10.1111/jan.13292.

Clark, C. (2017). An evidence-based approach to integrate civility, professionalism, and ethical practice into nursing curricula. *Nurse Educator, 42*(3), 120–126. https://doi.org/10.1097/NNE.0000000000000331.

Couper, J. (2018). The struggle is real: Investigating the challenge of assigning a failing clinical grade. *Nursing Education Perspectives, 39*(3), 132–138. https://doi.org/10.1097/01.NEP.0000000000000295.

Cronenwett, L., Sherwood, G., Barnsteiner, J., Disch, J., Johnson, J., Mitchell, P., Taylor Sullivan, D., & Warren, J. (2007). Quality and safety education for nurses. *Nursing Outlook, 55*, 122–131. https://doi.org/10.1016/j.outlook.2007.02.006.

Dickison, P., Luo, X., Woo, A., Muntean, W., & Bergstrom, B. (2017). Assessing higher-order cognitive constructs by using an information processing framework. *Journal of Applied Testing. Technology, 17*(1), 1–19.

Fieler, G. (2020). Utilization of video for competency evaluation. *Nursing Education Perspectives, 41*, 255–257. https://doi.org/10.1097/01.NEP.0000000000000645.

Gonzalez, L., Nielsen, A., & Lasater, K. (2021). Developing students' clinical reasoning skills: A faculty guide. *Journal of Nursing Education, 60*(9), 485–493. https://doi.org/10.3928/01484834-20210708-01.

Harris, M., Rhoads, S., Rooker, J., Kelly, M., Lefler, L., Lubin, S., Martel, I., & Beverly, C. (2019). Using virtual site visits in the clinical evaluation of nurse practitioner students. *Nurse Educator, 45*, 17–20. https://doi.org/10.1097/NNE.0000000000000693.

Hickey, M. (2021). OSCEs as a method of competency evaluation in a primary care NP program. *Nurse Educator, 46*(5), 317–321. https://doi.org/10.1097/NNE.0000000000000951.

Hussein, M., McLarnon, M., & Fast, O. (2021). Psychometric testing of a theory-based measure to evaluate clinical performance of nursing students. *Nursing Education Perspectives, 42*(6), 358–364. https://doi.org/10.1097/01.NEP.0000000000000888.

Johnson, B., Browning, K., & DeClerk, L. (2021). Strategies to reduce bias and racism in nursing precepted clinical experiences. *Journal of Nursing Education, 60*(12), 697–702 https://doi.org/10.3928/01484834-20211103-01.

Kavanagh, J., & Sharpnack, P. (2021). Crisis in competency: A defining moment in nursing education. *Online Journal of Issues in Nursing, 26*(1). https://ojin.nursingworld.org/MainMenuCategories/ANAMarketplace/ANAPeriodicals/OJIN/TableofContents/Vol-26-2021/No1-Jan-2021/Crisis-in-Competency-A-Defining-Moment-in-Nursing-Education.html.

Kavanagh, J., & Szweda, C. (2017). A crisis in competency: The strategic and ethical imperative to assessing new graduate nurses' clinical reasoning. *Nursing Education Perspectives, 38*(2), 57–62. https://doi.org/10.1097/01.NEP.0000000000000112.

Klenke-Borgman, L., Cantrell, M. A., & Marianai, B. (2020). Nurse educators' guide to clinical judgment: A review of conceptualization, measurement, and development. *Nursing Education Perspectives, 41*(4), 215–221.

Lasater, K. (2007). Clinical judgment development: Using simulation to create an assessment rubric. *Journal of Nursing Education, 46*(11), 496–503. https://doi.org/10.3928/01484834-20071101-04.

Lasater, K. (2011). Clinical judgment: The last frontier for evaluation. *Nurse Education in Practice, 11*(2), 86–92. https://doi.org/10.1016/j.nepr.2010.11.013.

Lasater, K., & Nielsen, A. (2009). Reflective journaling for development of clinical judgment. *Journal of Nursing Education, 48*, 40–44. https://doi.org/10.3928/01484834-20090101-06.

Lee, K. (2021). The Lasater clinical judgment rubric: Implications for evaluating teaching effectiveness. *Journal of Nursing Education, 60*(2), 67–73. https://doi.org/10.3928/01484834-20210120-03.

Lewallen, L., & Van Horn, E. (2019). The state of the science on clinical evaluation in nursing education. *Nursing Education Perspectives, 40*(1), 4–10. https://doi.org/10.1097/01.NEP.0000000000000376.

Lewis, L. (2020). Nursing students who fail and repeat courses: A scoping view. *Nurse Educator, 45*(1), 30–34. https://doi.org/10.1097/NNE.0000000000000667.

National Institutes of Health Stroke Scale (NIHSS), (2021). *Online training*. American Heart Association. https://learn.heart.org/lms/nihss.

National League for Nursing (NLN). (2020). *Fair testing guidelines for nursing education*. http://www.nln.org/docs/default-source/advocacy-public-policy/fair-testing-guidelines2e88c-c5c78366c709642ff00005f0421.pdf?sfvrsn=2

O'Connor, A. B. (2014). *Clinical instruction and evaluation* (3rd ed.). Jones & Bartlett.

Oermann, M., & Gaberson, K. (2021). *Evaluation & testing in nursing education* (6th ed.). Springer.

Ong, S., Darryl, W., Goh, L., & Lau, Y. (2021). Understanding nurse preceptors' experiences in a primary health care setting: A descriptive qualitative study. *Journal of Nursing Management, 29*, 1320–1328. https://doi.org/10.1111/jonm.13272.

Phillips, T., Munn, A., & George, T. (2020). Assessing the impact of telehealth objective structured clinical examinations in graduate nursing education. *Nurse Educator, 45*(1), 17–20. https://doi.org/10.1097/NNE.0000000000000729.

Poorman, S., & Mastorovich, M. (2014). The meaning of grades: Stories of undergraduate, master's, and doctoral nursing students. *Nurse Educator, 44*(6), 321–325. https://doi.org/10.1097/NNE.0000000000000627.

Quality and Safety Education for Nurses Institute. (2021). *Quality and Safety Education for Nurses (QSEN) project*. http://qsen.org/about-qsen/

Quality Matters (QM). (2021). *QM rubrics and standards*. https://www.qualitymatters.org/research/curated-research-resources

Schuster-McHugh, P. (2020). *Concept mapping: A clinical judgement approach to patient care* (5th ed.). F.A. Davis.

Smith, T. (2021). Guided reflective writing as a teaching strategy to develop nursing student clinical judgment. *Nursing Forum, 56*(2), 241–248. https://doi.org/10.1111/nuf.12528.

Tanner, C. A. (2006). Thinking like a nurse: A research-based model of clinical judgment in nursing. *Journal of Nursing Education, 45*(6), 204–211.

U.S. Department of Education. (2014). *The Family Educational Rights and Privacy Act. Uninterrupted scholars act guidance*. https://studentprivacy.ed.gov/resources/uninterrupted-scholars-act-guidance

Walker, D., Altmiller, G., Barkell, N., Hromadik, L., & Toothaker, R. (2019). Development and validation of the just culture assessment tool for nursing education. *Nurse Educator, 44*(5), 261–264. https://doi.org/10.1097/NNE.0000000000000705.

Wilson, R., Wilson, B., & Madden, C. (2021). Creating a national standard for prelicensure clinical evaluation in nursing. *Journal of Nursing Education, 60*(12), 686–689. https://doi.org/10.3928/01484834-20211004-01.

Winstanley, H. D. (2017). *A qualitative descriptive study exploring associate degree nursing faculty's experiences teaching electronic health record systems use. KU Med Center Dissertations and Theses*. http://hdl.handle.net/1808/27045.

第26章

系统性项目评价

Peggy Ellis，PhD，RN
翻译：张立力　审校：罗尧岳

项目评价通过应用评价程序、专业技术和知识，对学术项目的所有组成部分进行系统性评价和分析，以提高项目在实现目标方面的有效性。项目评估计划是一份作为蓝图的文件，以系统性的方式寻找信息，帮助判断特定项目的价值或有效性。项目评价方案应具体阐述评价目标、评价方法、频次、负责评价每一部分的个人或小组，以及每部分的预期结果或预期目标。评价计划应设计用于所有项目级别，包括临床博士项目。虽然现有的认证机构目前不评价非临床博士学位的护理博士课程，但使用评价计划来评价质量是提高项目质量的一个重要方面。用于评价护理博士课程的质量指标、预期结果和课程内容已确定并可在线访问［American Association of Colleges of Nursing（AACN），2010］。

本章的目的在于介绍护理教育项目评价的原因和方式，在介绍项目评价的背景及优势后，将对项目评价的实施过程进行说明。

项目评价的目的及益处

全面、系统的项目评价可以阐明某一项目实施全部学术计划后达到既定目标或结果的程度。评价对所有项目都很重要，无论它们是否获得认证。评价的范围涵盖了各级护理教育项目，如执业护士教育项目、在职护士教育项目、护理实践博士项目和护理哲学博士（PhD）项目。项目评价决定了项目的有效性，报告了与项目改进相关的决策。项目评价可以是前瞻性评价，旨在为某一项目的开发和实施提供指导性意见；也可以是反馈性评价，或者称为以结果为导向的评价，旨在判断被评价项目总体方案的优势。它审查一个项目是否按计划交付和实施，以及结果是否与预期一致（Jager et al.，2020）。它应该具有适应性和响应性，以便在过程中创建一个连续的反馈循环。项目评价的具体目的如下：

1．评价项目中的各个组成部分的相互作用机制及其对项目整体有效性的影响。

2．确定评价项目方案中的任务、目标和预期成果最终达成的程度。

3．评价项目是否按既定方案执行。

4．为提高项目的有效性提供决策依据。

5．为提升项目的质量及有效性，确认评价项目中可利用的资源情况，以及如何最有效地利用资源。

项目评价与认证的关系

认证机构对护理项目评价产生了巨大的影响。认证和批准机构，包括国家护理委员会、专业护理组织、护理认证机构，如大学护理教育认证委员会（CCNE）、美国国家护理联盟护理教育认证委员会（NLN CNEA）和护理教育认证委员会（ACEN），以及包括大学区域认证机构在内的认证机构均参与认证，以确保项目符合标准并保证项目质量（详见第27章）。护理项目历来参考认证程序指导项目评价工作。一些护理项目直到为现场考察而着手准备自评报告时，才开始全面参与项目评价。然而，为了实现其目的，不论项目是否获得认证，其项目评价都必须具有连续性。仅根据认证标准建立项目评价准则并不可取，可能会导致一些影响项目成败的重要因素缺失，或对各要素之间关系的理解有误。各机构在使用认证标准进行项目评价的过程中，虽然缺失了对项目有效性的评价，但也为州乃至国家构建更完善的项目评价标准做出了一定的贡献。

发展历程

最早应用的教育项目评价方案基于Ralph Tyler（1949）的行为目标模式而建立。Tyler的行为目标模式是一个简单的线性过程。该模式在建立之初，主要用于制订学习目标、开发测量工具和评价学生表现，从而了解目标的达成情况。由于评价的时间点是在学习结束时，因此Tyler模式属于终结性反馈性质的评价。与结果评价相对应的即为形成性评价，是将课程结构的测试和修订融合在教育项目的开发和实施过程中。形成性评价方式在20世纪60—70年代最为盛行。

以结果为导向的评价在20世纪80年代成为教育评价的关注重点。1984年，美国国家高等教育卓越条件研究小组将“以结果为导向的评价”作为提高高中后院校教育质量的重要策略来研究（Ewell，1985）。到了20世纪80年代中期，区域认证机构开始在它们的认证标准中加入“以结果为导向”的评价原则（Ewell，1985）。20世纪90年代初，美国国家护理联盟认证委员会（National League for Nursing Accrediting Commission，NLNAC）将学习成果评价纳入其认证标准。高等护理教育委员会（Commission on Collegiate Nursing Education，CCNE）也将其纳入1997年首次发布的初始认证标准中。这两个组织都要求坚持“以结果为导向的评价”。美国教育部也强调了“结果导向评价”的重要性，尤其指出升学率和毕业率是结果导向评价的主要指标。在过去十年，大多数与项目评价有关的文献都侧重于项目评价的具体内容，而不是系统性的项目评价。

项目评价模型

评价模型

评价模型提供了一个组织或项目整体评价的系统方法。框26.1提供了一些关于过去的评价模型和评价框架的总结。然而，人们必须了解，虽然在评价中可以使用特定的模型来提高项目评价的有效性和效率，但绝大多数模型已经不再应用于护理教育中。原因在于，这些模型在使用时有一定的复杂性，从而导致其可行性不强。学士学位护理教育项目不需要使用理论驱动的方法进行评价。目前，大多数高等护理院校仍然以护理认证标准为准绳，作为开展系统和全面护理教育项目的基本框架。

在所有评价模型中，共性是界定“评价环”，即评价内容、评价途径和策略的实施、评价结果报告以及整改建议。重复这个“评价环”以确保项目质量的持续改进非常重要。对评价环的描述见图26.1。

无论采用何种模式或理论，项目评价最终都要做出关于某项目整体、课程以及持续质量改进方案的决策。为便于改进项目做出最终决策，可以将评价方案划分为不同的领域，以利于对项目进行全面的信息收集、判断和分析。虽然评价方案对项目持续改进至关重要，但使用指导教育改革的评价数据涉及教师收集和检查数据，以及基于这些数据决定怎样进行改进的承诺。

形成一种评价和持续质量改进的文化

持续质量改进的文化对于项目以及院校的成效和成功十分重要。确保项目提供重要的、现代的、有效的高质量教育是护理教育工作者要做的最重要的一件事情。然而，数据的收集和审查很容易被推迟，而对项目进行全面和一致的评价又是必需的。由于教师日常工作中面临着诸多责任，可用于这项任务的时间并不多。教师需要了解这个过程，清楚项目评价的重要性以及通过获得和分析的数据发现可以实现的改进。这不仅是为了认证，也不一定是教师失职的标志，而是在于发现哪些方面可行或不可行，或者没有达到预期，以提供优质教育。评价计划的目的是指导评价，并通过数据收集和分析，提供高质量教育的能力。如果在评价计划中清晰地描述了这个过程，包括收集哪些数据，谁负责收集数据，收集和审查数据的频率，以及预期的结果是什么，那么它就能为这些活动提供路线图，并成为教师日常工作的一部分。一旦教师看到这个过程在改进项目方面的成效，就可以建立常规流程。让教师和职工参与评价过程，有助于他们对过程及其结果产生参与感和归属感（Gualdron & Parker，2021）。

形成项目评价方案的过程

项目评价方案对项目或院校都很重要，但方案是如何制定的？方案不是必须呈现在表格中，但是，表格的形式更易于跟踪和执行。首先，需要决定方案的组织结构。是否采用认证标准或其他结构？如果不采用认证标准，就必须制定一个策略，将这些标准的评价纳入方案中，以便帮助满足所需的认证标准。如果采用认证标准，也应

框 26.1 评价模型

评价模型为总体项目评价提供了一种有组织的或系统的方法。使用特定模型可以提高项目评价的效率和有效性。与其他院校相比，护理院校往往不赞同仅使用一种评价模型。在护理项目评价中，常用以下几种模型。

Scriven 的目标游离评价模型

Scriven 的模型于 20 世纪 60 年代发展而成，提供了一个宏观的评价视角，并提出了“形成性评价”和“终结性评价”两大评价理念。该模型认为，对目标的评价是不必要的。目标游离评价模型针对已确定的需求来衡量项目的结果或实际影响。评价内容包括项目的进展过程、执行程序、结果和可能的正面或负面影响。Scriven 指出，来自其他院校的评价者可以更为客观、准确地开展项目评价工作，从而更好地控制偏倚。其他院校的评价者在使用该模型进行评价时不需了解项目的预期目标，仅评价该项目的主要内容及其结果即可。这种项目评价方法提倡对项目的预期或非预期结果，以及项目带来的更为广泛的社会效益进行全面评价（Scriven，1991）。

Stake 的全貌模型

Stake 的全貌模型于 20 世纪 60 年代被引入护理教育界，主要包括三个组成因素——前提、过程和结果。前提因素指在教学活动开始之前就已经存在的因素，如学习者的知识储备能力以及学习能力。过程因素包括教学中所涉及的教学方法和学生参与教学的过程。结果因素则是前提因素和过程因素的产物。全貌模型于 1967 年被引入护理项目评价中，侧重于项目描述和判断。这种模型认为应将利益相关者的意见纳入考量，包括学生、教学和教育经历以及结果（Stravropoulou & Stroubouki，2014）。

Tyler 的行为目标模型

Tyler 的行为目标模型于 20 世纪 30 年代提出，基于教师期望学生在课程结束时所达到的目标，或在课程中所确定的目标发展而来。该模型指出，院校应思考以下问题：在教学活动中，需要为学生提供哪些经历才能达到目标？怎样才能有效地组织这些教育经历？即怎样的学习顺序和学习经历的整体计划会有助于学生内化他们所学的知识？如何将这些经历组织起来？教师如何确定目标是否得到实现？教育目标应从社会评价、学习者和学科评价中衍生而来。表面上看，知识由教师教授，然而，Tyler 指出，学生是否能够学会或掌握这些知识并不完全受制于教师，还受学生的观念、兴趣和以往学习经历的影响。然后，既定目标之后作为一个基准，用来评价课程结束时学生是否达到了预期目标（Lunenburg，2011）。

Stufflebeam 的背景、输入、过程和结果（CIPP）模型

Stufflebeam 的模型起源于 20 世纪 60 年代末，被用作形成性评价和终结性评价的指南。CIPP 模型是一个系统模型，由背景评价（context evaluation，C）、输入评价（input evaluation，I）、过程评价（process evaluation，P）和结果评价（product evaluation，P）组成。背景评价着眼于被评价的项目背景。在此阶段，评价者会对需求、问题、有利条件和发展机遇进行评判。这些信息被用来确定目的、优先排序及预期结果。输入评价主要帮助决策者选择实现目标的最佳手段，并对各种可供选择的课程计划进行评价。在此阶段，应考虑备选方案以及可能的教学计划和教师人员编制；确定教育预算是否能满足需要并实现目标，判断资源分配及预算的合理性。过程评价涉及计划或教学策略的实施，以及方案效果的判断和对预期结果的解释。结果评价是对结果的评价和确定既定目标是否达成。这个过程将有助于回答计划是否成功，以及为实现既定目标需要做和改变的事。该模型强调对项目存在的问题的改进和纠正（Stufflebeam，2003）。

Deming 的持续质量改进模型

持续质量改进模型由 W. Edwards Deming 于 20 世纪 50 年代提出。该模型被看作嵌入学校文化和日常工作中的一个持续过程。持续质量改进模型分为四个阶段——计划、执行、研究和处理。这四个阶段是一个持续性的活动循环。“计划”阶段包括制订发展目标以确定项目的预期成果；“执行”阶段的主要工作是数据收集；“研究”阶段是对数据进行分析或研究，以确定方案是否按计划执行，以及如何对方案进行改进或更改以达到预期结果；“处理”阶段则主要是对分析中所提出的更改做出修正。此后，这个过程就开始循环，这样就可以使“执行计划、收集数据、分析研究和处理”的过程不断持续下去（Brown & Marshall，2008）。

所有评价模型的共性是界定“评价环”，即评价内容、评价途径和策略的实施、评价结果报告以及整改建议。重复这个“评价环”以确保项目质量的持续改进非常重要（图 26.1）。

陈氏理论驱动模型

陈氏理论驱动模型于 1980 年被引入护理教育界。该模型提供了识别方案中基本要素的评价框架，指出了教学过程的基本原理，并描述了教学要素、教学过程和教学结果之间的因果联系。陈氏理论强调了对教学过程设计、基本概念框架、教学实施及其效用进行研究。通过研究结果指导教学方案的制订，并进行相应的数据收集，以发现未达成预期结果或出现无意义结果的原因（Chen，1990）。

Kirkpatrick 的四级模型

Kirkpatrick 的模型是在 50 多年前发展起来的，反映了他的理念，即评价应当全面，并确定项目的优势和劣势。他的模型旨在从学生、雇主和教师等不同角度评价结果。结果应在不同层次和阶段进行评价。这四个层次分别是：反应、学习、行为和结果。反应包括学生对课程、教师的看法，以及是否达到了目标。尽管这并不

框 26.1 评价模型（续）

能确保学习已经发生，但它提供了从学生视角的信息反馈。通过使用诸如测试、模拟、练习等评估方法来评估学习是否已经真正发生，并反映学习水平。行为涉及对实际技能或学习应用的评价。结果层次包括对学生在实际工作中成功程度的评价，这可能包括雇主的评价、进入研究生课程等。这一层次关注的是教育如何切实应用到实践中，以及教育对实践的影响（DeSilets，2018）。

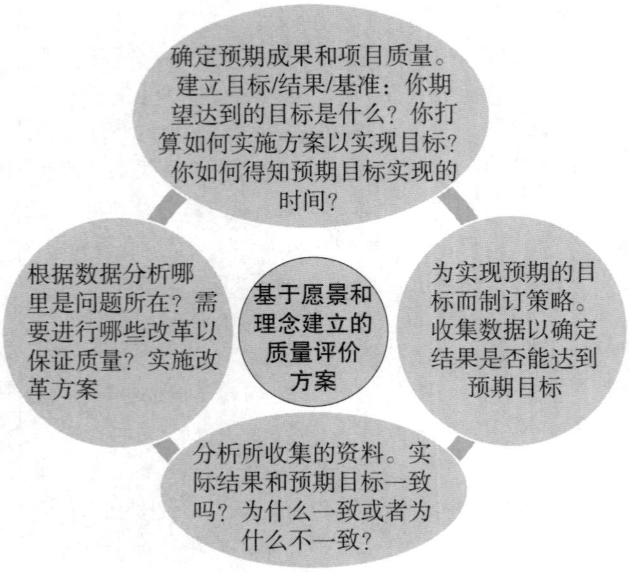

图 26.1 评价环

包括其他专业指南和标准，比如国家护理委员会的规章制度。考虑需要提出什么问题和回答什么问题。是否有其他利益相关者团体（即学生、雇主、临床机构等）应该被包括在这个过程中？应当能确定在判断是否达到标准时哪些数据 / 证据是最重要和最准确的，如果没有达到，差距在哪里？这些数据 / 证据是什么？并要考虑到可用的资源，如何获得这些数据 / 证据？谁应该负责收集和分析这些数据 / 证据？

评价方案应包括以下几列，用于指定：①使用什么数据来评价要素 / 标准或定义领域，以及数据是如何收集的；②谁负责收集和审查数据；③数据收集和评价的时间表或频率；④该领域的预期结果是什么。这使得整个过程更加清晰。在此基础上，增加一些列来说明预期结果是否达成，以及根据这一判断采取了什么行动，可能会更有帮助。

在方案中使过程尽可能清晰。允许所有教师参与设计一个高效且有效的过程所需的决策。这些考虑将提供一个属于教师的并能产生有用的程序评估结果的质量评估方案。请记住，即使是评价方案本身也应该定期评估，以确保它能很好地服务于项目和教师，并能提供必要的答案来确定项目质量。

项目评价

项目评价方案

项目评价方案为组织和跟踪项目评价活动提供了路线图。该方案作为一份系统的书面文件，应具体包括评价框架、收集和分析数据的方法、责任方、时限、认证标准和准则，以及信息决策方法和改进的途径。项目评价方案为持续有效地完成项目评价提供了机制和信息保证。

认证机构需出台一个系统的评价方案，对各评价要素进行具体介绍。认证机构的评价方案可以作为项目评价方案的具体参考文件。学校提供的每个项目都必须在评价方案中进行说明。不必为每个项目制定单独的评价方案，但如果学校选择这样做，也是可以接受的。制定一个总体评价方案，在需要时针对各个项目进行调整，这种做法更清晰、更简单、更一致。评价的某些部分可能对所有项目都有相同的基准 / 预期结果。然而，如果预期结果不同，每个项目都应在评价方案中单独处理。

表 26.1 提供了一个评价方案样例，展示了如何阐述项目评价方案的所有要素，包括项目的理论要素、评价过程、责任方、评价时间和相关评审标准。评价方案有多种方法。本示例基于 2018 年的 CCNE 标准和关键要素，这不是必需的，但有助于通过 CCNE 认证。然而，可以使用最新的美国国家护理联盟护理教育认证委员会（NLN CNEA）标准，或者教师选择的任何标准，只要所选认证组织使用的认证标准都得到满足。项目评价的重要组成部分在该示例中得以阐述和说明。预期结果受特定项目或学校、该项目或学校可用资源以及项目和学校的个别方面的影响。项目或学校以及负责证明该标准的个人或团体所使

表26.1 评价方案示例

护理学院评价方案

- 评价方案应该基于每所学校的具体资源，以及教师对预期结果的定义。这里提供的只是一个示例。
- 本示例中使用的标准和关键要素来自美国高等护理教育委员会（CCNE）2018 年修订的《本科和研究生护理项目认证标准》。

标准 1：项目质量：任务和管理

任务、理念、目标以及预期的学生和教师总体成果应与上级机构相一致，能反映专业的标准和指导方针，并考虑到社会效益、需求和期望。上级机构的政策明确支持该项目的任务、目标和预期成果。全体教职员工和学生均参与该项目的管理，并不断努力提高该项目的质量

要素	输入 / 过程	佐证材料	收集和审查的责任人	时间点	预期结果
1．A 任务、目标和预期结果： • 与上级机构一致 • 定期检查并酌情修订	• 大学的理念和任务 • 大学的 5 个维度 • 护理学院的理念和任务	• 文件——审查和更新 • 会议记录中对于任务、目标和预期结果的审查和修订（如有必要）	• 全体教职工大会（GFA） • 各项目负责人和项目协调员 • 各相关项目的院长、副院长和教师	• 每 5 年或者按需进行 • 审查年份：2025 年，2030 年，2035 年	• 大学的理念与护理学院项目的理念、目标和预期结果是一致的
1．B 任务、目标和预期的项目成果与相关的专业护理标准和指南相一致，用于培养护理专业人才	• 护理学院的目标和预期项目结果 • 社会趋势 • 医疗保健环境 • 策略方案 **最新版本的专业标准和指南包括：** • 专业护理实践学士学位教育要点及工具包（2008） • 护理硕士教育要点（2011） • 高等护理实践博士教育要点（2006） • 以研究为重点的护理博士课程：通往卓越之路（2010） • 国家优质执业护士项目工作组（2016）“执业护士评估标准”	• 文件——审查和更新 • 会议记录中对于与专业标准和指导方针相关的任务、目标和预期结果进行审查和修订（如有必要）	• 全体教职工大会（GFA） • 各项目负责人和项目协调员 • 各相关项目的院长、副院长和教师	• 每 5 年 • 审查年份：2025 年，2030 年，2035 年	• 护理学院的目标与当前的专业标准和指导方针是一致的
1．C 任务、目标和预期的结果反映了利益相关者的需求和期望	• 利益相关者会议 • 利益相关者调查	• 利益相关者委员会会议纪要 • 利益相关者调查结果和评论	• 各项目负责人和项目协调员 • 各相关项目的院长、副院长和教师	• 每 5 年 • 审查年份：2023 年，2028 年，2038 年	• 护理学院的理念、目标和项目预期成果的变更，或课程的变更都在护理学院的会议纪要中有所体现

续表

要素	输入 / 过程	佐证材料	收集和审查的责任人	时间点	预期结果
1. D 预期的教学成果由护理学院组织予以鉴定，书面传达给教师，并与机构的期望一致	• 大学教师手册 • 护理学院教师手册 • 教师入职培训日程表	• 大学教师手册中的教师期望声明与护理学院教师手册中的教师期望的比较	• 院长和副院长 • 教师评价工具 • 教师调查结果	• 每年	• 大学对教师的期望与护理学院对教师的期望一致 • 教师根据这些期望接受评估 • 教师调查反映了教师对这些期望的认识
1. E 教师和学生参与项目管理	• 对教师和学生进行调查 • 委员会名单 • 包括委员会结构、目的和成员的护理学院章程 • 委员会在全体教职工大会上汇报 • 大学教师手册	• 委员会会议记录，显示出席情况 • 教师和学生调查，显示对委员会成员资格要求的了解程度 • 护理学院章程，阐明委员会成员资格的条件	• 院长 • 副院长 / 项目负责人 / 选择和专业协调员 • 教师组织 • 教师	• 护理学院教师手册至少每年审查一次 • 每年进行护理学院委员会成员的选举，并公布委员会成员名单 • 章程每5年审查一次：2024年，2029年，2034年	• 会议记录中有证据显示，学生和教师参与了大学和护理学院的委员会 • 所有全职教师均参与了护理学院的管理和（或）大学的管理委员会
1. F 上级机构和护理项目的学术政策是一致的，并支持实现任务、目标和预期的项目结果政策如下： • 公平合理 • 已公开发布并可获取 • 根据需要进行审查和修订，以促进项目改进	• 学术政策，如评分、进步和录取 • 学生权利和责任声明 • 学生申诉和上诉政策	• 大学目录 • 网站 • 护理学院学生手册 • 课程大纲	• 项目委员会 • 项目负责人 • 专业协调员	• 每年	• 政策传达给学生 • 政策公平公正，出版物准确且最新 • 学生知道政策在哪里发布
1. G 该项目根据既定政策定义和审查正式的投诉	• 学生手册 • 大学目录		• 院长 • 副院长 • 教师 • 申诉委员会		• 正式投诉的定义可在护理学院学生手册和大学目录中找到 • 向学生传达申诉政策 • 政策是公平公正、准确的，出版物是最新版的 • 学生知道政策在哪里发布

续表

要素	输入 / 过程	佐证材料	收集和审查的责任人	时间点	预期结果
1. H 文件和出版物是准确的。有一个用于通知相关人员有关文件和出版物变更情况的流程	• 大学目录 • 大学网站 • 护理学院网站 • 护理学院学生手册 • 课程大纲 • 招聘文件	• 在所有可用的网站上审查政策的准确性	• 副院长 • 院长 • 教师	每年	• 政策是准确的 • 学生和教员都会被告知有关变更的情况

用的证据也是基于个别项目或学校、组织结构、预期结果，以及证明达到标准的可用内容。因此，提供的示例评价方案可能会因每个项目 / 学校而有所不同。本章后面提到的其余评价示例，仅介绍与分析预期和实际结果数据收集有关的一些理论基础和方法。在这部分内容中，关于理论基础和评价策略等内容并非已经包罗万象，但是仍然可以帮助护理院校在未来发制订有特色的评价理论和策略。

项目任务和目标评价

项目评价首先应评价项目的任务、理念、目标和预期成果是否适宜。护理院校与大学本部的任务、定位与目标需要保持一致。另外，在进行项目评价时，必须同时考虑院校内部和外部利益相关者的期望。内部利益相关者包括管理人员、教师、学生和大学管理委员会。外部利益相关者包括具有宗教背景私立学校的宗教组织、区域认证机构、国家专门学科认证机构、国家教育委员会、护理委员会、立法机构、社区和专业组织等。在评价时应考虑项目的任务、理念、目标和预期结果是否符合利益相关者的期望。对于有宗教背景的私立学校，还必须将宗教的基本理念纳入项目任务、指导思想、目标及预期成果中。

护理系或护理学院的任务和目标必须与大学本部的任务和目标相一致。如果任务和目标不一致，意味着大学不支持该护理项目。将学院的任务关键词与大学的任务关键词进行比对，可以判断两者之间的一致程度。识别两者任务声明之间的差异性可以提示需关注领域的信息。学院与大学的任务对比应定期进行，以随时对任务声明进行修改。

学院全体教职员工必须对护理学院或护理系的任务和理念达成共识。一种有效的策略是采用改进的德尔菲法来确定全体教师在项目任务和理念中每一项陈述的一致程度。德尔菲法对信念和理念陈述的发展和评价较为有效，该方法通过整合多个个体的观点和看法达成共识。这种方法允许参与者在不同地点进行，不用频繁地面对面交流以保障参与者的匿名性。采用德尔菲法时，在调查问卷中需列出关于信念或理念表达的每个内容要素。在第一轮问卷调查结束后，被调查者会得到关于回答的反馈信息并且可能会出现连续的几轮函询，以判断与中位数条目一致或不一致的程度。德尔菲法有助于让教师达成共识，然而，结果的质量受到专家的数量和背景的影响（Niederberger & Spranger，2020）。在对已经形成的理念陈述进行评价时，在进程中将提供关于哪些条目会继续得到支持、哪些不再予以支持、哪些需要公开讨论的基本报告。这个结果提供了一致性的条目列表，要么支持理念陈述，要么建议需修改的地方。任务与理念的制订详见第 7 章。

所有认证机构都有对任务、理念、目标和预期成果的期望。要明确声明任务、理念、目标和项目成果。例如，美国国家护理教育认证委员会（NLN CNEA）和美国高等护理教育委员会（CCNE）将毕业率、就业率、资格证和认证通过率以及项目利益相关者的满意度作为项目成果指标予以评价（CCNE，2018；NLN CNEA，2021）。项目任务和目标及预期成果的期望与上级机构、专业护理标准和指导方针，以及利益团体的需求应保持一致。

护理项目应考虑将专业指南和标准中的指标在项目任务、理念和目标中予以体现，包括美国护理协会（ANA）、美国护理学院协会（AACN）、美国国家护理联盟（NLN）、国家执业护士教师组织等均发布的相关指南和标准，其他护理机构发布的标准也可供参考。需要注意的是，项目的目标和预期成果的描述务必与选择的护理专业标准和指南相一致。常用的护理专业标准和指南包括ANA的“护理：实践范围与标准（第4版）”（ANA，2021）、“执业护士项目评估标准”（National Organization of Nurse Practitioner Faculties，第5版，2016）、美国医学研究所（Institute of Medicine IOM，2016）的“医学研究所关于护理的未来报告的评估进展”。

在制订项目任务和目标时还应考虑其他重要的外部利益相关者的需求，包括临床实践基地或聘用毕业生的用人单位，如各级医疗保健机构。对现有和潜在聘用毕业生的用人单位的调查有助于学院确定就业市场对毕业生的知识与能力的需求，以及对该项目毕业生的满意度。目前已有一些护理项目建立了顾问委员会，提供相关信息和选择焦点研究小组以不断丰富信息。院校掌握这些信息用于确保项目的目标和预期结果，满足市场的需求，以及为课程规划提供意见。这些信息也用于开发确定毕业生的质量是否满足市场需求的评估问题和评估工具。

所有项目的任务、理念和培养目标都必须明确和公开发布。护理院校如提供多种不同类型的学位项目，则还需明确阐述每个项目的任务、目标和预期成果，通过互联网、印刷版课程手册和目录等方式发布项目目标公告。框26.2列出了关于任务和目标评价的基本要点。

课程评价

课程是否有效地达到了预期成果，主要依赖于课程设置。课程设置是将学习内容、课程和策略组合在一起的计划和过程，类似于建筑蓝图。课程设置为课程内容和课程实施所涉及的教学过程提供了方向。它包括一个组织框架，为课程元素的安排提供逻辑顺序。课程内容既包括学科具体知识，也包括人文基础。在设置课程之前，教师必须明确他们对护理学科知识的定义，以便所选的课程能够为学生从事护理实践做好准备。课程目标和预期成果声明可指导学院进行课程设置。课程设置时还应注意课程门类的确定要与护理课程的理念相一致。护理理念应明确界定人、健康、护理和教育等基本概念，这些基本概念的确定将为课程设置中的具体课程门类、课程内容及组织形式提供理论指导。课程目标将课程任务和学院的任务陈述与课程设计、教学和学习方法以及预期结果联系起来。因此，对课程的评价应建立在对课程任务和目标的评价基础之上。更多关于课程设置的信息详见第8、9和10章。

> **框26.2 任务和目标评价要点**
>
> - 护理学院或护理系的项目任务应与大学本部的相一致。
> - 学院教师团队就项目任务和理念达成共识。
> - 项目的任务、理念、理论框架、目标和预期成果具有一致性。
> - 与护理项目参考的专业护理标准和指南一致。
> - 了解认证或支持机构的期望，并将其融入项目的任务、目标、理念和预期成果中。
> - 护理项目顾问委员会对项目目标和预期成果的制订做出了有实际意义的努力。
> - 项目有关文件记录和公布的材料准确地反映了项目任务和目标。

课程组织形式评价

课程必须以经过深思熟虑或结构化的方式合理组织，以推动学习者从课程入门到课程完成。可参考纵向组织管理形式或“脚手架”原则来指导课程规划和评价。纵向管理或“脚手架”原则为课程内容的层级构建提供了理论基础（Wijnen-Meijer et al.，2020）。例如，护理学院经常应用课程的深度和复杂性作为课程排序指南，也就是说，课程内容的学习一般是逐步深入、范围越来越广、越来越复杂。课程教师也可根据从简单到复杂的原理，在课程学习刚开始时介绍较为简单的内容，然后逐渐增加内容深度。在进行课程设置评价时，必须评价其深度和复杂性，以确定课程设置的顺序是否有利于学生学习，并能达到课程教学的预期效果。确定课程和层次目标是否证明顺序学习贯穿于每个学期的课程中，可以作为纵向组织的测试。分析可以使用布鲁姆（Bloom）分类法（1956）作为指导，以确定目标是否遵循越来越复杂的路径。布鲁姆分类法常用于说明学习层次，并将这些层次与动词相联系。布鲁姆分类法和学习水平轮示例见图26.2。

与纵向组织有关的排序概念有助于指导课程结构，因此，在现有知识被吸收之前，新的信息和经验是不会被呈现出来的。换言之，在课程学习开始之前，学生应储备哪些知识以便接触并学会新知识呢？通常教师会认为所有知识都需要立

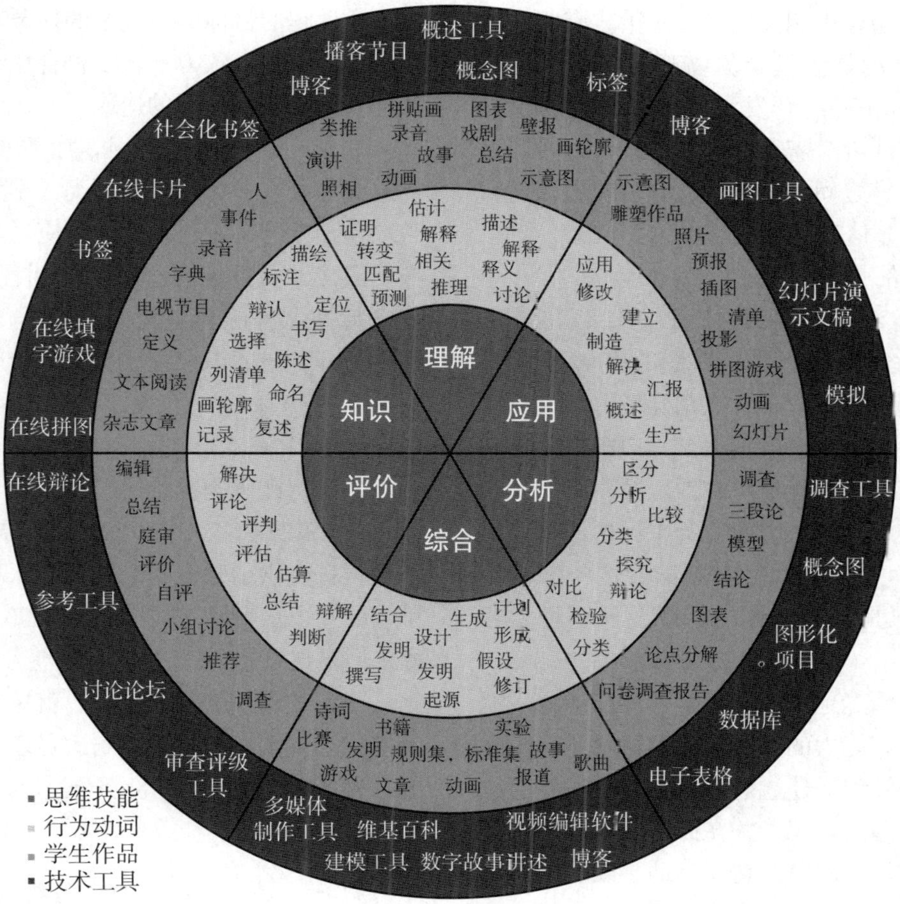

图 26.2　布鲁姆的分类学和学习水平轮

由 EmilyHixson、Janet Buckenmeyer 和 HeatherZamojski 创作的图形，经作者授权使用

即习得，当然这在实际操作中完全不可能。教师应思考的一个问题是：“学生需要什么样的技能和知识作为掌握后续知识和经验的条件？”（Sar，2022）教师对这个问题的理解将决定课程的顺序与实施。评价问题将评估学生是否具备按顺序逐步推进课程所需的入门级技能。可见，这是一个关键问题，决定了学生学习大学课程的全过程。一般来说，通常难以确定入门知识和技能的基本内容，以及应同时学习哪些知识。以计算机技术学习为例，学生在使用计算机时可表现出多种多样的能力，因此有必要确定在学习过程中所需的技能储备和由低级到高级技能的讲授顺序。

在评价课程时，也会应用到线性一致原则，也被称为横向组织或对齐原则，可帮助教师确定每学期或每学年课程的并行性（Chen et al.，2015）。对齐原则意味着相同的概念在课程中有逐步深入的构建，或者课程元素的方向是横向的，意味着它们在一门课程中引入，然后在后续课程中继续更深入地学习（Sar，2022）。

内部一致性原则是课程评价的重要内容。课程设置是一个精心构思的方案，该方案成形于课程设置者对人的信念和其所接受的教育在课程理念中的体现。课程组成部分必须互相配合以达成这种一致性。这些组成部分包括：①项目和课程成果；②内容；③教 - 学策略；④学习成果的评估与评价。评价工作应包括审查课程目标和预期成果与项目任务、理念等陈述的相关程度。计划目标与使命和理念是一致的。水平和课程目标对应于项目目标。评估内部一致性的一种方法是使用课程矩阵或课程图（Burwash & Snover，2016）。课程图是一种可视化的图示方法，要求在课程图中列出所有护理课程，并显示从项目理念和概念框架中引入的主要概念的位置。课程图也可以为课程教学和学习成果的关系提供佐证。这使得教师可以看到内容是在哪里教授的，判断是否存在遗漏、重复和不一致。课程矩阵为课程设置及其组成部分提供了广阔的图景。它揭示了课程内容及其凝聚力的差距或重复（Khailova，2021），使教师能够做出与课程相关的循证决策。有些护理项目使用特定的概念框架，以确定关键课程的“路径”，并为课程的开发和实施提供进一步指导。另外，在评价时需评估有关课程的路径、目标、目的和内容之间的一致性。有关课程开发和课程框架的更多信息，详见第6章。

课程评价

这里是指对单一课程进行评价，以确定是否符合内部一致性、线性一致性和纵向组织管理原则。在课程评价过程中，三角互证方法较为实用。这种方法使用三方数据来源（教师、学生和材料审查）来确定课程优势和课程改革方案。根据单一课程在课程体系中的位置来评价课程，以检验课程教学内容、学生学习积极性、考核方法和学习效果是否与课程目标以及课程任务相一致。

教师应该清楚地阐明学生学习该门课程后期望发展的知识和能力的先后顺序。学习是基于学生已经获得的知识而建立起来的。它明确指出学生应该已经掌握的知识，并在此基础上构建更深层次的知识结构。同时，它还有助于确定所需的教学和学习策略，以引导学生掌握课程内容。这也有助于建立评价标准，确保学生在每个学习阶段都能达到预期的发展目标。以上这些评价内容不仅对了解学生的知识掌握水平或相关专业技术能力十分重要，而且可以有效评价由项目带来的技能迁移能力。部分教师通过提取课程中的相关知识和技术要素构建链式组合图来进行单一课程评价。链式组合图列出每门课程的内容、目标以及课程之间的关系，以促进学生达到预期结果。链式组合图也可用来指导评价课程内容是否已经按照计划完成合并，或者内容之间是否存在不必要的重复。

许多工具都可以用来评价教学与学习策略。课程内容和课程图（如本章前面所介绍的内容）对确定课程内容和逻辑一致性十分有用。课程结束后的研讨会对课程评价也至关重要。

对支持性课程和通识教育基础的评价

通识教育是专业教育的基础，人文社科类课程的预期成果近年来备受关注。通识教育的目的是为学生提供除了护理的专业知识之外的广泛的世界知识。它还旨在帮助学生承担起社会和公众责任，发展智识和实践技能（Association of American Colleges and Universities，2020）。人文社科类课程的目标应与大学的任务和目标保持一致。护理教师应致力于多学科合作，支持并促进21世纪通识教育目标的达成。

评价通识教育课程时，应着重评价所选择的通识课程在多大程度上提高了学生的能力，并为取得预期结果做出贡献。还应对其进行排序检查，以协调支持性课程与专业课程之间的关系，使支持性课程起到补充主要课程教学内容的作用。为开发与通识课程相关的评价问题，学院必须首先明确每一门课程的基本内容、预期结果，以及课程如何支持专业人员开展广泛的通识教育。外部认证机构也重视对通识教育的评价，如ACEN、NLN CNEA和CCNE都指出通识教育为护理教育提供了坚实的基础，通识教育可以提高护士的知识水平和实践能力。框26.3为课程评价提供了要点总结。

当预期目标变得明确时，就更容易选择所需的措施来确定期望是否得到满足。通识教育课程的结果评价将在结果评价部分进行讨论。

教学效果评价

教学效果评价包括教学策略（含教学资料）的评价、用于评价学生表现的评价方法和评价学生的学习能力。学生积极参与教学、为实现教学目标寻求帮助，以及动用储备知识学习新知识等情况出现时，说明教学策略是有效的。在评价数据的基础上修改教学策略，教学效果即可得到提高。教学设计策略和学生学习活动的相关内容详见第16章。

为了展示和记录教学效果，教师需采用多种评价方法（Muñoz & Dossett，2016）。这些评价方法包括：学生对通过课程评价和焦点讨论小组产

框 26.3 课程评价要点

- 课程层级目标显示课程的学习顺序是建立在深度和广度（纵向组织管理）基础上的。
- 课程总目标与层级目标一致，也与项目的目标一致（内部一致性）。
- 课程的内容顺序根据先修要求和主要要求设置，课程内容逐步深入（横向组织管理）。
- 课程内容（课堂教学和临床教学）向学生明确了完成的课程和层次目标、课程目标及确定能力所需的知识和技能。
- 支持性课程增强学习经验，为艺术、社科和人文课程提供基础。

生的教学效果做出的反馈、同行评价反馈、正式教学策略测评、课堂观察和学生学习能力评价。

教学策略的学生评价

护理院校可开展课程评价，以获得学生对教学效果的反馈意见。在内部进行评价的优势是可以对项目进展过程进行自查。内部测评工具的主要缺点是缺乏信度和效度。机构或护理部门可制定课程评估，以获取学生对教学效果的反馈。标准化的评价工具记录了可靠性和有效性，并提供了将学术项目、部门、学校之间的结果与机构分数和国家基准进行比较的机会，例如堪萨斯州立大学提供的个人发展与教育评估（Individual Development and Educational Assessment，IDEA）调查表，以及由高等教育研究与规划中心研发的学生参与度全国调查表。与此主题相关的文章，如“通过评分标准引导学习和评估”（2021），可以在印第安纳大学教育学院的 IDEA 网站上找到。

与学生进行焦点小组讨论可以对教学效果进行质性评价。正式课程评价容易忽略的见解、领悟和学生的观点，可以通过焦点小组讨论获得。焦点小组组长应是一个有主持会议的能力且做事公正的人。组长应明确说明会议的目的，确保机密性，为所寻求的信息提供明确的指导方法，以及解释如何应用这些信息。组长应向全部参与者征集意见，记录所有评论，并提出正式报告等。当利用有针对性的设计和对参与者进行仔细选择的研究途径时，从焦点小组讨论获得信息的可靠性和有效性得以增强。然而，风险在于学生可能因为害怕自己提供的信息被泄露，而不愿意指出关于课程或教师的不足之处。因此，在焦点小组成员和受访者之间建立融洽的信任关系、取得相互信任和尊重就显得十分重要。

教学策略的同行评议

通过课堂观摩和课程资料，由同行或同事做出评议可以得到有关教学效果的形成性或终结性信息。在这种情况下，同行被定义为同一学科领域内的具有专业知识的其他教师，而同事是在本学科之外具有人文社科教学专长的教师。同行评议可以帮助提高教学效果，并可以作为绩效考核的依据。在进行同行评议之前，必须明确要收集哪些数据、谁将收集这些数据，以及以何种目的使用。作为与工作利益相关的教师和管理者，应合作制定相应的规范和标准。那些从同行评议中获得的数据应用于帮助教师发展和改善教学技巧。在某些时候，也需要利用同行评议的数据进行绩效考核和管理决策。有些学校既需要进行课堂观摩，也需要为新教师和所有教师提供定期的听课机会。有些学校的课堂观摩是自愿的。将课堂作为教师私人领域的时代正在快速消失，而问责制和将教学作为展示学术的机会使高等院校要求更多的教学文件记录，以此作为常规的评价内容。

虽然课堂观摩是多年来对教学同行评议的一种技术，但这种方法的信度和效度仍存在疑问。课堂授课只是教师角色和整体教学卓越的一小部分。仅通过观察课堂中发生的情况，可能无法全面评估教师的真实教学能力。此外，同行作为评估者可能会给教师和评估者本身带来偏见。两者可能都不愿意坦率地讨论不足之处以及需要改进的地方。通过多次造访课堂，可以提高评估的有效性和可靠性。教学大纲、学生评价、与学生的接触时间以及预定要完成的目标等其他明确活动，都可以提高课堂观察的有效性。事先建立清晰、适当的标准也很重要。所有教师都应该使用相同的标准，并且让教师参与开发要使用的工具。在进行课堂授课访问之前，应告知学生这次访问，并让学生知道自己不是观察的焦点。同行评议专家应在现场听课之前与教师见面，并了解课程目标、本次授课之前和之后的内容、计划采用的教学方法、课程内容安排，以及本次授课内容与整个课程之间的关系。这些准备工作为同行评议者勾勒出一个清晰的场景，并可与授课教师初步建立融洽的关系。一些教师有特定的专业发展目标，可在评议时与同行分享。最后，应再进行一次听课后的回顾和反馈，并确定教师的优势及有待提高的方面。这次听课将包括教学策略提高方法咨询，并可约定后续回访的行程安排。听课结束之后，听课者可通过对学生进行简要采访以了解学生对课程的反馈，并明确本堂课与被评议教师平常的课堂教学并无区别，不是特殊安排的一堂课。除非有特定的听课团体，否则被听课教师通常可以对听课者做出选择或给出听课建议。对临床课程进行同行评议的过程与课堂教学评议类似，但临床课程应制订更符合临床情境的课程评议标准，而且需要遵循临床访视的基本要求。另外，临床教学评议有一个附加要求，即来访者应对听课内容涉及的临床实践较为熟悉。

教与学资料的评价

对教与学资料的评价是反映教学效果的另一个要素，教学效果评价可以通过同行评议的方式完成。评价材料通常包括教学大纲、教科书和参考书目（阅读书目）、教学计划、教具、作业和取得的成果。在进行评价时，应评价教学资料是否与教学目标一致，并且契合学生所处的层次水平，其内容范围和深度是否清晰、准确，教学材料的选用与组织是否有利于实现课程目标。

对教学大纲进行评价的目的是可确定其对教学目标的描述是否清晰、对考核方法的介绍是否详细等。教学大纲应向学生阐明通过该门课程的学习，学生将学习和重点掌握的内容。同时，该门课程的考核形式、评分标准以及各部分权重也必须在教学大纲中予以体现。

在审查教科书的适用性时，对于给定的某门课程，需要评价的因素较多。课本的可读性和阅读要求与学生阅读能力的匹配程度有关。这里假设教师已经通过提前入学考试了解了学生的阅读成绩。课本的可读性通常是基于词汇的难易程度和句型的复杂程度。其他值得关注的问题还包括视觉教具（直观教具）辅助、文化和性别歧视、课本内容覆盖的广度和深度，以及课本中涵盖内容的范围、价值和精确度。有多种评价教科书可读性的标准，这些标准的例子可以在 https://readabilityformulas.com 上找到。还有一个重要因素即教师对教科书的分析与理解。

这与教师组织教学内容的能力有关。教师组织教学内容必须具有逻辑性、增加教科书的可读性，从而促进阅读者对教学内容的理解，并增强理论联系实践的能力。评价中应注意确定主要与次要教学资料的比例，以及重要内容的表达、澄清和例证的程度。还应判断作者是否将主要思想加入章节的主旨中、是否阐明了核心概念之间的关系，教科书中的信息索引简洁明了十分重要，以便学生可以用课本进行查阅或参考。由于教科书成本较高，因此，在选用教科书时也应考虑这本书能否作为其他课程的最佳参考书来使用。教科书的评价还必须考虑其内容是否有利于学生学习。当学生论文或创作成果作为教学成果用于评价时，需要从中抽查一些样本，如对被授课教师评为较差、及格和良好的学生作品需要重新审核，以此进一步衡量预期教学成果的界定与学生是否达到了预期目标。这种评价能为学生展示学习成果提供机会。当教师为了展示教学成果而欲保留学生论文或者创造性作品的副本时，务必先征得学生的知情同意方可进行。虽然评审机构通常希望看到学生的学习成果展示，然而某些教师可能会为提高自己的评价分数或等级，而有目的地利用学生来展示学习成果。因此，在评价中应注意保护每位学生的身份信息，并事先征得学生的同意。

教学辅助工具的评价取决于在教学过程中对这些工具的组织和应用。由于所有教师都期望在某一特定情境或授课内容中应用某些教学辅助工具，以起到提高教学效果的作用，因此各学院对教学辅助工具的管理一般是有序管理的。教师一般期望学生能主动检索、定位学习资源，开发辅助工具以促进学习效果，或者仅仅是按照常规方法使用提供的学习资源。因此，在评价教学辅助工具时，侧重点为评价其多样性、创造性和可用性，以及是否按照预期充分地利用了这些辅助工具。总之，应对教学辅助工具的利用率和成本效益进行评价，这一点可以通过寻找确定适宜的教学辅助工具所需要的时间和努力是否与教学效果相匹配来衡量。成本效益可以通过考虑资料的花费是否与成果相匹配来衡量。

评价教学策略的正式措施

正式、客观的教学策略可使用实验或类实验设计、随机对象和实验干预等方法来衡量。例如，教师可以建立一个对照组和一个实验组来尝试不同的教学策略，通过教学效果评价以证明或反驳预先假设。这种方法虽然也可被用于单一教学内容中，但它更适用于某一课程中多个内容的对比，通常被用来检验教学效果。常用的方法是在对照组中使用传统教学策略，而实验组采取新的教学策略，然后对两组进行常规测试或者采用其他评价方法。分析两组得分的显著差异，并重点考察差异较为明显的条目，分析两组之间的一致性与不一致性。

这种方法的一个缺陷是其受课程内容影响较大，且不是普遍适用的。优点则是能为课程的评价问题提供有价值的反馈。

教学策略评价的另一个措施是请教师完成课程报告。课程报告记录了所使用的教学方法类型、选择这些方法的依据以及这些方法的应用效果。可通过同行评议程序或相关管理者每年对课程报告进行审查。关于正式教学策略评价的理论教学课程报告示例参见框 26.4，关于临床课程教学策略评价报告示例参见框 26.5。

对学生学习的评价

当教师的教学策略可以有效地提升学生的学习效果时，即可说明教师的教学策略有效。现场课堂教学评价可说明即时教学效果，也就是即时评价。即时评价是指在特定学习情景、课程阶段或学习水平的测评，而不是在全部学习结束时得到的测评结果。结果用于让学生清楚他们要学习什么，并帮助教师更好地评价学生是否学习。

课堂教学中可以采用多种方法（包括正式与非正式方法）用以评价学生的进步和所采用教学策略的有效性。本书第 23、24 和 25 章详细探讨了这些方法。教师可使用非正式课堂教学评价，从而有效地判断学生的学习效果。根据评价结果，教师可在课堂进行的过程中随时改变教学策略，从而提升学生的学习效果。非正式课堂教学评价往往不评分，并且采取匿名形式，从而可获得真实的反馈。虽然可以采用非正式评价方法收集资料，但正式评分性质的课堂教学评价不能省略，以便获得对教学质量的正式反馈，并确定学生的学习效果。

对学生可以使用形成性评价来设定他们的学习目标，并确定他们所掌握的知识与学习目标之间的差距。这使学生和教师能够专注于这些差距，纠正错误概念，评价所使用的学习方法，并为未来的评估做好准备（Rodriguez et al.，2021）。

执业证书教育项目中适合使用正规的外部测试方法，用以辅助评价学生的学习。例如，市场中有机构提供内容丰富且适合学生学习指导的综合预测考试形式。这些考试一般包含类似于学生将在执业证书考试中遇到的问题，并可向教师提供反馈意见，提出在某些特定内容领域加强教学或加以改进的建议。之后，教师可对学生得分较低的知识点进行重点回顾。追踪某一门护理课程中的学生成绩也有助于学院修订课程内容和结构，以提升学生的学习成果。

学生个人成绩必须及时准确地反馈给学生，学院应提供证据表明评价可以提升个人学习效果，这在临床教学评价中尤其重要。临床评价工具应符合临床课程的性质和教学目标。设计临床考核工具时必须明确指标，通过考核，可让学生清晰地了解教学目标。评价工具务必准确地反映学生成绩，并能提供适当的反馈以促进学生进一

框 26.4　理论课堂的课程报告示例

项目评价方案：教学策略评价

对于课堂教学的教学策略评价应询问下述问题：①“我们正在做想要做的事情吗？”②“我们能否把正确的事情做正确？”项目评价方案的主要评价内容：①教学策略；②选用教学策略实现课程目标的能力；③扩展学生知识储备的机会；④学生成绩评价。

教学策略

1. 教学策略有助于实现课程目标。
2. 明确每个教学策略的基本原理。
3. 教学策略提供了利用之前所学知识构构建知识的途径。
4. 基于评价结果改进教学策略。

列出每个教学目标

1. 列出为达到每个教学目标而采取的教学策略。
2. 明确教学策略的基本原理。
3. 确定如何使用之前所学知识来构建新知识。教学策略的示例包括教科书、课程任务、讲课、作业、补充阅读、讲座、课堂讨论或在线论坛讨论、视听教材、小组活动、嘉宾演讲、基于网络的 / 网络支持课程等。
4. 描述每个策略的有效性，包括适当的学生反馈，并说明下次授课时的改进措施。
5. 学生对课程的评价报告，包括课程的优点和缺点。

框 26.5　临床课堂的课程报告示例

项目评价方案：教学策略评价

1. 教学策略有助于实现临床教学目标。
2. 明确教学策略的基本原理。
3. 教学策略提供了利用之前所学知识构建新知识的途径。
4. 基于评价数据改进教学策略。

列出每个教学目标

1. 列出为达到每个教学目标而采取的教学策略。
2. 明确教学策略的基本原理。
3. 确定如何使用之前所学知识来构建新知识。临床教学策略的示例包括日常教学数据表、日志记录、护理程序 / 护理计划、教师技能示范（实验室或临床）、学生回示（实验室）、直接观察技能表现和对患者的护理、提出问题、观察体验、策划教学项目、实习后讨论会、角色扮演、案例分析、基于计算机的学习模块、数学能力测试、实验室技能测试和布置具有针对性的学习任务等。
4. 描述每个策略的有效性，包括适当的学生反馈，并说明下次授课时的改进措施。

步提升学习效果。评价工具还应包括学生得到反馈后的反应信息以及行为改变信息。

学生表现的评价方法

教学过程中不仅要保证教学方法的有效性，学生学习成绩的评价方法也必须有效和可靠。测试题是一种常见的方法，既能评估学生在课堂上的即时领悟程度，同时也能检验课程结束后学生对课程内容的理解和掌握程度。这种方法在成本效益和时间效率方面具有明显的优势。该方法为个人评价和汇总数据集中评价提供了快速和量性的数据，本书第 23、24 和 25 章还讨论了其他评价方法。

与评价教学效果相关的要素总结见框 26.6，与学生成绩评价有关的示例见框 26.7。

对学生入学、学习过程、毕业政策和程序的评价

对学生入学、学习过程和毕业（admission，progression，and graduation，APG）政策和程序的评价从学校是否招收了足够的合格学生进行入学考试开始，学生的潜在学术水平及其人口构成特征也很重要。应首先考虑大学或护理学院的任务和目标，以学生多样性为目标和高选择率为目标的大学在录用学生时的选择肯定不同。公立和私立院校在录取学生的类型方面可能会有所不同。卫生保健的发展趋势为确定学生入学目的提供了重要的数据来源。例如，医疗改革是影响招生的一个重要因素，如医疗改革对执业护士开放了市场，很多院校将以此为培养目标招生。招生政策一旦确定，就要开始着重研究招生策略。应对招生宣传手段和招生宣传材料、招生信息的准确性以及招生结果进行回顾。对于学生获取的关于该校基本信息的审查可以从一个方面确定招生宣传手段影响学生申请决定的程度。

框 26.6 评价教学效果

- 学生和教师对教学策略感到满意。
- 基于反馈和评价数据修订教学策略。
- 教学策略有助于实现课程目标。
- 教学资料对提升学生的学习效果有效，并能满足学生的学习需求。
- 对每个学生的学习成绩进行评价，并反馈给学生，以提高学生的学习成绩。
- 学生成绩的评价方法有效。

招生政策应明确，并符合项目的既定目标。招生政策务必可靠、有效，招生时应考虑学生最终通过执业证书考试或资格考试的可能性，防止不必要的减员。

学生资料是入学招生及确定项目特点和发展趋势的重要判断依据。许多高校都不再要求进行基础入学考试，例如学术能力倾向测试（SAT）或学科专业测试、数学、英语和阅读能力考试等标准化考试。中学和高等院校有时会刻意夸大学生的考分，使审查成绩单很难衡量学生的能力。成功通过护理职业资格证考试的学生受多种因素影响。这些因素包括平均绩点（GPA）、科学课程成绩、学生的应对策略、大学和护理学院提供的学生支持，以及对护理职业的准确理解（Chan et al.，2019）。其他因素如收入水平低和英语非母语等因素对于学生能否成功通过执业证书考试更为重要。评估技术研究所开发的基础学术技能测试成绩也可以预测学生的学习成功率。整体综合考量学生的情况并使之适应当前医疗保健服务体系的特征，可能为判断学生能否成功完成护理教育计划、能否有效地为多样化人群服务提供一定的借鉴。

应审核招生政策中是否存在歧视性因素，还应明确找出那些教育上的歧视因素，以保障学生与项目相适应，以及从社会正义角度来看待明显的歧视因素。例如，要求学生在进入护理课程学习之前完成某些预科学习是合理的，其目的是提升学生的学习效果，这样一来就获得了取得成功的基本能力，特别是招生目标要求多样化时要注意这一点。因某些性别、性取向、宗教、种族或者族裔而不录取学生的做法并不合适且违法。

随着大学入学要求的变化，许多州对高中学习的要求也相应增加。执行评价审查者须及时了解这些变化，以保证评价一致性，并对那些在没有增加课程要求前已经毕业的高中毕业生设立专门的指导项目。计划必须到位，并确保及时沟通。有些项目负责人提出，应对入学成绩与学业完成情况、毕业率及执业证书通过率等做相关研究，以确定招生和毕业之间的联系。尽管这种方法不能衡量有潜在成功可能但却未被录取的学生，但它也可以为各项与成功指标看上去关系不大的标准提供相关数据。

对于学生在校学习过程的评价必须公正合理，符合项目目标和大学制度标准。例如，每个

框 26.7 理论课教学效果评价示例

项目评价计划：教学策略评价

评价学生表现

1．评价学生表现的方法有效，且一贯适用。

学生课程表现评价

考试	数据	描述这些方法的有效性，包括适当的学生反馈评价	下次如何进行课程改革？
你如何应用试题分析来改进考试？	在单元测试中列出 KR20 值的范围，不包括期末考试。 范围 秋季学期 春季学期 夏季学期 [KR20 的正常范围在 0.00～1.00，数字越高，表示内部一致性越高，一般不应期望超过 0.80（某些用于商业目的的测试 KR 值可达到 0.95）]。	评价试题的信度、难度及区分度	
期末考试/布置任务分别占课程成绩的百分比是多少？（具体描述）	秋季学期 __________% 春季学期 __________% 夏季学期 __________% __________考试 __________任务		
期末考试/任务是否为综合测试？	秋季学期__________是 春季学期__________是 夏季学期__________是	__________否 __________否 __________否	
学生表现的课程评价有多少学生（占班级的数量和百分比）没有达到平均考试分数的 80%，但是通过完成课程任务情况、家庭作业和（或）学生课堂表现或发言通过了课程？	秋季学期 __________% 春季学期 __________% 夏季学期 __________%		

其他评价方法

本课程还使用了哪些评价方法？	__________书面作业 __________学生演讲展示 __________家庭作业 __________上台讨论 __________小测试 __________其他 （如有请列出：__________）		
在所有评价过程中是否使用评分量表（是或否）？如果选“否”，请证实是效度和一致性。	是 否（解释）		

框 26.7 理论课教学效果评价示例（续）

本课程是否遵循了护理教学指南或规范中的学院的评分制度（是或否）？如果不是，请解释原因。	是 否（解释）		
学生表现的外部衡量标准（商业产品）			
明确这次课程掌握的内容	秋季学期 ________ 春季学期 ________ 秋季学期 _______% 春季学期 _______%	你从测试数据分析中学到了什么？	下次你再教这门课时要做什么改变（以及为什么）？
参加内容掌握考试的学生总数是多少？			
达到测试基准的课程数量和百分比是多少？（熟练水平达到2级及以上）			

学期结束时，分数是否作为升级的条件？如果学生出于某种原因辍学，那么返校的条件和标准是什么？这些制度是否现实？学生是否完全知晓？除了例外情况，制度标准是否适用于所有学生？

学生满意度和正式投诉记录应作为学生在校学习过程评价的一部分。学生如对大学制度或程序有异议，可以遵循学校的申诉程序提出申诉，学生需了解如何获得及使用申诉程序。某些程序应以书面形式进行，以便为审查有关课程成绩或进度争议提供依据。这些制度是否根据具体学科或具体学校制订，要由大学的规模和复杂程度确定。对学生申诉的年度审查和关于这些申诉的决议，可作为学校政策和程序修订的重要依据。所有利益相关者都应参与申诉的审查。大多数项目都会设立一个由学生和教师组成的申诉委员会，并建立相应的行政审查渠道。

还有一个项目内部的审查方法是对辍学学生进行调查或采访，可以获知学生毕业前辍学的原因。常见的原因可能包括学习困难或因成绩不合格而被开除、经济困难、角色冲突、家庭压力、参军或健康问题等。对辍学潜在原因的审查常常表明可以改变干预方法以降低辍学率，这些变通的干预方法可能与学校的学生服务或具体项目问题相关。

一些项目还会收集学生辍学前的数据，这些数据可能对该项目能否成功有潜在的影响。收集数据的范围取决于评价的目的。如学生学业记录无法收集到相关数据，可以通过学生调查来补充。在取得学生知情同意后，从学生学业记录中获得的数据可包括入学考试成绩、平均成绩、辍学时的学习进度、具体课程成绩以及辍学史和返校继续就读的数据。这些数据范围虽然较广，但有助于分析辍学学生的资料，试图在学校的控制下判断潜在的干预策略要素。在研究时，可以将辍学学生与完成课程学生的资料予以对照，通过学业成功指标评价分析两组之间的显著差异，研

框 26.8 对入学、学习过程、毕业政策和程序的评价

- 招募足够数量的合格学生来保证项目的可行性。
- 招生入学政策明确界定，招生宣传材料与项目目标一致。
- 学习政策和规定公平合理，向学生公示并与项目目标一致。
- 学生满意度和正式申诉的记录作为持续改进的组成部分。
- 评价和解决可能的辍学原因。

案例研究 26.1 学生执业考试成绩

教师对学生执照考试分数在过去几年中下降到不可接受的水平表示担忧。

1. 教师应该如何找出这种变化的原因？
2. 收集到数据后，应该如何处理结果？
3. 教师应该如何使用数据结果？
4. 教师如何知道所做的决定是否恰当？
5. 教师接下来应该采取什么措施？

究结果将会更有意义。框 26.8 提供了与 APG 政策和程序评价相关要素的总结（案例研究 26.1）。

对教师的评价

项目必须有足够数量的合格教师来达成项目的任务、理念和预期成果。项目的性质、上级机构的期望、学生人数以及认证机构的要求，都将影响所需教师的数量和资格。教师的资质可以从以下几个角度来衡量：教师资格证书、教师多样性和专业经验等。

教师资质

教师应具备与教学任务、所教授课程的水平、学校的要求以及服务和学术标准相匹配的资质。教师的专业经验、教育和专业背景应能满足其教学任务的要求。对护理教师拥有的学位层次评价与教师所教授的课程层次有关。为学士学位课程教学的教师应最低拥有硕士学位，从事硕士研究生教学的教师应具有护理学博士学位或相关领域的最高学位。许多护理院校鼓励教师研修并获得最高学位，但护理人员拥有高学位教师数量不足，护理教育行业面临着一定的挑战。美国护理学院协会 2021 年度报告指出，只有约 50% 的护理教师具有博士学位。该报告还指出，约 89.7% 的护理教师职位空缺，仍在招聘拥有护理学博士学位或相关领域最高学位的教师。自 2014 年以来，以研究为重点的博士课程的入学人数已经下降 9.6%（AACN，2019）。为解决博士学位护理教师的短缺问题，一些护理院校可能会向已获得硕士学位的教师提供额外的奖励或支持，以激励他们继续攻读博士学位。在这种情况下，必须注意避免“近亲繁殖”导致的比例失调的现象，即太多教师在同机构获取学位。各教育机构的教师资质标志着学院的多样化理念和开放包容的创造性，而教师的“近亲繁殖”则不利于学院的发展。

教师资质的评价还应包括与职称相关的教师资料评价、对有终身任期或非任期职位任命的区分，以及全职与兼职职位的平衡。教师资料评价、对有终身任期或非任期职位任命的区分，以及全职与兼职职位的平衡。对不同层级教师人数和比例进行评价，为评价教师的教学经验和专业知识提供了衡量标准。如果学院中已经获得高级职称（副教授或教授）的教师数量较少，与其他学术学院相比，会由于高水平教师不足而影响该学院护理教育的发展。在某些大学，教师层次呈现多样化，如教师中有非终身教授、临床指导教师，也有终身教授和科学家受聘为教师（参见第 1 章）。而在某些大学，只有正式聘用的教授才能参与机构管理。大学和学院教育常委会负责制订教师职称评级和任期标准。在大学层面，标准和政策的制订受有资格参与管理的教师数量影响。另外，如学院教师大部分为终身聘用制教师，则可能成为多元化教师聘用或增加某领域聘任教师数量的阻碍。为推进足够数量的教师参与管理，满足学术咨询、课程开发和课程评估的需求，专、兼职教师数量的平衡也应作为评价指标之一。

关于各院校的教师资格，应首先明确相关要求和标准，护理院校可根据这些要求进行师资配置。一旦确定了教师资质的相关评价标准，评价者就可以根据这些标准对教师的基本情况进行评价或分析。在评价时，还应注意分析影响师资配置的相关因素。追溯教师档案并分析教师离职的原因至关重要。学院招聘教师的计划和教师的留任因素都会影响教师资格评价。

影响院校招聘和留任教师的相关因素是薪酬结构。如果护理院校的发展目标是促进优质教学并在全国有一定的影响力，则所提供的薪酬必须具有竞争力，才能吸引各种卓越的教师群体。对于薪酬的比较有多种途径。内部重要的比较方式为，护理教师的薪酬与更大院系内同等级别和成果产出量的教师薪资是否基本持平。外部数据比较可从美国护理学院协会、美国国家护理联盟、美国大学教授联合会以及诸如 10 所著名大学联盟等地区组织的数据中获得。美国护理学院协会为专职护理教师提供了薪酬水平信息，包括按职称、学位以及国家地区的平均和中等薪资水平参考（AACN，2020—2021）。美国学院和大学人力资源专业协会对提供学士学位和更高学位类型项目的公立和私立机构教师薪酬进行了年度调查。国家教职工薪酬调查组调查了四年制教学机构，按照学科和教学层次提供薪酬的依据（Bichsel et al.，2017），本次调查的结果可在网上查询到。此外，根据国家的不同地区、机构运营预算的多少以及有宗教背景的私立学校等变量也可获得关于教师薪资分类数据的定制报告，并可用于更准确地比较本校教职工与同行机构的薪酬。某些护理院校也可通过与共享数据的同行机构联网来获得薪酬信息比较。

教师发展

教师发展应该始于对大学或学院、各部门的目标的介绍和了解。在这个过程中，教师社会化开始向学术界转变，要对教师介绍每个机构及学校各个层面的使命和目标。应该将原来的预期目标作一个回顾，并且分享所有能加强和引导目标达成的文件。例如，新教师通常可以领到制度手册，内容包括一般政策和教学、服务和科研期望等。院校还会带领新教师熟悉学校内部各院系、后勤部门及其他物理环境。每个层次都有更明确的方向。除了从校园和机构层面向新教师做介绍之外，学校或学院一般会为新入职及已有教师提供一系列开放的有计划的会议讨论。讨论的重点可能包括新教师的常见问题、基本需求及学校政策变更等内容。例如，很多学校会在采用新技术的同时定期举办教职工培训会议。向教师们提供有关政策变化、课程变更、学校或机构的任何其他层面的新发展很有必要。

教师完成入职手续后，就会获得有关专业发展的持续支持。学院教研室会支持教师开展科学研究，学院其他部门或技术支持部门也会为教师提供技术支持。学院还应不吝动用经费或合作计划鼓励教师参加会议、研讨会、研究座谈会等，这些都是教师发展的重要途径，并作为评价结果部分进行追踪。

越来越多的院校开展了辅导项目，这为研究和教育提供了多方面指导。辅导是一种多维度的活动，由高度个性化的二元过程和关系组成。理想的导师致力于帮助学生在个性和专业方面得到双重发展。导师的特性应包括善于倾听、平易近人、和蔼可亲、守信、诚实、慷慨，并且具备学生想要效仿的品质（Eliades et al.，2017）。导师和学生之间建立了一种相互关系，在这种关系中，参与者之间存在着知识差异，但这种关系超越了导师关系。导师通过对学生的倾听、肯定、建议、鼓励和期待其付出，帮助初学者进入专业状态和规划职业方向。

无论导师与学生的观点有何差异，导师和学生都应清楚自己的角色定位并灵活地允许个性化的发展。在高等院校，根据部门级别分配导师，在普通学校，导师经常由相关的管理中心或学校教师委员会分配。基于个人需求或发展计划的需要，一名高级教师被指派为1年期限的导师，同时继续担任原先的职务很常见。如果这种关系延长并超过了1年，年末或一段特定时间之后应对师生双方进行评价，主要评价内容是师生指导关系的性质和有效性。导师的职责一般由机构确定，但一般职能包括咨询和讨论、回顾课程材料、观察教学过程、协助处理评价数据、建立教学模式、鼓励学习以及辅导。

导师可以指导教师或其他人员利用校园支持系统申请经费以开展科研。导师也会给教师建议或提供服务资源，以帮助教师升职或达到任期愿望。这种关系的主旨通常具有协商性和建设性；然而，一些学校更倾向于有针对性的规范方法，尤其是对新教师。为了努力构建公平的教师发展机会，导师不会成为评价者。

最后，高等学校拥有其继续教育部门，并期待这些部门参与教师发展。通过继续教育提供一系列与教育策略、试题编制、教学评价或其他方面相关的工作坊。这些活动通常也对其他教师开放，提供更加多样化的参与人员，并为部门提供财政支持。一些继续教育部门帮助教师举办与其专业知识领域相关的会议，并辅以学术讨论会或其他活动，为教师的专业发展提供服务，并为教师提供分享他们作为专业知识上的专家进行演讲的机会。

教师学术发展

教师在学术活动中的成就可反映项目的有效性。许多学校应用Boyer（1990）模式作为评审教师学术成果的基础。知识发展（探究性学术）和教学发展对于学院来说都是至关重要的，它们也是全体教师所期望的（详见第1章）。教师选择在他们卓越的领域进行研究，并根据学校及部门建立的标准进行衡量。学科内外标准需要同专业评价一起进行审查。研究数量和发表论文的重要性评价远不如研究成果的质量评价。一些委员会要求教师选择2 ~ 3个最好的研究课题和发表的论文以备审查，而不是提交全部成果进行审查，这突出反映了质量是重点。另一个期望是由外部同行和系主任对提交的作品进行审查。文章的发表与刊登是考查成果质量的重要依据。文章发表的期刊和发表期刊在本学科靠前的排名也是被考量的依据。文章发表之前，知晓学院建立的与文章发表有关的制度标准至关重要。具体举例说明，与编写整本书的一个章节相比，一些学校更看重重点期刊发表和整本书的编写。第一作者、合作作者或通讯作者的权重相同。通常也将文章引用情况作为评价重点。一些大学或学科也会考虑成果的创新程度，如广播或电视制作、录像带、乐谱和依据学术或专业特长进行编舞等。获得高额奖励和得到领域内专家的认可将为此成果提供令人信服的评价证据。

获得研究项目、学术项目和特殊项目的资助是评审教师学术成果的重要评价依据。根据资金来源界定成果的分量。外部资金可能比内部资金更重要，权重更大。例如，得到主流基金或联邦基金的资助应比得到来源不明的小额资助获得的权重更大。在审查过程中，无论是对主要研究者还是课题参与者的评价都十分重要。有广泛受众的应用型研究的价值正越来越受到重视。任何学术研究的关键都是分析证据，并在理论基础上进行综合研究，而不是简单的描述性研究。总之，各高等院校评价标准的确立应基于其任务和使命。学术成果最好由作者的杰出同行做出价值判断。

教师学术研究的应用可通过专业实践和服务予以评价。有些学校将专业实践服务作为重点，而其他学校的教师认为这不如研究那样有价值。并且，有证据表明越来越多的院校开始尝试制订反映学术服务的发展标准，以引起大家对实践服务的重视。学者的临床实践和临床能力评价标准基于国家对个人的认证，特别是对那些希望寻求认可和提升临床能力的教师。各大学的使命使其侧重点有所不同，大学服务的重点在于与教师群体专长紧密联系。在学院内部，教师通过参加所在部门的委员会及项目并发挥领导作用来展示服务职能。更广义地说，是在整个校园及大学层面上的参与。参与对创新事业、改良及政策制定有决策性影响的委员会是有意义的服务的体现。在校内行政管理岗位上任职已可被视为专业服务的证据。

除了为所在机构提供社会服务之外，教师还可以通过专业实践或参与政府组织的其他活动来提供服务。政府组织相关的专业活动从某种程度上反映了知识的应用及拓展并更新了学术上的发掘点。例如，给代理机构提供技术支持和为政府或私人组织提供公共政策分析等。双职岗位或与需要某种专业知识的实践机构签订合同对专业人员来说是另一种服务的例子。当然，教师开办诊所是这种服务方式的强有力的例子。一些机构在评估时也会考虑将应用型研究作为服务的内容。

教师提供或参与一些社会服务时，不仅要提供活动列表，而且要用文字说明服务的价值。教师在服务领域内得到表扬信或外部机构提供的奖金也可以作为证据用以评价。在机构内，教师提供有价值的服务的对象要给予一定的系统反馈。教师通常会因服务而收到例行公事的感谢，这对界定服务的价值意义不大。对提供服务者表示感谢并对其特别专业服务进行评议反馈和说明效果可作为服务价值的证据。

学术整合还体现在从事跨学科研究、解读研究成果或在专业领域提出新见解方面。向公众展示学科相关问题以帮助公众了解本学科、开发新型教学材料、提出新的教学方法、发布专业报告都是学术整合的例子。整合学术评价可通过确认研究是否发掘了新知识、阐明了主题或展示了创造性的洞察力予以判断（Boyer，1990）。

让教师在系统里所有领域的课题都有卓越成果是不可能的。Boyer（1990）模式尝试着眼于学术需求并从这个角度看待学术成果，教师提供多种途径证明研究成果的价值。研究成果和出版物对于学院来说是评价的重要组成部分，对综合研究型大学来说也是至关重要的。教师单一领域的评价和奖励具有局限性。而且，这会使多样化的教师工作价值大打折扣。多样化的学术专长可以提升该院校的声誉并促进更好地利用资源。教师有责任在一项或多项学术领域提交成果的证据，机构负责人也有义务支持研究过程和奖励优秀成果。

教师表现评价

教师表现评价的目的在于提升改进教学质量。教师表现评价基于护理项目所在的大学和学院或系的理念、使命和初始目标。教师表现评价主要根据具体工作描述或课堂教学、临床教学任务完成情况以及对学术和服务的期望。初级院校、某些社区院校和部分高校重点关注所在区域的教学和服务任务的完成情况，这也是教师表现评价的重点。研究型大学不仅关注教学和服务，还强调对研究和学识的关注。在教师表现评价政策和标准中，有宗教信仰的高校和大学可能包括关于为教会服务的附加期望。

教师表现评价政策和程序应清楚地传达给教师。常见的一种方法是要求教师每年向直接监管部门提交他们过去 1 年中的表现评价报告和发展计划，这需要与大学各部门的任务和目标相一致。教师的个人目标也可作为发展计划的一部分，需得到监管部门的认可。教师个人目标可以是短期目标或长期目标，应包括实现目标的活动计划和策略，以及完成目标的时间表。这些教师目标不只与教学有关，也与获得职称和晋升有关。教师的主管或管理者应定期与教师召开研讨会来回顾目标发展过程。

教师一般会在期末进行自我评价，包括教师的表现和发展目标的达成、阻碍目标实现的因素，以及未来要如何克服这些障碍才能提升表现。也可以采用档案袋评价方法，包括教师的发展计划、自我评价、学生对课程评价的副本、学术工作和服务的事例，并提供书面说明材料详细描述教师的学术成果和展望。在年度表现审查时，教师的上级主管审查教师的自我评价材料，并为完成工作总结和展望的教师提供书面反馈。各院校采取的形式不尽相同。一般这种反馈以表现量表的形式评价，根据相应的标准给出等级。使用表现表格的形式可以保持评价的一致性，量化分析学院教师的学术表现，确定教师在某一领域发展的可能性。例如，如果一些新入职教师表现欠佳，那么可以根据量表提示提供额外的进修或教学训练。

同行评价是教师表现评价的另一个重要组成部分。大多数高等教育机构都已开始实施针对教师教学活动和表现的同行评价。同行评价标准一般由教师商议后拟定，经教师委员会同意后实施。委员会评价由形成性评价和终结性评价两部分组成。有些院校的形成性评价是在教师试用期完成一半时进行，通常定在教师任职的第3年。在对教师进行授予终身教职的终结性评价之前，也可每隔一段时间就进行一次形成性评价。院校一般允许委员会将形成性评价结果向教师说明并提供建议，为终结性评价做准备。终结性评价一般在试用期末进行，通常在教师首次任职之后的第6年。在规模较大的高等院校，一个在学院或系层面的由同事组成的初步评审委员会将对该教师的终身教职档案进行初始审核，做出有关是否推荐晋升或授予终身教职的建议，然后再将评价表转给相应管理部门和同行校委会做进一步审查。最终建议递交到相应管理部门，由董事会董事或其他校级机构管理人员做最终审定。各特定院校根据其特点可能会有所区别。

高等教育中的一个普遍问题，特别是在研究型大学，是缺少按类型区分全体教师的评价计划和标准。针对晋升和终身聘任制教师的测评标准在不断完善和细化，但针对非终身聘任制教师的测评标准尚不完善。有些学校也有非终身聘任制教师担任讲师、研究员或临床指导教师职位，这些人也会从系统地根据其职位描述及预期成果而审慎制订的评价标准中受益。另一个群体是兼职教师群体，他们也需要通过评价和获得机会促进成长和发展。越来越多的兼职教师希望将他们也纳入年度考评以再度聘任。院校可以根据终身制教师的考评标准尝试为非终身制教师和兼职教师提供测评。

外部因素可能会影响教师表现评价的结果。例如，外部机构诸如州立法机构和教育委员会可建立问责制，其对高等教育的要求及标准适用于整个州。教学工作量组成分析就是常见的例子，经常根据教师授课学时来确定教师的工作量。有多种评价模式满足标准，无论采取哪种评价模式，常规标准都是大同小异的。教师工作量设计应满足大学和学院的使命和目标，并涵盖这些机构对教师强调的专业角色的期望（教学、服务、研究）。虽然教师预期工作量均等是很重要的标准，但为满足学校需要，也应具有灵活性。框26.9提供了与教师表现评价相关因素的总结。

学习资源评价

大学的教室和实验室需要提供有效的教学和学习环境来支持项目效用。评价教学空间包括教室是否有足够的规模、数量，以及环境是否舒适以提高教学效果和促进学习。教学环境评价内容一般包括学习资源中心、模拟实验室、计算机中心、教学设备和用品供应中心。教学额外支持空间可包括教师与学生的休息室。此外，足够的办公室场地和设备、会议室等对支持教师团队合作和学术研讨均非常重要。教师需要封闭的个人办公室，以提供咨询、敏感建议及评价会议。除

框 26.9 教师表现评价要点

- 教师完成工作量要求，教学工作表现与学院的使命、理念和项目预期结果相一致。
- 教师入职时接受学校的培训。
- 教师获得充足的专业发展支持。
- 教师学术活动成果与项目的效用和大学使命相一致。
- 教师表现评价能够促进教学质量提升。
- 教师团体和个人成果验证了项目的效用。

了这些基本因素，在项目使命和目标中应明确对于空间需求和配置的说明。教学空间配置应与项目使命和目标中对设备和空间的最初期望保持一致。该因素评价通常通过调查教师、学生和职员来进行。该项评价的另一个内容是记录设施资源的书面清单。对教学空间来说，空间和设备的配置不仅对完成项目使命和目标非常重要，对了解教学空间的具体位置以及设备的利用与维护也十分重要。

临床机构评价也是重要组成部分，以此确认其在提供恰当的学习体验中的效用及对达成项目使命和目标的作用。此评价包括对该医疗机构所服务患者的考虑。患者数量是否能满足项目的学习目标及是否能够匹配学生数量的评估十分重要。当然，这对于该机构提供高质量护理教学服务以促使学生达到高标准的社会化来说同样重要。一种评价方式是机构认证合格证明，另一种方式是专家鉴定由教师对该机构进行的评价。护理人员愿意与学生沟通互动是十分重要的，同样重要的是该机构的护理人员有足够的能力进行言传身教。评价时需要了解有多少学生使用同一种机构，机构内有几个科室、预订这些科室是否困难都是要重要的考虑因素。任何特殊限制或要求都可能影响该机构作为实习基地的决定。

对临床经历评价的另一条途径是审核代理协议，必须重视这些协议并应定期审查。协议条款说明务必明确并满足项目标准。例如，所有协议都应包括取消或中止协议的步骤和时间表，并用条款说明允许学生完成当前课程学习的安排。在协议限制和规定的范围内，教师保持对学生任务和评价的掌控也至关重要。法律顾问对协议的审查将确保合同经过专家鉴定且符合各项法规。

一些学校也设立并实行了教师运营诊所，这些诊所也是学生的学习基地。诊所中与学生学习相关的评审与合同，应像其他机构一样进行评价。

教学技术

信息和教学技术必须跟上时代的发展，并且能支撑项目目标的达成。对教师和学生而言，教学效率与可利用的信息技术直接相关，使他们能履行各自的职责并创造一个动态的学习环境。信息技术成果的应用情况属于评价的一项内容。例如，某院校一开始只有部分教师希望在教学中使用虚拟仿真，随后全体教师都愿意应用虚拟仿真来提升学生的学习效果，说明该技术成果得到了认可。另外，还可以通过虚拟技术与项目课程的整合情况判断成果的效用。虚拟实验室的使用评价包括使用频率和从简单到复杂模拟的学习经历类型。教师和学生对虚拟实验室的满意度是另一个有效的衡量结果。技术需要应最大限度地与学校使命及目标相联系，尤其是与教师教学活动和学生的学习需要有效结合。

还应评估学生入学或就业时是否应用了信息技术。学校图书馆或计算机实验室等资源设施的使用，为学生和教师的软件和硬件发展提供了机会。护理技能的教学和学习的信息技术已经取得了令人兴奋的进步，但评价时还应考虑这些设备和软件的适用性、师生是否已经准备好使用这些资源。为了确保技术用户（教师和学生）与维护技术设备的人员之间有效、持续的对话，与信息技术部门人员建立合作关系很有必要。

远程教育

远程教育在高等教育和护理教育中越来越普遍。对远程教育的课程内容认证、学时分配以及课程回顾，一般由不同州或国家委员会的相关标准确定。远程教育认证委员会（DEAC，2021）将远程教育定义为一种在线、通过函授或基于互联网的，利用技术“满足多样化、不断增长的学生群体的学习需求”的项目（p. 6）。一般来说，如果通过远程教育方法讲授的课程超过 50%，它们就被认为是远程教育项目。一些远程教育项目使用印刷或电子材料，并在特定时间间隔内进行面对面的交流。一个项目应用远程教育作为部分课程或全部课程教学的基本方式时，其教学方式对项目结果、教学实践的实施、技术应用的效用性和教学质量的影响必须纳入评价。远程教育项目的数据收集方式可能与一般教育有所不同，需加以修改。因为学生不在现场，需要采用互动和创新性的教学策略，学生的学习评价方法也应具有一定的创新性。远程教育在招收和录取学生时需要有特殊考虑，因为一些学生缺乏取得最终成果的动力和能力。需要考虑远程教育项目实施的其他方面，包括教师的发展和支持、学生的定位及如何给予在线学习指导、学习资源和支持服务等。必须有合适的用户支持和技术，特别是互联网传输模式，以维持远程教育。另外还应考虑远程教育的相关费用（参见第 21 章）。

图书馆资源

学校和机构提供的馆藏资源必须足够支持

项目学习。评价时需关注图书资源（书籍和期刊）的持有量、图书馆服务以及图书资源的利用率。教师、学生以及图书管理员都是评价的重要利益相关者，遇到相同的问题时，每类人群通常都有不同的看法。对于通过馆际合作和在线数据库直接或间接获得图书资源的相对重要性常有争议。对教师和学生来说，直接获得图书资源非常重要。

有各种标准用以衡量图书馆藏书量是否充分。一些学校采用公布资源列表的方式作为图书馆藏书量的标准。基于书籍年鉴《美国护理学杂志》的资源列表经常被作为衡量标准。一些院校认为，图书馆藏书中拥有所有符合需要的教科书和阅读资料是非常重要的，至少对于本科学生而言应达到这些要求。由于研究生学习阅读预期量比本科阅读量更大，所以需要更多的数据库来查阅更多资料。教师工作小组经常被分派查阅与研究生主修专业教育相关的馆藏。查阅资料可能会用到相同科目的同等级别机构的馆藏量，有些科目则依赖于教师的专业知识。有些人认为让专业教师列出所需护理书籍作为评价依据是可行的。总之，图书馆馆藏总量将会成为审查的参考点。

图书馆服务同藏书量一样重要，通常用调查的方式进行评价。图书馆服务评价应建立在均衡一致的基础之上。图书管理员、学生和教师均需对提供的服务和服务效用做出评价。内部调查结果可能提示有关图书馆服务的具体信息。例如，内部调查通过审查图书馆系统来确认满意度和借还图书的时间表。这可能是根据既定目标进行衡量，如1周内的平均借书时间。除了量性数据之外，对图书馆服务的评价，如经常提供有价值的数据服务，可以提供关于图书馆服务的质性数据。有些图书馆会针对不同院系对图书馆利用的情况进行分析。有些图书馆不做这种分析，但是可以估计实验组学生使用图书馆的机会少于、等于或多于其他学生。有些图书馆查询系统有非常自由的查询时间，而有些图书馆没有。可以根据实际情况将其纳入评价体系中。

大多数图书查询系统都能有效使用互联网技术，互联网提供丰富的阅读资源、阅读文章全文和复制服务。因为互联网无处不在，这种方式可为五湖四海的学生获取信息资源带来新机遇和挑战。利用此服务机会的人将建立专门的访问评价标准。识别和审查供教师和学生使用的数据库，以及用于引导他们使用这项服务的方法非常重要。框 26.10 提供了与学习资源评价相关的要素总结。

管理效能、架构及管理方式评价

项目管理者的资质和领导力对项目效果而言十分重要。应每年或定期对管理者进行正式评价。对管理者进行的具体评价包括管理者是否引导部门建立明确的使命和目标，以及管理者领导学校或部门取得的成果。成果包括内部成果和外部成果，即所在机构在校内和校外的单位声誉。评价还应关注管理者筹资和公平有效地进行预算分配的能力。正直和协作也是一个值得关注的问题，解决冲突、做出决策、激励和处理人际关系的管理能力也同样要关注。

无论大学的规模和关注点是什么，管理效果评价都应由全体教师共同参与。教师应有提供管理者绩效评价反馈的机会。这个协作过程在不同等级的护理院校和机构内均可进行。例如，护理学院院长应在收集教师的全面反馈信息后，对护理项目负责人进行评价。学术副校长评价护理学院院长的管理水平时与上述过程类似。对于所有级别的管理人员，来自其上级和下级的评价都应纳入考虑之中。教师或管理者都应做出自我评价，从而鉴别自身优势、列出未来需要改进之处及发展计划，如接下来1年内的计划。除合适的绩效评审考核过程之外，教师和管理者应反思评价过程的效用，包括评价形式和改进策略等方面的有效性。

在评价中也可使用标准化评价工具，如由 IDEA 中心提供的对部门主任和院长的评价量表，这也是一种评价管理效果的较好的方法。使用标准化工具的优势是可以提供一个与国家基准进行管理效能比较的机会，但缺点是成本过高。

除了有效的领导，部门架构和管理方式必须为部门之间的沟通和解决问题提供有效的手段。制订规章制度和章程可提升管理效果。护理院校

框 26.10 学习资源评价

- 教室和实验室设施提供了有效的教学和学习环境
- 临床机构提供了有效的、多样化的学习经历场所
- 信息和教学技术及时更新并支持教学目标的实现
- 图书馆服务和馆藏具有综合性，并能满足师生的需要

应检查规章制度与上级机构以及学校规章制度的一致性，以及评价促进教师参与学术管理相关机构的效用。例如，对委员会与院校的使命和目标进行比较分析是有必要的。这些常务委员会的机制能够处理与教职员工事务、学生事务、课程安排、院校预算和任务等有关的重大问题吗？在设有法学院的大学里，随时都可以就章程是否符合议政制度及检查其一致性等问题进行咨询。

从某种程度上讲，章程内对利益相关者的纳入评价也很重要。例如，学生代表在委员会中的位置是什么以及如何定义投票权？是否建立了相关机制并描述其功能？所有委员会的会议记录都应存档，并予以有效报告。这些记录应包括参与成员、会议议题、重点讨论的问题，以及对决策和行动的精确描述。这对每年委员会的接任候选人评价很有帮助。每个条目后面应有一个代表性指标（如教师、学生、校友或服务对象代表）。通过这种方式，可以考察利益相关者是否真正是指定的委员会代表。代表性是整合利益相关者的一种预期手段，但出席和参与是实际参与的指标。因此，每次会议的出席者都应在记录中体现出来。评价小组可能会为了考察这些因素，检查会议参与记录和决策，在评价过程中，追溯数据十分重要。例如，每次会议的会议记录都应说明如何引导决策和文件，做出最终的决定，以及已经采取了哪些行动。如果课程委员会的建议要转交给教师理事会审议并采取行动，则应记录转交日期。学院委员会的记录可以体现项目的阶段进展情况和做出决定的时间。记录要求准确，以供审查。

应评价政策的有效性，以支持和指导与项目执行有关的沟通和决策。学院政策须用手册或文件的形式展示，并且尽可能提供给任何有需要的教师。很多院校为新入职教师提供电子或打印的政策手册并不断进行修订。学生一般在合适的时机也会收到与自身学习有关的政策消息。例如，学校目录中也包含了一些政策。与特定课程相关的政策通常包括在课程材料中。政策如何传播给受政策影响者的调查，应是政策评价的一部分。当政策有变更时，应及时让师生了解，院校应每年审查并定期更新学院的相关政策与规章。政策的投入使用须有批准文件，以及利益相关者的签字和投票情况说明。主题会议记录提供了相关方的讨论和行动依据。政策表达要明确、准确。相关政策若未得以实施，则应分析其原因并制订相应干预措施。框 26.11 介绍了与管理者、组织架构、管理方式相关的评价要点。

财政资源评价

项目有效性取决于充足可用的财政资源。护理院校（学院或系）的预算应参照相关人员、设备和用品、参加会议及基础设施等因素来制订。作为一个评估起点，个人薪酬会根据供求情况进行评价，并针对该大学、地区以及全国的教师和员工工资的指导方针进行审查。例如，某政策已经指明多样化的教师可以完成项目的使命和目标，但是这一政策的实施取决于院校财政能力用以招聘和吸引教师来满足综合结果的期望。如果大部分人事预算是针对兼职教师，那么想在教学、学术和服务方面实现广泛的教育目标，就很难在理想水平上转换成全职职位。在前面提及的对教师薪酬的对比性分析结果也会影响预算审查。如果教师薪资需要增加或缩减，则需要另一套替代方案，以达到财政支持充分满足教学需求的预期。

随着技术的进步，确定财政支持的用途变得越来越重要，远不止在物理空间部分提到的通常考虑的物理环境。虽然可找到内部和外部的资源来获取这类技术，但维护和升级技术的资金是一个需要关注的问题。许多项目都获得了技术硬件的拨款，结果却发现预算中没有可用的软件维护和升级款项。严谨的记录保存为该领域的未来需求和技术成本效益评价提供了一个数据库。为投资提供最大回报的技术做出决策。这些数据也为获得额外资金提供了支持性证据。可靠的数据比愿望清单更有说服力。未来的采购可能部分取决于有效使用现有技术的数据，这是涉及多个利益相关者的问题。

基础设施需要的维护和应用扩展也需要仔细记录。诸如对供暖、照明和电话服务等基本问题的记录为预测未来需求提供了趋势数据。必须记

框 26.11　管理者、组织架构和管理方式的评价

- 项目管理者具有提高项目效果的资质和技能。
- 系或学院的架构和管理方式提供了有效的沟通、决策和解决问题的途径。
- 护理教师积极参与护理系 / 学院和学校管理体系。
- 有足够数量的教职员工和专业人员支持项目的效用。

录对新项目进行维护和扩展的必要性；在没有数据支持的情况下申请资金，会导致做出不恰当的选择。

教师发展的资金对教师的成长来说十分重要，应基于学校和部门的使命和目标来确定并听取管理层和教师的意见。例如，如果提高学术产出是目标之一，一定比例的预算则主要用于参加研究会议和做演讲。一定比例的预算可以用于与教学和学习相关的会议和演讲，以提高教学卓越性。一些学校指定部分资金用于学生参加学术会议或用于学生的研究成果发表论文。评价应对指定用途的资金使用情况进行审查，并在某些情况下采取后续行动，以确定由学校资助的活动对学校的益处。有些学校在财务报告中会说明某位教师在某一特定时期内收到的拨款并监测这一评价措施以促进公平。

财政资源也取决于护理院校寻求和获得外部资金的能力。大学本部和学院或系的规模和性质将影响本领域的成果预期。越来越多的学校不得不为项目和学术成果争取外部资金。稳定的资金来源也影响这方面的问题。公立学校过去从州、学费和外部资助这三方来源获得资金。在大多数州，州拨款的比例逐渐下降，公立学校正在努力通过增加学费或其他费用来弥补这一损失。因此，更需要建立获取外部资助的明确目标，并评价这一方面的进展。设定的目标可能比较宽泛或非常具体。例如，有些学校可能只是简单地表明每年依据审查增加的外部资金。在这种情况下，任何增加都是合理的。其他学校可能会设定具体的目标，如预计每1 ~ 2年要增长的百分比或一个5年目标（在年度目标规定的水平上增长，以实现长期目标）。另一些学校具体指明了增加资金的来源。例如，一些学校表示希望从特定来源如美国国立卫生研究院增加资金。这些措施提供具体的评价指标。5年和10年的趋势数据有助于分析进展情况，并作为未来目标的数据库。

与财政资源相关的另一个问题是发展资金。通常必须提供资源建立一个有预期回报的筹资项目。例如，许多学校都支持“学科之友”类型的咨询小组（聚在一起进行筹资活动）。校方应明确说明筹资的目标。一些人认为，受到潜在捐赠者重视的特定方案获赠的可能性更大。当然，应指定一定比例的资金作为学校的自由裁量权，但目标资金也是成功的关键。评价包括衡量筹集资金的成本，而不是由此产生的利益。趋势数据对这一领域至关重要，重要的是不仅要知道获赠的金额，还要知道来源以及这些来源和筹资努力的关系。

许多学校都有针对性的财政奖励计划以鼓励捐赠者参与教育任务，包括捐赠的桌椅、教学中心、技术设施、教师和学生的奖学金、图书馆的改建、课程创新计划等。评价这些举措的成果远比仅评价获得资金的数目更有意义。它应包括与既定的使命和目标的一致性、投资绩效指标的趋势数据、与同类院校的比较，并分析这些举措实现既定目标的价值。

为了今后的发展，将资金来源作为审查指标也很重要。有些学校完全依赖校友作为发展资金的来源，有些学校则依靠公司和特殊利益集团。例如，在护理教学方面，医院为培养未来的护理人力资源，经常为护理专业师生的兴趣活动提供资金。如果撰写资金投入效果和资金利用有效性的评价报告，医院的投入可能还会增加。在这一领域经常被忽视的评价要素之一是告知捐赠者由于其慷慨资助而取得成果的机制，单是这一点就可能影响未来的捐赠。

对财政资源分析和决策的另一个数据来源是捐赠团体的目标审查和针对额外资金的州的举措。当外部机构的目标和举措与学校的使命和目标相一致时，可为学校提供申请资金的机会，从而有助于实现外部资金的投入预期。通常可通过与大学、图书馆检索、专业组织、研究和开发办公室或资助组织的直接接触获得这些数据。

无论资金来源如何，护理教育项目与高等教育中的其他项目一样面临着对更高的成本效益的期望。高等学校不仅面临提高质量、增强学术声誉的需求，还面临州和国家对财政的问责。由于学术项目是成本的主要驱动因素，所以高等教育机构审查学术项目的成本效益是合乎逻辑的。护理院校可能也会通过参与机构项目优化课题，以检查成本效益。具备多元护理项目的大型护理学校可能需要开展基于学校的优先项目，以确定护理项目中的资源配置。其他分配资源的方法可能包括在所有学科之间平均分配，或者通过产生自己的收入来要求学术单位自行承担成本（Hnat et al.，2015）。无论采用何种分配方法，都应该有一个明确的流程。

足够数量的合格教师和专业人员支持项目

的有效性是必要的。文职和专业人员的水平对所有级别的项目都很重要。教师要达到教学、学术和服务的期望，提供给他们人员方面的支持显得至关重要。机构的性质、使命和目标也影响这一领域的标准制订。例如，有研究生项目的护理院校认为，研究生助教和研究助理的数量是重要问题。在某些情况下，计算机程序员和统计学家对目标的实现也很重要。教职员工比例和满意度调查为管理、教师和工作人员对这种支持质量的看法提供了审查的基线数据。对这些数据的分析可能表明需要更多数据完成完整的分析。

许多高等教育机构都有专门的评价专业人员和文职人员职能和表现的主要评价工具及程序。其他机构则依赖学校或部门的评价。还有一些机构的具体单位补充核心评价程序。根据学校的规模和复杂性，对工作人员的审查范围将大不相同。在任何情况下，都应重点评价被审查人员的职位描述和工作期望，以及工作职责在效率和效力方面达到的程度。与所有其他评价领域一样，该过程应包括对优势和需要成长方面的反馈，建立增长目标应符合评价结果。所有后续的评价都需审查既定目标的进展情况。在工作人员评价中遇到的一个常见问题是，由于工作环境的变化，工作人员的作用已经偏离了工作描述，这可能会对评价造成负面影响。因此，有必要定期审查职位描述，以与目前的预期一致。应按照需求以及根据工作人员和主管之间的合作努力进行修订。框 26.12 是评价财政资源相关要素的总结。

评价与外部机构的合作和关系

护理教育项目与外部机构的关系影响着项目的有效性。例如，与卫生保健机构建立的伙伴关系与合作安排对于为学生提供必要的教育经历至关重要。促进这些关系的一种方法是建立一个与这些重要的利益相关者直接沟通联系的顾问委员会，应评价顾问委员会的构成以确定其成员是否合适。为方便澄清问题，应向各成员传达并定期审查顾问委员会的宗旨和职能。顾问委员会的职责可以由调查委员会成员和护理教师决定，认定有关顾问委员会在实现其目标方面的有效性。

许多护理项目都与其他教育机构达成协议，为学生攻读更高学位提供延续性服务。社区学院和传统大学都接受学分互认协议（规定特殊录取政策和学分转换类型）。例如，一项学分互认协议可能涉及将入学为专科学历的学生录取为本科学历学生。为了满足学分适用性，涉及的两个护理院校应审核转学与录取标准，并评价学分互认协议和延续性计划的有效性。接收学生的护理项目应定期审查学分录入的评价程序，以确保准确。学分互认协议有效性的最终检验是审查入学录取率和其他各项成果。学分互认协议是否符合招生目标？由延续性计划录取的学生最终获得了成功吗？比较延续性项目的学生和传统项目学生的进展、各种能力以及课程完成率将为确定学分认证项目的有效性提供基线数据。框 26.13 总结了评价合作关系和从跨组织维度评估外部机构关系时需考虑的要素。

评价学生支持性服务

对项目的评价还包括对入学前、录取时、毕业后学生的支持性服务。如果该项目与准学生的关系并不令人满意，将会影响学生入学率。当学生收到了关于项目的最新和准确消息时，学校便开始建立与准学生的积极关系。由于高等教育的成本，准学生需要获得准确的财政资助信息。学院务必准确评价学生成绩单并及时为所有新生办理手续。学院应有效率地办理新生注册手续，并营造欢迎的气氛。入学和注册过程应在尽可能少的时间内有效进行。如果学生在大学录取和入学时不够顺利，则可能导致大学失去生源。学生录取注册后，需要对即将加入的护理项目进行入学教育。入学教育应提供有关该护理项目的政策信息，尤其是进入临床课程的要求和学术发展政策

框 26.12　评价财政资源的要素

- 教职员工的薪资应与机构、区域和国家薪资指南相符。
- 预算应支持技术和教学创新。
- 有财政资源招聘和培养教职员工。
- 资源可供教师发展。
- 制订从外部来源、基金会、校友和朋友筹集资金的计划。

框 26.13　评价合作关系和外部机构的要点

- 咨询委员会和其他利益团体与重要的利益相关者有效地沟通以支持项目改进和项目质量。
- 学分互认协议和其他合作协议是互惠互利的，书面协议应符合双方组织要求。

方面的信息。

项目进展过程中的活动可能会影响学生的满意度及其作为校友的持续关系，也会对能否成功获得最终成果产生影响。护理学院应为参加执照考试的学生召开专门的工作坊。对于为简历做准备和寻找工作的学生，学院还要提供帮助以便他们做好职业准备。

学术指导是影响项目有效性的重要因素，也对学生能否成功地完成项目产生影响。一些机构使用员工级别的顾问帮助学生注册和提供持续咨询，而另一些机构则将学生分配给教师顾问。项目应评价为教师提供有关进行有效指导学生的培训的有效性。通过调查学生对咨询的满意度，从而进一步分析咨询的有效性。作为咨询系统的组成部分，学生进入项目时会创建学术咨询记录。这些记录能够全面而客观地反映学生的咨询情况。对学生记录文件进行审核以确保在整个学习期间记录的正确保管和精准维护。

其他一些影响项目成功的直接环境因素包括住宿、保健服务、学生学术支持服务、办公室职员服务以及课外活动。通过调查学生满意度，评价这些服务的有效性。全国学生参与的调查（Indiana University School of Education NSSE Institute，2019）是一项用来评价学生对校园支持服务和活动满意度的调查。通过测量学生用于教育相关活动上的时间量，鼓励学生参加校园活动，激励学校更好地组织校园活动，这种调查还审查学生是否参与了有效的教育实践。学校层面提供相关佐证并可与国家基准进行比较。

框 26.14 是对学生支持服务评价相关要素的总结。

框 26.14 评价学生支持性服务

- 准学生可以得到关于项目选择、入学标准以及经济资助方面的准确信息。
- 学生招生计划支持不同的学生群体入学。
- 准确评价成绩单，并及时为所有新生办理手续。
- 有效率地为新生办理注册并营造欢迎的气氛。
- 对学生进行适当的项目入学教育。
- 服务到位，以支持学术、语言、文化多样的学生群体。
- 学术咨询有效。
- 从项目开始到项目完成，学生相关咨询记录准确并保持完整。
- 充分支持学生学习。
- 项目完成后，帮助学生准备执业资格考试。

成果评价

成果评价的目的是确定项目是否达到预期成果。评价步骤可整合到期末课程或用于离校学生校友及用人单位的后续研究。对每一项结果，均可使用一个简单的模型提供评价框架。学院必须明确界定感兴趣的行为，并用基准阐明该行为的属性。教师必须确定采用哪些措施评价行为属性，并为所选的措施提供依据。最后，教师必须说明将如何使用这些评价数据开发、维护和修订课程。为了实现评价成果这一最终目标，评价必须贯穿整个项目。孤立的结果评价不会为项目修订提供足够的指导。然而，成果评价是至关重要的，因为它可能是外部利益相关者判断项目价值的主要依据。

学生成果

在学习项目的多个层次上衡量学生的成果。学生的学习成果与学习者展示其实现项目目标的属性相关，例如评判性思维、沟通、治疗性干预技巧等。衡量学习者成果的其他方面有课程、临床实践和课堂表现。在广泛的项目层面上评价学习成果通常涉及总体数据的集合，用这样的设计来检验学习者成功的总体衡量标准。在这一层面上，可以向公众传达一种声音，即如何培养受过良好教育和有能力的从业人员来满足社区护理人力资源需求。

特别令人感兴趣的是学校内每个项目的毕业率和保留率（与学生流失率相对应）。明确了解毕业率和保留率将会影响项目未来招生和吸引学生方法的改进。从人力资源流动的角度来看，州的机构对毕业率感兴趣并将此作为教育项目投资回报率的衡量标准。监测毕业率可衡量一个项目的产出并提供有关项目本身的信息。低毕业率和高流失率可以说明录取标准、课程、教学有效性以及学生辅导等方面的问题。随着时间的推移，监测个体学生的绝对流失以及记录毕业生的数量并与按毕业年份计算进入项目学习的人数做比较很有用。这就使得项目可以监测被录取的学生和最终毕业的学生。在成年学生人数较多的项目中，由于家庭原因或工作原因，可能会有更多的学生辍学。他们可能在日后返回学校或申请延迟毕业。在某个特定的班级里，若以录取人数定义，而非按照录取后如期毕业的人数来界定，则可能有较低的流失率。

许多项目把国家执业证书考试或认证考试的合格率作为衡量项目成功的标准。在某一特定领域就业的毕业生获得执照和认证的数量被视为培养出合格人力资源的标准。低于学校或审批认证机构设置的基准的合格率，可能表明该护理项目有问题，如课程设置问题。然而，学习项目以外的变量，如个人准备不足或考试焦虑，也可能影响毕业生的考试成绩。当然，如果学校合格率低于合理的标准，学校应给予重视并启动额外的评估措施，以尝试确定可能出现的问题以及如何改进这些问题。可能有一些问题不在护理项目的控制范畴内。

就业率是人力资源需求的总度量。毕业生就业的程度不仅可以提供市场数据，还能反映用人单位对人才培养的满意度。当需求量高时，就业率可能更多是一种需求指标，而不是基于申请人的素质选择就业。当供大于求时，用人单位选择的特定申请人可能会提供更强有力的数据。如果一个特定项目的毕业生不被市场需要或不具备市场价值，应评价护理项目以确定市场能力下降的原因是否与毕业生和课程质量有关。从潜在的或当前的用人单位那里获取的数据或许有用。最终，该项目的可行性可能会受到质疑。

用人单位结果：毕业生就业率和满意度

用人单位调查提供了一种方式，以确定用人机构对该毕业生满足就业预期能力的评价，由此可间接反映该项目的质量。来自用人单位的反馈为项目审查提供了有用的数据，然而用人单位调查往往很难得到良好的回收率。简洁和令人感到舒适的调查表是获得高回收率的关键。重新设计量表答题时间和增加用人单位调查时间尤为重要。调查项目如包括大量条目，或要求个人回答一长串关于能力的问题清单，是不太可能完成的。回答者更倾向于回答较少的并提供有用信息的问题。其他收集数据的途径可能很有用，比如由用人单位组成的焦点访谈小组。

收集与几个领域相关的数据特别有意义。关于机构性质的简要人口统计信息有助于了解哪些机构聘用了该项目的毕业生。一个特定机构表达的不满和赞扬往往是具体的，因此，从不同的用人单位那里寻找主题是非常重要的。如果用人单位聘用了该项目的毕业生，那么继续了解用人单位是否会聘用该项目更多的毕业生是有意义的。当被问及关于满足特定能力的问题时，广义地陈述毕业生具有的能力比提供传统的能力细目清单更有效。例如，满意度数据可能与用人单位认为该项目毕业生的解决问题、评判性思维、解决矛盾、有效沟通、有效利用资源以及合理运用基本的精神运动技能有关。这些和其他广泛的行为分类可以根据项目结果的期望来选择。为扩大毕业生评价的空间，应允许添加开放性信息，并使用人单位有机会反馈任何具体且备受关注的领域信息。

在许多用人单位的调查中，另一个问题是确定最适合回答特定问题的利益相关者。虽然管理者能对一般资料问题和毕业生就业人数问题做出更迅速、准确的回答，但可能不适合回答与毕业生的技能和能力相关的问题。管理者可能会根据不同于直接观察的因素来做出反应。一些用人单位指派别人完成调查。因此，要求在调查的附函中填写调查对象的信息是必要的。例如，可能需要询问调查对象的职位，作为确定其与毕业生直接互动的指南。一些学校向毕业生发放用人单位调查问卷，并要求他们将调查问卷转交给直属主管完成。这一举措存在问题，因为它通常导致低回收率，并且完成的调查往往反映调查对象对某个毕业生的看法，而不是其所观察的该项目毕业生的全部。框 26.15 提供了用人单位调查和样本问题的示例。

另一种获得关于该项目的毕业生持续反馈的方法是建立一个通常聘用该项目毕业生机构的顾问委员会。这样的委员会通常在多个事项上提供咨询和建议，但对人力资源的满意度和对市场需求变化的建议是该委员会的基本议程项目。

毕业生评价：就业率和简况

有多种方法可获取毕业生的数据，其中一种方法是调查即将毕业的学生。毕业生的离校调查是学生针对刚刚完成的项目确定满意度的方法。在这一点上，学生对学校的印象仍记忆犹新。通过离校调查，可以了解哪些学生在毕业时已找到工作，并根据收集到的入学数据进行比较，确定学生对他们刚完成的项目优缺点的看法。在线调查一般比普通邮件发送的调查有更高的回收率。毕业调查通常在毕业 10 天内完成，这比在毕业 10 天后发送调查有更高的回收率。缺点是离校的学生可能没有机会在工作环境中运用他们所学的

框 26.15 用人单位调查示例

为了提高护理教育项目的教学质量，您对本调查谨慎和诚实的回答对我们很重要。请将与您的回答相对应的椭圆涂黑。

第一部分：项目目标	不好	好	很好	非常好
1. 项目目标举例 #1：价值……	0	0	0	0
2. 项目目标举例 #2：沟通……	0	0	0	0
第二部分：项目目标的组成部分	**不好**	**好**	**很好**	**非常好**
3. 举例：营造一个体现患者自尊、维护其尊严、保证安全、促进舒适的环境。	0	0	0	0
4. 举例：与患者、家属、其他重要人员和医疗团队成员建立并保持有效沟通。	0	0	0	0
5. 举例：利用机构外部适当的沟通渠道促进患者护理的连续性。	0	0	0	0
第三部分：对 ASN 护理项目的整体满意度	**不好**	**好**	**很好**	**非常好**
6. 我对这个员工的整体满意度	0	0	0	0

用人单位调查问题的其他例子：

7. 您关于这个毕业生的主要信息来源是什么？

8. 您对加强这个护理项目有什么建议？

9. 您对于促进学生过渡到专业角色有什么建议？

10. 卫生保健环境出现了哪些影响未来毕业生的教育准备的变化？

11. 其他评论：完成调查者__________职位__________

知识，而这在之后可能会改变他们的看法。

普遍用于收集毕业数据的另一种方法是焦点小组访谈。焦点小组为毕业班的代表学生组提供了一个机会，让他们更详细地讲述自己的经历。主持人的选择对于收集丰富而有效的见解很重要。

应首先注意的是主持人要善于团队合作和倾听。主持人应提前准备几个问题来指导小组讨论，在其他相关问题出现时能做出回应并促进小组讨论。在课程结束的焦点会议上，更多开放式的问题可鼓励自由回答，并邀请参与者表达他们所希望得到的信息。如果需要具体类型的信息，问题可能会更为结构化。问题越结构化，数据越可靠，但结构化的问题可能降低数据的丰富性。讨论时从开放和宽泛的问题开始，并跟进很多结构化的问题比较有效。

焦点小组若由持中立态度的学生主持并且主持人能表达对立观点，参与者则更容易公开地做评论，内容将可能更有效。焦点小组访谈的优势在于提供的数据比在书面调查中获得的数据更详细，但劣势是代表性的小组可能无法获得像全面调查那样的数据范围。同时使用调查和焦点小组法可以解决这一问题，但学生在期末考试过程中和学期末评价期间可能不愿意参加多个项目的调查工作。这项工作的时机选择是关键。

定期进行毕业生调查，以获取有关教育项目产出的长期数据。数据应以一种没有威胁性的方式收集，并且管理成本相对较低。开展此调查的时间取决于所需数据、学校项目的规模和复杂性，以及调查工作的成本效益。完成至少 1 年或 5 年的调查很常见。寻求的信息取决于项目的层次和所寻求数据的效果指标。毕业生调查可以使用护理项目开发的工具，也可以使用标准化工具，如 Skyfactor 开发的工具。标准化工具的优势是有与全国其他学校和认证标准进行比较的能力。一种方法是使用双维度调查，其中第一维度致力于广泛的成果评价和毕业生对自己在学校接受的普通教育的看法。调查的问题可能包括对他们所获得的评判性思维、有效写作、口头交流能力的看法；对不同的文化和哲学的理解力；培养一种价值观和道德标准、领导力、艺术鉴赏力，从不同的角度看待事物和现象的能力，以及对科学原理和方法的理解力。还可以了解毕业生对学校服务的看法以及与跨学科师生交流的机会。这种调查的一个优势是有机会比较跨学科学生的看法，以明确相关的经验和观点。

毕业生调查的第二维度通常是有关学科特性的调查。除了一般的人口统计学数据，本次调查寻求有关职位的信息（职务、服务地点、服务人群、薪资）、毕业生实践的准备程度、他们对与学术相关的项目和活动（如出版物、演讲、证书和进入更高级别教育项目）的总体满意度。研究生项目发现与校友奖学金相关的数据特别有价值。

在进行调查时，对决策中将要使用的数据应予以仔细斟酌。如果调查简明扼要、问题明确陈述，则更容易收到回复。一般情况下，如果调查时间不超过 10 分钟，回复率可能就会提高。高回复率增加了被调查观点数据的可信度。该调查可通过常规电子邮件或在线发送。在线调查的成本更低，然而，研究表明，邮件调查可能有更高的回复率（Guo et al.，2016）。发送大量的电子邮件，信息可能会丢失或被忽略，并且可能存在互联网访问或网页导航的相关问题。在电子邮件或在线调查中采用奖励措施已被证明可以有效提高回复率（Guo et al.，2016）。附函是调查中的一个重要内容。附函应简明扼要，但须说明教育项目数据的重要性和对毕业生投入的重视。附函越个性化、调查工具越专业化，毕业生做出回应的可能性就越大。附函应包括一份关于保密性的声明，以及在调查报告中使用汇总数据的说明，以保护被调查者的匿名性。虽然设置几个开放式问题来获取定性数据有一定必要性，但调查工具越简单，被调查者完成任务的可能性就越大。对于设计合理的问题，更有可能得到答复，回答者可在条目上打勾、画圈或提供数字作为回答。多封邮件是提高回复率的另一种方法。关于发送邮件的最佳顺序有几种观点。一种方法为防止第一封邮件未被获取，在第一封邮件发送后的 2 ～ 3 周内，发送第二封包含另一调查工具的普通邮件或电子邮件。如果调查通过普通邮件发送，要考虑到成本问题，一份提醒卡片即足够。根据调查的性质，在发送第二封邮件之后的 10 天～ 3 周期间，以电子邮件或明信片的形式发送第三封邮件。有时，适当奖励对提高回复率有帮助。物质奖励和给予获得抽奖的机会是常用的策略（Guo et al.，2016）。

框 26.16 提供了毕业生调查和样本问题的示例。框 26.17 提供了与成果评价相关的要素总结。

提高项目成果

为了确定如何提高项目成果，教师必须首先审查有助于项目成功的每个变量。这些变量包括：

1．录取学生进入该项目的条件
2．一系列政策的制定与实施
3．课程质量
4．教学质量
5．用于评价学生的知识、技能和能力的方法
6．学生对就业的准备程度和用人单位满意度

应定期审查项目评价计划，以确定每个变量都被作为项目评价方案的一部分用于审查。所有项目成果都应遵循类似的程序。规划出变量之间的关系可能有助于阐明每个变量在影响结果成就方面的作用。

应每年审查潜在变量并根据需要将其添加到评价方案中。通过文献回顾、项目评价报告或内部研究确定干预变量。所有变量都需要在项目评价方案的某个点上进行评价。对这些变量的分析将有助于确定对项目需要改进的地方，以便满足标准。

项目的内部评价

有些大学要求对其项目进行内部评价和自查。内部评价这些项目的目的是评价和提高项目质量，以及确定开展这一项目是否有助于完成大学的使命。需要回答的问题包括：①项目是否按照最初的承诺进行？进行得如何？②项目如何支持学生的学习？③如何做好相关联的学术项目？④是否能完成项目任务并实现目标？在项目的进展过程中向大学通报项目中的优势和不足，以促进项目的改进。内部评价通常循环进行，以便对每个项目进行定期审查。

内部评价通常是一个循证、书面的自主评价过程。由来自部门外的团队和至少一名学校外部的专业代表组成客观的评价团队对项目进行审

框 26.16 毕业生调查示例

作为护理项目的毕业生，您非常有资格告诉我们哪些工作做得好、哪些工作有欠缺。我们期待您对意见的输入并感谢您提出的任何建议。请您花几分钟时间完成这项调查，该调查完全匿名。请将与您的回答相对应的椭圆涂黑。

第一部分：实现项目目标的认知。说明这个项目如何为您实现以下项目目标做好准备		**不好**	**好**	**很好**	**非常好**
1．项目目标示例＃1：整合……		0	0	0	0
2．项目目标示例＃2：利用……		0	0	0	0
3．项目目标示例＃3：综合……		0	0	0	0
第二部分：护理课程的满意度。说明每门课程如何帮助您实现目标	**未开课——不适用**	**不好**	**好**	**很好**	**非常好**
4．课程 A 示例……	0	0	0	0	0
5．课程 B 示例……	0	0	0	0	0
6．课程 C 示例……	0	0	0	0	0
第三部分：对 BSN 护理项目的整体满意度		**不好**	**好**	**很好**	**非常好**
7．我对护理项目的整体满意度		0	0	0	0

调查问题的其他示例：

8．您是哪一年的哪个学期完成您的项目的？

9．我最喜欢的项目是：

10．我认为应该做出改变的是：

11．您对于促进学生角色过渡到专业实践有什么建议？

12．额外的评论

框 26.17 成果评价的要素

- 学生到毕业时实现所有项目目标并获得成果。
- 学生到毕业时获得所有能力。
- 该项目为毕业率确定基准。
- 该项目为首次参加国家注册护士执业证书考试（NCLEX）的通过率和认证率确定基准。
- 该项目为就业率确定基准。
- 学生对项目的整体质量感到满意。
- 用人单位对毕业生的表现感到满意。
- 确定和评价其他潜在成果。

查。评价人员负责对项目质量进行评价和鉴定。这些鉴定将会提出一系列改进建议，包括对完成目标的可用资源建议、校园管理人员、教师以及项目团体等方面的评价。

虽然每个学校可能有不同的评价过程，但许多区域认证机构要求高等院校进行内部项目评价（Middle States Commission on Higher Education，2020）。

项目的全面评价

全面项目评价提供了审查整个项目的机会，并进行修订以提高其有效性。项目评估旨在通过全面收集和分析数据来确保项目改进。

开发和编写一个全面的项目评价方案并应包括以下问题：

1．应评价哪些领域？

2．评价应多长时间进行一次？

3．谁负责收集和分析数据？

4．谁负责循证决策？

5．为了凸显质量，项目应设置哪些标准？

待评价的领域包括任何潜在的干预因素，并应指定收集哪些数据以及如何收集数据。认证标准常作为一个框架帮助定义干预因素并阐明是否符合标准。为了保证评价的完整性，应定期审查评价计划。

应设置每个领域的评价时限。例如，项目的使命和目标可能只需要每 3 年或 5 年评估一次。通常，这个周期足以评估如此全面的内容，以至于对它的任何变动都必须经过深思熟虑。然而，仍需每年评价学生的毕业率和注册护士国家执业考试（NLCEX-RN）的合格率。

在评价方案中，应指定专人负责数据收集、分析和决策的相关工作。明确责任承担人，事情往往会得到更多的重视。因此，委员会或相关职位的评价者应明确自身的职责和责任。例如，对教师的评价往往与院长有关，而对课程的评价取决于教师或教师委员会，如课程委员会。

设置评价标准为教师提供了目标，质量目标的设立直接影响实现目标的过程。应定期审查并酌情修改质量目标。评价全国其他学校和关于一些标准的趋势数据可能对标准的设置有一定帮助。例如，为注册护士的国家执业考试设置 100% 合格率的基准是不合理的。然而，在检查趋势数据后，教师可能会决定 90% 的合格率是一个可达到并能表明质量的基准。

一旦制订了评价方案，就应正确实施。在学年开始时，按照责任方要求确定项目中的各项活动将有助于完成评价。将项目的评价方案输入电子表格或数据库可以帮助学院确定责任人、活动和时间框架，从而使评价方案根据这些类别进行分类。准备年终报告以及所有已完成的表格和数据集将有助于监测评价活动的实施情况。

要注意整理收集到的数据记录、数据分析、与数据有关的决策，以及由评价活动引起的项目改变。1 年内的数据分析并不会引起项目改变，最终的决策可能需要收集更多的数据，或者重新进行评价。

在年度报告中要整理和总结为提高项目质量而采取的行动。本报告将作为评价方案效用的永久性记录，以促进项目改进。学院可能需要审查这些总结报告、讨论方案的优势和局限性。并建议在相关负责人和教师审查年终报告后改进项目。有助于指导审查的问题如“评价计划是否提供了决策需要的信息？”“教师是否相信评价所提供的信息？”。

方案有效性的另一个重要因素是评价工具的信度和效度。信度是指测量的准确性，效度是评价工具测出所需测量事物的程度。内部开发的测量工具应在工具开发时评价其信度和效度。如果学院无法证明评价工具的信度和效度，学院将无法相信该评价工具的评价结果。此外，为了支持决策，数据随着时间变化需要进行适当的汇总和趋势分析，学院或项目负责人应基于有限的数据谨慎地做出决策。

任何教育项目评价都是具体的，因此，一个项目评价的结果可能无法推广到其他项目。不过，护理学院教师应在护理文献中报告项目评价的成功策略。全国护理教师可能会受益于项目评价研究，如报告成功的评价策略或提供对常见项目结果的干预变量的见解。

框 26.18 提供了全面的项目评价相关要素的总结。

项目评价的责任

护理管理者和护理教师均有责任制订和实施项目评价计划。不同护理学院的制订和实施过程可有所不同，这取决于护理学院的教师数量和学院支持评价的资源。在一些学校中专门设立评价者的职位来管理项目评价（包括制订和实施项目评价计划）。在较大型的学校可能需要设立评价办公室，提供支持人员协调多层次的数据收集工作。中小规模学校的普遍做法是设立一个为评价工作提供领导和协调的教师常务委员会。总之，若没有明确的问责机制和严格的时间框架，很容易使评价工作迷失在教师和管理者的日常要求压力之下。

另一个值得关注的问题是评价数据的报告和记录。除非决策的负责人获得信息，否则信息对

框 26.18　全面项目评价的要素

- 学生到毕业时实现所有项目目标和做出成果。
- 评价方法可靠有效。
- 评价方案为项目改进提供有意义的数据。
- 审查和改进评价方案以提高其有效性。
- 评价方案的实施基于书面决策并根据收集的数据及时改变策略。
- 通过实施评价方案所收集的数据可促进方案改进。

决策并没有多大价值。对这一问题的密切关注不仅增加根据真实数据做出决策的可能性，而且有助于分析数据的价值。当需要对外部报告和认证预期做出回应时，评价数据也是丰富的资源。其中一个危险是数据过载。因为数据为决策服务，所以最好确定哪些数据是必要的、哪些数据有趣但并不重要。随着时间的推移，评价的目标是简化收集的数据量。询问诸如“我们为什么需要这些信息或数据？”“这些数据和信息将如何帮助做出改进的决策？”这样的问题，将有助于避免数据过载。

评价信息的定位也很重要。获取信息可增加其使用的可能性。确保在需要时可以随时找到相关信息。技术的进步使计算机数据库发展成为一个重要的信息来源，可以由多个利益相关者从中心或文件服务器进行访问。

最后，在记录保存中及时记录评价方案做出的更改信息，这些信息有时容易被忽略。重要的是闭合与数据收集和决策有关的循环。认证机构不仅关心是否制定了方案，也关心基于评价数据分析所采取的行动。当数据提示需要进行干预时，如果不予以改变，再好的方案也无济于事（案例研究 26.2）。

案例研究 26.2　根据认证机构的标准制定评价方案

一所中等规模大学的一个新护理项目的院长要求学院为护理本科生项目制定评价方案。评价方案将基于学校认证机构的标准。需要决定根据标准收集哪些数据以及如何收集。

1. 在做决策时应该考虑什么？
2. 有哪些资源可用于收集数据？
3. 衡量哪些预期结果？
4. 数据将如何用于衡量标准和预期结果？

本章重点总结

- 项目评价是一个全面、循环和复杂的过程。
- 评价过程是改进护理教育项目的指南。
- 使用系统的方法进行项目评价，增加了所有项目要素得到适当关注的可能性，评价活动将促进项目改进。
- 项目评价方案是确保项目评价活动得到适当实施的路线图。
- 制定和实施一个精心设计的项目评价方案，以支持护理教育项目的持续质量改进。
- 项目评价应包括可能影响项目质量的所有方面。
- 项目的修订是基于对收集的数据的审查，以衡量项目质量，并在项目中进行修订。

对证据的反思

1. 项目评价与优质课程的关系是什么？
2. 什么样的评价模式对护理教育是有用的，并与课程的哲学基础相一致？
3. 整体项目应该从哪些方面进行评价？为什么？
4. 应该评价什么样的数据？以及如何解释这些数据？
5. 评价过程中应该由谁参与？为什么参与？
6. 一个系统化的项目评价如何应用于新项目的开发？
7. 制定和实施综合评价方案的过程是怎样的？评价方案应该包括哪些内容？

参考文献

American Association of Colleges of Nursing. (2010). *The research-focused doctoral program in nursing: Pathways to excellence*. https://www.aacnnursing.org/Portals/42/Publications/PhDPosition.pdf

American Association of Colleges of Nursing. (2019). *AACN annual report*. American Association of Colleges of Nursing. https://www.aacnnursing.org/Portals/42/Publications/Annual-Reports/Annual-Report-2019.pdf

American Association of Colleges of Nursing. (2020, September). *Nursing faculty shortage*. American Association of Colleges of Nursing. https://www.aacnnursing.org/news-information/fact-sheets/

nursing-faculty-shortage
American Association of Colleges of Nursing. (2021). *PhD Education*. American Association of Colleges of Nursing. https://www.aacnnursing.org/Nursing-Education-Programs/PhD-Education
American Nurses Association. (2021). Nursing: Scope and standards of practice. https://www.nursingworld.org/nurses-books/nursing-scope-and-standards-of-practice-4th-edit/
Association of American Colleges and Universities. (2020, May 4). *What liberal education looks like: What it is, who it's for, and where it happens (e-title)*. https://secure.aacu.org/imis/ItemDetail?iProductCode=E-WHATLELL
Bichsel, J., McChesney, J., & Calcagno, M. (2017). Faculty in higher education salary report: Key findings, trends, and comprehensive tables for tenure track, non-tenure track teaching, and non-tenure track research faculty; Academic department heads; And adjunct faculty at four-year institutions for the 2016–17 academic year [Research report]. *CUPA-HR* https://www.cupahr.org/surveys/fhe4.aspx.
Bloom, B. S. (1956). *Taxonomy of educational objectives: The classification of educational goals. Handbook I: Cognitive domain*. McKay.
Boyer, E. L. (1990). *Scholarship rediscovered: Priorities of the professorate*. The Carnegie Foundation for the Advancement of Teaching.
Brown, J. F., & Marshall, B. L. (2008). Continuous quality improvement: An effective strategy for improvement of program outcomes in a higher education setting. *Nursing Education Perspectives*, *29*(4), 205–211.
Burwash, S. C., & Snover, R. (2016). Up Bloom's pyramid with slices of Fink's pie: Mapping an occupational therapy curriculum. *The Open Journal of Occupational Therapy*, *4*(4). https://doi.org/10.15453/2168-6408.1235.
Chan, Z. C. Y., Cheng, W. Y., Fong, M. K., Fung, Y. S., Ki, Y. M., Li, Y. L., Wong, H. T., Wong, T. L., & Tsoi, W. F. (2019). Curriculum design and attrition among undergraduate nursing students: A systematic review. *Nurse Education Today*, *74*, 41–53. https://doi.org/10.1016/j.nedt.2018.11.024.
Chen, H. (1990). *Theory driven evaluation*. Sage.
Chen, H. C., O'Sullivan, P., Teherani, A., Fogh, S., Kobash, B., & Cate, O. (2015). Sequencing learning experiences to engage different level learners in the workplace: An interview study with excellent clinical teachers. *Medical Teacher*, *37*, 1090–1097.
Commission on Collegiate Nursing Education (CCNE). (2018). Standards for accreditation of baccalaureate and graduate nursing education programs. https://www.aacnnursing.org/CCNE
DeSilets, L. D. (2018). An update on Kirkpatrick's model of evaluation: Part two. *Journal of Continuing Education in Nursing*, *49*(7), 292–293. https://doi.org/10.3928/00220124-20180613-02.
Distance Education Accrediting Commission. (2021). The DEAC accreditation handbook. https://www.deac.org/UploadedDocuments/Handbook/DEAC_Accreditation_Handbook.pdf
Eliades, A. B., Jakubik, L. D., Weese, M. M., & Huth, J. J. (2017). Mentoring practice and mentoring benefit 6: Equipping for leadership and leadership readiness—An overview and application to practice using mentoring activities. *Pediatric Nursing*, *43*(1), 40–42.
Ewell, P. T. (1985). *Introduction to assessing educational outcomes: New directions for Institutional research*. Jossey-Bass.
Gualdron, D. R., & Parker, K. (2021). Evaluation in health professions education: Enhancing utility and supporting innovation. *Clinical Teaching*, *18*, 621–626. https://doi.org/10.1111/tct.13416.
Guo, Y., Kopec, J. A., Cibere, J., Li, L. C., & Goldsmith, C. H. (2016). Population survey features and response rates: A randomized experiment. *American Journal of Public Health*, *106*(8), 1422–1426. https://doi.org/10.2105/AJPH.2016.303198.
Hnat, H. B., Mahony, D., Fitzgerald, S., & Crawford, F. (2015). Distributive justice and higher education resource allocation: Perceptions of fairness. *Innovative Higher Education*, *40*(1), 79–93. https://doi.org/10.1007/s10755-014-9294-3.
Indiana University School of Education. (2019). *NSSE Annual Results 2019*. https://nsse.indiana.edu/research/annual-results/past-annual-results/nsse-annual-results-2019/index.html
Jager, F., Vandyk, A., Jacob, J. D., Meilleur, D., Vanderspank-Wright, B., LeBlanc, B., Chartrand, J., Hust, C., Lalonde, M., Rintoul, A., Alain, D., Poirier, S., & Phillips, J. C. (2020). The Ottawa model for nursing curriculum renewal: An integrative review. *Nurse Education Today*(87).
Khailova, L. (2021). Using curriculum mapping to scaffold and equitably distribute information literacy instruction for graduate professional studies programs. *The Journal of Academic Librarianship*, 47. https://doi.org/10.1016/j.acalib.2020.102281.
Lunenburg, F. C. (2011). Curriculum development: Deductive models. *Schooling*, *2*(1), 1–17.
Middle States Commission on Higher Education. (2020). Standards for Accreditation and Requirements of Affiliation. https://www.msche.org/standards/
Muñoz, M. A., & Dossett, D. H. (2016). Multiple measures of teaching effectiveness: Classroom observations and student surveys as predictors of student learning. *Planning and Changing*, *47*(3/4), 123–140.
National League for Nursing Commission on Nursing Education Accreditation (NLN CNEA). (2021). *Accreditation Standards for Nursing Education Programs*. https://cnea.nln.org/standards-of-accreditation
National Organization of Nurse Practitioner Faculties. (2016). Criteria for evaluation of nurse practitioner programs. https://www.nonpf.org/page/15
Niederberger, M., & Spranger, J. (2020). Delphi technique in health sciences: A map. *Frontiers in Public Health*, *8*(457). https://doi.org/10.3389/fpubh.2020.00457.
Rodriguez, A. L., Gallardo, K., Tapia Ruelas, C. S., & Piza Gutierrez, R. I. (2021). Perceptions of formative assessment in secondary education:

Beyond teaching styles. *The International Journal of Assessment and Evaluation, 28*(2). https://doi.org/10.18848/2327-7920/CGP/v28i02/35-51.
Sar, J. (2022). *Patterns of curriculum development*. https://www.academia.edu/25237982/Patterns_of_Curriculum_Organization
Scriven, M. (1991). Pros and cons about goal-free evaluation. *American Journal of Evaluation, 12*(1), 55–62. https://doi.org/10.1177/109821409101200108.
Stravropoulou, A., & Strouboukі, T. (2014). Evaluation of educational programmes—The contribution of history to modern evaluation thinking. *Health Science Journal, 8*(2), 193–204.
Stufflebeam, D. L. (2003). The CIPP model for evaluation. In T. Kellaghan & Stufflebeam, D. L. (Eds.), *International Handbook of Educational Evaluation*. Kluwer Academic Publishers.
Tyler, R. W. (1949). *Basic principles of curriculum and instruction*. University of Chicago Press.
Wijnen-Meijer, M., van den Broek, S., Koens, F., & Cate, O. T. (2020). Vertical integration in medical education: The broader perspective. *BMC Medical Education, 20*(1), 509. https://doi.org/10.1186/s12909-020-02433-6.

第 27 章

认证过程

Laurie Peters，PhD，RN

翻译：罗尧岳　审校：马　腾

护理项目认证是由私人、非政府认证机构提供的自愿、持续的同行评审过程。认证旨在确保护理项目的学术品质，促进护理教育的完整与卓越，并建立持续质量改进的文化。认证过程衡量护理项目遵从专业标准和准则的程度。护理项目必须证明已建立了一个持续的、系统的项目评价与改进过程，纳入了适当的项目成果评价指标，并利用数据进行循证决策以改进项目。此外，在这一过程中，护理项目利用系统的评价过程展示项目成果和认证标准及准则的达成情况。持续质量改进的文化有助于提升项目学术质量、成就和改进领域的识别，以及制订策略和改进行动。

获得初始和持续认证批准的项目有责任保持与认证机构定义的现行标准保持一致。美国三大护理教育认证机构是护理教育认证委员会（Accreditation Commission for Education in Nursing，ACEN）、大学护理教育委员会（Commission on Collegiate Nursing Education，CCNE）和国家护理联盟护理教育认证委员会（National League for Nursing Commission for Nursing Education Accreditation，NLN CNEA）。这三个认证机构均得到了美国教育部（USDE）的认可，并致力于维护护理教育质量。此外，还有专科护理认证机构，如美国助产教育认证委员会（Accreditation Commission for Midwifery Education，ACME）被 USDE 认定为护士助产和助产教育项目的认证机构，护士麻醉教育项目认证委员会（Council on Accreditation of Nurse Anesthesia Educational Programs，COA）是麻醉护士教育项目的认证机构。

认证和监管是由两个不同的、独立的实体完成的。护理委员会是每个州特定的政府实体组织，旨在保障大众的健康、安全和福利。各州护理委员会通过建立规章制度来监管护理实践和护理教育项目的质量。护理项目必须得到州委员会的批准，遵守其行政法规，并提交符合各州标准规范的年度报告。护理项目可以在失去认证资质的情况下仍然保持运行，因为认证机构没有取消这个项目的权利。但是，如果护理项目没有达到行政制度中规定的要求，各州护理委员会有权取消他们管辖范围内的护理项目。

本章概述了美国的护理项目认证，包括认证的历史，以及机构和项目认证间的区别；介绍了护理项目认证机构，以及初始认证和持续认证指南；讨论了护理认证过程的要素，包括自评材料的准备、专家咨询和现场考察。

美国的项目认证

19 世纪晚期，美国的高等教育认证从成立第一个高等教育认证协会开始。美国没有设立对高等教育机构和项目认证进行集中管理的单一权威机构。通过认证机构的专门认证，可以作为教育项目和高等学校教育质量达标的标志（Hegji，2020）。认证目的就是确保教育机构和项目达到可接受的质量水平。认证是非政府认证机构对符合或超过认证机构制定的标准和准则的高等教育机构和项目授予认证的过程。认证为利益相关者，包括学生、家庭和公众提供教育质量的证据。认证增加了机构和项目获得公立和私立部门资金支持的机会，亦增加了被认证项目毕业生的就业机会。认证还有利于院校间的学分互认。从通过认证的护理项目毕业是许多研究生项目的招生要求。

认证的历史

在过去的 100 年，认证不断发展，不仅发生在美国，其他国家也实施了认证。在美国，认证被描述为“高等教育从自行决定和评价其学术质量的独立发展过程转变为合规促发展的过程”

(Eaton，2017，p. 1)。与这一转变相关的因素包括：负责认证监督的机构；如何定义质量；确定需要哪些信息和认证机构对谁负责；以及认证机构应该如何发挥作用（Eaton，2017）。根据1965年通过的《高等教育法案》，“国会扩大了认证机构的作用，委托它们确保使用联邦学生资助资金的教育机构的学术质量，并通过认证过程实现联邦政府的监督”（USDE，n.d.）。

认证机构对大学、项目、学生、公众和政府机构等相关部门负责。专家制定认证机构进行同行评审的标准、政策和程序，以确定高等教育机构和项目的质量。在现场考察期间，审查的要素包括项目和机构的宗旨、愿景和目标、财政资源、学术政策、课程和学生支持服务，以确保资源充足和管理过程到位，满足机构和项目的宗旨和目标。护理教育者和管理者应了解目前认证标准和政策的变化，确保教育过程和结果符合最新的认证要求。

认证的益处

通过认证的机构和项目可以向公众及其委托人证明，其已经达到或超过高质量的教育标准。通过认证过程，同行评议者对机构和项目提供正式的认可。机构和项目从评价和改进的过程中受益，增强了公众的可信度，并有益于招聘护理学生和教师。只有就读于已被认证机构的学生才有资格获得联邦财政资助。从认证项目毕业的学生更容易将学分转到其他机构，其在就业市场上更具竞争力。对于护理项目而言，认证提升了护理项目毕业生的整体临床护理能力。

开展认证是为了确保教育质量并推进质量持续改进。认证适用于机构或项目，也与学生个人有关。认证不能保证每个毕业生的质量，但是能保证所提供的教育的背景和质量。

项目认证对公众、学生、项目和专业都有许多益处。

认证对公众的益处：

- 保证项目的外部评价并督促其实现在专业领域的期望值。
- 识别出愿意持续质量改进且能顺利执行的项目。
- 反映该领域普遍接受的知识和实践的变化，改善向公众提供的专业服务。
- 减少政府对教育项目运行的干预，由认证机构提供质量评价和改进依据。

认证对学生的益处：

- 合理保证获得认证项目的教育活动满意度，并满足学生的需要。
- 便于项目和院校之间的学分互认。
- 提供统一的行业准入条件。

认证可为项目提供：

- 自我改进所需的动力。
- 认证机构的同行评议和咨询。
- 提高声誉，公众对认证的认可。
- 获得政府资助和私人基金会赠款的资格。

认证可为专业提供：

- 通过制定进入该行业的条件，为从业者提供专业参与的一种方式。
- 将从业者、教育者、学生和利益群体聚集在一项旨在提高专业素养和实践能力的活动中，为专业发展做贡献（COA，2021）。

通过认证过程，护理项目建立可持续质量改进文化来确保高质量的教育，以培养一支能够满足美国和全球不断变化的急症和长期护理需求的护理人才队伍。

认证机构的认可

美国教育部（USDE）和高等教育认证委员会（CHEA）审核负责机构和项目认证的美国认证机构。获得USDE和（或）CHEA认可的认证机构被认为是确定教育项目和机构质量的可靠权威（Hegji，2020）。CHEA是为机构和项目认证提供可靠的非政府机构。CHEA认定旨在“向公众保证认证机构有能力根据CHEA制定的标准，从事机构和项目的质量评审工作，这些标准见于《CHEA认可标准与程序》中”（CHEA，2021）。CHEA负责审核为高校及项目提供认证的机构，审核目的侧重于认证两年制和四年制公立和私立高校的区域认证机构质量；还有为非营利、授予学位、宗教或者以教义为基础的院校提供认证的机构；再就是为全国职业学校提供认证的机构，这类机构专门考察目的单一、营利性、以职业培训为基础的学校；以及针对特定教育项目的认证机构（USDE，n.d.）。CHEA认可的认证机构必须符合并持续符合所有现行标准和要求。CHEA审查的最长期限为7年，到期后认证机构必须完成再次认可审查（CHEA，2021）。

USDE认可的认证机构必须符合既定的政策

和程序。根据 USDE 的要求，“为了让学生从美国教育部获得联邦学生资助进行高等教育，学校必须通过由‘全国认可的’认证机构进行的认证”（USDE，n.d.）。USDE 和 CHEA 在其网站上公布的通过审查的认证机构名单被认为是“高等教育机构提供的教育或培训质量的可靠权威部门”（USDE，n.d.）。

新冠病毒感染疫情对护理专业认证的影响

COVID-19 疫情对学校和机构有显著影响，甚至迫使世界各地学校和机构不同时长地关闭。初始和持续的认证程序包括证明符合认证标准的若干事宜。许多项目经历了从课堂教学到在线学习的教学模式转变，这限制了它们为认证审查做准备的机会（Abdelhadi，2020）。随着疫情在美国和全球范围内的持续流行，高等教育机构和项目已发现疫情对教育质量的短期和长远影响。

2020 年，护理认证机构的应对措施是推迟现场考察和（或）选择“虚拟”审查。许多项目建立了虚拟的“展览室”，用于资料访问，提供校园和项目设施的虚拟参观，并通过 Webex 或 Zoom 等互联网技术对教师、学生、管理员和其他利益群体进行访谈。护理认证机构在其网站上提供了受 COVID-19 影响的相关政策或程序变化的信息。比如与虚拟现场考察相关的项目指导、常见问题以及虚拟认证考察期间远程技术的使用。随着疫情的持续发展，项目管理者必须要了解 USDE 和护理认证机构提供的认证指南和流程更新。

机构和项目的认证机构

认证机构有不同的分类，包括机构认证和项目认证。项目认证机构对机构内的各个项目进行认证。在美国，认证机构的认可由 CHEA 和（或）USDE 授予。CHEA 负责审核机构和项目认证组织，专注于“高等教育认证和质量保证”（CHEA，n.d.a）。获得 CHEA 认可的认证机构，拥有“与 CHEA 建立的学术质量、改进和责任期望的要求相一致”的标准和流程（CHEA，n.d.b）。开办护理项目的机构也需要机构认证。

机构认证授予整个机构，包括机构内提供的所有课程。CHEA 还对制定机构认证标准并监督遵守这些标准的地区认证机构给予认可。CHEA 和 USDE 认可的区域认证机构包括社区和初等学院的认证委员会协会（ACCJC）、学院和大学的西部院校协会（WASC）、高等学习委员会（HLC）、中部州高等教育委员会（MSCHE）、新英格兰高等教育委员会协会（NWCHE）、学院和大学的西北院校委员会、学院和大学的南方院校协会（SACSCOC）以及高级学院和大学委员会（WSCUC）。

项目认证是针对特定的教育项目以及职业学校，如护理、法律、药学、医学、联合健康、听力学、航空和工程院校的认证。护理专业的项目认证机构包括 ACEN、CCNE 和 NLN CNEA。除了这些组织，还有一些高级护理实践的认证机构，包括麻醉护士教育项目认证委员会（COA）和助产专业教育认证委员会（ACME）。

想获得联邦学生援助计划的项目和机构由认证机构负责把关，USDE 负责对认证机构进行监督。《高等教育法案》第四章授权的赠款、贷款和勤工助学项目是联邦学生援助［Federal Student Aid（FSA），n.d.］的主要来源。想获得联邦（有时是州）助学金和贷款的学生，要求入学的学院、大学或者项目必须通过认证并得到 USDE 的认可。从这个角度上看，USDE 认可的认证机构担任着联邦基金“守门人”的角色（Hegji，2019）。

多数护理学专业学生的教育费用由机构认可的学院和大学提供的联邦基金支付。其他在医院或者独立机构而非地区认证大学学习的学生，则依靠美国教育部批准的 3 类计划项目认证机构认证获得第四章规定的联邦资金资助。ACEN、COA 和 ACME 是被 USDE 认可的 3 类认证机构。护理项目认证机构中，CCNE 和 NLN CNEA 被认为是第 2 类认证机构，因此不作为第四章规定的“守门人”的角色为学生提供联邦资金资助，而是通过学校获得 USDE 认可的机构认证的具有第四章“守门人”资质的机构认证得到资助。

护理专业认证过程概述

护理认证机构通常遵循三步认证模式。认证过程从项目对照认证标准进行自我分析并撰写自评报告开始。自评报告反映了该护理项目的有效性、质量，以及项目宗旨、目标和结果达成度的系统自我评估。支撑材料作为自评报告的一部分，证明其符合认证标准和准则。自评报告经过同行评议，成员包括教师、管理人员和指定专业的从业人员。

认证过程的第二步是由同行评价者进行现场考察，以验证和澄清自评报告中包含的信息，并收集其他数据。现场考察还要开展文件审查和与利益相关者的访谈。认证过程重点考察内容包括可测量的项目成果、宗旨、目标和治理、组织结构、管理人员和教师、学生、学术支持服务、质量和资源充足度、政策和程序、正式申诉机制、课程和评估过程、系统的项目评价方案和持续质量改进等。

认证过程的第三步是由认证机构委员会提交现场考察认证专家组的审查报告。在现场考察和对自评报告及其支撑材料进行审查后，认证专家组向认证机构提交一份关于项目是否符合认证标准的独立分析报告。认证的决策机构由评选的代表组成，他们会做出授予认证、拒绝认证或者延期认证的决定。认证机构在其网站上公布其董事会采取的认证活动，以及认证项目的名单。

护理专业认证机构

ACEN、CCNE 和 NLN CNEA 是美国护理专业的三大认证机构。本节提供每个机构及其标准、细则和程序的摘要。读者可以查看每个机构的网站以获得最新信息。

护理教育认证委员会（ACEN）

1996 年，美国国家护理联盟（NLN）批准了国家护理联盟认证委员会（NLNAC）作为认证机构。2013 年 NLNAC 更名为护理教育认证委员会（Accreditation Commission for Education in Nursing，ACEN），其使命是通过其认证功能支持护理教育和实践以及公众护理，并“提升机构或项目相关的资源投入、遵循过程和取得成果”（ACEN，2020）。ACEN 认证的护理课程包括临床博士 / DNP 专科证书、硕士 / 博士后证书、学士、副学士、文凭和实践护理课程。ACEN 将认证定义为“由非政府组织对教育机构或项目达到或超过教育质量标准进行自愿自管的过程”（ACEN，2020）。ACEN 有资格作为第四章联邦财政援助项目的“守门人”，并得到 CHEA 和 USDE 的认可。

ACEN 是由 17 名成员组成的委员会，包括代表 ACEN 认证项目的护士教育者（11 名）、公众代表（3 名）和代表护理服务的委员（3 名）。ACEN 首席执行官负责向委员会报告（ACEN，2020）。有关认证状态、政策、管理和预算的决定由 ACEN 委员会负责。ACEN 的运行得到专业、行政和支持人员、项目评估者和委员会的支持。

ACEN 的现场考察同行评议者包括护理管理人员、护理教育者和护理临床从业者，他们必须具备大专和（或）高等教育、课程、教学方法、健康照护的现况与趋势等知识，以及不同类型护理项目的护理教育和实践经验。同行评议者是根据 ACEN 建立的定义标准选出的，并可被任命为 ACEN 各委员会的成员。现场考察结束后，同行评议者向 ACEN 委员会提出最终认证决定的建议。

ACEN 标准和细则

ACEN 认证标准和相关准则针对其认证的各类护理专业，并于“ACEN 认证手册：2017 标准与细则”（ACEN，2020）中公布。ACEN 的 6 项标准包括：①宗旨和治理能力；②教职员工；③学生；④课程；⑤资源；⑥成果。另外还有一份“国际项目 ACEN 认证手册补充和术语表”（ACEN，2020）。

ACEN 要求项目首次认证时应符合所有认证标准和细则，并严格遵守标准以获得持续认证。护理项目应按要求提交报告，总结项目优势、待发展领域以及基于标准和细则制定行动计划。认证开始前，ACEN 提供在线同步课程和自评论坛，重点包括对 ACEN 标准和准则的理解和应用，以及有效领导 ACEN 认证项目，见于其官网（https：//www.acenursing.org/）。

ACEN 认证程序

ACEN 遵循类似本章前面讨论的三步认证模式。认证过程包括确定项目资格和候选人资格（仅用于首次认证）、审查项目自评报告、现场考察、由评估审查小组（ERP）审查提交的报告，以及 ACEN 委员会的最终审查决定。

项目提交自评报告后，由来自护理教育和实践的专业同行评价者组成的认证专家组进行现场考察。认证专家组查看自评报告和他们所见到的项目实际情况是否一致，以及该项目与 ACEN 标准和准则的符合程度。考察结束后，由同行评价者撰写报告提交给 ACEN。现场考察报告的草稿将被发送给该项目的护理管理者，由其审查并更正任何事实性错误，这些错误记录在护理管理员回复表上。最终的现场考察报告通过电子邮件发送给护理管理者和现场同行评价者。

ACEN 的评审组由 ACEN 委员会任命的成员组成。评审组通过验证现场考察报告，负责对项目符合 ACEN 标准和细则的程度进行独立分析。在评审组审查期间，除了澄清不清晰的领域外，还要确定一致的领域。然后，评审组的建议被提交给 ACEN 委员会，该委员会是确定护理项目申请是否获得批准的唯一权威部门。

初始认证和持续认证

寻求 ACEN 初始认证和持续认证的护理项目，必须获得具有护理教育项目法定管辖权的州或县机构的批准，还必须证明项目有能力满足 ACEN 的所有当前资格和持续资格要求。资格要求见“ACEN 认证手册 – 政策 3”（ACEN，2020）。

必须由管理机构的首席执行官和护理项目管理员提交正式授权，方能启动 ACEN 初始和持续认证过程。ACEN 认证的资格始于候选资格申请（CEA）和支持文件的提交（ACEN，2020）。一旦确定了项目的资格，项目需要提供一份签字授权的候选人表格，并在 1 年内开展候选人程序。美国项目和国际项目的候选资格申请见 ACEN 官网（https：//www.acenursing.org/candidacy/）。项目管理者必须提交州护理委员会批准文件、费用，以及管理机构、教师、课程和资源的相关信息。确定候选人资格后，护理项目应在 2 年内完成认证。初始认证 5 年后由 ACEN 再次审查。不符合认证标准的项目会被拒绝初始认证，可根据既定的 ACEN 政策和程序提出上诉（ACEN，2020）。

ACEN 认证的护理项目计划在指定的时间间隔重新评估，以确保持续遵守 ACEN 标准和准则。ACEN 官网（https：//www.acenursing.org/）提供各种课程的在线资源，包括（但不限于）ACEN 认证手册和术语表，以及关于自评报告、现场考察、报告实质性变化以及继续教育准备的表格和资源。

为持续认证现场考察做准备的项目可以要求一位对项目文件草稿提供反馈的 ACEN 工作人员进行咨询审查。持续认证的项目必须符合所有 ACEN 标准和细则。认证期限最长为 8 年（ACEN，2020）。对不完全符合认证标准的项目，实行附带条件或警告的持续认证。护理项目可以对拒绝或撤销的决定提出上诉，ACEN 规定可以在 30 天对负面认证决定提起上诉（ACEN，2020）。上诉委员会审查所有相关材料，包括与不良决定有关的任何文件和护理项目代表，含其负责人在上诉听证会上提交的证词及材料证据。上诉委员会可以确认、修订或驳回委员会的判决。美国教育部、州护理委员会和公众都会被告知 ACEN 的所有认证决定。ACEN 网站为护理项目提供认证过程中的全面指导信息。

大学护理教育委员会（CCNE）

1998 年，美国护理学院学会（AACN）成立护理教育认证委员会（NEAC），其唯一目的是认证学士学位和更高学位，包括护理科学硕士（MSN）和护理实践博士（DNP）项目。NEAC 后来更名为大学护理教育委员会（Commission on Collegiate Nursing Education，CCNE）。CCNE 是 AACN 的一个自主认证机构，提供学士和高等护理项目，包括护理科学硕士（MSN）、护理实践博士 DNP、研究生高级实践注册护士（APRN）证书项目和入职住院护士规范化培训项目的认证，涵盖美国各地的远程教育项目。CCNE2020 年通过专科护士 / 住院护士规范化培训认证标准，2021 年通过认证程序。CCNE 的标准、程序和资源均公布于 AACN 官网（AACN，n.d.）。

通过认证识别有效的教育实践，促进公共健康的改善，提升护理项目的质量和诚信是 CCNE 的宗旨和目的，CCNE 不为认证项目提供第四章基金资格审查。CCNE 认证以下列原则及核心价值观为基础：

- 在专业机构和 CCNE 认证过程中促进信任。
- 关注支持护理教育项目的持续质量改进及其效果。
- 在实施活动时有包容性，对各个不同利益群体及个人的问题和意见持开放态度。
- 依靠利益群体的同行进行评议和监督。
- 通过一致、公平和诚实的认证过程保持公正性。
- 重视和促进认证程序与被认证项目的创新。
- 促进和参与自我评价。
- 培养支持学院学生、毕业生和教师终身学习的教育氛围。
- 对包括消费者、学生、用人单位、教育项目和高等教育机构在内的认证过程所服务的公众保持高度责任感。
- 认证符合成本效益和成本责任原则。

- 鼓励项目培养具有社会责任感和高度专业知识的人才。
- 确保评审和决策过程自主、程序正义。

CCNE由13名成员组成理事会，含3名教师、3名护理管理者、3名执业护士、2名公众成员和2名医疗保健行业专业成员。执行董事负责向CCNE理事会报告。

理事会是认证和政策决定的最终权威机构。CCNE内部机构还包括认证审查、报告审查、实质性变更审查、预算、提名、入职住院护士规范化培训项目标准和执业护士培训/专科护士培训标准委员会。除认证过程和程序管理外，CCNE负责为所有委员会和常务委员会的活动提供支持。CCNE现场评审人员由护理教育和护理实践的专业人士组成，每位现场评审人员都必须参加CCNE评估培训。教育培训和住院护士评价培训是分开进行的。

CCNE标准、关键要素和解释

CCNE学士和研究生护理项目认证标准（CCNE，2018）被用来评价护理教育项目质量，用于评价学士和研究生护理项目机构预期表现的4个标准如下：

- 项目质量：宗旨和治理
- 项目质量：机构承诺和资源
- 项目质量：课程和教学实践
- 项目有效性：项目结果的评价和实现

一套单独的认证标准被用于住院护士培训项目，涉及项目实施、机构承诺和资源、课程和评价以及项目结果的实现。这些标准提供了实现总体目标的关键要素，并提供每个关键元素的详细阐述。每个标准的末尾都附有自评和现场考察可能需要的相关支持文件列表。在自我评估的过程中，护理项目应针对每项标准提出优势、挑战及改进行动计划，以提供项目持续改进过程的证据。CCNE的在线社区提供自评工作坊、网络研讨会、视频、常见问题解答和CCNE认证过程的认证概述、更新和指南等。

CCNE认证项目或寻求初步认证的项目必须符合当前的标准和关键要素。2021年4月，AACN全体成员通过《要点：专业护理教育核心能力》(Essentials：Core competence for Professional Nursing Education，AACN，2021)。本文阐述了一种新的以胜任力为基础的初阶和高阶护理教育项目的护理教育质量模式，包含护理实践10个领域和8个概念（AACN，2021)。新的2021年要点为本科、硕士和DNP项目的毕业生提供了课程内容和预期能力。寻求CCNE初始认证或持续认证的项目应访问AACN网站，获取关于2021年要点实施的更多信息和资源。

CCNE认证过程

通过深度自我评价，最终形成一份自评报告，用来证明其符合CCNE的认证标准和关键要素。在自评报告中，需要明确项目的优势、改进的领域和持续质量改进方案。由认证专家组进行现场考察，通过文件审查验证自评报告中提供的信息；与管理人员、教师、学生和其他成员访谈；审查项目的持续自我完善过程。同行评价者由护理教育和护理实践的一名或多名专业人士组成。在参加现场考察团之前，认证专家组成员都必须参加CCNE的项目培训。在现场考察之前，项目必须给认证专家组提供虚拟资料室（CCNE，2021)，用来了解项目的资源材料。在现场考察之后，认证专家组撰写一份考察报告，阐述该项目与CCNE认证标准和关键要素的达成情况。CCNE工作人员审查小组报告并将其发送给项目管理员，项目管理员有机会提交书面回复，对事实、评论和文件进行更正，以证明在遵守认证标准方面取得的进展。

CCNE认证评审委员会（Accreditation Review Committee，ARC）审核项目的自评报告、评估组的报告以及项目管理员的回应情况。ARC向CCNE委员会提出有关认证的意见。CCNE委员会审查ARC的意见并做出最终的认证决定。认证决定包括是否给予初始或持续认证、拒绝批准，或撤回项目认证。委员会通过查看认证项目中期报告来监测其是否持续符合认证标准。有关认证和现场考察的文件和资源见AACN官网（AACN，n.d.)。

初始及持续认证

由CCNE批准的初始认证项目必须首先申请新的申请人身份。授权机构需要提交一份由首席执行官、首席学术官和首席护理负责人签署的书面申请给CCNE，才能启动认证程序。书面申请包括有关机构认证的信息、州护理委员会项目批准以及项目达到CCNE认证标准能力的摘要。在接受新申请后，该护理项目有2年的时间提交自我评价材料和安排现场考察。获得初始认证的项目5年后需再次接受检查。对于研究生APRN证书课程，初始认证可以授予与正在评估的学位课程一致的期限。在初始认证期的中期，项目需要提交一份持续改进进度报告。

需要持续申请 CCNE 认证的护理项目需在计划现场考察前 12 ～ 18 个月前联系认证机构。首席护理负责人提交重新认证的意向书并提出可能的现场考察日期。现场考察结束后，CCNE 的 ARC 工作人员根据考察报告、自评报告和支撑文件等信息，向 CCNE 委员会提交认证建议。对于符合 CCNE 标准的项目，持续认证的时间最长可达 10 年。在认证期限的中期，项目需提交持续改进进度报告。

认可决定包括继续认可和拒绝或撤回认可。对于不符合 CCNE 标准、关键要素和（或）程序的项目，CCNE 委员会将撤销其认证。当发现实质性问题时，CCNE 就项目是否符合认证标准、关键要素和（或）程序，可能会发布指示并说明原因。项目有机会在规定的时间内对 CCNE 拒绝或撤销认证的决定提出上诉。CCNE 的认证决定将传达给 USDE 和其他适当的认证机构。

美国国家护理联盟护理教育认证委员会（NLN CNEA）

2013 年 9 月，鉴于护理项目的认证需求，美国国家护理联盟（NLN）创建了 CNEA。NLN CNEA 被 USDE 认可，提供所有类型的护理认证，包括实践 / 职业、文凭（RN）、副学士、学士、硕士、硕士后证书和临床博士课程。NLN CNEA 不具备第四章基金的资格审查功能。有关 NLN CNEA 的信息见其官网 http：//www.nln.org/cnea。

NLN CNEA 的使命为：“通过认证过程在全球范围内促进卓越及完整的护理教育，认证尊重护理项目的宗旨、课程、学生和教师的多样性；强调持续质量改进的文化；影响具有关怀能力的合格护理人才的培养”（NLN CNEA，n.d.a）。

NLN CNEA 委员会共 15 名成员，包括 10 名护士教育教师代表、3 名护理实践代表和 2 名公众代表。NLN CNEA 执行董事向 NLN CNEA 委员会报告。NLN CNEA 工作人员向执行主任报告，负责支持所有董事会和常务委员会的活动，以及认证过程和程序的管理。常设委员会包括评价委员会、提名委员会、政策和程序委员会、项目审查委员会和标准委员会。小组委员会包括初步项目申请小组委员会和中期审查小组委员会。

代表护理教育和实践的专业人士担任现场考察评价者和委员会成员。所有现场项目评审人员必须符合既定要求，才有资格被任命为现场项目评审人员。

NLN CNEA 标准、质量指标和解释性指南

2021 年 10 月，NLN CNEA 发布修订后的护理教育项目认证标准（NLN CNEA，2021）。NLN CNEA 的 5 项标准是基于以 NLN 的核心价值（即关怀、多样性、完整和卓越）为指导的持续质量改进模式，这 5 项标准是：

- 卓越文化——项目结果
- 诚信和责任文化——宗旨、治理和资源
- 卓越和关怀文化——教师
- 卓越和关怀文化——学生
- 学习和多样性文化——课程和评价过程

质量指标和相应的解释性指南进一步定义了每个标准，而支持性证据范例提供了文件和信息的示例，项目可将其作为已满足质量指标的证据。认证的标准、政策和过程可见 NLN CNEA 官网（https：//cnea.nln.org/）。

初始及持续认证

认证过程包括 3 个阶段：预认证、初始认证和持续认证。预认证资格申请由项目审查委员会的初始项目申请小组委员会（IPASC）进行审查。获得批准的预认证项目具有满足 NLN CNE 标准的潜力和提交初始认证申请的资格。获得预认证的项目有最长 3 年的时间完成自评报告，开展现场考察，并获得初始认证（NLN CNEA，2019）。获得预认证批准的项目可以要求 NLN CNEA 流程导航员协助准备初始认证现场考察。

完成初始认证申请需要 NLN CNEA 项目审查委员会（PRC）或其一个小组委员会的初步审查和推荐，以及 NLN CNEA 委员会的最终认证决定。初始认证过程的步骤包括：

1. 有意继续进行认证的正式通知
2. 提交自评报告
3. 参加现场项目评价和考察
4. 委员会审查和董事会决策过程（NLN CNEA，2019，pp. 8-11）

项目必须证明符合 NLN CNEA 的认证标准，以便委员会授予初始认证。初始认证的时间最长为 6 年，并须在初始认证的第 3 年提交中期

报告。

NLN CNEA 持续认证的书面请求由首席学术护理负责人在初始认证到期前 6 ～ 12 个月提交。项目自评报告提交和现场项目评价完成后，NLN CNEA 项目审查委员会审查所有报告和支持证据，并向董事会提交认证建议。所有最终的认证决定由 NLN CNEA 委员会负责。持续认证的时间最长可达 10 年，须在持续认证期的中途提交中期报告。关于继续持续认证教育的信息见 NLN CNEA 官网（https：//cnea.nln.org/programs）的在线认证手册（案例研究 27.1）。

一般信息：项目认证的准备

项目认证的准备工作应在预期的现场考察前 1 ～ 3 年开始，以确保有足够的时间完成所有认证流程。准备时间的长短可能因需要认证的项目数量而有所不同。例如，某些护理项目可能需要同时申请学士、护理科学硕士（MSN）和护理实践博士（DNP）学位的认证，而其他机构可能仅有一个护理项目，如学士或副学士学位项目。

通过对护理项目的所有要素进行持续、系统的评估和分析，可以得出关于项目质量和改进效果的评价结论。项目评估是确定项目宗旨、目标和成果达成度的过程。项目评估计划是一个书面框架，用于收集、分析和组织数据，包括指定的可测量绩效指标和基准、合适的测量工具、时间表、负责数据收集和分析的人员，以及评估结果的呈现方式（详见第 26 章）。

案例研究 27.1 为新 BSN 项目寻求认证

一项新的护理学士学位（BSN）项目正在寻求初始认证的批准，该项目包括传统的 BSN 和在线加速 BSN 轨道。该项目是由高等教育委员会（HLC）批准的私立非营利性大学的一部分。BSN 项目（包括 2 个轨道）在 3 个月前获得了州护理委员会的批准，计划于 2020 年 12 月启动。2021 年 1 月，由 10 名传统 BSN 学生和 10 名加速 BSN 学生组成初始队列。大多数通勤上学的学生在 25 岁以上，依靠经济援助项目来资助他们的教育。首席护理负责人和教师正在努力确定 BSN 项目的认证机构，以及初始认证批准的步骤。

1．机构认证与项目认证有什么不同？

2．美国教育部（USDE）的机构认可对学生获得联邦资助的财政援助项目的资格有什么益处？

3．美国第 3 类护理认证机构和第 2 类护理认证机构有何不同？在这种情况下，该计划在寻求初始认证时应考虑哪个护理认证机构？

专业标准和指南

专业标准和指南必须体现在项目及其内容中。作为护理课程的组成部分，这些标准和指南应与项目的宗旨、目标和预期结果相一致。专业标准和指南由专业护理人员、专业机构、州监管机构和国家认可的认证机构制定。在对护理项目进行初始和持续认证的过程中，护理教育认证委员会（ACEN）、大学护理教育委员会（CCNE）和国家护理教育认证委员会（NLN CNEA）推荐使用符合法律要求和实践范围的专业护理标准和指南。护理认证机构期望项目课程中纳入专业标准和指南，并与整体项目成果保持一致。CCNE 根据项目类型要求采用某些美国护理学院学会（AACN）的专业标准，护理项目也可以在此基础上根据需要引入其他专业标准和指南。以下是一些专业标准和指南的示例（框 27.1）。

准备自评报告

自评报告是项目评估者进行现场考察的重要参考依据。认证机构会制定自评报告的格式，并期望护理项目按照标准和相关准则组织材料。自评报告应对每项标准和细则进行系统阐述，并在每项标准的末尾总结项目的优势和需要改进的领域。项目是否能够证明其已达到标准的能力是确定认证结论的关键。

准备自评报告的第一步是确定总负责人和各分项负责人。同时，明确能够提供关键材料的人员，并告知他们具体的格式要求和截止日期。项目可以成立一个自评指导委员会，领导各部分的撰写团队。指导委员会成员应与写作团队密切合作，并通过以下方式指导自评报告的撰写：

- 识别需要阐释每个标准和质量指标的文件 / 材料 / 信息
- 发现信息差距并制定填补策略
- 完成团队任务并确定所需的额外支持
- 制定完成书面草稿的时间表
- 确定和审查自评报告中的支持证据
- 制定教师参与自评过程的计划

安排具有专长的教师进入写作团队，并协调好团队工作，将有助于及时完成自评报告。参与现场考察的教师可以作为内部顾问，为自评报告的撰写提供有价值的建议。其他建议包括：将单

框 27.1 专业标准和指南示例

- 美国护理项目认证标准（NLN CNEA，2021）
- 成人 - 老年急症护理护士从业能力（AACN，2012）
- 成人 - 老年急症护理和初级护理 NP 能力（NONPF，2016）
- CNS 临床专科护士实践和教育声明 [National Association of Clinical Nurse Specialists（NACNS），2019]
- 跨专业合作实践的核心能力（Interprofessional Education Collaborative，2016）
- 临床护士专科硕士、实践博士和研究生证书教育项目的评价标准（AACN，2011）
- 新生儿专科护士教育标准和课程指南 [National Association of Neonatal Nurses（NANN），2017]
- 护士执业教育中的远程教育和增强技术指南（NONPF，2011）
- 美国新生儿护士协会（NANN，2022）
- 国家患者安全目标（The Joint Commission，2022）
- 护士教育者的 NLN 核心能力，十年的影响（NLN，2019）
- NLN 卓越标志（NLN，2020）
- 护理专业实践 / 职业、文凭、学士、硕士、实践博士和研究博士课程毕业生的 NLN 结果和能力（NLN，2012）
- 护理实践 / 职业、文凭、副学位、学士学位、硕士学位、实践博士和研究博士课程的毕业生的结果和能力（NLN，2012）
- 入职住院护士规范化培训项目的认证标准（CCNE，2021）
- 更新版执业护士项目评价的国家工作组标准（NCSBN，2021）

个标准与具体委员会匹配以编写初稿；指派 1 ～ 2 名教师撰写初稿；安排教师团队撰写各项初稿；聘请专业人员；组建一个由项目内部人员和管理者组成的自评指导委员会。

完成自评材料的时间表应从现场考察的日期倒推。时间表上的项目包括：

- 每个标准初稿和最终稿的完成日期
- 在自评过程中讨论标准的教师会议日期
- 与现场考察准备相关的后勤安排
- 记录项目改进和项目结果的文件
- 自评报告的完成和最终审核
- 与外部顾问进行模拟现场考察的日期
- 为教师、管理人员和考察者打印和装订自评报告的日期
- 资源室的准备
- 敲定现场考察的议程

教师应熟悉自评报告的内容，并了解如何在报告中阐释认证标准和准则。如果有外部顾问参与撰写，教师尤其需要熟悉报告内容，以便在现场评审时准确回应并提供必要的澄清。所有教师都应参与自评报告的撰写，具体工作包括：收集和整理支持性证据材料；起草与标准和质量指标相关的叙述；确定项目优势和需要改进的领域；收集学生的作品，展示学生满足课程和项目成果的能力；让学生做好现场考察的准备；促进项目评估人员对临床实践机构的现场考察。

自评报告的撰写

在自评报告的撰写过程中，准确阐释认证标准和细则是关键，也是现场考察成功的基础。护理认证机构为项目教师团队提供参加自评研讨会、网络研讨会和论坛的机会，并在会上提供对标准及细则的解释、澄清和支持证据的实例。自评报告应突出阐述标准和细则是如何促进项目质量并实现项目的宗旨、目标和成果的。项目应对自身优势、挑战和改进领域进行总结，并提供持续质量改进的证据。

负责自评报告撰写的教师需要了解为每个标准和细则提供清晰、简明叙述的重要性，以及为每个标准和细则达成度提供佐证资料的必要性。以下是一个 CCNE 标准Ⅰ-A 的叙述回应示例（框 27.2）。此示例仅供参考，其他方式也可以用于阐述项目符合认证标准的情况。

在撰写自评报告的过程中，团队成员需明确补充支持材料的位置（如图片、表格等），并仔细审查撰写工作方案，确保项目符合所有相关标准和细则，同时在叙述中引用相应的支撑材料。支撑材料是自评报告的关键组成部分，用于阐释项目如何满足或超越认证标准和细则。这些材料应根据具体标准和细则，合理组织并附于报告附录中。常见的支撑材料包括：委员会、课程和教师组织会议纪要；课程教学大纲；项目评价计划；汇总趋势数据的图表；临床机构评估报告；教师执照验证和认证文件；州护理委员会的批准文件；课程评价结果；以及毕业生和用人单位的调查结果汇总。

利用评价数据推动项目持续改进

评价数据应由教师团队进行分析，并作为持续改进过程的一部分，用于项目改进决策。这些

框 27-2 CCNE 自评回应示例

标准Ⅰ：关键要素Ⅰ-A

Ⅰ-A 宗旨、目标和项目预期结果是：

- 与上级机构一致。
- 定期审查并酌情修订。

详细说明：该教育项目的宗旨、目标和预期成果以书面形式体现，当下和未来的学生、教师和其他有关人员皆可阅读。项目成果包括学生成果、教师成果以及项目确定的其他成果。宗旨可涉及护理专业单位开设的所有护理项目，具体项目也可以有其不同的宗旨描述。当存在多个学位或证书项目时，项目目标会被明确区分开。预期的项目结果可以表示为能力、目标、基准或其他与机构和项目规范一致的术语。

项目回应

宗旨和愿景

护理学院的任务是通过培养未来护理实践、教育和研究的学科带头人，促进和保护公众健康。该宗旨与大学的宗旨一致，共同目标为教育、研究和优质保健。护理学院宗旨以书面形式公开，当前和未来的学生和教师通过护理学院手册（见文件资料室），其他有关人员可通过网站"了解学院实际情况"的链接获取。今年前期修订的宗旨陈述更准确地表述了护理学院的方向。

学院宗旨的核心任务是通过护理实践、教育和研究的创新和卓越成果，使护理学院成为护理教育学科的学术领导者。护理学院的战略重点包括：

- 培育出教育、实践、研究和政策的新一代领导者。
- 创造新知识并将其应用于实践。
- 引领卫生保健制度的改革，使护士能够根据其所受的教育和培训，充分发挥作用。
- 了解和参与卫生保健政策的发展。
- 与其他健康专业一起在学习和实践中有效协作。
- 确保护理学院活动与大学目标一致。
- 参与社区协作，改善卫生保健。

项目目标的区分

护理学院通过倡导以患者为中心和循证护理实践的教育，培养未来护理实践领导者。对学生的培养目标和要求按层次进行明确区分。

- 临床护理主管（护理硕士 MSN）项目的毕业生培养通科护士，重点是在微观层面的护理实践和临床领导力。
- 护理实践博士（DNP）项目培养毕业生通过循证决策、结局管理和制度改进引领变革，改善不同环境不同人群的健康状况。护理实践博士（DNP）项目涵盖本科到博士和硕士到博士项目，包括培养侧重点在5种不同人群（成人/老年人、家庭全年龄段、新生儿、小儿和精神健康）之一的高级实践注册护士（APRN）（麻醉护师、临床护理专家、执业护师）、高级公共卫生护士、医疗系统领导者和促进公共卫生结局的领导者。
- 护理硕士后证书项目培养寻求高级知识和技能的护士，在如下4个专业中的一个取得证书，成为高级执业注册护士：成人/老年、儿科、新生儿及精神健康。
- 护理学博士（博士）培养临床研究人员，为全年龄段人群护理提供科学依据。

预期的学生成果以终极目标体现，具体根据各个不同水平的项目来制订。所有项目通常的认知结果都包括核心概念知识、分析性思维、循证决策、结局评价和护理角色。精神运动技能方面的目标根据培养角色的不同，通过临床评价工具反映出来。情感目标包括倡导、自主性、人类尊严与诚信。2021年修订了护理实践博士的最终目标，反映了高级执业项目向新的护理实践博士项目转变的趋势。

数据有助于自评报告撰写者全面把握项目规划，并持续关注质量改进。自评小组需在自评报告中说明项目使用评价数据做"反馈循环"的终结点。自评报告必须提供支撑项目达到标准的证明材料。根据认证机构的要求，支撑材料可以附于报告附录中，或在现场考察时提交。

认证机构要求护理项目提供利用评价数据推动改进的具体实例。这些实例能够优化自评报告，并佐证项目对持续质量改进的承诺。例如，某门课程的评价数据可能未达到项目标准（如90%的学生对课程的满意度评分低于3.5分，满分为5分）。教师可根据这些数据改进教学方法或内容，从而支持由反馈引发的改进。如果评价数据未被用于决策，则反馈循环未完成。基于数据的决策应体现在自评报告的叙述和附录中。

自评报告的格式要求

自评报告应格式规范、易于阅读。根据认证机构的规定，报告和支撑材料需以纸质或电子形式提交。报告应便于读者快速定位不同标准和附录内容。使用打印制表符和分页符有助于提高材料的可读性。详细的目录和附录列表能够减少查找特定文档的时间。

提供的材料和文本应与标准和准则相对应。机构文件和目录的引用应包括页码、资源定位符和其他资源定位符，以便进行形式审查。文稿尽可能使用表格、图片和图形，重要的表格和图片应该放在自评报告正文中。而项目培养方案、课程评价体系和组织结构图等应放于附录的合适位置，附录页面多少没有明确限制。如果自评报告和支撑材料以电子版形式提供给现场评审人员，则可以在叙述中使用超链接（如果得到认证机构的批准），以便读者能方便地在线访问参考文档。课程、教师评价和教师简历等文件也可以电子版形式提供给评审人员。框 27.2 给出了 CCNE 标准Ⅰ-A 的叙述回应示例。这个例子不代表规范，也可以采用其他方式来阐述该项目符合认证标准。

外聘顾问的作用

聘请熟悉认证机构标准、政策和程序的外部顾问，有助于完善自评报告和现场考察准备工作。外部顾问可详细审查报告，并在模拟考察期间提出客观改进建议。模拟考察为学生、教师和管理人员提供了参与认证考察的机会，帮助他们提前发现问题并改进。

外部顾问还能帮助团队发现遗漏点，并根据其建议更新自评报告。模拟考察有助于团队更好地回答问题，强化对认证标准的理解，并提升与评审人员的沟通能力。在模拟考察中，教师应通过简明的回答和具体实例阐明观点。

现场考察的准备与实施

现场考察的目的是认证评估小组核实、确认和丰富自评报告中的信息。在现场考察期间，认证审核人员评估项目是否符合认证标准，并了解护理项目如何使用评价数据进行质量改进。认证专家组通过与相关利益团体，包括教师、学生、核心管理层、临床机构代表、校友、用人单位和项目其他利益相关者进行访谈，完成评价目标。认证专家组组长与护理项目负责人共同确定现场考察的日程安排。在整个考察过程中，认证专家组需要有一个指定区域作为文件资料室，用于摆放自评报告和支撑材料的纸质文件。该区域将作为现场考察期间认证专家组的“大本营”。进行虚拟现场考察的项目将通过在线门户网站或 U 盘提供材料和信息。

现场考察的准备工作

仔细准备现场考察有助于认证专家组获得必要的文件，并为评审员和护理项目营造一个积极、愉快的氛围。护理项目负责人制订访问日程的草案，并发送给认证专家组组长或主持人最后批准。完成这一审批过程，要经过多次讨论修改。制订议程时，评价小组成员需与相关的个人和团体包括校长、教务长、临床机构、学术、教师和校友等讨论现场考察的日期和议程。及时向利益相关的社区通报认证调研计划很重要，这样可管理日程安排。一般由护理行政官员写信给相关社区的成员告知现场调研日期和日程，并邀请他们提交关于护理项目的意见。也可在网站和大学出版物以及课堂上发送通知，或通过学习管理系统和电子邮件分发。认证调研的公开会议信息可在当地媒体如报纸和电台上公布。

现场调研日程应包括与个人、团体会面的时间和计划考察的地点；核心管理层，如校长和教务长；校园关键人员，如研究生院院长、图书馆馆长与远程教育负责人以及教务长和首席财务官；学生、教师、校友和临床机构代表，还包括临床实习点和教室。访谈与临床实习点调研往返的交通需根据日程做出安排。

如果认证专家组要访问临床实习点，需通知相关教师和临床实习点负责人。最后，需要为认证专家组预留出在资料室的充足时间。现场评审日程也应包括会议休息时间。虽然项目日程要提前几个月进行安排，但最好在实际调研前 1 ~ 2 周内与所有利益相关方确认。

资料室的准备

资料室的布置应满足认证专家组的需求。由于资源室将是认证专家组审查文档和信息的专用空间，资料室应该配有桌椅、电话、计算机资源、办公用品，如钢笔、铅笔和便签，以及所有可供审查的资料清单。水、软饮料、小吃等都应配置给认证专家组。认证专家组应该能够轻松地访问所有内容，包括可以获得专家组要求获得任何额外信息的个人。

资源室准备的一个有效方法是安排特定的教师负责确保所有文件都被标记并正确地放置在资源文件中。资源文件应该根据标准和准则或关键要素进行分类。

建议是将一些简短的文件（如会议纪要）复印多份，突出在自评报告中的引用信息，并在每个标准或关键要素文件中放置一份副本，并在这个位置显示会议纪要对自评报告的支持。这样就允许一个以上的认证专家组成员同时访问该信息。

资源文件应该包含（但不限于）学生作业实

例、课程计划、课程安排、教师的教学任务、教师的履历和成就、各种来源的评价反映、自评中引用的表明使用相关数据终结反馈循环的记录、学生的投诉和不满以及来自社区项目相关人员的信件。现场评审可能会检查学生或教师的投诉或不满的文件以评审处理程序是否恰当。资料室内应包含对总体数据文件的跟踪，如国家执业证书考试和资格考试的通过率和就业率等，以供评价人员查阅。资源室还应包含其他外部机构（包括地区认证机构和州护理委员会）近期审查的相关文件。

许多护理项目采用信息技术，包括文档管理和提供课程内容的学习管理系统。资料室可加入数字资源。例如，为现场评审员提供可以访问内部数据源的途径，提供存有认证文档的受密码保护的共享驱动器。外部资源如 Dropbox 和谷歌驱动器都支持网络文件共享。文档管理系统如 Dokmee 和 FileHold 软件可以让用户安全地在线集中管理文件。应确保这些软件为最新版本（Capterra，n.d.；Thompson & Bovril，2011）。

有些项目可能选用混合方法来为认证专家组提供资料，例如自评文件和大学及学院目录可以是打印版或电子版，而其他文件如课程和教师评价则可能为电子版。可以将含有认证相关文档的 U 盘提供给认证专家组，或让其临时访问有密码保护的存有认证文档的共享驱动器或学习管理系统。自评报告里的叙事性文档可采用超链接指向在线支持文档。向认证专家组提供数字文件可以减少所需的纸质文件数量。准备电子文档省去了复印和装订文件和报告的时间。电子文件（包括自评报告和支持证据）对评审人员有利，因为不需要传输沉重的硬拷贝文件，而且与认证相关的文件可以在任何计算机工作站查看（Thompson & Bovril，2011）。

在认证考察期间，所有护理认证机构都在其官网上的政策和程序手册中提供了相关文件的信息（案例研究 27.2）。

案例研究 27.2 现场考察准备

中西部一所大型大学的护理学院有一个护理实践博士（DNP）项目——家庭执业护士（FNP）毕业项目。该项目采用了混合式（线下和线上）基于能力的课程模式。2010 年获得 5 年的初步认证。2015 年，学院举办了现场考察，研究生项目随后被授予了完整的 10 年认证。去年，有 4 名博士研究生离开了这个项目。该研究生项目将在 2 年内进行现场考察，以获得继续认证批准。

1. 现场考察准备的重点应该是什么？
2. 教师应该如何组织自评报告？
3. 为了接待现场考察认证专家组，应该做哪些准备？

认证机构的决策过程

所有认证机构在其决策过程中都遵循类似的步骤，这些步骤部分受到美国教育部（USDE）的监管。认证机构的决策过程通常包括以下步骤：

- 认证专家组根据自评报告和现场考察结果提交报告。
- 项目负责人可对报告进行回应。
- 专家组报告、项目回应和自评报告提交至认证机构评审小组，评审小组提出推荐建议。
- 委员会最终决定是否批准、继续认证、拒绝或撤销认证。
- 最终结果与教育部及相关机构沟通。

若对认证决定有异议，项目可在规定时间内提出上诉，但可能产生额外费用。通过以上步骤，认证机构确保护理项目符合标准，并持续改进质量。

本章重点总结

- 认证是由私人非政府机构提供的一种自愿的、同行评议的质量保障过程，涉及对具有超过 100 年历史的美国及全球范围内的机构或专业项目授予公众认可。
- 机构和项目认证对公众、学生、项目和专业有诸多益处。
- 美国认证机构使用的标准和流程获得 CHEA 和（或）USDE 的认可，在“确保和提高高等教育质量”方面是有效的。
  - 地区认证机构和 USDE 为美国各地的高等教育机构提供认证服务。
  - 项目认证是针对学院、大学或独立机构

的个人和专业项目而设计的。
  - 个别州管理委员会和机构批准各种各样的项目，并要求遵守一套特定的规章制度。
  - 通过认证获得公众认可的高等教育机构和项目表明了对高质量教育实践和持续质量改进努力的承诺。
  - 认证虽然不能保证个别毕业生的质量，但可以合理地保证所提供的教育的背景和质量。
  - USDE 认可的认证机构可以作为希望获得第四章联邦学生援助项目的认证项目和机构的“守门人”。
- 护理认证机构：
  - 学士和更高学位的项目可以寻求 ACEN、CCNE 或 NLN CNEA 的项目认证。
  - 副学士学位、文凭和实践/职业护理项目可以寻求 ACEN 或 NLN CNEA 的认证。
  - 每个护理认证机构都制定了详细的初始认证和持续认证项目指南。
  - 其他认证机构也会对专业课程进行认证。
- 自我审查和自我评估的组成部分应被视为持续的，而不是零星的；获得认证证明了该项目对质量评估和质量改进的承诺。
- 现场考察为认证专家组提供了验证、澄清和阐明自评报告中提供的信息的机会。
- 最终的认证决定由认证机构的委员会负责。

对证据的反思

1．描述护理学专业认证的目的和重要性，列出 3 个护理学专业认证机构。

2．识别认证对公众、学生、项目和护理专业的益处。

3．讨论获得 ACEN、CCNE 或 NLN CNEA 初始和持续认证的步骤。

4．明确 ACEN、CCNE 和 NLN CNEA 对获得持续认证的项目所使用的认证审查周期。

5．说明自评报告的撰写过程、准备现场资料室的步骤，以及教师在认证过程中的作用。

6．描述认证机构使用的与最终认证决定相关的程序和信息。

参考文献

Abdelhadi, A. (2020). Effect of COVID-19 pandemic on academic accreditation. *Journal of Public Health Research, 9*(S1). https://www.ncbi.nlm.nih.gov/pmc/articles/PMC7771022/.

Accreditation Commission for Education in Nursing. (2020, July). *ACEN accreditation manual: 2017 Standards and Criteria*. https://www.acenursing.org/acen-accreditation-manual/

American Association of Colleges of Nursing. (2021). *AACN essentials*. https://www.aacnnursing.org/AACN-Essentials

American Association of Colleges of Nursing. (n.d.). *Accreditation resources*. https://www.aacnnursing.org/CCNE-Accreditation/Accreditation-Resources

Capterra. (n.d.). *Document management software*. https://www.capterra.com/document-management-software/

Commission on Collegiate Nursing Education. (2021, September 17). *Procedures for accreditation of baccalaureate and graduate nursing programs*. https://www.aacnnursing.org/Portals/42/CCNE/PDF/Procedures.pdf

Council for Higher Education Accreditation (CHEA). (n.d.-a). *About accreditation*. https://www.chea.org/about-accreditation

Council for Higher Education Accreditation (CHEA). (n.d.-b). *CHEA-recognized accrediting organizations*. https://www.chea.org/chea-recognized-accrediting-organizations

Council for Higher Education Accreditation (CHEA). (2021, December 3). *CHEA standards and procedures for recognition*. https://www.chea.org/chea-standards-and-procedures-recognition

Eaton, J. (2017, March). *Disruption in the U.S. accreditation space*. Council for Higher Education Accreditation. https://www.chea.org/disruption-us-accreditation-space

Federal Student Aid. (n.d.). *Financial aid toolkit*. U.S. Department of Education. https://financialaidtoolkit.ed.gov/tk/learn/types.jsp

Hegji, A. (2019, February 14). *Institutional eligibility for participation in Title IV student financial aid programs*. Congressional Research Service. https://sgp.fas.org/crs/misc/R43159.pdf.

Hegji, A. (2020, October). *An overview of accreditation of higher education in the United States*. Congressional Research Service. https://sgp.fas.org/crs/misc/R43826.pdf.

National League for Nursing Commission for Nursing Education Accreditation. (2019). *Accreditation handbook: Policies and procedures*. https://cnea.nln.org/

resources

National League for Nursing Commission for Nursing Education Accreditation. (2021). *Accreditation standards for nursing education programs*. https://cnea.nln.org/standards-of-accreditation

Thompson, C., & Bevil, C. (2011). Information technology as a tool to facilitate the academic accreditation process. *Nurse Educator*, *36*(5), 192–196. https://pubmed.ncbi.nlm.nih.gov/21857336/.

U.S. Department of Education. (n.d.). *Accreditation in the United States*. https://www2.ed.gov/admins/finaid/accred/index.html

中英文专业词汇对照

B

包容性教育　inclusive education
包容性学习环境　inclusive learning environment
背景、输入、过程和产出模型　context，input，process，and product（CIPP）model
必备能力　essential ability
标准化病人教育者协会　Association for Standardized Patient Educators（ASPE）
表面学习 surface learning
病人保护和平价医疗法案　Patient Protection and Affordable Care Act（PPACA）
病人模拟　patient simulation
布鲁姆目标分类　Bloom's taxonomy

C

成人学习理论　adult learning theory

D

大专项目　associate degree program
戴明持续质量改进模型　Deming's continuous quality improvement（CQI）model
单选题考试　multiple-choice examination
德尔菲法　Delphi approach
电子健康记录　electronic health record（EHR）
多元文化教育　multicultural education

F

反馈环　feedback loop
反思性写作　reflective writing
犯罪行为　criminal conduct

G

概念图　concept maps
概念映射　concept mapping
高等护理教育委员会　Commission on Collegiate Nursing Education（CCNE）
高等教育认证委员会　Council for Higher Education Accreditation（CHEA）
高级实践注册护士　advanced practice registered nurse
个人发展和教育评估　individual development and educational assessment
国际临床模拟与学习护理协会　International Nursing Association for Clinical Simulation and Learning（INACSL）
国家护理委员会　National Council of State Boards of Nursing（NCSBN）
国家教育统计中心　National Center for Education Statistics（NCES）
国家联合委员会执照考试　National Council Licensure Examination（NCLEX）
国家授权互惠协议委员会　National Council for State Authorization Reciprocity Agreements（NC-SARA）

H

互动学习　interactive learning
护理教育的公平考试指南　fair testing guidelines for nursing education
护理教育认证委员会　Accreditation Commission for Education in Nursing（ACEN）
护理教育认证委员会　Commission for Nursing Education Accreditation（CNEA）
护理教育者的核心能力　core competencies for nurse educator
护理实践博士学位　doctor of nursing practice（DNP）degree

护理学和助产学的未来全球咨询小组 Global Advisory Panel on the Future of Nursing & Midwifery（GAPFON）
护理学士学位项目 baccalaureate degree nursing（BSN）program
护理学术进阶 academic progression in nursing
护理质量与安全教育倡议 quality and safety education in nursing initiative
护士麻醉教育项目认证委员会 Council on Accreditation of Nurse Anesthesia Educational Programs（COA）
环境保真度 environmental fidelity
混合式课程 hybrid course

J

基于概念的课程 concept-based curriculum
基于概念的学习活动 concept-based learning activity
基于计算机的视频会议系统（双向） computer-based videoconferencing system（two-way）
基于能力 / 结果的模型 competency/outcomes-based model
基于能力的教育 competency-based education
基于团队的学习 team-based learning（TBL）
基于问题的学习 problem-based learning（PBL）
基于游戏的学习 game-based learning
基于云计算的技术增强型教室空间 cloud-based space for technology-enhanced classroom
急诊护士协会 Emergency Nurses Association
计算机辅助教学 computer-assisted instruction
家庭教育权利和隐私权法案 Family Educational Rights and Privacy Act
建构主义理论 constructivism theory
健康保险可携性和责任法案 Health Insurance Portability and Accountability Act
教学技巧 instructional technique
解释教学理论 interpretive pedagogies theory
精神运动领域 psychomotor domain
决策技巧 decision-making skill

K

卡耐基教学促进基金会 Carnegie Foundation for the Advancement of Teaching
刻意练习 deliberate practice
课程模式 curricular model
课程图 curriculum map
课程要素 curricular element
课堂测试 classroom test
课堂环境 classroom setting
课堂评估技术 classroom assessment technique（CAT）
跨专业教育 interprofessional education（IPE）

L

理论驱动模型 theory-driven model
联邦教育权利和隐私法案 Federal Educational Rights and Privacy Act
临床表现评价 clinical performance evaluation
临床场景 clinical scenario
临床护理领导 clinical nurse leader（CNL）
临床环境 clinical setting
临床领导力课程 clinical leadership course
临床判断 clinical judgment
临床评估评价策略 clinical assessment evaluation strategy
临床评价工具 clinical evaluation tool
临床评价会议 clinical evaluation conference
临床实践课程 clinical practice courses
临床推理评估标准 clinical reasoning assessment rubric（CRAR）
临床学习环境 clinical learning environment（CLE）
临床作业 clinical assignment

M

美国残疾人法案 Americans with Disabilities Act
美国大学教授协会 American Association of University Professors（AAUP）
美国高校协会 American Association of Colleges & Universities（AAC&U）
美国国家护理联盟 National League for Nursing（NLN）
美国护理学院协会 American Association of Colleges of Nursing（AACN）
美国护士协会 American Nurses Association（ANA）
美国护士行政组织 American Organization of Nurse Executives
美国护士行政组织 American Organization of Nurse Executives（AONE）
美国护士资格认证中心 American Nurses Credentialing Center（ANCC）

美国经济复苏和再投资法案 American Recovery and Reinvestment Act
美国院校协会 Association of American Colleges and Universities（AACU）

N

能力学习进度表 competency learning progression chart

P

平均绩点 grade point average（GPA）
评价周期 evaluation cycle
"破冰"策略 "icebreaker" strategy

Q

情感领域 affective domain
全国联合委员会注册护士执照考试 National Council Licensure Examination-Registered Nurse（NCLEX-RN）
全球护理教育和科学领导联盟 Global Alliance for Leadership in Nursing Education and Science

R

认证机构 accreditation organization
认证评审委员会 Accreditation Review Committee（ARC）
认知负荷理论 cognitive load theory
认知领域 cognitive domain
认知能力 cognitive ability
认知学习理论 cognitive learning theory

S

社会文化学习理论 sociocultural learning theory（SCT）
深度学习 deep learning
书面作业 written assignment
数字平台 digital platform
数字原生代 digital native

T

同伴主动学习 peer active learning
同时效度 concurrent validity

W

外国护理学校毕业生委员会 Commission on Graduates of Foreign Nursing Schools（CGFNS）
卫生信息技术促进经济和临床卫生法案 Health Information Technology for Economic and Clinical Health Act（HITECH）
卫生资源和服务管理局 Health Resources and Services Administration

X

西部州际高等教育委员会 Western Interstate Commission for Higher Education（WICHE）
项目评价 program evaluation
校友评价 alumni evaluation
行为客观模型 behavioral objective model
行为学习理论 behavioral learning theory
形成性评价 formative evaluation
虚拟教室 virtual classroom
虚拟临床学习环境 virtual clinical learning environment
叙事教学 narrative pedagogy
学科素养 disciplinary literacy
学术机构 academic institution
学术问题 academic issue
学习管理系统 learning management system
学业表现 academic performance
学业成就 academic achievement

Y

医疗保健改善研究所 Institute of Healthcare Improvement（IHI）
医学研究所 Institute of Medicine（IOM）
以学习者为中心的课程 learner-centered course
异步学习技术 asynchronous learning technology
优势、劣势、机会和威胁分析 strengths，weaknesses，opportunities，and threats（SWOT）analysis
语言交流 verbal communication
语言修饰 linguistic modification
预测效度 predictive validity
远程医疗创新教育与研究中心 Center for Telehealth Innovation，Education & Research（C-TIER）
云存储系统 cloud storage system

Z

在线课程 online course
展开式案例 unfolding case
证书项目 diploma program

职称评议委员会　appointment promotion and tenure committee
终结性评价　summative evaluation
终身学习　life-long learning
助产教育认证委员会　Accreditation Commission for Midwifery Education（ACME）
咨询委员会　advisory committee
自我调节学习　self-regulated learning
自我剖析 self disclosure